Pouch

Springer
Berlin
Heidelberg
New York
Barcelona
Budapest
Hong Kong
London
Milan
Paris
Santa Clara
Singapore
Tokyo

V. SCHUMPELICK · E. SCHIPPERS (Hrsg.)

Pouch

Grundlagen · Funktion
Technik · Ergebnisse

Mit 185 Abbildungen

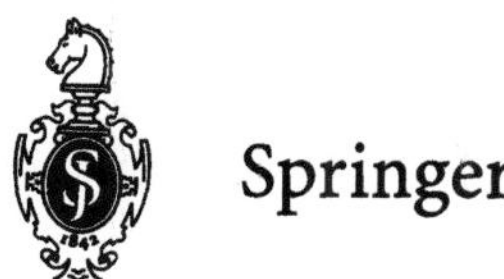

Springer

Professor Dr. med. Dr. h.c. V. Schumpelick
RWTH Aachen
Chirurgische Klinik und Poliklinik
Pauwelstr. 30
52074 Aachen

Professor Dr. med. E. Schippers
RWTH Aachen
Chirurgische Klinik und Poliklinik
Pauwelstr. 30
52074 Aachen

Die Deutsche Bibliothek - CIP-Einheitsaufnahme

Pouch : Grundlagen, Funktion, Technik, Ergebnisse / Hrsg.: V. Schumpelick ; E. Schipppers. - Berlin ; Heidelberg ; New York ; Barcelona ; Budapest ; Hongkong ; London ; Mailand ; Paris ; Santa Clara ; Singapur ; Tokio : Springer, 1998

ISBN-13: 978-3-642-72133-5 e-ISBN-13: 978-3-642-72132-8
DOI: 10.1007/978-3-642-72132-8

Softcover reprint of the hardcover 1st edition 1998

Umschlaggestaltung: Design & Production GmbH, Heidelberg
Satz: Zechner, Speyer

SPIN 10662634 18/3134-5 4 3 2 1 0 - Printed on acid-free paper

Geleitwort

Die Möglichkeit zur Reservoirbildung, d.h. zur internen Speicherung von Ressourcen, ist die Voraussetzung der meisten sozialen, biologischen und auch mechanischen Systeme. Dies gilt ebenso für Banken, Mitochondrien, endokrine Drüsen, Computer, Wasserbecken oder auch z.B. Staudämme. Im Magen-Darm-Trakt erfolgt eine Reservoirbildung an verschiedenen Lokalisationen, so z.B. in der Gallenblase, Harnblase, Magen, Rektum und anderen. Diese Reservoire sind allerdings nur so lange sinnvoll, wie auch ihre Entleerungsfunktion geregelt ist. Im Falle unkoordinierter Entleerung kann Reservoirbildung im Körper eher schädlich sein, wie z.B. beim Blindsack-Syndrom. Die Rekonstruktion der Reservoirfunktion ist eine der wichtigsten Voraussetzungen moderner funktionserhaltender und -wiederherstellender Chirurgie.

Seit dem ersten Versuch durch Schlatter 1897, den entfernten Magen zu ersetzen, sind verschiedene Pouch-Rekonstruktionen an unterschiedlichen Organen untersucht worden. Meilensteine waren der Blasenersatz durch Verhoogen 1908, die abdominelle Pouch-Bildung mit Nippel-Ventil bei Ileostomie durch Kock 1951 und der Becken-Pouch als Rektumersatz durch Parks 1978.

Kontinenz ist der Ausdruck enger Interaktion von Reservoir und Sphinkterfunktion, d.h. die Koordination von Speicher und Entleerung ist ihre essentielle Voraussetzung. Die experimentellen, chirurgisch-technischen und klinischen Grundlagen sind gelegt, doch bedarf es zahlreicher Studien und langer Beobachtungsperioden, um das Optimum der Lebensqualität für die Patienten mit einem Pouch zu definieren und ihr Ergebnis exakt zu prognostizieren. Ohne diese bewegt sich Pouch-Chirurgie zwischen den Extremen der ungewollten therapiepflichtigen Stase und der unkontrollierbaren Entleerung.

Diese Monographie ist das erste Buch, das physiologische, pathologische, klinische und technische Aspekte der Pouch-Chirurgie zusammenfassend darstellt. Es geht um die Operation an Magen, Kolon, Rektum sowie an der Harnblase. 100 Jahre nach der ersten epochalen Magenersatzoperation durch Schlatter ist eine aktuelle Bestandsanalyse der Pouch-Chirurgie zwingend geboten. Angesichts der Möglichkeit ausgedehnter multiviszeraler Chirurgie gilt es, das Optimum der Organerhaltung bzw. des Organersatzes zu definieren. Aus der Feder der weltweit wichtigsten Gruppen, die sich mit der Pouch-Chirurgie beschäftigen, entstand eine überragende Zusammenfassung im Sinne eines „State of the Art".

Meine Freunde und Kollegen Professor Schumpelick und Professor Schippers sind zu beglückwünschen, diese hervorragende und aktuelle Synopsis ermöglicht zu haben und sie nunmehr einer breiteren Öffentlichkeit zur Verfügung zu stellen. Ich wünsche diesem Buch die ihm zukommende große Verbreitung zum Wohle der Patienten und zur Demonstration des chirurgischen Fortschritts in der funktionserhaltenden Chirurgie.

Hyogo/Japan im Januar 1998 J. Utsunomiya

Vorwort

Moderne Viszeralchirurgie zielt darauf, größtmögliche Radikalität mit Funktionserhalt bzw. Rekonstruktion zu kombinieren. Standen früher die Letalität und Morbidität des Eingriffs als ausschlaggebende Kriterien im Mittelpunkt des Interesses, so ist heute angesichts allseits niedriger Operationsrisiken das langfristige postoperative Ergebnis an diese Stelle getreten. Neben dem unverändert vorrangigen Gesichtspunkt onkologischer Radikalität rücken die Aspekte des Funktionserhaltes und der Lebensqualität ins Zentrum heutiger Viszeralchirurgie. Hierbei geht es um die Frage des Organersatzes bzw. des „Ersatzorgans" nach resezierender oder ablativer Chirurgie von Magen, Dickdarm, Mastdarm und auch Blase.

In diesem Rahmen hat der Pouch als Ersatzorgan bei Reservoir- und Funktionsverlust für die Chirurgie und Urologie überragende Bedeutung gewonnen. Seit der epochalen Erstbeschreibung durch Utsunomiya 1976 ist das Prinzip des Pouches in zahlreichen Lokalisationen und Modifikationen stetig weiterentwickelt worden. Heute ist die Pouch-Chirurgie weit verbreitet und in vielen Situationen bereits Standard. Angesichts dieser breiten Anwendung der Pouch-Chirurgie in der Praxis sind exakte Kenntnisse über Physiologie, Dimensionierung, Funktionsverhalten und daraus resultierende Folgezustände essentielle Voraussetzung. Nur so kann es gelingen, dieses wertvolle Reparationsprinzip indikatorisch gezielt einzusetzen, technisch zu optimieren und in seinen Ergebnissen zu evaluieren.

Dieses Buch soll allen auf diesem Gebiet tätigen Chirurgen, Gastroenterologen und auch Urologen den aktuellen Wissensstand zu sämtlichen Aspekten der Pouch-Chirurgie vermitteln. Hierbei geht es sowohl um die Bedeutung des Organverlustes (z. B. Magen, Dickdarm, Enddarm, Blase) als auch die prinzipiellen und konkreten Möglichkeiten der Rekonstruktion. Detailliert werden die Operationstechnik und die Behandlung etwaiger postoperativen Komplikationen dargestellt. Ergänzt wird dieses durch die Evaluierung der Funktionen des Ersatzorgans, die klinisch relevanten Folgezustände und schließlich der Einfluß der Pouch-Chirurgie auf die Lebensqualität.

Nationale und internationale Experten haben sich bereit gefunden, alle Aspekte der Pouch-Chirurgie möglichst breitgefächert darzustellen. Hierfür möchten wir allen beteiligten Autoren verbindlich danken. Besonderer Dank gebührt der Firma Auto-Suture Deutschland für die großzügige finanzielle Unterstützung und den Mitarbeitern des Springer-Verlags, insbesondere Herrn Günther, ohne deren persönliches Engagement die rasche Realisation unsere Buchprojektes nicht möglich gewesen wäre.

Aachen im Januar 1998

V. Schumpelick
E. Schippers

Inhaltsverzeichnis

Teil III Chirurgie der Motilität

Teil IV Pouch als Funktionsprinzip

Teil V Chirurgie des Pouches – Indikation und Technik

Teil VI Ergebnisse der Pouch-Chirurgie – Blasenersatz

Teil X Ergebnisse der Pouch-Chirurgie – Pouchitis

Teil XI Ergebnisse der Pouch-Chirurgie – Kolonpouch

Mitarbeiterverzeichnis

AKKERMANS, L. M. A., Prof. Dr.
Department of Surgery
University Hospital
P.O. Box 85500
NL-3508 GA Utrecht

ALBRECHT, L., Dr. med.
Städtisches Klinikum Magdeburg
Krankenhaus Altstadt,
Klinik für Chirurgie
Max-Otten-Straße 11–15
D-39104 Magdeburg

AMIR KABIRIAN, HUSHAN, Dr. med.
Allgemeines Krankenhaus Barmbek
I. Chirurgische Abteilung
Rübenkamp 148
D-22291 Hamburg

ANUROV, M., Dr. med.
Department of Digestive Pathophysiology
University Research Center
Ostrovityanova 1a
Moscow 117437
Russia

ARLT, G., Priv.-Doz. Dr. med.
RWTH Aachen
Chirurgische Universitätsklinik
und Poliklinik
Pauwelstraße 30
D-52074 Aachen

BACA, I. PROF. Dr. med.
Zentralkrankenhaus Bremen Ost
Allgemein- und Unfallchirurgische Klinik
Züricher Straße 40
D-28325 Bremen

BARNERT, J., Dr. med.
III. Medizinische Klinik
Zentralklinikum Augsburg
Stenglinstraße 2
D-86156 Augsburg

BECKER, H., Prof. Dr. med.
Georg August Universität
Klinik für Allgemeinchirurgie
Robert-Koch-Straße 40
D-37075 Göttingen

BEESE, G., Dr. med.
Chirurgische Universitätsklinik
und Poliklinik
Josef-Schneider-Straße 2
D-97080 Würzburg

BEGER, H. G., Prof. Dr. med.
Universität Ulm
Chirurgische Klinik und Poliklinik
Steinhövelstraße 9
D-89075 Ulm

BEGLINGER, CH., Prof. Dr. med.
Kantonsspital Basel
Departement Gastroenterologie
Spitalstraße 21
CH-4031 Basel

BERG, E., Dr. med.
Coloproctologische Klinik
Prosper-Hospital
Mühlenstraße 27
D-45659 Recklinghausen

Böttcher, K.A., Priv. Doz. Dr. med.
TU München
Klinkum rechts der Isar
Chirurgische Klinik und Poliklinik
Ismaninger Straße 22
D-81675 München

Braun, J., Prof. Dr. med.
Rotes-Kreuz-Krankenhaus
Chirurgische Abteilung
St.-Pauli-Deich 24
D-28199 Bremen

Bross, I., Dr. med.
Coloproctologische Klinik
Prosper-Hospital
Mühlenstraße 27
D-45659 Recklinghausen

Brunk, H., Dr. med.
Friedrich-Ebert-Krankenhaus
Klinik für Allgemein- und Thorax-
chirurgie
Friesenstraße 11
D-24534 Neumünster

Büchin, P., Dr. med.
RWTH Aachen
Chirurgische Universitätsklinik
und Poliklinik
Pauwelstraße 30
D-52074 Aachen

Buhr, H. J., Prof. Dr. med.
Universitätsklinikum Benjamin Franklin
Chirurgische Klinik I: Allgemein-,
Gefäß- und Thoraxchirurgie
Hindenburgdamm 30
D-12200 Berlin

Buss, E., Dr. med.
Johannes Gutenberg-Universität
Urologische Klinik und Poliklinik
Langenbeckstraße 1
D-55131 Mainz

Cleuziou, J.
RWTH Aachen
Chirurgische Universitätsklinik und
Poliklinik
Pauwelstraße 30
D-52074 Aachen

Cremeius, U., Dr. med.
RWTH Aachen
Klinik für Nuklearmedizin
Pauwelstraße 30
D-52074 Aachen

Debus, E. S., Dr. med.
Chirurgische Universitätsklinik
Würzburg
Josef-Schneider-Straße 2
D-97080 Würzburg

D'Elia, Gianluca, Dr. med.
Johannes Gutenberg-Universität
Urologische Klinik und Poliklinik
Langenbeckstraße 1
D-55131 Mainz

Degen, L., Dr. med.
Kantonsspital Basel
Departement Gastroenterologie
Spitalstraße 21
CH-4031 Basel

Deltz, E., Prof. Dr. med.
Friedrich-Ebert-Krankenhaus
Klinik für Allgemein- und Thorax-
chirurgie
Friesenstraße 11
D-24534 Neumünster

Dorer, A., Dr. med.
Chirurgische Universitätsklinik Freiburg
Abt. Plastische und Handchirurgie
Hugstetterstraße 55
D-79106 Freiburg

Dreuw, B., Dr. med.
RWTH Aachen
Chirurgische Universitätsklinik
und Poliklinik
Pauwelstraße 30
D-52074 Aachen

EBERT, K.-H., Dr. med.
St. Martinus-Hospital Olpe
Chirurgische Klinik
D-57446 Olpe

ECKER, K. W., Dr. med.
Chirurgische Klinik und Poliklinik
Abt. für Allgemeine Chirurgie,
Abdominal- und Gefäßchirurgie
Oskar-Orth-Straße
D-66421 Homburg

EGLE, T., Priv.-Doz. Dr. med.
Johannes Gutenberg-Universität
Institut für Psychosomatik und
Psychotherapie
Langenbeckstraße 1
D-55101 Mainz

ETTER, M., Dr. med.
TU München
Klinkum rechts der Isar
Chirurgische Klinik und Poliklinik
Ismaninger Straße 22
D-81675 München

FASS, J., Priv.-Doz. Dr. med.
RWTH Aachen
Chirurgische Universitätsklinik
und Poliklinik
Pauwelstraße 30
D-52074 Aachen

FEIFEL, G., Prof. Dr. med.
Chirurgische Klinik und Poliklinik
Abt. für Allgemeine Chirurgie,
Abdominal- und Gefäßchirurgie
Oskar-Orth-Straße
D-66421 Homburg

FEIN, M., Dr. med.
Chirurgische Universitätsklinik
und Poliklinik
Josef-Schneider-Straße 2
D-97080 Würzburg

FELBERT, VON, V.
RWTH Aachen
Chirurgische Universitätsklinik
und Poliklinik
Pauwelstraße 30
D-52074 Aachen

FICHTNER, J., Dr. med.
Johannes Gutenberg-Universität
Urologische Klinik und Poliklinik
Langenbeckstraße 1
D-55131 Mainz

FILIPAS, D., Dr. med.
Johannes Gutenberg-Universität
Urologische Klinik und Poliklinik
Langenbeckstraße 1
D-55131 Mainz

FISCH, M. M., Dr. med.
Johannes Gutenberg-Universität
Urologische Klinik und Poliklinik
Langenbeckstraße 1
D-55131 Mainz

FLÜE, VON, M., Priv.-Doz. Dr. med.
Kantonsspital Luzern
Chirurgische Klinik A
CH-6000 Luzern

FRANZ, S., Dr. med.
Chirurgische Klinik und Poliklinik
Abt. für Allgemeine Chirurgie,
Abdominal- und Gefäßchirurgie
Oskar-Orth-Straße
D-66421 Homburg

FREYS, S. M., Priv.-Doz. Dr. med.
Chirurgische Universitätsklinik und
Poliklinik
Josef-Schneider-Straße 2
D-97080 Würzburg

FUCHS, K.-H., Prof. Dr. med.
Universitätskliniken im Luitpold-
krankenhaus
Chirurgische Klinik
Josef-Schneider-Straße
D-97080 Würzburg

GHOOS, Y., Prof. Dr. med.
U.Z. Gasthuisberg
Lab. Digestie & Absorptie
B-3000 Leuven

GILFRICH, CH. P., Dr. med.
Johannes Gutenberg-Universität
Urologische Klinik und Poliklinik
Langenbeckstraße 1
D-55131 Mainz

GIRONA, J., Prof. Dr. med.
Coloproctologische Klinik
Prosper-Hospital
Mühlenstraße 27
D-45659 Recklinghausen

GROSS, E., Prof. Dr. med.
Allgemeines Krankenhaus Barmbek
I. Chirurgische Abteilung
Rübenkamp 148
D-22219 Hamburg

GRÖSSLE, R.
Klinikum Mannheim der Universität Heidelberg
Chirurgische Klinik
D-68135 Mannheim

GÜNTHER, H., Priv.-Doz. Dr. med.
Klinikum Mannheim der Universität Heidelberg
Chirurgische Klinik
D-68135 Mannheim

HABERER, M., Dr. med.
Chirurgische Klinik und Poliklinik
Abt. für Allgemeine Chirurgie, Abdominal- und Gefäßchirurgie
Oskar-Orth-Straße
D-66421 Homburg

HALLBÖÖK, O., Prof. Dr. med.
Linköpings University
Department of Surgery
S-58185 Linköping

HAMEL, CH., Dr. med.
Kantonsspital Basel
Allgemeinchirurgische Klinik
Departement Chirurgie
Spitalstraße 21
CH-4031 Basel

HARDER, F., Prof. Dr. med.
Universitätsspital Basel
Departement Chirurgie
Spitalstraße 21
CH-4031 Basel

HARDER, M.
Rotkreuz-Krankenhaus München
II. Medizinische Abteilung
Nymphenburgerstraße 163
D-80634 München

HARDT, J., Dr. med.
Johannes Gutenberg-Universität
Institut für Psychosomatik und Psychotherapie
Langenbeckstraße 1
D-55131 Mainz

HAUTMANN, R., Prof. Dr. med.
Universität Ulm
Urologische Klinik
Prittwitzstraße 43
D-89075 Ulm

HEECKT, P. F., Dr. med.
Universität Ulm
Chirurgische Klinik I
Steinhövelstraße 9
D-89075 Ulm

HEIMBUCHER, J., Dr. med.
Chirurgische Universitätsklinik und Poliklinik
Josef-Schneider-Straße 2
D-97080 Würzburg

HERFAHRT, CH., Prof. Dr. med.
Chirurgische Universitätsklinik Heidelberg
Im Neuenheimer Feld 110
D-69120 Heidelberg

HEUSCHEN, G., Dr. med.
Chirurgische Universitätsklinik
Heidelberg
Im Neuenheimer Feld 110
D-69120 Heidelberg

HEUSCHEN, U., Dr. med.
Chirurgische Universitätsklinik
Heidelberg
Im Neuenheimer Feld 110
D-69120 Heidelberg

HILDEBRANDT, U., Prof. Dr. med.
Chirurgische Universitätsklinik
Abt. für Allgemeine Chirurgie,
Abdominal- und Gefäßchirurgie
Oskar-Orth-Straße
D-66421 Homburg

HOFMANN, S. O., Prof. Dr. med.
Johannes Gutenberg-Universität
Institut für Psychosomatik und
Psychotherapie
Langenbeckstraße 1
D-55131 Mainz

HOHENBERGER, W., Prof. Dr. med.
Friedrich-Alexander Universität
Erlangen-Nürnberg
Chirurgische Klinik
Krankenhausstraße
D-91052 Erlangen

HOHENFELLNER, R., Prof. Dr. med.
Johannes Gutenberg-Universität
Urologische Klinik und Poliklinik
Langenbeckstraße 1
D-55131 Mainz

HORSTMANN, O., Dr. med.
Georg August Universität
Klinik für Allgemeinchirurgie
Robert-Koch-Straße 40
D-37075 Göttingen

HÜBLER, C., Dr. med.
Friedrich-Alexander Universität
Erlangen-Nürnberg
Chirurgische Klinik
Krankenhausstraße
D-91052 Erlangen

HULTÉN, L., MD PhD
University of Göteborg
Sahlgrenska Universitetsjukhused
Department of Surgery
S-413 45 Göteborg

IROATULAM, A. J. N., Dr. med.
Villa Flaminia
Via Luigi Bodio 58
I-00191 Roma

JAKSE, G., Prof. Dr. med.
RWTH Aachen
Urologische Klinik
Pauwelstraße 30
D-52074 Aachen

JANSEN, M., Dr. med.
RWTH Aachen
Chirurgische Universitätsklinik
und Poliklinik
Pauwelstraße 30
D-52074 Aachen

JOHN, M., Dr. med.
Universitätsklinikum Benjamin
Franklin
Abteilung für Innere Medizin
Hindenburgdamm 30
D-12200 Berlin

JUNG, P., Priv.-Doz. Dr. med.
RWTH Aachen
Urologische Klinik
Pauwelstraße 30
D-52074 Aachen

KASPERK, R., Priv.-Doz. Dr. med.
RWTH Aachen
Chirurgische Universitätsklinik
und Poliklinik
Pauwelstraße 30
D-52074 Aachen

KELLY, K. A., Prof. Dr. med.
Mayo Clinic Scottsdale
13400 East Shea Boulevard
Scottsdale, Arizona 85258
USA

KNOBLAUCH, U., Dr. med. vet.
RWTH Aachen
Chirurgische Universitätsklinik
und Poliklinik
Pauwelstraße 30
D-52074 Aachen

KONJOVIC, S., Dr. med.
Chirurgische Abteilung
Klinikum Niederberg
Lehrkrankenhaus der Universität Essen
Robert-Koch-Straße 2
D-42549 Velbert

KORN, P., Dr. med.
St. Martinus-Hospital Olpe
Radiologisches Institut
D-57446 Olpe

KREISSLER-HAAG, D., Dr. med.
Chirurgische Klinik und Poliklinik
Abt. für Allgemeine Chirurgie, Abdominal- und Gefäßchirurgie
Oskar-Orth-Straße
D-66421 Homburg

KROESEN, A. J., Dr. med.
Universitätsklinikum Benjamin Franklin
Chirurgische Klinik I: Allgemein-, Gefäß- und Thoraxchirurgie
Hindenburgdamm 30
D-12200 Berlin

KRUSCHEWSKI, M., Dr. med.
Universitätsklinikum Benjamin Franklin
I. Chirurgische Klinik
Hindenburgdamm 30
D-12200 Berlin

LORENZ, D., Priv.-Doz. Dr. med.
Chirurgische Klinik
Klinikum Mannheim der Universität
Heidelberg
D-68135 Mannheim

LOTZ, J., Dr. med.
Johannes Gutenberg-Universität
Institut für Klinische Chemie und
Laboratoriumsmedizin
Langenbeckstraße 1
D-55131 Mainz

MATZEL, K. E., Priv.-Doz. Dr. med.
Friedrich-Alexander Universität
Erlangen-Nürnberg
Chirurgische Klinik
Krankenhausstraße
D-91052 Erlangen

METZGER, J., Dr. med.
Universitätsspital Basel
Departement Chirurgie
Spitalstraße 31
CH-4031 Basel

MEYER, H. J., Dr. med.
St. Martinus-Hospital Olpe
Chirurgische Klinik
D-57446 Olpe

MOKROS, W., Prof. Dr. med. habil.
Städtisches Klinikum Magdeburg
Krankenhaus Altstadt,
Klinik für Chirurgie
Max-Otten-Straße 11–15
D-39104 Magdeburg

MÜHLDORFER, S. M., Dr. med.
Friedrich-Alexander Universität
Erlangen-Nürnberg
Medizinische Klinik I
Krankenhausstraße
D-91052 Erlangen

MÜLLER, S., Dr. med.
RWTH Aachen
Chirurgische Universitätsklinik
und Poliklinik
Pauwelstraße 30
D-52074 Aachen

ÖTTINGER, A., Prof. Dr. med.
Department of Digestive Pathophysiology
University Research Center
Ostrovityanova 1a
Moscow 117437
Russia

PAISS, T., Dr. med.
Urologische Universitätsklinik Ulm
Prittwitzstraße 43
D-89075 Ulm

PESCATORI, M., Prof. Dr. med.
Villa Flaminia
Via Luigi Bodio 58
I-00191 Roma

PODLECH, P., Dr. med.
Chirurgische Klinik
Klinikum Mannheim der Universität Heidelberg
D-68135 Mannheim

POLIVODA, M., Dr. med.
Department of Digestive Pathophysiology
University Research Center
Ostrovityanova 1a
Moscow 117437
Russia

POST, ST., Prof. Dr. med.
Georg August Universität
Klinik für Allgemeinchirurgie
Robert-Koch-Straße 40
D-37075 Göttingen

PRELLWITZ, W., Prof. Dr. med.
Johannes Gutenberg-Universität
Institut für Klinische Chemie und Laboratoriumsmedizin
Langenbeckstraße 1
D-55131 Mainz

REISER, S. B., Dr. med. Dr. med. habil.
Klinik Dr. Reiser
Abteilung Chirurgie
Münchener Straße 135
D-85951 Ingelstadt

RICHTER, A., Priv.-Doz. Dr. med.
Chirurgische Klinik
Klinikum Mannheim der Universität Heidelberg
D-68135 Mannheim

RIEDE, E.
Universitätsklinikum Benjamin Franklin
I. Chirurgische Klinik
Hindenburgdamm 30
D-12200 Berlin

RIESENER, K.-P., Dr. med.
RWTH Aachen
Chirurgische Universitätsklinik und Poliklinik
Pauwelstraße 30
D-52074 Aachen

RITTER, M., Dr. med.
Chirurgische Universitätsklinik und Poliklinik
Josef-Schneider-Straße 2
D-97080 Würzburg

RODER, J. D., Prof. Dr. med.
TU München
Klinkum rechts der Isar
Chirurgische Klinik und Poliklinik
Ismaninger Straße 22
D-81675 München

ROHRMANN, D., Dr. med.
RWTH Aachen
Urologische Klinik
Pauwelstraße 30
D-52074 Aachen

ROSSMÜLLER, J., Dr. med.
Städtisches Klinikum Magdeburg
Krankenhaus Altstadt,
Klinik für Chirurgie
Max-Otten-Straße 11-15
D-39104 Magdeburg

RUDEK, B., Dr. med.
Chirurgische Universitätsklinik Heidelberg
Im Neuenheimer Feld 110
D-69120 Heidelberg

RUMSTADT, B., Priv.-Doz. Dr. med.
Chirurgische Abteilung
Diakonissen-Krankenhaus
Speyerer Str. 91
D-68163 Mannheim

RUNKEL, N., Dr. med.
Universitätsklinikum Benjamin Franklin
Chirurgische Klinik I: Allgemein-, Gefäß- und Thoraxchirurgie
Hindenburgdamm 30
D-12200 Berlin

SAGAR, P. M., MD
University Department of Surgery
The General Infirmary
Leeds, KS1 3EX
United Kingdom

SAILER, M., Dr. med.
Chirurgische Universitätsklinik
Würzburg
Josef-Schneider-Straße 2
D-97080 Würzburg

SAMEL, ST., Dr. med.
Georg August Universität
Klinik für Allgemeinchirurgie
Robert-Koch-Straße 40
D-37075 Göttingen

SCHMITZ, R., Priv.-Doz. Dr. med.
Evangelisches Krankenhaus Bergisch
Gladbach
Klinik für Allgemein-, Viszeral-
und Unfallchirurgie
Ferrenbergstraße 24
D-51465 Bergisch Gladbach

SCHOENBERG, M. H., Prof. Dr. med.
Universitätsklinikum Ulm
Steinhövelstraße 9
D-89075 Ulm

SCHÖNFELDER, G.
Universitätsklinikum Benjamin Franklin
Abt. für klinische Pharmakologie
Hindenburgdamm 30
D-12200 Berlin

SCHULTZ, CH., Dr. med.
Zentralkrankenhaus Bremen Ost
Allgemein- und Unfallchirurgische
Klinik
Züricher Straße 40
D-28325 Bremen

SCHUSDZIARRA, V., Prof. Dr. med.
Klinikum rechts der Isar
II. Medizinsche Klinik
D-81675 München

SCHWAIGER, M., Prof. Dr. med.
Technische Universität München
Nuklearmedizinische Klinik
Klinikum rechts der Isar
Ismaninger Straße 22
D-81675 München

SCHWARZ, A., Dr. med.
Universitätsklinikum Ulm
Chirurgische Klinik I
Steinhövelstraße 9
D-89075 Ulm

SIEWERT, J. R., Prof. Dr. med.
TU München
Klinkum rechts der Isar
Chirurgische Klinik und Poliklinik
Ismaninger Straße 22
D-81675 München

SJÖDAHL, R., Prof. Dr. med.
Linköpings University
Department of Surgery
S-58185 Linköping

STADELMEIER, U., Dr. med.
Friedrich-Alexander Universität
Erlangen-Nürnberg
Chirurgische Klinik
Krankenhausstraße
D-91052 Erlangen

STARK, G. B., Prof. Dr. med.
Chirurgische Universitätsklinik Freiburg
Abt. Plastische und Handchirurgie
Hugstetterstraße 55
D-79106 Freiburg

STEIN, R., Dr. med.
Johannes Gutenberg-Universität
Urologische Klinik und Poliklinik
Langenbeckstraße 1
D-55131 Mainz

STERN, J., Priv.-Doz. Dr. med.
Chirurgische Universitätsklinik
Heidelberg
Im Neuenheimer Feld 110
D-69120 Heidelberg

STIER, A., Dr. med.
TU München
Klinkum rechts der Isar
Chirurgische Klinik und Poliklinik
Ismaninger Straße 22
D-81675 München

STRASSER, CH., Dr. med.
III. Medizinische Klinik
Zentralklinikum Augsburg
Stenglinstraße 2
D-86156 Augsburg

STRONG, S. A., MD
Department of Colorectal Surgery
The Cleveland Clinic Foundation
9500 Euclid Avenue
Cleveland, 44195 Ohio
USA

THIEDE, A., Prof. Dr. med.
Chirurgische Universitätsklinik und Poliklinik
Josef-Schneider-Straße 2
D-97080 Würzburg

THÜROFF, J. W., Prof. Dr. med.
Johannes Gutenberg-Universität
Urologische Klinik und Poliklinik
Langenbeckstraße 1
D-55131 Mainz

TITKOVA, S., Dr. med.
Department of Digestive Pathophysiology
University Research Center
Ostrovityanova 1a
Moscow 117437
Russia

TRECKMANN, J., Dr. med.
Evangelisches Krankenhaus Bergisch Gladbach
Klinik für Allgemein-, Viszeral- und Unfallchirurgie
Ferrenbergstraße 24
D-51465 Bergisch Gladbach

TREUTNER, K.-H., Dr. med.
RWTH Aachen
Chirurgische Universitätsklinik und Poliklinik
Pauwelstraße 30
D-52074 Aachen

UTSUNOMIYA, J., MD PhD
Second Department of Surgery
Hyogo College of Medicine
1-1 Mukogawa-cho, Nishinomiya
Hyogo 663
Japan

VOLLBERG, N., Dr. med.
Allgemeines Krankenhaus Barmbek
I. Chirurgische Abteilung
Rübenkamp 148
D-22219 Hamburg

WALGENBACH, K.-J., Dr. med.
Chirurgische Universitätsklinik Freiburg
Abt. für Plastische und Handchirurgie
Hugstetterstraße 55
D-79106 Freiburg

WICHMANN, T., Dr. med.
Friedrich-Ebert-Krankenhaus
Klinik für Allgemein- und Thoraxchirurgie
Friesenstraße 11
D-24534 Neumünster

WIEDENMANN, B., Prof. Dr. med.
Universitätsklinikum Benjamin Franklin
Abteilung für Innere Medizin
Hindenburgdamm 30
D-12200 Berlin

WIENBECK, M., Prof. Dr. med.
III. Medizinische Klinik
Zentralklinikum Augsburg
Stenglinstraße 2
D-86156 Augsburg

WILLIS, ST., Dr. med.
RWTH Aachen
Chirurgische Universitätsklinik und Poliklinik
Pauwelstraße 30
D-52074 Aachen

YAMAMUR, T., MD PhD
Second Department of Surgery
Hyogo College of Medicine
1-1 Mukogawa-cho, Nishinomiya
Hyogo 663
Japan

ZANDER, K., Dr. med.
Evangelisches Krankenhaus Bergisch Gladbach
Klinik für Allgemein-, Viszeral- und Unfallchirurgie
Ferrenbergstraße 24
D-51465 Bergisch Gladbach

Teil I

Physiologische Grundlagen

Physiologische Motilitätsabläufe im Gastrointestinaltrakt

1

M. Wienbeck, C. Strasser und J. Barnert

Allgemeine Grundlagen

Aufgaben gastrointestinaler Motilität

Die Funktionen physiologischer Motilitätsabläufe im Gastrointestinaltrakt sind vielfältig. Zu den elementaren Aufgaben der Motilität gehört zweifelsohne der gerichtete Transport von Nahrung, Nahrungsbestandteilen, Verdauungssekreten und unverdaulichen Nahrungsresten durch den Gastrointestinaltrakt. Durch dynamische Hochdruckzonen und den koordinierten Ablauf verschiedener Kontraktionszustände wird unerwünschter Reflux vermieden sowie Bevorratung und kontrollierte Entleerung gewährleistet. Im Interesse einer möglichst effizienten Ausnutzung der Nahrungsbestandteile trägt die gastrointestinale Motilität neben mechanischer Zerkleinerung von Nahrungspartikeln mittels Durchmischung der Nahrung mit Verdauungssekreten zu deren chemischer Aufschlüsselung bei. Gleichzeitig stellt die intensive Durchmischung des Speisebreis eine optimale Benetzung der resorbierenden Schleimhäute mit dem Chymus sicher. Eine spezifische Funktion der gastrointestinalen Motilität stellt der retrograde Transport des Chymus im Rahmen des Erbrechens dar [1]. Desweiteren gilt die gastrointestinale Motilität als einer der wichtigsten Faktoren in der Verhinderung einer bakteriellen Fehlbesiedelung des Darms und der damit verbundenen Komplikationen [2, 3]. Dies unterstreicht die besondere Bedeutung gastrointestinaler Motilität in ihrer Interaktion nicht nur mit Sekretion und Resorption, sondern auch mit (Mechanismen) der Immunabwehr.

Physiologische Bewegungsvorgänge im Gastrointestinaltrakt

Die Bewegungsabläufe im Gastrointestinaltrakt sind komplex, prinzipiell jedoch lassen sich in allen Abschnitten phasische und tonische Kontraktionen der glatten Muskulatur unterscheiden (Abb. 1.1).

Phasische Kontraktionen können propulsiv, retropulsiv oder segmentierend ablaufen. Propulsive oder retropulsive Kontraktionen befördern Nahrung oder unverdauliche Nahrungsreste nach aboral bzw. oral, segmentale Kontraktionen tragen durch Zerkleinern und Durchmischen zur verbesserten Resorption des Chymus bei.

Tonische Kontraktionen sind in stationärer Form die Basis von Hochdruckzonen und als sogenannte digestive Spinktere für das Zustandekommen der verschiedenen intestinalen Kompartimente des Verdauungstraktes unerläßlich. Änderungen des

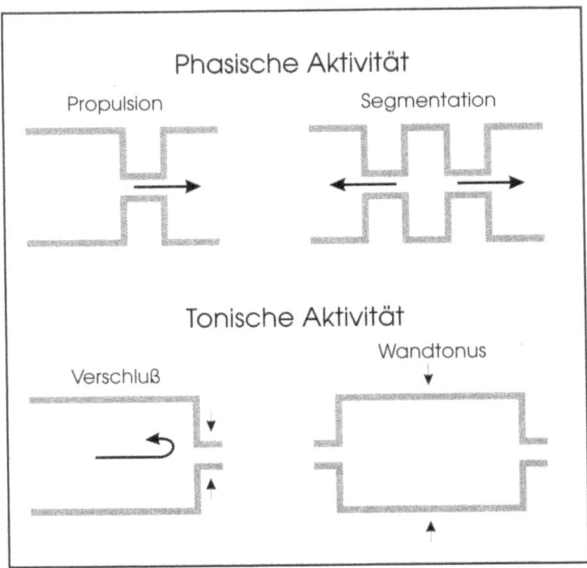

Abb. 1.1.
Schematische Darstellung der gastrointestinalen Motorik. Phasisch rhythmische Kontraktionen führen zu Propulsion und Durchmischung, tonische Kontraktionen sind die Grundlage intestinaler Reservoire.

Wandtonus eines Hohlorgans zwischen diesen Spinkteren bilden u. a. die Grundlage für dessen Reservoirfunktion und kontrollierte Entleerung. Während phasische Kontraktionen mittels manometrischer Techniken seit längerem meßbar sind, gelingt es erst seit einigen Jahren mittels neuer Untersuchungstechniken (Barostat) tonische Kontraktionen im Bereich der Hohlorgane zu erfassen und zu messen.

Elektrophysiologische Grundlagen der gastrointestinalen Motilität

Im Gastrointestinaltrakt lassen sich basale und stimulierte myoelektrische Aktivität unterscheiden, die das spezifische Korrelat der Kontraktionsphänomene darstellen.

Die durch rhythmische Depolarisation und Repolarisaton des Membranpotentials der glatten Muskelzelle entstehenden Oszillationen entsprechen der elektrischen Grundaktivität. Sie werden im Englischen als *„electrical control activity" (ECA)*, „slow waves", „basic electrical rhythm" oder „pace-setter potential", im Deutschen als „langsame elektrische Wellen" bezeichnet. Wenngleich die normale Depolarisation der ECA nicht automatisch den für die Kontraktion des Myozyten notwendigen Schwellenwert überschreitet, bestimmt sie dennoch die Erregbarkeit der glatten Muskelzelle. Die überschwellige, zur Kontraktion führende Depolarisation bedarf zusätzlicher nervaler, endokriner oder parakriner Stimuli. Die Frequenz der ECA ist abhängig von deren Lokalisation im Gastrointestinaltrakt. Beim Menschen beträgt sie 3/min im Magen, 11–13/min im Jejunum und 6–8/min im terminalen Ileum [4]. Hierbei ist die Fortleitung der ECA-Oszillationen nach aboral mit zeitlicher Verzögerung über Interzellularverbindungen (coupling) möglich. Funktionell abgekoppelt von dieser Aktivität ist das Kolon, das nebeneinander unterschiedliche ECA-Frequenzen mit inhomogener

Verteilung in den einzelnen Dickdarmabschnitten aufweist [5]. ECA-Oszillationen sind in den proximalen Magenanteilen nicht nachweisbar, dementsprechend sind in diesen Bereichen nur tonische Muskelkontraktionen möglich [6].

Die durch zusätzliche nervale, endokrine oder parakrine Stimuli ausgelösten überschwelligen ECA-Depolarisationen werden englisch als *„electrical response activity" (ERA)*, „spikes" oder „action potentials", deutsch als „Aktionspotentiale" bezeichnet. ERA stellen das Äquivalent stimulierter myelektrischer Aktivität dar und sind immer gleichbedeutend mit einer Kontraktion der glatten Muskelzelle [7]. Stärke und Dauer einer Myozytenkontraktion stehen hierbei in unmittelbarem Verhältnis zu Frequenz, Anzahl und Amplitude der Aktionspotentiale eines ERA-Bursts [1].

Aus den dargestellten elektrophysiologischen Grundlagen ergeben sich folgende Konsequenzen für Kontraktionsabläufe im Gastrointestinaltrakt: Die maximal mögliche Frequenz und Ausbreitungsgeschwindigkeit von, auf der Basis des ECA/ERA-Mechanismus beruhenden, Kontraktionen ist durch die Frequenz und die Ausbreitungsgeschwindigkeit der ECA vorgegeben. Hierbei ist die maximale Ausbreitungsstrecke der Kontraktionen limitiert durch die Fortleitung der ECA-Oszillationen über Interzellularverbindungen (coupling). Coupling und ECA-Frequenz in einem bestimmten Abschnitt des Gastrointestinaltraktes sind die Grundlage für Wanderung und Ausbreitungsrichtung von Kontraktionen.

Grundlagen der Steuerung gastrointestinaler Motilität

Die Kontrolle gastrointestinaler Motilitätsabläufe wird durch ein äußerst komplexes neurohumorales Regulationssystem ausgeübt. Das neurale Steuerungssystem selbst ist durch die beiden Ebenen des intrinsischen enterischen Nervensystems (ENS) des Gastrointestinaltraktes und des extrinsischen Nervensystems bestehend aus autonomem Nervensystem und zentralem Nervensystem (ZNS) gekennzeichnet. Diese stehen in Form eines kybernetischen Regelkreises miteinander in Verbindung. Neurokrin, endokrin und parakrin freigesetzte Substanzen wirken als Hormone oder Neurotransmitter in vielfältiger Weise modulierend oder modifizierend auf einzelne oder mehrere Komponenten dieses Regelkreises ein (Abb. 1.2).

Extrinsisches Nervensystem

Die autonome parasympathische Innervation erfolgt im oberen Gastrointestinaltrakt über den Nervus vagus (X. Hirnnerv), distal der linken Kolonflexur erreichen parasympathische Fasern des Sakralmarks den Verdauungstrakt über die Nn. splanchnici pelvini. 90% der parasympathischen Innervation ist afferent, dient also überwiegend dem Informationsfluß vom Gastrointestinaltrakt zum ZNS. Die verbleibenden 10% efferenter Fasern ermöglichen eine übergeordnete Modulation größerer Darmabschnitte, da jede einzelne Nervenfaser Kontakt zu einer Vielzahl enterischer Interneurone aufnimmt [1]. Exzitatorische efferente parasympathische Fasern sind prä- und postsynaptisch cholinerg, inhibitorische sind präsynaptisch cholinerg und postsynaptisch häufig nitrinerg (NO als Transmitter).

Die sympathischen Nervenfasern des Thorakolumbalmarks erreichen den Gastrointestinaltrakt über den Truncus symphaticus, mesenteriale Ganglien und perivaskuläre Nervenplexus. Der Symphatikus ist präganglionär cholinerg, postganglionär

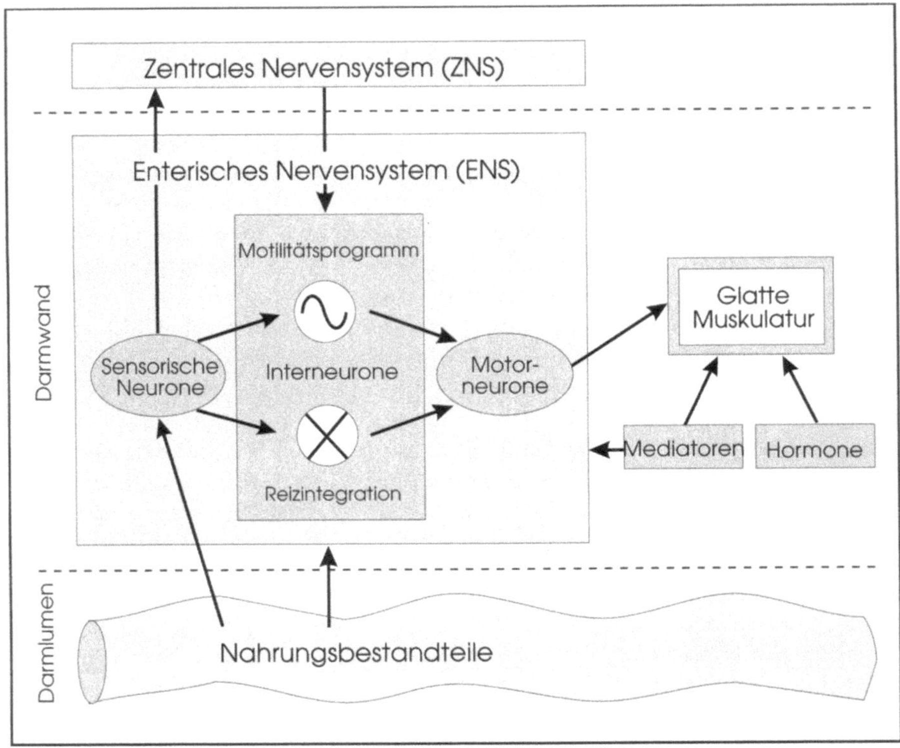

Abb. 1.2. Heuristisches Modell des enterischen Nervensystems. Afferente Impulse sensorischer Neurone (Mechano-, Chemo- und Thermorezeptoren) des enterischen Nervensystems (ENS) sowie Afferenzen des zentralen Nervensystems (ZNS) werden in enterischen Interneuronen integriert und modifizieren dort ablaufende, stereotype motorische Programme. Motorische Neurone stellen den Kontakt zur intestinalen Muskulatur her, wo sie stimulierende oder inhibierende Einflüsse ausüben. Hormone und Mediatoren greifen zusätzlich in das komplexe Geschehen ein.

ist er adrenerg. Die Wirkung des Symphatikus auf die gastrointestinale Motilität ist inhibierend, im Bereich der digestiven Sphinktere jedoch kontraktionsauslösend.

Das autonome Nervensystem kann als Bindeglied zwischen zentralem und enterischem Nervensystem angesehen werden. Unter bestimmten Umständen, wie z.B. Streßeinwirkung, ist eine Unterbrechung der Autonomie des ENS durch das ZNS möglich [8]. Desweiteren scheint das ZNS für die Bewältigung komplexer, vor allem auch integrativer Aufgaben, wie sie z.B. der Brechvorgang darstellt, von Bedeutung zu sein [9].

Intrinsisches enterisches Nervensystem

Von zentraler Bedeutung jedoch ist das ENS, das aus dem Plexus myentericus (Auerbach) und dem Plexus submucosus (Meissner) besteht. Es stellt die größte Ansammlung von Ganglienzellen und Nervenfasern außerhalb des ZNS dar, ist aber im Gegensatz zu diesem nicht lernfähig und in seiner Funktionsweise dem Rückenmark vergleichbar.

Ähnlich dem Rückenmark sind im ENS drei funktionelle Einheiten von Neuronen vernetzt und bilden hierdurch integrierte Schaltkreise. Afferenzen von *sensomotorischen enterischen Neuronen* (Chemo-, Mechano- und Thermorezeptoren des Gastrointestinaltraktes) werden an das ZNS und *enterische Interneurone* geleitet, die ihrerseits zusätzliche Signale von Gehirn und Rückenmark erhalten. In den enterischen Interneuronen erfahren programmierte Reflexmuster durch weitestgehend autonome Integration afferenter Impulse eine Modifikation. Die resultierenden exzitatorischen oder inhibitorischen Signale werden durch *motorische Neurone* des ENS über neuromuskuläre Synapsen direkt an die glatte Muskulatur des Gastrointestinaltraktes weitergeleitet [10], wo sie eine Modulation der ECA/ERA-Kopplung bewirken.

In der Summe scheinen die inhibitorischen Einflüsse des ENS auf die glatte Muskulatur des Gastrointestinaltraktes zu überwiegen. Im Bereich der digestiven Sphinktere allerdings sind inhibitorische Neurone normalerweise inaktiv und werden nur zur Öffnung dieser Sphinktere aktiviert. Hierin wird die pathophysiologische Bedeutung einer Reduktion oder des kompletten Fehlens inhibitorischer Neurone des Plexus myentericus in bestimmten Abschnitten des Verdauungstraktes bei der Achalasie und dem Morbus Hirschsprung ersichtlich [10].

Humorale Modulation

Bei den humoralen Modulatoren der gastrointestinalen Motilität handelt es sich zumeist um biogene Amine und Peptide, die in Abhängigkeit vom Ort ihrer Freisetzung als Hormone oder Neurotransmitter wirken. Die meisten dieser Peptide kommen sowohl im Gastrointestinaltrakt als auch im extrinsischen Nervensystem vor. In peptidergen Fasern des autonomen Nervensystems wurden z. B. Somatostatin, Substanz P, Cholezystokinin und vasoaktives intestinales Polypeptid (VIP) nachgewiesen [1]. Eine Auswahl der bislang am besten untersuchten Hormone und Neurotransmitter und deren Einfluß auf die gastrointestinale Motilität zeigt Tabelle 1.1.

Tabelle 1.1 Intestinale Motilität: Stimulation und Inhibition durch Neurotransmitter und gastrointestinale Hormone (modifiziert nach [11]). + = Stimulation, – = Inhibition, o = keine Wirkung oder Wirkung nicht bekannt.

Agens	Segmentierende Kontraktionen	Propulsive Kontraktionen	Nüchternmotilität (Phase III)
Azetylcholin	+	+	–
Katecholamine	–	–	o
Dopamin	–	–	o
Opiate (Endorphine, Enkephaline)	+	–	o
Serotonin	o	+	o
NO (Stickstoffmonoxid)	o	–	o
Motilin	(+)	+	+
Somatostatin	o	(+)	+
Gastrin	+	+	–
CKK (Cholezystokinin)	+	+	–
Glukagon	–	–	o
Neurotensin	–	–	o
Substanz P	+	+	o
VIP (vasoaktives Polypeptid)	–	–	o
Neuropeptid Y	o	+	o
PYY (Peptid Y)	–	–	o

Allerdings ist zu berücksichtigen, daß die Wirkung motilitätsmodulierender Hormone und Neurotransmitter im Einzelfall von vielen Faktoren beeinflußt wird, wie z. B. dem jeweiligem Ernährungszustand des Organismus oder dem Wirkort (intestinales Kompartiment) der Substanz. Dies ist unter anderem dadurch bedingt, daß eine Vielzahl von Rezeptorklassen bekannt ist. An einer einzelnen glatten Muskelzelle finden sich z. B. unter anderem nikotinerge- und muskarinerge-cholinerge Rezeptoren (Transmitter: Azetylcholin), alpha- und betaadrenerge Rezeptoren (Transmitter: Adrenalin, Noradrenalin, Dopamin), Opioidrezeptoren (Transmitter: Endorphine, Enkephaline) sowie Rezeptoren für Cholezystokinin, 5-Hydroxytryptophan und Histamin [12]. Die Wirkung einer Überträgersubstanz ist daher neben ihrer Rezeptorspezifität abhängig von den zusätzlichen exzitatorischen und/oder inhibitorischen Einflüssen am Zielorgan.

Die Entwicklung von Rezeptoragonisten und -antagonisten birgt die Hoffnung einer gezielten therapeutischen Beeinflußbarkeit gastrointestinaler Motilitätsabläufe. Aus dem Gesagten jedoch wird deutlich, daß die exakten Kontrollmechanismen der differenzierten gastrointestinalen Motilität zum Teil noch unzureichend bekannt sind und daher weiterer intensiver Erforschung bedürfen.

Physiologische Motilitätsabläufe in den einzelnen Abschnitten des Gastrointestinaltraktes

Motilität des Magens

Digestive Motilität und Magenentleerung

Hinsichtlich seiner Motilität kann der Magen in zwei funktionelle Bereiche gegliedert werden. Der proximale Magenabschnitt (Magenfundus) ist gekennzeichnet durch ausschließlich tonisches Kontraktionsverhalten. Im Rahmen der sogenannten rezeptiven Relaxation kommt es bei Nahrungsaufnahme unter dem Einfluß vagaler Afferenzen zu einer Abnahme des Wandtonus im Bereich der proximalen Magenabschnitte. Diese Tonusabnahme wird mit einsetzender postprandialer Magensekretion noch verstärkt, man spricht von gastraler Akkommodation. Auf diese Weise kann der Magen seiner Reservoirfunktion gerecht und der intraluminale Druck trotz größerer Volumenschwankungen konstant gehalten werden. Die genannten Relaxationsvorgänge werden durch eine Hyperpolarisation der glatten Muskulatur ausgelöst; die sich hieran anschließende langsame Depolarisation der Muskulatur führt zu erneuter Zunahme des Tonus der proximalen Magenanteile. Das dabei entstehende gastroduodenale Druckgefälle ist neben dem Strömungswiderstand von Antrum, Pylorus und Duodenum von entscheidender Bedeutung für die Entleerung von Flüssigkeiten aus dem Magen [13]. Hierbei richtet sich die Entleerungsgeschwindigkeit nach dem Kaloriengehalt und der Osmolarität der Flüssigkeit; isotone, kalorienarme Flüssigkeiten folgen einer exponentiellen Entleerungskinetik [14].

Die Motilität der distalen Magenanteile (Magenantrum) unterscheidet sich von den motorischen Aktivitätsmustern der proximalen Magenanteile sowohl in formaler, als auch in funktioneller Hinsicht. Nahrungsaufnahme bzw. Magenfüllung führt in den distalen Magenanteilen zu anhaltender Abfolge phasischer Kontraktionen von unregelmäßiger Frequenz und variabler Amplitudenhöhe. Dieses Kontraktionsverhalten ist nicht nur für die digestive Motilität distaler Magenanteile charakteristisch, in ähnlicher Art läßt es sich vielmehr postprandial auch im gesamten Dünndarm nachweisen. Die phasischen Kontraktionen nehmen ihren Ursprung im Magen von einem als Schrittmacherregion bezeichneten Areal, das sich im Bereich der großen Kurvatur zwischen proximalem und mittlerem Magenkorpusdrittel befindet. In dieser Region finden sich innerhalb des Magens die höchsten ECA-Frequenzen. Entsprechend der maximalen ECA-Frequenz im Magen erreichen die von oral nach aboral, in Richtung des Pylorus wandernden Kontraktionswellen eine Frequenz von etwa 3/min. In Abhängigkeit vom Öffnungszustand des sich koordiniert schließenden Pylorus kommt es hierdurch antropylorisch zu intraluminalen Druckerhöhungen bis auf Werte über 100 mmHg. Feste, mehr als 1–2 mm im Durchmesser messende Nahrungspartikel prallen gegen den für sie in der digestiven Phase undurchlässigen Pylorus und werden unter dem Einfluß der pyloruswärts gerichteten Kontraktionswellen erneut in das proximale Antrum „zurückgeschleudert". Dies führt zu mechanischer Zerkleinerung und weiterer Durchmischung der Nahrungspartikel mit den Verdauungssekreten des Magens, was zusätzlich deren chemische Aufschlüsselung begünstigt („Antrummühle"). Erst wenn die Partikelgröße einen Durchmesser von 1–2 mm unterschreitet, ist die Austreibung dieser Nahrungspartikel mit der flüssigen Komponente des Mageninhaltes möglich. Dem antropylorischen Übergang kommt hiermit eine wichtige Bedeutung als Diskriminator der Partikelgröße fester Nahrungsbestandteile vor deren Weitertransport ins Duodenum zu [15]. Die Steuerung der Entleerung fester Nahrungsbestandteile aus dem Magen selbst hingegen ist eine Funktion digestiver motorischer Aktivitätsmuster der distalen Magenanteile. Feste Nahrungsbestandteile werden in der digestiven Phase nach initialer Verzögerung („lag-phase"), die auf die beschriebenen Zerkleinerungs- und Durchmischungsvorgänge zurückzuführen ist, in Abhängigkeit zur Zeit linear aus dem Magen entleert [16].

Steuerungsmechanismen der Magenentleerung

Die Entleerungsgeschwindigkeit des Magens ist für die Interaktion von Resorption und Sekretion in den nachgeschalteten Abschnitten des Gastrointestinaltraktes von großer Bedeutung. Neben den bereits beschriebenen Faktoren wie Osmolarität, Kaloriengehalt und Partikelgröße fester Nahrungsbestandteile scheinen Rückkopplungsmechanismen, die über Rezeptoren im Dünndarm gesteuert werden, Einfluß auf die Geschwindigkeit der Magenentleerung zu nehmen. Die wichtigsten Rezeptorsysteme sind diejenigen für Osmolarität, Säure-, Kohlenhydrat-, Aminosäuren- und Fettgehalt des Chymus. Hierbei ist die von den einzelnen Rezeptortypen ausgehende Feedback-Hemmung qualitativ und quantitativ nicht gleichwertig. Unterschiede ergaben sich selbst innerhalb einer Gruppe von Rezeptoren, z. B. der Kohlenhydrate, wo Glukose und Xylose eine stärkere Hemmung der Magenentleerung induzierten als Fruktose [17]. Wenngleich die Übertragungswege der Rezeptorsignale bislang unzureichend bekannt sind, scheint neben vagal vermittelten Mechanismen unter anderem Cholezystokinin (CCK) eine wichtige Mediatorfunktion zuzukommen [16, 18]. Weitere Mechanismen wie Dilatation des Duodenums sind bekannt, daneben vermögen auch Motilitätsstörungen in tiefergelegenen Abschnitten des Verdauungstraktes auf reflektorischem Wege eine Inhibition der Magenperistaltik auszulösen.

Interdigestive Magenmotilität

Mechanisch und chemisch nicht zerkleinerbare solide Nahrungsbestandteile mit einem Durchmesser von mehr als 1–2 mm können in der digestiven Phase nicht aus dem Magen entleert werden. Hierzu gehören in erster Linie kompakte Nahrungsschlacken, Fremdkörper, auch magensäureresistent verkapselte Tabletten und ähnliches. Die Entleerung dieser soliden, unverdaulichen Partikel erfolgt im Nüchternzustand im Rahmen der sogenannten Phase III des interdigestiven Motilitätszyklus [16]. Da sich die motorischen Aktivitätsmuster in der Nüchternphase im Magen und Dünndarm nicht wesentlich voneinander unterscheiden, wird an dieser Stelle auf die Beschreibung der interdigestiven Dünndarmmotilität verwiesen.

Motilität des Dünndarms

Postprandiale Dünndarmmotilität

Postprandial stehen im Dünndarm Durchmischung mit den Verdauungssekreten sowie optimale Verteilung des Chymus über die resorbierenden Schleimhäute im Vordergrund, während dieser gleichzeitig nach aboral transportiert wird. Demzufolge ist die postprandiale Dünndarmmotilität gekennzeichnet durch ein Nebeneinander von phasischen, propulsiven und segmentierenden Kontraktionen. Die Propagation propulsiver Kontraktionen verläuft in der Regel nur über kürzere Darmsegmente, allerdings tragen auch die segmentalen Kontraktionen zum aboralen Transport des Chymus bei, da ihre mittlere Frequenz von oral nach aboral abnimmt, so daß eine Nettobewegung nach distal resultiert [19]. Manometrisch lassen sich die Motilitätsmuster in allen Dünndarmabschnitten in drei grundsätzliche Kategorien einteilen: phasische Einzelkontraktionen, komplexe Kontraktionsmuster und spezielle Formen der propulsiven Motorik [1].

Die Elementarform der digestiven wie auch der interdigestiven Motilität stellen die phasischen Einzelkontraktionen (*individual phasic contractions, IPC*) dar. Sie sind in etwa 80% stationär, in ca. 20% über durchschnittlich 3 cm fortgeleitet und dienen der Durchmischung und dem Transport des Chymus über kurze Distanzen [1, 20]. Eine Variante phasischer Einzelkontraktionen stellen wandernde Einzelkontraktionen (*individual migrating contractions, IMC*) dar, die sich bei insgesamt geringer Inzidenz durch eine längere Propagationsstrecke von bis zu 40 cm auszeichnen.

Neben den elementaren Formen sind im Dünndarm Kontraktionsmuster mit Gruppen von Kontraktionen bekannt, von denen migrierende hochfrequente Kontraktionen (*migrating clustered contractions, MCC*) sowohl postprandial als auch im Nüchternzustand (Phase III) beobachtet werden können [14]. Es handelt sich hierbei um gruppierte Kontraktionen, die 1–2 Minuten andauern, über Distanzen von 30–40 cm wandern und vermutlich am Transport von Darminhalt über kurze Distanzen beteiligt sind. Eine erhöhte Inzidenz von MCC's wurde unter anderem bei Patienten mit Reizdarm beschrieben [19].

Zu den speziellen Formen der propulsiven Motorik zählen hochamplitudige, retrograd wandernde Kontraktionen (*retrograde giant contractions, RGC*) deren funktionelle Bedeutung im raschen retrograden Transport größerer Mengen von Darminhalt liegt [1]. Sie beginnen im mittleren Duodenum, wandern mit hoher Geschwindigkeit (8–10 cm/sec) zum Antrum und unterbrechen die normale Kontraktionsaktivität.

RGC stellen das manometrische Korrelat für Erbrechen dar und werden in der Regel von „bursts of phasic contractions" gefolgt [1].

Interdigestive Dünndarmmotilität

Die Motilität des Dünndarms ist im Nüchternzustand charakterisiert durch eine zyklische Abfolge verschiedener Motilitätsmuster, den interdigestiven Zyklus. Die heute gültige Einteilung der Nüchternmotilität nach Malagelada et al. [7] unterscheidet insgesamt vier Phasen, Phase I–IV, wobei Phase IV durch unkoordinierte Kontraktionen gekennzeichnet ist und wegen ihres inkonstanten Auftretens als eigenständiger Anteil der Nüchternmotilität umstritten ist. Die Gesamtdauer eines motorischen Zyklus, in dem Phase I–III regelhaft hintereinander ablaufen, beträgt beim Menschen durchschnittlich 60–136 min [7], allerdings besteht eine große Schwankungsbreite, so daß physiologische Zykluslängen von 60–240 min beobachtet wurden [21]. Durch die große Variationsbreite physiologischer Motilitätsabläufe im Gastrointestinaltrakt erklären sich die Schwierigkeiten bei der Abgrenzung physiologischer von pathologischen Motilitätsphänomenen im Gastrointestinaltrakt.

Der interdigestive motorische Zyklus wird im Magen sowie im gesamten Dünndarm beobachtet und geht mit phasenabhängigen, periodischen Schwankungen der sekretorischen Leistung der Verdauungsdrüsen einher [22, 23]. Im einzelnen sind die Phasen gekennzeichnet durch:

Phase I. Phase I ist im Wachzustand nur kurz (5–15% der Zyklusdauer), nimmt im Schlaf jedoch 70–80% der Gesamtzyklusdauer ein. Sie ist charakterisiert durch weitestgehende motorische Inaktivität, gleichermaßen sind die Sekretionsraten von Magensäure, Galle und Pankreassekret minimal.

Phase II. Phase II ist mit ca. 80% der Zyklusdauer dominierend beim wachen Menschen, im Schlaf nimmt ihre Dauer zugunsten Phase I ab. Die motorischen Aktivitätsmuster der Phase II sind denen der postprandialen Periode ähnlich, sie zeigt intermittierende phasische Kontraktionen unterschiedlicher Amplitude und Frequenz. Parallel zur Zunahme der motorischen Aktivität nimmt auch die sekretorische Aktivität der Verdauungsorgane zu.

Phase III. Phase III ist lediglich von kurzer Dauer (4–7 min.) und durch das Auftreten regelmäßiger, häufig bis zur Ileozökalklappe propagierter Kontraktionen gekennzeichnet [7]. Diese besitzen die für den jeweiligen Darmabschnitt maximal mögliche Frequenz, welche durch die ECA vorgegeben ist und im proximalen Dünndarm am höchsten ist. Sie nehmen ihren Ursprung in dem als Schrittmacherregion bezeichneten Gebiet des Magens, selten beginnen sie auch im proximalen Duodenum. Man bezeichnet die für Phase III charakteristische, nach aboral propagierte Kontraktionsfront als *„migrating motor complex"*, *MMC* (Abb. 1.3). Während der Phase III sind die Sekretionsraten von Magensäure, Galle und Pankreassekret am höchsten innerhalb der gesamten interdigestiven Periode.

Unter den interdigestiven Motilitätsphänomenen kommt den MMC der Phase III die größte Bedeutung zu. Sie erlauben eine Entleerung des Magens und Dünndarmes von unverdaulichen Nahrungsresten, Fremdkörpern, Zelldebris, etc. und sind dadurch von großer Bedeutung in der Verhinderung luminaler Obstruktionen durch Bezoar-

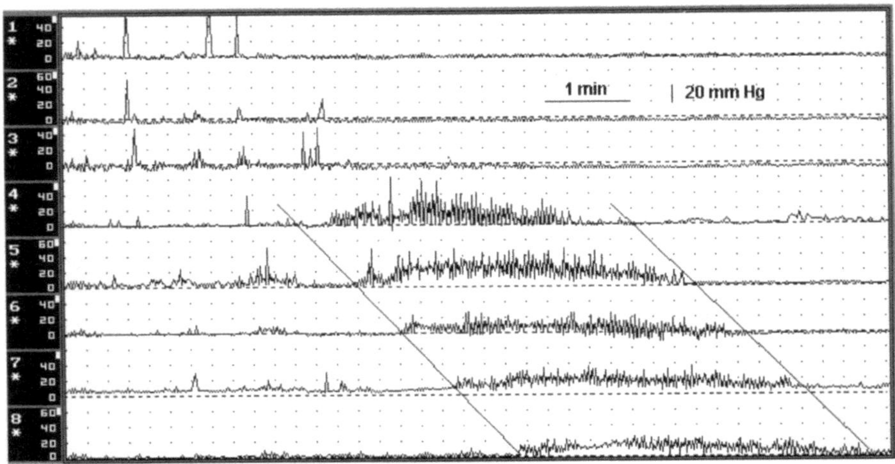

Abb. 1.3. Phase III (migrating motor complex, MMC) der gastroduodenalen Nüchternmotilität

bildung und bakterieller Fehlbesiedelung [2, 3]. Unterstützend wirkt hierbei die enzymatische Aktivität der Verdauungssekrete von Magen, Leber und Pankreas, die während der Phase III die höchsten Sekretionsraten innerhalb der interdigestiven Periode aufweisen [23].

Motilität des Dickdarms

Weiterhin begrenzt sind unsere Kenntnisse der physiologischen Motilitätsabläufe im Bereich des Dickdarms. Wenngleich einige der MMC des Dünndarms über die Ileozökalklappe hinweg in den Dickdarm wandern können, scheinen Dünn- und Dickdarmmotilität nicht untereinander koordiniert abzulaufen.

Bereits frühe Untersuchungen an Menschen und Versuchstieren konnten regionale Unterschiede der Dickdarmmotilität aufzeigen. Zu den häufigsten Motilitätsmustern im proximalen Kolon gehören sogenannte Pendelbewegungen, die Darminhalt über kurze Distanzen nach proximal und distal bewegen sowie retrograd propagierte Kontraktionen, welche vorzugsweise eine Frequenz von 5–6/min aufweisen [24]. In den distal hiervon gelegenen Kolonabschnitten dominieren phasische, segmentierende Kontraktionen. Sie stellen das funktionelle Korrelat der sogenannten Haustren dar, die dem Kolon sein charakteristisches Aussehen verleihen [25]. Die beschriebenen Motilitätsphänomene dienen in erster Linie der Durchmischung des Darminhaltes und begünstigen hierdurch die Resorption von Wasser, Elektrolyten und kurzkettigen Fettsäuren, die im Rahmen des Kohlenhydratmetabolismus der Darmbakterien physiologischerweise anfallen. In allen Teilen des Kolon hingegen kommen wenige Male am Tag sogenannte, erstmals von Holzknecht beschriebene [26], Massenkontraktionen vor, denen ein Verschwinden der segmentierenden Kontraktionen vorausgeht. Sie bewegen sich häufig mit hoher Geschwindigkeit über mehr als die Hälfte des Kolons hinweg, transportieren größere Mengen Fäzes in Richtung Rektum und lösen in vielen Fällen eine Defäkation aus (Abb. 1.4).

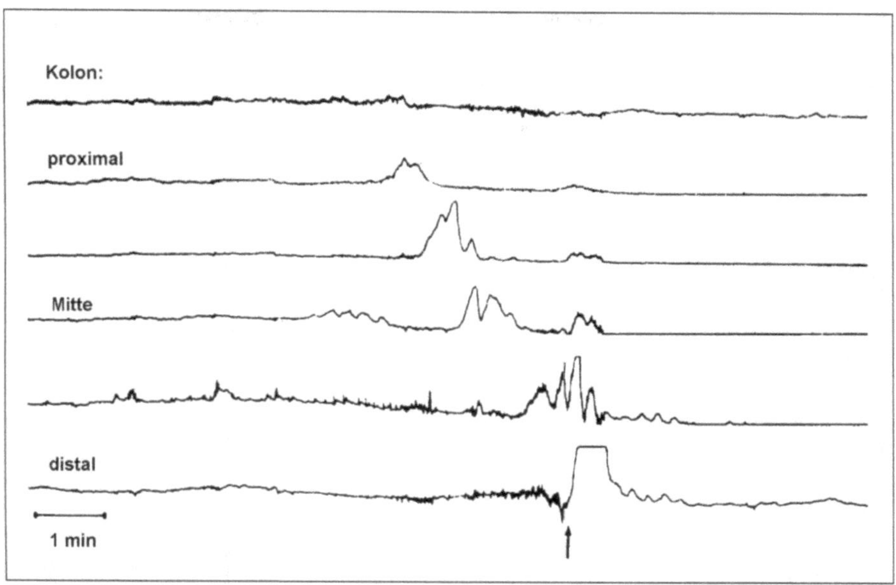

Abb. 1.4. Massenkontraktion (giant contraction) im Kolon nach Gabe von Rizinusöl; der Pfeil markiert den Zeitpunkt der Defäkation (die Autoren danken Herrn Dr. M. Karaus für die Überlassung der Abbildung).

Die manometrische Untersuchung motorischer Aktivitätsmuster ist im Kolon unter anderem dadurch erschwert, daß ein erheblicher Anteil der Kolonkontraktionen nicht lumenverschließend und daher manometrisch nicht zuverlässig erfaßbar ist. Dennoch hat insbesondere die Einführung von Meßsonden mit elektromechanischen Druckaufnehmern zur Langzeitmanometrie im Kolon in den letzten Jahren zu einem deutlichen Erkenntnisgewinn beigetragen [27]. Durch Langzeituntersuchungen konnte gezeigt werden, daß Kontraktionsphasen im Bereich des Dickdarms in unregelmäßigen Zeitabständen mit interponierten Phasen der Ruhe auftreten [28]. Die während des Tages vorhandene Periodik ist von einem zirkadianen Rhythmus der Kolonmotilität überlagert, der durch Reduktion der motorischen Aktivität nachts und ausgeprägte Stimulation am Morgen sowie nach Nahrungsaufnahme gekennzeichnet ist [29]. Dabei ist die Zunahme der Kolonmotilität vom Kaloriengehalt und der Zusammensetzung der Nahrung abhängig, insbesondere Fett bewirkt eine deutliche und langanhaltende Zunahme der motorischen Aktivität des Kolons [30, 31]. Neben den oben beschriebenen qualitativen fanden sich auch große quantitative Unterschiede der regionalen Kolonmotilität. So ist das distale Kolon, insbesondere jedoch das Rektosigmoid, durch eine verglichen mit anderen Kolonabschnitten deutlich ausgeprägtere motorische Aktivität gekennzeichnet. Dies gilt sowohl für den Nüchternzustand als auch nach Nahrungsaufnahme, allerdings sind die Motilitätsunterschiede nach Nahrungsaufnahme ausgeprägter [32].

Noch nicht in allen Einzelheiten verstanden ist die Beziehung zwischen motorischer und myoelektrischer Aktivität im Kolon. Verglichen mit den proximalen Abschnitten des Gastrointestinaltraktes zeigen sowohl die ECA als auch die ERA im menschlichen

Kolon eine starke regionale Variabilität. So ist die ECA nur intermittierend nachweisbar und zeigt dann eine Frequenzvariabilität von 3–30/min. Die Überlagerung von ECA und ERA führt im Kolon zu den myoelektrisch faßbaren, sogenannten *„short spike bursts" (SSB)* und *„long spike bursts" (LSB)*. SSB oder „discrete ERA" (DERA) stellen das myoelektrische Korrelat für phasische, kurzdauernde, auf wenige Segmente beschränkte, nicht fortgeleitete Kontraktionen dar. LSB oder „continuous ERA" (CERA) stehen für langandauerende tonische Kontraktionen, die entweder auf Einzelsegmente beschränkt oder über längere Abschnitte des Kolons hinweg wandern können (propagated LSB) [33]. Letztere stellen möglicherweise das elektrische Äquivalent der bereits erwähnten Massenbewegungen des Kolons dar und werden dann als *„giant migrating complex" (GMC)* bezeichnet [29].

Gesteuert wird die Kolonmotilität über die eingangs dargestellten Mechanismen. Über die Rolle gastrointestinaler Hormone bei der Regulation der Dickdarmmotilität jedoch ist wenig bekannt. Gastrin und CCK führen, wie einige andere gastrointestinale Peptide auch, nach Applikation physiologischer Dosen zu einer Zunahme der Kolonmotilität beim Menschen und könnten damit von Bedeutung bei der postprandialen Motilitätszunahme des Dickdarms sein. Allerdings muß von einer Beteiligung noch weiterer hormoneller und neuronaler Mechanismen ausgegangen werden [34]. Eine wichtige Rolle in der Induktion elektrischer und motorischer Aktionsmuster im Kolon spielen luminale Faktoren [35]. Das Einsetzen propulsiver Kontraktionen setzt ein kritisches Dehnungsvolumen voraus; Dehnung des Rektums verursacht Kontraktionen in proximal gelegenen Kolonanteilen (rektokolischer Reflex) [36].

Motilität von Rektum, Anus und Beckenboden

Zu den hervorragenden Aufgaben von Rektum, Anus und Beckenboden gehört die kontrollierte Defäkation. Der Defäkationsvorgang ist das Ergebnis einer komplexen Interaktion anatomischer Strukturen mit motorischen und sensorischen Funktionen. Störungen dieses Zusammenspiels führen zu Inkontinenz oder Obstipation. Im einzelnen sind hierfür neben einer intakten Kolonmotilität folgende Strukturen und Funktionen von Bedeutung:

Dehnung der distalen Kolonwand führt über Erregung pararektal gelegener Dehnungsrezeptoren zur Wahrnehmung von Völlegefühl und Defäkationsdrang sowie zur Auslösung des rektoanalen Inhibitionsreflexes. Der rektoanale Inhibitionsreflex hat eine unwillkürliche Relaxation der glatten Muskulatur des inneren Analsphinkters (M. sphincter ani internus) zur Folge, wobei sich jedoch gleichzeitig der quergestreifte äußere Analsphinkter (M.sphincter ani externus) und die Beckenbodenmuskulatur (M. levator ani, M. puborectalis) kontrahieren. Dies erlaubt ein Tiefertreten des Rektuminhalts in den oberen Teil des Analkanals, wodurch über den Kontakt zwischen Rektuminhalt und sensibler Analschleimhaut eine Diskrimination zwischen festem, flüssigem und gasförmigem Darminhalt ermöglicht wird. Soll keine Defäkation erfolgen, kann mittels zusätzlicher, willentlicher Kontraktion der Beckenbodenmuskulatur die Defäkation verhindert werden. Wird hingegen die Defäkation zugelassen, muß zunächst der äußere Analsphinkter erschlaffen. Die Relaxation des M. puborectalis führt über ein Stumpferwerden des anorektalen Winkels zu einer Begradigung des anorektalen Defäkationskanals. Physiologischerweise tritt der Beckenboden infolge

Erschlaffung der übrigen Beckenbodenmuskeln um 1–2 cm tiefer. Eine Entleerung des Darminhalts ist nun über propulsive Kontraktionen des Dickdarms möglich.

Aufgrund der Komplexität der beschriebenen Vorgänge finden verschiedene Untersuchungsmethoden in der Diagnostik anorektaler Funktionstörungen Anwendung [37]. Zu den wichtigsten gehört die anorektale Manometrie. Hierbei werden in der Regel flüssigkeitsperfundierte mehrlumige Katheter mit radiär oder spiralförmig angeordneten Meßpunkten verwendet. Diese werden in Ruhe und bei willkürlich maximal zusammengekniffenem Schließmuskel mehrfach durch den Anus hindurchgezogen. Hierdurch wird eine Beurteilung des inneren (Ruhedruck) und äußeren (maximaler Willkürdruck) Analsphinkters möglich. Das intermittierende Aufblasen eines am Katheter befestigten Ballons mit steigenden Luftvolumina erlaubt die Feststellung der sensiblen Schwellen des Rektums (Stuhlperzeption, Stuhldrang, Schmerz) sowie eine Überprüfung der Relaxation des inneren Analsphinkters als Reaktion auf rektale Dehnung. Hauptindikationen für die anorektale Manometrie sind demnach die Abklärung der analen Inkontinenz sowie der Verdacht auf M. Hirschsprung (fehlende Relaxation des inneren Analsphinkters bei intrarektaler Ballonblähung).

Elektromyographische Untersuchungen (EMG) können in Form eines Nadel-EMG, bei dem die Ableitung der Potentiale mittels Nadeln, die in den zu untersuchenden Muskel eingestochen werden, oder als Summenpotential-EMG, mit Ableitung von Oberflächenpotentialen über Klebe- oder Stöpselelektroden, durchgeführt werden. In der Regel beschränkt sich die Untersuchung auf die quergestreifte Muskulatur des Beckenbodens, erlaubt jedoch eine Differenzierung zwischen myogenen und neurogenen Schäden, vor allem im Bereich des äußeren Analsphinkters. In Form des sogenannten Mappings ist sie desweiteren hilfreich beim Nachweis umschriebener Defekte des äußeren Analsphinkters und wird daher häufig in Ergänzung zur analen Endosonographie durchgeführt. Neben der Defäkographie und der Analmanometrie ist die EMG-Untersuchung Methode der Wahl beim spastischen Beckenbodensyndrom (Anismus), wo sich beim Pressen eine paradoxe Zunahme des Summenaktionspotentials der quergestreiften Beckenbodenmuskulatur zeigt.

Die Defäkographie ermöglicht eine dynamische radiologische Untersuchung des Defäkationsvorgangs. Sie erlaubt die Beurteilung des anorektalen Winkels, der Relaxation und Senkung des Beckenbodens sowie von pathologischen Rektumwandveränderungen (Rektozele, Enterozele, Intussuszeption, Mukosaprolaps, Rektumprolaps) im Ruhezustand und unter Defäkationsbedingungen. Hauptindikation für diese Untersuchungsmethode ist die Abklärung der Obstipation.

Mittels analer Endosonographie lassen sich Defekte im Bereich des äußeren oder inneren Analsphinkters sonographisch darstellen und lokalisieren. Hauptindikation für diese Untersuchung ist daher der Verdacht auf Analsphinkterläsionen unterschiedlicher Ätiologie im Rahmen der Abklärung einer analen Inkontinenz.

Daneben stehen weitere Untersuchungsverfahren wie Expulsionstests, (dynamische) Endoskopie, u. ä. zur Verfügung, deren Einsatz in Abhängigkeit von der jeweiligen Fragestellung weitere wichtige Informationen liefern und damit Grundlage für eine rationale und rationelle Therapie sein kann.

Zusammenfassung

Gastrointestinale Motilität hat zur Aufgabe, den Nahrungschymus schrittweise vorwärts zu transportieren und erwünschten Reflux zu vermeiden, zu durchmischen, zu bevorraten und kontrolliert zu entleeren. Dabei interagiert die Motilität eng mit Resorption, Sekretion und Immunabwehr. Die Bewegungsvorgänge lassen sich untergliedern in phasische (propulsiv oder segmentierend) und tonische. Tonus wird seit einigen Jahren mit dem Barostat eingehender untersucht. Gesteuert wird die gastrointestinale Motilität durch das enterische Nervensystem, durch Hormone und Mediatoren sowie übergeordnet durch das zentrale Nervensystem. Im Magen kontrollieren Tonus und rhythmische Aktivität die Magenentleerung. Im Dünndarm findet sich im Nüchternzustand periodische Aktivität (MMC). Die Dickdarmmotilität und die postprandiale Dünndarmmotilität dienen mit verschiedenen Formen von Kontraktionswellen fast ausschließlich der Durchmischung des Inhaltes. Nur wenige Male am Tag treten im Dickdarm große propulsive Bewegungen auf. Komplex ist die Funktion und Kontrolle des anorektalen Verschlußorganes. Deshalb werden hier meist mehrere Untersuchungsmethoden zu Rate gezogen: Manometrie, Defäkographie, EMG, Expulsionstests und Endosonographie. Wegen der großen physiologischen Variationsbreite sind die Grenzen zwischen physiologisch und pathologisch bei den Motilitätsabläufen im Gastrointestinaltrakt unscharf.

Literatur

1. Sarna SK, Otterson MF (1989) Small intestinal physiology and pathopysiology. Gastroenterol Clin North Am 18:375–404
2. Vantrappen G, Janssens J, Hellemans J, Ghoas Y (1977) The interdigestive motor complex of normal subjects and patients with bacterial over-growth of the small intestine. J Clin Invest 59: 1158–1166
3. Dive A, Moulart M, Jonard P, Jamart J, Mahiau P (1994) Gastroduodenal motility in mechanically ventilated critically ill patients: A manometric study. Critical care medicine 22 (3): 441–447
4. Phillips SF (1988) Small bowel. In: Kumar D, Gustavsson S (eds) An illustrated guide to gastrointestinal motility. John Wiley & Sons, Chichester, New York, Brisbane, Toronto, Singapure, pp 187–206
5. Sarna SK, Condon RE, Cowels V (1984) Colonic migrating and non migrating motor complexes in dogs. Am J Physiol 246: G 355–360
6. Azpiroz F, Malagelada JR (1987) Gastric tone measured by an electronic barostat in health and postsurgical gastroparesis, Gastroenterology 92:934
7. Malagelada JR, Camilleri M, Stanghellini V (1986) Manometric diagnosis of gastrointestinal motility disorders. Thieme Inc., Stuttgart, New York.
8. O'Brien JD, Thompson DG, Day SJ, Burnham WR, Walker E (1989) Pertubation of upper gastrointestinal transit and antroduodenal motility by experimentally applied stress: the role of beta-adrenoreceptor mediated pathways. Gut 30:1530
9. Andrews PL, Hawthorn (1988) The neurophysiology of vomitting. Baillieres Clin Gastroent 2: 141–168
10. Barnert J, Wienbeck M (1996) Motilitätsstörungen im Verdauungstrakt. Dt Ärztebl 93: B 143–152 [Heft 4]
11. Ruppin H (1996) Pathophysiologie (Absorption, Sekretion, Motilität). In: Hahn EG, Riemann JF (eds) Klinische Gastroenterologie. Georg Thieme Verlag, Stuttgart New York, pp 855–859
12. Burks TF (1988) Actions of pharmacological agents on gastrointestinal function. In: Kumar D, Gustavsson S (eds) An illustrated guide to gastrointestinal motility. John Wiley & Sons, Chichester, New York, Brisbane, Toronto, Singapure, pp 273–289
13. Collins PJ, Houghton LA, Read NW, Horowitz M, Chatterton BE, Heddle R, Dent J (1991) Role of the proximal and distal stomach in mixed solid and liquid meal emptying. Gut 32:615

14. Sarna SK, Otterson MF (1993)Gastroduodenal motility. Gastroenterology 9:922-929
15. Meyer JH, Elashoff J, Porter-Fink V et. al. (1988) Human postprandial gastric emptying of 1-3 millimeter spheres. Gastroenterology 94:1315-1325
16. Wienbeck M, Erckenbrecht JF, Enck P (1986) Neue Entwicklungen in der gastrointestinalen Motilität. Internist 27:714-722
17. Brown CM, Rees WDW (1993) Gastroduodenal motility in health and disease. In: Bouchier IAD, Allan RN, Hodgson HJF, Keighley MRB (eds). Gastroenterology. Saunders, Philadelphia, p 208
18. Forster ER, Green T, Elliot M, Bremner A, Dockray GJ (1990) Gastric emptying in rats: role of afferent neurons and cholezystokinin. Am J Physiol 258:G 552
19. Layer P, Kölbel CBM (1992) Gastrointestinale Motilität. In: Goebell H (ed) Gastroenterologie. Urban & Schwarzenberg, München, Wien, Baltimore, pp 49-52
20. Camilleri M, Phillips ST (1989) Disorders of small intestinal motility. Gastroenterol Clin North Am 18:405-424
21. Sarna SK (1985) Cyclic motor activity; migrating motor complex. Gastroenterology 89:894-913
22. Layer P, Chan ATH, Go VLW, Di Magno EP (1988) Human pancreatic secretion during phase II antral motility of the interdigestive cycle. Am J Physiol 254:G 249-253
23. Vantrappen G, Peeters TL, Janssens J (1979) The secretory component of the interdigestiv migrating motor complex in man. Scand J Gastroenterol 14:664-667
24. Hertz AT, Newton A (1913) The normal movements of the colon in man. J Physiol 47:57-65
25. Ritchie JA (1971) Movement of segmental constriction in the human colon. Gut 12:350-355
26. Holzknecht G (1969) The normal peristalsis of the colon. Am J Dig Dis 14:57-62
27. Karaus M (1997) Kolonmanometrie. In: Fuchs KH, Stein HJ, Thiede A (eds) Gastrointestinale Funktionsstörungen. Springer—Verlag, Berlin, Heidelberg, New York, pp 240-249
28. Karaus M, Wienbeck M (1991) Colonic motility in humans - a growing understanding. Bailliere's Clin Gastroenterology 5:453-478
29. Narducci F, Bassotti G, Gamburi M, Morelli A (1987) Twenty four hour manometric recording of colonic motor activity in healthy man. Gut 28:17-25
30. Snape WJ, Matarazzo SA, Cohen S (1978) Effect of eating and gastrointestinal hormones on the human colonic myoelectrical and motor activity. Gastroenterology 75:373-378
31. Wright SH, Snape WJ, Battle W, Cohen S, London RL (1980) Effects of diatary components on gastrocolonic response. Am J Physiol 238:G 228-232
32. Bassotti G, Betti C, Imbimbo BP, Pelli MA, Morelli A (1989) Colonic motor response to eating: a manometric investigation in proximal and distal portions of the viscus in man. Am J Gastroenterol 84:118-122
33. Bueno L, Fioramonti J, Ruckebusch Y, Frexions J, Coulom P (1980) Evaluation of colonic myoelectrical activity in health and functional disorders. Gut 21:480-485
34. Christensen J (1987) Motility of the colon. In: Johnson LR (ed) Physiology of the gastrointestinal tract. Raven Press, New York, pp 665-693
35. Huizinga JD, Daniel EE (1985) Control of human colonic motor function. Dig Dis Sci 31:865-877
36. Read NW, Timms JM (1986) Defecation and the pathophysiology of constipation. Clin Gastroenterol 15:937-965
37. Wienbeck M, Barnert J (1996) Motilität (mit Myographie). In: Hahn EG, Riemann JF (eds) Klinische Gastroenterologie. Georg Thieme Verlag, Stuttgart New York, pp 240-249

2a Die Funktion des Magens als Reservoirorgan – Grundlagen zur myoelektrischen und mechanischen Aktivität

E. Schippers

Anatomie und Motorregionen des Magens

Der Magen erhält und speichert Nahrung, mischt sie mit Magensaft und transportiert sie nach bestimmten gesetzmäßigen Kriterien ins Duodenum. Er läßt sich funktionell in zwei unterschiedliche Abschnitte einteilen. Die Reservoirfunktion und Entleerung flüssiger Nahrungsbestandteile erfüllt der orale Magenanteil, während Durchschmischung, Verkleinerung und Entleerung fester Nahrungspartikel in den kaudalen Abschnitten vonstatten gehen. Die Trennungslinie zwischen den einzelnen Funktionsabschnitten korrespondiert nicht mit den anatomischen Regionen. Die proximale Motorregion umfaßt den Fundus und das orale Drittel vom Magenkorpus, während die distale Motorregion von den verbliebenen Zweidrittel des Magenkorpus, dem Antrum und dem gastroduodenalen Übergang gebildet wird. Die Trennungslinie zwischen den funktionell unterschiedlichen Regionen beginnt an der großen Kurvatur, ungefähr ein Drittel der Distanz zwischen ösophagogastralem und gastroduodenalem Übergang, und verläuft quer, sowohl ventral als auch dorsal, entlang der Magenwand zur kleinen Kurvatur, ungefähr die halbe Distanz zwischen ösophagogastralem und gastroduodenalem Übergang (Abb. 2a.1).

Die Lage der Trennungslinie resultiert aus myoelektrischen und motorischen Abläufen in der Magenwand. Im distalen Abschnitt finden sich zyklisch auftretende Potentialschwankungen, welche den Beginn einer mechanischen Kontraktion terminieren (Kelly 1969, Sarna 1971), während die myoelektrische Aktivität des proximalen Magens durch langsame Depolarisationen der Zellmembranpotentiale von kleiner Amplitude charakterisiert ist. Diese unterhalten eine persistierende oder auch „toni-

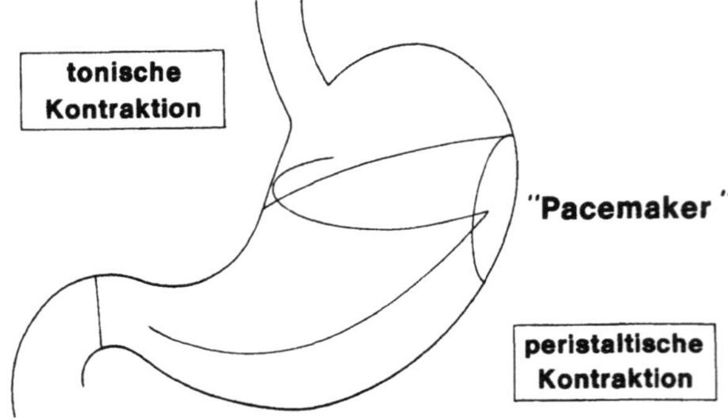

Abb. 2a.1. Funktionelle Motorregionen des Magens; sowie Ursprungsort (Pacemaker) und Ausbreitungsrichtung des basalen elektrischen Rhythmus (BER).

sche" Kontraktion (Morgan 1979), welche im wesentlichen den für die Entleerung von Flüssigkeit und festen Partikeln <1 cm erforderlichen Druckgradienten zwischen Magen und Duodenum erzeugen.

Im proximalen Abschnitt des Magens lassen sich die verschiedenen Lagen der Muskulatur nicht eindeutig voneinander trennen. Im distalen Abschnitt unterscheidet man hingegen die äußere longitudinale, innere zirkuläre und die innerste schrägverlaufende Muskelschicht. Während die longitudinal verlaufenden Muskelfasern vermehrt an der großen und kleinen Kurvatur anzutreffen sind, kommt es zur graduellen Verstärkung der zirkulären Fasern am gastroduodenalen Übergang. Die nervale Versorgung der Magenmuskulatur erfolgt sowohl im proximalen als auch im distalen Abschnitt durch exzitatorische und inhibitorische Fasern des N. vagus und durch inhibitorische Fasern des sympathischen Nervensystems.

Myolektrische Aktivität

Invitro- als auch invivo-Registrierungen der myoelektrischen Aktivität der Muskelzelle im proximalen Magen zeigten ein stetes Ruhepotential ohne spontane Fluktuationen (Kelly 1969, Morgan 1979). Die Kontraktionen des proximalen Magens korrelieren mit langsamen Depolarisationen der Zellmembran. Im distalen Magen lassen sich durch intra- und extrazelluläre Aufzeichnungen langsame zyklisch auftretende Poten-

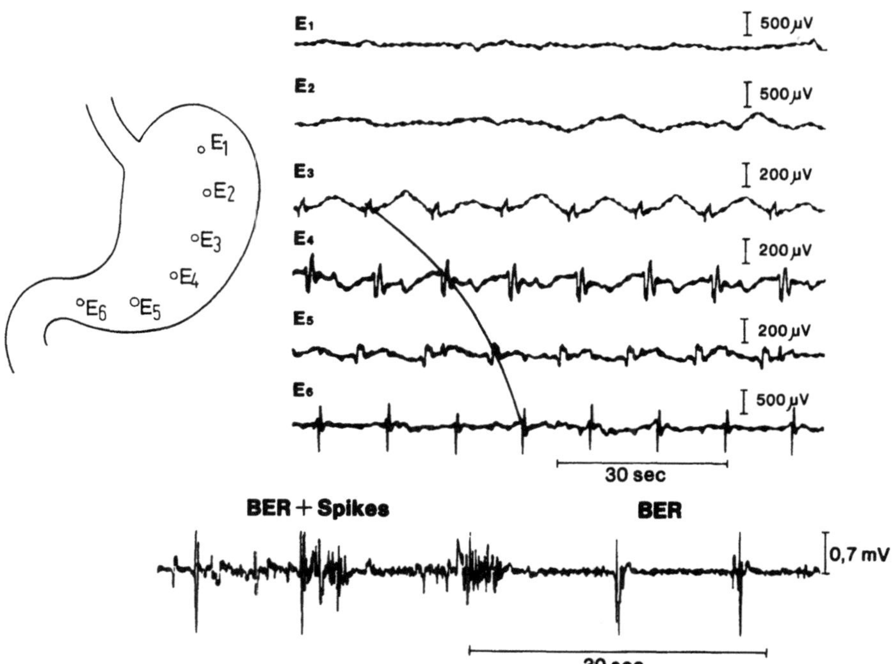

Abb. 2a.2. Erscheinungsform des basalen elektrischen Rhythmus (BER) der Magenwand in Abhängigkeit vom Ableitungsort (E_1–E_6). Die Aufzeichnung der myoelektrischen Aktivität zeigt, daß die Aktionspotentiale (Spikes) in der Magenwand jeweils den Plateauphasen des BER aufgelagert sind.

tialschwankungen, sog. „slow waves“ (SW), auch Schrittmacherpotentiale oder „basic electrical rhythm“ (BER) genannt, regelmäßig nachweisen (Abb. 2a.2). Sie bestehen aus einem schnell ansteigenden Abschnitt und einer Plateauphase. Darüber hinaus kommt es aufgelagert auf die Plateauphase des BER zu schnellen Potentialschwankungen, sog. „action potentials“ (AP) bzw. spikes, burst potentials oder electrical response activity (ERA) genannt (Abb. 2a.2). Schrittmacherpotentiale finden sich im gesamten distalen Magen, jedoch nicht im proximalen Abschnitt (Alvarez 1922) und treten in regelmäßigen Abständen mit einer Frequenz von 3/min. beim Menschen und 4–5/min. beim Hund auf. Als Ursprungsort wird die Tunica muscularis entlang der großen Kurvatur des Magens, am Übergang vom oralen zum distalen Drittel des Magenkorpus angenommen (Kelly 1971, Sarna 1972). Sie breiten sich vom Ursprungsort zirkulär und nach distal aus (Abb. 2a.1). Ihre Ausbreitungsgeschwindigkeit, von oral nach caudal zunehmend, ist an der großen Kurvatur etwas schneller als an der kleinen, so daß ein gleichzeitiges Eintreffen des BER in der Pylorusregion gewährleistet ist. Neuronale Transmitter-Substanzen sowie Hormone greifen zwar modifizierend ein, sind jedoch für die Generation und Ausbreitung des BER nicht notwendig.

Jede Muskelzelle besitzt die Fähigkeit, einen BER unterschiedlicher Frequenz zu erzeugen. Die Eigenfrequenz der einzelnen Zellen nimmt von oral nach caudal ab. Die Zelle mit der höchsten Frequenz, gelegen an der großen Kurvatur, agiert jedoch als „Pacemaker“ und stimulierrt weiter distal gelegene Zellen in dieser Frequenz.

Mechanische Aktivität

Im proximalen Magen unterscheidet man zwei Arten von Kontraktionen: langsame anhaltende (1–3 min.), (10–50 cm H_2O) und rapide (10–15 sec.) phasische Kontraktionen mit einer Amplitude von 5–15 cm H_2O. Sie sind stationär, eine Ausbreitung nach distal wird nicht beobachtet. Im Gegensatz hierzu kommt es im distalen Anteil zu peristaltischen Wellen, zirkulären Kontraktionen, die sich nach distal ausbreiten und Druckanstiege bis zu 100 cm H_2O bewirken (Abb. 2a.3). Simultane Aufzeichnungen der myoelektrischen und der mechanischen Aktivität der Magenwand zeigen, daß starke Kontraktionen zeitgleich zur myoelektrischen Spike-Aktivität auftreten. Der basale elektrische Rhythmus wird jedoch auch, wenn auch nur von kleinen intramuralen Druckschwankungen von 2–5 mmHg begleitet (Abb. 2a.3). Während es in der Phase III der Nüchternmotilität zu einer kompletten Obliteration des Lumens mit Austreibung des gesamten Mageninhaltes kommt, bewirken nach Nahrungsaufnahme die Kontraktionen eine Austreibung des flüssigen Chymus entlang der Magenwand sowie eine Retropulsion mehr zentral gelegener fester Nahrungspartikel. Die Regulation der Kontraktionen in beiden Magenabschnitten unterliegt sowohl neuralen als auch hormonalen Einflüssen. Hier sind in erster Linie Vagusfasern verantwortlich, welche sowohl exzitatorische als auch inhibitorische Botschaften übermitteln. Die Aktivierung erfolgt durch extrinsische und intrinsische Reflexe. Dehnung der Magenwand, mechanischer Druck sowie Änderung des pH’s stimulieren z. B. die afferenten Fasern des distalen Magens und führten zu Kontraktionen.

Rhythmusstörungen der Schrittmacherpotentiale, welche Ort und zeitliches Auftreten der Aktionspotentiale und damit auch die Kontraktionen koordinieren, führen zwangsläufig zu unkoordinierter motorischer Aktivität. Je nach Erscheinungsbild un-

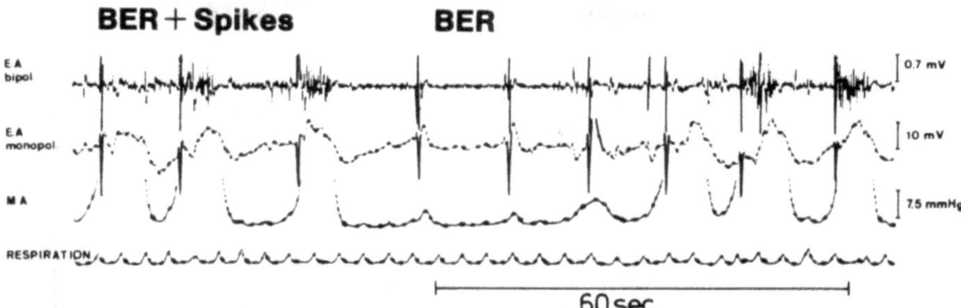

Abb. 2a.3. Myoelektrische Aktivität (EA) und mechanische Aktivität (MA) der Magenwand. Simultane Registrierung demonstriert Kontraktionen mit kleiner Amplitude parallel zum BER und starke Kontraktionen simultan zur Spikeaktivität

terscheidet man Perioden der Tachygastrie von Perioden der Tachyarrhythmie. Beide Formen einer gastralen Rhythmusstörung gehen mit einer Unterbrechung der geordneten Nüchternmotilität einher bzw. persistieren nach Nahrungsaufnahme. Der damit einhergehende vollständige Verlust der Kontraktilität der Magenwand unterstreicht ihre klinische Relevanz (Abb. 2a.4).

Gastrale Rhythmusstörungen wurden sowohl frühpostoperativ nach Laparotomie (Schippers 1990), nach Vagotomie (Schippers (1991) als auch spontan in Patienten (Telander 1978, You 1980) beobachtet. Allen tierexperimentellen und klinischen Beschreibungen gemeinsam ist die mit der Rhythmusstörung einhergehende Magenatonie. Ursächlich für die Störung des BER's wird eine Verschiebung des Gleichgewichtes zwischen sympathischen und parasympathischen Einflüssen diskutiert (Stoddard 1981).

An stimulierenden hormonalen Substanzen ist im proximalen Magen Motilin (Morgan 1980), im distalen Abschnitt Motilin, Gastrin (Kelly 1970) und Cholezystokinin (Morgan 1978) zu nennen. Hemmung der kontraktilen Aktivität des proximalen

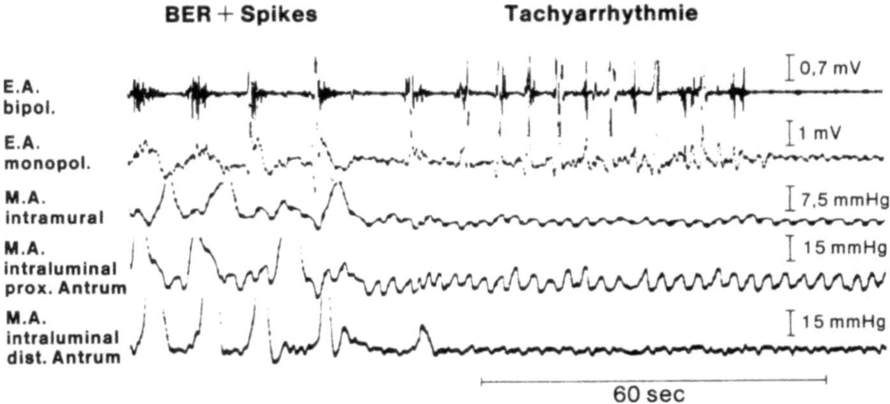

Abb. 2a.4. Simultane Registrierung der myoelektrischen Aktivität (EA) und der mechanischen Aktivität (MA) der Magenwand intramural und intraluminal zeigt starke Kontraktionen während myoelektrischer Spike-Aktivität. Während einer Tachyarrhythmie-Phase kommt es jedoch zu einem kompletten Verlust der mechanischen Aktivität im gesamten Magen.

Magens wird den Hormonen Gastrin, CCK, Sekretin, Glukagon, VIP und Somatostatin zugeschrieben (Morgan 1980, Morgan 1979, Valenzuela 1976, Wilbur 1974, Yamagishi 1978). Im distalen Abschnitt kommt es durch Gabe von Sekretin, Glukagon, GIP, VIP und Somatostatin ebenfalls zu einer Hemmung der Kontraktilität (Brown 1975, Morgan 1978, Stoddard 1979). In Abhängigkeit von der Lokalisation kommt den Kontraktionen eine unterschiedliche Bedeutung zu. Nahrungsaufnahme führt im Fundus zunächst zu einem nerval vermitteltem Druckabfall.

Diese „rezeptive" oder „adaptive" Relaxation erlaubt dem Magen die Aufnahme von größeren Speisemengen ohne wesentlichen intraluminalen Druckanstieg. Der proximale Magen dient darüber hinaus als Speicherorgan für feste Nahrung. Während flüssige Anteile sofort in den distalen Magen fließen, bilden feste Partikel eine solide Masse im Zentrum des Magens. Durch die ausgesprochene Adaptationsfähigkeit des Magens, geht auch eine Ansammlung größerer Speisemengen nicht mit einem intraluminalen Druckanstieg einher. Die langsamen anhaltenden Kontraktionen des proximalen Magens pressen zum einen kontinuierlich den Mageninhalt in Richtung Pylorus, zum anderen führt eine Zunahme der Kontraktionsstärke zu einer beschleunigten Entleerung von Flüssigkeit aus dem Magen.

Die Durchmischung der Speise mit Magensaft und die Zerkleinerung fester Partikel erfolgt jedoch im distalen Magen durch die peristaltischen Wellen. Sie bewegen die festen Partikel im Magen vor und zurück. Im Antrum kommt es durch die starken Kontraktionen zu einer Zerkleinerung der Speisen bis auf eine Größe von 0,1 mm. Die mechanische Zerkleinerung der Speisen und die säurebedingte Digestion führen zu einem chymusartigen Brei, der dann wie flüssige Speise ins Duodenum übertritt.

Nicht zerkleinerbare Nahrungsbestandteile (pflanzliche Fasern etc.) verweilen zunächst im Magen, um später in der Nüchternphase mit der Aktivitätsfront des MMC's durch den dann weit geöffneten Pylorus weitertransportiert zu werden.

Pylorusregion

Der gastroduodenale Übergang bzw. Pylorus relaxiert unmittelbar vor dem Eintreffen von flüssiger Nahrung und kontrahiert sich in Koordination mit den peristaltischen Wellen im terminalen Antrum bis zum kompletten Verschluß bei festen Speisen. Partikel mit einer Größe <2 mm können gewöhnlich die Pylorusregion nicht passieren. Durch den ebenfalls koordinierten, simultan mit den Kontraktionen des Duodenums auftretenden Verschluß des Pylorus, wird dem gastroduodenalen Übergang weiterhin die Bedeutung eines sog. Antirefluxventils zur Verhinderung eines pathologischen duodenogastralen Refluxes beigemessen. Zu physiologischem Reflux von Duodenalinhalt in den Magen kommt es sporadisch, sowohl im Nüchternzustand als auch nach Nahrungsaufnahme. Zeitpunkt und Ausmaß des duodenogastralen Refluxes korrelieren eng mit den unterschiedlichen motorischen und sekretorischen Phasen des MMC. Insbesondere bewirkt die Aktivitätsfront eine Entleerung des Refluats aus dem Magen und kommt damit der „Housekeeper"-Funktion des MMC nach (Vantrappen 1977). Obwohl die zirkulären Fasern der Tunica muscularis in diesem Bereich deutlich verdickt sind, ließ sich ein isoliertes Sphinkterorgan bisher nicht nachweisen. Die myoelektrische Aktivität des Pylorus ist vergleichbar mit der des proximalen Antrums.

Literatur

Alvarez WC, Mahoney LJ (1922) Action currents in stomach and intestine. Am J Physiol 58: 476–493

Brown JC, Cook MA, Dryburgh JR (1972) Motilin a gastric motor activity stimulating polypeptide. Final purification, amino-acid composition and C-terminal residues. Gastroenterology 62: 401–404

Kelly KA, Code CF, Elveback LR (1969) Patterns of canine gastric electrical activity. Am J Physiol 217:461–470

Kelly KA, Code CF (1971) Canine gastric pacemaker. Am J Physiol 20:112–118

Kelly KA (1970) Effect of gastrin on gastric myoelectric activity. Am J Dig Dis 15:399–405

Morgan KG, Go VLW, Szurszewski JH (1978) Motilin increases the influence of excitory myenteric plexus neurons on gastric smooth muscle in vitro. In: Christensen J (ed) Gastrointestinal Motility, Raven Press, S 365–370

Morgan KG, Schmalz PF, Szurszewski JH (1979) Action of Pentagastrin on nonadrenergic inhibitory intramural nerves of the canine orad stomach. Gastroenterology 76: 120

Morgan KG, Schmalz PF, Szurszewski JH (1978) The inhibitory effect of vasoactive intestinal polypeptide on the mechanical and electrical activity of canine antral smooth muscle. Am J Physiol 282:437–450

Sarna SK, Daniel EE, Kingma YJ (1971) Stimulation of slow wave electrical activity of small intestine. Am J Physiol 221:166–173

Sarna SK, Daniel EE, Kingma YJ (1972) Stimulation of the electrical control activity of the stomach by an array of relaxation oscillators. Am J Dig Dis 17:299–310

Schippers E, Braun J, Ehrhardt W, Schumpelick V (1990) Frühe postoperative Motilität nach abdominalchirurgischen Eingriffen im Tierexperiment. Langenbecks Arch Chir 374:175–180

Schippers E (1991) Elektromyographische und manometrische Studien zur Motilität des Magens nach Vagotomie. Z Gastroenterol 29:581–584

Stoddard CJ, Duthie HL (1976) Effect of vagotomy on the response of gastric myoelektrical activity to glucagon and food. Scand J Gastroenterol 11:77–83

Stoddard CJ, Smallwood RH, Duthie HL (1981) Electrical arrhythmias in the human stomach. Gut 22:705–712

Telander RL, Morgan KG, Kreulen DL, Schmalz PF, Kelly KA, Szurszewski JH (1978) Human gastric atony with tachygastria and gastric retention. Gastroenterology 75:497–501

Valenzuela JE (1976) Effect of intestinal hormones and peptides on intragastric pressure in the dog. Gastroenterology 71:766–769

Vantrappen G, Janssens J, Ghoos Y (1977) The interdigestive motor complex of normal subjects and patients with bacterial overgrowth of the small intestine. J Clin Invest 59:1158–1166

Wilbur BG, Kelly KA (1974) Gastrin pentapeptide decreases canine gastric transmural pressure. Gastroenterology 67:1139–1142

Yamagishi T, Debas HT (1978) Cholecystokinin inhibits gastric emptying by acting on both proximal stomach and pylorus. Am J Physiol 234:E375–E378

You CH, Lee KY, Chey WY, Menguy R (1980) Electrogastrographic study of patients with unexplained nausea, bloating, and vomiting. Gastroenterology 79:311–314

2b Die Funktion des Magens als Reservoir-Organ*

L. M. A. Akkermans

Die Hauptfunktion des Magens besteht darin, die Nahrung in den Dünndarm zu transportieren und zwar in einer Konsistenz und in Portionen, die eine optimale Assimilation durch Verdauungssäfte und Enzyme sowie eine optimale Absorption ermöglicht. Um den Ansprüchen des Dünndarms zu genügen, müssen der proximale und distale Magenanteil als Reservoir in idealer Weise harmonieren. Im proximalen Magenanteil kommt es nach dem Schluckakt zu einer Inhibition tonischer und phasischer Kontraktionen. Diese kurzzeitige Inhibition wird als „rezeptive Relaxation" bezeichnet, diese dauert ungefähr 20 Sekunden an. Der intragastrale Druck steigt dann im weiteren jedoch nicht proportional zum Volumen des Mageninhaltes an. Um den intragastralen Druck niedrig zu halten, muß also der proximale Magen relaxieren. Bei dieser Relaxation handelt es sich um einen lang andauernden Prozeß, der als „adaptive Relaxation" bezeichnet wird. Im Magenkorpus und Fundus aktiviert ein langsamer Druckanstieg Mechanorezeptoren, die ein afferentes Signal über den Grad der Magenwanddehnung generieren. Im Antrum werden darüber hinaus Informationen über die Amplitude, die Häufigkeit und die Dauer von Magenwandkontraktionen registriert.

Die rezeptive Relaxation ist in erster Linie ein vagovagal vermittelter Reflex. Die vagale Funktion ist darüber hinaus eine Grundvoraussetzung für eine angemessene motorische Verdauungsantwort der Magenwand auf den Nahrungsreiz. Das heißt, daß nach einer trunkulären Vagotomie die interdigestiven motorischen Aktivitätsmuster (Migrating Motor Complex, MMC) in der Regel nicht mehr in die postprandiale motorische Aktivität des Magens übergeleitet werden. Dies könnte eine der Hauptursachen für Entleerungsstörungen des Magens nach trunkulärer Vagotomie sein. Daher spielt in diesem Zusammenhang der bislang als Ursache allgemein angeschuldigte Pylorospasmus nach trunkulärer Vagotomie nur eine untergeordnete oder gar keine Rolle. Die adaptive Relaxation basiert auf 3 Reflexmechanismen:

1. Dem vorherrschenden intrinsischen Reflex.
2. Dem in erster Linie modulierenden vagalen Reflexbogen.
3. Reflexen der spinalen Afferenzen. Die Bedeutung dieser letzten Reflexmechanismen wird bis heute kontrovers diskutiert.

Vagale Efferenzen und die Neuronen des Dünndarms nutzen Stickoxyde als Neurotransmitter, um eine Relaxation des Magens zu vermitteln.

---

* Übersetzung: Dres. Udo und Gundi Heuschen, Chirurgische Universitätsklinik Heidelberg

Nach trunkulärer Vagotomie ist der Druckanstieg, der durch eine experimentelle Magendehnung oder durch Nahrungsaufnahme hervorgerufen wird, signifikant erhöht. Außerdem sind die rezeptive und adaptive Relaxation nach trunkulärer Vagotomie abgeschwächt. Dieser Effekt hält jedoch nur wenige Wochen bis Monate an. Während dieser Periode erholt sich die adaptive Relaxation allmählich. Wahrscheinlich wird dieser Adaptationsmechanismus nach Vagotomie durch einen Akkommodationsreflex im gastralen Plexus myentericus vermittelt. Auch hemmende Reflexe zwischen Magenantrum und Korpus, die wahrscheinlich rein spinal vermittelt sind, werden aktiviert.

Wahrscheinlich spielt im Rahmen der Reservoirfunktion des Magens auch der Tonus des Antrums eine wichtige Rolle. Denn bei Patienten mit einer funktionellen Dyspepsie und einer verspäteten Magenentleerung findet sich eine gestörte Verteilung des Speisebreis im Magen. Der Nahrungsanteil im Antrum ist erhöht und der im proximalen Magen vermindert, wahrscheinlich aufgrund einer Hypotonie und Hypomotilität des Antrums.

Inhibitorische Feedback-Mechanismen zwischen Dünndarm und Magen sind Grundlage für einen weiteren wichtigen Reflex, der an der Regulation der gastralen Reservoirfunktion maßgeblichen Anteil hat. Diese Feedback-Mechanismen sind Teil der integralen Antwort auf Ingestion kalorienreicher Nahrung. Der Magentonus wird sowohl durch die regionale Magenwandspannung als auch durch Triggermechanismen intestinaler Chemorezeptoren effektiv gesenkt. Dabei sind neurohumorale Steuerungsmechanismen sowie enterische vagale und spinale Reflexe involviert. Cholezystokinin ist eines der Hormone, die eine enterogastrale Inhibition vermitteln.

Um Veränderungen in den gastralen Entleerungsmustern und Symptome nach chirurgischen Eingriffen im Oberbauch zu erklären, ist es unerläßlich die normale Physiologie der Reservoirfunktion des Magens zu verstehen.

Literatur

Azpiroz F, Malagelada J-R (1987) Importance of vagal imput in maintaining gastric tone in the dog. J Physiol (London) 384 :511–524

Grundy D, Reid K (1994) The physiology of nausea and vomiting. In: Johnson LR (ed) Physiology of the gastrointestinal tract. Raven Press, New York, pp 879–901

Mayer EA (1994) The physiology of gastric storage and emptying. In: Johnson LR (ed) Physiology of the gastrointestinal tract. Raven Press, New York, pp 929–976

Quigley EMM (1996) Gastric and small intestinal motility in health and disease. Gastroent Clin North Am 25:113–145

Sengupta JN, Gebhart GF (1994) Gastrointestinal afferent fibers and sensation. In: Johnson LR (ed) Physiology of the gastrointestinal tract. Raven Press, New York, pp 483–519

Takahashi T, Owyang C (1997) Characterization of vasgal pathways mediating gastric accom modation reflexes in rats. J Physiol 504.2:479–488

3 Physiologische Aspekte von Kolon und Rektum als Reservoir- und Kontinenzorgan

R. Kasperk und K.-P. Riesener

Einleitung

Im Rahmen chirurgischer Interventionen am Dickdarm, die zumeist aus Segmententfernungen bestehen, wird das Hauptaugenmerk auf die Respektierung der unterschiedlichen Gefäßversorgungsgebiete gerichtet, wogegen funktionell lediglich das Rektum als separate Einheit behandelt und das übrige Kolon quasi als Funktionseinheit betrachtet wird. Unterstützt wird diese chirurgische Sichtweise durch die Tatsache, daß die Bedeutung des Dickdarmes für den Menschen eher gering ist, da eine komplette Entfernung mit einer normalen Lebenserwartung vereinbar ist. Allerdings zeigt sich, daß bei ausreichend subtiler Nachuntersuchung von Patienten, bei denen Dickdarmsegmente entfernt wurden, nicht nur diejenigen mit Rektumresektionen funktionelle Probleme aufweisen, sondern auch ein beträchtlicher Prozentsatz derjenigen Patienten, bei denen segmentale Entfernungen von Aszendens, Transversum oder Deszendens vorgenommen wurden (Ho 1996). Ein Vergleich des Dickdarmes bei verschiedenen anderen Säugetierspezies belegt eine oftmals sehr unterschiedliche Anatomie und weist darauf hin, daß dem Dickdarm durchaus differente Aufgaben zukommen. Im übrigen ist in diesem Zusammenhang darauf hinzuweisen, daß die anatomischen Unterschiede des Dickdarmes bei den verschiedenen Säugetieren im Unterschied zum Menschen beträchtlich sind und daß damit die im Tierexperiment gewonnenen Ergebnisse nur unter großem Vorbehalt auf die humane Situation zu übertragen sind (Christensen 1987).

Aus anatomischer Sicht lassen sich in der Tat, mit Ausnahme des Rektums, nur geringgradige Unterschiede in den verschiedenen Abschnitten des Kolons differenzieren. Der Wandaufbau des Dickdarm entspricht in seinem Grundprinzip demjenigen des übrigen Intestinaltraktes, wobei allerdings die äußere Längsmuskelschicht im Bereich des Kolons zum allergrößten Teil in drei umschriebenen Längsbündeln, den sogenannten Taenien, zusammengefaßt ist. Erst im Bereich des Rektums existiert dann wieder eine einheitliche äußere Längsmuskelschicht.

Auch hinsichtlich der extrinsischen Innervation weist das Kolon keine segmentalen Besonderheiten auf; alle Abschnitte werden sowohl sympathisch wie parasympathisch erreicht und innerviert. Entscheidend wichtig für die Funktion des Dickdarmes ist das intrinsische Nevensystem, auch ENS genannt. Von besonderer Bedeutung ist hierbei der Plexus myentericus, der einheitlich im gesamten Kolon ausgeprägt ist. Eine etwas weniger differenzierte Ausprägung scheint dagegen im Rektum vorzuliegen. Hinsichtlich der sensorischen Ausstattung ist zu betonen, daß es in der gesamten Mukosa des Kolons und Rektums keinerlei spezialisierte Mechanorezeptoren gibt. Diese sind allerdings in großer Zahl in der sogenannten „Transitionalzone" vorhanden: Dies ist ein Bereich, der sich von den Analkrypten bis ca. 1 cm proximal erstreckt (Duthie 1960). Eine ebenfalls reichhaltige sensorische Ausstattung findet sich im gesamten Analkanal.

Analyse der Dickdarmpassage

Wenn also anatomische Unterschiede innerhalb des Kolons keine wesentlichen differenten Abschnitte erkennen lassen, stellt sich die Frage, ob funktionelle Unterschiede existieren. Der Dickdarm erfüllt beim Menschen grundsätzlich 3 Funktionen. Dies ist vor allem die Passage und kontrollierte Elimination der Fäzes, darüber hinaus Flüssigkeits- und Elektrolytresorption sowie die Aufnahme bakterieller Degradationsprodukte. Für alle diese Aufgaben ist eine außerordentlich langsame Passage des Darminhaltes durch den Dickdarm erforderlich. In der Tat beträgt die mittlere Strömungsgeschwindigkeit der Fäzes im Dickdarm nur wenige cm pro Stunde. Darüber hinaus ist eine extensive Durchmischung des Darminhaltes erforderlich, um eine ausreichend lange Kontaktzeit zur Wand sicherzustellen. Und schließlich wird eine kontrollierte Elimination nur durch eine ausgeprägte willkürliche Steuerung des Darmabschlusses ermöglicht.

Eine Analyse der Dickdarmpassage ermöglicht vor allen Dingen die Radiologie oder auch die Szintigraphie. Transitstudien zeigen, daß ein Großteil der Gesamt-Intestinalpassage auf den Dickdarm entfällt, die Passagezeit durch den Dickdarm beträgt ca. 30–40 Stunden.

Innerhalb des Dickdarms lassen sich mit den genannten Methoden nun noch Bereiche abgrenzen, in denen der Kolontransit eine besondere Verzögerung erfährt. Dies sind insbesondere Zökum und unteres Deszendens bzw. Sigma.

Die Analyse der Dickdarmmotorik anhand von Kontrastmittelstudien ist bereits eine sehr alte Methode, die schon kurz nach der Jahrhundertwende erhebliche Verbreitung hatte. So wurde bereits 1909 über eine persönliche Serie von über 1 000 Kolon-Kontrastmitteluntersuchungen berichtet, und hierbei z. B. die für den Dickdarm typische aber pro Tag nur wenige Male auftretende sogenannte Massenperistaltik beschrieben (Holzknecht 1909). Grundsätzlich lasen sich radiologisch 3 Arten von Dickdarmmotorik definieren: Die nicht propulsive Segmentkontraktion, die bei weitem überwiegt, die propulsive Peristaltik, die in ihrer stärksten Ausprägung die so genannte Massenperistaltik (mass movement) darstellt und schließlich eine Antiperistaltik, die oral gerichtet ist. Wenngleich alle diese Peristaltikformen in allen Kolonabschnitten gelegentlich zu beobachten sind, lassen sich doch bevorzugte Transportmuster in verschiedenen Dickdarmabschnitten benennen. So überwiegt im proximalen Kolon die orale Propulsion, die den Darminhalt immer wieder in Richtung Zökum treibt. Im mittleren Kolon sehen wir fast ausschließlich eine langsame aborale Propulsion und im distalen Kolon läßt sich charakteristischerweise die Massenpropulsion im Rahmen der Darmentleerung beobachten (Ritchie 1968). Aus radiologischer Sicht können Colon descendens und Sigma als primäres „Stuhlreservoir" angesehen werden.

Die beiden anderen gängigen Untersuchungsverfahren der Dickdarmmotorik, die Manometrie und die Elektromyographie, vermögen hinsichtlich Passage- und Reservoirfunktion nur begrenzt Aussagen zu machen. Beide Verfahren liefern sehr komplexe und variable Aktivitätsmuster mit kaum verläßlich reproduzierbaren repititiven Anteilen. Die motorischen Funktionen des Dickdarms scheinen in dieser Hinsicht komplexer und mit mehr Kontrollebenen ausgestattet zu sein als im Dünndarmbereich. Für die Messung intraluminaler Drucke gilt, daß absolute Werte aufgrund der über einen weiten Bereich streuenden Normwerte ohne wesentliche Aussage sind.

Die Interpretation wird darüber hinaus dadurch erheblich erschwert, daß, wie kombinierte manometrische und raidologische Untersuchungen gezeigt haben, erhebliche Bewegungen der Kolonwand und des Koloninhalts möglich sind, ohne daß gleichzeitige Druckänderungen registriert werden können (Holdstock 1970). Dementsprechend steht die Korrelation von Druckänderung und Propulsion auf oftmals unsicherem Boden. Dennoch lassen sich manometrisch im Tagesablauf erhebliche Aktivitätsschwankungen nachweisen mit einer dominierenden Abhängigkeit von Schlaf/Wachphasen sowie Nahrungsaufnahme-/Fastenperioden (Narducci 1987). Ganz überwiegend scheinen auch manometrisch vorwiegend nicht propulsive Kontraktionen abzulaufen. Die ebenfalls manometrisch nachweisbaren hochamplitudigen fortgeleiteten Kontraktionen, entsprechend den sogenannten „mass movements" der Radiologie, sind selten (4–8/die), wenn sie auftreten, aber kräftig und zumeist nach aboral gerichtet. Die Analyse der myoelektrischen Aktivität des Kolons liefert in ähnlicher Weise sehr komplexe Aktivitätsmuster, die darüber hinaus noch eine spontane Labilität zeigen und durch verschiedene Faktoren wie Wanddehnung und autonome Innervation beeinflußt werden (Sarna 1993). Gleichwohl läßt sich allerdings im Bereich der proximalen Kolonhäfte eine elektrische Aktivität (sogenannte „slow waves") demonstrieren, deren Frequenz einen Gradient von distal nach proximal mit einem „Schrittmacher" im mittleren Transversum aufweist. Die radiologischen „mass movements" bzw. die manometrischen hochamplitudigen fortgeleiteten Kontraktionen finden auch in der myoelektrischen Aktivität in Form sogenannter fortgeleiteter „spike bursts" ihre Entsprechung.

Kontinenz und Defäkation

Kontinenz ist im weitesten Sinne definiert als die Fähigkeit, den Koloninhalt bis zu einem sozial akzeptablen Zeitpunkt und Ort zurückzuhalten (Fleshmann 1993). Die Kontinenz ist dabei ein multifaktorielles Geschehen dessen wesentliche Komponenten sind:

- Stuhlvolumen und Konsistenz
- Propulsionsaktivität des Kolons
- Rektumkapazität / Dehnbarkeit
- Rektale / anale / pelvine Sensibilität und Reflexe
- Anorektaler Winkel
- Sphinkterbarriere

Mäßiggradige Minderfunktionen einer Komponente können durch die überlappenden Funktionen der anderen Komponenten ausgeglichen werden. Gleichwohl können drastische Veränderungen auch nur einer der Komponenten zu Inkontinez führen. Insofern können Motilitätsstörungen Inkontinenz zur Folge haben. Auch im chirurgisch-klinischen Alltag macht man sich diese Tatsache im Rahmen der präoperativen orthograden Dickdarmspülung zu Nutze, in dem man den erstgenannten Parameter durch erhebliche Volumenvermehrung und Konsistenzminderung derart drastisch ändert, daß auch suffiziente andere Kontinenzmechanismen überwunden werden.

Im Unterschied dazu betreffen Störungen der Defäkation stets den Abschlußbereich des Dickdarmes und stellen Störungen in der Koordination des Sensoriums, der Kontraktion oder der Relaxation im Bereich des Anorektums der Sphinktere und des Beckenbodens dar. Die Defäkation ist dementsprechend ein komplexer Akt, der allerdings einer zentral nervösen Kontrolle unterliegt. Neben der willkürlichen Auslösung bzw. Unterdrückung ist über ein spinales Zentrum auch eine Reflexdefäkation möglich.

Rektoanaler Inhibitionsreflex

Im Zentrum des chirurgischen Interesses stehen zumeist die Sphinktermuskein (Holschneider 1984). Der Musculus sphincter ani internus ist dabei eine glatt-muskuläre Fortsetzung der inneren Ringmuskulatur des Dickdarmes und ist im wesentlichen für die Aufrechterhaltung (75–85%) des Ruheverschlußdrucks verantwortlich. Er ist dabei aganglionär, was einen tonischen Kontraktionszustand erklärt. Der Musculus sphincter ani externus ist ein quergestreifter Muskel, der ebenfalls eine tonische Aktivität besitzt, die abhängig ist von der Aktivität des Individuums. Eine Tonuserhöhung findet sich bei Bauchpresse, eine Tonusminderung im Schlaf und eine Tonusunterbrechung bei der Defäkation. Internus und Externus spielen im Rahmen des sogenannten rektoanalen Inhibitionsreflexes in koordinierter Weise zusammen und reagieren auf den Auslöser der Rektumdistension. Wird das Rektum distendiert, so kommt es zu einem Druckverlust im Bereich des Internus bei gleichzeitiger Aktivitätszunahme des Externus, der damit die Kontinenz bei nicht erwünschter Defäkation aufrecht erhält. Dieser rektoanale Inhibitionsreflex dient zum einen der Einleitung der Defäkation und hat zum anderen den Charakter eines „Probierreflexes" in dem durch die Internuserschlaffung, die in diesem Bereich der Mukosa befindlichen zahlreichen Mechanorezeptoren gegenüber dem Darminhalt exponiert werden. Auf diesem Wege ist eine Differenzierung zwischen fest, flüssig und gasförmig sowie hinsichtlich Menge bzw. Druck möglich. Bei nicht gewünschter Defäkation wird durch die Externuskontraktion die Kontinez aufrecht erhalten und damit eine Retroperistaltik ausgelöst, die den in das tiefe Rektum eingetretenen Darminhalt nach proximal ins obere Rektum bzw. das Sigma zurückbefördert. Dieser Probierreflex ist tagsüber häufiger als nachts und läßt sich tagsüber ca. 7 × /Stunde registrieren. In seiner Häufigkeit ist er proportional zur Rektumfüllung.

Rezeptive Rektumrelaxation

Im Rahmen der physiologischen Situation einer stufenweisen Rektumdistension, z. B. durch stufenweise hinzugeführten Stuhl, zeigt das Rektum ein sehr charakteristisches Druckverhalten. Diese stufenweise Rektumdistension wird im Experiment durch einen stufenweise aufgedehnten, im oberen Rektum plazierten Ballon simuliert (Eisner 1971). Hierbei kommt es zunächst einmal mit jeder Volumenzufuhr zu einer Internuserschlaffung, die in ihrem Ausprägungsrad proportional zum Füllungszustand des Rektums ist sowie gleichsinnig zu einer jeweiligen Aktivitätszunahme im Bereich des Externus. Der intrarektale Druck zeigt mit jeder Volumenzufuhr in den Ballon zunächst einen kurzen Druckanstieg mit einem darauffolgenden schnellen Abfall bis fast auf Ausgangs- bzw. Normwerte. Zugeführtes Volumen wird also im Rektum sehr schnell aufgenommen, das Rektum verhält sich wie eine viskoelastische Tasche. Erst bei einem kritischen Druck bzw. Volumen, welcher größenordnungsmäßig bei ca. 60 mmHg bzw. knapp 300 ml liegt, kommt es dann zu einer willkürlich nicht mehr zu unterdrückenden Sphinktererschlaffung, die auch den Externus betrifft,und damit zur Rektumentleerung. Die sogenannte rezeptive Relaxation des Rektums ist ein typisches Verhalten, welches sich z. B. auch im Bereich des Zökums nachweisen läßt (Kamath 1989, Åkervall 1989). Andere Abschnitte des Dickdarmes wie z. B. das Colon sigmoideum reagieren allerdings ganz anders; eine identische Ballondistension führt hier zu regelmäßigen und anhaltenden Kontraktionen von erheblicher Stärke. Dies ist möglicherweise einer der Gründe dafür, warum einige Autoren davor warnen, das Sigma zur Erstellung eines Kolonpouches zu verwenden. Während die rezeptive Relaxation also ein Phänomen ist, das an das Vorhandensein des Rektums gebunden ist, ist der rektoanale Inibitionsreflex auch nach vollständiger Entfernung des Rektums und koloanaler Anastomose mit höhergelegenen Dickdarmanteilen in zumindest einem Teil der Patienten nachzuweisen (Lane 1977). Dies legt die Schlußfolgerung nahe, daß die verantwortlichen Rezeptoren nicht nur in der Darmwand, sondern auch in extrarektalem Gewebe und hier vor allen Dingen in der Levatorplatte bzw. dem M. puborectalis lokalisiert sind.

Zusammenfassung

Zusammenfassend läßt sich der Dickdarm aus funktionell physiologischer Sicht in mindestens 3 Abschnitte unterteilen:

- Das proximale Kolon mit ausgeprägter Resorptionstätigkeit und Retroperistaltik,
- das distale Kolon als primäres Stuhlreservoir und der Fähigkeit zur Massenperistaltik
- sowie Rektum und Sphinkterapparat, die in koordiniertem Zusammenspiel die Dickdarmentleerung regulieren.

Der Beitrag des Rektums zur Defäkation ist dabei gering, diese erfolgt vorwiegend aufgrund des von proximalen Kolonanteilen ausgehenden „Schubeffekts". Die Passage durch den Dickdarm erfolgt diskontinuierlich mit längerer lokaler Verweildauer und aufgrund infrequenter aboral gerichteter Massenperistaltik. Passage bedeutet dabei auf der niedrigsten Ebene, und diese ist im Bereich des Dickdarmes makroskopisch durch die Haustren offensichtlich vorgegeben immer auch eine lokale Reservoirfunktion. Denn Passage ist nur dadurch denkbar, daß nachgeschaltete Segmente den Inhalt vorgeschalteter Segmente aufnehmen und hierzu ist eine Aufnahmefähigkeit und damit eine gewisse Reservoirfunktion in jedem kleinsten Darmabschnitt Voraussetzung.

Literatur

Akervall S, Fasth S, Nordgren S et al (1989) Rectal reservor and sensory function studied by graded isobaric distension in normal man. Gut 30:396–502

Christensen J (1987) Motility of the Colon. In: Johnson LR (ed) Physiology of the Gastrointestinal Tract. Raven Press, New York, pp 665–693

Duthie HL, Gairns FW (1960) Sensory nerve-endings and sensation inthe anal region of man. Br J Surg Vol. XLVII, 206:585–595

Eisner M (1971) Funktionelle Untersuchungen an Rektum und Anus. Schweiz med Wschr 101, Nr 43: 1549–1555

Fleshmann JW (1993) Anorectal motor physiology and pathophysiology. Surg Clin North America, 1245–1265

Ho Y-H, Tan M, Seow-Choen F (1996) Prospective randomized controlled study of clinical function and anorectal physiology afterlow anterior resection: comparison of straight and colonic J pouch anastomoses. Br J Surg 83:978–980

Holschneider AM (1984) Physiologie der anorektalen Kontinenz. In: Farthmann E, Fiedler L: Die anale Kontinenz und ihre Wiederherstellung. Urban & Schwarzenberg, München Wien Baltimore 1725:2–40

Holdstock DJ, Misiewicz JJ, Smith T et al (1970) Propulsion (mass movements) in the human colon and its relationship to meals and somatic activity. Gut 11:91–99

Holzknecht G (1909) Originalien. Die normale Peristaltik des Kolon. Deutsche med Wochenschr, 56. Jahrg No. 47

Kamath PS, Phillips SF, O'Connor MK (1990) Colonic capacitance and transit in man: modulation by luminal contents and drugs. Gut 31:443–449

Lane RHS, Parks AG (1977) Function of the anal sphincters following coloanal anastomosis. Br J Surg 64:596–599

Narducci F, Bassotti G, Gaburri M et al (1987) Twenty four hour manometric recording of colonic motor activity in healthy man. Gut 28:17–25

Ritchie JA (1968) Colonic motor activity and bowel function. Gut 9:442–456

Sarna SK (1993) Colonic motor activity. Surg Clin North America, Vol 73, 6:1201–1223

Teil II

Folgen des Organverlustes

Der gastrektomierte Patient 4

J. Fass

Durch die Gastrektomie mit Ersatzmagenbildung wird auf vielfältige Weise in die Physiologie des oberen Gastrointestinaltraktes eingegriffen. Im folgenden sollen die heute zur Verfügung stehenden Erkenntnisse über das sog. Postgastrektomiesyndrom, die Physiologie des Ersatzmagens und die beobachteten Anpassungsphänomene nach Ersatzmagenbildung dargestellt werden.

Motilität

Die Entfernung des Magens bedingt den Verlust eines Nahrungsreservoirs mit der Fähigkeit zur koordinierten Abgabe des zerkleinerten, durchmischten und vorverdauten Speisebreies. Darüberhinaus entfallen die Säurebildung, die gastrale Hormon- und Enzymproduktion sowie die Bildung von „intrinsic factor". Für die Motilität sind der Wegfall des antralen Schrittmachers, die obligatorische trunkuläre Vagotomie, die mögliche Entfernung des Plexus coeliacus bei der Lymphadenektomie sowie der Verlust des unteren Ösophagussphinkters und des Pylorus von Bedeutung.

Die Ersatzmagenbildung aus Dünndarm versucht, den Verlust dieses hochkomplexen und spezialisierten Organs durch ein Transport- und Resorptionsorgan zu kompensieren. Unabhängig von der Ersatzmagenform muß der Dünndarm hierzu, zumindest teilweise, aus seinem funktionellen Kontext herausgerissen werden. Die Darmdurchtrennungen mit mindestens zwei Anastomosen erzeugen eine intramurale, nervale Diskontinuität, die zu einer ohnehin stattfindenden partiellen extrinsischen Denervierung hinzukommt. Darüberhinaus fehlt dem Dünndarm die Fähigkeit zur rezeptiven Relaxation. Er reagiert auf Dehnungsreize vielmehr mit vermehrter Aktivität. Abhängig von der Ersatzmagenform ist das Ausmaß des zur Verfügung stehenden Reservoirs. Aus Reservoirbildung und Anastomosenform ergeben sich veränderte Motilitätsphänomene, die die Passage- und somit auch Resorptionsbedingungen beeinflussen. Der Wegfall des Magens bedingt aber auch den Verlust der säurebedingten Dekontamination des oberen Gastrointestinaltraktes mit den Folgen der Keimaszension und Kolonisation. Die vermehrte bakterielle Besiedlung kann ihrerseits zu Motilitäts- und Resorptionsstörungen führen. Im folgenden sollen die derzeit zur Verfügung stehenden Erkenntnisse über die Motilitätsbedingungen nach Ersatzmagenbildung mit Dünndarm dargestellt werden.

Reservoirfunktion

Die Tatsache, daß es nach totaler Gastrektomie regelmäßig zu quantitativen und qualitativen Ernährungsstörungen kommt, legt die Vermutung nahe, daß der Grund für diese Mangelsituation in dem stark verkleinerten Nahrungsreservoir und einer hierdurch bedingten reduzierten Kalorienaufnahme liegt. Viele Autoren [28, 34, 57, 67, 86, 106, 115, 119, 128, 132, 136] halten das nicht ausreichende Ersatzmagenreservoir für die Hauptursache der auftretenden Gewichtsverluste und fordern daher eine Pouchbildung. Andere Untersucher [7, 20, 22, 33, 63, 81, 87, 108, 126, 129] konnten in ihren Studien keinen Vorteil der Pouchbildung im Vergleich mit der einfachen Roux-Y-Rekonstruktion erkennen. Auguste [7] wies 1985 in einer tierexperimentellen Studie nach, daß 12 Wochen postoperativ kein signifikanter Unterschied im Ersatzmagenvolumen zwischen einer einfachen Roux-Y-Rekonstruktion und einer solchen mit zusätzlichem Pouch bestand. In eigenen tierexperimentellen Untersuchungen konnte auch eine erhebliche Volumenzunahme der Ersatzmägen nach Jejunuminterposition und Roux-Y-Rekonstruktion nachgewiesen werden (Abb. 4.1). Einige Autoren [22, 114, 120] machen die mangelnde Betreuung im häuslichen Milieu für die reduzierte Kalorienaufnahme verantwortlich. Sie fanden keine Unterschiede zwischen einer Ersatzmagenbildung mit oder ohne Pouch aber eine deutliche Steigerung der täglichen Kalorienzufuhr unter kontrollierten stationären Bedingungen. Dabei sollen Alter, Geschlecht und sozialer Status keine Rolle spielen [1].

Nur wenige Untersuchungen quantifizieren die Verweildauer des Speisebreies im Ersatzmagen und beschreiben seine Entleerungskinetk anhand der nuklearmedizinischen Sequenzszintigraphie. Herfarth [67] untersuchte 1987 20 Patienten nach Pouchrekonstruktion und fand eine mittlere Ersatzmagenentleerungshalbwertzeit ($t_{1/2}$) von etwa 16 Minuten. Andere [48, 100] bestimmten die $t_{1/2}$ bei Patienten mit Roux-Y- und Longmire- Rekonstruktion und fanden bei Werten von 5–8 Min. keine signifikanten Unterschiede zwischen den beiden Ersatzmagenformen. Miholic [100] beobachtete dabei zwei rekonstruktionsunabhängige Gruppen von Patienten mit langsamer und schneller Entleerung. Im Zusammenhang mit den Ergebnissen des intestinalen Transits folgerte er, daß der Größe des Ersatzmagenreservoirs nach Gastrektomie untergeordnete Bedeutung für den Ernährungszustand der Patienten beizumessen sei.

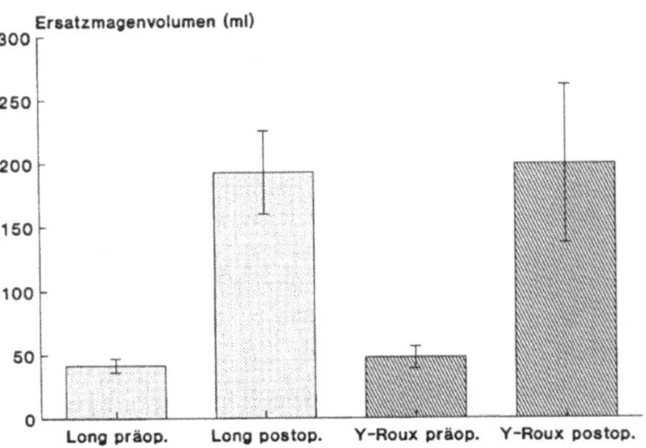

Abb. 4.1. Prä- und 1 Jahr postoperative Ersatzmagenvolumina nach totaler Gastrektomie und Longmire- (Long) und Y-Roux-Rekonstruktion (Y-Roux) im Tierversuch (n = 4 in jeder Gruppe). Das Ersatzmagenvolumen nahm bei beiden Rekonstruktionsformen hochsignifikant ($p < 0{,}01$) gleichermaßen zu.

In jüngerer Zeit legen experimentelle und klinische Untersuchungen nahe, daß nicht die Größe eines Magenrestes nach subtotaler Resektion oder eines Ersatzmagens nach totaler Gastrektomie entscheidend für die Reservoirfunktion ist, sondern die Motilitätsbedingungen der gesamten intestinalen Funktionseinheit [42, 52, 94, 97, 100, 109].

Intestinaler Transit

Eng mit der Reservoirfunktion des Ersatzmagens aber auch mit dem Funktionszustand des gesamten Intestinums und seiner Regulationsmechanismen ist der intestinale Transit verknüpft [100]. Veränderungen der Passagezeit sind meist Ausdruck von Motilitätsstörungen und/oder einer pathologischen Darmkeimbesiedlung. Beide Faktoren können sich gegenseitig bedingen und werden daher nicht selten kombiniert beobachtet [5, 108]. Die verkürzte Kontaktzeit des Chymus mit den Resorptionsflächen des Dünndarms führt zu Defiziten in der Kalorienbilanz, die in einer verschlechterten Nahrungsverwehrtung zum Ausdruck kommen. Die Veränderungen der Dünndarmflora sind nach einer totalen Magenentfernung und dem Wegfall der gastralen Säurebarriere obligat [108] und werden unten gesondert besprochen. Die Beschleunigung der Nahrungspassage zeigt sich klinisch im Auftreten eines Spätdumpings, das nach Gastrektomie mit Diarrhoen und einer gesteigerten Stuhlfrequenz einhergehen kann [21, 116]. Die Dumpingraten der Jejunuminterposition und Roux-Y-Rekonstruktion sind somit ein klinischer Indikator von Motilitätsänderungen und sollen im folgenden anhand einer Literaturanalyse verglichen werden:

Wider Erwarten zeigen in der Literaturzusammenstellung die Patienten mit Roux-Y-Rekonstruktion eine signifikant ($p < 0{,}01$) höhere Dumpingrate als Fälle nach Jejunuminterposition (Tab. 4.1 und 4.2). Natürlich schränken die unterschiedlichen Zeitpunkte der berücksichtigten Studien, verschiedene operative Strategien (Schlingenlänge, Anastomosierungtechnik, Vorgehen bei der Gastrektomie) und Ergebnisse (Letalität, Morbidität) die Aussagekraft einer solchen retrospektiven Analyse ein. Die

Tabelle 4.1. Sammelstatistik der Inzidenz des Dumpingsyndroms nach Jejunuminterposition.

Autor		Pat. ges. (n)	Dumping	%
Pichlmayr*	1978	25	0	0
Winkler	1979	49	0	0
Kummer	1979	29	7	24,1
Beger	1979	16	2	12,5
Troidl	1979	3	1	33,3
Brünner	1977	67	0	0
Säuberli	1973	5	0	0
Nagamachi	1982	12	1	8,3
Herrington	1968	5	0	0
Huguier	1976	42	9	21,4
Zacho	1977	71	5	7,0
Miholic	1989	9	2	22,2
gesamt		333	27	8,1

* zitiert nach Schreiber 1978.

Tabelle 4.2. Sammelstatistik der Inzidenz des Dumpingsyndroms nach Y-Roux-Rekonstruktion. Der Unterschied zur Jejunuminterposition ist mit $p < 0{,}01$ signifikant.

Autor		Pat. ges. (n)	Dumping	%
Lygidakis	1983	15	3	20
Nier	1976	3	1	33,3
Lawrence	1962	1	0	0
Nagamachi	1982	12	1	8,3
Huguier	1976	95	14	14,7
Zacho	1977	41	5	12,2
Bradley	1975	2	0	0
Miholic	1989	11	3	27,3
Olbe	1987	15	6	40,0
Staël v. Holstein	1991	10	0	0
Junginger	1988	30	18	60,0
Gustavsson	1987	27	7	25,9
Schlag	1988	11	5	45,5
gesamt		273	63	**23,1

** mit $p<0{,}01$ signifikant gegenüber Longmire-Rekonstruktion.

große Streubreite der Einzelergebnisse weist auch auf erhebliche Unterschiede in der Definition des Syndroms „Dumping" und seiner Objektivierung hin. Dennoch könnten die Ergebnisse ein Indiz für die Beeinflussung des intestinalen Transits durch die Erhaltung der Duodenalpassage sein. Daß die Dünndarmmotilität nach totaler Gastrektomie eine Veränderung durchmacht, ist schon bekannt seit Cohn 1913 [31] bei einem Magenlosen radiologisch beobachtete, wie die Bariumpassage nach initialer Sturzentleerung lange Zeit im unteren Dünndarm sistierte, bevor das Kontrastmittel in das Kolon übertrat. Freeman machte 1943 [56] die gleiche Beobachtung im Tierversuch mit Affen. Pontes konnte 1956 [111] die Ergebnisse von Cohn [31] bei 15 Patienten nach Ösophagojejunostomie bzw. Roux-Y-Rekonstruktion nachvollziehen und vermutete eine kompensatorische Passageverzögerung zur Verbesserung der Resorptionsbedingungen. Adams [2] bestätigte 1968 die Ergebnisse. Die gleiche Beobachtung machte Moreno 1956 [101] nach Anlage eines Interpositionspouches. Cornell [32] konnte 1960 bei 8 Patienten nach Jejunuminterposition eine normale Transitzeit durch das gesamte Intestinum nachweisen.

Auch in neuerer Zeit wurden mit modernen Untersuchungsmethoden (H_2-Atemtest, intestinale Szintigraphie) Studien zur orozökalen Transitzeit nach totaler Gastrektomie durchgeführt [6, 51, 52, 84, 100, 108, 109].

Die zur Zeit vorliegenden Daten zum intestinalen Transit nach totaler Gastrektomie sind widersprüchlich und können wie folgt zusammengefaßt werden:

Es scheint eindeutig zu sein, daß die intestinale Transitzeit erheblichen Einfluß auf die Nahrungsassimilation hat. Patienten mit postoperativem Gewichtsverlust haben eine signifikant schnellere Passage als Gastrektomierte mit stabilen oder zunehmenden Gewichtsverhältnissen [84, 108]. Dabei spielt die Passagezeit durch den Ersatzmagen eine untergeordnete Rolle [52, 100]. Die absoluten und relativen Transitzeiten im Vergleich zu einem Normalkollektiv ergeben in der Literatur ein verwirrendes Bild. Allgemein lassen sich aus den Literaturangaben keine Vorteile für ein bestimmtes Rekonstruktionsverfahren ablesen. Armbrecht 1987 ([6] und Olbe 1987 [108] wiesen bei Roux-Y-Rekonstruktion (t = 110–150 min.) eine im H_2-Atemtest deutlich beschleunigte orozökale Transitzeit gegenüber einem Normalkollektiv (t = 210–230 min.) nach. Andere [81, 109, 111] stellten in ihren radiologischen und nuklearmedizinischen Studien an Patienten mit der gleichen Rekonstruktionsform eine signifikante Passageverzögerung (t = 4–6 h) fest. Pellegrini [109] bestimmte dabei die mittlere Transitzeit der Probanden mit 223 ± 18 Minuten. Miholic [100] fand 1989 keinen Unterschied zwischen Roux-Y-Rekonstruktion (t = 200 ± 28 min.) und Jejunuminterposition (t = 183 ± 19 min.). Beide Angaben würden den zuvor beschriebenen Normalwerten nahekommen. In eigenen Untersuchungen zeigten sich frühpostoperativ sowohl bei Jejunuminterposition, als nach Roux-Y-Rekonstruktion gleichermaßen beschleunigte Passagezeiten, nach 1 Jahr hatten sich die nach Longmire Operierten jedoch im Rahmen einer besseren Adaptation fast normalisiert (Tab. 4.3). Madsen [92] verglich 1991 an Probanden die Korrelation zwischen nuklearmedizinischen Messungen und dem H_2-Atemtest. Er fand eine gute Übereinstimmung, bestimmte die Normalwerte jedoch mit 68 Minuten (Szintigraphie) und 86 Minuten (H_2-Atemtest). In der gleichen Größenordnung liegen die Angaben von Bond 1977 [16] (t = 72,6 ± 5 min.). Madsen [92] konnte darüberhinaus eine Beschleunigung der Dünndarmtransitzeit durch Lactuloseapplikation nachweisen.

Die dargestellten Fakten zeigen die Probleme bei der Interpretation von Transituntersuchungen. Unterschiedliche Untersuchungstechniken können diskordante Werte bedingen. Darüberhinaus wird die Transitzeit stark durch die Partikelgröße [141] und die Viskosität [43, 93] bestimmt. Daten zur intestinalen Transitzeit sind daher nur vergleichbar, wenn zu all diesen Punkten exakte Angaben vorliegen und Normalwerte an geeigneten Probanden mit der gleichen Methode gemessen wurden.

Das Refluxproblem

Der alkalische Reflux [140] ist eines der funktionellen Hauptprobleme nach totaler Gastrektomie. Die durch ihn entstehende häufig schwere Refluxösophagitis verursacht retrosternales Brennen, Aufstoßen, Erbrechen, Dysphagie und ist vielfach die Ursache für eine nicht ausreichende Kalorienzufuhr [134]. Die konservative Therapie dieser Entität ist außerordentlich problematisch und meist wenig erfolgreich [21, 103]. Die Rekonstruktionsverfahren der Ösophagoduodenostomie (Refluxrate: 40–60%) und der Ösophagojejunostomie nach Schloffer (Refluxrate: 40–80%) wurden als besonders

Tabelle 4.3. Orozökale Transitzeit und bakterielle Fehlbesiedlung im H_2-Atemtest von Probanden und Patienten nach Gastrektomie. Werte: Mediane ± SEM. Der Unterschied für die beiden Ersatzmagenformen ist nach 1 Jahr mit $p < 0,05$ signifikant.

	Transitzeit ± SEM (Min.) 6–12 Wo.	1 Jahr	Fehlbesiedlung (n/%)
Longmire (n = 31)	55,6 ± 14,9	72,2 ± 17,8	1 (3,2%)
Roux-Y (n = 16)	53,8 ± 16,0	58,1 ± 13,8	1 (6,3%)
Probanden (n = 22)	78,5 ± 18,4		

Tabelle 4.4. Endoskopischer und nuklearmedizinischer Nachweis von alkalischem Reflux bei Longmire- (n = 38) und Roux-Y-Rekonstruktion (n = 26) ≥ 1 Jahr nach Gastrektomie.

		Longmire (n = 38)	Roux-Y (n = 38)	Signif. (p)
Ösophagitis (endosk.)	I°	1 (2,6%)	—	n.s.
	II°	2 (5,3%)	1 (3,8%)	n.s.
	III°	—	3 (11,5%)	0,05
	IV°	—	2 (7,7%)	n.s.
	ges.	3 (7,9%)	6 (23,1%)	0,05
Enteroösoph. Reflux (HIDA)		3 (7,9%)	8 (30,8%)	0,01

refluxgefährdet identifiziert [65, 105, 107] und werden vor allem aus diesem Grunde heute kaum noch angewandt. Mittlerweile existieren sogar Vorschläge für Umwandlungsoperationen in dieser Situation [49, 86]. Obwohl vom theoretischen Ansatz her das Roux-Y-Verfahren besonders geeignet erschien den alkalischen Reflux zu verhindern, fanden überraschenderweise verschiedene Autoren mit 16%–23% durchaus relevante Refluxraten für diese Rekonstruktionsform und nur 14%–18% für die Jejunuminterposition [18, 41, 52, 75].

Anhand dieser Literaturrecherche wird deutlich, daß beide Rekonstruktionsverfahren im Hinblick auf die Refluxösophagitisrate einen deutlichen Vorteil gegenüber dem Schlatter-Verfahren und der Ösophagoduodenostomie haben. Bei der statistischen Analyse mit dem Chi-Quadrattest zeigt sich jedoch auch, daß Patienten mit Roux-Y-Rekonstruktion eine statistisch signifikant höhere Refluxrate aufweisen als solche mit Jejunuminterposition (Tab. 4.4). Als Ursache für diese zunächst überraschende Tatsache wurden pathologische Motilitätsmuster im Roux-Y-Ersatzmagen auf dem Boden von ektopen Schrittmachern und vermehrten retrograden Kontraktionen angeschuldigt [47, 51, 63, 134]. Eine Beobachtung die schon von der Roux-Y-Rekonstruktion nach subtotaler Resektion bekannt ist [94, 102]. Auch soll die Schlingenlänge des Roux-Ersatzmagens eine wichtige Rolle bei diesem Phänomen spielen [38, 63]. Bei Verwendung eines Pouches mit Jejunoplikatio kann dieses Problem der Roux-Y-Rekonstruktion möglicherweise verringert werden [54].

Duodenalpassage und Resorptionsleistung

Der duodenale Speisentransit ist verantwortlich für eine Reihe von Sekretionsreizen und Resorptionsleistungen, die erheblichen Einfluß auf die Funktion des Gastrointestinaltraktes haben.

Vom theoretischen Standpunkt aus müßte somit eine Ausschaltung dieser Passage beträchtliche Störungen der intestinalen Leistungsfähigkeit hervorrufen.

Vor diesem Hintergrund entwickelte sich eine Diskussion über die Wertigkeit der Duodenalpassage, die so alt ist wie die Geschichte der Magenchirurgie und zurückgeht auf die Hauptrekonstruktionsformen (BI und BII) nach subtotaler Resektion. Die

Kontroverse über dieses Thema ging so weit, daß geradezu Glaubenskriege geführt wurden und sich ganze chirurgische Schulen über diese Frage stritten [117]. Erst mit abnehmender Bedeutung chirurgisch-technischer Probleme und der Entwicklung subtiler diagnostischer Methoden zur Untersuchung verschiedener Stoffwechselparameter konnten objektive physiologische Erkenntnisse in diese Diskussion eingebracht werden [29, 70, 88, 90, 122, 142]. Als Synopsis dieser Untersuchungen kann als gesichert gelten, daß beide Formen der Rekonstruktion nach subtotaler Magenresektion meßbare Veränderungen der Gewichtsentwicklung und Resorptionsparameter hinterlassen.

Seit der Erstbeschreibung der Jejunuminterposition durch Seo 1941 [120] wird die gleiche Diskussion für die Rekonstruktion nach totaler Gastrektomie geführt. Auch hier wurden die gleichen Argumente zugunsten der Erhaltung der Duodenalpassage geltend gemacht [9, 11, 19, 32, 45, 52, 75, 81, 118]. Andere [79, 123, 136] konnten im Vergleich zwischen Jejunuminterposition und Roux-Y-Rekonstruktion bezüglich Lebensqualität und Gewichtsentwicklung keine gravierenden Vorteile für Patienten mit erhaltener Duodenalpassage erkennen.

Viele Untersuchungen zur Frage der Duodenalpassage können heute nicht mehr als aussagekräftig angesehen werden, da sie sich entweder auf die Ösophagoduodenostomie oder das Schloffer-Verfahren bzw. seine Weiterentwicklungen beziehen [45, 81, 107]. Beide Verfahren wurden jedoch auf Grund des fehlenden Reservoirs, exzessiv hoher Refluxraten (bis 70%) oder chirurgisch technischer Probleme (Anastomoseninsuffizienz!) wieder verlassen. Grundsätzlich existieren nur wenige Studien, die die funktionellen Aspekte der Jejunuminterposition mit den Ergebnissen der das Duodenum ausschaltenden Ersatzmagenmethoden nach Gastrektomie vergleichen. Daher sollen im folgenden auch die Ergebnisse der Untersuchungen nach subtotaler Resektion in die Betrachtung miteinfließen.

Fettstoffwechsel. Unumstritten sind nach subtotaler Resektion und BII-Rekonstruktion deutliche Fettresorptionsstörungen, die sich durch eine vermehrte Steatorrhoe bemerkbar machen und mit einer schlechteren Durchmischung des Speisebreies mit Gallensalzen und Pankreasfermenten („pankreatocibale Asynchronie") erklärt werden [9, 15, 29, 72, 88, 91, 96, 122, 142]. Einige Autoren sehen die Ursache für die vermehrten Fettstühle bei duodenalem Bypass in der bakteriellen Besiedlung der afferenten Schlinge des BII-Magens die über eine Störung des Gallensäurenstoffwechsels zu einer fehlenden Mizellenbildung führt [70, 82]. Das Fehlen eines adäquaten Entleerungsreizes führt bei Umgehung des Duodenums zu einer verzögerten Entleerung der Gallenblase. Dieses Phänomen kann sonographisch nachgewiesen werden und wird mit der erhöhten Inzidenz der Gallensteinerkrankung nach BII-Rekonstruktion in Verbindung gebracht [78, 89, 130, 131]. Außerdem wurden erhebliche Störungen der Pankreassekretion und deren Koordination mit der Nahrungsaufnahme identifiziert [4, 96, 122]. Eine mögliche Erklärung für diese Funktionsstörungen wurde in einer Veränderung der CCK-Ausschüttung vermutet, die nachgewiesenermaßen ein Hauptstimulus für die Gallenblasenkontraktion und Pankreassekretion ist (s. o.). Entgegen den Erwartungen fand sich jedoch eine stark erhöhte postprandiale CCK-Ausschüttung nach subtotaler Gastrektomie und kein Unterschied zwischen BI- und BII-Rekonstruktion [74, 77]. Dieser überraschende Befund könnte durch eine Umverteilung der CCK-produzierenden Zellen im Intestinaltrakt erklärt werden [50, 59, 104]. Neue-

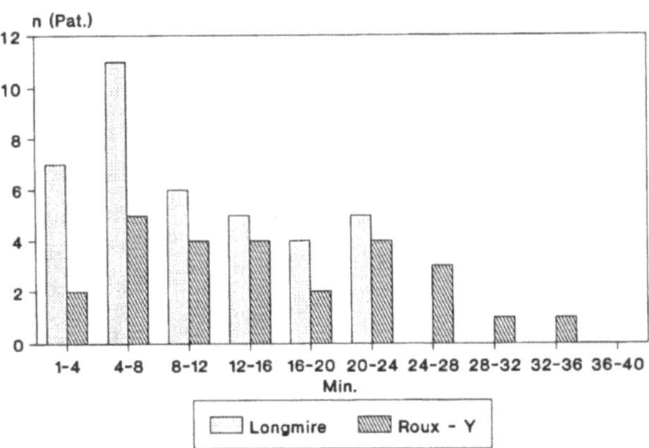

Abb. 4.2. Darmerscheinungszeit nach Reiz (Biloptin) bei der HIDA - Untersuchung. Longmire- (n = 38) und Roux-Y-Patienten (n = 26) ≥ 1 Jahr postoperativ.

ren Untersuchungen zufolge könnte sogar ein direkter Zusammenhang zwischen der postoperativ erhöhten CCK-Produktion und der Gewichtsabnahme bestehen [143].

Auch nach totaler Gastrektomie wurden Störungen der Fettresorption schon früh augenfällig [27, 64, 121]. Dabei zeigten vergleichende Untersuchungen, daß die Erhaltung der Duodenalpassage möglicherweise einen günstigen Einfluß auf die Resorptionsrate hat [73, 76, 107, 118, 133]. Andere Studien konnten keinen Unterschied bezüglich dieses Punktes zwischen den verschiedenen Rekonstruktionsformen feststellen [75, 123]. Darüberhinaus wurden die zu beobachtenden Fettverluste generell für zu gering erachtet um sich auf den Ernährungszustand der Patienten auszuwirken [2, 20, 61]. Entsprechend den Verhältnissen bei der subtotalen Resektion wurde die pankreatocibale Asynchronie als Ursache für die Störung der Fettresorption verantwortlich gemacht. Schon 1923 schlug Kelling [80] erstmals die Substitution von Pankreasfermenten nach totaler Gastrektomie vor. Später [48, 52] konnten eine verzögerte Gallenblasenentleerung (Abb. 4.2) und verminderte Pankreassekretion [66, 110] nachgewiesen werden. Auch nach totaler Gastrektomie wurde eine erheblich verstärkte postprandiale Ausschüttung der Hormone CCK und Neurotensin beobachtet wobei die Reizantwort bei erhaltener Duodenalpassage am gravierendsten war [8, 30, 118].

Kohlenhydratstoffwechsel. In zahlreichen Untersuchungen wurde dokumentiert, daß nach distaler Magenresektion bei fehlender Duodenalpassage eine Störung der Glukosehomeostase vorliegt [9, 17, 71, 88]. Patienten mit BII-Resektion weisen nach Nahrungsaufnahme deutlich höhere Blutglukosespiegel auf als Patienten mit BI-Rekonstruktion. Als Ursache wurde hier eine pathologisch gesteigerte Ausschüttung der Hormone Insulin und GIP bei BII-Patienten nachgewiesen [9]. Die Tatsache, daß die pathologischen Befunde nach BII-BI-Umwandlung reversibel sind, könnte diese Ergebnisse untermauern [17].

Nach totaler Gastrektomie sind die pathologischen Blutglukoseverläufe im Belastungstest unabhängig vom Rekonstruktionsverfahren noch deutlicher ausgeprägt. Es konnte jedoch gezeigt werden, daß bei erhaltener Duodenalpassage der Glukoseverlauf weniger ausgeprägte Belastungsspitzen zeigt und daß erhöhte Insulin- und GIP-Spiegel für dieses Regulationsphänomen verantwortlich sind [12, 123]. Auch die Sekretion des, wie GIP, insulinotropen duodenalen Gastrins ist beim Longmire-Ersatzmagen besser angepaßt [12]. Bei Verwendung eines zusätzlichen Pouches sollen diese Vorteile noch deutlicher hervortreten [118]. Diese Befunde sprechen für eine verbesserte Glukoseresorption bei Erhaltung der Duodenalpassage und für eine adäquatere Hormonausschüttung auf Reiz.

Eiweißstoffwechsel. Stickstoffverluste mit den Fäzes werden nach BII-Rekonstruktion vereinzelt beschrieben [91], diese sind jedoch mit 2 g/Tag so gering, daß sie keine klinische Relevanz erlangen [21].

Auch nach totaler Gastrektomie wird die Eiweißverdauung von den meisten Autoren unabhängig von der Rekonstruktionsform als normal angegeben [2, 67, 75, 107, 111, 123]. Sie untersuchten entweder die Stickstoffausscheidung in den Fäzes oder das Serum-Protein und -Albumin. Im Widerspruch hierzu stehen die tierexperimentellen Ergebnisse von Everson 1952 [46], der bei Hunden mit Ösophagoduodenostomie signifikant niedrigere Stickstoffverluste im Stuhl nachweisen konnte als das nach Ösophagojejunostomie der Fall war. Tomoda [133] verglich 1959 Patienten mit Duodenalpassage und der von ihm angegebenen Ersatzmagenform mit einem Kollektiv nach Ösophagojejunostomie. Er fand normale Serumeiweißspiegel und Proteinsyntheseparameter in beiden Gruppen, aber leicht pathologische Resorptionsquoten bei ausgeschalteter Duodenalpassage.

Diese widersprüchlichen Angaben sind durch die vielfältige Beeinflussung des Eiweißstoffwechsels zu erklären. Lawrence [86] wies 1960 nach, daß die Stickstoffverluste in Fäzes und Urin durch eine Erhöhung der Kohlenhydratzufuhr deutlich vermindert werden können. Somit spielt auch hier die Gesamtkalorieneinfuhr eine wichtige Rolle. Darüberhinaus sind Rezidivstatus, Leberaffektionen und andere konsumierende Begleiterkrankungen wichtige Störparameter des Eiweißstoffwechsels. Angaben zu den Proteinunterfraktionen bei Gastrektomierten existieren in der Literatur nicht.

Kalzium. Da Kalzium vor allem im Duodenum und oberen Jejunum absorbiert wird und für seine Aufnahme von dem in der Lipidphase transportierten Vitamin D abhängt, verwundert es nicht, daß im Zusammenhang mit der Ausschaltung der Duodenalpassage auch nach Kalziumstoffwechselstörungen gefandet und das Krankheitsbild der intestinalen Osteopathie definiert wurde [85]. Bei längerfristigen Beobachtungen weisen 79% magenteilresezierter Patienten meßbare Entkalkungen des Skelettsystemes von bis zu 27% auf [53, 112]. Bei total Gastrektomierten ist der Entkalkungsgrad mit 35% noch ausgeprägter und eine dementsprechende Osteomalazie häufig [26, 55]. Bei ihnen wurde auch schon früh eine Erniedrigung des Serumkalziumspiegels aufgedeckt [133] die durch mangelhafte Absorption des Elektrolytes bedingt sein soll [55]. Andererseits ergaben sich Hinweise, daß die Osteomalazie nach Gastrektomie durch einen Vitamin D-Mangel entsteht und eine fehlende Duodenalpassage zu diesem Krankheitsbild prädestiniert [60]. Daher wurden diese Störungen auch im Zusammenhang mit Fettresorptionsstörungen und Steatorrhoen gesehen. Zum anderen existiert ein zweiter parazellulärer Modus der Kalziumaufnahme in den unteren Dünndarmabschnitten, der keine aktive Regulation hat und dem Konzentrationsgradienten folgt [25]. So ist es verständlich, daß auch nach ausgedehnten Dünndarmresektionen Adaptationsprozesse beobachtet werden, die die Absorptionskapazität für Kalzium kompensieren können [138].

Eisenstoffwechsel. Der Verlust des Magens bedingt zwangsläufig das Ausbleiben der Produktion von „intrinsic factor" und somit der Resorption von Vitamin B_{12}. Bei fehlender postoperativer Substitution ist eine megaloblastische Anämie obligat die Folge [3]. Der Wegfall der Magensäure verhindert die Reduktion des mit der Nahrung aufgenommenen Eisens und damit die Überführung in die leichter resorbierbare dreiwertige Form. Diese Effekte der Gastrektomie sind seit langem bekannt und unabhängig von der Form des Ersatzmagens. Erwartungsgemäß wird daher auch die Rate von Eisenresorptionsstörungen nach Gastrektomie bis über 50% innerhalb des ersten postoperativen Jahres angegeben [23, 55]. Abgesehen davon liegt aber der Hauptabsorptionsort für Eisen im Duodenum und den obersten Anteilen des Jejunums [40]. Eine Ausschaltung der Duodenalpassage oder eine Verringerung der Absorptionsfläche hat daher Auswirkungen auf den Eisenstoffwechsel. Entsprechend konnte von einigen Autoren eine schlechtere Eisenresorption nach Gastrektomie und duodenalem Bypass nachgewiesen werden [10, 107].

Lebensqualität

Die Angaben in der Literatur zur Lebensqualität nach Gastrektomie stützen sich meist auf Beobachtungen des Gewichtsverlaufes und die subjektive Einschätzung des allgemeinen Wohlbefindens durch die Patienten. Dabei hängt die Wertigkeit der angegebenen Daten stark von den Rahmenbedingungen der Untersuchung ab. Diese sollte daher klar definierte Kriterien erfüllen um aussagekräftig zu sein [67]:

1. Das chirurgische Vorgehen muß bezüglich Resektion und Rekonstruktion standardisiert sein. Nur radikal operierte Patienten sollten berücksichtigt werden.
2. Da es sich um Karzinompatienten handelt, muß anhand sorgfältiger Diagnostik und mindestens einjähriger Verlaufsbeobachtung gesichert sein, daß die untersuchten Patienten tumorfrei sind.
3. Die Patienten müssen bereit sein, die verschiedenen Untersuchungen in der geforderten Weise durchführen zu lassen.
4. Das Patientenalter beeinflußt ebenfalls stark den postoperativen Verlauf und sollte daher angegeben werden [83].

Nur wenige Studien erfüllen die hier geforderten Kriterien und vergleichen Rekonstruktionsformen mit und ohne Duodenalpassage.

Beim Gewichtsverlauf gilt allgemein, daß - unabhängig von der Rekonstruktionsform - in den ersten 2–3 postoperativen Monaten eine Gewichtsreduktion um 10%–20% des präoperativen Ausgangsgewichtes zu beobachten ist [21, 68, 69]. Kelly [81] beziffert 1953 den postoperativen Gewichtsverlust sogar auf 24%. Lediglich ein Drittel seiner Patienten war imstande das ideale Körpergewicht annähernd zu halten. Adams [1] hat 1967 sogar geschätzt, daß nur ein Zehntel der Patienten ihr präoperatives Körpergewicht wiedererlangen.

Sehr unterschiedlich wird die Rolle der Ersatzmagenform im Zusammenhang mit dem postoperativen Gewichtsverlauf beurteilt. Eine Reihe von Autoren [10, 52, 75, 95, 100, 104] konnten sowohl im Tierversuch als auch beim Menschen eine bessere Gewichtszunahme bei Erhaltung der Duodenalpassage beobachten (Abb. 4.3). Andere

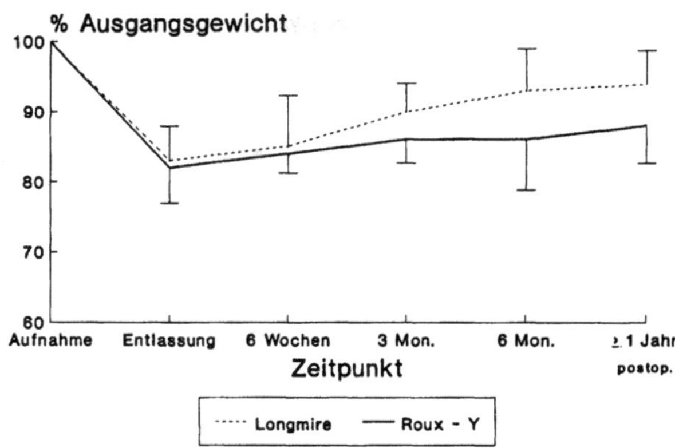

Abb. 4.3. Postoperativer Gewichtsverlauf nach R0-Gastrektomie von Patienten mit Longmire-Rekonstruktion (n = 40) und Roux-Y-Ersatzmagenbildung (n = 28). Werte: Mediane ± SD. Die Unterschiede nach 6 Mon. und 1 Jahr waren mit p < 0,01 signifikant (U-Test).

konnten diese Ergebnisse nicht nachvollziehen [57, 79, 136]. Einige Studien zeigen mögliche Vorteile bei Patienten mit einer Reservoirvergrößerung durch Pouchbildung auf [28, 34, 57, 67, 106, 132, 136], während eine Reihe von Autoren die postoperative Nachsorge und nicht die Größe des Ersatzmagenreservoirs für den entscheidenden Faktor bei der Beeinflussung des postoperativen Ernährungszustandes hält [20, 22, 33].

Einzelne Studien neuerer Zeit [28, 57, 67, 129, 136] verwenden, mit dem Ziel einer Objektivierung, verschiedene Scores, die zur Abschätzung postoperativer Lebensqualität entwickelt wurden (Spitzer, Visick, Karnofsky, Holzgreve). Dabei scheint eine Pouchbildung bezüglich der Lebensqualität Vorteile gegenüber der einfachen Jejunuminterposition [67] und der Ösophagojejunostomie nach Schloffer [136] bzw. Y-Roux [106, 118, 128, 132] zu haben. Zwischen Roux-Y-Rekonstruktion und Jejunuminterposition wurden keine Unterschiede gefunden [57, 79].

Histomorphologische Aspekte

Die Resorptionsfähigkeit der Dünndarmmukosa wird in erster Linie von der Größe ihrer Oberfläche bestimmt. Diese wird durch die Unterteilung in Zotten, Villi und Mikrovilli um ein Vielfaches vergrößert. So wurde geschätzt, daß etwa 10–40 Villi pro Quadratmillimeter Dünndarmmukosa vorkommen und daß diese die Oberfläche um den Faktor 8 erhöhen [13]. Ihre Länge nimmt im Dünndarm von proximal nach distal ab. Die Hauptaufgabe der Villi ist die Resorption. Diese wird durch die hier reichlich vorhandenen Enterozyten gewährleistet. Die Krypten sind in erster Linie für Proliferation und Sekretion zuständig. Hier wird der Hauptanteil der enterochromaffinen, hormonproduzierenden Zellen gefunden die wiederum entsprechend ihrer Funktion ein unterschiedliches Lokalisationsmuster aufweisen [14, 36, 135].

Für viele intestinale Resorptionsprozesse gilt, daß die Resorptionskapazität entscheidend von der Resorptionsfläche der Mukosa abhängt. Nach ausgedehnten Dünndarmresektionen ist die Schleimhaut in der Lage, ihre Oberfläche zu vergrößern und hierdurch die reduzierte Resorptionskapazität wieder auf das normale Maß zu korrigieren. Diese Adaptation erfolgt durch eine Steigerung der Villushöhe und einer Vermehrung der Enterozyten pro Villus [98]. Resultierende sind eine Erhöhung der Resorptionsrate/cm von Glukose, Aminosäuren, Peptiden und Kalzium [58, 99, 137, 138].

Nur wenige Mitteilungen existieren über die Morphologie der Dünndarmmukosa nach totaler Gastrektomie: Cristallo 1986 [33] und Adams 1968 [2] fanden keinerlei pathologische Veränderungen der Schleimhautarchitektur nach Gastrektomie und Roux-Y-Rekonstruktion bzw. Ösophagojejunostomie. Starker [127] wies im Gegensatz hierzu 1982 eine Schleimhautatrophie bei allen Dünndarmersatzmägen, unabhängig von der Rekonstruktionsform, nach. Sie war vergesellschaftet mit einer Verplumpung und Verbreiterung der Zotten. Nebenbefundlich wurde eine Hypertrophie der Ringmuskulatur beobachtet. Eine im Rahmen möglicher Adaptationsprozesse interessante Beobachtung ist eine, von der Rekonstruktionsform nach subtotaler Gastrektomie unabhängige Umverteilung verschiedener enterochromaffiner Zellen im Dünndarm [50, 59]. Dieser Befund könnte als Adaptationsprozeß an veränderte Passagebedingungen und eine hierdurch bedingte Umstellung der gastrointestinalen Regelkreise der Hormonsekretion gedeutet werden.

Mikrobiologische Aspekte

Der durch die gastrale Säureproduktion bedingte niedrige pH des Magens sorgt zunächst für eine weitgehende Dekontamination des Chymus [39]. Nur einige aerobe grampositive Spezies können neben seltenen Pilzen im Magenmilieu überleben und werden normalerweise in einer Konzentration unter 10^3 cfu/ml angetroffen [62]. Die häufigsten Spezies sind Streptokokken, Staphylokokken und Laktobazillen. Bakterien der physiologischen Mundflora wie Peptostreptokokkus, Fusobakterium und Bacteroides können in kleiner Zahl vorkommen. Koliforme Keime, Clostridium und Bacteroides fragilis sind üblicherweise nicht präsent. Im Dünndarm herrscht prinzipiell auch eine Magenflora, nur ist hier die Keimzahl schon erhöht, sie liegt physiologischerweise zwischen 10^3 und 10^4 cfu/ml und nimmt nach distal zu. Im terminalen Ileum treten dann schon die typischen Keime der Dickdarmflora auf wie Koliforme, Anaerobier, Enterokokken, Clostridium und Bacteroides. Hier erreicht die Keimzahl 10^{11}–10^{12} cfu/ml, so daß die Bakterien 30% des Stuhltrockengewichtes ausmachen [37, 39].

Die Regulation der Keimzahl geschieht in erster Linie durch die Magensäure und die Motilität des Dünndarmes [35, 62]. Dementsprechend wird eine pathologische Besiedlung bei Patienten mit einer Reduzierung der Magenazidität und bei Motilitätsstörungen gefunden [139]. So sind Patienten mit Magenkarzinom oder Achlorhydrie alle kolonisiert [62, 125]. Postoperativ sind Schlingensyndrome oder andere motilitätshemmende Eingriffe wie Dünndarm-Bypassoperationen für die Gefahr der bakteriellen Übersiedlung bekannt [124]. Nach subtotaler Gastrektomie kommt es nach BI- und BII-Rekonstruktion gleichermaßen zu einer Kolonisation des oberen Dünndarmes und diese Keimbesiedlung ist nicht durch Säuregabe reversibel [24]. Andererseits wurde nach Umwandlungsoperationen BII–BI zwar eine gleichbleibend erhöhte Keimzahl im Dünndarm, jedoch ein Wandel von der Kolonflora zur physiologischen Mundflora beobachtet [44]. Nach totaler Gastrektomie sind meist alle Bedingungen für eine Kolonisation erfüllt: Der völlige Säureverlust und, je nach Rekonstruktionsform, die Bildung von Blindsäcken oder aus der Passage ausgeschalteten Dünndarmschlingen. So war bei den Untersuchungen von Bradley 1977 [19] und Armbrecht 1988 [5] bei Roux-Y-Rekonstruktion eine Kolonisation des Dünndarmes obligat. Armbrecht sah in der Keimbesiedlung eine Hauptursache für die Malabsorption nach Gastrektomie, während Bradley diesem Faktor eine mindere Bedeutung zuschrieb. Vergleichende Untersuchungen zwischen Jejunuminterposition und Roux-Y-Rekonstruktion zum Einfluß auf die Darmkeimbesiedlung existieren nicht.

Literatur

1. Adams JF (1967) The clinical and metabolic consequences of total gastrectomy. I. Morbidity, weight and nutrition. Scand J Gastroenterol 2:137–149
2. Adams JF (1968) The clinical and metabolic consequences of total gastrectomy. III. Notes on metabolic functions, deficiency states, changes in intestinal histology, and radiology. Scand J Gastroenterol 3:152–159
3. Adams JF (1968) The clinical and metabolic consequences of total gastrectomy. II. Anaemia, metabolism of iron, vitamin B_{12} and folic acid. Scand J Gastroent 3:145–151
4. Annis D, GAHallenbeck (1952) The effects of partial gastrectomy on canine external pancreatic secretion. Surgery 31:517
5. Armbrecht U, Lundell L, Lindstedt G, Stockbruegger RW (1988) Causes of malabsorption after total gastrectomy with Roux-en-Y reconstruction. Acta Chir Scand 154:37–41
6. Armbrecht U, Lundell L, Stockbruegger RW (1987) Nutrient malassimilation after total gastrectomy and possible intervention. Digestion 37:56–60
7. Auguste LJ, Mavor E, Citrin P, Stein ThA, Mandell Ch, Wise L (1985) Nutritional effects of postgastrectomy reconstructions. Am J Surg 150:537–542
8. Barthel M, Nustede R, Bücheler M, Köhler H, Schafmayer A (1988) Zum Einfluß der Duodenalpassage auf die Sekretion von Cholecystokinin und Neurotensin bei Patienten nach totaler Gastrektomie. Langenbecks Arch Chir Suppl Chirurgisches Forum '88 f experim u klinische Forschung:61–65
9. Becker HD (1985) Aufrechterhaltung der Duodenalpassage – ja oder nein? Langenbecks Arch Chir, Kongreßband 1985:241–247
10. Beese G, Fuchs K-H, Thiede A (1992) Wert der Ersatzmagenbildung bei der Rekonstruktion nach Gastrektomie – Eine experimentelle Studie. In: Gall FP (Hrsg) Langenbecks Arch Chir Suppl Chir Forum 1992:93–98
11. Bernhard A, Schreiber HW, Bartsch WM, Braun O (1964) Form und Funktion des Ersatzmagens nach totaler Magenresektion. Langenbecks Arch Chir 307:261–276
12. Bittner R, Beger HG, Willert B, Marzinzig E (1979) Über die Bedeutung der Duodenalpassage für die Insulin- und Gastrinsekretion des Patienten nach totaler Magenentfernung. Langenbecks Arch Chir Suppl Chirurgisches Forum '79 f experim u klinische Forschung:119–123
13. Bloom W, Fawcett DW (1962) The Intestines. In: A Textbook of Histology. Saunders Philadelphia
14. Bloom, StR, JM Polak (eds) (1981) Gut Hormones. Churchill Livingstone, Edinburgh–London–Melbourne–New York
15. Bohmansson G (1926) Studien über die chirurgische Behandlung von Gastroduodenalgeschwüren mit besonderer Berücksichtigung der Operationsanatomie und der postoperativen Digestionsphysiologie nebst einem Beitrag zur Frage der chirurgischen Behandlung akuter Ulkusblutungen. Acta chir Scandinav 60 (Suppl 7):78–79
16. Bond JH, Levitt MD (1977) Use of breath hydrogen (H_2) to quantitate small bowel transit time following partial gastrectomy. J Lab Clin Med 90:30–36
17. Börger HW, Schafmayer A, Becker HD (1977) Die Freisetzung gastrointestinaler Hormone beim Dumping-Syndrom vor und nach Wiederherstellung der Duodenalpassage. In: Junghanns H (Hrsg) Langenbecks Arch Chir, Suppl Chir Forum 1977 :224–227
18. Bourgeon R, Lecomte P, Borelli JP, Chometowski S (1973) L'opération de Henley après gastrectomie totale. Résultats fonctionnels, étude radio-cinematographique. Chirugie 99:113
19. Bradley III EL, Isaacs JT, Del Mazo J, Hersh T, Chey WY (1977) Pathophysiology and significance of malabsorption after Roux-en-Y reconstruction. Surgery 81,6:684–691
20. Bradley III EL, Isaacs JT, Hersh T, Davidson ED, Millikan W (1975) Nutritional consequences of total gastrectomy. Ann Surg 182,4:415–428
21. Bradley III EL (1980) Postoperative Syndrome nach totaler Gastrektomie. In: Postoperative Syndrome. In: Siewert JR, Blum AL (Hrsg) Springer, Berlin–Heidelberg–New York:153–175

22. Braga M, Zuliani W, Foppa L, Di Carlo V, Cristallo M (1988) Food intake and nutritional status after total gastrectomy: results of a nutritional follw up. Br J Surg 75:477–480
23. Brintnall ES, Daum K, Hickey RC, Tidrick RT, Wickstrom AP (1956) Total gastrectomy; an evaluation. J int Coll Surg 25:409-420
24. Broido PW, Sherwood L, Gorbach SL, Nyhus LM (1972) Microflora of the gastrointestinal tract and the surgical malabsorption syndromes. Surg Gynecol Obstet 135:449–460
25. Bronner F (1987) Calcium Absorption. In: Johnson LR (Hrsg) Physiology of the Gastrointestinal Tract, 2. Aufl. Raven Press, New York
26. Bugge-Asperheim B, Skåland K, Myren J, Gjone E, Helsingen N, Refsum SB (1966) Changes of jejunal mucosa in relation to clinical findings and intestinal absorption in patients with total gastrectomy. Acta chir Scand 131:135–144
27. Bürger M, Konjetzny GE (1923) Über die Nahrungsausnutzung nach Totalexstirpation des Magens. Zbl Chir 125:458
28. Buhl K, Lehnert T, Schlag P, Herfarth Ch (1995) Reconstruction after gastrectomy and quality of life. World J Surg 19:558-564
29. Butler TJ (1960) A study of the panceatic response to food after gastrectomy in man. Gut 1:55–61
30. Butters M, Bittner R, Schafmayer A, Beger HG (1991) Release of pancreatic polypeptide and cholecystokinin after total gastrectomy: the effect of different reconstruction procedures. Eur J Gastroent Hepatol 3:29–33
31. Cohn M (1913) Röntgenuntersuchung einer Frau, welcher der Magen und beide Nervi vagi reseziert worden sind. Berl klin Wschr 50:1393–1395
32. Cornell GN, Gilder H, Moody F, McSherry ChK, Beal JM (1960) The use of jejunal interposition with total gastrectomy. Ann Surg 152, 3:430–444
33. Cristallo M, Braga M, Agape D, Primignani M, Zuliani W, Vecchi M, Murone M, Sironi M, Di Carlo V, De Franchis R (1986) Nutritional status, function of the small intestine and jejunal morphology after total gastrectomy for carcinoma of the stomach. Surg Gyn Obstet 163:225–230
34. Cuschieri A (1990) Jejunal pouch reconstruction after total gastrectomy for cancer: experience in 29 patients. Br J Surg 77:421–424
35. Dack GM, Petran E (1934) Bacterial activity in different levels of the intestine and in isolated segments of small and large bowel in monkeys and dogs. J Infect Dis 54:204–220
36. Dinoso VP, Murthy SNS (1984) Hormonal control of gastrointestinal motility. Surv dig Dis 2:130–140
37. Donaldson RM Jr (1978) The relation of enteric bacterial population to gastrointestinal function and disease. In: Gastrointestinal Disease. In: Sleisenger MH, Fordtran JS (Hrsg). WB Saunders Co, Philadelphia
38. Donovan IA, Fielding JWL, Bradby H, Sorgi M, Harding LK (1982) Bile diversion after total gastrectomy. Br J Surg 69:389–390
39. Drasar BS, Shiner M, McLeod GM (1969) Studies on the intestinal flora. I. The bacterial flora of the gastrointestinal tract in healthy and achlorhydric persons. Gastroenterology 56:71–79
40. Duthie ML (1964) The relative importance of the duodenum in the intestinal absorption of iron. Br J Haematol 10:51–57
41. Edelman G (1974) Traitment des troubles oesophagiennes: la correction chirurgicale du reflux. Actualitées Chirurgicales. In: Olivier G (ed). Paris, Masson:787–789
42. Ehrlein H-J, Bühner S, Thoma G, Schemann M, Keinke O, Tsiamitas Ch, Schumpelick V (1987) Gastric emptying after Roux-Y and Billroth-I gastrectomy depends on viscosity of meal and contractile patterns of small intestine in dogs. Dig Dis Sci 32,5:529–537
43. Ehrlein H-J, Bühner S, Thoma G, Schemann M, Keinke O, Tsiamitas Ch, Schumpelick V (1987) Gastric emptying after Roux-Y and Billroth-I gastrectomy depends on viscosity of meal and contractile patterns of small intestine in dogs. Dig Dis Sci 35,5:529–537
44. Engström J, Hellström K, Lundh G, Lönnqvist B (1973) Microflora of the small intestine, incidence of steatorrhoea and indicanuria before and after conversion of Billroth II to Billroth I type of gastric resection. Acta Chir Scand 139:546–550
45. Everson TC (1952) Nutrition following total gastrectomy, with particular reference to fat and protein assimilation. Surg Gynecol Obstet 95:209–230
46. Everson TC (1952) The effect of esophagoduodenostomy and esophagojejunostomy following total gastrectomy. Surgical Forum, American College of Surgeons. WB Saunders Co, Philadelphia
47. Faß J, Dreuw B, Schäfer S, Schumpelick V (1991) Motilitätsmuster im jejunalen Ersatzmagen nach totaler Gastrektomie. Langenbecks Arch Chir, Suppl Chirurgisches Forum '91 f experim u klinische Forschung:423–428
48. Faß J, Bares R, Schumpelick V (1988) Funktionsanalyse der intestinalen Motilität nach Gastrektomie. In: Häring R (Hrsg) Postoperative Folgezustände – Pathogenese, Diagnostik, Therapie. Ueberreuther Wissenschaft, Wien

49. Fass, J, Rau W, Schumpelick V (1996) Conversion operation for alkaline reflux after total gastrectomy and Schloffer-reconstruction. Br J Surg 83:270–271
50. Faß, J, Füzesi L, Steffes B, Itoh Z, Dreuw B, Schumpelick V (1995) Nach Gastrektomie beeinflußt die Duodenalpassage das Verteilungsmuster verschiedener peptidhormonproduzierender Zellen in der Dünndarmmukosa. Langenbeck's Arch Chir, Chirurgisches Forum '95:329–334
51. Faß, J, Bares R, Hermsdorf V, Schumpelick V (1993) Die intestinale Motilität nach Jejunuminterposition und Roux-Y-Rekonstruktion – Eine tierexperimentelle Studie. Langenbeck's Arch Chir 378:239–248
52. Faß, J, Bares R, Stade M, Schumpelick V (1993) Ersatzmagenform und intestinale Motilität nach totaler Gastrektomie. Leber Magen Darm 23:194–203
53. Felsenberg D, Wieland E, Kania U, Koch H-Ch, Fobbe F (1988) Knochenmineralgehaltsbestimmung bei Patienten nach Magenoperation. In: Häring R (Hrsg) Postoperative Folgezustände. Ueberreuter Wissenschaft, Wien:179–185
54. Feussner H, Weiser HF, Liebermann-Meffert D, Siewert JR (1988) Intestino-ösophagealer Reflux nach Gastrektomie – Wirkungsmechanismus und Effektivität der Ösophago-Jejunoplikatio. Chirurg 59:665–669
55. Fischermann K, Harly S, Worning H, Zacho A (1967) Pancreatic function and absorption of fat, iron, vitamin B_{12} and calcium after total gastrectomy for cancer. Gut 8:260–266
56. Freeman S, Hough V, Wigodosky H, Ivy AC (1943) The effect of gastrectomy upon growing monkeys. Gastroenterology 1:199
57. Fuchs K-H, Thiede A, Engemann R, Deltz E, Stremme O, Hamelmann H (1995) Reconstruction of the food passage after total gastrectomy: Randomized trial. World J Surg 19:698–706
58. Garridio AB Jr, Freeman HF, Chung YC, Kim YS (1978) Amino acid and peptide absorption after proximal small intestinal resection in the rat. Gut 20:114–120
59. Gebhardt H, Deltz E, Schroeder P, Hansmann ML, Hamelmann H (1988) Auswirkungen von Magenteilresektionen (Billroth I und II) auf Anzahl und Verteilungsmuster Hormon-produzierender Zellen des gesamten Magen-Darm-Traktes. In: Schriefers KH (Hrsg). Langenbecks Arch Chir, Suppl Chirurgisches Forum 1988:49–53
60. Gertner JM, Lilburn M, Domenech M (1977) 25-Hydroxycholecalciferol in steatorrhea and postgastrectomy osteomalacia. British Medical Journal 1:1310–1312
61. Goebell H (1979) Pathophysiological consequences of total gastrectomy. In: Herfarth Ch, Schlag P (Hrsg) Gastric Cancer. Springer, Berlin–Heidelberg–New York:228–236
62. Gorbach SL, Plaut AG, Nahas L, Weinstein L (1967) Studies of the intestinal microflora. II. Microorganisms of the small intestine and their relations to oral and fecal flora. Gastroenterology 53:856–867
63. Gustavsson S, Kelly KA (1987) Total gastrectomy for benign disease. Surg Clin N Am 67, 3:539–550
64. Heilmann P (1925) Stoffwechseluntersuchungen nach totaler Magenresektion. Münch med Wschr 72:178–182
65. Helsinger N Jr (1961) Ösophagitis following total gastrectomy: a clinical and experimental study. Acta Chir Scand (Suppl) 273:1
66. Heptner G, Domschke S, Domschke W (1989) Exocrine pancreatic function after gastrectomy – Specifity of indirect tests. Gastroenterology 97:147–153
67. Herfarth C, Schlag P, Buhl K (1987) Surgical procedures for gastric substitution. World J Surg 11:689–698
68. Herfarth C, Schlag P (1979) Experiences with various reconstructive methods after total gastrectomy. In: Herfarth Ch, Schlag P (Hrsg) Gastric Cancer. Springer, Berlin–Heidelberg–New York
69. Herfarth Ch, Schlag P, Merkle P, Mattes P (1979) Jejunal pouch according Hunt-Lawrence-Rodino with jejunoplication. In: Herfarth Ch, Schlag P (eds) Gastric Cancer. Springer Verlag, Berlin–Heidelberg–New York :293–306
70. Hermann G, Axtell HK, Starzl TE (1965) Fat absorption and the afferent loop. Surgery 57, 2: 291–296
71. Herrington JL, Sawyers JL (1977) Remedial operations. In: Nyhus L, Wastell C (Hrsg) Surgery of the stomach and duodenum. Little Brown, Boston
72. Holder E, Schreier K (1966) Über die Fett- und Eiweißverdauung bei verschiedenen chirurgischen Eingriffen am Magen. Langenbecks Arch Chir 312:290–303
73. Holle F, Heinrich G, Piekarski HG (1957) Die postoperative funktionelle Leistungsfähigkeit verschiedener Typen von partieller und totaler Magenresektion. Langenbecks Arch Chir 285: 516–532
74. Hopman WPM, Jansen J, Lamers C (1984) Plasma cholecystokinin response to oral fat in patients with Billroth I and Billroth II gastrectomy. Ann Surg 199, 3:276–280
75. Huguier M, Lancret JM, Bernard PF, Baschet C, Le Henand F (1976) Functionmal results of different reconstructive procedures after total gastrectomy. Br J Surg 63:704–708

76. Husemann B, Groitl H, Zirngibl H (1978) Die totale Gastrektomie, metabolische und chirurgische Aspekte. MMW 120:561–564
77. Inoue K, Fuchigami A, Hosotani R, Kogire M, Huang Y, Miyashita T, Suzuki T, Tsuda K, Seino Y, Rayford P, Thompson JC, Tobe T (1987) Release of cholecystokinin and gallbladder contraction before and after gastrectomy. Ann Surg 205,1:27–32
78. Ito T (1985) Acute noncalculous cholecystitis following gastrectomy for gastric cancer – study by ultrasonic examination. J Jap Surg Soc. 86:1434–1443
79. Junginger Th, Walgenbach S (1988) Postgastrectomy reconstruc-tion by esophagojejunostomy Roux-en-Y. Nutrition 4,3:239–242
80. Kelling G (1923) Zur Totalresektion des carcinomatösen Magens. Arch klin Chir 125:458
81. Kelly WD, MacLean LD, Perry JF, Wangensteen OH (1953) A study of patients following total and near-total gastrectomy. Surgery 35,6:964–982
82. Kim YS, Spritz N, Blum M, Terz J, Sherlock P (1966) The role of altered bile and acid metabolism in the steatorrhea of experimental blind loop. J Clin Invest 45:956–962
83. Koga S, Oda M, Kaibara N, Hisaki T (1985) Total gastrectomy in the aged with special reference to postoperative convalescence and return to normal life. Dig Surg 2:31–35
84. Kotler DP, Sherman D, Bloom R, Holt PR (1985) Malnutrition after gastric surgery – association with exaggerated distal intestinal hormone release. Dig Dis Sci 30,3:193–199
85. Kuhlencordt F, Kruse HP (1974) Intestinale Osteopathie. Verh Dtsch Ges Pathol 58:144
86. Lawrence P, Vanamee P, Peterson AS, McNeer G, Levin S, Randall HT (1960) Alterations in fat and nitrogen metabolism after total and subtotal gastrectomy. Surg Gynecol Obstet 110:601–616
87. Liedman B, Andersson H, Berglund B, Bosaeus I, Hugosson I, Olbe L, Lundell L (1996) Food intake after gastrectomy for gastric carcinoma: the role of a gastric reservoir. Br J Surg 83: 1138–1143
88. Lundh G (1958) Intestinal digestion and absorption after gastrectomy. Act Chir Scand, Suppl 231
89. Lundman T, Orinus E, Thorsen G (1964) Incidence of gallstone disease following partial gastric resection. Acta chir Scand 127:130–133
90. MacKay C (1970) Postgastrectomy steatorrhea. Am J Surg 120:324–328
91. MacLean LD, Perry JF, Kelly WD, Mosser DG, Mannik A, Wangensteen OH (1954) Nutrition following subtotal gastrectomy of four types (Billroth I and II, segmental, and tubular resections). Surgery 35:705–718
92. Madsen JL, Larsen NE, Hilsted J, Worning H (1991) Scintigraphic determination of gastrointestinal transit times – A comparison with breath hydrogen and radiologic methods. Scand J Gastroenterol 26:1263–1271
93. Malagelada JR, Robertson JS, Brown ML, Remington M (1984) Intestinal transit of solid and liquid components of a meal in health. Gastroenterology 87:1255–1263
94. Mathias JR, Fernandez A, Sninsky CA, Clench MH, Davis RH (1985) Nausea, vomiting and abdominal pain after Roux-en-Y anastomosis: Motility of the jejunal limb. Gastroenterology 88: 101–107
95. McCorkle HJ, Harper HA (1954) The problem of nutrition following complete gastrectomy. Ann Surg 140:467–474
96. Mc Gregor IL, Parent J, Meyer JH (1977) Gastric emptying of liquid meals and pancreatic and biliary secretion after subtotal gastrectomy or truncal vagotomy with pyloroplasty in man. Gastroenterology 72:195–205
97. Mc Gregor IL, Parent J, Meyer JH (1977) Gastric emptying of solid food in normal man and after subtotal gastrectomy or truncal vagotomy with pyloroplasty. Gastroenterology 72:206–211
98. Menge H, Sepulveda FV, Smith MW (1983) Cellular adaption of amino acid transport following intestinal resection in the rat. J Physiol (Lond) 334:213–223
99. Menge H, Robinson JWL, Riecken EO (1981) Structural and functional correlations in the hypoplastic and hyperplastic mucosa of the rat small intestine. In: Robinson JNL, Dowling RH, Riecken EO (Hrsg) Mechanisms of Intestinal Adaption. MTP Lancaster:383–389
100. Miholic J, Meyer H-J, Kotzerke J, Balks J, Aebert H, Jähne J, Weimann A, Pichelmayr R (1989) Emptying of the gastric substitute after total gastrectomy. Ann Surg 210,2:165–172
101. Moreno AH (1956) Studies on nutritional and other disturbances following operations for cancer of the stomach – with particular reference to the use of a jejunal pouch as a substitute gastric reservoir. Ann Surg 144:779–808
102. Morrison P, Miedema BW, Kohler L, Kelly KA (1990) Electrical dysrhythmias in the Roux jejunal limb: Cause and treatment. Am J Surg 169:252–256
103. Morrow D, Parsaro ER Jr (1976) Alkaline reflux esophagitis after gastrectomy. Am J Surg 132: 287–291
104. Morsiani E, Tassinati E, Recazzi R, Bebea G (1985) Rapid intestinal transit and postgastrectomy malnutrition. An experimental study in growing rats. Ital J Surg Sci 15:139–144

105. Nagamachi Y, Ishihara K (1982) Use of the colon segment as a gastric substitute after total gastrectomy. Am J Proctol Gastroenterol Colon Rectal Surg 33:7–10
106. Nakane Y, Okumura S, Akehira K, Okamura S, Boku T, Okusa T, Tanaka K, Hioki K (1995) Jejunal pouch reconstruction after total gastrectomy for cancer – A randomized controlled trial. Ann Surg 222,1:27–35
107. Nakayama K (1956) Evaluation of the various operative methods for total gastrectomy. Surgery 40,3:488–502
108. Olbe L, Lundell L (1987) Intestinal function after total gastrectomy and possible consequences of gastric replacement. World J Surg 11:713–719
109. Pellegrini CA, Deveney CW, Patti MG, Lewin M, Way LW (1986) Intestinal transit of food after total gastrectomy and Roux-Y-esophagojejunostomy. Am J Surg 151:117–125
110. Polak M, Pontes JF (1956) The cause of postgastrectomy steatorrhea. Gastroenterology 30:489
111. Pontes F, Polak M, De Moura Campos C (1956) Total gastrectomy – physiopathology, symptomatology and medical management. Gastroenterologia 85:80–97
112. Pryor JP, O'Shea MJ, Brooks PL, Datar GK (1971) The long-term metabolic consequences of partial gastrectomy. Am J Med 51:5
113. Raab M, Stützer H (1988) Körpergewicht und Ernährung nach Gastrektomie. In: Häring R (Hrsg) Postoperative Folgezustände. Ueberreuter, Wien:186–192
114. Roberts KE, Randall HT, Pane HN, Medwid A, Schwartz MK (1955) Studies of the physiology of the dumping syndrome. N Y State J Med 55:2897
115. Schlag P, Buhl K, Wysocki St, Schwarz R, Herfarth Ch (1988) Nutritional consequences of total gastrectomy: Esophago-jejunostomy vs. jejunum pouch as reconstructive procedures. Nutrition 4,3:235–238
116. Schmidt HA, Martini GA (1972) Internistische Behandlung von Patienten nach partieller und totaler Magenresektion. Chirurg 43:558–563
117. Schumpelick V, Farthmann E, Schreiber HW (1976) Chirurgie des Magens – Historisches und Entwicklungstendenzen Teil II: Med Welt 27,50:2440–2451
118. Schwarz A, Büchler M, Usinger K, Rieger H, Glasbrenner B, Friess H, Kunz R, Beger HG (1996) Importance of the duodenal passage and pouch volume after total gastrectomy and reconstruction with the Ulm pouch: Prospective randomized clinical study. World J Surg 20:60–67
119. Scott HW, Law DH, Gobbel WG, Sawyers JL (1968) Clinical and methabolic studies after total gastrectomy with a Hunt-Lawrence jejunal food pouch. Am J Surg 115:148–156
120. Seo S (1941) Stomachresection transplantating jejunum. J Japan Clin Surg Soc 42:1004
121. Shima K (1931) Allgemeine Stoffwechseluntersuchungen nach totaler Magenexstirpation und ausgedehnter Darmresektion. Bruns Beitr klin Chir 153:275–299
122. Shingleton WW, Isley JK, Floyd RD, Sanders AP, Baylin GJ, Postlethwait RW, Ruffin JM (1957) Studies on postgastrectomy steatorrhea using radioactive triolein and oleic acid. Sugery 42,1: 12–21
123. Siewert JR, Schattenmann G, Ebert R (1979) Importance of the duodenal passage following gastrectomy. In: Herfarth C, Schlag P (Hrsg) Gastric cancer. Springer, Berlin–Heidelberg–New York, pp 237–247
124. Simon GL, Gorbach SL (1984) Intestinal flora in health and disease. Gastroenterology 86: 174–193
125. Sjöstedt S (1989) The upper gastrointestinal microflora in relation to gastric diseases and gastric surgery. Act Chir Scand Suppl 551
126. Staël von Holstein C, Walther B, Ibrahimbegovic E, Åkesson B (1991) Nutritional status after t-otal and partial gastrectomy with Roux-en-Y reconstruction. Br J Surg 78:1084–1087
127. Starker M, Grund KE, Krieg H (1982) Morphometrische Untersuchungen an Darminterponaten nach totaler Gastrektomie. Langenbecks Arch Chir 356:119–128
128. Stier A, Hölscher AH, Schwaiger M, Siewert JR (1994) Jejunumpouch nach totaler Gastrectomie – Klinische und szintigraphische Untersuchungen zu Funktion und Befindlichkeit. Zentralbl Chir 119:838–844
129. Svedlund J, Sullivan M, Liedman B, Lundell L, Sjödin I (1997) Quality of life after gastrectomy for gastric carcinoma: Controlled study of reconstructive procedures. World J Surg 21:422–433
130. Takahashi T, Yamamura T, Utsunomiya J (1990) Pathogenesis of acute cholecystitis after gastrectomy. Br J Surg 77:536–539
131. Takahashi T, Yamamura T, Yokoyama E, Kantoh M, Kusunoki M, Ishikawa Y, Utsunomiya J (1986) Impaired contractile motility of the gallbladder after gastrectomy. Am J Gastroent 81,8:672–677
132. Thiede A (1991) Magenersatzoperationen und Lebensqualität. In: Fuchs K-H, Hamelmann H (Hrsg) Gastrointestinale Funktionsdiagnostik in der Chirurgie. Blackwell Wissenschaft, Berlin
133. Tomoda M (1959) Über die totale Gastrektomie. Chirurg 30:385–393

134. Tonelli F, Corazziari E, Spinelli F (1978) Evaluation of „alkaline“ reflux esophagitis after total gastrectomy in Henley and Roux-en-Y reconstructive procedures. World J Surg 2:233–237
135. Trier JS (1968) Morphology of the epithelium of the small intestine. In: Code CF (Hrsg) Handbook of Physiology – Alimentary Canal. Washington DC, Am Physiol Soc, sect 6, vol III, chapt 63:1125–1175
136. Troidl H, Kusche J, Vestweber K-H, Eypasch E, Maul U (1987) Pouch versus esophagojejunostomy after total gastrectomy: A randomized clinical trial. World J Surg 11:699–712
137. Urban E, Haley DP (1978) Glucose transport by rat small intestine after extensive small bowel resection. Am Dig Dis 23:531–540
138. Urban E, Pena M (1974) In vivo Calcium transport by rat small intestine after massive small bowel resection. Am J Physiol 226:1304–1308
139. Vantrappen G, Janssens J, Hellemans J, Ghoos Y (1977) The interdigestive motor complex of normal subjects and patients with bacterial overgrowth of the small intestine. J Clin Invest 59: 1158–1166
140. Wickbom G, Bushhin FL, Woodward ER (1974) Alkaline reflux esophagitis. Surg Gynecol Obstet 139:267–271
141. Williams NS, Meyer JH, Jehn D, Miller J, Fink AS (1984) Canine intestinal transit and digestion of radiolabeled liver particles. Gastroenterology 86:1451–1459
142. Wollaeger EE, Waugh JM, Power MH (1963) Fat-assimilating capacity of the gastrointestinal tract after partial gastrectomy with gastroduodenostomy (Billroth I anastomosis). Gastroenterology 44,1:25–32
143. Zittel T, Elm B v, Teichmann RK, Rabould HE, Becker HD (1995) Cholecystokinin is partly responsible for reduced food intake and body weight loss after total gastrectomy in rats. Am J Surg 169:265–270

Der kolektomierte Patient 5

J. Stern

Einleitung

Eine totale Kolektomie bzw. Proktokolektomie wird heute überwiegend bei Patienten mit Colitits ulcerosa und FAP durchgeführt. Andere Indikationen wie z. B. multiple kolorektale Karzinome oder schwere Funktionsstörungen des Kolons sind selten [1]. Beim Morbus Crohn mit ausgeprägter Crohn-Colitis kann ebenfalls gelegentlich die Indikation zu Proktokolektomie bestehen, doch ist hier häufig durch persistierende Entzündungssymptomatik außerhalb des Kolorektums bzw. zusätzliche intestinale Resektionen die Situation kompliziert. Eine systematische Betrachtung der Operationsfolgen ist dann deutlich erschwert. Eine Analyse der Folgen der Kolektomie ist immer zwingend mit einer Unterscheidung der jeweiligen chirurgisch-anatomischen Konstellation verknüpft. Die drei wichtigsten Operationsverfahren, die heute zur Anwendung kommen sind dabei 1. die konventionelle Proktokolektomie mit Entfernung des gesamten Kolorektums unter Aufgabe des analen Kontinenzorganes und der Anlage einer bleibenden terminalen Ileostomie, 2. die restaurative Proktokolektomie unter Erhalt des analen Sphinktere und Kontinuitätswiederherstellung durch ileopouchanale Anastomose und 3. die Kolektomie mit ileorektaler Anastomose unter Erhalt des Kontinenzorganes mit dem Rektum als natürlichem Stuhlreservoir. Der Verlust des Dickdarmes verändert die metabole Situation der Betroffenen, und es ist notwendig bei der Analyse der Folgen die einzelnen chirurgisch-anatomischen Konstellationen differenzierend zu betrachten.

Elektrolytbalance, Stuhl- und Urinvolumen

Im Rahmen der Stuhlpräparation und -speicherung hat der Dickdarm vor allem die Aufgabe die Rückresorption von Elektrolyten und Wasser zu gewährleisten, um so einen übermäßigen Verlust derselben zu vermeiden. Normalerweise treten über die Ileozökalklappe täglich 1000 ± 1500 ml Chymus in das Zökum und Colon ascendens über. Sie werden auf eine durchschnittliche Menge von 100 ± 150 ml Stuhl 24/h eingedickt. Im Rahmen diarrhoischer Zustände kann diese Menge erheblich überschritten werden.

Nach Kolektomie kommt es zu einer deutlichen Erhöhung des fäkalen Verlustes. Typischerweise sind diese Stühle dünnflüssig bis dickbreiig, vor allem als Zeichen des vermehrten Wassergehaltes. Bei Erhalt des gesamten Dünndarmes wird jedoch normalerweise nach einer Adaptationszeit von etwa 1–4 Wochen nur ausnahmsweise eine

Stuhlmenge gefunden, die dem physiologischen Chymusvolumen identisch ist. Relativ unabhängig von der Art der chirurgisch-anatomischen Konstellation liegt das mittlere Stuhlvolumen bei etwa 600 ml bzw. g pro 24/h. Die Angaben der Literatur schwanken dabei zwischen 300 bis 700 g/Tag (Tabelle 5.1). In einer vergleichenden eigenen Untersuchung aller drei Operationsverfahren waren die Werte für den ileoanalen Pouch und die ileorektale Anastomose identisch mit denen der Literatur, jedoch zeigte sich ein tendentiell größerer Stuhlverlust bei einfacher terminaler Ileostomie nach konventioneller Proktokolektomie [2].

Zur Aufrechterhaltung der Bluthomöostase wird der chirurgisch erzwungene erhöhte Stuhlverlust durch Einsparungen der Niere mit Verminderung des Urinvolumens ausgeglichen. Während normalerweise etwa 1300 bis 1500 ml Urin 24/h ausgeschieden werden (Tabelle 5.1), vermindert sich dieser Verlust nach Operation auf Werte um 1100 ml. Allerdings kann das Urinvolumen durch vermehrte Flüssigkeitszufuhr bei gleichbleibender fäkaler Exkretion gesteigert werden. Eine im wesentlichen stabile Situation ist bereits 1 bis 4 Wochen postoperativ erreicht [4, 5]. Ein Stuhlvolumen >1000 ml ist, außer in den ersten postoperativen Tagen, als für den postoperativen Zustand pathologisch anzusehen und in der Regel Folge einer verminderten Darmleistung durch zusätzliche Dünndarmresektion oder einer bestehenden Komplikation.

Ursächlich für die erhöhte fäkale Exkretion ist die mit dem Dickdarm verloren gegangene Fähigkeit ausreichend Natriumionen rückzuresorbieren. Während normalerweise die Natriumkonzentration im Stuhl die Konzentration von Kaliumionen deutlich unterschreitet, dreht sich dieses Verhältnis nach Kolektomie praktisch um. Der in der Mukosa lokalisierte, aldosterongesteuerte Mechanismus geht verloren und im Serum lassen sich nachfolgend erhöhte Aldosteronwerte messen [5]. Typischerweise ähnelt die Elektrolytzusammensetzung des Stuhles proktokolektomierter Patienten blutisotonen Werten. Da eine ganze Reihe von Mechanismen auf die Elektrolytzusammensetzung einwirken, sind diese Befunde allerdings nicht so konstant wie die Konzentrationen im Blut.

Tabelle 5.1. Stuhl- und Urinvolumen nach Proktokolektomie.

	Stuhl Volumen/24 h od. Menge/24 h	Urin Volumen/24 h	Literatur
Chymus	1000 ± 1500 ml		Hylander et al. 1991
Normal	100 ± 150 ml		Hylander et al. 1991
	150 (60–250 g)		
	124 ± 40,2 g	1360 ± 443 (m)	
		1130 ± 423 (w)	Ciba-Geigy Tab. 1997
Diarrhoe	684,3 ± 311,1 ml	1289,9 ± 455,9	Smiddy et al. 1960
Proktokolektomie	324,8 ± 220 g	1171 (SEM 130)	Christie et al. 1989
und terminales	570 ± 275 g	1002 ± 455	Hill et al. 1975
Ileostoma	300–500 ml		Smiddy et al. 1960
IAP (J-Pouch)	507 (SEM 9) g	1139 (SEM 95)	Christie et al. 1990
IRA	414 g		Newton 1972

Bei kontinenzerhaltenden Verfahren (ileoanaler Pouch, ileorektale Anastomose) ist das vermehrte Stuhlvolumen ein wesentlicher Einflußfaktor der postoperativen Defäkationsfrequenz. Bei gegebener Stuhlreservoirgröße erhöht sich die tägliche Stuhlfrequenz abhängig vom Stuhlvolumen.

Fäkale Gallensäurenausscheidung

Kolektomie und Proktokolektomie erhalten normalerweise das terminale Ileum. Dieses besitzt eine aktive Absorptionsfunktion für zwei wichtige Substrate: Gallensäuren und Vitamin B-12. Trotz erhaltenem Dünndarm lassen sich nach Kolektomie deutliche Veränderungen der Gallensäurenausscheidung nachweisen. Der mittlere fäkale Gallensäureverlust Gesunder beträgt pro Tag etwa 300 mg und liegt bei verschiedenen Verfahren nach Kolektomie entsprechend der Literatur im Schnitt meist im oberen Normbereich von etwa 600 mg [6, 7, 8], bei deutlichen interindividuellen Schwankungen. Auch bei der eigenen vergleichenden Untersuchung verschiedener Operationsverfahren fanden wir den fäkalen Gallensäureverlust gegenüber gesunden Kontrollkollektive signifikant erhöht. Bei den eigenen Untersuchungen hatten überdies die Patienten mit konventionellem terminalem Ileostoma die höchste Exkretion zu verzeichnen [2].

Obwohl der Dickdarm bei der Resorption von Gallensäuren neben dem terminalen Ileum ebenfallse eine Rolle spielt, scheint der erhöhte Gallensäureverlust vor allem durch das vermehrte Stuhlvolumen bedingt. Wir konnten zeigen, daß für alle Operationsmethoden Gallensäureausscheidung und Stuhlvolumen proportional sind [2].

Die Analyse des Gallensäurespektrums zeigt ebenfalls deutliche Veränderungen. Durch den Einfluß der bakteriellen Flora des Dickdarmes werden normalerweise die primären Gallensäuren in sekundäre Gallensäuren umgewandelt. Nach Proktokolektomie lassen sich im Dünndarmstuhl nur noch geringe Menge solcher sekundärer Gallensäuren nachweisen [2]. In typischer Weise verändert sich die intestinale Flora vor allem bei kontinenzerhaltenden Verfahren nach Kolektomie im Sinne einer Annäherung an das Dickdarmmilieu. Wahrscheinlich ist jedoch die relativ rasche Abgabe großer Stuhlmengen für die nachgewiesenen Veränderungen ursächlich, da hier für eine Umwandlung der Gallensäuren im ileoanalen Pouch als Neostuhlreservoir oder im erhaltenen Rektum nach ileorektaler Anastomose i. d. R. nicht genügend Zeit bleibt.

Die Langzeitfolgen des erhöhten Gallensäureverlustes sind derzeit nicht sicher zu bestimmen. Große Schwierigkeiten bereitet vor allem die objektive Messung des Gesamtgallensäurepools, und eine gewisse Erhöhung der Gallensäureexkretion kann durch vermehrte Synthese der Leber ausgeglichen werden.

Gastrointestinale Transitzeit

Ausdruck der gesamten propulsiven Mobilität des Darmes ist die Transitzeit einer per os aufgenommenen Testsubstanz, die meist als Mund-zu-Zökum bzw. Mund-zu-Pouch (Rektum)-Transitzeit gemessen wird. Methodisch wird die Bestimmung durch Verfolgung eines Röntgenkontrastbreies, eines radioaktiv markierten Testmales oder mit dem Laktulose-H2-Atemtest durchgeführt. Die Testsubstanz Laktulose, die selbst als Laxans angewandt wird, kann allerdings nur als relatives Maß der Transitzeit gelten.

Soper et al. [11] fanden mit szintigraphischen Methoden (reale Transitzeitbestimmung) bereits eine Veränderung der intestinalen Transitzeit nach konventioneller Ileostomie; ein Effekt, der bei IAP-Patienten noch zunahm. Sowohl bei Kontrollen als auch bei Patienten war dagegen die Magenentleerung unverändert normal. Auch der sog. „Ileal breake", die Unterbrechung der Magenentleerung nach Instillation von Fettsäuren ins Ileum ist bei Pouchpatienten erhalten, bei gleichzeitiger Verlangsamung der Dünndarmtransitzeit [10].

Nach Santavirta [9] eignet sich der Laktulose-H2-Atemtest auch zur Untersuchung von Pouchpatienten. In eigenen Untersuchungen war eine Transitzeitbestimmung bei bestehendem Ileostoma nicht möglich. Bei kontinenzerhaltenen Verfahren zeigte sich jedoch nach Kolektomie postoperativ zunächst eine Beschleunigung der Transitzeit, die im späteren Verlauf nach Adaptation deutlich abnahm und bei Langzeituntersuchungen sowohl bei Pouchpatienten wie nach ileorektaler Anastomose eine Verlängerung gegenüber gesunden Kontrollen aufwies. Auch hier ist ein mitbestimmender Faktor auf die Stuhlfrequenz offensichtlich.

Intestinale bakterielle Flora

Vor allem nach dem kontinenzerhaltenen Verfahren der ileoanalen Pouchoperation und vergleichbar bei der ileorektalen Anastomose kommt es zu einer Veränderung der bakteriellen Schleimhautbesiedelung. Neben einer Vermehrung der Keimzahlen ist eine Verschiebung zum anaeroben Spektrum typisch (Tabelle 5.2). Bei Patienten nach Pouchoperation wird in 20 bis 40% [1] von dem Auftreten einer Entzündung des Dünndarmbeutels, einer sog. Pouchitis, berichtet. Als ein ursächlicher Faktor wird hierbei eine pathologische bakterielle Besiedelung diskutiert. Detaillierte Analysen der Stuhlflora sind schwierig und technisch aufwendig. Die Analysen der Literatur

Tabelle 5.2. Bakterielle Besiedlung des Darmtraktes.

Lokalisation	Literatur		Gesamtkeimzahl (CFU/g)*	aerob/anaerob
Jejunum	Simon und Gorbach	1984	10^3–10^4	aerob > anaerob
	Kelly et al.	1983	10^2–10^4	
Ileum	Gorbach et al.	1967	10^6	aerob = anaerob
Terminale Ileostomie	Brandberg et al.	1972	10^4	aerob ≥ anaerob
	Santavirta et al.	1991		aerob < anaerob
Kontinente Ileostomie	Brandberg et al.	1972	10^6	aerob ≥ anaerob
IAP	Santavirta et al.	1991	10^9	aerob < anaerob
	Nicholls et al.	1981	10^6	aerob > anaerob
	Eigene		10^6	aerob > anaerob
Colorektum	Schaal	1992	10^9–10^{11}	99% anaerob

* CFU = colony forming unit.

sind uneinheitlich. Vor allem fällt jedoch auf, daß das Auftreten einer Pouchitis wesentlich mit der Grunderkrankung Colitis ulcerosa assoziiert ist, während z. B. Patienten mit familiärer adenomatöser Polyposis nur ganz ausnahmsweise eine solche Beutelentzündung aufweisen. Ein immunologischer Mechanismus ähnlich dem der Grunderkrankung wird deswegen heute als Ursache favorisiert.

Kurzdarmsyndrom

Häufig wird im Rahmen des mehrzeitigen Vorgehens bei der ileoanalen Pouchoperation zur Behandlung von Komplikationen der pouchanalen Anastomose ein zusätzliches protektives Ileostoma vorgeschaltet. Dies führt zu einer beträchtlichen Verkürzung der resorptionsfähigen Dünndarmlänge um durchschnittlich etwa 20%. Bei erheblichen interindividuellen Schwankungen kann dies zum Teil mit einer dramatischen Erhöhung des Stuhlverlustes einhergehen. Die grundsätzlichen Probleme des Dickdarmverlustes werden dadurch noch akzentuiert. Ähnlich einer hohen Dünndarmfistel bei Morbus Crohn kann damit die Situation eines funktionellen Kurzdarmsyndromes vorliegen. Die renalen Kompensationsmechanismen können durch extremen fäkalen Verlust so überfordert werden, daß es zum Nierenversagen mit Intensivpflichtigkeit kommt [5]. Eine kritische Überwachung dieser Patienten ist zwingend. Eine gezielte orale oder im Bedarfsfall parenterale Supplementation verhindert schwerwiegende Entgleisungen. In solchen Fällen ist die möglichst rasche Aufhebung der protektiven Ileostomie und Einschaltung der gesamten Dünndarmlänge in die Kontinuität die Therapie der Wahl. Bei therapiebedürftigen Problemen der pouchanalen Anastomose ist dies jedoch kurzfristig nicht immer möglich.

Follow-up nach Proktokolektomie

Im Normalfall zeigt die laborchemische Überwachung üblicher Blutparameter bei Patienten nach Proktokolektomie kaum Auffälligkeiten. Normalerweise sind die Kompensationsmechanismen so gut, daß der chirurgisch-anatomisch bedingte vermehrte fäkale Verlust problemlos ausgeglichen wird. Kritische Situationen mit übermäßiger Beanspruchung der Regelmechanismen, wie z. B. interkurrente Darminfekte, müssen jedoch aufmerksam überwacht und ggf. gezielt therapiert werden. Der Verlust des Kolorektums wird nicht durch Übernahme seiner Funktionen durch den Dünndarm ausgeglichen. Die Kompensationsmechanismen sind jedoch so groß, daß Menschen ohne Dickdarm ein weitgehend normales Leben führen können. Dies gilt prinzipiell unabhängig von der Wahl des Operationsverfahrens. Es ist offensichtlich, daß wir heute noch nicht alle Folgen des Dickdarmverlustes vollständig erfassen, wie am Beispiel der Gallensäuren aufzuzeigen war. Auch sind z. B. die Folgen eine evt. verminderten Vitamin B-12-Resorption erst nach vielen Jahren zu erwarten. Manche Befunde sprechen dafür, daß auch hier eine konsequente Langzeitsubstitution erfolgen sollte. Eine Überwachung der Patienten nach Proktokolektomie ist auch bei subjektivem Wohlbefinden auf lange Jahre prinzipiell zu empfehlen.

Literatur

1. Buhr HJ, Heuschen U, Stern J, Herfarth Ch (1993) Kontinenzerhaltende Operation nach Proktokolektomie. Indikation, Technik und Ergebnisse. Chirurg 64:601–613
2. Brüwer M, Stern J, Stiehl A, Herfarth Ch (1996) Veränderungen der fäkalen Gallensäurenexkretion nach Proktokolektomie. Z Gastroenterologie 34:105–110
3. Hill G, Mair WS, Goligher JC (1974) Impairment of „ileostomy adaption" in patients after ileal resection. Gut 15:982-987
4. Hill G, Mair WS, Goligher JC (1975) Cause und management of high volume output in salt-depleting ileostomy. Br J Surg 62:720–726
5. Huber FX, Stern J, Herfarth Ch (1996) Tubuläre Störung bei metabolischer Azidose nach Proktokolektomie. Mitteilungen der Arbeitsgemeinschaft für klinische Nephrologie Band 15:41–48
6. Hylander E, Ladefoged K, Nielsen ML, Nieslen OV, Thale M, Jarnum S (1986) Excretion, deconjugation, and absorption of bile acids after colektomy for ulcerative colitis. Comparative studies in patients with conventional ileostomy and patients with Kock's reservoir. Scand J Gastroenterol 21:1137–1143
7. Hylander E, Rannem T, Hegnhoj J, Kirkegaard P, Thale M, Jarnum S (1991) Absorption studies after ileal J-pouch anastomosis for ulcerative colitits. A prospective study. Scand J Gastroenterol 26:65–72
8. Santavirta J, Mattila J, Kokki M, Poyhonen L, Matikainen M (1990) Absorption of bile acids after ileoanal anastomosis. Ann Chir Gynaecol 79:134–138
9. Sanatirta J (1991) Lactulose hydrogen and (14C)xylose breath test in patients with ileoanal anastomosis. Int J Colorectal Dis 6:208–211
10. Soper NJ, Chapman NJ, Kelly KA, Brown ML, Philipps SF, Go VL (1990) The „ileal brake" after ileal pouch-anal anastomosis. Gastoenterology 98:111–116
11. Soper NJ, Orkin BA, Kelly KA, Philipps SF, Brown ML (1989) Gastrointestinal transit after proctocolectomy with ileal pouch-anal anastomosis or ileostomy. J Surg Res 46:300–305

Der rektumresezierte Patient 6

M. von Flüe

Einleitung

Der rektumresezierte Patient hat die Konsequenzen von zweierlei Seiten zu tragen. Sowohl die totale mesorektale Resektion (TME) des Rektums als auch die Art des Rektumersatzes können zu Folgeerscheinungen führen. Das extraperitoneal gelegene Rektum liegt eingebettet in einem starren Knochenkanal, in enger Nachbarschaft zu Plexus pelvinus, Samenblasen, Blase, Prostata, Vagina und analem Sphinkterapparat. Resektionsfolgen betreffen somit hauptsächlich die Blasen- und Sexualfunktion. Je nachdem ob eine konventionelle (Heald) oder eine erweiterte pelvine Lymphadenektomie (Hojo) durchgeführt wurde, beträgt die Inzidenz der Blasenfunktionsstörung 0–48% bezw. 18–80% und die Inzidenz der Sexualfunktionsstörung 15–37% bzw. 76%

Weitere Folgen sind abhängig von der Art des Rektumersatzes nach TME. Während die „gerade" koloanale Rekonstruktion mit Verwendung des Colon descendens, als Folge der geringen Kapazität, gehäuft zu erhöhten Stuhlfrequenzen, imperativem Stuhldrang und Stuhlfragmentierung führt, weisen Patienten nach Rektumersatz mittels Kolon-J-Reservoir gehäuft Evakuationsstörungen auf. Randomisierte Arbeiten zeigen bei der 1-Jahreskontrolle jedoch eindeutige Vorteile zugunsten des Kolonreservoirs, vorausgesetzt die Pouchschenkellängen betragen nicht mehr als 5–8 cm.

Zusammenfassend konnten dank nervensparenden Operationsverfahren und der Anwendung von Kolonreservoirtechniken zum Rektumersatz sowohl die Resultate der Blasen-und Sexualfunktion als auch die Defäkationsqualität schon früh postoperativ verbessert werden.

Die total mesorektale und weit laterale Rektumresektion gilt heutzutage als Standardverfahren zur Therapie des extraperitoneal gelegenen Rektumkarzinoms [13]. Dank besserem Verständnis von Tumorbiologie und Ausbreitungswegen des Rektumkarzinoms konnte die Rate der sphinkterdestruierenden abdomino-perinealen Rektumresektion in den meisten Spezialzentren in den letzten Jahren auf zirka 10% gesenkt werden [2, 3, 22, 23]. Dafür erhöhte sich die Rate der „ultra-tiefen" intersphinktären Resektionen mit nachfolgender koloanaler Rekonstruktion [22, 23]. Die Verbesserung von Instrumenten [15], Operationstechnik und perioperativem Management machten Eingriffe an der Grenze der Sphinktererhaltung, der Sphinkteraugmentation und des Sphinkterersatzes möglich. Dadurch hat sich das Erscheinungsbild des rektumresezierten Patienten verändert, da nämlich nicht nur die Folgen der Rektumresektion, sondern auch die pathophysiologischen Konsequenzen der partiellen Sphinkterresektion und der Rektumersatzbildung ins Gewicht fallen. In den folgenden Ausführungen möchte ich vorerst basierend auf anatomischen Grundlagen die Folgen der Rektumresektion aufzeigen, um anschließend die pathophysiologischen Grundlagen und die Konsequenzen der verschiedenen Rektumersatzverfahren zu analysieren.

Resektion

Das mittlere und das distale Rektum liegen extraperitoneal, eingebettet im starren Kanal des kleinen Beckens. Das proximale Rektum klebt am Sakrum und der lymphovaskuläre Stiel an der Aortenvorderwand. Somit hat das ganze Rektum eine enge Beziehung zur vegetativen Nervenversorgung von Samenblase, Prostata, Sexualorganen und Harnblase, die prä-/paraaortal und sakral dorsolateral verläuft. Die Resektionsfolgen hängen weitgehend vom Ausmaß der Rektumresektion bez. der Lymphadenektomie und von der gewählten Operationstechnik ab. In der Literatur ist die Morbidität bez. Blasenfunktionsstörung und Sexualität nach APR wesentlich höher als nach sphinktererhaltender Resektion. Da heutzutage vielfach bis an den proximalen Analkanal oder intersphinktär noch weiter nach kaudal reseziert wird, ist der Unterschied bedeutend kleiner geworden. Einen wesentlichen Einfluß auf die Morbidität hat das Ausmaß der Lymphadenektomie. Während in den westlichen Ländern die konventionelle Lymphadenektomie [9] durchgeführt wird, favorisieren japanische Chirurgen die sogenannte erweiterte oder radikale Lymphadenektomie [11, 16].

Die konventionelle Lymphadenektomie bedeutet die Entfernung des Mesorektums und des gesamten lymphovaskulären Stiels innerhalb der Fascia rectalis viszeralis bis zum Abgang der AMI. Lateral bleiben die hauchdünne endopelvine Faszie und dorsal die parietale Rektumfaszie stehen. Hauptgefahrenpunkte zur Verletzung vegetativer Nerven liegen bei dieser Technik an 4 Stellen: An der Aorta prä- und paraaortal sind die sympathischen Nervenfasern gefährdet, auf der Fascia parietalis des Sakrums die sympathischen Nni hypogastrici (diese kleben meist auf der Fascia rectalis visceralis und können leicht verletzt werden), auf dem dorsolateralen Beckenboden der Plexus pelvinus und ventral der Denonvillier-Faszie auf Höhe Samenblasen und Prostata die parasympathischen Nni errigentes. Während sowohl die Impotenzrate als auch die Rate der Blasenfunktionsstörungen in den 70 und 80-er Jahren bis zu 40% betrugen, fallen die neueren Resultate dank übersichtlicher Operationstechnik innerhalb anatomischer Leitschichten d. h.nervenschonender totaler mesorektaler Resektion günstiger aus. Es werden praktisch keine Blasenfunktionsstörungen mehr beobachtet, und die Fähigkeit zu Kohabitation und Orgasmus konnte in der neuesten Serie von Enker bei 86% der Männer und 91% der Frauen erhalten werden [5]. Einzig prognostisch signifikanter Faktor war das Alter, indem keiner der Männer unter 60 Jahren über sexuelle Störungen klagte.

Bei der erweiterten Lymphadenektomie wird nebst der totalen mesorektalen Resektion die ein- oder beidseitige Lymphadenektomie entlang der Iliaca-interna-Gefäße und der distalen Aorta durchgeführt. Dazu muss die endopelvine parietale Faszie lateral entfernt werden, was zu Läsionen des vegetativen Nervensystems führt. Bei fortgeschrittenem Tumorstadium werden die Iliaca-interna-Gefäße mitreseziert. Die Technik der erweiterten Lymphadenektomie erhöht die Inzidenz von Störungen der Blasen- und Sexualfunktion, wobei mit einer Störung der Blasenfunktion in 18–80% und der Sexualfunktion bis zu 76% zu rechnen ist [12]. Über eine geringere Morbidität dank neuerer nervensparender Techniken und nur einseitig erweiterter Lymphadenektomie wurde kürzlich von Moriya aus Japan berichtet [17].

Konsequenzen der verschiedenen Rektumersatzverfahren

Ist die Sphinktererhaltung aus onkologischen Gründen gerechtfertigt, kann das Rektum mittels Kolon oder Ileum ersetzt werden. Vier Verfahren sind möglich:

- Die gerade koloanale Rekonstruktion
- Die Kolon-J-Pouch-anale Rekonstrutkion
- Die ileozökale Interpsosition zwischen Colon descendens und Analkanal
- Die Ileum-J-Pouch-anale Rekonstruktion

Allen diesen Verahren gemeinsam ist, daß die vegetative Nervenversorgung des Dickdarmes und damit die Propulsionsfähigkeit und die Compliance des Kolons mehr oder weniger gestört bleiben. Dies kommt zum Teil daher, weil das gesamte linksseitige Kolon bis zur li Flexur aus dem Plexus pelvinus parasympathisch versorgt wird [26]. Die koloanale Rekonstruktion nach totaler mesorektaler Rektumresektion bedingt eine Mobilisation des gesamten linksseitigen Kolons bis zur Colica-media-Gefäßachse, um genügend Länge zu erhalten. Dadurch wird die extrinsische parasympathische Nervenversorgung zerstört. Die Konstruktion eines Kolon-J-Reservoirs erfordert eine langstreckige Kolotomie in J-Form. Dabei wird zusätzlich die intrinsische Nervenversorgung teilweise zerstört. Insgesamt nimmt dadurch die propulsive Aktivität des Kolons ab. Die zunehmende Abnahme der elektrischen Potentiale vom proximalen zum distalen J-Pouchschenkel wurde kürzlich elektromyographisch nachgewiesen [26]. Im Gegensatz zur vegetativen Nervenversorgung des linksseitigen Hemikolon werden Dünndarm und rechtsseitiges Hemikolon aus dem Truncus coeliacus versorgt [25]. Dadurch bleiben die extrinsische sympathische und parasympathische Nervenversorgung bei der Bildung der Ileum-J-Pouch- und der ileozökalen Interposition erhalten.

Welches sind nun die pathophysiologischen Konsequenzen der verschiedenen Rektumersatzverfahren? Zur Bewertung der einzelnen Verfahren werden diejenigen klinischen Parameter verwendet, welche die Defäkationsqualität und damit teilweise die Lebensqualität bestimmen. Die Funktion des Neorektums ist am zuverlässigsten anhand der Endpunkte Stuhlfrequenz, Stuhlschmieren, Urge-Symptomatik sowie anhand der Evakuationsstörungen, d.h. der fragmentierten, erschwerten oder gar unmöglichen Entleerung zu beurteilen. Da objektive Meßparameter der ano-neorektalen Funktion nicht immer mit subjektiven Empfindungen und klinischen Befunden übereinstimmen, berücksichtigt die nunfolgende Analyse die bedeutenden klinischen Publikationen der letzten 10 Jahre [26].

Die gerade koloanale Rekonstruktion mit Verwendung von Colon descendens führt verglichen mit dem normalen Rektum zur Verminderung von Kapazität und Compliance. Dadurch treten Störungen der neorektalen Funktion vor allem im ersten postoperativen Jahr und nach postoperativer Strahlentherapie auf. Ein Jahr postoperativ (Tabelle 6.1) haben noch ca ein Drittel der Patienten Kontinenzstörungen, durchschnittlich 37% der Patienten geben mehr als 3 Stuhlentleerungen/Tag an, 15% beklagen Urge-Symptomatik und 29% multiple Evakuationen d.h. Stuhlfragmentierung.

6,4% der Patienten haben eine irrigationsbedürftige inkomplette Evakuation und weitere 24% benützen Laxativa auf natürlicher Basis. 4,5 Jahre postoperativ hatten 43% von 81 Patienten aus dem Sloan-Memorial Kettering Cancer Center [19] eine mäßige bis schlechte Defäkationsqualität. 50% dieser Patienten hatten eine adjuvante Radiotherapie. Trotzdem waren 74% der Patienten mit dem subjektiven Operationsresultat zufrieden.

Die Konstruktion eines Kolon-J-Reservoirs erhöht die Reservoirkapazität und die Compliance (Tabelle 6.2). Dadurch steigt die Kontinenzrate auf 87%, 11% der Patienten haben über 3 Stuhlentleerungen täglich und 8,8% beklagen Urge-Symptomatik. Andererseits ist die Motilität wegen Störung des Extrinsic- und teilweise des Intrinsic-Systems des linksseitigen Kolons vermindert. Die Konsequenzen sind multiple Evakuationen in 21% der Fälle und erschwerte Entleerungen in 22% .

Betrachtet man die 4 zur Zeit vorliegenden randomisierten Studien [8, 10, 18, 21], welche die gerade mit der J-Pouch-Rekonstruktion vergleichen, zeigt sich bei den Pouchpatienten in allen Arbeiten eine signifikant niedrigere Stuhlfrequenzrate (Tabelle 6.3). Die Urge-Symptomatik und die Kontinenzrate sind in je einer Arbeit signifikant besser bei Pouchpatienten. Signifikant mehr Pouchpatienten hatten Evakuationsstörungen. Grund dafür ist möglicherweise die Pouchlänge. In der neuesten Arbeit von Hallbook [8] mit Pouchlänge zwischen 6–8 cm hatten nur noch 2 von 42 Patienten das Gefühl der inkompletten Evakuation.

Die Resultate nach restaurativer Proktokolektomie mit Ileum Reservoir sind von der Art der Grundkrankheit abhängig (Tabelle 6.4). Nach Polyposis coli bzw. Polypo-

Tabelle 6.1. Die „gerade" koloanale Rekonstruktion..

	%	(Bereich)
Kontinenz	67	30–87
Frequenz (>3/Tag)	37	8–61
Urge	15	6–46
Entleerung:		
- fragmentiert	29	21–34
- erschwert (Laxativa)	12	6–19
- unmöglich (Irrigation)		

Tabelle 6.2. Die Kolon-J-Pouch-anale Rekonstruktion.

	%	(Bereich)
Kontinenz	87	77–100
Frequenz (>3/Tag)	11	0– 33
Urge	9	0– 22
Entleerung:		
- fragmentiert	21	0– 52
- erschwert (Laxativa)	23	0– 52
- unmöglich (Irrigation)	25	0– 50

sis-assoziiertem Karzinom bleiben 87% der Patienten kontinent, jedoch haben alle Patienten über 3 Stuhlentleerungen, d.h. durchschnittlich 5–6 Entleerungen täglich. Evakuationsstörungen beklagen 7% und 42% bedürfen Loperamid zur Drosselung der Stuhlfrequenz.

Nach ileozökaler Interposition (Tabelle 6.5) bleiben 88% der Patienten vollständig kontinent. 37% haben 1 Jahr postoperativ > 3 Stuhlentleerungen täglich und 13% beklagen Urgesymptome, d.h. eine verkürzte Warnperiode. Dabei handelt es sich um all jene Patienten, welche postoperativ eine Anastomosenstenose oder eine Radiotherapie hatten. Dieselben 13% hatten fragmentierte Entleerungen, welche nach analer Dilatation kurzfristig besser wurden.

Welches sind nun die objektiven funktionellen Folgen nach Rektumersatz? Diese sind schwierig auszuwerten, da zur Messung der analen Sphinkterfunktion in der Li-

Tabelle 6.3. „Gerade" versus Kolon-J-Pouch-anale Rekonstruktion. (4 randomisierte Arbeiten/1 Jahr follow-up)

	%	(Bereich)
Kontinenz	70	87
Frequenz (>3/Tag)	73	33
Urge	15	3
Entleerung inkomplett	19	32

Ortiz, 1995, Col Dis Rectum
Seow Choen, 1995, Br J Surg
Hallbook, 1996, Ann Surg
Ho, 1996, Br J Surg

Tabelle 6.4. Die Ileum-J-Pouch-anale Rekonstruktion.

	%	(Bereich)
Kontinenz	87	76–100
Frequenz (>3/Tag)	100	
Urge	—	
Entleerung:		
- erschwert	7	
- Loperamid	42	10–79

Tabelle 6.5. Die ileozökale Interposition (N=23/1-Jahres follow-up).

	%
Kontinenz	88
Frequenz (>3/Tag)	37
Urge	13
Entleerung:	
- fragmentiert	13

teratur verschiedene Meßsysteme verwendet wurden, welche einen Vergleich nicht gestatten. Zudem ist die Sphinktermanometrie ungeeignet, Störungen der Feinkontinenz zu objektivieren und einer exakten Kontinenzanamnese zu unterlegen. Die Proktometrographie mittels Ballonmethode zur Messung von Kapazität und Compliance ist eine ungenaue Methode, da der perirektale Widerstand nicht berücksichtigt wird und weil das Rektum ein nach oral offenes System mit Ausweichmöglichkeit des Meßballons ist. Im Bewußtsein dieser Einschränkungen zeigt die Auswertung der neueren Literatur, daß die anorektale Funktion nach Rektumersatz objektiv wenig gestört ist. Der Sphinkterruhedruck bleibt einzig nach Low-anal-Anastomose erniedrigt, wogegen der Preßdruck nach allen Ersatzverfahren intakt bleibt. Die neorektale Kapazität und Compliance sind nach gerader koloanaler Rekonstruktion auch 1 Jahr postoperativ im Vergleich zu den Reservoirverfahren erniedrigt.

Objektive Daten, welche die Entleerung des Neorektums nach zuverlässigen Endpunkten untersuchten, sind in der Literatur wenige vorhanden. Sowohl aus Veränderungen des anorektalen Winkels als auch des Beckenbodendeszensus können keine klinisch relevanten Schlußfolgerungen gezogen werden, da viele Patienten trotz pathologischem Winkel keine Kontinenz- bezw. Defäkationsstörungen aufweisen. Die „flap valve theory" muß somit überdacht werden.

Transitzeitmessungen nach Kolon-J-Pouch und nach ileozökaler Interposition ergaben weder mit dem Markertest noch mit der Szintigraphie pathologische Resultate im Vergleich zum Normkollektiv.

Zusammenfassend zeigen die dargestellten Resultate, daß die Folgen des Rektumverlustes heutzutage äußerst gering sind. Die Blasen- und Sexualfunktion bleibt bei über 80% der Patienten gut dank nervensparender Operationstechniken. Die Defäkationsqualität gemessen an den Endpunkten Kontinenz, Frequenz, Urge und Entleerung wird ebenso von über 80% der Patienten mit Reservoirrekonstruktion als gut bis sehr gut angegeben. Erstaunlicherweise bleibt die anorektale Funktion nach Darmbeutelbildung objektiv wenig gestört. Maßgebliche Probleme trotz Reservoirbildung sind Störungen der Feinkontinenz nach Low-anal-Anastomose und fragmentierte Entleerung wegen Narbenstenose der analen Anastomose.

Literatur

1. Berger A, Tiret E, Parc R, et al (1992) Excision of the Rectum with Colonic J Pouch-Anal Anastomosis for Adenocarcinoma of the Low and Mid Rectum. World J Surg 16:470–477
2. Cohen AM (1993) Colon-J-pouch rectal reconstruction after total or subtotal proctectomy. World J Surg 17:267–270
3. Cohen MA, Enker WE, Minsky BD (1990) Proctectomy and coloanal reconstruction for rectal cancer. Dis Colon Rectum 33:40–43
4. Eigler FW (1991) Die peranale Anastomose nach tiefer Rectumresektion. Chirurg 62:12–16
5. Enker WE (1992) Potency,cure, and local control in the operative treatment of rectal cancer. Arch Surg 127:1396–1402
6. Enker WE, Pilipshem SJ, Heilweil ML (1986) En bloc pelvic lymphadenectomy and sphincter preservation in the surgical management of rectal cancer. Ann Surg 203:426–433
7. Fielding LP, Fenoglio-Preiser CM, Freedman LS (1992) The future of prognostic factors in outcome prediction for patients with cancer. Cancer 70:2367–2377
8. Hallbook O, Pahlman L, Krog M, Wexner SD, Sjodahl R (1996) Randomized comparison of straight and colonic J pouch anastomosis after low anterior resection. Ann Surg 224:58
9. Heald RJ, Ryall RDH (1986) Recurrence and survival after total mesorectal excision for rectal cancer. Lancet i:1479–1482

10. Ho YH, Tan M, Seow-Choen F (1996) Prospective randomized controlled study of clinical function and anorectal physiology after low anterior resection: comparison of straight and colonic J pouch anastomosis. Br J Surg 83:978–980
11. Hojo K, Koyama Y, Moriya Y (1982) Lymphatic spread and its prognostic value in patients with rectal cancer. Am J Surg 144:350–353
12. Hojo K, Vernava AM, Sugihara K, Katumata K (1991) Preservation of urine voiding and sexual function after rectal cancer surgery. Dis Colon Rectum 34/7:532–539
13. Karanjia ND, Schache DJ, North WRS, Heald RJ (1990) Close shave in anterior resection. Br J Surg 77:510–512
14. McAnena OJ, Heald RJ, Lockhart-Mummery HE (1990) Operative and functional results of total mesorectal excision with ultra-low anterior resection in the management of carcinoma of the lower one-third of the rectum. Surg Obstet Gynecol 170:517–521
15. Moran BJ, Blenkinsop J, Finnis D (1992) Local recurrence after anterior resection for rectal cancer using a double stapling technique. Br J Surg 79:836–838
16. Moriya Y, Hojo K, Sawada T, Koyama Y (1989) Significance of lateral node dissection for advanced rectal carcinoma at or below the peritoneal reflection. Dis Colon Rectum 32:307–315
17. Moriya Y, Sugihara K, Akasu T, Fujita S (1997) Importance of extended Lymphadenectomy with lateral node dissection for advanced lower rectal cancer. World J Surg 21:728–732
18. Ortiz H, DeMiguel M, Armendariz P, Rodriguez J, Chocarro C (1995) Coloanal anastomosis: are functional results better with a pouch? Dis Colon Rectum 38:375
19. Paty BP, Enker WE, Cohen AM, Minsky BD, Friedlander-Klar H (1994) Long-term functional results of coloanal anastomosis for rectal cancer. Am J Surg 167:90–95
20. Paty PB, Enker WE (1992) Coloanal anastomosis following low anterior resection. Hepatogastroenterology 39:202–206
21. Seow-Choen F, Goh HS (1995) Prospective randomized trial comparing J colonic pouch-anal anastomosis and straight coloanal reconstruction. Br J Surg 82:608
22. Schumpelik V, Braun J (1991) Rectumresektion mit coloanaler Anastomose Ergebnisse der Kontinenz und Radikalität. Chirurg 62:25–31
23. Schumpelick V, Braun J (1996) Die intersphinktere Rektumresektion mit radikaler Mesorektumexcision und coloanaler Anastomose. Chirurg 67:110–120
24. von Flüe M, Rothenbühler JM, Helwig A, Beglinger C, Stalder GA, Harder F (1995) Sphinktererhaltende Chirurgie bei Tumoren des mittleren und distalen Rektum: Methoden, Indikation und Grenzen. Schweiz Med Wschr 125:278–294
25. von Flüe M, Degen L, Beglinger C, Helwig A, Rothenbühler JM, Harder F (1996) Ileo-cecal reservoir reconstruction with physiological function after total mesorectal cancer excision. Ann Surg 224:204–212
26. von Flüe M, Harder F (1997) Resultate nach ileocökaler Interposition. In: von Flüe M, Harder F (eds) Rektumchirurgie. Springer Verlag, Heidelberg
27. Williams NS (1984) The rationale for preservation of the anal sphincter in patients with low rectal cancer. Br J Surg 71:575–581

7 Der zystektomierte Patient

P. Jung

Der weitaus häufigste Grund zur Zystektomie ist der maligne Tumor im kleinen Becken, wobei hier der primäre Blasentumor im Vordergrund steht. Daneben können fortgeschrittene Tumoren des Rektums oder ausgedehnte gynäkologische Tumore zur Zystektomie zwingen.

Bei den Blasentumoren handelt es sich in erster Linie um Transitionalzelltumoren, deren Häufigkeit in den letzten 20 Jahren stetig zunahm. Der Blasentumor ist in den Vereinigten Staaten bei Männern mit 9% aller Tumoren der 4. häufigste Tumor.

Etwa 70% der erstmanifestierten Blasentumore sind oberflächlich, werden durch transurethrale Resektion behandelt, neigen zwar zu Rezidiven, sind aber für den Lebenskomfort des Patienten nicht einschränkend.

Bis zu 30% der Blasentumoren sind jedoch bei Erstmanifestation infiltrierend. Hier ist bei einem Großteil der Patienten die Zystektomie angezeigt, abhängig von anderen Faktoren neben der Eindringtiefe, wie etwa Grading oder Metastasierung.

Beim Mann beinhaltet die radikale Zystektomie die Entfernung von Harnblase, Prostata und Samenblasen.

Bei der Frau wird neben der Harnblase auch Harnröhre, Uterus, Ovarien und vordere Vaginalwand reseziert.

Der Patient in dieser Situation steht also nun vor einer Reihe von sich überlagernden Problemen:

Zum einen ist da die Tatsache des fortgeschrittenen Tumors mit seiner die Lebenszeit einschränkenden Prognose, mit der Möglichkeit der Fernmetastasierung und des lokalen Rezidivs.

Das zweite Schreckensbild ist der Verlust der Blase mit ihrer Funktion als Harnreservoir, als kontinentem Organ mit der Fähigkeit der bewußten Entleerung.

Der dritte Punkt ist der fast immer mit der Operation einhergehende Erektionsverlust beim Mann und auch bei der Frau die Störung der Sexualität durch den Verlust der inneren Genitale und die Veränderung der Vagina.

Bei der radikalen Zystektomie beim Mann kommt es im Rahmen der Prostatektomie zur Durchtrennung des neurovaskulären Bündels, welches seitlich der Prostata verläuft und durch die Innervation der Corpora cavernosa zum Zustandekommen der Erektion verantwortlich ist. Diese Nerven sind mikroskopisch klein und während der Operation nicht zu sehen, so daß Schlegel und Walsh (1987) vorschlugen, die Kapselgefäße der Prostata als Landmarke anzusehen.

Aus der gleichen Klinik aus Baltimore (Walsh et al. 1987) kommt eine Studie, die die Nachkontrolle von 76 Patienten zeigt, welche einer nerverhaltenden Zystoprostatektomie unterzogen wurden. Die Verteilung der Tumorstadien zeigte immerhin bei 40 Prozent ein lokal sehr fortgeschrittenes Geschehen, aber auch bei 25% der Patienten zum Zeitpunkt der Zystektomie nur noch kein bis geringes oberflächliches Tumorwachstum. Im Vergleich mit der Literatur zeigte sich für 5-Jahresüberlebensrate und für die Rate der lokalen Rezidive kein erhöhtes Tumorrisiko durch die eingeschränkte Radikalität der Operation. Der Erhalt der erektilen Potenz wurde in 64% berichtet.

Einschränkend zu der Operationsmethode, die bei der radikalen Prostatektomie entwickelt wurde, ist zu sagen, daß man bei dem Tumorrezidiv des Blasentumors im kleinen Becken nur geringe Möglichkeiten der Tumorbeherrschung hat, ganz im Gegensatz zum Lokalrezidiv des Prostatakarzinoms, welches durch Hormonablation oder Radiatio einer weiteren Therapie gut zugänglich ist. Dies bedeutet, daß die erektionsprotektive Operation wirklich nur beim lokal nicht fortgeschrittenen Tumor, der nicht am Blasenboden lokalisiert ist, erwogen werden sollte, mit der Einschränkung, daß eine verläßliche präoperative Tumorausdehnung beim Blasentumor auch mit bildgebender Diagnostik nicht möglich ist.

Zur Behandlung der erektilen Dysfunktion bieten sich in erster Linie die Schwellkörperautoinjektionstherapie mit vasoaktiven Substanzen oder die Implantation einer Penisprothese an.

Für Frauen besteht das Risiko des Funktionsverlustes der Vagina mit Dyspareunie. Vaginalwanderhaltende Techniken sind erlaubt, wenn der Blasentumor nicht im Trigonum oder Blasenboden lokalisiert ist. Desweiteren ist bei der Operation darauf zu achten, daß der Introitus vaginae nicht eingeengt wird.

Jakse et al. (1990) berichten über die Erfassung von Sexualstörungen bei 19 zystektomierten Frauen, bei denen die Harnableitung über ein Conduit erfolgte. Bei 10 Patientinnen verminderte sich die Frequenz des Geschlechtsverkehrs, davon wurde bei 6 Patientinnen gänzlich auf Geschlechtsverkehr verzichtet, 4 davon wegen Dyspareunie. Bei 11 Patientinnen war der Geschlechtsverkehr schmerzhaft. Ein Großteil der Patientinnen sah jedoch auch in dem Stomabeutel einen Grund für die Einschränkung der Sexualität. Interessant in dieser retrospektiven Studie war, daß lediglich 2 Patientinnen angaben, hinsichtlich ihrer Sexualstörungen präoperativ aufgeklärt worden zu sein

Schover und v. Eschenbach (1985) berichteten über 9 Patientinnen nach Zystektomie, von denen 4 initial unter starker Dyspareunie klagten, die bei dreien noch nach Jahren persistierte. Während 6 Patientinnen eine unveränderte Orgasmusfähigkeit angaben, nahm bei vier die GV-Frequenz ab.

Neben der Veränderung der Sexualität durch rein anatomisch-physiologische Veränderungen im kleinen Becken bedingt die Harnableitung selbst eine einschneidende Veränderung des Lebens. An Möglichkeiten existieren Harnableitungen mit Stoma, die entweder als nasse Stomata fungieren, etwa das Ileum oder Kolon-Conduit, oder die Ureterhautfistel; oder aber sie sind trocken, das heißt ein Harnreservoir mit einem kathetrisierbaren kontinenten Stoma.

Daneben gibt es Möglichkeiten der inneren Harnableitung, etwa der Anschluß eines intestinalen Harnreservoirs an die Harnröhre im Sinne einer Blasensubstitution, oder die Harnableitung in den Darm, wie etwa die Ureterosigmoideostomie oder der Mainz-Pouch II.

Welchem Patienten sollte nun welche Harnableitung angeboten werden, wie ist etwa derjenige herauszufiltern, der mit dem Conduit bestmöglich versorgt ist oder derjenige, der stomafrei behandelt werden muß.

Es existieren einige Untersuchungen zur Erfaßung psychosozialer Veränderungen bei Patienten mit Harnableitung.

Asa Mansson (1988) etwa berichtet über 28 Männer und 6 Frauen im Alter von 46 bis 79 Jahren, von denen bei 20 ein Ileum-Conduit angelegt wurde und bei 14 Patienten ein kontinenter Pouch. Die Nachbeobachtungszeit war bei 21 Patienten zwischen 1 und 5 Jahren, bei 13 Patienten über 5 Jahre.

Es wurden zunächst nach Erinnerungen aus der direkt präoperativen Zeit gefragt. Ähnlich große Gruppen sprachen bei der Einweisung in die Klinik von Erleichterung, von Angst beziehungsweise von Indifferenz. Nur ein Patient erlebte die direkt präoperative Zeit stark beunruhigt, ein Viertel war erschreckt, die meisten reagierten gelassen.

Von den Patienten, die bezüglich ihrer neuen Situation ein starkes Diskussionsbedürfnis hatten, fanden fast zur Hälfte im Krankenhauspersonal Gesprächspartner.

Zwei Drittel der Patienten empfanden die frühe postoperative Zeit als schwierig bis sehr schwierig. In dieser Phase erfolgte bei fast der Hälfte der Patienten Hilfe von Verwandten, nur bei wenigen durch medizinisches Personal, ein Großteil der Patienten erinnert sich nicht an Hilfe.

Lange nach der Harnableitung geben etwa jeweils ein Drittel der Partienten körperliche bzw. psychische Probleme an, 3 von 34 berichten über Probleme aus beiden Richtungen, etwa ein Viertel der Patienten ist beschwerdefrei. Zirka 40% der Patienten finden niemanden, der ihnen bei der Bewältigung der Probleme hilft, dem Rest wird von Ärzten oder medizinischem Personal geholfen.

Diese Studie, die nicht nach der Art der Harnableitung unterscheidet, zeigt doch die Vielzahl an Unzufriedenheiten im Rahmen der Harnableitung.

Boyd et al. (1987) berichten vergleichend über die Lebensqualität von 87 Patienten mit Ileum-Conduit bzw. 85 Patienten mit Kock-Pouch. Letztere Gruppe wurde noch unterschieden in diejenigen Patienten mit primärer Pouchanlage und diejenigen, bei denen ein Ileum-Conduit in einen Pouch umgewandelt wurde.

Betrachtet man in den Fragebögen die Fragen nach depressiven Stimmungen, so sind die am wenigsten häufig bei Conduit-Patienten.

Die Zufriedenheit überhaupt mit der Harnableitung ist sehr hoch, wobei den höchsten Zufriedenheitsgrad die Patienten mit Undiversion erreichten.

Werden die sexuellen Aktivitäten vor und nach Operation befragt, so gibt sich das ungünstigste Verhalten in der Gruppe der Ileum-Conduit-Patienten, das weitaus günstigste Ergebnis in der Gruppe, die beide Harnableitungen kennt und nun einen Pouch hat.

Eine weitere Studie wurde von Bjerre et al. (1995) vorgelegt. Sie untersucht die Lebensqualität von 38 Patienten mit Ersatzblase gegenüber 29 Patienten mit Ileum-Conduit. Es werden Interviews durchgeführt und Fragebogen beantwortet. Obwohl in der Gruppe der mit der Zielsetzung der Kontinenz operierten Patienten deutlich häufiger der Urinverlust auftrat, fühlten sich die Patienten in der Ileum-Conduit-Gruppe von dem Urinverlust wesentlich mehr beeinträchtigt, möglicherweise deswegen, weil der Urinverlust bei Conduit-Patienten etwa bei undichtem Beutel gleich sehr dramatisch ist.

An der Abwendung von präoperativen Aktivitäten läßt sich sehen, daß ein Patient mit Blasenersatz eher wieder seine präoperative Lebensgewohnheiten aufnimmt.

Eine Mainzer Gruppe (Filipas et al. 1997) untersuchte Fragen zur Lebensqualität bei Patienten mit Ileum-Conduit und Mainz-Pouch I bzw. II, das heißt kontinenten Harnableitungen mit Stoma bzw. Harnableitung in den Darm, mittels Interviews und Fragebögen.

Das Ergebnis dieser Studie war, daß Patienten mit benigner Grunderkrankung im Berufsleben und von unauffälliger psychischer Struktur eher von der kontinenten Harnableitung profitierten, während Patienten mit maligner Grunderkrankung eher mit dem Conduit zurechtkamen. Dementsprechend sollten Grunderkrankung und Beschäftigungssituation schon bei der Indikationsstellung zur Entscheidung für eine bestimmte Harnableitung beitragen.

Es muß also bedacht werden, daß bei der Entfernung der Blase einige wichtige Faktoren für die postoperative Zeit des Patienten von Bedeutung sind: 1. Die Operation sollte zwar radikal durchgeführt werden, aber sie sollte nicht verstümmelnd sein; so sollte bei der Frau auf einen ausreichenden Introitus vaginae geachtet werden, die Vagina sollte nicht zu sehr verengt werden, eine Kürzung ist nicht zu vermeiden; beim Mann kann eventuell - abhängig von Tumorstadium und -lokalisation einseitig das Gefäßnervenbündel geschont werden, um die Chance auf den Erhalt der erektilen Potenz zu wahren. 2. Bezüglich der Harnableitung sollten dem Patienten alle Möglichkeiten geschildert, die Konsequenzen dargelegt und je nach Alter, Geschlecht, Aktivität, Geschicklichkeit gemeinsam eine Harnableitung gewählt werden.

Literatur

Bjerre BD, Johansen C, Steven K (1995) Health-related quality of life after cystectomy: bladder substitution compared with ileal conduit diversion. A questionnaire survey. Br J Urol 75:200–205

Boyd SD, Feinberg SM, Skinner DG, Lieskovsky G, Baron G, Richardson J (1987) Quality of life survey of urinary diversion patients: comparison of ileal conduits versus continent Kock ileal reservoirs. J Urol 138:1386–1389

Filipas D, Egle UT, Büdenbender C, Fisch M, Fichtner J, Hoffmann SO, Hohenfellner R (1997) Quality of life and health in patients with urinary diversion: a comparison of incontinent versus continent urinary diversion. Eur Urol 32:23–29

Jakse G, Appinger P, Leyh H, Altwein JE, Hartung R (1990) Sexualstörungen bei Blasenkarzinompatientinnen nach Zystektomie. Aktuel Urol 21:64–68

Mansson A, Johnson G, Mansson W (1988) Quality of life after cystectomy. Comparison between patients with conduit and those with continent caecal reservoir urinary diversion. Br J Urol 62:240–245

Schlegel PN, Walsh PC (1987) Neuroanatomical approach to radical cystoprostatectomy with preservation of sexual function. J Urol 138:1402–1406

Schover LR, von Eschenbach AC (1985) Sexual function and female radical cystectomy: a case series. J Urol 134:465–468

Walsh PC, Epstein JI, Lowe FC (1987) Potency following radical prostatectomy with wide unilateral excision of the neurovascular bundle. J Urol 138:823–827

Teil III

Chirurgie der Motilität

Intestinale Verlängerung und antiperistaltische Segmente zur Steigerung der Transitzeit 8

P. F. Heeckt und H. G. Beger

Eine Verlängerung der intestinalen Passage kann theoretisch durch eine Vielzahl von Methoden erreicht werden. Zunächst kommt eine Beeinflußung der Motilität durch pharmakologische Verlangsamung der Peristaltik in Betracht. Durchschlagender therapeutischer Erfolg kann hierbei allerdings nur erwartet werden, wenn das Erfolgsorgan eine ausreichende Länge aufweist und die verkürzte Transitzeit hauptsächlich auf gesteigerter Peristaltik beruht. In der Regel geht es jedoch um den Ausgleich nicht mehr vorhandener Dünn- und Dickdarmstrecke. Mehrere alternative chirurgische Verfahren zur Transitverlängerung wurden mit wechselndem Erfolg experimentell und vereinzelt auch klinisch erprobt. Nachfolgend sollen zwei Verfahren vorgestellt werden, die sich in der klinischen Anwendung bereits bewährt haben.

Intestinale Verlängerung

Eine chirurgische Technik zur realen Verlängerung des Dünndarms wurde erstmals 1980 von Bianchi im Tiermodell beschrieben [3]. Hierbei wird der verbliebene Dünndarm longitudinal geteilt und in zwei separate Röhren mit jeweils eigener Blutversorgung umgeformt. Diese Technik wird durch die Aufzweigung der Mesenterialgefäße vor dem Eintritt in die Darmwand mit separater Versorgung der Darmhälften ermöglicht. Die luminal um die Hälfte verschmälerten Darmabschnitte werden dann isoperistaltisch End-zu-End anastomosiert (Abb. 8.1). Bianchi führte diese Technik initial bei sieben Schweinen durch, von denen zwei an Obstruktion und Anastomoseninsuffizienz verstarben. Die restlichen Versuchstiere überstanden die Operation mit gutem Erfolg. Vier Jahre nach diesen Versuchen berichtete Bianchi über den Einsatz seiner Methode bei vier Kindern mit Kurzdarmsyndrom (Darmlänge 25–37 cm). Alle Kinder erlangten im postoperativen Verlauf enterale Autonomie und konnten gänzlich von der parenteralen Ernährung entwöhnt werden [4]. Klinisch wurde diese Technik weltweit bisher bei über 30 Patienten in verschiedenen Zentren mit gutem Erfolg ausgeführt. Eine signifikante Verbesserung des Ernährungszustandes war bei ca. 90% der Patienten zu verzeichnen, obwohl nicht alle auf komplett orale Kost umgestellt werden konnten [5, 23, 24, 25, 28]. Bei Kindern besteht allerdings häufig bei angeborenem Kurzdarm eine Unfähigkeit zur oralen Nahrungsaufnahme, die erst mühsam wieder erlernt werden muß [22]. Der Anteil der Patienten, bei denen durch diese Methode enterale Autonomie, d. h. Wiedererlangung der Fähigkeit ausschließlicher oral/enteraler Nahrungsaufnahme erreicht werden kann, liegt in den einzelnen kleinen Serien von maximal 9 Patienten zwischen 30 und 80%. Eine im postoperativen Verlauf mög-

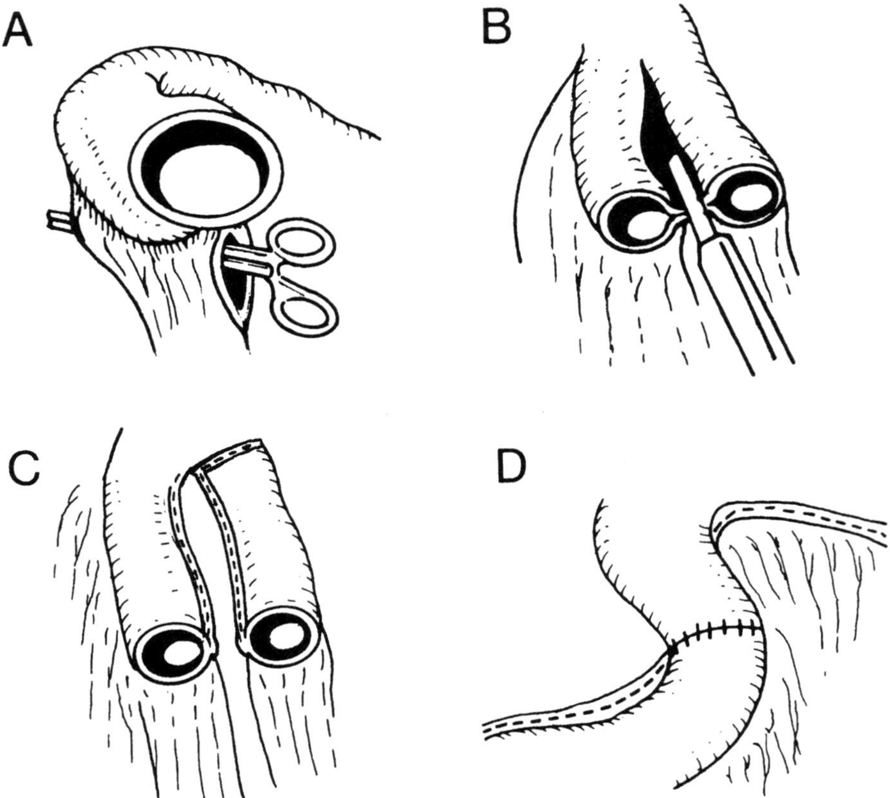

Abb. 8.1. Schematische Darstellung der Technik nach Bianchi zur intestinalen Verlängerung und gleichzeitigen Verschmälerung. Nach der longitudinalen Trennung des Mesenteriums mit den darin verlaufenden Gefäßen (A) wird ein Klammernahtgerät eingeführt (B), um den Darm zu teilen (C). Die resultierenden Darmabschnitte können dann isoperistaltisch oder theoretisch sogar antiperistaltisch End-zu-End anastomosiert werden (D).

liche Verringerung der parenteral zugeführten Ernährungsmenge war bei 20–70% möglich [7, 9]. In einer sorgfältig durchgeführten Studie von Weber et al. war die Stuhlfrequenz 6 Monate postoperativ auf 3 ± 1 gegenüber einem präoperativen Wert von 8 ± 2 gefallen. Die Transitzeit stieg von 52 ± 14 auf physiologische 205 ± 28 Minuten und die Absorption für D-Xylose als Maß der intestinalen Resorptionsfähigkeit von $5{,}0 \pm 2{,}0$ auf ebenfalls physiologische $22{,}4 \pm 5{,}8$ (1 h, g/dl). Der prozentuale Stuhlfettgehalt sank gleichzeitig von $40 \pm 8{,}2$ auf $18 \pm 7{,}8\%$ [30]. Es muß betont werden, daß die berichteten Ergebnisse von insgesamt nur 5 Patienten stammen und daher nicht kritiklos verallgemeinert werden dürfen. Dennoch kann man konstatieren, daß die intestinale Verlängerung, wenn sie richtig durchgeführt wird, zu guten bis sehr guten Ergebnissen führen kann.

Potentielle Risiken der intestinalen Verlängerung bestehen im postoperativen Auftreten intestinaler Fisteln (enteroenterisch, enterokutan), Anastomoseninsuffizienz, mechanischer Obstruktion bei Anastomosenstenose und partieller Nekrose der getrennten Darmhälften mit Verlust des verlängerten Segments [9, 12]. Um Nekrosen ist man zu Recht besorgt, da eine sich abwechselnde Lateralisierung der Blutversorgung zur jeweiligen Darmhälfte, die im Schweinedarm sehr deutlich ausgeprägt ist, im menschlichen Dünndarm nicht besteht. Um eine longitudinale Teilung und Klammernaht zu ermöglichen, werden die Gefäßbündel angeschlungen, abwechselnd nach rechts und links gezogen und dann das Nahtgerät (Endo-GIA) in das aufgespaltene Mesenterium eingeführt und aktiviert [11]. Eine präoperative Dilatation des Restdarmes auf einen Durchmesser von mindestens 3–4 cm scheint bei Einsatz eines Klammernahtgeräts für die longitudinale Teilung vorliegen zu müssen [18]. Neben der Vergrößerung der intestinalen Absorptionsfläche werden bei dieser Technik durch die Verschmälerung gleichzeitig etwaige negative Folgen übermäßiger Dilatation des Restdarms vermieden oder beseitigt. Die Technik kann durch mehrfache Verlängerungen, sogenannte sequentielle Verlängerung, noch optimiert werden [9]. Falls die mesenteriale Durchblutung gefährdet sein sollte, kann alternativ die Myoenteropexy nach Kimura eingesetzt werden. Bei dieser Variante der Orginaltechnik wird die zu verlängernde Darmschlinge an die gerade Bauchmuskulatur von innen angeheftet. Nach erfolgter Gefäßeinsprossung an der antimesenterialen Seite kann das Mesenterium durchtrennt und das Segment transversal geteilt werden [9, 14]. Nachteil dieser Technik ist sicherlich die fehlende Mobilität der verlängerten Segmente und die Gefahr enterokutaner Fistelbildung.

Zusammenfassend bietet diese technisch anspruchsvolle Operationsmethode gute bis sehr gute Ergebnisse bei Patienten mit einem dilatierten Restdarm, der mindestens so lang sein sollte, daß eine Verlängerung um 40–60% theoretisch zu enteraler Autonomie ausreicht. Nennenswerte klinische Erfahrungen bestehen bisher vorwiegend bei Säuglingen und Kleinkindern

Interposition antiperistaltischer Dünndarmsegmente

Die Umkehr intestinaler Segmente ist sicherlich mit Abstand am besten untersucht und am häufigsten klinisch eingesetzt worden. Die Wirkung soll durch die Unterbrechung der regulären Peristaltik und gleichzeitiger retrograder Motilität einer physiologischen Klappe ähneln.

Mehrere tierexperimentelle Untersuchungen haben gezeigt, daß die Interposition umgedrehter Dünndarmsegmente tatsächlich zu einer Verzögerung der Magenentleerung, Verlängerung der intestinalen Transitzeit und verbessertem Überleben führen kann [1, 2, 10, 13, 21]. Delaney et al. hingegen konnten keinen Vorteil des antiperistaltischen Segments bezüglich Absorption und Körpergewicht bei Hunden, denen 80% des Dünndarms reseziert worden waren, beobachten [6].

Die Zwischenschaltung eines antiperistaltischen Dünndarmsegments wurde schon früh, mit zum Teil gutem Erfolg, klinisch angewendet [10, 16, 20, 27, 29]. Eine Länge von 10-15 cm bei Erwachsenen und ca. 3 cm bei Kindern mit möglichst distaler Anlage des antiperistaltischen Interponats wurde in den meisten der über 30 bisher berichteten Fälle bevorzugt [15]. Zu lange antiperistaltische Segmente verursachen chronische Obstruktion, Gewichtsverlust und können sogar zum Tode führen. Messungen haben ergeben, daß die retrograde Peristaltik auch nach längerer Zeit noch im umgekehrten Segment bestehen bleibt [17]. Nach den Untersuchungen von Thompson et al.

lassen sich konstant retrograde Phase-III-Komplexe des Migrating Motor Complex (MMC) im antiperistaltischen Segment nachweisen. Eine nennenswerte Überleitung der MMC's vom übrigen Darm in das umgekehrte Segment findet nicht statt [26]. Pertsemlidis et al. entwickelten eine Methode zur antiperistaltischen Interposition, die eine sonst übliche Verdrehung des Mesenteriums um 180° vermeidet [16]. Die abführende Schlinge wird dabei einfach durch das Mesenterium des zuführenden proximalen Dünndarms geführt (Abb. 8.2). Eine Verlängerung der Transitzeit von 100% kann durch diese Methode erreicht werden. Enterale Autonomie wurde bei ca. 50% der Patienten erzielt. Bei den restlichen 50% der Patienten kam es immerhin zu einer Verringerung der parenteralen Ernährungsmenge [15]. Obwohl die meisten Fallberichte von einer dauernden Verbesserung der Ernährungssituation zeugen, gibt es auch Hinweise, daß es nach initialer Verbesserung zu erneuter Verschlechterung bis hin zur präoperativen Situation kommen kann [8, 19, 31].

Der Nutzen der Methode muß immer gegen das potentielle Risiko eines nekrosebedingten Verlusts dieses Abschnitts abgewogen werden. Zudem kann das Verfahren nur bei einer gewissen Restlänge des Darms angewandt werden, die nicht immer vorhanden ist.

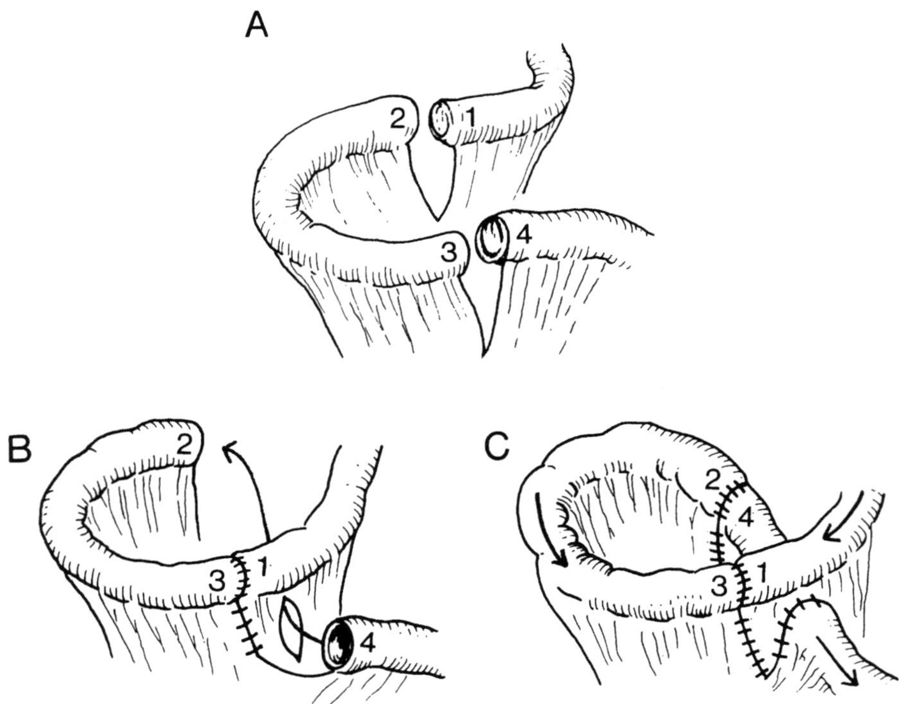

Abb. 8.2. Schematische Darstellung der operativen Konstruktion eines antiperistaltischen Dünndarmsegments nach Rygick und Nasarov. Die abführende Schlinge (4) wird durch einen Schlitz im Mesenterium der zuführenden Schlinge (1) geführt, um eine Verdrehung des Mesenteriums zu verhindern. Der verbleibende Dünndarmabschnitt (2–3) wird durch diese Maßnahme zum antiperistaltischen Segment.

Die insgesamt recht guten klinischen Ergebnisse und die relativ einfache operative Technik lassen die Interposition antiperistaltischer Segmente bei Patienten mit schwerwiegenden Komplikationen parenteraler Ernährung oder Verlust der venösen Zugänge zu einer therapeutischen Alternative werden.

Intestinale Verlängerung und die Interposition antiperistaltischer Segmente führen bei richtiger Indikationsstellung und Operationstechnik beide zu einer effektiven Steigerung der intestinalen Transitzeit mit konsekutiv besserer Nährstoffabsorption. Der Einsatz dieser Techniken ist immer dann zu überlegen, wenn eine gute Aussicht auf Wiedererlangung enteraler Autonomie besteht und/oder schwerwiegende Komplikationen der total parenteralen Ernährung aufgetreten sind.

Literatur

1. Baldwin-Price HK, Copp D, Singleton AO jr (1965) Reversed intestinal segments in the management of anenteric malabsorption syndrome. Ann Surg 161:225–230
2. Barros D'Sa AB (1979)An experimental evaluation of segmental reversal after massive small bowel resection. Br J Surg 66:493–500
3. Bianchi A (1980) Intestinal loop lengthening-a technique for increasing small intestinal length. J Pediatr Surg 15:145–151
4. Bianchi A (1984) Intestinal lengthening: An experimental and clinical review. J R Soc Med 77: 35–41
5. Boeckman CR, Traylor R (1981) Bowel lengthening for short gut syndrome. J Pediatr Surg 16: 996-997
6. Delaney HM, Parker JG, Gliedmann ML (1970) Experimental massive intestinal resection: Comparison of surgical measures and spontaneous adaptation. Arch Surg 101:599–604
7. Figueroa-Colon R, Harris PR, Birdsong E, Franklin FA, Georgeson KE (1996) Impact of intestinal lengthening on the nutritional outcome for children with short bowel syndrome. J Pediatr Surg 31:912-916
8. Fink WJ, Olson JD (1997) The massive bowel resection syndrome: Treatment with reversed intestinal segments. Arch Surg 94:700–706
9. Georgeson KE, Halpin D, Figueroa-Colon R (1994) Sequential intestinal lengthening procedures for refractory short bowel. J Pediatr Surg 29:316–321
10. Hammer JM, Seay PH, Johnston RL. (1959) The effect of antiperistaltic bowel segments on intestinal emptying time. AMA Arch Surg 79:537–541
11. Heeckt PF, Bauer AJ, Beger HG, Schraut WH (1995) Chirurgische Therapie des Kurzdarmsyndroms. Z Gastroenterol 33:15–19
12. Huskisson LJ, Brereton EM, Kiely EM, Spitz L (1993) Problems with intestinal lengthening. J Pediatr Surg 28:720–722
13. Keller JW, Stewart WRC, Westerheide R, Pace WG (1965) Prolonged survival with a paired reversed segment after massive intestinal resection. Arch Surg 91:174–179
14. Kimura K, Soper RT (1990) Isolated bowel segment (Model 1): Creation by myoenteropexy. J Pediatr Surg 25:512–513
15. Panis Y, Messing B, Rivet P, Coffin B, Hautefeuille P, Matuchansky C, Rambaud JC, Valleur P (1997) Segmental reversal of the small bowel as an alternative to intestinal transplantation in patients with short bowel syndrome. Ann Surg 225:401–407
16. Pertsemlidis D, Kark AE (1974) Antiperistaltic segments for the treatment of short bowel syndrome. Am J Gastroenterol 62:526–530
17. Pigot F, Messing B, Chaussade S, Pfeiffer A, Pouliquen X, Jian R (1990) Severe short bowel syndrome with a surgically reversed small bowel segment. Dig Dis Sci 35:137–144
18. Pokorny WJ, Fowler CL (1991) Isoperistaltic intestinal lengthening for short bowel syndrome. Surg Gynecol Obstet 172:39–43
19. Poth EJ (1969) Use of gastrointestinal reversal in surgical procedures. Am J Surg 118:893–899
20. Shepard D (1966) Antiperistaltic bowel segment in the treatment of the short bowel syndrome. Ann Surg 163:850–855
21. Stahlgren LH, Roy RH, Umana G (1964) A mechanical impediment to intestinal flow: Physiological effect on intestinal absorption. JAMA 187:41–44

22. Todo S, Tzakis A, Abu-Elmagd K (1993) Small bowel transplantation for irreversible intestinale failure. Gastroenterology 104:A26
23. Thompson JS (1987) Strategies for preserving intestinal length in the short-bowel syndrome. Dis Colon Rectum 30:208–213
24. Thompson JS, Rikkers LF (1987) Surgical alternatives for the short bowel syndrome. Am J Gastroenterol 82:97–106
25. Thompson JS, Pinch LW, Murray N, Vanderhoof, Schultz LR (1991) Experience with intestinal lengthening for the short-bowel syndrome. J Pediatr Surg 26:721–724
26. Thompson JS, Quigley EM, Adrian TE (1995) Effect of reversed intestinal segments on intestinal structure and function. J Surg Res 58:19–27
27. Venables CW, Ellis H, Smith ADM (1966) Antiperistaltic segments after massive intestinal resections. Lancet 2:1390–1394
28. Waag KL, Heller K (1990) Surgical techniques in short bowel syndrome. Progr Pediatr Surg 25: 81–89
29. Warden MJ, Wesley JR (1978) Small bowel reversal procedure for treatment of the „short gut"" baby. J Pediatr Surg 13:321–323
30. Weber TR, Powell MA (1996) Early improvement in intestinal function after isoperistaltic bowel lengthening. J Pediatr Surg 31:61–64
31. Wilmore DW, Johnson CJ (1968) Metabolic effects of small bowel reversal in treatment of short bowel syndrome. Arch Surg 97:784–791

Intestinales Pacing zur Verlängerung der Transitzeit 9

S. B. Reiser und V. Schusdziarra

Einleitung

Zahlreiche tierexperimentelle Untersuchungen [3, 4, 5] und auch klinische Studien [8] befassen sich mit der Beeinflussung von intestinaler Motilität und Resorption durch elektrische Dünndarmstimulation. Das Verfahren bietet interessante Aspekte einer zeitlich steuerbaren Einflußnahme auf die intestinale Motilität. Methodische Probleme bei der Anwendung sind teilweise noch ungelöst [7].

Ziel der vorliegenden tierexperimentellen Untersuchungen war es, die Wirkungen der elektrischen Stimulation auf Dünndarmmotilität, Resorption und intestinalen Transit unter den Bedingungen einer ausgedehnten enteralen Resektion zu untersuchen. Unter Berücksichtigung topographisch unterschiedlicher Plazierungen der Stimulationselektroden sollte die Beteiligung extramural-nervaler Mechanismen am Stimulationseffekt gezeigt werden.

Methodik

Operative Präparation

Die Untersuchungen wurden an 9 gesunden erwachsenen Beagle-Hunden durchgeführt. Folgende Eingriffe kamen zur Ausführung:

Gruppe A (4 Tiere): In Trapanal-Halothan-Narkose erfolgte eine 4/5-Dünndarmresektion mit End-zu-End-Jejuno-Ileostomie unter Belassung von ca. 10 cm des terminalen Ileums. Für die elektrische Stimulation wurde je 1 bipolare Nadelelektrode oral bzw. aboral der End-zu-End-Anastomose serosaseitig auf dem Dünndarm fixiert (Abb. 9.1), ein am Jejunum mittels Naht befestigter Dehnungsmeßfühler ermöglichte die Registrierung der mechanischen Aktivität, wie bereits in einer früheren Arbeit beschrieben [6]. Zur Entnahme von Pfortaderblut wurde ein Teflonkatheter über eine Mesenterialvene in der Vena portae plaziert und in dieser Lage fixiert. Ein Flowmeter (Hellige Recomed®), intraoperativ über die präparierte Pfortader gelegt und dort fixiert, wurde mit einem Silikonstecker am Nacken des Tieres verbunden. Hierdurch konnte der später mögliche Zugriff auf sämtliche implantierten Elemente gewährleistet werden.

Gruppe B (5 Tiere): Es erfolgte der prinzipiell gleiche Eingriff wie bei Gruppe A, wobei allerdings zwei kurze (10 cm Länge), aus der Kontinuität herausgenommene und jeweils am oralen Ende blind verschlossene Jejunumsegmente an ihrem Mesenterial-

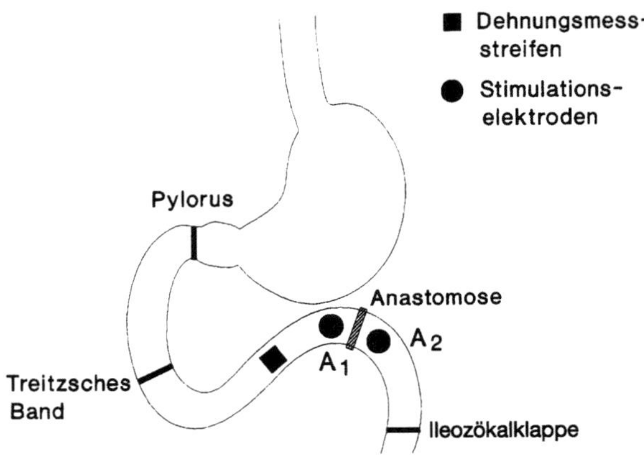

Abb. 9.1. Plazierung der Stimulationselektroden (A1; A2) sowie des Dehnungsmeßfühlers bei 4 Tieren (Modell A)

stiel belassen und mit ihrem aboralen Ende an der seitlichen Bauchwand im Sinne eines enteralen Stomas ausgeleitet wurden. Die Jejunumsegmente dienten als Träger für die Stimulationselektroden (Abb. 9.2). Nur eine der beiden Schlingen erhielt darüberhinaus eine komplette (operative) Entfernung sämtlicher nervaler Strukturen im Bereich des Mesenteriums. Das Mesenterium des zweiten Jejunumsegments blieb unverändert mit intakten Mesenterialstrukturen. Alle Tiere erhielten postoperativ eine Erholungszeit von mindestens 2 Wochen, bevor mit den Messungen und Blutentnahmen begonnen wurde.

Motilitätsmessungen

Sämtliche Messungen wurden am wachen Tier durchgeführt. Die Motilität des Jejunums konnte unter Verwendung des implantierten Dehnungsmeßstreifens kontinuierlich über jeweils ca. 4 Stunden aufgezeichnet werden. Die elektronischen Stimuli (Dauer 50 msec, Amplitude 4 mA, Frequenz ca. 14/min.) wurden über einen externen Schrittmacher (Hellige Servocard®) appliziert. Die Fütterung erfolgte zu Beginn der

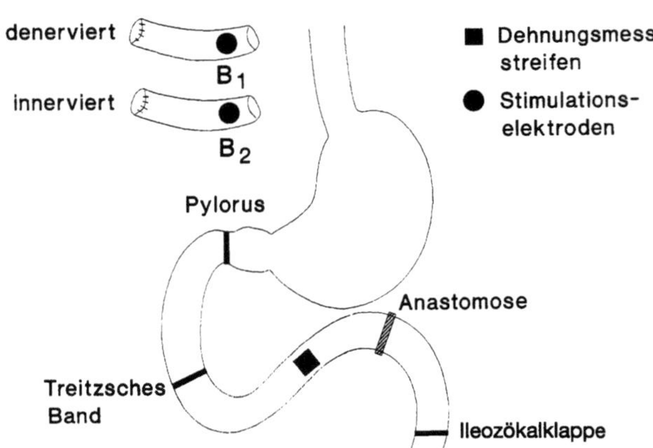

Abb. 9.2. Plazierung der Stimulationselektroden (B1; B2) sowie des Dehnungsmeßfühlers bei 5 Tieren (Modell B)

Messung mit 400 g Standardhundefutter. Es wurde pro Tier nur 1 Messung/Tag durchgeführt. Insgesamt konnten auf diese Weise 99 Messungen aufgezeichnet werden.

Blutentnahmen

Zur Ermittlung von peripher-venösen und portal-venösen Glukoseprofilen wurden bei allen 9 Tieren insgesamt 76 peripher-portale Plasmaprofile (je 12 Blutentnahmen über 3,5 Stunden Dauer) erstellt. Simultan wurden kontinuierliche Messungen des Pfortaderblutflusses durchgeführt.

Auswertung

Die Auswertung der Motilitätsregistrierungen erfolgte manuell. Zur Quantifizierung der Motilität diente ein Motilitätsindex, der Gesamtzahl und Amplitudenhöhe der Einzelkontraktionen berücksichtigt. Die Plasmaglukose-Bestimmungen erfolgten mit einem Boehringer Autoanalyzer. Die Konzentrationen wurden im mg/dl angegeben und ein sogenannter peripher-portaler Glukose-Konzentrationsgradient errechnet.

Statistische Auswertung

Die Motilitätsdaten mit und ohne Pacing wurden mit einem Wilcoxon-Mann-Whitney-Test statistisch ausgewertet, die Plasmaprofile mittels einer Varianzanalyse für wiederholte Messungen. Werte für $p < 0{,}05$ wurden als statistisch signifikant angesehen.

Ergebnisse

Motilität

Die Indexwerte der Motilitätsmessungen sind in Tabelle 9.1 und Abb. 9.3 zusammengestellt.

Tabelle 9.1. Motilitätsindex-Werte bei 9 Beagle-Hunden (Gruppe A und B); Mittelwerte ± SEM; *$p < 0{,}05$, **$p < 0{,}01$)

Gruppe	Stimulationsmodus	Anzahl Messungen	Motilitäts-Index
A	ohne Pacing	15	518 ± 69
A	oral der Anastomose	15	877 ± 121 *
A	aboral der Anastomose	15	210 ± 28 **
B	ohne Pacing	17	657 ± 68
B	denervierte Schlinge	18	610 ± 64
B	innervierte Schlinge	19	235 ± 13 **

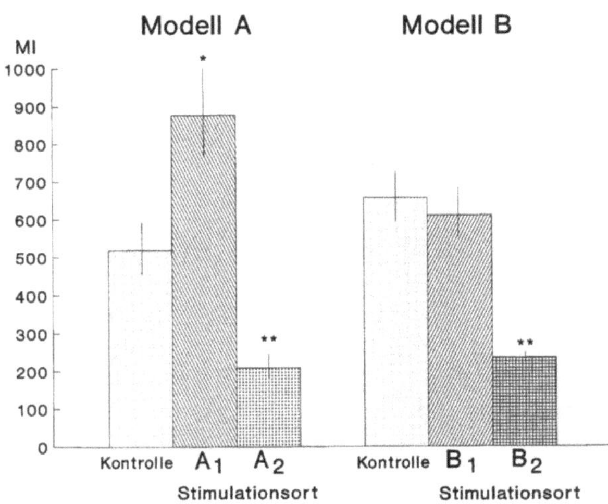

Abb. 9.3. Postprandialer Motilitätsindex (Jejunum) ohne und mit Pacing bei 9 Beagle-Hunden (Modell A: 4 Tiere mit Kurzdarm; Modell B: 5 Tiere mit Kurzdarm und 2 Dünndarmschlingen (Mittelwerte ± SE, $^*p<0{,}05$, $^{**}p<0{,}01$)

Die Stimulation oral der Anastomose ergab bei den Untersuchungen der Gruppe A einen signifikanten Anstieg ($p<0{,}05$) des Motilitätsindex, während die Stimulation aboral der Anastomose mit einem signifikanten Rückgang der Motilität ($p<0{,}01$) einherging.

Bei den Untersuchungen der Gruppe B zeigte die Stimulation auf der denervierten Schlinge keinen signifikanten Einfluß auf den Motilitätsindex, während das Pacing auf der innervierten Schlinge wiederum zu einem signifikanten Rückgang der Motilität ($p<0{,}01$) auf dem Jejunum führte.

Plasmaglukoseprofile

Die Werte des Plasmaglukose-Konzentrationsgradienten sind in Tabelle 9.2 angegeben. Nur die Simulation aboral der Anastomose (Gruppe A) bzw. auf der innervierten Schlinge (Gruppe B) zeigte einen signifikanten Anstieg des Gradienten ($p<0{,}01$) gegenüber den Kontrolle ohne Stimulation.

Tabelle 9.2. Peripher-portaler Glukose-Konzentrationsgradient (mg/dl) bei 9 Beagle-Hunden (Gruppe A und B); Mittelwerte ± SEM; $^{**}p<0{,}01$)

Ort der Stimulation	Änderung des Gradienten (mg/dl)			
oral der Anastomose	−0,7	(8,0 ± 5,5	→	7,3 ± 4,0)
aboral der Anastomose	+6,9 **	(8,0 ± 5,5	→	14,9 ± 5,3)
denervierte Schlinge	+1,3	(6,8 ± 4,3	→	8,1 ± 4,8)
innervierte Schlinge	+8,9 **	(6,8 ± 4,3	→	15,7 ± 3,7)

Portalvenöser Blutfluß

Die Messungen des portalvenösen Blutflusses (insgesamt 69 Messungen) wurden als mittlerer Blutfluß innerhalb von 90-Sekundenintervallen aufgezeichnet. Es ließ sich kein statistisch signifikanter Unterschied ermitteln für die durchschnittlichen postprandialen Flußwerte unter Stimulation bzw. unter Kontrollbedingungen ohne Stimulation ($p < 0{,}05$).

Diskussion

Zwei verschiedene Effekte des Dünndarm-Pacing wurden bereits in früheren Untersuchungen beschrieben: eine verbesserte Resorption von Glukose, Natrium und Wasser [3, 5] und eine verzögerte Magenentleerung [1]. Als Grundlage für diese Wirkungen wurde eine durch die elektrische Stimulation ausgelöste, von der Elektrode nach oral wandernde Peristaltik angesehen [4]. Erst die Untersuchungen von Bjorck [2] ergaben Hinweise für die Beteiligung neuraler und außerhalb des Intestinums gelegener Mechanismen am Pacing-Effekt.

In den vorliegenden Untersuchungen wurden 4 verschiedene Plazierungen der Stimulationselektroden gewählt, um die Wirkungen der, im übrigen gleichartigen, Stimulation zu untersuchen. Die Anastomose zeigte sich, wie schon in früheren Untersuchungen beobachtet [5, 6], als wichtige topographische Grenze für die Elektrodenplazierung hinsichtlich des ausgelösten Pacing-Effektes. Dies gilt für die Motilität ebenso wie für die Glukoseaufnahme im Pfortaderblut. Die Motilitätseffekte sind sogar gegenläufig, sofern oral bzw. aboral der Transsektionslinie stimuliert wird. Die Gleichartigkeit der Pacing-Effekte, die durch Stimulation hinter der Anastomose (Modell A) und auf der ausgeschalteten, also nicht in der Kontinuität befindlichen innervierten Schlinge (Modell B) erreicht wurde, läßt darauf schließen, daß die Durchtrennung der Darmwandstrukturen ein entscheidender Faktor ist für die Wirkung, die durch Pacing aboral dieser Linie ausgelöst wird. In diesem Zusammenhang ist es offenbar unerheblich, ob die Darmwandkontinuität nach der Transsektion wiederhergestellt wird oder ob das aborale, die Elektrode tragende Segment aus der Kontinuität ausgeschlossen bleibt: die Pacing-Wirkung, die durch Stimulation aboral einer Transsektionslinie ausgelöst wird, bleibt prinzipiell die Gleiche.

Während die Stimulation auf der innervierten Schlinge (Modell B) zu einem signifikanten Rückgang des Motilitätsindexes des Jejunums (und zu einer gesteigerten Glukoseaufnahme) führte, ließ die Stimulation auf der denervierten Schlinge keinen signifikanten Motilitätseffekt erkennen: die Unterbrechung des Reflexweges auf der Ebene des Mesenteriums verhindert die Reflexausbreitung. Hieraus kann geschlossen werden, daß in erster Linie extrinsische, also außerhalb der Darmwandkontinuität gelegene Bahnen des enteralen Nervensystems bei der Vermittlung der in unseren Untersuchungen beobachteten Pacing-Wirkungen beteiligt sind [2]. Die Existenz derartiger intestino-intestinaler inhibitorischer Reflexe ist gut untersucht [9].

Die Transitzeit wurde in den vorliegenden Untersuchungen nicht direkt erfaßt. Eine verminderte Motilität mit einer verbesserten Resorption, wie sie durch elektrische Stimulation über die entsprechenden Elektroden erreicht wurde, läßt aber auf eine verlängerte Passage- und Kontaktzeit der Nahrung schließen.

Die elektrische Dünndarmstimulation zeigt sich somit als ein potentieller therapeutischer Weg zur Beeinflussung von intestinaler Motilität und Passage. Diese nichtpharmakologische Einflußnahme auf die Dünndarmfunktion wird über einen intestinalen Reflex vermittelt und ist über einen implantierbaren Schrittmacher in der Anwendung gut steuerbar.

Zusammenfassung

Anhand von zwei tierexperimentellen Kurzdarmmodellen (insgesamt 9 Beagle-Hunde) wurde die Wirkung unterschiedlich lokalisierter elektrischer Dünndarmstimulation auf die Dünndarmmotilität und die enterale Glukoseaufnahme untersucht. Nur die elektrische Stimulation auf dem Dünndarm aboral einer Anastomose (Modell A) bzw. auf einer ausgeschalteten Dünndarmschlinge mit intakter mesenterialer Innervation (Modell B) ergab eine verbesserte Glukoseaufnahme im Pfortaderblut mit verminderter Motilität und ließ somit auf eine (erwünschte) verlängerte intestinale Transitzeit schließen. Die Stimulation auf einer im Mesenterialbereich denervierten Schlinge ergab keinen signifikanten Effekt auf die untersuchten Dünndarmfunktionen.

Die Untersuchungen lassen darauf schließen, daß durch elektrische Dünndarmstimulation eine – potentiell therapeutisch nutzbare und gut steuerbare – Veränderung der intestinalen Passagezeit möglich ist. Die Pacing-Wirkung wird in diesem Falle über einen außerhalb der Darmwand gelegenen, intestino-intestinalen Reflexweg vermittelt.

Literatur

1. Becker JM, Sava P, Kelly KA, Shturman L (1983) Intestinal pacing for canine postgastrectomy dumping. Gastroenterology 84:383–387
2. Bjorck S, Kelly KA, Phillips SF (1987) Mechanisms of enhanced canine enteric absorption with intestinal pacing. Am J Physiol 252:G548–G553
3. Collin J, Kelly KA, Phillips SF (1978) Increased canine jejunal absorption of water, glucose, and sodium with intestinal pacing. Dig Dis 23:1121–1124
4. Collin J, Kelly KA, Phillips SF (1979) Absorption from the jejunum is increased by forward and backward pacing. Br J Surg 66:489–492
5. Gladen HE, Kelly KA (1980) Enhancing absorption in the canine short bowel syndrome by intestinal pacing. Surgery 88:281–286
6. Reiser SB, Weiser HF, Schusdziarra V, Siewert JR (1989) Effect of pacing on small intestinal motor activitiy and hormonal response in dogs. Dig Dis 34:579–584
7. Reiser SB, Schusdziarra V, Bollschweiler E, Hölscher AH; Siewert JR (1991) Effect of enteric pacing on intestinal motility and hormone secretion in dogs with short bowel. Gastroenterology 101: 100–106
8. The GEMS Study Group (1996) Second report of a multicenter study on electrical stimulation for the treatment of Gastroparesis. Gut 39 (Suppl 3):A 102
9. Youmans WB (1968) Innervation of the gastrointestinal tract. In: Code CF (ed) Handbook of Physiology, Section 6: Alimentary Canal, Vol 4. American Physiological Society, Washington DC, 1968, pp 1655–1664

Myektomie zur Reduktion der Ileummotilität nach ileoanaler Anastomose* 10

P. M. Sagar

Einleitung

Die restaurative Proktokolektomie mit den verschiedenen Typen des pelvinen Ileumreservoirs findet heute in der elektiven Chirurgie der Colitis ulcerosa und der familiären Polyposis weite Anwendung. Durch einen Ileum-Pouch steigt die Kapazität und Compliance des distalen Ileums, die Peristaltik wird abgeschwächt. Mit Hilfe eines solchen Ileumreservoirs lassen sich wesentlich bessere klinische Ergebnisse erzielen als durch eine direkte ileoanale Anastomose [2]. Die ileoanale Anastomose (IAA) ohne Reservoir liefert nur unbefriedigende klinische Ergebnisse. Durch die zu geringe Speicherkapazität des terminalen Ileums und durch Hochdruckwellen im Ileum resultiert eine excessiv erhöhte Stuhlfrequenz und manchmal sogar eine Inkontinenz.

Es wurde daher der Versuch unternommen die muskuläre Wand des distalen Ileum durch eine Myektomie zu schwächen und so einen akzeptablen Rektumersatz ohne Bildung eines konventionellen Ileumreservoirs zu schaffen. Durch die Myektomie lassen sich Compliance und Kapazität des Ileums steigern. Bei Hunden wurden so funktionelle Ergebnisse erzielt, die mit denen nach konventionellem Ileumpouch vergleichbar sind [3, 6]. Die Motilitätscharakteristika des Ileums mit und ohne Myektomie wurden in Ruhe und nach intraluminaler Infusion von kurzkettigen Fettsäuren untersucht. Kurzkettige Fettsäuren stimulieren dabei bekanntermaßen die Ileummotilität [7]. Der Effekt der Myektomie wurde zum einen mit dem Effekt einer artifiziellen Klappe, die die intestinale Transitzeit verlängern sollte, zum anderen mit dem Effekt eines Ileum-J-Pouches verglichen.

Operatives Vorgehen

Es wurden 36 erwachsene, weibliche Beagle in eine der 4 folgenden Gruppen randomisiert:

1. Totale Proktokolektomie mit ileoanaler Anastomose (IAA). Das Ileum wurde dabei unmittelbar vor der Ileocoecalklappe und das Rektum an der Linea dentata abgesetzt.
2. Totale Proktokolektomie und ileoanale Anastomose mit zwei Myektomien, von jeweils 15 cm Länge und ungefähr 1 cm Breite. Die Myektomien begannen unmittelbar oberhalb der ileoanalen Anastomose.

---

* Übersetzung: Dres. Udo und Gundi Heuschen, Chirurgische Universitätsklinik Heidelberg

3. Totale Proktokolektomie mit ileoanaler Anastomose mit zwei Myektomien und einer ileo-ileale Klappe [8], die unmittelbar oberhalb des myektomierten Ileumabschnittes gebildet wurde. Diese Klappe wurde durch Excision der äußeren Längsmuskelschicht über eine Strecke von 2,5 cm Länge gebildet. Die innere, circuläre Muskelschicht wurde erhalten. Durch Apposition der Schnittkanten entstand eine ins Darmlumen ragende segelartige Klappe bestehend aus circulärer Muskulatur und Schleimhaut.
4. Totale Proktokolektomie mit ileoanaler Anastomose und Ileum-J-Pouch [9]. Der J-Pouch wurde in üblicher Weise durch J-förmiges aneinanderlegen von zwei 10 cm langen Ileumsegmenten und Seit-zu-Seit Anastomose gebildet.

Die ileoanale Anastomose wurde in allen Fällen ungefähr 2 cm oberhalb der Anocutanlinie mit Hilfe eines 21 mm Ethicon-Staplers (Ethicon Ltd, Edinburgh, UK) angelegt. Es wurde keine rektale Mukosektomie durchgeführt. Auf eine protektive Ileostomie wurde verzichtet.

Die Motilität des Ileums konnte bei 30 Hunden, mindestens 6 Monate postoperativ (Range 6–9 Monate) gemessen werden. Alle Tiere befanden sich in einem guten Gesundheits- und Ernährungszustand, der Flüssigkeitshaushalt war ausgeglichen. Die Untersuchungen konnten letztendlich bei nur 25 Hunden erfolgreich abgeschlossen werden (IAA, N = 6; IAA mit Myektomie, N = 8; IAA mit Myektomie und Klappe N = 5; IAA mit J-Pouch, N = 6). Die restlichen 5 Hunde erwiesen sich als zu lebhaft und unkooperativ.

Die basalen Motilitätsmuster unter Nahrungskarenz wurden über 45 Minuten aufgezeichnet (Periode 1). Dabei wurden die Hunde durch ihre Pfleger beruhigt und Bewegungsartefakte bei der Motilitätsmeßung konnten sofort identifiziert und von der späteren Analyse ausgeschlossen werden.

Nach Beendigung der Periode 1 wurde die Ileummotilität für weitere 30 Minuten aufgezeichnet (Periode 2). Eine physiologische Kochsalzlösung (154 mmol/l) oder kurzkettige Fettsäuren wurden durch den Perfusionskanal eines Gaeltec-Katheters infundiert.

Ergebnisse

Qualitative Analyse

Bei allen 25 Hunden ließen sich erkennbare Motilitätsmuster des Ileums aufzeichnen. Die Aufzeichnungen in der Periode 1 waren weitestgehend typisch für die Phase I oder die Phase II mechanischer Äquivalente von interdigestiven myoelektrischen Zyklen. Es traten prolongierte Ruheperioden und gelegentlich sporadische Aktivitätsspitzen auf. Ein sichtbarer Übergang zur Phase III oder die „Front" einer Aktivitätsperiode wurden mindestens einmal in jeder Untersuchungsgruppe aufgezeichnet. Obwohl solche Ereignisse selten waren, kam es dann üblicherweise zu einem perianalen Abgang von geringen Mengen breiigen Stuhls.

Die Aufzeichnungen bei Hunden nach alleiniger ileoanaler Anastomose, ohne Myektomie, waren durch anscheinend zufällige Entladungen tonischer oder phasischer Kontraktionen charakterisiert. Weniger häufig kam es auch zu rhythmisch-phasischen Aktivitäten. Diese rhythmisch-phasischen Aktivitäten dauerten im Median 58 Sekunden an (interquartil range 44–185 sec.) und traten mit einer Frequenz von 10,3 Zyklen pro Minuten auf. Im Vergleich dazu fanden sich bei Hunden nach ileoanaler Anastomose mit Myektomie lange Inaktivitätsperioden.

Quantitative Analysen

Bei der quantitativen Analyse der Motilitätsmuster zeigten sich signifikante Unterschiede zwischen Hunden mit einer alleinigen ileoanalen Anastomose und den drei anderen operativen Gruppen. Die Summe der tonischen und phasischen Kontraktionen, die mediane Amplitude der Kontraktionen und der Motilitätsindex waren bei den Hunden mit alleiniger ileoanaler Anastomose signifikant größer als bei den Hunden mit ileoanaler Anastomose und Myektomie, den Hunden mit ileoanaler Anastomose, Myektomie und Klappe oder den Hunden mit J-Pouch.

Reaktion auf kurzkettige Fettsäuren

Eine positive Reaktion auf die Infusion kurzkettiger Fettsäuren war leicht identifizierbar. Charakteristische motorische Muster, üblicherweise diskrete Clusterkontraktionen, wurden entweder gegen Ende oder unmittelbar nach Abschluß der Instillation kurzkettiger Fettsäuren registriert. In jeder der 4 operativen Gruppen trat eine positive Reizantwort mit ähnlicher Frequenz auf. Es zeigten sich keine signifikanten Unterschiede in der Stärke der Reaktion auf kurzkettige Fettsäuren. Frühe Instillationen waren dabei eher dazu geeignet, eine positive Reizantwort hervorzurufen als spätere Instillationen. Auf die Instillation von physiologischer Kochsalzlösung zeigte sich nie eine positive Reaktion.

Diskussion

Die wichtigste Entdeckung war, daß die Motilität des Ileums im Hungerzustand durch eine Myektomie auf das Niveau eines Ileum-J-Pouches gesenkt werden kann. Außerdem konnte bestätigt werden, daß das terminale Ileum auf intraluminale Instillation von kurzkettigen Fettsäuren reagiert.

Im Vergleich zu anderen Autoren war in unserer Studie die Meßperiode (75 Min.) für die Motilität des Ileums relativ kurz. Wurde in anderen Studien die Motilität des terminalen Ileums über einen längeren Zeitraum aufgezeichnet, so erfolgte die Messung entweder in einer ileocolischen Schlinge [7] unter Vermeidung einer transanalen Meßsonde oder aber unter Sedierung bzw. Anästhesie.

An wachen Hunden wurden über mehrere Stunden kontinuierlich Motilitätsmeßungen in einer Ileumschlinge durchgeführt [7]. Oder es wurde im intakten Ileum über mehrere Wochen mit Hilfe eines implantierten Transducers gemessen. Dabei wurden sich wiederholende Zyklen mechanischer Äquivalente interdigestiver myoelektrischer Komplexe erfaßt. Diese wiederholten sich alle 90 bis 120 Min. und breiteten sich im Dünndarm in longitutinaler Richtung aus.

Folglich konnten wir bei keinem unserer Hunden aufgrund der relativ kurzen Beobachtungsperiode einen kompletten Zyklus aufzeichnen. Außerdem ist es durch einen größeren Anteil an Phase III Aktivitäten zu einer Verzerrung der Ergebnisse gekommen. Diese Phase III Aktivitäten waren durch intensive rhythmisch mechanische Entladungen charakterisiert. Aufgrund unserer früheren Erfahrungen mit diesen Versuchshunden war jedoch zu vermuten, daß es unmöglich sein würde, sie für mehr als 60–120 Min. entspannt und ruhig zu halten. Es war uns ja in der Tat bei 5 Hunden auch unmöglich Motilitätsmeßungen durchzuführen.

Die Langzeitauswirkungen einer Myotomie auf die Motilität und auf das funktionelle Ergebnis müssen noch evaluiert werden. Bislang sind keine Studien mit einer längeren Nachbeobachtungszeit als 12 Monate verfügbar [10, 11]. In der Studie mit der längsten Nachbeobachtungszeit blieb die Kapazität des Ileumreservoirs mit Myotomie auch 12 Monate postoperativ auf das 2 bis 3fache gegenüber einem nicht myotomierten Kontroll-Ileum erhöht [4]. Darüber hinaus fand sich nach Myotomie eine Stuhlfrequenz ähnlich der von Tieren mit J-Pouch. Postoperativ kam es zwischen dem 6. und 12. Monat zu einer signifikanten Verringerung der Stuhlfrequenz. Das myotomierte Ileum zeigte bis zum 12. Monat eine kontinuierliche Verbesserung seiner Fähigkeit zur Wasser- und Natriumrückresorption und der Fähigkeit zur Sekretion von Kalium.

Schlußfolgerung

Im Tiermodell verglichen wir nach vier verschiedenen Operationsverfahren die Motilität des Ileums als Rektumersatz. Durch eine Myektomie lassen sich die Frequenz und Amplitude von Kontraktionen im Ileum auf ein Niveau reduzieren, das mit einem J-Pouch vergleichbar ist. Das Ileum behält nach ileoanaler Anastomose mit oder ohne Myektomie und auch nach J-Pouch-Bildung die Fähigkeit auf intraluminale kurzkettige Fettsäuren zu reagieren.

Literatur

1. Williams NS (1989) Restorative proctocolectomy is the first choice elective surgical treatment for ulcerative colitis. Br J Surg 76:1107–1108
2. Taylor BM, Beart RW, Dozois RR, Kelly KA, Phillips SF (1983) Straight ileoanal anastomosis v ileal pouch-anal anastomosis after colectomy and mucosal proctectomy. Arch Surg 118:696–710
3. Sagar PM, Holdsworth PJ, Salter GV, King RFGJ, Johnston D (1990) Single lumen ileum with myectomy: an alternative to the pelvic reservoir in restorative proctocolectomy. Br J Surg 77: 1030–1035
4. O'Malley VP, Keyes DM, Cannon JP, Postier RG (1985) Longitudinal ileal myotomy: a new reservoir for use with ileoanal anastomosis. Curr Surg 42:113–117
5. Imhof M (1988) In vitro-Untersuchungen zur intestinalen Motorik bei entzündlichen Darmerkrankungen und neue Techniken der chirurgischen Therapie. MD thesis, University of Würzburg
6. Accarpio G, Scordamaglia R, Mignone D, Pozzatti A, Accarpio V (1983) Total colectomy with ileoanal anastomosis and myotomy in the treatment of patients with colonic diseases. Coloproctology 5:263–265
7. Kamath PS, Hoepfner MT, Phillips SF (1987) Short-chain fatty acids stimulate motility of the canine ileum. Am J Physiol 253:G427–G433
8. Grosfeld JL, Cooney DR, Jesseph JE (1974) Experimental ileocecal valve replacement in puppies. Surg Forum 25:364–365

9. Utsunomiya J, Iwama T, Imajo M, et al (1980) Total colectomy, mucosal proctectomy and ileoanal anastomosis. Dis Colon Rectum 23:459–466
10. Turnage RH, Coran AG, Drongowski RA (1990) The value of intestinal myotomy and myectomy in improving the reservoir capacity of the endorectal pull-through. Ann Surg 211:463–469
11. Aly A, Fonkalsrud EW (1988) Construction of ileal reservoir with longitudinal ileal myotomy. Am Surg 54:475–478

11 Die expandierte Ileumschlinge als Reservoir

K.-J. Walgenbach, A. Dorer und G. B. Stark

Einleitung

Das Prinzip der Gewebeexpansion kann täglich bei zahlreichen physiologischen wie auch pathophysiologischen Vorgängen beobachtet werden. So findet bei jeder Schwangerschaft mit zunehmendem Wachstum des Feten eine massive Gewebeexpansion der gesamten Bauchwand statt. Ähnlich wird beim Aszites durch eine Vervielfachung des intraabdominellen Volumens die Bauchdeckenfläche erheblich vergrößert. Ebenso kann man die Expansionsfähigkeit der Haut bei benignen Tumoren oder Hernien beobachten, ohne daß es zu Ulzerationen kommt. Eine therapeutische Anwendung der Gewebeexpansion zur epithelialen Flächenvergrößerung, einhergehend mit Gewebeproliferation, hat sich in der Plastischen Chirurgie seit Jahren etabliert [5, 7]. Experimentelle Untersuchungen konnten zeigen, daß es sich dabei nicht alleine um eine mechanische Dehnung, sondern um eine wirkliche biologische Gewebevermehrung handelt [1]. Es lag also nahe, dieses Prinzip auch auf andere Organe als die Haut zu übertragen. Als erstes glattmuskuläres Organ wurden Blutgefäße experimentell erfolgreich expandiert [3, 8, 9]. 1987 wurde erstmals von einem Versuch der Verlängerung von Dünndarm mittels extraluminärer, intraabdomineller Gewebeexpansion berichtet [4]. Beim Dünndarm kommt es bei einer Obstruktion zur Zunahme des Durchmessers auf ein Vielfaches, beim chronischen Ileus zusätzlich noch zur Wandverdickung. Gelänge es, diese pathologischen Vorgänge kontrolliert zu nutzen, könnten dadurch Volumen, Länge und damit Resorptionsfläche glattmuskulärer intestinaler Hohlorgane vergrößert werden.

Ein bis heute schwieriges klinisches Problem ist die Schaffung eines Neorektums als Reservoir nach Proktokolektomie. Verschiedene Verfahren stehen heute dazu zur Verfügung [6, 14].

Ziel unserer Studien war es, zu untersuchen, ob 1. eine isolierte Ileumschlinge mittels eines intraluminalen Gewebeexpanders aufgedehnt werden kann und welche morphologischen und funktionellen Veränderungen sich daraus ergeben und ob 2. die so expandierte Schlinge als Reservoir nach kontinenzerhaltender Proktokolektomie eingesetzt werden kann.

Material und Methodik

Operationstechnik

In der ersten Versuchsreihe wurde die Expansionsfähigkeit einer ausgeschalteten Dünndarmschlinge und das Verhalten des expandierten Darmes nach Reintegration in die Dünndarmkontinuität morphologisch und funktionell untersucht. Als Versuchstiere standen sechs weibliche Göttinger Minischweine zur Verfügung. Die Experimente erfolgten nach den Richtlinien des Tierschutzgesetzes. Das Ausgangsgewicht variierte zwischen 11 kg und 20 kg. Die Operationen wurden in Intubatiosnarkose durchgeführt, postoperativ erfolgte eine Antibiose. Der Zugang erfolgte über eine mediane Laparotomie. Die letzten 15 cm des terminalen Ileums wurden als ausgeschaltete Dünndarmschlinge präpariert, das proximale Ende dieser isolierten Schlinge wurde verschlossen. Danach wurden sowohl die Ausgangslänge als auch das Ausgangsvolumen gemessen, sowie Vollwandbiopsien zur histologischen Untersuchung und zur Bestimmung der Resorptionsleistung mittels ^{14}C markierter Glukose entnommen. Das ausgeschaltete Darmstück wurde als Ileostoma im linken Unterbauch ausgeschaltet. In diese Darmschlinge wurde über das Stoma ein 100 ccm Gewebeexpander eingeführt und fixiert. Das Ventilsystem wurde subkutan unter der Bauchhaut implantiert und über einen Schlauch mit dem Expander verbunden. Nach Abschluß der Wundheilung wurde mit dem Auffüllen der Expander und damit mit der intraluminalen Expansion begonnen. Zum Auffüllen mußten die Tiere in ein- bis zweiwöchigen Abständen mittels i.m.-Narkotikagabe betäubt werden. Über drei Monate erfolgte dann eine Dehnung der Expander durch Injektion mit physiologischer Kochsalzlösung bis auf ein Endvolumen von 900 ml (Versuchsreihe 1) und 780 ml (Versuchsreihe 2). Nach Erreichen einer ausreichenden Expansion wurde eine erneute Laparotomie durchgeführt und die Expander entfernt. Dabei wurde eine Volumenbestimmung vorgenommen. Zur histologischen Untersuchung sowie zur ^{14}C-Glukose-Resorptionsmessung wurden Biopsien von der gesamten Darmwand entnommen. Das verschlossene orale Ende der Dünndarmtasche wurde so knapp wie möglich reseziert und das ausgeschaltete Segment isoperistaltisch an alter Stelle wieder in die Dünndarmkontinuität integriert (Versuchsreihe 1).

In Versuchsreihe 2 wurde nach Abschluß der Expansion die gedehnte Darmschlinge zur ileoanalen Pouchbildung verwandt. In Vorversuchen hatte sich gezeigt, daß eine Proktokolektomie von den Versuchstieren kaum toleriert wurde, weshalb nur eine funktionelle Proktokolektomie durchgeführt werden konnte. Dazu wurde der Darm an der Ileozökalklappe durchtrennt und das orale Ende des Kolons verschlossen. Das Colon descendens wurde als endständiger Anus praeter ausgeleitet. Anschließend erfolgte eine tiefe Rektumresektion mit Mukosektomie des verbleibenden Rektumanteils. Der erhaltene Rektumcuff hatte eine Länge von etwa 10 cm. Nach ausreichender, allerdings nur in geringem Umfange notwendigen Mobilisation des expandierten Ileumsegmentes wurde dieses anstelle des resezierten Rektums isoperistaltisch eingesetzt und anal spannungsfrei anastomosiert. Zuletzt wurde die Darmkontinuität durch Anastomosierung des terminalen Ileums mit dem oralen Ende des Pouches wiederhergestellt. Der nachfolgende Beobachtungszeitraum betrug 9 Monate.

Danach wurde eine Röntgenkontrastdarstellung des Rektumpouches angefertigt und das Gewicht der Tiere festgestellt. Abschließend erfolgte eine Volumenbestimmung, die Resektion des Pouches sowie Biopsieentnahmen. Stuhlform und Stuhlfrequenz wurden während des gesamten Beobachtungszeitraumes dokumentiert. Zur histologischen Begutachtung wurden die formalin-fixierten Gewebeproben in Paraffin eingebettet, geschnitten und mit verschiedenen Färbetechniken angefärbt. Bei Versuchsbeginn, Expansionsende und nach Wiedereinschaltung der expandierten Darmschlinge in die Dünndarmkontinuität (Versuchsreihe 1) erfolgte eine In-vitro-Messung der Glukoseresorptionsleistung sowohl der normalen als auch der expandierten Ileumschleimhaut.

Durch Messung der Aktivität ^{14}C-markierter Glukose kann in vitro die Resorptionsleistung quantifiziert werden. Die Aktivitätsanreicherung in der Mukosazelle und damit die resorbierte Glukosemenge können mit diesem Verfahren indirekt bestimmt werden. Die Aktivität wird anschließend in counts/ min gemessen [10]. Zur Bestimmung des Resorptionsortes der radioaktiv markierten Glukose in der Darmwand wurden Autoradiographien durchgeführt. Dazu wurden Kryoschnitte der mit ^{14}C markierte Glukose inkubierten Biopsien auf einen Röntgenfilm aufgebracht, welcher für 6, bzw. 21 Tage belichtet wurde.

Ergebnisse

Versuchsreihe 1

Zwei Versuchstiere verstarben in einer frühen Phase des Experiments nach Perforation und Infekt. Bei fünf Tieren konnte die Expansion durchgeführt werden. Das durchschnittliche Volumen bei Expansionsende betrug 900 ccm (521–1600 ccm), was einer Vervielfachung um das 12-fache im Vergleich zum Ausgangsvolumen beträgt. Das maximale Volumen betrug 1600 ccm, was einer 22,8fachen Vergrößerung entspricht. Neun Wochen nach Expanderentfernung und Wiedereinschaltung in die Kontinuität betrug das mittlere Endvolumen immer noch 500% (360–400 ccm) des Ausgangsvolumens (75–85 ccm).

Histologisch fand sich eine Zunahme der Dicke aller Darmwandschichten, insbesondere der Tunica muscularis. Die Ileumwand war stark vaskularisiert. Sowohl die longitudinale als auch die zirkuläre Schicht der Tunica muscularis waren massiv hypertrophiert, wobei die Hypertrophie der Lamina circularis stärker ausgeprägt war. Die gut vaskularisierte Serosa war auf das Doppelte der Ausgangsdicke angewachsen. Eine Atrophie der Tunica mucosa wurde nicht beobachtet, die Dicke änderte sich nach Expansion nicht signifikant. Allerdings änderte sich die quantitative Zusammensetzung der Schleimhaut. Der Anteil der Becherzellen an den Darmepithelzellen hatte zugenommen, was sich in einer Erhöhung des Verhältnisses von Becherzellen zu den übrigen Enterozyten von 20% auf 45% ausdrückte. Am Ende des Beobachtungszeitraumes nach Wiedereinschaltung des gedehnten Ileumsegmentes in die Darmkontinuität zeigte sich eine Dickenabnahme der gesamten Darmwand. Davon war hauptsächlich die Tunica muscularis betroffen. Dennoch betrug die Dickenzunahme gegenüber der Kontrolle immer noch das Zweieinhalbfache. Im Gegensatz zu allen anderen Schichten nahm die Dicke der Tunica mucosa mit 127% leicht zu. Es fand sich ein normaler Aufbau und eine unauffällige Verteilung der Villi. Der Becherzellanteil war auf Kontrollniveau abgefallen.

Nach Abschluß der Expansion läßt sich zunächst ein Rückgang der In-vitro-Resorptionsleistung feststellen. Dies korreliert mit der Feststellung, daß zu diesem Zeitpunkt das Verhältnis Enterozyten/ Becherzellen zugunsten der letzteren verschoben war. Am Beobachtungsende stieg die Resorptionskapazität pro Flächeneinheit aber wieder auf Werte an, die sogar über eine Restitutio ad integrum hinausgingen. So kommt es neben einer Vergrößerung des Volumens und einer Zunahme der Resorptionsfläche auch zu einer Vergrößerung der Resorptionsleistung pro Flächeneinheit. In der Autoradiographie zeigte sich in allen Aufnahmen eine Anreicherung in der Mukosa. Die übrigen Schichten wurden nur schwach dargestellt.

Versuchsreihe 2

In dieser Versuchsreihe fanden sich ähnliche Ergebnisse wieder. Die histologischen Befunde im Kontrolldarm sowie im gedehnten Ileum unmittelbar nach Abschluß der Expansion waren weitgehend identisch zu den oben beschriebenen. Nach Implantation waren Unterschiede in Bezug auf die Tunica mucosa feststellbar. Die Dickenveränderung dieser Schicht entsprach der in Versuchsreihe 1. Auch hier kam es nach Integration in die Darmkontinuität zu einer leichten Zunahme der Schichtdicke. Die Becherzellzahl hatte sich aber noch nicht auf die Werte im Kontrolldarm reduziert. Ebenso fanden sich vereinzelte entzündliche Infiltrate. Die Reduzierung der Schichtdicke der Tunica muscularis entspricht den oben gefundenen Ergebnissen, wobei die stärkste Reduzierung ebenfalls in der Ringschicht erfolgte.

Diskussion

Die Ergebnisse dieser experimentellen Studie zeigen, daß sowohl das Volumen als auch die resorptive Oberfläche des Dünndarmes durch die Implantation eines Gewebeexpanders um ein Vielfaches vergrößert werden kann. Anhand der morphologischen Veränderungen läßt sich zeigen, daß dies nicht zu einer Ausdünnung der Darmwand führt, sondern daß eine biologische Adaptation in Form von Hypertrophie und Hyperplasie zu einer Vergrößerung des Wandquerschnitts führt. Diese Proliferation führt ferner zu einer ungestörten beziehungsweise sogar leicht gesteigerten Resorptionsleistung in Kombination mit einer insgesamt vergrößerten Resorptionsfläche. Die geringere Glukoseresorptionsleistung zum Zeitpunkt der Expanderentfernung steht in Einklang mit dem bekannten Phänomen der funktionellen Involution ausgeschalteter Darmsegmente [13].

Mit den vorliegenden Ergebnissen aus Versuchsreihe 2 konnte gezeigt werden, daß das Verfahren, expandiertes Ileum als Rektumersatz zu implantieren, am Schwein anwendbar ist und auch über einen Zeitraum von mehreren Monaten zu dem gewünschten Resultat der Kontinenz mit geringer Stuhlfrequenz führen kann. Vorteilhaft erscheint uns der kurze benötigte Ileumanteil von 20 cm gegenüber den bis zu 40 cm Länge der herkömmlichen Methoden. Entscheidend ist dieser Vorteil u. a. bei schwerwiegenden Komplikationen nach Pouchoperationen, die eine Explantation des Pouches und weitere Operationen nach sich zögen. Patienten, bei denen aufgrund der fehlenden Länge der Mesenterialgefäße eine Pouchoperation bislang nicht möglich war, könnten ebenfalls operiert werden. Die Volumenmessung des Pouches am Ende der zweiten Versuchsreihe zeigte nach anfänglicher Expansion auf das 9,5fache nach Rektumersatz eine Reduktion des Volumens auf das 5,7fache des Ausgangswertes. Dies bedeutet eine geringere Reduktion des Volumens als beim orthotop reimplantierten Pouch in Versuchsreihe 1. Dessen Volumen war drei Monate nach Expansion vom 12,5fachen auf das 5fache geschrumpft. Die Ursache dieses Unterschiedes könnte in den verschiedenen Positionen des Pouches liegen. Das dem intrapelvinen Pouch direkt nachfolgende Kontinenzorgan stellt eine funktionelle Stenose dar. Der permanente Dehnungsstimulus durch den Stuhl bewirkt, daß das Volumen des Pouches aufrecht erhalten bleibt beziehungsweise die Volumenreduzierung geringer ausfällt.

Die Ergebnisse der histologischen Untersuchung sind im wesentlichen in beiden Versuchsreihen identisch, wobei die Funktionsphase nach Pouchimplantation länger war. Die starke Zunahme der Vaskularisation der Serosa erklärt sich zum einen durch den Dehnungsreiz selber [8, 9] und zum anderen durch den erhöhten Nähr-und Sauerstoffbedarf der massiv hypertrophierten Muskelschichten. Es konnte also gezeigt werden, daß durch die Gewebeexpansion ein echter Nettogewinn an Gewebe zu erzielen ist. Dies ist nur durch eine Gewebeproliferation zu erklären. Die Gewebeexpansion bewirkt also nicht nur eine mechanische Dehnung, sondern auch eine biologische Adaptation im Sinne einer Gewebevermehrung. Da es nach dem Einschalten des Pouches auch zu einer Regeneration und sogar Hypertrophie der Mukosa gekommen war, läßt sich in dem expandierten Darmstück eine normale, wenn nicht gesteigerte Resorptionsleistung vermuten. Der erhöhte Becherzellanteil nach Expansion reduzierte sich wieder nach Einschaltung in die Darmkontinuität. Diese Reduktion fiel allerdings bei Verwendung der Darmtasche als Rektumersatz geringer aus. Dafür dürfte die unterschiedliche Lokalisation des Pouches verantwortlich sein, da bei Verwendung als Rektumersatz die Stuhlstase eine wesentlich größere Rolle für die Schleimhaut spielt als bei orthotoper Wiedereinschaltung. Verkürzung der Villi, Fibrose und eine stärkere Zunahme von Entzündungszeichen in der Submukosa, wie bei den bislang etablierten Verfahren beschrieben [11], traten nicht auf. Aufgrund der Hypertrophie der Darmwandschichten und einer verringerten Elastizität des expandierten Darmes war die ileoanale Anastomose schwierig zu konstruieren. Ein Teil der aufgetretenen Komplikationen dürfte hierin begründet sein. Eine Verbesserung der experimentellen Operationsmethode könnte erreicht werden, verbliebe ein kleiner, nicht expandierter Darmanteil am oralen und aboralen Ende des Pouches. Die Anastomose könnte dann mit dem normalen Darmanteil einfacher geschlossen werden.

In vereinfachter Form ist diese Methode auch beim Menschen durchführbar [2]. In aller Regel dürfte ein zweizeitiges Vorgehen zur Anwendung kommen. In der ersten Operation wird zunächst eine Proktokolektomie durchgeführt. Die Darmkontinuität wird anschließend durch eine einfache ileoanale Anastomose wiederhergestellt. Danach wird transanal ein geeigneter Gewebeexpander eingebracht. Das Ventil ist hierbei extrakorporal zugänglich. Für die Zeit der Dehnung wird, wie auch bei den etablierten Methoden, zwei bis drei Monate lang ein protektives Ileostoma angelegt. Nach ausreichendem Volumenzuwachs wird der Expander entfernt und in gleicher Sitzung das protektive Stoma zurückverlegt.

Der erste klinische Versuch einer intraluminären Ballondilatation des Ileums nach ileoanaler Anastomose wurde 1981 beschrieben [12]. Dabei wurde in einer vergleichenden Studie ein Ballonkatheter verwandt und das Neorektum intermittierend aufgedehnt. Im Vergleich zur Kontrollgruppe fanden sich zufriedenstellende Ergebnisse mit signifikant niedriger Stuhlfrequenz. Bei einer möglichen klinischen Anwendung des eigenen Verfahrens der kontinuierlichen Gewebeexpansion ließe sich der Expander genau proximal des Sphinkterapparates plazieren. Mögliche Fehlplazierungen des Expanders durch den Patienten wie bei der intermittierenden häuslichen Anwendung entfielen. Durch die weichen, elastischen Gewebeexpander reduziert sich zudem die Verletzungsgefahr. Eine täglich mehrfache intermittierende Dilatation über mehrere Stunden stellt eine erhebliche Einschränkung des Tagesablaufes dar. Bei der kontinuierlichen Dilatation könnte ein zweimal wöchentlich durchgeführtes Aufdehnen ausreichen. Wesentlichster Vorteil des kontinuierlichen Aufdehnens dürfte das, bedingt durch die Größe des Expanders, größere und vorab besser planbare Volumen des Pouches sein. Die Reservoirkapazität sollte mindestens 400-600 ml betragen. Insgesamt ließe sich durch die kontinuierliche, langsam steigernde Expansion eine zügige und zugleich schonende Anpassung des Neorektums gewährleisten.

Das Prinzip der Gewebeexpansion des Darmes könnte in weiteren Bereichen Verwendung finden, so zum Beispiel beim Kurzdarmsyndrom. Ideal wäre hierbei die Anwendung eines längsovalen Expanders. Damit wäre sowohl ein Längenzuwachs als auch gleichzeitig ein Zuwachs des Durchmessers zu erzielen. Eine weitere Verwendung eines durch Gewebeexpansion geschaffenen Pouches könnte der Blasenersatz sein.

Von ihrer ursprünglichen Anwendung als Hautersatz abgeleitet, konnte prinzipiell gezeigt werden, daß auch der Dünndarm im Experiment per Expansion vergrößert werden kann. Ein solcher vergrößerter Dünndarm kann zumindest beim Versuchstier Aufgaben des Rektums erfüllen. Die Methode bietet sich zur weiteren Untersuchung der morphologischen und physiologischen Grundlagen, der klinischen Anwendung und möglicher anderer Indikationen an.

Literatur

1. Austad EA (1987) The origin of expanded tissue. Clin Plast Surg 14, 3:431–433
2. Dorer A, Walgenbach KJ, Stark GB, Hirner A (1993) Die expandierte Ileumschlinge als Reservoir bei kontinenzerhaltender Proktokolektomie. Langenbecks Arch Chir 378:131–135
3. Hong C, Stark GB, Futrell JW (1987) Elongation of axial blood vessels with a tissue expander. Clin Plast Surg 14, 3:465–467
4. Manders EK, Saggers GC, Diaz-Alonso P, Finn L, Sipio JC, Glumac T, Au VK, Wong RKM, Mottaleb M (1987) Elongation of peripheral nerve and viscera containing smooth muscle. Clin Plast Surg 14, 3:551–561
5. Neumann CG (1957) The expansion of an area of skin by progressive distension of a subcutaneous balloon. Plast Reconstr Surg 19:124–130
6. Parks AG, Nicholls RJ, Belliveau P (1980) Proctocolectomy with ileal reservoir and anal anastomosis. Br J Surg 67: 533–538
7. Radovan C (1984) Tissue expansion in soft-tissue reconstruction. Plast Reconstr Surg 74, 4:4 82–493
8. Stark GB, Hong C, Futrell JW (1988) Continous axial stress on rat blood vessels in vivo. Wiss Z Friedrich-Schiller-Universität Jena 37:544–548
9. Stark GB, Hong C, Futrell JW (1987) Rapid elongation of arteries and veins in rats with a tissue expander. Plast Reconstr Surg 80:570–581
10. Stark GB, Dorer A, Walgenbach KJ, Grünwald F, Jaeger K (1990) The creation of a small bowel pouch by tissue expansion-an experimental study in pigs. Langenbecks Arch Chir 375:145–150
11. Stelzner M, Fonkalsrud EW, Buddington RK, Phillips JD, Diamond JM (1990) Adaptive changes in ileal mucosal nutrient transport following colectomy and endorectal ileal pull-through with ileal reservoir. Arch Surg 125:586–590

12. Telander RL, Perrault J, Hoffman AD (1981) Early development of the neorectum by balloon dilatation after ileoanal anastomosis. J Pediatric Surg 16, 6:911–915
13. Thompson JS, Tempero MA, Hamm JL, Vanderhoof JA (1986) The importance of luminal factors in neomucosal growth. J Surg Res 40:126–132
14. Utsonomiya J, Iwama T, Imayo M, Matsuo S, Sawai S, Yaegashi K, Hirayama R (1980) Total colectomy, mucosal proctectomy and ileoanal anastomosis. Dis Col Rect 23, 7:459–466

Effekte der Pouchinterposition auf den intestinalen Transit – Experimentelle Untersuchungen zu mechanischer Aktivität und Entleerung des Pouches 12

A. P. Öttinger, S. Willis, K. P. Riesener, M. Polivoda, M. Anurov, S. Tikova und V. Schumpelick

Einleitung

Die Pouchbildung ist in der Abdominalchirurgie ein etabliertes Verfahren, das darauf abziehlt, eine durch Resektion verlorengegangene Reservoirfunktion wiederherzustellen. So kann die Intestinalpassage nach totaler Gastrektomie durch einen Jejunum-Pouch rekonstruiert werden [3, 6, 11]. Die Bildung eines Ileum-Pouches nach Proktokolektomie ist ein anerkanntes und definitives Verfahren zur Behandlung der Colitis ulcerosa und der familiären Polyposis coli [1, 2, 5]. In beiden Fällen wird der Dünndarm-Pouch in den meisten Fällen als J-förmige Duplikatur des Dünndarms angelegt. Der Pouch besitzt somit einen iso- und anisoperistaltischen Schenkel, wobei beim Magen-Pouch die Anastomose oral und beim ileoanalen Pouch distal gelegen ist. Die Eigenmotilität des Pouches wird als mögliche Ursache schlechter funktioneller Ergebnisse diskutiert [4, 8, 9, 10]. Ziel der vorliegenden Studie war es deshalb, die Pouch-eigene Motilität isoliert unter standardisierten Bedingungen in Hinblick auf die Entwicklung einer Reservoirfunktion zu untersuchen und eventuelle funktionelle Unterschiede bezüglich der Position der Anastomose (oral - aboral) aufzuzeigen.

Material und Methoden

Versuchsprotokoll

Nach Genehmigung der Tierversuche durch das Ministerium für „public health“ und die Ethikkommission der Staatlichen Russischen Medizinischen Universität Moskau wurde die Studie an 14 Bastardhündinnen mit 12–18 kg Körpergewicht durchgeführt. Unter Vollnarkose wurde bei 6 Hunden nach medianer Laparotomie 30 cm proximal der Ileozökalklappe ein 10 cm langer J-Pouch mit aboral gelegener Anastomose wie beim ileoanalen Pouch angelegt (IA-Pouch, Abb. 12.1a). Bei 4 Hunden wurde ein identischer Pouch mit oral gelegener Anastomose wie beim Magenersatz konstruiert (M-Pouch, Abb. 12.1b). Die Pouch- und Anastomosenbildung erfolgten mittels longitudinaler und zirkulärer Staplerinstrumente, so daß Pouchvolumen und Anastomosendurchmesser vergleichbar waren. 4 Hunde mit Dünndarmtranssektion und Reanastomose dienten als Kontrollen. 8 Wochen nach der ersten Operation erfolgte eine zweite Laparotomie, bei der je 4 serosale Dehnungsmeßstreifen (DMS, Strain Gauge) auf den Pouch (iso- und anisoperistaltische Schlinge, proximal und distal) genäht und die zugehörigen Elektrodenkabel subkutan verlagert wurden. Weiterhin wurde 20 cm

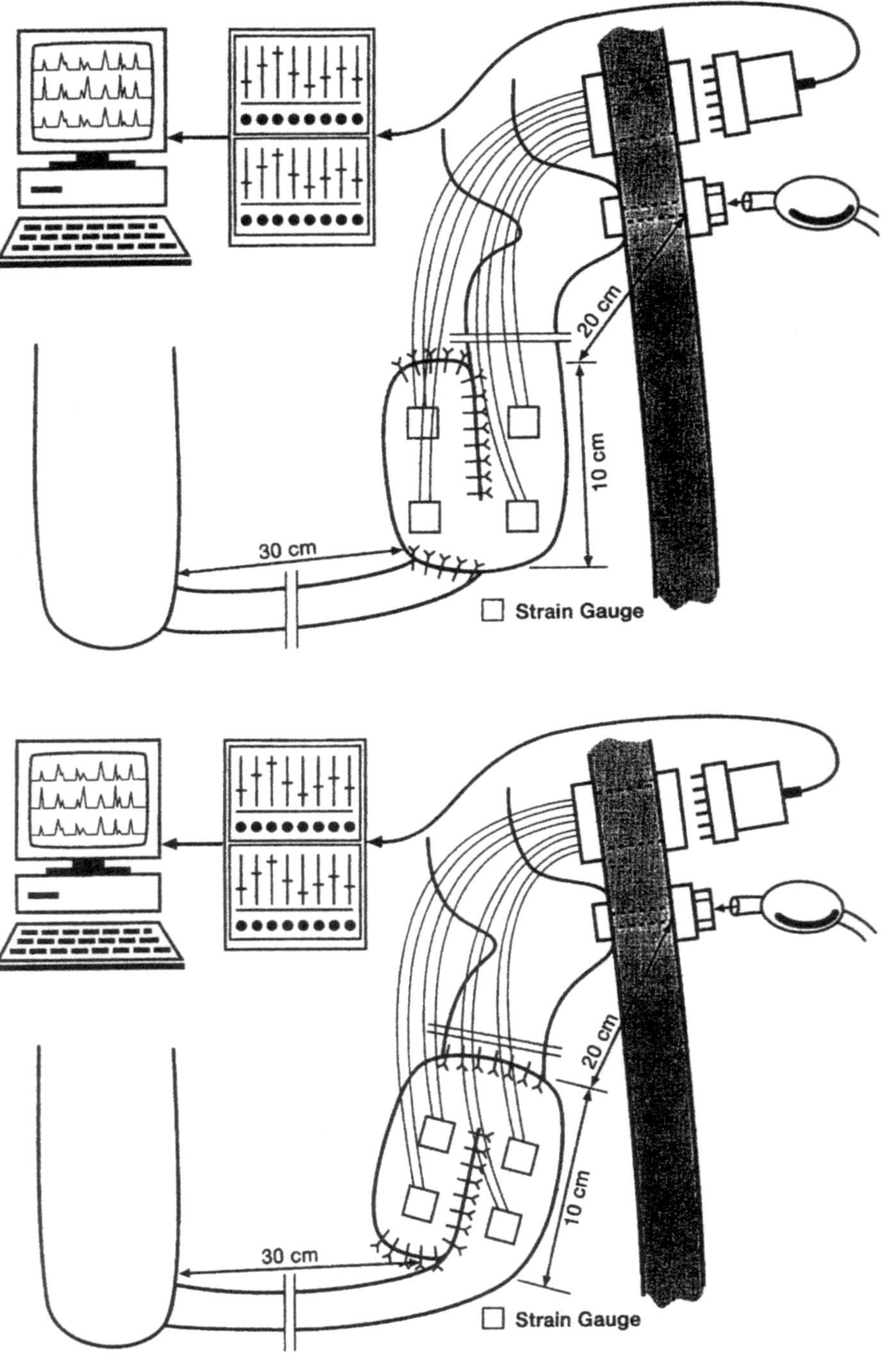

Abb. 12.1. Schematische Darstellung des Versuchsaufbaus; **1b:** IA-Pouch mit aboral gelegener Anastomose, **1b:** M-Pouch mit oral gelegener Anastomose

proximal des Pouches eine Enterostomie mittels einer 3 cm langen Thomas-Kanüle angelegt. Auf diese Weise war bei erhaltener intestinaler Kontinuität ein problemloser Zugang zum Pouch im Rahmen der folgenden Untersuchungen möglich (Abb. 12.1a und 12.1b). 12–14 Wochen nach Pouchanlage erfolgten je 2 Messungen der Pouchmotilität mittels Dehnungsmeßstreifen, eine radiologische Darstellung der Pouchkontraktionen, eine radiologische Dünndarmtransitzeitbestimmung, eine Entleerungsszintigraphie des Pouches und zuletzt eine Compliance-Bestimmung des Pouches.

Messung der Pouchmotilität

Die Untersuchungen erfolgten an wachen, nüchternen Tieren. Die elektrischen Signale der Dehnungsmeßstreifen wurden über einen Verstärker direkt per Computer aufgezeichnet. Nach Aufzeichnung der Nüchtermotilität über einen Zeitraum von 1 Stunde erfolgte eine Stimulation mit Neostigminsulfat (Prostigmin®) 0,25 mg i.v. und Fortführung der Aufzeichnung für eine weitere Stunde. Die Auswertung erfolgte visuell durch 2 unabhängige Untersucher. Kriterien der Auswertung waren Regelmäßigkeit, Frequenz und Amplitude der gemessenen Kontraktionen.

Radiologische Darstellung

Der Pouch wurde über die Thomas-Kanüle intubiert und mit 50 ml Bariumsulfat 53% (Micropaque®) gefüllt. Anschließend erfolgte die kontinuierliche Darstellung der Pouchkontraktionen über 2 Minuten unter Durchleuchtung. Weitere Aufnahmen wurden im Abstand von 3, 5, 10, 15, 20, 30, 45 und 60 Minuten gemacht. Die Auswertung erfolgte deskriptiv.

Transitzeitbestimmung

Die Bestimmung der Dünndarmtransitzeit erfolgte radiologisch durch säurestabile Bariumsulfat-Kügelchen mit einem Durchmesser von 1 mm (Med. Einrichtungen RWTH Aachen), die der normalen Hundenahrung beigemischt wurden. Als Transitzeit wurde die Zeitspanne zwischen der Entleerung der Kügelchen aus dem Magen bis zu ihrem Erscheinen im Kolon definiert. Zusätzlich wurde die Zeitspanne bis zum Erscheinen der Kügelchen im Stuhl bestimmt.

Entleerungsszintigraphie

Die Untersuchung erfolgte in Narkose mit Ketamin (Ketanest® 2 mg/kg KG i.v.). Das unmittelbar proximal des Pouches gelegene Ileumsegment wurde mit 50 ml dünnflüssigem Haferschleim angereichert mit 1,5 bis 2 µCu ^{m99}Technetium (0,1 µCu/kg KG) gefüllt. Die Aktivitätsbestimmung mit einer Bildfrequenz von 2 Minuten wurde über insgesamt 90 Minuten durchgeführt, wobei nach 60 Minuten eine pharmakologische

Stimulation mit Neostigminsulfat 0,25 mg erfolgte. Für die Auswertung wurden „regions of interest“ auf dem Pouch als auch auf der zuführenden und abführenden Schlinge definiert. Aus der relativen Aktivitätsabnahme im Pouch wurde die Halbwertszeit der Entleerung berechnet.

Compliance-Bestimmung

In Ketamin-Narkose erfolgte eine Intubation des Pouches bzw. des distal des Pouches gelegenen Ileums mit einem dünnen Katheter mit einem nicht elastischen Ballon an der Spitze. Anschließend wurde dieser schrittweise mit körperwarmer Ringerlösung gefüllt und anschließend der im Pouch resultierende Druck gemessen. Die mittlere Compliance des Pouches wurde definiert als Mittelwert aller ermittelter Volumen/Druck-Quotienten.

Zur statistischen Analyse wurde der Student's-t-Test für gepaarte und ungepaarte Daten eingesetzt.

Ergebnisse

Die mittlere Compliance des Ileumpouches betrug 2,33 ± 1,13 ml/mmHg. Sie war signifikant größer als die Compliance des Ileums (0,50 ± 0,20 ml/mmHg, $p < 0,005$) (Abb. 12.2). Es bestanden keine statistisch signifikanten Unterschiede zwischen IA-Pouch (2,23 ± 1,00 ml/mmHg) und M-Pouch (2,56 ± 1,54 ml/mmHg). Die Dünndarmtransitzeit war in der Pouchgruppe signifikant verlängert (Kontrolle 8,0 ± 2,8 h, Pouch 31,6 ± 7,5 h; $p < 0,05$). Wiederum ergaben sich keine statistisch relevanten Unterschiede zwischen IA-Pouch (28,0 ± 4,0 h) und M-Pouch (37,3 ± 12,7 h). Im Stuhl waren die Marker in der Kontrollgruppe bereits nach 23,5 ± 2,1 h nachweisbar, während sie in der Pouchgruppe erst nach 47,9 ± 3,9 h ausgeschieden wurden ($p < 0,05$). Die Ursache hierfür lag in der langen Verweilzeit der Marker im Pouch.

Die Quantifizierung der Pouchevakuation mittels Entleerungsszintigraphie bestätigte den Pouch trotz großer individueller Unterschiede als wirkungsvolle Transit-

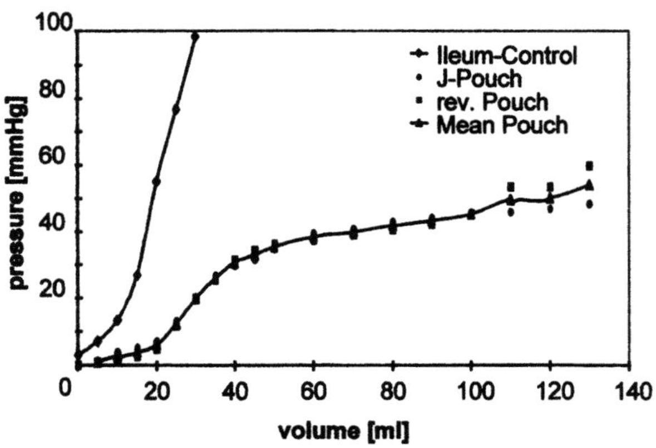

Abb. 12.2. Compliance von normalem Ileum und Ileumpouch: kein signifikanter Unterschied zwischen IA-und M-Pouch

bremse. Der radioaktiv markierte Brei wurde bereits unmittelbar nach Füllung der zuführenden Schlinge zu etwa 2/3 in den Pouch entleert. In der folgenden Stunde war nur eine geringe Entleerung der Aktivität aus dem Pouch in die abführende Schlinge nachweisbar. Die relative Zunahme der Aktivität in der abführenden Schlinge war dementsprechend gering (zwischen 0 und 25% der Gesamtaktivität). Die Aktivität in der zuführenden Schlinge nahm ebenfalls nur sehr gering ab, lediglich bei einem Hund mit relativ rascher Pouchentleerung fand sich zwischenzeitlich eine geringe Retropulsion aus dem Pouch in die zuführende Schlinge. Die berechnete Entleerungshalbwertszeit betrug 109 ± 52 min, wobei keine signifikanten Unterschiede zwischen M- (91 ± 27 min) und IA-Pouch (124 ± 66 min) nachweisbar waren. Definierte man 4 „regions of interest" innerhalb des Pouches, so fand man keine signifikanten Aktivitätsverschiebungen. Nach Stimulation mit Neostigmin kam es bei 3 von 4 Hunden zu einer deutlichen Beschleunigung der Pouchentleerung, die Entleerungshalbwertszeit unter Neostigmin betrug 63 ± 52 min (IA-Pouch 52 ± 46 min, M-Pouch 75 ± 66 min; n.s.) (Abb. 12.3).

Übereinstimmend mit diesen Ergebnissen zeigte sich radiologisch ebenfalls nur eine sehr verzögerte Entleerung des flüssigen Kontrastmittels aus dem Pouch in die abführende und kein Reflux in die zuführende Schlinge. Nach 1 Stunde befand sich noch immer ein Großteil des Kontrastmittels innerhalb des Pouches. Auf dem Pouch selbst waren hierbei ununterbrochen irreguläre Kontraktionen nachweisbar, wobei keine koordinierten oder durchschnürenden Kontraktionen beobachtet wurden.

Analog dazu konnten mittels Dehnungsmeßstreifen ebenfalls irreguläre Kontraktionen auf dem Pouch nachgewiesen werden. Es wurden jedoch weder beim IA-Pouch

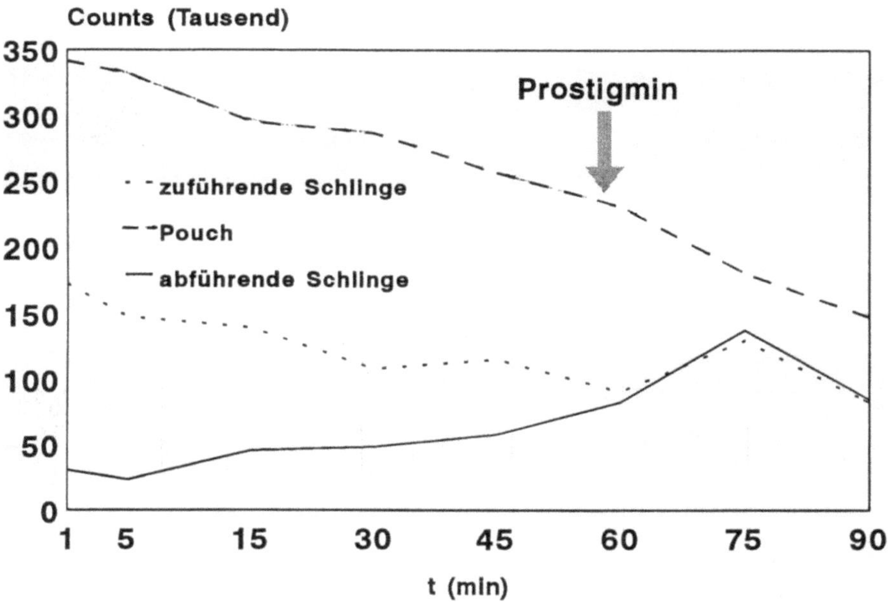

Abb. 12.3. Szintigraphische Darstellung der Pouchentleerung

noch beim M-Pouch regelmäßig wiederkehrenden Motilitätsmuster oder fortgeleitete Kontraktionen nachgewiesen. Bei beiden Pouchtypen unterschieden sich sowohl die mittleren als auch die auf die einzelnen Dehnungsmeßstreifen bezogenen Kontraktionsamplituden und -frequenzen vor (42,6 ± 22,9 g; 10,4 ± 1,0 /min) und nach Neostigmin-Gabe (30,1 ± 29,2 g; 10,1 ± 1,1 /min) nicht signifikant voneinander (Tabelle 12.1).

Schlußfolgerung

Die Konstruktion eines Pouches aus gegenläufigen Darmschlingen erfüllt sowohl die Funktion einer Transitbremse als auch eines Reservoirs. In der vorliegenden Studie fanden sich keine signifikanten funktionellen Unterschiede zwischen M- und IA-Pouch. Im Vergleich zu normalem Ileum fand sich bei beiden Pouchdesigns eine signifikant erhöhte Compliance mit radiologisch und szintigraphisch nachweisbar verzögerter Entleerung. Die Aufzeichnung der Wandkontraktionen mittels Dehnungsmeßstreifen zeigten ein irreguläres Muster von Kontraktionen unterschiedlicher Amplitude ohne nachweisbare geordnete Propagation. Analog dazu ließen sich radiologisch keine durchschnürenden Kontraktionen mit konsekutiver Kontrastmittelentleerung nachweisen. Eine effektive Segmentation konnte auch szintigraphisch anhand fehlender Aktivitätsverschiebungen innerhalb des Pouches ausgeschlossen werden. Diese Ergebnisse erklären die klinisch nachgewiesene Stase mit konsekutiver bakterieller Fehlbesiedelung in sehr großen ileoanalen Pouches [8, 9, 10] und die verzögerte Entleerung beim Jejunum-Pouch nach Gastrektomie [12]. Weder radiologisch, szin-

Tabelle 12.1. Kontraktionsamplituden und -frequenzen auf dem Pouch (Mittelwert ± Standardabweichung; n.s. = nicht signifikant)

IA-Pouch (n = 12) DMS-Lokalisation	Frequenz [/min] ohne Prostigmin®	 mit Prostigmin®	Amplitude [g] ohne Prostigmin®	 mit Prostigmin®
isoperistaltisch prox.	10,8 ± 1,7	10,2 ± 1,1	48,9 ± 25,0	50,2 ± 25,8
isoperistaltisch dist.	10,6 ± 1,1	10,2 ± 1,0	32,6 ± 23,2	43,3 ± 32,4
anisoperistaltisch prox.	10,3 ± 0,9	9,8 ± 1,3	41,8 ± 33,0	49,6 ± 33,4
anisoperistaltisch dist.	10,4 ± 1,3	9,6 ± 1,8	38,0 ± 17,1	47,7 ± 12,6
Mittelwert	**10,5 ± 1,3**	**10,0 ± 1,3** n.s.	**40,3 ± 24,6**	**47,7 ± 26,0** n.s.
M-Pouch (n = 8) DMS-Lokalisation	**Frequenz [/min] ohne Prostigmin®**	** mit Prostigmin®**	**Amplitude [g] ohne Prostigmin®**	** mit Prostigmin®**
isoperistaltisch prox.	10,2 ± 0,7	10,5 ± 1,0	39,0 ± 34,5	64,1 ± 56
isoperistaltisch dist.	10,2 ± 1,0	10,0 ± 1,3	59,3 ± 22,1	82,0 ± 37,3
anisoperistaltisch prox.	10,2 ± 0,8	10,0 ± 0,5	38,7 ± 14,3	51,2 ± 20,2
anisoperistaltisch dist.	10,5 ± 0,6	10,4 ± 0,8	25,1 ± 14,0	31,6 ± 16,1
Mittelwert	**10,3 ± 0,8**	**10,2 ± 0,9** n.s.	**40,5 ± 21,2**	**57,2 ± 32,4** n.s.

tigraphisch, noch direkt mittels Dehnungsmeßstreifen konnten Kontraktionen nachgewiesen werden, die den in der Literatur vorbeschriebenen „l-waves" entsprechen. Es handelt sich hierbei um manometrisch gemessene Druckanstiege im Pouch, welche als Resultat von koordinierten Pouchkontraktionen interpretiert wurden und für die Entleerungsfunktion des Pouches verantwortlich gemacht wurden [7, 8, 9, 13]. Aufgrund der vorliegenden Ergebnisse scheint die Pouch-eigene, nicht propulsive Motilität mitursächlich für die Reservoir- nicht jedoch für die Entleerungsfunktion des Pouches zu sein. Daher erfolgt die Entleerung des jejunalen Pouches nach Gastrektomie aufgrund des Fehlens eines nachgeschalteten Sphinktersystems weitgehend linear [12], während beim ileoanalen Pouch andere Faktoren wie z.B. der anale Schließmuskelapparat oder die Bauchwand- und Beckenbodenmuskulatur für die Entleerungsfunktion verantwortlich zu sein scheinen.

Literatur

1. Braun J, Treutner KH, Schumpelick V (1995) Stapled Ileal Pouch-Anal Anastomosis with Resection of the Anal Transition Zone. Int J Colorect Dis 10:143–147
2. Braun J, Schumpelick V (1993) Die direkte ileumpouchanale Anastomose. Chirurg 64:614–621
3. Faß J, Schumpelick V (1989) Principles of Radical Surgery in Gastric Carcinoma. Hepatogastroenterology 36:13–17
4. Heimbucher J, Fuchs KH, Freys SM, Clark GW, Incarbone R, DeMeester TR, Bremner CG, Thiede A (1994) Motility in the Hunt-Lawrence Pouch After Total Gastrectomy. Am J Surg 168:622–626
5. Herfarth Ch, Stern J (1990) Colitis ulcerosa - Adenomatosis coli. Funktionserhaltende Therapie. Springer, Berlin Heidelberg New York
6. Herfarth C, Schlag P, Buhl K (1987) Surgical Procedures for Gastric Substitution. World J Surg 11: 689–698
7. Levitt MD, Kamm MA, Groom J, Hawley PR, Nicholls RJ (1992) Ileoanal Pouch Compliance and Motor Function. Br J Surg 79:126–128
8. O'Connell PR, Pemberton JH, Brown ML, Kelly KA (1987) Determinants of Stool Frequency after Ileal Pouch-Anal Anastomosis. Am J Surg 153:157–162
9. O'Connell PR, Pemberton JH, Kelly KA (1987) Motor Function of the Ileal J-Pouch and its Relation to Clinical Outcome after Ileal Pouch-Anal Anastomosis. World J Surg 11:735–741
10. Pescatori M (1992) The Results of Pouch Surgery after Ileo-Anal Anastomosis for Inflammatory Bowel Disease: The Manometric Assessment of Pouch Continence and its Reservoir Function. World J Surg 16:872–879
11. Schwarz A, Büchler M, Usinger K, Rieger H, Glasbrenner B, Friess H, Kunz R, Beger HG (1996) Importance of the Duodenal Passage and Pouch Volume after Total Gastrectomy and Reconstruction with the Ulm Pouch: Prospective Randomized Clinical Study. World J Surg 20:60–67
12. Stier A, Hölscher AH, Schwaiger M, Siewert JR (1994) Jejunumpouch nach totaler Gastrektomie – Klinische und szintigraphische Untersuchungen zu Funktion und Befindlichkeit. Zentr Chir 119: 838–844
13. Stryker SJ, Phillips SF, Dozois RR, Kelly KA, Beart RW (1986) Anal and Neorectal Function after Ileal Pouch-Anal Anastomosis. Ann Surg 203:56–61

13 Elektromyographische und mechanische Aktivität des Dünndarm-Pouches im Tierexperiment

S. Willis, E. Schippers, V. von Felbert, U. Knoblauch, A. Buss
und V. Schumpelick

Einleitung

Für Patienten mit Colitis ulcerosa oder familiärer Polyposis coli ist die totale Entfernung des Dick- und Enddarmes in Hinblick auf die bereits in jungen Jahren stark erhöhte Karzinominzidenz unumgänglich. Therapie der Wahl war für diese Patienten lange Zeit die Proktokolektomie mit Anlage eines künstlichen Dünndarmausgangs. Dies beinhaltete enorme soziale und psychische Probleme für die meist jungen Patienten. Mit der ileoanalen Pouchanlage gibt es nun seit etwa 15 Jahren eine Operationstechnik mit der Möglichkeit der Kontinenzerhaltung. Sie ist allerdings noch mit funktionellen Problemen behaftet, die einer weiteren Abklärung bedürfen. Etwa 10% bis 30% der so operierten Patienten leiden an gelegentlichem oder permanenten Stuhlschmieren, imperativem Stuhldrang oder Inkontinenz [1, 2, 3]. Neben der analen Sphinkterfunktion und anderen Faktoren [4, 5] wird die Eigenmotilität des Pouches als mögliche Ursache schlechter funktioneller Ergebnisse diskutiert [5, 6]. Bezüglich des Pathomechanismus dieser funktionellen Störungen liegen bisher wenig gesicherte Ergebnisse vor. Bei den üblichen Operationstechniken wird der Dünndarmpouch unter der Vorstellung der Verbesserung der Reservoirfunktion aus gegenläufigen Schlingen gebildet [8]. Objektive Daten, die dies belegen, liegen allerdings nicht vor. Es fehlt bisher jede Information über die Synchronisation der Muskelkontraktionen innerhalb des Pouches. Aus den Untersuchungen von Stryker et al. am Menschen ist bekannt, daß der Dünndarmpouch eine dem Rektum vergleichbare Kapazität und Compliance besitzt [9]. Während im gesunden Rektum jedoch eine gerichtete Austreibungswelle zur Defäkation führt, konnte dies für die Pouchkontraktionen noch nicht gezeigt werden. Alle bisher veröffentlichten Studien zeigen nur den resultierenden Gesamtdruck im Pouch auf, ohne eine Aussage über die Koordination zwischen den beiden gegenläufigen Schlingen bzw. zwischen Pouch und vorgeschaltetem Ileum machen zu können.

Die Klärung dieser Frage hat enorme Bedeutung in Anbetracht der zunehmenden Anwendung der ileoanalen Pouchbildung in der Behandlung von Colitis ulcerosa und familiärer Adenomatosis coli. Klinische, allein manometrische Studien ohne Berücksichtigung des Pouchdesigns und der proximalen Dünndarmmotilität sind zur Klärung dieser Frage nicht geeignet, da sie keine Aussage über Natur und Ursache der aufgezeichneten Motilitätsphänomene erlauben. Nur direkte Messungen der Aktivität der Darmmuskulatur mittels implantierter Elektromyographie-Elektroden oder Dehnungsmeßstreifen (Strain Gauges) erlauben eine Objektivierung und präzise Beschreibung kurzfristiger und persistierender Veränderungen der Darmmotilität nach chirurgischen Eingriffen und erlauben eventuell Rückschlüsse auf die pathogenetischen Mechanismen funktioneller Störungen.

Ziel der vorliegenden Studie war es daher, im Tierexperiment die Motilität des Dünndarmpouches und des vorgeschalteten Dünndarms zu untersuchen. Von besonderem Interesse war hierbei die Klärung folgender Fragestellungen:

1. Besteht eine Koordination der Motilitätsphänomene zwischen den beiden gegenläufigen Schenkeln des Pouches?
2. Inwieweit wird die Reservoirfunktion des Pouches durch die Pouch-eigene Motilität beeinflußt?
3. Kommt es zu einer Überleitung von Aktivitätsfronten aus dem Dünndarm auf den Pouch?
4. Inwieweit wird die Pouchentleerung durch die Motilität des Dünndarms oder des Pouches bestimmt?

Material und Methoden

Versuchsaufbau

Die Versuche wurden an 11 weiblichen und 1 männlichen Foxhound mit einem Durchschnittsgewicht von 30 kg (27–32 kg) durchgeführt. Bei allen Hunden wurde eine Kolektomie mit direkter intersphinktärer Ileum-Pouch-analer Anastomose durchgeführt [8]. Ein vergleichbares Pouchvolumen wurde durch die Verwendung von je 2 longitudinalen Staplerinstrumenten (GIA 75®) bei der Pouchbildung gewährleistet. Die ileoanale Anastomose wurde in allen Fällen mit einem zirkulären Klammernahtapparat (EEA 21®) durchgefürt. Gleichzeitig wurden je 6 serosale Dehnungsmeßstreifen und 8 Ag-AgCl-Elektromyographie-Elektroden im Abstand von je 10 cm auf dem Pouch und dem distalen Dünndarm implantiert (Abb. 13.1). Die zugehörigen Kabel wurden aus dem Bauchraum ausgeleitet, subkutan zwischen die Schulterblättern geführt und dort ausgeleitet. 7 bis 15 Wochen postoperativ erfolgten pro Hund je 10 Motilitätsmessungen im nüchternen und postprandialen (30 kcal/kg KG) Zustand sowie eine radiologische Transitzeitmessung. Mittels Ballonfüllung wurde die Pouch-Compliance ermittelt und anschließend die Ausscheidung des Ballons dokumentiert.

Motilitätsmessungen

Die mechanische Aktivität wurde mittels Dehnungsmeßstreifen und die elektrische Aktivität mittels Elektromyographie gemessen. Die elektrischen Signale wurden verstärkt (Hellige Polygraph, Freiburg, Deutschland) und online mittels eines eigenen speziellen Programms per Computer aufgezeichnet. Für die Elektromyographie wurden eine Zeitkonstante von 0,03 s sowie ein oberes Frequenzlimit von 30 Hz gewählt.

Die Auswertung erfolgte visuell durch 2 unabhängige Untersucher. Bezüglich der Elektromyographie wurden die Frequenz des basalen elektrischen Rhythmus (BER), das Auftreten und die Periodizität des „migrating myoelectric complex“ (MMC) [10],

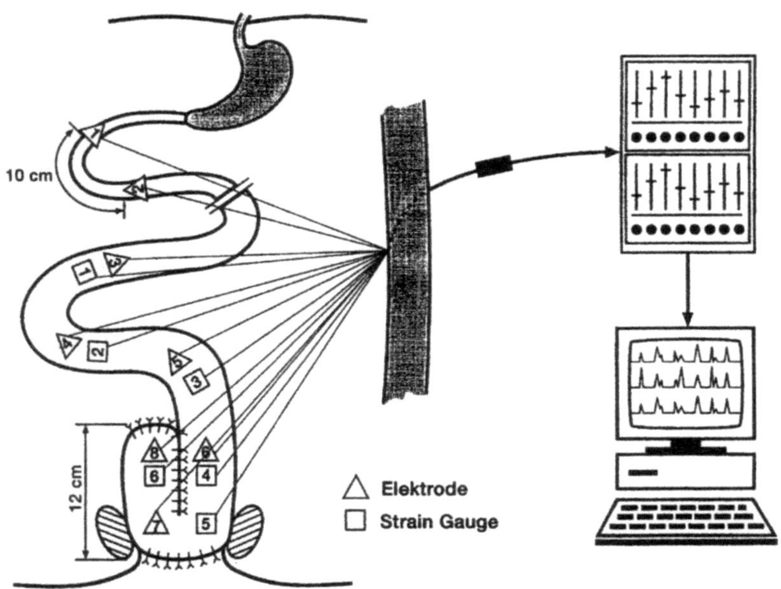

Abb. 13.1. Schematische Darstellung der Versuchsanordnung

die Dauer und die Fortleitungsgeschwindigkeit der Phase III des MMC ausgewertet. Die Unterscheidung der einzelnen Phasen des MMC basierte auf den Kriterien von Code und Marlett [11]. Für die Analyse der elektrischen Aktivität auf dem Pouch wurde in allen Fällen, bei denen eine Aktivitätsfront proximal des Pouches nachgewiesen wurde, entsprechend der gemessenen Fortleitungsgeschwindigkeit gleichzeitig die Aktivität auf allen Elektroden bestimmt. Für die Quantifizierung wurde ein spezieller elektrischer Aktivitätsindex („spike bursts"/„slow-waves" × min [%]) definiert. Für die Analyse der mechanischen Aktivität wurden Kontraktionsamplituden, -dauer und -frequenz bestimmt und ein spezieller Motilitätsindex (log(Kontraktionsanzahl × mittlere Amplitude × mittlere Dauer / 5 min)[gs/min]) errechnet. Kontraktionen mit einer Amplitude unter 5 g wurden nicht in die Auswertung miteinbezogen.

Compliance-Bestimmung

Die Compliance-Bestimmung erfolgte in Narkose mit Ketamin (Ketanest® 2 mg/kg KG i.v.), da dadurch die gastrointestinale Motilität nicht signifikant beeinflußt wird [12]. Der Pouch wurde mit einem dünnen Katheter mit einem nicht elastischen Ballon an der Spitze intubiert und schrittweise mit körperwarmer Ringerlösung gefüllt. Anschließend wurde der im Pouch resultierende Druck gemessen. Die mittlere Compliance des Pouches wurde definiert als Mittelwert aller ermittelter Volumen/Druck-Quotienten. Als Vergleichsgruppe diente die ebenso bestimmte Compliance des Rektums der jeweiligen Tiere präoperativ.

Transitzeitbestimmung

Die Bestimmung der Dünndarmtransitzeit erfolgte radiologisch durch Barium-markierte Hundenahrung. Als Transitzeit wurde die Zeitspanne zwischen der Entleerung der Nahrung aus dem Magen bis zu ihrem Erscheinen im Pouch definiert. Zusätzlich wurde die Zeitspanne bis zur kompletten Entleerung des Pouches bestimmt. Als Vergleichsgruppe dienten die jeweiligen Tiere präoperativ.

Statistik

Alle Ergebnisse wurden als Mittelwert ± Standardabweichung angegeben. Zur statistischen Analyse wurde der Student-t-Test für gepaarte und ungepaarte Daten eingesetzt. Für $p < 0{,}05$ wurde ein statistisch signifikanter Unterschied angenommen.

Ergebnisse

Kein Tier verstarb infolge der Operation. An Komplikationen traten lediglich eine Anastomosenstenose, welche einmal digital bougiert wurde, und 5 subkutane Serome im Bereich des Kabelstranges auf. Initial verloren alle Tiere etwa 10–20% ihres Ausgangsgewichtes. Ab der 4. postoperativen Woche kam es zu einer steten Gewichtszunahme und 10–12 Wochen p.o. hatten alle Tiere ihr Ausgangsgewicht wieder erreicht. Die mittlere Stuhlfrequenz stieg postoperativ von 2 auf 14 Stühle pro Tag, wobei sie sich zwischen der 6. und 30. Woche p.o. nicht mehr signifikant veränderte. Die Stühle waren in allen Fällen von breiiger Konsistenz, profuse Durchfälle traten nicht auf. Die radiologisch ermittelte Dünndarmtransitzeit betrug präoperativ 130 ± 38 Minuten und war nach Kolektomie und Pouchanlage signifikant auf 86 ± 12 Minuten verkürzt ($n = 12$; $p < 0{,}05$). Die komplette Ausscheidung des Kontrastmittels war präoperativ nach 1486 ± 80 Minuten und postoperativ nach 545 ± 46 Minuten erfolgt ($n = 12$; $p < 0{,}05$).

Die Compliance des Pouches war mit 2,8 ± 0,5 ml/mmHg signifikant geringer als die des Rektums (4,5 ± 0,7 ml/mmHg; $n = 12$, $p < 0{,}05$). Während des schrittweisen Auffüllens des Ballons kam es zu keiner signifikanten Zunahme der elektrischen oder mechanischen Aktivität des Pouches. Unmittelbar bei Füllung des Ballons kam es zu einem intraluminalen Druckanstieg mit anschließendem Druckabfall, wobei mit zunehmender Füllung des Pouches der intraluminale Druck weitgehend linear anstieg. Die Ausscheidung des Ballons ging nicht mit einer Zunahme der elektrischen oder mechanischen Aktivität einher (Abb. 13.2).

In der Elektromyographie fand sich im proximalen Jejunum eine „slow-wave"-Frequenz von 19,3 ± 1,4 /min, die zum Pouch hin kontinuierlich auf 15,3 ± 0,8 /min abnahm. In 109 Motilitätsmessungen im Nüchternzustand war eine eindeutige Identifizierung des MMC auf dem Jejunum möglich. Bei insgesamt 68 davon war eine Propagation mindestens einer Phase 3 bis unmittelbar vor den Pouch nachweisbar (62,4%). Lediglich in 37 Messungen war eine Fortleitung dieser Aktivitätsfronten auf den isoperistaltischen Schenkel des J-Pouches erkennbar (33,9%), während auf dem anisoperistaltischen Schenkel phasenunabhängig eine hohe elektrische Aktivität ohne das

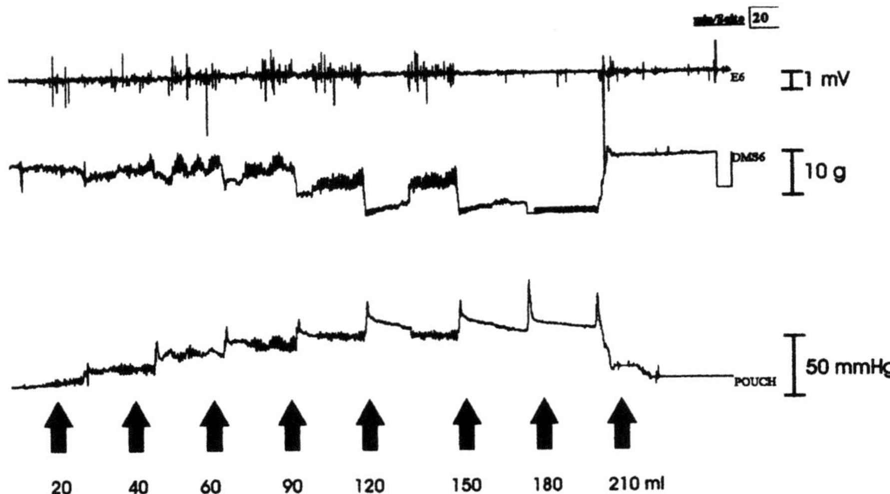

Abb. 13.2. Repräsentative Darstellung der Compliance-Bestimmung mittels schrittweiser Ballonfüllung (Pfeil = Füllung, Oben: Elektromyographie, Mitte: Dehnungsmeßstreifen, Unten: Pouchmanometrie): Keine Zunahme der elektrischen und mechanischen Aktivität bei Füllung und Ausscheidung des Ballons

rhythmische Muster des MMC nachweisbar war (Abb. 13.3, Tabelle 13.1). Die quantitative Auswertung der elektrischen Aktivität vor und auf dem Pouch während der Phase 3 zeigte einen im Vergleich zum vorgeschalteten Dünndarm geringeren, jedoch signifikanten Anstieg der elektrischen Aktivität auf dem isoperistaltischen Schenkel des Pouches, während sich die elektrische Aktivität auf dem anisoperistaltischen

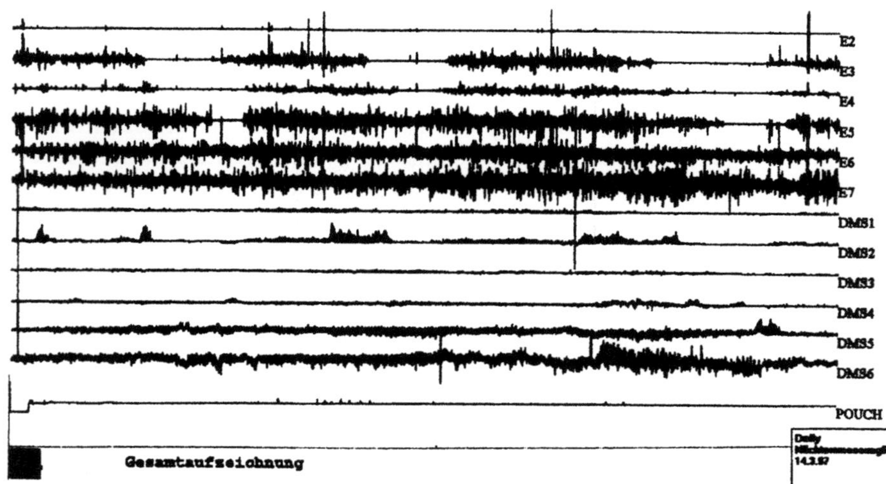

Abb. 13.3. Repräsentative Darstellung einer Nüchternmessung (E2–E7: Elektromyographie, DMS1–DMS6: Dehnungsmeßstreifen, Pouch: Endoluminaler Druck im Pouch): MMC proximal des Pouches, konstant hohe Aktivität auf dem Pouch

Tabelle 13.1. Phasenbezogene elektrische und mechanische Aktivität des ileoanalen J-Pouches (MMC - n = 109; „fed pattern" - n = 40; * = p < 0,05, n.s. = nicht signifikant)

	Elektr. Aktivität Ileum	[%] J-Pouch	Mech. Aktivität Ileum	[gs/min] J-Pouch
MMC, Phase 1	5 ± 7	31 ± 23	5,5 ± 0,1	6,8 ± 0,2
MMC, Phase 2	44 ± 24 *	37 ± 25 n.s.	7,4 ± 0,2 *	6,9 ± 0,1 n.s.
MMC, Phase 3	100 ± 0 *	41 ± 26 n.s.	8,3 ± 0,2 *	7,1 ± 0,3 n.s.
„fed pattern"	47 ± 10	41 ± 23	7,2 ± 0,2	6,7 ± 0,1

Schenkel nicht veränderte (n = 68; p < 0,05). Das typische „fed pattern", bestehend aus einem unregelmäßigen, nicht periodischen Muster einer Vielzahl von Spike-Potentialen, war ebenfalls nur proximal des Pouches erkennbar, während sich das ohnehin unregelmäßige Muster der Spike-Potentiale auf dem Pouch nicht signifikant veränderte (Abb. 13.4). Parallel dazu führte das „fed pattern" proximal des Pouches zu einer signifikanten Zunahme des elektrischen Aktivitätsindex, während er auf dem Pouch weitgehend konstant blieb (Tabelle 13.1). Das mittels Dehnungsmeßstreifen direkt aufgezeichnete Muster der Darmwandkontraktionen ergab ein identisches Bild: Während der Motilitätsindex proximal des Pouches Schwankungen entsprechend der elektrischen Aktivität aufwies, war er auf dem Pouch konstant hoch (Tabelle 13.1). Dementsprechend fanden sich auch keine signifikanten Schwankungen des endoluminalen Druckes im Pouch. Bei insgesamt 20 Nüchtern- und postprandialen Messungen, bei denen gleichzeitig eine Aufzeichnung des endoluminalen Drucks erfolgte, kam es in keinem Fall zu einem signifikanten Druckanstieg im Pouch (mittlerer Druck 3,2 ± 2,5 mmHg) (Abb. 13.3). Auffällig war eine signifikante Zunahme von hochamplitudigen Einzelkontaktionen oder Kontraktionscluster im anisoperistaltischen Schenkel des Pouches (Amplitude 125–215 g). Während diese im proximalen Dünndarm mit 1,3 ± 0,3 /h relativ selten waren, traten sie im gegenläufigen Pouchschenkel mit einer

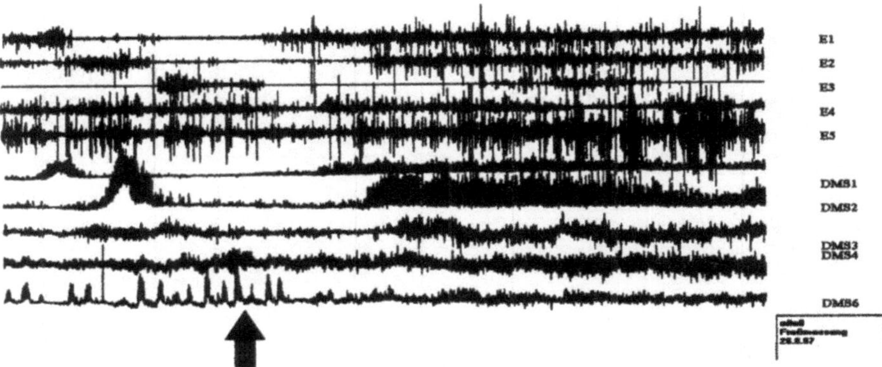

Abb. 13.4. Repräsentative Darstellung einer postprandialen Messung (Pfeil = Nahrungsaufnahme, E1–E5: Elektromyographie, DMS1–DMS6: Dehnungsmeßstreifen): Unterbrechung des MMC durch „fed pattern" proximal des Pouches, nur geringe Zunahme der elektrischen und mechanischen Aktivität auf dem Pouch

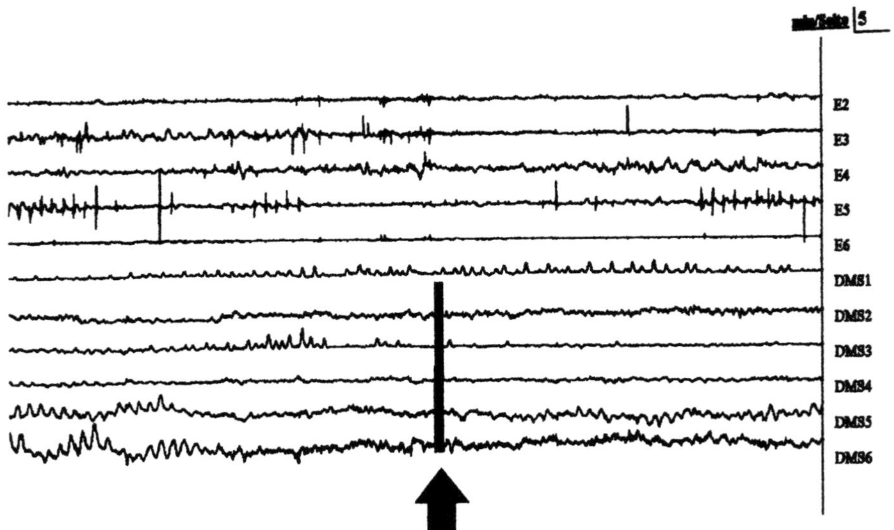

Abb. 13.5. Repräsentative Darstellung der elektrischen und mechanischen Aktivität während einer spontanen Defäkation (Pfeil = Defäkation, E2–E6: Elektromyographie, DMS1–DMS6: Dehnungsmeßstreifen): Keine Zunahme der elektrischen oder mechanischen Aktivität während der Defäkation

Tabelle 13.2. Elektrische und mechanische Aktivität des ileoanalen J-Pouch vor, während und nach der Defäkation (n = 27, n.s. = nicht signifikant)

	Elektr. Aktivität Ileum	[%] J-Pouch	Mech. Aktivität Ileum	[gs/min] J-Pouch
vor Defäkation	40,4 ± 3,5	43,6 ± 10,1	6,6 ± 0,2	6,4 ± 0,3
während Defäkation	39,4 ± 4,4 n.s.	42,2 ± 7,9 n.s.	6,5 ± 0,2 n.s.	6,3 ± 0,3 n.s.
nach Defäkation	40,7 ± 4,3	42,3 ± 9,2	6,6 ± 0,2	6,2 ± 0,3

Häufigkeit von 8,3 ± 1,8 /h auf ($p < 0,05$). In allen Fällen handelte es sich um isolierte, nicht fortgeleitete Kontraktionen, die nicht zu einem Druckanstieg im Pouch führten und in keinem Fall mit einer Defäkation einhergingen.

Bei insgesamt 27 Messungen kam es während der Motilitätsmessung zur spontanen Defäkation. Diese war in keinem Fall mit einem Anstieg der elektrischen oder mechanischen Aktivität des Pouches oder des vorgeschalteten Dünndarms vergesellschaftet (Abb. 13.5, Tabelle 13.2).

Diskussion

Die Proktokolektomie mit Ileum-Pouch-analer Anastomose ist ein anerkanntes und definitives Verfahren zur Behandlung der Colitis ulcerosa und der familiären Polyposis coli [1, 2]. Mehr als 90% der Patienten können postoperativ ein fast normales Leben mit einer guten globalen Lebensqualität führen. Dennoch leiden zwischen 10% und 30% der operierten Patienten an gelegentlichem oder permanenten Stuhlschmieren und Inkontinenz. Neben der analen Sphinkterfunktion und anderen Faktoren [4, 5] wird die Eigenmotilität des Pouches als Ursache schlechter funktioneller Ergebnisse diskutiert [6, 7]. Schraut et al. beschäftigten sich bereits 1982 in tierexperimentellen Studien am Hund mit der Manometrie des Pouches [13]. Sie beschrieben eine Reduktion der Motilität im Ileum-Pouch im Vergleich zum normalen Ileum. Eine Füllung des Pouches führte konsekutiv zu starken Kontraktionen. Rosemurgy et al. und Pescatori et al. untersuchten ebenfalls am Hund die Druckverhältnisse und deren elektromyographische Korrelate innerhalb des Pouches [14, 15]. Sie beschrieben eine basale elektrische „slow wave activity“ mit Überlagerung von „electrical bursts“ mit einer Frequenz von 9/min. Diese „burst activity“ korrelierte mit gleichzeitig gemessenen Druckerhöhungen im Pouch. Eine Füllung des Pouches führte zu einer Steigerung der Frequenz der elektrischen „bursts“ und dem manometrischen Nachweis starker Pouchkontraktionen. Allerdings wurde in diesen Studien ein heute wegen schlechter funktioneller Ergebnisse nicht mehr zur Anwendung kommendes Pouchdesign verwandt. In manometrischen Studien an Patienten kommt es bei Füllung des Pouches bis zu einem bestimmten Schwellenwert ebenfalls zum Auftreten von Druckanstiegen, welche als „large pressure waves“ (l-waves) bezeichnet und als Resultat von Pouchkontraktionen interpretiert wurden [4, 6, 9, 16]. O'Connell et al. gelang es hierbei, eine Korrelation zwischen den Druckverhältnissen im Pouch und der Klinik der Patienten herzustellen, ohne auf die zugrundeliegenden Pathomechanismen einzugehen [6]. Er vermutete, daß es ab einem bestimmten Schwellenvolumen infolge des Druckanstiegs im Pouch zu zunehmenden hochamplitudigen Kontraktionen des Pouches kommt, welche konsekutiv zur Pouchentleerung führen. In allen vorliegenden Studien wurden jedoch nur die resultierenden Gesamtdrücke im Pouch gemessen, während in der vorliegenden Studie erstmals die elektrische und mechanische Aktivität des ileoanalen J-Pouches direkt untersucht wurde. Hierbei fand sich auf dem Pouch ein unregelmäßiges, nicht periodisch auftretendes Muster aus einer Vielzahl von wie zufällig auftretenden Spike-Potentialen bzw. Kontraktionen. Eine Koordination der beiden gegenläufigen Schenkel des Pouches mit gleichzeitigen Kontraktionen war zu keinem Zeitpunkt erkennbar. Pouchkontraktionen mit konsekutivem Druckanstieg im Pouch waren daher weder nüchtern noch postprandial nachweisbar. Vielmehr scheinen sich die Effekte der einzelnen Kontraktionen wie bei einem Windkessel gegenseitig zu eliminieren, so daß letztendlich ein funktionell passiver Pouch resultiert. Dies erklärt auch die mehr als doppelt so große Compliance des J-Pouches im Vergleich zum normalen Ileum [17]. Auch während der schrittweisen Füllung des Pouches mit einem Ballon wurden keine effektiven Pouchkontraktionen nachgewiesen. Vielmehr kam es ähnlich wie beim Rektum zu einem initialen Druckanstieg mit anschließender Relaxation, so daß der Druck im Pouch nur sehr langsam und weitgehend linear anstieg.

Von den Motilitätsphänomenen im vorgeschaltenen Dünndarm scheint der Pouch weitgehend unabhängig zu sein. So kam es nur in einem Drittel der Fälle zu einer Überleitung einer Phase 3 auf den proximalsten Anteil des Pouches. Eine weitere Propagation auf dem Pouch wurde weder nach aboral noch direkt auf den gegenläufigen Schenkel beobachtet. Die quantitative Auswertung der elektrischen und mechanischen Aktivität auf dem Pouch zum Zeitpunkt der tatsächlichen oder errechneten Überleitung einer Phase 3 zeigte einen signifikanten Aktivitätsanstieg ebenfalls nur auf dem proximalen isoperistaltischen Anteil, während die Aktivität distal und auf dem gegenläufigen Schenkel ebenso wie der endoluminale Druck im Pouch konstant blieben. Spontane Defäkationen traten in keinem Fall zeitgleich mit der Überleitung einer Aktivitätsfront auf den Pouch auf. Im postprandialen Zustand veränderte sich die Pouch-eigene Motilität ebenfalls nicht signifikant. Es muß daher angenommen werden, daß der ileoanale J-Pouch als funktionell passives Reservoir wirkt und so auch als Transitbremse wirkt. Dies zeigt auch die lange Verweildauer des Kontrastmittels im Pouch. Die initiale Beschleunigung des intestinalen Transits ist am ehesten auf die Verkürzung des Dünndarms durch die Pouchbildung zurückzuführen und wurde bei Patienten ebenso nachgewiesen [18].

Spontane Defäkationen gingen nicht mit einem Anstieg der elektrischen oder mechanischen Aktivität auf dem Pouch einher, sondern traten meist in Phasen relativer Ruhe auf. Die Ausscheidung des gefüllten Ballons erfolgte ebenfalls ohne signifikante Zunahme der elektrischen oder mechanischen Aktivität. Für die Entleerungsfunktion scheint daher die Pouchmotilität keine wesentliche Rolle zu spielen, andere Faktoren scheinen hierfür verantwortlich zu sein. Die vorliegenden Ergebnisse unterstützen die Hypothese, daß für die Pouchentleerung die Bauchpresse und nicht Pouchkontraktionen verantwortlich sind. Für diese Hypothese spricht neben der klinischen Beobachtung der Hunde auch die Tatsache, daß die Defäkation bei Patienten durch ein Valsalva-Manöver ausgelöst werden kann [6]. Das Auftreten der manometrisch gemessenen „l-waves" bei Patienten könnte einem reflektorischen Anstieg des intraabdominellen Drucks bei zunehmender Pouchdistension entsprechen. Da in der vorliegenden Studie diese Untersuchungen in Narkose mit Ketamin durchgeführt wurden konnten deshalb hier keine „l-waves" nachgewiesen werden. Der Einsatz der Bauchpresse bei der Defäkation erklärt auch, weshalb bei Patienten szintigraphisch kein Reflux ins vorgeschaltete Ileum nachgewiesen wurde, welcher bei Kontraktionen des Pouch zu erwarten wäre [6].

Literatur

1. Braun J (1988) Pouches in der Gastroenterologie. Ergebnisse der Gastroenterologie. Verh Bd 24: 244–246
2. Braun J, Schumpelick V (1993) Die direkte ileumpouchanale Anastomose. Chirurg 64:614–621
3. Da Silva HJ, de Angelis CP, Soper, NJ, Kettlewell MGW, Mortensen NJ, Jewell DP (1991) Clinical and functional outcome after restorative proctocolectomy. Br J Surg 78:1039–1044
4. O'Connell PR, Pemberton JH, Brown ML, Kelly KA (1987) Determinants of Stool Frequency after Ileal Pouch-Anal Anastomosis. Am J Surg 153:157–162
5. Braun J, Treutner KH, Schumpelick V (1995) Stapled Ileal Pouch-Anal Anastomosis with Resection of the Anal Transition Zone. Int J Colorect Dis 10:143–147
6. O'Connell PR, Pemberton JH, Kelly KA (1987) Motor Function of the Ileal J-Pouch and its Relation to Clinical Outcome after Ileal Pouch-Anal Anastomosis. World J Surg 11:735–741
7. Pescatori M (1992) The Results of Pouch Surgery after Ileo-Anal Anastomosis for Inflammatory Bowel Disease: The Manometric Assessment of Pouch Continence and its Reservoir Function. World J Surg 16:872–879
8. Braun J, Schumpelick V (1992) Die direkte ileumpouchanale Anastomose bei der Colitis ulcerosa. Chirurg 63:361–367
9. Stryker SJ, Phillips SF, Dozois RR, Kelly KA, Beart RW (1986) Anal and Neorectal Function after Ileal Pouch-Anal Anastomosis. Ann Surg 203:56–61
10. Szurszewski JH (1969) A migrating electric complex of the canine small intestine. Am J Physiol 217:1757–1763
11. Code CF, Marlett JA (1975) The interdigestive myoelectric complex of the stomach and small bowel of dogs. J Physiol 246:289–309

12. Faß J, Bares R, Hermsdorf V, Schumpelick V (1995) Effects of intravenous ketamine on gastrointestinal motility in the dog. Intensive Care Med. 21:584–589
13. Schraut WH, Block GE (1982) Ileoanal anastomosis with proximal ileal reservoir: an experimental study. Surgery 91:275–281
14. Rosemurgy AS, Schraut WH, Block GE (1983) The physiologic effects of ileal reservoirs and efferent conduits complementing ileoanal anastomosis: An experimental study in dogs. Surgery 94:697–703
15. Pescatori M (1985) Myoelectric and motor activity of the terminal ileum after pelvic pouch for ulcerative colitis. Dis Colon Rectum 28:246–253
16. Levitt MD, Kamm MA, Groom J, Hawley PR, Nicholls RJ (1992) Ileoanal Pouch Compliance and Motor Function. Br J Surg 79: 126–128
17. Willis S, Riesener KP, Anurov M, Titkova S, Öttinger AP, Schumpelick V (1997) Experimentelle funktionelle Untersuchungen zur Motilität des Ileumpouch. Langenbecks Arch. Chir (Suppl) in press
18. Kimot WA, O'Brian JD, Awad R, Keighley MRB (1992) Estimation of small bowel transit time following colectomy and ileal reservoir construction. Br J Surg 79:697–700

14 Physiologische Auswirkungen der „Pouchchirurgie"*

K. A. Kelly

Einleitung

Als Organersatz wird ein kleiner Dünndarm-Pouch sowohl an beiden Enden des Gastrointestinaltraktes als auch am Ende des Harntraktes verwendet. Dabei ersetzt ein Jejunum-Pouch den entfernten Magen, ein Ileum-Pouch das entfernte Rektum oder die Harnblase. Weitere Funktionen sind die Absorption von Wasser, Elektrolyten und elementaren Nahrungsbestandteilen sowie der Transport der Residuen in distale Richtung.

In der Mayo-Klinik konnten wir die meiste Erfahrung mit dem ileoanalen Pouch als Rektumersatz nach Proktokolektomie sammeln. Die vorliegende Arbeit behandelt somit hauptsächlich diesen Aspekt. Ganz aktuell haben wir uns jedoch auch mit dem Jejunum-Pouch als Rektumersatz beschäftigt. Ergebnisse dieser neueren Studien werden ebenfalls dargestellt.

Dehnbarkeit und Kapazität des Ileum-Pouches

Beim gesunden Individium adaptiert und akkommodiert das Rektum an den intraluminalen Druck. Wenn das intraluminale Volumen schrittweise ansteigt, resultiert daraus nur ein diskreter Anstieg des intraluminalen Drucks (Abb. 14.1). Bei 7 gesunden Probanden betrug der mediane Volumenanstieg pro Druckanstieg 16,8 ± 2 ml/cm H_2O [15]. Ein Volumen von 400 ml wurde üblicherweise problemlos toleriert.

Nach chirurgischer Entfernung des Rektums wegen Colitis ulcerosa oder familiärer Polyposis bilden wir ein Neo-Rektum aus dem Ileum. Idealerweise sollte dabei der Ileum-Pouch eine Dehnbarkeit und Kapazität wie ein gesundes Rektum erreichen.

Aufgrund unserer Erfahrungen mit dem Kock-Pouch in den 70iger Jahren war bekannt, daß ein Ileum-Pouch so konstruiert werden kann, daß seine Kapazität einem Drittel bis einem Viertel des täglichen Stuhlvolumens entspricht. Ein solcher Kock-Pouch muß also 3–4mal täglich intubiert werden. Im Langzeit-Follow-up zeigten Patienten mit Kock-Pouch trotz bakterieller Überwucherung sowohl im Pouch wie im Jejunum nur geringe metabolische Verschiebungen [18]. Bzgl. absorptiver Vorgänge verhielt sich der Kock-Pouch ähnlich einem Ileum vor einer konventionellen terminalen Ileostomie [13]. Die Pouchbildung konnte die elektrischen und motorischen Akti-

* Übersetzung: Dres. Udo und Gundi Heuschen, Chirurgische Universitätsklinik Heidelberg

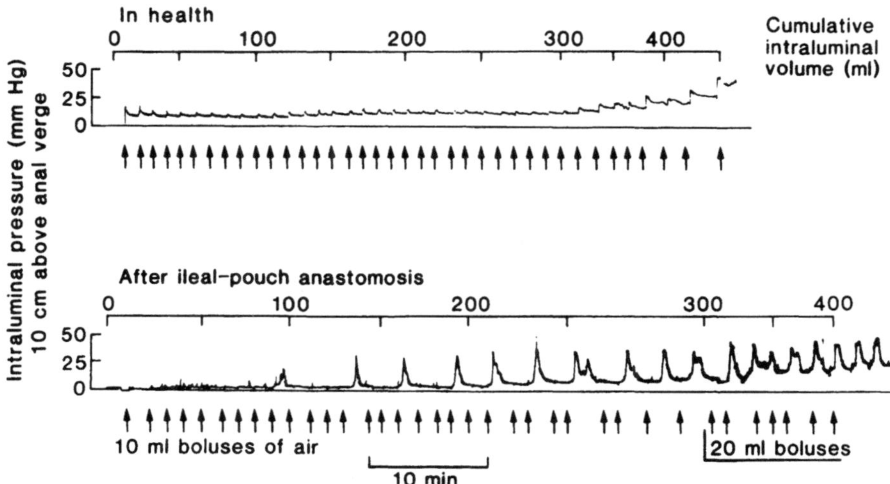

Abb. 14.1. Schrittweise Ausdehnung eines intraluminalen Ballons und Druckantwort im gesunden menschlichen Rektum (obere Abbildung) und im Ileum-Pouch nach Pouch analer Anastomose (untere Abbildung) [43]

vitätsmuster des Ileums nicht meßbar beeinflussen [1]. Die Dehnbarkeit des Pouches jedoch war größer als diejenige eines normalen Ileums. Nach Rektumresektion schien es daher möglich, einen Ileum-Pouch erfolgreich mit einer ileoanalen Anastomose zu kombinieren.

Wir entschieden uns für eine J-Pouchkonstruktion, gebildet durch eine Seit-zu-Seit-Anastomose aus den letzten 30 cm des terminalen Ileums, also einer Pouchkonstruktion wie sie von Utsunomiya und seinen Mitarbeitern beschrieben worden war [42]. Unseres Erachtens sollte ein solcher Pouch über eine adäquate Dehnbarkeit und Kapazität verfügen. Dies galt es zu beweisen. Die Dehnbarkeit des J-Pouches erwies sich als vergleichbar der Dehnbarkeit eines gesunden Rektums (Abb. 14.1). Der Anstieg der Druck-Volumen-Kurve war bei Pouchpatienten während einer schrittweisen Pouchdehnung annähernd identisch mit dem Anstieg bei gesunden Probanden [24]. Die Pouchkapazität war mit annähernd 400 ml vergleichbar mit der Kapazität eines gesunden Rektums.

Die zufriedenstellende Dehnbarkeit und Kapazität eines ileoanalen Pouches mündet letztendlich in besseren klinischen Ergebnissen. Pouchpatienten haben letztendlich eine niedrigere Stuhlfrequenz und weniger Inkontinenzprobleme als Patienten mit einer direkten ileoanalen Anastomose [15]. Je dehnbarer der Pouch, desto niedriger die tägliche Stuhlfrequenz [41]. Dementsprechend korreliert die Pouchdehnbarkeit vor Ileostomarückverlagerung sehr gut mit der Stuhlfrequenz nach Ileostomarückverlagerung. Die Dehnfähigkeit des Pouches zeigt sich letztendlich in einer niedrigeren Stuhlfrequenz [17]. Damit steht uns mit dem J-Pouch ein Neo-Rektum mit guter Compliance und Kapazität zur Verfügung, woraus sich letztendlich eine zufriedenstellende postoperative Stuhlkontinenz ergibt. Auch andere Autoren haben über ähnliche Erfahrungen mit dem J-Pouch berichtet [25]. Der W-Pouch, der aus einem längeren Ileumsegment als der J-Pouch gebildet wird, hat möglicherweise eine höhere

Dehnbarkeit und Kapazität als ein J-Pouch, woraus sich evtl. eine niedrigere Stuhlfrequenz ergibt [14, 21], andererseits beansprucht die Bildung eines W-Pouches eine längere Operationszeit. Letztendlich spielt aber der Pouchtyp, wenn korrekt angelegt, wahrscheinlich nur eine untergeordnete Rolle für das funktionelle Langzeitergebnis. Die beobachteten Werte für die Stuhlfrequenz differieren nur geringgradig zwischen den einzelnen Pouchtypen. Eine Stuhlinkontinenz scheint in stärkerem Maße von anderen Faktoren abzuhängen als vom Pouch-Design. Unabhängig vom Pouch-Design führt eine zu hohe Kapazität zu einer unvollständigen Entleerung mit enormer Größenzunahme, was dann zu einer Überlaufinkontinenz und Stase führen kann [12].

Kontraktilität des Ileum-Pouches

Wenn auf Volumina über 400 ml gedehnt wird, zeigt das gesunde Rektum verschiedene Arten kontraktiler Aktivität, z. B. unregelmäßige Kontraktionen mit kleiner Amplitude (Median und Standardabweichung 10 ± 3 cm H_2O, Abb. 14.1). Entladungen von Clusterwellen, sog. rektale motorische Komplexe, treten mit einer Frequenz von 16 pro 24 Stunden auf [10]. Ihre Funktion ist bislang unbekannt, vielleicht dienen sie der Rektumentleerung während Nüchternphasen. Sie scheinen sich nach distal und proximal auszubreiten.

Im Ileum werden 2 Typen von motorischen Aktivitäten beschrieben. Code und Mitarbeiter [7] haben diese bei Patienten mit konventioneller Ileostomie und Heppell und Mitarbeiter [16] bei Patienten mit direkter ileoanaler Anastomose beobachtet. Der erste Typ stellt eine Welle mit geringer Amplitude und kurzer Dauer dar, während der zweite Typ eine große Amplitude aufweist und lang andauert. Diese großen Wellen breiten sich nach distal aus und führen zur Austreibung des Ileuminhalts. Der Stimulus für diese großen Wellen ist die luminale Dehnung. Im Kock-Pouch konnten zwar ähnliche große Wellen identifiziert werden, die Menge an Intestinalinhalt, die nötig war um diese auszulösen, war jedoch viel größer [1, 4].

Um bei unseren Patienten die Kontraktilitätsmuster des ileoanalen Pouches mit denjenigen von gesundem Rektum zu vergleichen, führten wir Motilitätsstudien mit offenen Perfusionskathetern und einem drucksensitiven expandierbaren Ballon durch. Es ergaben sich Hinweise dafür, daß unterschiedliche Kontinenzergebnisse mit Unterschieden in der Reservoirmotilität zusammenhängen [24, 39, 41]. Wir und auch andere Autoren [32] fanden, daß die großen Kontraktionswellen (Median 49 ± 2 cm H_2O) im ileoanalen Pouch als Antwort auf Dehnung auftreten (Abb. 14.2). Dabei treten während der langen Kontraktionswellen im Pouch Drucke auf, die den analen Sphinkterruhedruck regelmäßig übertreffen. Während dieser großen Wellen verspürten unsere Patienten Stuhldrang. Willkürliches Kneifen des Musculus sphincter externus war dann regelmäßig notwendig, um die Kontinenz weiter zu gewährleisten. Trotzdem kam es gelegentlich zu Stuhlschmieren. Es wurde beobachtet, daß Frequenz und Amplitude der großen Kontraktionswellen langsam während Hungerphasen und nach Mahlzeiten zunahmen, vermutlich im Rahmen der Pouchfüllung. Nach Pouchentleerung sistierten die großen Kontraktionswellen umgehend [37]. Je größer das Intervall zwischen Evakuation und dem Wiederauftreten der großen Kontraktionswellen war, desto länger war auch das Intervall zwischen den einzelnen Stuhl-

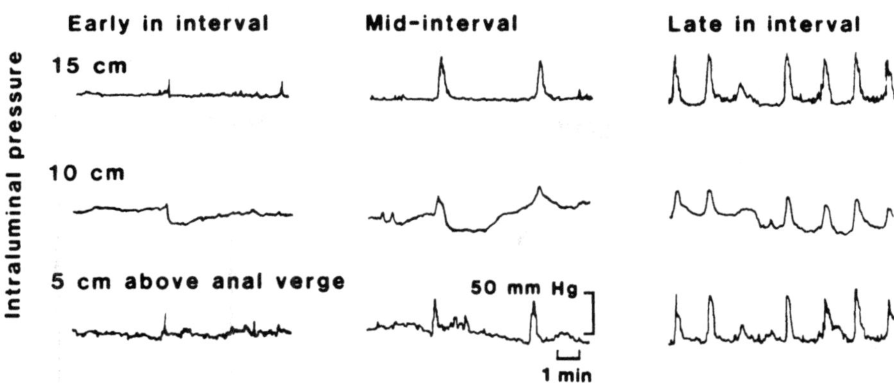

Abb. 14.2. Druckwellen im menschlichen Ileum-Pouch früh nach einer Defäkation, zwischen zwei Defäkationen und unmittelbar vor einer Defäkation [39]

entleerungen. Das Schwellenvolumen, bei dem diese Wellen auftreten, scheint also nach ileoanaler Pouchoperation eine wichtige Terminante für die postoperative Stuhlfrequenz zu sein [24]. Wenn diese Volumenschwelle wirklich eine Funktion der Pouchkapazität und Dehnbarkeit ist, würde dies erklären, daß sowohl die Kapazität wie die Dehnbarkeit ebenfalls das klinische Langzeitergebnis beeinflussen.

Ein ileoanaler Pouch und ein gesundes Rektum unterscheiden sich aber ganz klar dadurch, daß im Pouch Kontraktionen mit großer Amplitude im Rahmen einer Pouchdehnung auftreten und dies im gesunden Rektum bei einer Dehnung in gleichem Maße nicht zu beobachten ist. Diese Pouchkontraktionen mit großer Amplitude stellen damit einen Faktor dafür dar, daß Patienten nach einer ileoanalen Pouchoperation keine perfekte Kontinenz erreichen.

Motorische Interaktionen zwischen ileoanalem Pouch und proximal davon gelegenem Dünndarm

Bei gesunden Probanden lassen sich im Jejunum ungefähr im 2-Stunden-Intervall distal gerichtete wandernde motorische Aktionen feststellen. Diese Komplexe verschwinden mit der Nahrungsaufnahme, welche intermittierende Kontraktionen des Dünndarms induziert. Große Druckwellen, ähnlich denen nach Dehnung im ileoanalen Pouch wurden in den distalen 20–30 cm des gesunden Ileums beobachtet [31]. Diese Druckwellen laufen manchmal bis über die Ileozökalklappe hinaus ins Kolon.

Nach ileoanaler Pouchoperation sind diese wandernden motorischen Komplexe im Jejunum weiter zu finden. Im Pouch selbst jedoch treten sie nur sehr selten auf. Unmittelbar nach Nahrungsaufnahme verschwinden sie völlig. Ähnlich wie im gesunden Ileum lassen sich große Druckwellen in der Ileumwand auch nach ileoanaler Pouchoperation nachweisen. Diese treten jedoch mehr im proximalen Bereich auf. Möglicherweise wird nach Pouchoperation vermehrt Nahrungsbrei auch im proximalen Dünndarmbereich verlängert gespeichert. Im Gegensatz zu den Wellen mit großer Amplitude, die im Ileum-Pouch de novo erzeugt werden, resultiert aus diesen mehr proximal im Dünndarm gelegenen Wellen kein Defäkationsdrang [38]. Letztendlich bleiben sowohl nach Nahrungsaufnahme als auch im Hungerzustand die motorischen Muster im proximalen Dünndarm nach der ileoanalen Pouchoperation weitgehend ungestört.

Interessanterweise ist die Transitzeit im Bereich des Dünndarms bei Patienten nach ileoanaler Pouchoperation kürzer als in gesunden Kontrollen [35]. Dennoch bleiben die hormonellen und nervalen Steuermechanismen des Ileums, die die Transitzeit verzögern, intakt [3, 30, 34]. So wird im Dünndarm durch diese Faktoren eine ausreichende Zeit für Digestion und Absorption gewährleistet. Trotzdem wären andere Maßnahmen zur Verlangsamung der Dünndarmtransitzeit und zur Verbesserung der Absorption wünschenswert.

Effekte auf die Stuhlzusammensetzung nach ileoanaler Pouchoperation

Beim gesunden Individuum wird das tägliche Stuhlvolumen durch Wasser und Elektrolytresorption im Kolon von annähernd 1 500 ml auf ca. 150 ml reduziert [29]. Die Stühle sind geformt und fest, und die Stuhlfrequenz schwankt zwischen 3 Stühlen täglich und 3 Stühlen wöchentlich. Hingegen scheiden Ileostoma-Patienten täglich ca. 650 ml Stuhl aus. Sie haben dabei keinerlei Kontrolle über den Ausscheidungszeitpunkt. Dennoch unterscheiden sich Ileostoma Patienten und gesunde Kontrollen nicht bzgl. Gesamtwassergehalt des Körpers und bzgl. des extrazellulären Flüssigkeitsvolumen. Teilweise wird dies bei den Ileostoma-Patienten durch eine gesteigerte renale Natrium- und Wasserrückresorption gewährleistet [6]. Hierdurch sind diese Patienten für Nierensteinleiden prädisponiert.

Die Verhältnisse bzgl. Stuhlvolumen, Gesamtkörperwasser und extrazellulärem Flüssigkeitsvolumen sind bei Patienten nach ileoanaler Pouchoperation ähnlich denen nach Ileostomie [6]. Ungefähr 600 ml breiiger Stuhl werden täglich in 5–7 Portionen von ca. 100 ml abgesetzt. Durch den Ileum-Pouch wird das Stuhlvolumen gegenüber einer konventionellen Brooke-Ileostomie also nicht reduziert. Dietätische Einschränkungen und der Gebrauch von eindickenden Substanzen haben nur einen geringen Effekt auf das Stuhlvolumen, sie können jedoch den Stuhldrang und perianale Irritationen dadurch günstig beeinflussen, daß sie den Stuhl verfestigen und möglicherweise auch Gallensalze binden. Substanzen wie Loperamid, die die Transitzeit verlängern, die Absorption steigern und den Analsphinkter kräftigen, können in den ersten Wochen nach Ileostomarückverlagerung hilfreich sein. Große Volumina breiigen Stuhls können in der ersten postoperativen Zeit nach ileoanaler Pouchoperation die Hauptursache für häufige Stuhlgänge, milde Inkontinenz und perianale Irritationen sein. Je niedriger das Stuhlvolumen, desto seltener die Stuhlgänge, desto besser das postoperative Ergebnis.

Koordination der Motilität von ileoanalem Pouch und Sphinkterapparat

In der Mayo-Klinik wurde die Beziehung zwischen rektaler bzw. neorektaler Motilität und der Motilität des Analkanals untersucht [9]. Bei 12 gesunden Probanden und bei 6 vollständig kontinenten Pouchpatienten wurde im Rektum bzw. im Pouch sowie im

Analkanal ein 6-Kanal-Mikrotransducer positioniert. Es wurde digital mit einem tragbaren 2 MB-Rekorder aufgezeichnet. Gemessen wurde die rektale bzw. neorektale sowie anale motorische Aktivität über 24 Std. Die Messungen erfolgten ambulant. In den Schlafphasen war der anale Kneifdruck in beiden Gruppen vergleichbar. Lediglich Episoden mit spontaner Analkanalrelaxation waren bei den Pouchpatienten häufiger als in der Kontrollgruppe (Periodizität: 54 ± 18 Min. bei den Pouchpatienten versus 95 ± 11 Min. in der Kontrollgruppe).

Außerdem traten bei den Pouchpatienten während ihrer Schlafphasen im median 8 großvolumige Wellen pro Stunde auf. Dabei wurde ein intrapouchaler Druck von 33 ± 7 mmHg beobachtet. Diese großvolumigen Wellen wurden regelmäßig von einem Rückgang des analen Ruhedruckes und einem Anstieg des analen Kneifdruckes begleitet. Wie beim gesunden Individuum werden also auch nach ileoanaler Pouchoperation die Druckwellen des distalen Dünndarms mit einem erhöhten Sphinktertonus und Druckwellen im Analkanal beantwortet. Durch diese Mechanismen wird die Kontinenz erreicht.

Pouch-analer Inhibitionsreflex

Bei plötzlicher Dehnung des Rektums relaxiert beim gesunden Probanden der proximale Anteil des Sphinkter ani, während der distale Anteil kontrahiert. Je ausgedehnter die Dehnung, desto ausgeprägter die proximale Sphinktererschlaffung. Diese Erschlaffung ermöglicht durch die sensiblen Nerven im Bereich des Anoderms des proximalen Analkanals ein Sampling des Rektuminhalts. Auf diese Weise wird eine Diskriminierung zwischen gasförmig, flüssig und fest geleistet. Das Individuum kann so zwischen kontrolliertem Windabgang, Stuhlgang oder Stuhlkontrolle entscheiden.

Der rektoanale Inhibitionsreflex ist normalerweise nach einer ileoanalen Pouchoperation erloschen (Abb. 14.3). Bei einigen wenigen Patienten mit einem langen muskulären Rektumcuff (8–10 cm) ist der rektoanale Inhibitionsreflex jedoch auch postoperativ nachweisbar. Dieser Reflex wird daher höchstwahrscheinlich durch Proprio-

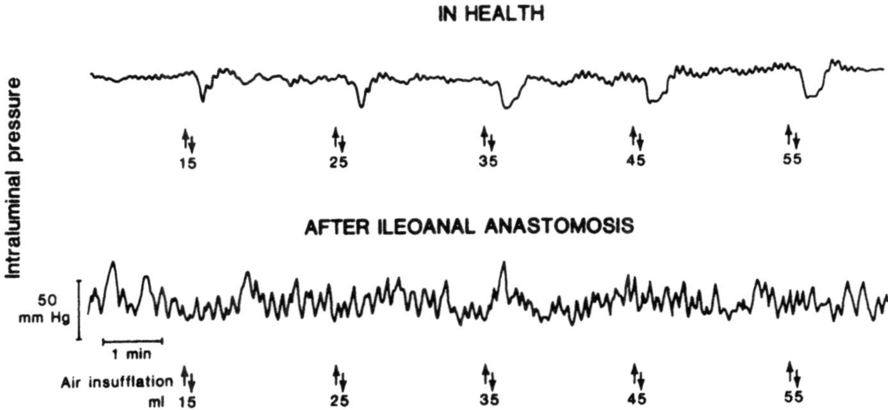

Abb. 14.3. Druckantwort des menschlichen Anal-Sphinkter-Apparates auf plötzliche Dehnung des Rektums (obere Abbildung) oder plötzliche Dehnung eines Ileum-Pouches (untere Abbildung) [44]

zeptoren im Bereich der muskulären Rektumwand ausgelöst. Die Entscheidung, ob dieser Reflex postoperativ erhalten ist oder nicht, wird dadurch erschwert, daß der distale Anteil des ileoanalen Pouches innerhalb des oberen Analkanals verankert ist. Eine Ausdehnung des Pouches dilatiert daher den proximalen Analkanal. Somit kann eine Erschlaffung des proximalen Sphinkteranteils nicht akkurat durch eine konventionelle intraluminale Druckmessung erfaßt werden.

Die Rolle des rektoanalen Inhibitionsreflex wird kontrovers diskutiert, seit man weiß, daß die Kontinenz nach ileoanaler Pouchoperation auch durch ein Fehlen des Reflexes nicht beeinträchtigt ist. Auch Patienten ohne diesen Reflex können perfekt kontinent sein oder umgekehrt. Der Grad der Kontinenz korreliert nicht mit dem Vorhandensein oder der Abwesenheit des rektoanalen Inhibitionsreflexes. Darüberhinaus bleibt bei Patienten ohne Inhibitionsreflex der Stuhldrang, das Gefühl für den Füllungszustand sowie die Fähigkeit, fest und gasförmig zu diskriminieren, erhalten.

Entleerung des ileoanalen Pouches

Gesunde Individuen haben die Fähigkeit ihr Rektum willentlich und spontan zu entleeren. Meist wird dabei um die Stuhlentleerung zu erleichtern der intraabdominelle Druck im Sinne eines Valsalva-Manövers erhöht.

Postoperativ erfolgt die Stuhlentleerung ebenfalls spontan und willentlich. Nur während Pouchitis-Episoden mußten einige wenige unserer J-Pouch-Patienten zur Stuhlentleerung regelmäßig intubieren. Normalerweise wurde distal des Reservoirs, wie im gesunden Rektum, kein obstruktives Darmsegment beobachtet. Der Pouch war unmittelbar mit dem Analkanal anastomosiert. Der Apex des Pouches lag teilweise innerhalb des kleinen Beckens und teilweise unterhalb der Levatorebene innerhalb eines ca. 3–5 cm kurzen muskulären Rektumcuff. Eine schnelle und leichte Entleerung ist auch bei einem unmittelbar mit dem Analkanal anastomosierten W-Pouch die Regel.

Im Gegensatz hierzu ist der Doppel-Loop-S-Pouch, beschrieben von Parks and Nickols [27], manchmal mit einer schlechten Entleerung vergesellschaftet. Die ursprünglichen Ergebnisse der Park-Gruppe waren uneingeschränkt gut. Alle Patienten waren tagsüber kontinent bei akzeptabler Stuhlfrequenz. Dennoch war ein Hauptproblem die Pouchentleerung: Nur die Hälfte der Patienten war zu einer spontanen Entleerung fähig. Die restlichen Patienten mußten intermittierend katheterisieren. Auch im Langzeitverlauf zeigte sich, daß nur 40% der Patienten spontan entleeren konnten [20]. Fonkalsrud [11] beobachtete bei 5 Patienten nach S-Pouch ähnliche Schwierigkeiten. In Tierversuchen zeigte sich, daß beim S-Pouch die Länge der abführenden Schlinge zwischen Pouch und Anus der kritische Faktor für eine effiziente Entleerung war [33]. Durch funktionelle fluoroskopische Untersuchungen konnte nachgewiesen werden, daß bei kurzer abführender Schlinge die Pouchentleerung effizienter ist [28]. Das Gleiche gilt für die H-förmigen Pouchkonstruktionen [12]. Prinzipiell besteht aber bei jeder abführenden Ileumschlinge – gleich welcher Länge zwischen Ileum, Pouch und Analkanal – die Gefahr, daß sie die Pouchentleerung behindert.

Wie oben angeführt, konnte die inkomplette Entleerung beim S-Pouch für die schlechten postoperativen Ergebnisse verantwortlich gemacht werden. Daher war es interessant, die Vollständigkeit der Pouchentleerung bei unseren J-Pouchpatienten zu untersuchen. Eine inkomplette Entleerung eines Pouches, gleich welchen Typs, reduziert das Stuhlvolumen, das nötig ist, den Pouch erneut bis an seine Volumenschwelle, bei der große Druckwellen und ein Defäkationsdrang erneut auftreten, zu dehnen. Um die Effizienz der Pouchentleerung abschätzen zu können, instillierten wir einen artefiziellen breiigen Stuhl in den Pouch und untersuchten die Wiederausscheidung. Patienten mit einer weniger kompletten Pouchentleerung wiesen eine höhere tägliche Stuhlfrequenz auf als Patienten mit einer kompletteren Pouchentleerung [37]. Die meisten untersuchten Patienten waren fähig, ihren Pouch annähernd so komplett zu entleeren wie gesunde Probanden ihr Rektum. Die Patienten entleerten ungefähr 55% des retrograd instillierten breiigen künstlichen Stuhls gegenüber 75% Entleerungsrate bei den gesunden Kontroll-Personen ($P > 0{,}05$) [2, 23, 24]. Die willentliche Beeinflussung des Evakuationsbeginns, die fäkale Flußrate (11 ml Stuhl/sec.) und das Valsalva-Manöver zur Unterstützung der Evakuation waren im allgemeinen mit den Verhältnissen bei gesunden Probanden vergleichbar. Ihren natürlichen Stuhl entleeren Patienten nach ileoanaler Pouchoperation besser, schneller und kompletter als den künstlichen Stuhl [34]. Die Tatsache, daß die Stuhlentleerung nach J-Pouch-analer Anastomose nicht wesentlich gestört ist, trägt wahrscheinlich wesentlich zu der zufriedenstellenden postoperativen Stuhlkontinenz bei.

Jejunum-Pouch im Vergleich zum Ileum-Pouch

Wir führten neulich eine Untersuchung zur Wertigkeit eines Jejunum-Pouches statt eines Ileum-Pouches als Rektumersatz durch [40]. Wir fanden nach jejunalem Pouch in bezug auf die verbrauchte Dünndarmlänge einen niedrigeren Ruhedruck, eine stärkere Dehnbarkeit und ein größeres Volumen als nach Ileum-Pouch. Außerdem wiesen die Druckwellen im Jejunum-Pouch eine höhere Frequenz auf. Im Jejunum-Pouch zeigten sich außerdem interdigestiv vermehrt wandernde myoelektrische Komplexe, wie sie im Ileum-Pouch nur selten oder überhaupt nicht zu beobachten sind. Diese Komplexe wandern während Hungerphasen ungefähr alle 2 Stunden im Gastrointestinaltrakt in aborale Richtung. Dabei wird Detritus, bestehend aus Sekret, Schleim und Bakterienmasse, in distale Richtung voran getrieben. Diese Komplexe beugen damit einer Stase vor und verhindern damit eine baktielle Überwucherung. Ein anderer Aspekt ist, daß die jejunale Mukosa gegenüber Ulzerationen resistenter ist als die Mukosa des Ileums. Trotzdem wird nach Proktokolektomie oder Urozystektomie fast in allen Fällen ein Ileum-Pouch als Rektum- oder Harnblasenersatz verwendet. Ein Jejunum-Pouch hingegen dient üblicherweise als Magenersatz, wahrscheinlich weil es einfacher ist, einen Ileum-Pouch mit dem Analkanal oder der Uretra zu anastomosieren. In der Vergangenheit wurde dennoch ein Jejunumsegment als Rektumersatz eingesetzt [36].

Zusammenfassung

Nach Entfernung des Rektums dient der Ileum-Pouch als adäquates neorektales Reservoir. Ein solcher Pouch verhält sich, wenn er unmittelbar mit dem Analkanal anastomosiert ist, in bezug auf Dehnbarkeit, Kapazität und Entleerungsfähigkeit, wie ein gesundes Rektum. Ein S- oder ein H-Pouch, bei dem zwischen Pouch und Analkanal ein abführender Schenkel positioniert ist, führt manchmal zu einem Abflußhindernis und einer inkompletten Entleerung. Ob ein Neorektum, gebildet aus dem Ileum, den Patienten gänzlich normale fäkale Kontinenzmuster ermöglicht, muß sicher kritisch gesehen werden. Bei einer Pouchdehnung entstehen propulsive Kontraktionswellen mit großer Amplitude. Diese belasten den Sphinkterapparat akuter als die unregelmäßigen nicht propulsiven Kontraktionswellen mit kleiner Amplitude oder die Clusterkontraktionen des gesunden Rektums. Die Patienten lernen, die anderen Signale des Stuhldrangs zu erkennen und mit ihnen umzugehen. An der Volumenschwelle treten im Ileum-Pouch große Druckwellen auf und diese triggern letztendlich das Gefühl des Stuhldrangs.

Durch die Operation sind nicht nur Anatomie, Reflexmechanismen und das Kontraktionsverhalten des terminalen Ileums beeinflußt, sondern auch Konsistenz und Volumen des Stuhls. Beim gesunden Individuum werden täglich nur ungefähr 150 ml geformter Stuhl abgesetzt. Postoperativ wächst das Volumen üblicherweise auf ca. 650 ml täglich an. Der Stuhl wird breiig oder sogar flüssig. Einen Pouch am Ende des Intestinaltraktes zu plazieren beeinflußt nicht die postoperative Gesamtstuhlmenge. Die besten postoperativen Ergebnisse fanden wir bei Patienten mit einem geringen Stuhlvolumen (<500 ml/Tag) mit breiiger bis geformter Konsistenz.

Ein Jejunum-Pouch weist eine größere Dehnbarkeit, eine größere Kapazität und eine höhere Frequenz von interdigestiven wandernden myoelektrischen Komplexen auf (migrating myoelectric Complexes). Vielleicht ist daher der Jejunum-Pouch ein besserer Rektumersatz als der Ileum-Pouch. Weitere Studien sind hier ganz klar von Nöten.

Literatur

1. Akwari OE, Kelly KA, Phillips SF (1980) Myoelectric and motor patterns of continent pouch and conventional ileostomy. Surg Gynecol Obstet 150:363–371
2. Ambroze WL, Pemberton JH, Bell AM, Brown ML, Zinsmeister AR (1991) The effect of stool consistency on rectal and neorectal emptying. Dis Colon Rectum 34:1–7
3. Armstrong DN, Ballantyne GH, Adrian TE, Bilchik AJ, McMillen MA, Modlin IM (1991) Adaptive increase in peptide YY and enteroglucagon after proctocolectomy and pelvic ileal reservoir construction. Dis Colon Rectum 34:119–125
4. Berglund B, Kock NG, Myrvold HE (1984) Volume capacity and pressure characteristics of the continent ileostomy reservoir. Scand J Gastroenterol 19:683–690
5. Brandberg A, Kock NG, Philipson B (1972) Bacterial flora in intra-abdominal ileostomy reservoir: A study of 23 patients provided with „continent ileostomy". Gastroenterology 63:413–416
6. Christie PM, Knight GS, Hill GL (1990) Metabolism of body water and electrolytes after surgery for ulcerative colitis: conventional ileostomy versus J pouch. Br J Surg 77:149–151
7. Code CF (1957) Motility patterns in the terminal ileum: Studies on two patients with ulcerative colitis and ileac stomas. Gastroenterology 32:651
8. Duthie HL, Bennett RC (1963) The relation of sensation in the anal canal to the functional anal sphincter: A possible factor in anal continence. Gut 4:179
9. Ferrara A, Pemberton JH, Hanson RB (1992) Preservation of continence after ileoanal anastomosis by the coordination of ileal pouch and anal canal motor activity. American Journal of Surgery 163:83–89
10. Ferrara A, Pemberton JH, Levin KE et al (1991) Relationship between anal canal tone and rectal motor activity (abstract). Diseases of the Colon and Rectum 35:P5
11. Fonkalsrud EW (1981) Endorectal ileal pullthrough with lateral ileal reservoir for benigh colerectal disease. Ann Surg 194:761–766

12. Fonkalsrud EW, Phillips JD (1990) Reconstruction of malfunctioning ileoanal pouch procedures as an alternative to permanent ileostomy. Am J Surg 160:245–251
13. Gadacz TR, Kelly KA, Phillips SF (1977) The continent ileal pouch: Absorptive and motor features. Gastroenterology 72:1287–1291
14. Harms BA, Hamilton JW, Yamamoto DT, Starling JR (1987) Quadruple-loop (W) ileal pouch reconstruction after proctocolectomy: analysis and functional results. Surgery 102:561–567
15. Heppell J, Kelly KA, Phillips SF, Beart RW, Telander RL, Perreault J (1982) Physiologic aspects of continence after colectomy, mucosal proctectomy and endorectal ileo-anal anastomosis. Ann Surg 195:435–443
16. Heppell J, Pemberton JH, Kelly KA, Phillips SF (1982) Ileal motility after endorectal ileoanal anastomosis. Surg Gastroenterol 1:123
17. Heppell J, Taylor BM, Beart RW, Jr, Dozois RR, Kelly KA (1983) Predicting outcome after endorectal ileoanal anastomosis. Can J Surg 26:132–134
18. Kelly DG, Phillips SF, Kelly KA, Weistein WM, Gilchrist MJ (1983) Dysfunction of the continent ileostomy: Clinical features and bacteriology. Gut 24:193–201
19. Kock NG, Darle N, Hulten L, Kewenter J, Myrvold H, Philipson B (1977) Ileostomy. Curr Probl Surg 14:36–38
20. Nicholls RJ, Pescatori M, Motson RW et al (1984) Restorative proctocolectomy with a three-loop ileal reservoir for ulcerative colitis and familial adenomatous polyposis. Annals of Surgery 199: 383–388
21. Nicholls RJ, Pezim ME (1985) Restorative proctocolectomy with ileal reservoir for ulcerative colitis and familial adenomatous polyposis: a comparison of three reservoir designs. Br J Surg 72: 470–474
22. Nilsson LO (1979) Absorption studies in patient six to ten years after construction of ileostomy reservoirs. Gut 20:499–503
23. O'Connell PR, Kelly KA, Brown ML (1986) Scintigraphic assessment of neorectal function. J Nucl Med 27:460–464
24. O'Connell PR, Pemberton JH, Brown ML, Kelly KA (1987) Determinants of stool frequency after ileal pouch-anal anastomosis. Am J Surg 153:157–164
25. Öresland T, Fasth S, Nordgren S, Akervall S, Hulten L (1990) Pouch size: the important functional determinant after restorative proctocolectomy. Br J Surg 77:265–269
26. Orkin BA, Hanson RB, Kelly KA (1989) The rectal motor complex. J Gastrointestinal Motility 1:5
27. Parks AG, Nicholls RJ (1978) Proctocolectomy without ileostomy for ulcerative colitis. Br Med J 2:85–88
28. Pescatori M, Manhire A, Bartram CI (1983) Evacuation pouchography in the evaluation of the ileoanal reservoir function. Dis Colon Rectum 26:365–368
29. Phillips SF, Giller J (1973) The contribution of the colon to electrolyte and water conservation in man. J Lab Clin Med 81:733–746
30. Pietroletti R, Slors FJ, Mariani P, Leardi S, Simi M, Brummelkamp WH (1990) Enteroglucagon and peptide Y-Y response after construction of a pelvic reservoir in humans. Dis Colon Rectum 33: 966–970
31. Quigley EMM, Borody TJ, Phillips SF, Wienbeck M, Tucker RL, Haddad A (1984) Motility of the terminal ileum and ileocecal sphincter in healthy humans. Gastroenterology 87:857–866
32. Rabau MY, Percy JP, Parks AG (1982) Ileal pelvic reservoir: A correlation between motor patterns and clinical behaviour. Br J Surg 69:391–395
33. Rosemurgy AS, Schraut WH, Block GE (1983) The physiologic effects of ileal reservoirs and efferent conduits complementing ileoanal anastomosis: An experimental study in dogs. Surgery 94: 697–703
34. Soper NJ, Chapman NJ, Kelly KA, Brown ML, Phillips SF, Go VLW (1990) The 'ileal brake' after ileal pouch-anal anastomosis. Gastroenterology 98:111–116
35. Soper NJ, Orkin BA, Kelly KA, Phillips SF, Brown ML (1989) Gastrointestinal transit after proctocolectomy with ileal pouch-anal anastomosis or ileostomy. J Surg Res 46:300–305
36. Stringel G (1985) Pull-through with isolated jejunal loop for ulcerative colitis. Journal of Pediatric Surgery 20:661–663
37. Stryker SJ, Borody TJ, Phillips SF, Kelly KA, Dozois RR, Beart RW, Jr (1985) Motility of the small intestine after proctocolectomy and ileal pouch-anal anastomosis. Ann Surg 201:351–356
38. Stryker SJ, Daube JR, Kelly KA, Telander RL, Phillips SF, Beart RW, Jr, Dozois RR (1985) Anal sphincter electromyography after colectomy, mucosal rectectomy, and ileoanal anastomosis. Arch Surg 120:713–716
39. Stryker SJ, Kelly KA, Phillips SF, Dozois RR, Beart RW, Jr (1986) Anal and neorectal function after ileal pouch-anal anastomosis. Ann Surg 203:55–61

40. Takahashi M, Williams JW, Kelly KA (1997) Proctocolectomy with jejunal pouch-distal rectal anastomosis: an alternative to ileal pouch reconstruction. Gastroenterology 112:A1478
41. Taylor BM, Cranley B, Kelly KA, Phillips SF, Beart RW, J., Dozois RR (1983) A clinico-physiologic comparison of ileal pouch-anal and straight ileoanal anastomoses. Ann Surg 198:462–468
42. Utsunomiya J, Iwama T, Imajo M, Matsuo S, Sawai S, Yaegashi K, Hirayama R (1980) Total colectomy, mucosal proctectomy, and ileoanal anastomosis. Dis Colon Rectum 23:459–466
43. Kelly KA, Pemberton JH (1987 Mechanisms of fecal continence: Alterations with ileal pouch-anal anastomosis, in Szurszewski JH (ed) Cellular Physiology and Clinical Studies of Gastrointestinal Smooth Muscle. Amsterdam, Elsevier Science Publishers BV, pp 399–418
44. O'Connell PR, Stryker SJ, Metcalf AM, et al (1988) Anal canal pressure and motility after ileoanal anastomosis. Surg Gynecol Obstet 166:47–54

Teil IV

Pouch als Funktionsprinzip

Physiologische Folgen der Pouchbildung als Magenersatz

K.-H. Fuchs, J. Heimbucher, G. Beese, M. Fein, M. Ritter und A. Thiede

Einleitung

Die Limitierung der Lebensqualität bei vielen Patienten nach erfolgter totaler Gastrektomie mit Appetitmangel, frühem Sättigungsgefühl, frühen und späten postprandialen Symptomen und vor allem auch einer häufig schweren Refluxösophagitis forcierte die Chirurgen in diesem Jahrhundert immer wieder, nach neuen Modifikationen der Rekonstruktion des oberen Intestinaltraktes zur forschen [7, 10, 11, 18]. Obwohl einige Rekonstruktionsmethoden, die in der ersten Hälfte des Jahrhunderts verwendet wurden, bereits an den heutigen Pouch denken lassen, war es Hunt, der erstmals die Idee der gedoppelten und geöffneten Jejunalschlinge in die Praxis umsetzte und 1952 publizierte [12]. Rodino und Lawrence waren weitere Protagonisten dieser Entwicklung, die vor allem in Deutschland aufgegriffen und in den letzten 20 Jahren näher untersucht wurde [13, 20]. Gründliche prospektive Studien und eine randomisierte Studie folgten zur Überprüfung des Vorteils einer Pouchbildung in den 80er Jahren [8, 10, 11, 20]. Auch gegenwärtig bleibt ein meßbarer Nutzen des Pouches umstritten [2, 4, 6, 15, 17]. In dieser Arbeit sollen die physiologischen Folgen des Pouches anhand der Literaturergebnisse und eigener Untersuchungen dargestellt werden.

Reservoirfunktion des Pouches

Eine der wesentlichen Funktionen des Magens ist die Reservoirkapazität, die es erlaubt, die Mahlzeiten auf eine geringe Anzahl von 2–3 zu beschränken. Liedman hat in der randomisierten Studie im Vergleich Pouch-Roux-Y-Rekonstruktion zur einfachen Roux-Y-Rekonstruktion nach 3 Monaten und 12 Monaten postoperativ das maximale tolerable Volumen verglichen und dabei einen signifikanten Unterschied zwischen den beiden Rekonstruktionsformen festgestellt (Abb. 15.1) [14]. Dies galt nicht nur für das meßbare Volumen, sondern auch für die intraluminale Druck-Volumen-Relation, die mit einem Ballon durchgeführt wurde. So konnte für Patienten mit Pouch eine deutlich höhere Adaptation des Magenersatzes an ein zunehmendes Volumen bei weiterhin niedrigem intraluminalem Druck festgestellt werden (Abb. 15.2). Bei den Patienten ohne Pouch war bereits der Anfangsdruck um ein vielfaches höher und erreichte bereits nach 250 ml die maximal tolerable Grenze von 50 cm Wassersäule. Somit werden mit dem Pouch die physikalischen Grundvoraussetzungen geschaffen, um ein größeres Reservoir und eine größere Adaptation an größere Speisemengen bereitzustellen. Allerdings hat Olbe bei einer Messung der Mahlzeitvolumina bei Patienten

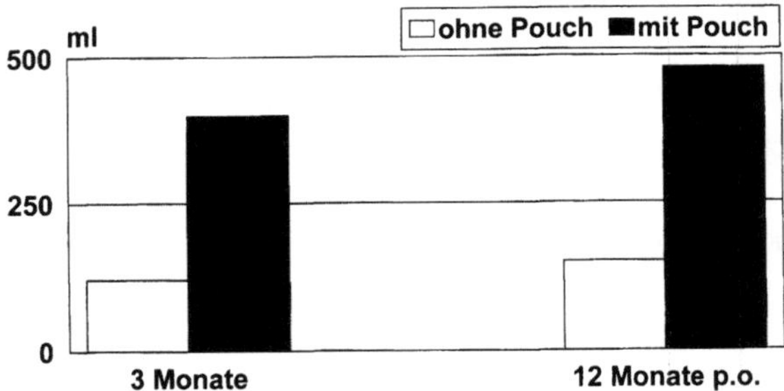

Abb. 15.1. Füllungsvolumina des Magenersatzes nach Gastrektomie: Vergleich zwischen Ösophagojejunostomie und Pouchrekonstruktion 3 Monate und 12 Monate postoperativ. Die Pouchgruppe zeigt signifikant größere Volumina (nach [14]).

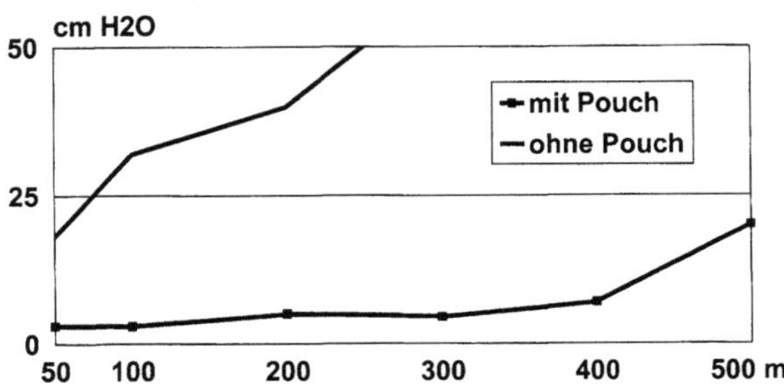

Abb. 15.2. Intraluminale Druck-Volumen-Relation in Jejunum und Pouch nach totaler Gastrektomie. Die Pouchbildung erlaubt ein deutlich größeres Volumen bei niedrigem Druck, während bei gerader Ösophagojejunostomie bereits bei kleinem Volumen hohe Druckwerte nachzuweisen sind (nach [14]).

nach Gastrektomie festgestellt, daß bei Patienten mit und ohne Pouch keine signifikanten Unterschiede bezüglich des Mahlzeitvolumens direkt nach Entlassung und nach 6 Monaten postoperativ zeigten [16]. Wenn auch nach 12 Monaten ein geringer Unterschied nachzuweisen war, so erreichte dieser doch nicht das Signifikanzniveau (Abb. 15.3).

Darüber hinaus ist bekannt, daß auch bei der einfachen Ösophagojejunostomie nach Ablauf von mehreren Monaten ein Dilatationsphänomen eintritt und die einfache Jejunalschlinge aufgedehnt ist und somit ein vergrößertes Volumen zeigt. In einzelnen Fällen wurde sogar über gleich große Volumina im Vergleich zum Pouch berichtet [1, 4]. Allerdings muß man nach der randomisierten Studie von Liedman davon ausgehen, daß die grundsätzliche Aufdehnbarkeit und das Fassungsvermögen mit einem Pouch deutlich größer ist [14].

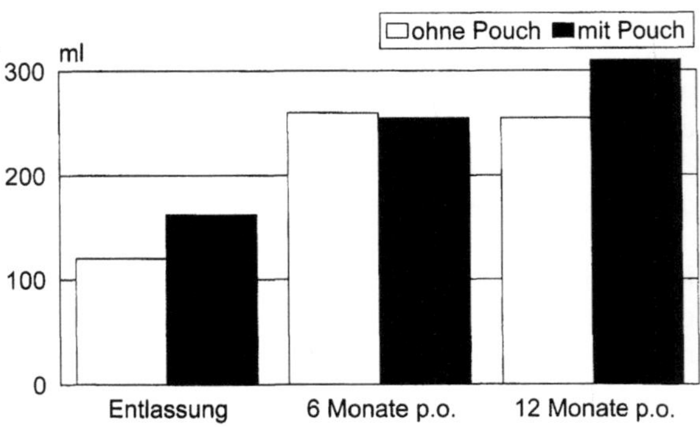

Abb. 15.3. Messung der Mahlzeitvolumina nach totaler Gastrektomie im Magenersatz mit und ohne Pouch. Es zeigen sich für den Pouch keine deutlichen Vorteile ab (nach [16]).

Angemessen verzögerte Pouchentleerung

Die Besonderheit des Magenreservoirs besteht darin, Speisen in größeren Mengen aufzufangen, durch entsprechende Adaptationsvorgänge kann dann die Weiterverarbeitung dieser großen Mahlzeitvolumina schrittweise erfolgen und so der darunterliegende Intestinaltrakt und die Verdauungsvorgänge in einem „angemessenen, geordneten" Tempo ablaufen. Nach totaler Gastrektomie ist diese portionierte Weitergabe des Chymus in den Dünndarm nicht mehr gewährleistet. Besonders bei gerader Anastomose gelangen die Speisen unmittelbar nach dem Transport durch die Speiseröhre in den Dünndarm. Ein Vorteil einer verzögerten Weitergabe in den weiter distal liegenden Intestinaltrakt läge in dem möglicherweise besseren Resorptionsverhalten, auf jeden Fall aber in einer Reduzierung des frühen Sättigungsgefühls. Neben vielen anderen Autoren hat Nakana in seiner randomisierten Studie hierzu einige entleerungsszintigraphische Untersuchungen im Vergleich zwischen der Roux-Y-Rekonstruktion mit und ohne Pouch durchgeführt (Abb. 15.4). In dieser Studie konnte gezeigt werden, daß ohne Pouchbildung die Mahlzeit nach wenigen Minuten fast vollständig den oberen Abschnitt des Magen-Niveaus verlassen hat und bereits weiter nach distal in den Dünndarm abgelaufen ist [15]. Bei den entleerungsszintigraphischen Untersuchungen in der Pouchgruppe zeigte sich eine verzögerte Entleerung dieses kranialen Abschnittes im ehemaligen Magenbett als Zeichen einer verzögerten Abgabe des Chymus aus dem Pouch in den weiter distal gelegenen Dünndarm. Auch andere Untersucher bestätigen dieses Phänomen [19]. Bei Pouchanlage liegt demzufolge eine der normalen Magenfunktion eher angemessene, verzögerte Entleerung des Chymus in den distal des Pouches gelegenen Dünndarm vor.

Stoffwechselveränderungen

Eine Reihe von Veränderungen der Verdauung und des Stoffwechsels treten nach dem Wegfall des Magens auf, die von vielen Autoren bisher untersucht wurden [4, 6,10, 11, 17]. Eine wesentliche Veränderung entsteht beim Glukosestoffwechsel, wobei bei gastrektomierten Patienten charakteristischerweise die Glukosekonzentration direkt postprandial abnormal stark ansteigt und erst nach einer Zeit von 60–90 Minuten wie-

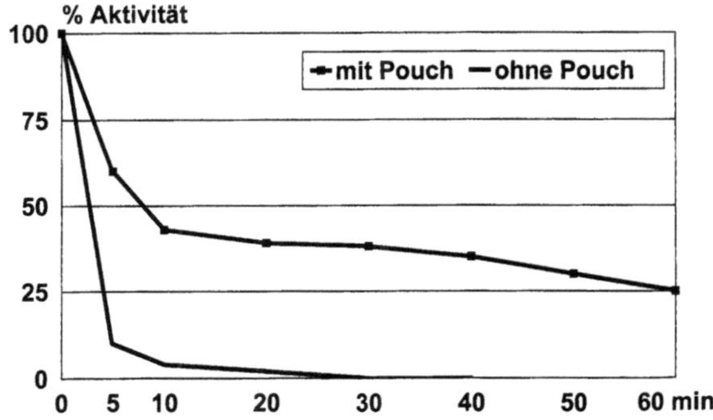

Abb. 15.4. Entleerungsszintigraphie bei Patienten nach totaler Gastrektomie mit und ohne Pouchanlage bei Magenersatz. Beim Pouch ist eine „angemessen verzögerte Entleerung" zu erkennen (nach [14]).

der ein physiologisches Niveau erreicht. Im Glukosetoleranztest konnten vor allem Veränderungen nach Roux-Y-Rekonstruktion ohne Pouch festgestellt werden, während bei Erhalt der Duodenalpassage durch jejunale Interposition eine mehr physiologische Antwort des Glukosetoleranztestes nachzuweisen ist [4]. Andere Untersucher konnten dies bestätigen, fanden aber auch nach der Roux-Y-Rekonstruktion mit Pouch diese Veränderungen, die sich nach 12–24 Monaten ausgeglichen und fast normalisiert hatten [3]. Es ist also offenbar dem Intestinaltrakt möglich, solche Defektsituationen nach 1–2 Jahren zu kompensieren und eine annähernd normale Antwort auf die Glukosebelastung wiederherzustellen.

Abbildung 15.5 demonstriert das Verhalten von Totalprotein nach totaler Gastrektomie [15]. In einer randomisierten Studie bei guter Vergleichbarkeit präoperativ konnte postoperativ nach 3 Monaten noch kein Unterschied in der Totalproteinkonzentration festgestellt werden, während bei den Kontrollen nach 12 und 24 Monaten signifikant höheres Totalprotein in der Patientengruppe mit Pouch gegenüber der mit einer einfachen Roux-Y-Rekonstruktion festgestellt wurde, was für eine bessere Ernährungssituation der Patienten mit Pouch sprechen dürfte. In einer anderen randomisierten Untersuchung konnten Schwarz et al. feststellen, daß die Serumeisen- und Hämoglobin-Konzentration bei Patienten nach Gastrektomie mit und ohne Pouch keinen signifikanten Unterschied zeigen (Abb. 15.6) [17].

Es lassen sich also durchaus in einzelnen Studien signifikante Unterschiede in der Stoffwechselsituation zwischen Patienten mit Pouch und denen ohne Pouch feststellen. Besonders interessant erscheint das Ergebnis einer Studie, die die Energieaufnah-

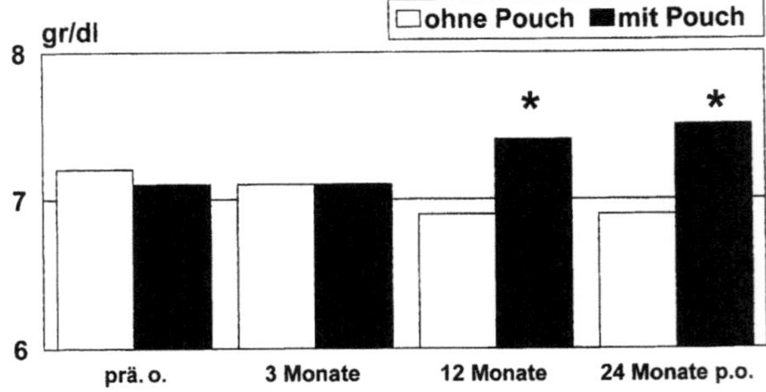

Abb. 15.5. Bestimmung von Serum-Total-Protein bei Patienten vor und nach totaler Gastrektomie mit und ohne Pouchrekonstruktion. Nach 12 und 24 Monaten liegt Total-Protein bei Pouchpatienten signifikant höher, verglichen mit der einfachen Rekonstruktion (nach [15]).

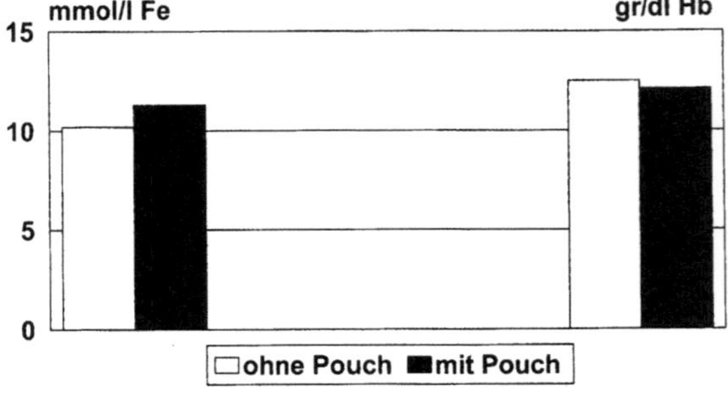

Abb. 15.6. Bestimmung von Serumeisen- und Hämoglobin-Konzentration bei Patienten nach Gastrektomie mit und ohne Pouchrekonstruktion. Es bestehen keine wesentlichen Unterschiede (nach [17]).

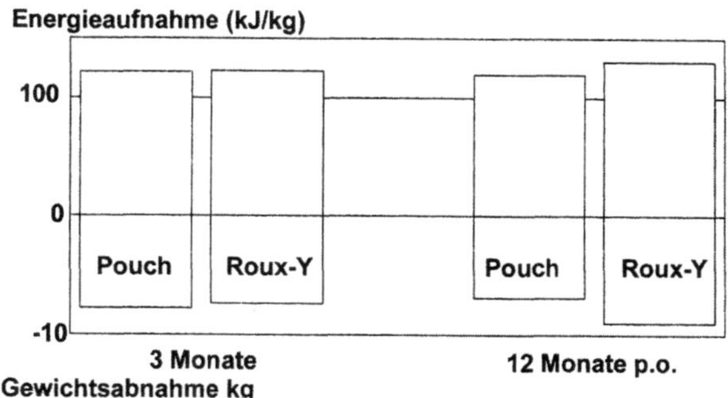

Abb. 15.7. Darstellung der Energieaufnahme und Gewichtsabnahme 3 und 12 Monate nach Gastrektomie mit (Pouch) und ohne (Roux-Y) Pouch-Roux-Y-Rekonstruktion. Nach 12 Monaten haben die Pouchpatienten eine geringere Energieaufnahme, jedoch den geringeren Gewichtsverlust (nach [14]).

me und den Gewichtsverlust korreliert. Liedman et al. fanden in einer randomisierten Studie zwischen Roux-Y-Rekonstruktion mit Pouch im Vergleich zu Patienten ohne Pouch nach 3 Monaten keine signifikanten Unterschiede zwischen der Energieaufnahme dieser Patienten und der postoperativen Gewichtsabnahme [14]. Nach 12 Monaten zeichnete sich, wenn auch kein signifikanter Unterschied, so doch ein Trend ab: Bei Patienten mit Pouch konnte eine geringfügig geringere Energieaufnahme im Vergleich zu denen ohne Pouch registriert werden, während der Gewichtsverlust aber in der Patientengruppe mit Pouch deutlich geringer war als der in der Gruppe ohne Pouch (Abb. 15.7). Diese Ergebnisse waren nicht signifikant. Die Ergebnisse dieser und zwei weiterer randomisierter Studien stehen noch aus, so daß sich noch keine letztendlich gültige Schlußfolgerung ziehen läßt. Man könnte jedoch spekulieren, daß Patienten mit Pouch durch eine verbesserte Stoffwechselsituation, eine bessere Reservoirfunktion und angemessen verzögerte Entleerung und damit portionierter Weitergabe des Chymus bessere Energieverwerter sind und damit der Gewichtsverlust langfristig geringer ist.

Refluxbremse

Tabelle 15.1 zeigt eine Übersicht über die Inzidenz von Reflux-Ösophagitis nach totaler Gastrektomie bei Patienten mit verschiedenen Rekonstruktionsformen. Hierbei zeigt die direkte Anastomosierung des galle-führenden Jejunums an den Ösophagus naturgemäß eine sehr hohe Reflux-Ösophagitis-Rate. Das Problem der Reflux-Ösophagitis führte bei vielen Patienten in der Vergangenheit zu unerträglichen Symptomen und zu den bekannten Postgastrektomiesyndromen [5, 7, 11, 20]. Auch nach einfacher Ösophagojejunostomie wird über eine relativ hohe Rate alkalischer Reflux-Ösophagitis berichtet. Autoren, die entweder in Studien oder routinemäßig einen jejunalen Pouch als Magenersatz verwenden, berichten in ihren dokumentierten prospektiven Serien über ein geringgradige Inzidenz der Reflux-Ösophagitis [6, 14, 17]. Es wirft sich die Frage nach einer refluxverhütenden Wirkung des Reservoirs auf. Dies erscheint denkbar, wenn man die Motilitätsabläufe im operierten Dünndarm und vor allem im Dünndarmpouch und in der Speiseröhre analysiert [9]. Die Speiseröhrenmotorik sorgt für eine ständige Reinigung der Speiseröhre von physiologischem Refluat nach distal. Der untere ösophageale Sphinkter unterstützt diese Arbeit durch

Tabelle 15.1. Refluxösophagitis nach Gastrektomie.

Autor	Rekonstruktion	Ösophagitis %
Troidl 1987	Schloffer Roux-Y mit Pouch	
Feussner 1988	Ösophagojejunostomy (LES res.) Roux-Y	100 (sel.) 14
Buhl, Herfahrth 1995	Roux Y Roux-Y mit Pouch	15–20 0
eigene Serie 1995	Roux-Y mit Pouch Interposition mit Pouch	2 4

Verschluß des distalen Ösophagus. Fällt diese Sphinkterfunktion partiell oder vollständig durch eine totale Gastrektomie weg, so ist nach Ausmaß der Sphinkterresektion der Weg für anfallendes Refluat frei [5]. Auch in der physiologischen Situation hat die Motilität im Dünndarm nicht den propulsiven Charakter, den wir aus der Speiseröhre kennen [9]. Das postprandiale Fed-Pattern im Dünndarm zeigt eine eher unkoordinierte Abfolge von Kontraktionen, die aber insgesamt in ihrer Summe durchaus orthograd gerichtet sind. Auch der interdigestive migrierende Motorkomplex hat eine orthograde Richtung und gilt als „Housekeeper", d.h. als Endreiniger des Darmtraktes. Nach Skelettierung des Dünndarmmesenteriums und nach Wegfall des Magens reduziert sich die orthograde Motilität sowohl im Pouch als auch im abführenden Jejunum auf weniger als 20% der Kontraktionen [9] (Abb. 15.8). Ein Großteil der Motilität im hochgezogenen Jejunum und Pouch verläuft segmental oder gar simultan und in einer geringen Inzidenz sogar retrograd. Dies bedeutet, daß Chymus und Dünndarmsaft im proximal hochgezogenen Jejunum zwangsläufig in die Speiseröhre gelangen müssen, wenn das Lumen bei Kontraktionen für das Auffangen dieser Flüssigkeitsmenge nicht ausreicht. Im Falle einer Pouchbildung und den damit verbundenen weniger verschließenden Kontraktionen im Pouchlumen ist wahrscheinlich das Pouchreservoir groß genug, um die Flüssigkeit aufzufangen und nicht weiter nach proximal in die Speiseröhre hinaufzutreiben. Die klinischen Ergebnisse der geringen Inzidenz von Reflux-Ösophagitiden in mehreren prospektiven und randomisierten Untersuchungen unterstreichen diese Spekulation [6, 9, 11, 14].

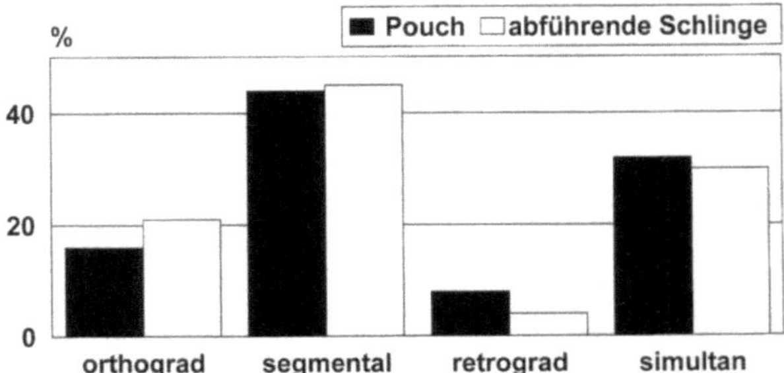

Abb. 15.8. Darstellung der Langzeit-Manometrie-Ergebnisse der Phase III-artigen Aktivität im Pouch und Jejunum nach Gastrektomie. Die orthograden Kontraktionsmuster sind auf ± 20% der physiologischen Situation reduziert und ersetzt durch segmentale und simultane Kontraktionen (nach [9]).

Schlußfolgerungen und Kommentar

In gut geplanten und gründlich durchgeführten Studien können eine Reihe von signifikanten Unterschieden zwischen Patienten mit und ohne Pouch-Rekonstruktion dokumentiert werden. Die wesentlichen Vorteile sind die vergrößerte Reservoirfunktion, die angemessen verzögerte Entleerung des Speisebreis in den weiter distal gelegenen Intestinaltrakt und die mögliche Wirkung des Pouches als Refluxbremse. Inwieweit diese Einzelkomponenten letztlich einen dokumentierbaren Vorteil für den Patienten bringen, bleibt nach wie vor umstritten. In der randomisierten Studie von Nakane konnte eine signifikante Reduktion der Symptome nach 3 und 24 Monaten bei Patienten mit Pouch im Vergleich zu denen ohne Pouch festgestellt werden. Insbesondere waren Völlegefühl, Nausea, Erbrechen und vor allem Sodbrennen nach 24 Monaten deutlich geringer in der Pouchpatientengruppe [15]. Dagegen spricht das Ergebnis der randomisierten Studie von Liedman, die keinen Vorteil für die Patienten nach Pouchrekonstruktion in ihren 1–2 Jahresnachuntersuchungsergebnissen feststellen konnten [14]. Gegenwärtig laufen noch 3 randomisierte Studien, die den Vorteil des Pouches überprüfen. Die Ergebnisse dieser Studien müssen abgewartet werden, um schlußendlich eine Therapieempfehlung aussprechen zu können. Schon jetzt zeichnet sich jedoch ab, daß die Unterschiede vor allem in den ersten beiden Jahren sicher nur marginal sind, so daß eine Pouchbildung bei Patienten mit einer R2-Resektion wahrscheinlich keinen Vorteil bedeuten wird, da die Überlebenszeit dieser Patienten nicht ausreicht, um in den Genuß dieser sich möglicherweise langfristig abzeichnenden Vorteile zu kommen.

Literatur

1. Beese G, Fuchs KH, Thiede A (1992) Wert der Ersatzmagenbildung bei der Rekonstruktion nach Gastrektomie – eine experimentelle Studie. In: Chirurg. Forum Hrsg. Gall, Berger, Ungeheuer, Springer Verlag Berlin, pp 94–98
2. Bozzetti F, Bonfanti G, Castellani R, Maffioli L, Rubino A, Diazzi G, Cozzaglio L, Gennari L (1996) Comparing reconstruction with Roux-en-Y to a pouch following total gastrectomy. J Am Coll Surg 183:243–248
3. Deltz E, Schroeder P, Schweizer E (1991) Rekonstruktionsverfahren nach Oesophagus und Magenresektion und ihre funktionelle Bedeutung. In: Fuchs K-H, Hamelmann H (Hrsg) Gastrointestinale Funktionsdiagnostik in der Chirurgie. Blackwell Wissenschaft, Berlin, S 205–214
4. Faß J, Bares R, Schumpelick V: Funktionsanalyse der intestinalen Motilität nach Gastrektomie. In: Häring R (Hrsg) Postoperative Folgezustände – Pathogenese, Diagnostik, Therapie. Ueberreuther, Wien
5. Feussner H, Weiser HF, Liebermann-Meffert D, Siewert JR (1988) Intestinooesophagealer Reflux nach Gastrektomie. Chirurg 59:665–669
6. Fuchs KH, Thiede A, Engemann R, Deltz E, Stremme O, Hamelmann H (1995) Reconstruction of the food passage after total gastrectomy: randomized trial. World J Surg 19:678–706
7. Goebell H (1978) Magenersatz, Funktionsausfälle und erforderliche Substitutionstherapie. Chirurg 49:89–94
8. Hamelmann H., Thermann M, Müller-Schwefe T, Schnut C, Troidl H (1983) Surgically treated carcinoma patients – results systematic follow-up. Thorac Cardiovasc Surg 31:41
9. Heimbucher J, Fuchs K-H, Freys SM, et al (1994): Motility in the Hunt-Lawrence pouch after total gastrectomy. Am J Surg 168:622
10. Herfarth Ch, J Stern, K Buhl (1988) Der Dünndarmbeutel als therapeutisches Prinzip zum Magen- und Mastdarmersatz. Z Gastroent 26:397–403
11. Herfarth Ch, Schlag P, Buhl K (1987) Surgical Procedures for Gastric Substitution. World J Surg 11:689–698

12. Hunt CS (1952) Construction of a food pouch segment of jejunum as a substitute for stomach in total gastrectomy. Arch Surg 64:604
13. Lawrence W, Vanamee P, Peterson AS, McNeer G, Levin S, Randall HT (1960) Alterations in fat and nitrogen metabolism after total and subtotal gastrectomy. Surg Gynecol Obstet 110:601
14. Liedman B, Andersson H, Berlund B, Boaeus I, Hugossom I, Olbe L, Lundell L (1996) Food intake after gastrectomy for gastric carcinoma: the role of a gastric reservoir. Br J Surg 83:1138–1143
15. Nakane Y, Okumura S, Akehira K, Okamura S, Boku T, Okusa T, Tanaka K, Hioki K (1995) Jejunal pouch reconstruction after total gastrectomy for cancer. A randomized controlled trial. Ann Surg 222:27–35
16. Olbe L, Lundell L (1987) Intestinal function after total gastrectomy and possible consequences of gastric replacement. World J Surg 11:713–719
17. Schwarz A, Büchler M, Usinger K, Rieger H, Glasbrenner B, Friess H, Kunz R, Beger HG (1996) Importance of the duodenal passage and pouch volume after total gastrectomy and reconstruction with the Ulm pouch: prospective randomized clinical study. World J Surg 20:60–67
18. Siewert JR: Magencarcinom. In: Siewert JR, Harder F (Redaktion), Allgöwer M, Blum AL, Creutzfeld W, Hollender LF, Peiper H-J (Hrsg) Chirurgische Gastroenterologie. Springer Verlag, Berlin, pp 675–748
19. Stier A, Hölscher AH, Schwaiger M, Siewert JR (1994) Jejunumpouch nach totaler Gastrektomie – klinische und szintigraphische Untersuchungen zu Funktion und Befindlichkeit. Zentralbl Chir 119:838–844
20. Troidl H, J Kusche, JH Vestweber, E Eypasch, U Maul (1987) Pouch versus oesophagojejunostomy alter total gastrectemy: A randomized clinical trial. World J Surg 11:699-712

Die Physiologie des ileoanalen Pouches* 16

M. Pescatori und A. J. N. Iroatulam

Einleitung

Im Jahre 1978 war die kontinenzerhaltende ileoanale Pouchoperation bei Patienten mit Colitis ulcerosa und familiärer Polyposis nach Proktokolektomie erstmals durchgeführt worden. Sie diente in diesen Patientengruppen dem Rektumersatz. In der Folgezeit wuchs die allgemeine Akzeptanz dieses chirurgischen Verfahrens als Therapieoption zur definitiven Therapie dieser Entitäten.

Ob allerdings durch eine ileoanale Pouchoperation die physiologische Funktion von Analkanal und Rektum wieder hergestellt werden kann blieb kontrovers. Eine Vielzahl von Studien beschäftigte sich mit dem physiologischen Ergebnis nach ileoanaler Pouchoperation.

Die folgende Literaturzusammenschau soll einen Überblick über die Ergebnisse der ileoanalen Pouchchirurgie an großen spezialisierten Zentren geben.

Physiologie

Ziel der ileoanalen Pouchoperation ist es, bei Patienten nach Proktokolektomie die anale Kontinenz zu erhalten. Dabei wird zunächst das gesamte Kolorektum entfernt und die intestinale Kontinuität durch eine Anastomose zwischen dem mittleren Analkanal und einem ileoanalen Pouch wieder hergestellt. In dieser Weise ist dann zumindest der anatomische Weg für die Defäkation erhalten. Die fäkale Kontinenzleistung ist ein Zusammenspiel der verschiedensten Faktoren wie z. B. der analen Hochdruckzone, der anoneorektalen Sensibilität und Reflexmechanismen, des anoneorektalen Winkels, Pouchdehnbarkeit, und Pouchkapazität, der neorektalen Motilität und Evakuabilität, der intestinalen Transitzeit und nicht zuletzt der Qualität sowie Quantität des Intestinalinhaltes.

Analkanal

Die mediane Länge der analen Hochdruckzone beträgt bei gesunden Probanden ca. 4 cm.

---

* Übersetzung: Dres. Udo und Gundi Heuschen, Chirurgische Universitätsklinik Heidelberg

O'Connell und Mitarbeiter konnten nachweisen, daß sich die Länge des Analkanals bei 50 Patienten nach ileoanaler Pouchoperation nicht von der Analkanallänge bei 30 freiwilligen gesunden Personen unterschied (3,9 ± 1 cm versus 3,9 ± 1 cm).

Wexner et al. konnten die Ergebnisse von Pescatori und Parks (1984) bestätigen. Sie berichteten eine verkürzte Länge der Hochdruckzone nach ileoanaler Pouchoperation von im medianen 3,8 cm auf 2,3 cm bei 15 Patienten 12 Monate postoperativ. In einer größeren Folgestudie wurde eine anale Hochdruckzone von im medianen 3,0 ± 0,3 cm 12 Monate postoperativ und 2,9 ± 0,4 cm 24 Monate postoperativ nachgewiesen. Die Schonung der analen Hochdruckzone verbessert sicherlich das Endergebnis bei Patienten nach ileoanaler Pouchoperation.

Es konnte gezeigt werden, daß nach Ileo-Pouch-analer Anastomose im Vergleich zu gesunden Probanden der anale Ruhedruck global gesenkt ist. O'Connell et al. fanden einen statisch signifikanten Unterschied zwischen diesen beiden Gruppen (56 ± 3 mmHg versus 65 ± 3 mmHg; $P < 0{,}05$).

In gleicher Weise konnten Reossman und Mitarbeiter einen signifikanten Abfall des medianen Ruhedrucks von präoperativ 71 ± 3 mmHg auf postoperativ 48 ± 34 mmHg nachweisen. In der selben Studie verzeichneten sie 24 Monate postoperativ einen Anstieg des medianen Ruhedrucks auf 55 ± 7 mmHg. Dieser Unterschied war jedoch nicht statistisch signifikant.

Die ileoanale Pouchkonstruktion beeinflußt nicht den analen Kneifdruck. O'Connell et al. fanden einen Kneifdruck von 126 ± 6 mmHg in der Patientengruppe gegenüber 131 ± 9 mmHg in einer Kontrollgruppe.

Analsphinkter und Pouchmotilität

Patienten mit postoperativer fäkaler Inkontinenz zeigten einen niedrigeren Kneifdruck als Patienten mit perfekter postoperativer Kontinenz (104 ± 7 versus 143 ± 7 mmHg).

In einer Studie der Cleveland Clinic Florida waren sowohl der mediane wie auch der maximale Kneifdruck nur diskret vermindert, von präoperativ 93,7 ± 8,6 und 137,5 ± 12,1 mmHg auf 81 ± 10 und 127 ± 6,4 mmHg 2 Monate postoperativ. Es wurde eine dem Rektum ähnliche Motilität im ileoanalen Pouch beobachtet. Langsame Wellen, wie sie bei 80% der gesunden Individuen vorkommen, konnten von O'Connell et al. auch bei Pouchpatienten beobachtet werden. Nach Pouchoperation zeigte sich eine niedrigere Frequenz und höhere Amplitude von langsamen Kontraktionswellen als in einer Kontrollgruppe (8,6 ± 0,4 versus 13,0 ± 0,5 cpm, $P < 0{,}001$; Amplitude: 28 ± 4 mmHg versus 7 ± 1 mmHg; $P < 0{,}001$).

EMG

Elektromyographisch lassen sich für den Musculus sphincter ani externus nach ileoanaler Pouchoperation atypische motorische Potentiale nachweisen. Pemberton et al. führten bei neun Patienten nach ileoanaler Pouchoperation ein Oberflächen-EMG durch; 7 Patienten mit EMG-Unregelmäßigkeiten waren inkontinent. Die mediane Dauer der motorischen Potentiale betrug bei den inkontinenten Patienten 6,4 ± 1,3 msec. gegenüber 7,9 ± 2,2 msec. bei den kontinenten Patienten.

Anoneorektale Sensibilität und Reflexmechanismen

Einige Studien beschäftigen sich mit der Fähigkeit fest und gasförmig zu diskriminieren und mit der Fähigkeit den Pouch willentlich zu entleeren. (Beart et al. 1985, Pemberton et al. 1987, Heppel, J. et al. 1982 und Stryker S. J. et al. 1986). All diese Studien konnten zeigen, daß nach Ileo-Pouch-analer Anastomose zwar der rektale Sphinkterinhibitionsreflex ausgelöscht ist, jedoch Diskrimination und Erkennen von Stuhldrang erhalten bleiben.

Bei einigen Patienten mit langem muskulären Rektumcuff jedoch konnten Becker und Raymond 1986 einen erhaltenen Inhibitionsreflex nachweisen.

Reservoir Compliance und Kapazität

Zwischen normalem Rektum und ileoanalem Pouch gibt es einen geringen Kapazitätsunterschied. O'Connell et al. fanden bei 23 Pouchpatienten eine maximale Kapazität von 320 ± 36 ml gegenüber 330 ± 29 ml bei 6 Probanden. Die Compliance in den beiden Gruppen verhielt sich ähnlich: 14,7 ± 4 ml/mmHg in der Pouchgruppe gegenüber 18,6 ± 2 ml/mmHg in der Kontrollgruppe.

Ein ileoanaler Pouch scheint daher die gleichen Charakteristika wie ein normales rektales Reservoir zu besitzen. Diese Anpassung wird durch eine Anhebung des Volumens bei gleichzeitiger Senkung des intraluminalen Drucks erreicht.

O'Connell et al. konnten 1987 zeigen, daß nach einer Entleerung ein Reststuhlvolumen im Pouch verbleibt.

Bei inkontinenten Patienten trat ein Stuhlschmieren meist nachts bei erniedrigtem analen Ruhedruck auf (Orkin et al. 1989).

Stuhlschmieren kann jedoch jederzeit auch dann auftreten, wenn im ileoanalen Pouch durch Hochdruck-Kontraktionswellen ein Druck erzeugt wird, der höher ist als der anale Ruhedruck und der Kneifdruck des Sphinkter externus.

Zusammenfassung

Durch die ileoanale Pouchoperation läßt sich die Funktion eines normalen Rektums ersetzen. Größe und Motilität des Pouches sowie die Funktion des Sphinkterapparates sind dabei die Faktoren, welche die postoperative Kontinenz maßgeblich beeinflussen.

Literatur

Barkel DC, Pemberton JH, Pezim ME, Phillips SF, Kelly KA, Brown ML (1988) Scintigraphic assessment of the anorectal angle in health and after ileal pouch-anal anastomosis. Ann Surg 208:42–49

Beart RW, Jr, Dozois RR, Wolff BG, Pemberton JH (1985) Mechanisms of rectal continence: lessons from the ileoanal procedure. Am J Surg 149:31–33

Becker JM, Raymond JL (1986) Ileal pouch-anal anastomosis: a single surgeon's experience with 100 consecutive cases. Ann Surg 204:375–381

Heppell J, Kelly KA, Phillips S F, Beart RW, Jr, Telander RL, Perrault J (1982) Physiologic aspects of continence after coloctomy, mucosal proctectomy, and endorectal ileo-anal anastomosis. Ann Surg 195:435–443

O'Connell PR, Kelly KA, Brown ML (1986) Scintigraphic assessment of neorectal motor function. J Nucl Med 27:460–464
O'Connell PR, Pemberton JH, Brown ML, KA (1987a) Determinants of stool frequency after ileal pouch-anal anastomosis. Am J Surg 153:157–163
O'Connell PR, Pemberton JH, Kelly KA (1987b) Motor function of the ileal J pouch and its relation to clinical outcome after ileal pouch-anal anastomosis. World J Surg 11:735–741
O'Connell PR, Stryker SJ, Metcalf AM, Pemberton JH, Kelly KA (1983) Anal canal pressure and motility after ileoanal anastomosis. Surg Gynecol Obstet 166:47–54
Orkin BA, Kelly KA, Dent J (1989) Influence of sleep on anal canal resting pressure Gastroenterology (abstract) 96:A378
Pemberton JH, van Heerden JA, Beart RW, Jr, Kelly KA, Phillips S F, Taylor BM (1983) A continent ileostomy device. Ann Surg 197:618–625
Pemberton JH, Kelly KA, Beart RW, Jr, Dozois RR, Wolff BG, Ilstrup DM (1987) Ileal pouch-anal anastomosis for chronic ulcerative colitis: long-term results. Ann Surg 206:504–511
Pescatori M, Paks AG (1984) The sphincteric and sensory components of preserved continence after ileonal reservoir. Surg Gynecol Obstet 158:517–521
Soper NJ, Orkin BA, Kelly KA, Phillips SF, Brown ML (1989) Gastrointestinal transit after proctocolectomy with ileal pouch-anal anastomosis or ileostomy. J Surg Res 46:300–305
Reossman G Piccirillo M, Ulrich A (1995) Funcitional results of the double stapled ileoanal reservoir. J Am Coll Surg 181:444–450
Stryker SJ, Daube JR, Kelly KA, Phillips SF, Brown ML (1985) Anal sphincter electromyography after colectomy, mucosal rectectomy, and ileoanal anastomosis. Arch Surg 120:713–716
Stryker SJ, Kelly KA, Phillips S F, Dozois RR, Beart RW, Jr (1986) Anal and neorectal function after ileal pouch-anal anastomosis. Ann Surg 203:55–61
Kmiot WA, Reiver D, Cohen SM, Reissman P, Weiss EG, Lucas FV, Nogueras JJ, Wexner SD (1994) Outcome after restorative proctocolectomy for ulcerative colitis compared with indeterminate Colitis Poster Presented at the Annual Meeting American Society Colon Rectal Surgeon. Orlando
Wexner SD, James K, Jagelman DG (1991) The double-stapled ileal reservoir and ileoanal anastomosis: a prospective review of sphincter function and clinical outcome Dis Colon Rectum 34:487–94
Wexner SD, Jensen L, Rolhenberger DA, Vong WD, Goldberg SM (1989) Long term functional analysis of the ileoanal reservoir. Dis Colon Rectum 32:278–281

Pathophysiologie des Kolonpouch als Rektumersatz 17

U. HILDEBRANDT und G. FEIFEL

Einleitung

Karzinome des mittleren und des distalen Rektumdrittels werden zunehmend als „total mesorectal excision“ (TME) operiert. Untersuchungen von Heald [5] hatten ergeben, daß insbesondere bei wandüberschreitenden Karzinomen Tumorsatelliten distal des endoskopisch sichtbaren Tumorunterrandes bei der histologischen Aufarbeitung im Mesorektum nachweisbar waren. Wenn das Mesorektum vollständig entfernt wird, reicht ein distaler Sicherheitssaum von 1 cm aus [10]. Das hat dazu geführt, daß der Schließmuskel in zunehmenden Fällen erhalten wird und der Anteil der koloanalen Anastomosen ansteigt. Folge der tiefen Anastomose ist eine Erhöhung der Stuhlfrequenz, eine Beeinträchtigung der Kontinenz und eine Zunahme des imperativen Stuhldrangs. Die Zusammenhänge zwischen Anastomosenhöhe und funktionellem Ergebnis wurden von Lewis [13] für unterschiedliche Resektionshöhen dargestellt (Tabelle 17.1). Hinter dem onkologischen Anspruch und dem Erhalt des Sphinkters war die Funktion oft zweitrangig.

Den Sphinkter zu erhalten und die Stuhlfrequenz zu normalisieren war das Bestreben von Lazorthes et al. [12] und Parc et al. [17], als sie erstmals 1986 über die Konstruktion des koloanalen J-Pouches berichteten.

Chirurgische Technik des Kolonpouches

Nach der Rektumresektion wird das Ende des Colon descendens mit einem Linearstapler verschlossen. Das distale Ende des Colon descendens wird in Form eines J gelegt, der kurze Schenkel mißt 8 cm. Mit Einzelknopfnähten wird im Abstand von einem Zentimeter die kontramesenteriale Tänie des kurzen mit dem langen Schenkel

Tabelle 17.1. Funktion nach anteriorer Rektumresektion [13].

	koloanale Anastomose	kolorektale Anastomose < 4 cm	> 4 cm	> 12 cm
n	11	12	11	10
Frequenz	4	3	2	1
Drang	5	4	0	0
Kontinenzminderung	8	8	2	0

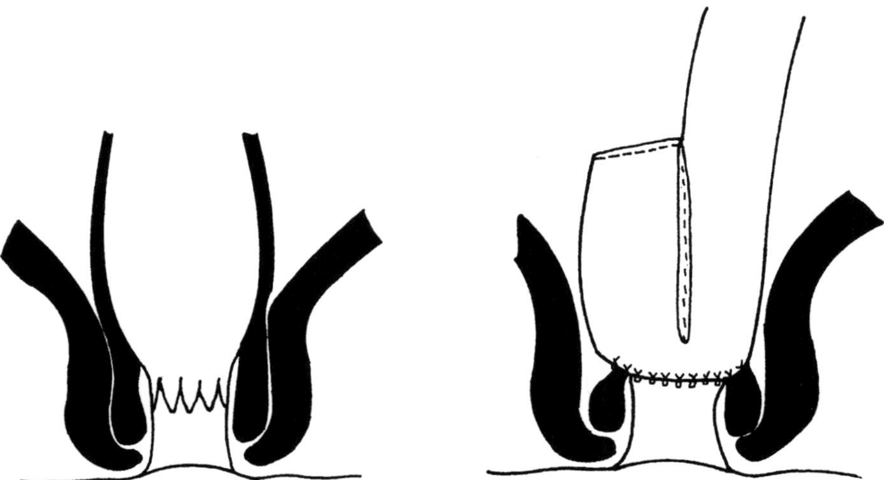

Abb. 17.1. Schematische Darstellung der Kolonpouch-analen Anastomose.

adaptiert. Am Scheitelpunkt des J wird das Kolonlumen im Längsverlauf der Tänie über 1 cm Länge eröffnet. Mit dem linearen Schneide-Klammernaht-Gerät werden beide Schenkel zu einem gemeinsamen Lumen geklammert. Bei der intersphinkteren Rektumresektion wird der Pouch mit Einzelknopfnähten von perineal mit dem Sphincter ani internus anastomosiert [9] (Abb. 17.1). Bei der Doppelstaplertechnik wird am Scheitelpunkt des Pouches eine Tabaksbeutelnaht von Hand gestochen und die Andruckplatte des zirkulären Klammergerähtes eingeknotet. Mit dem Zirkularstapler wird die Anastomose ausgeführt [8]. Es wird immer ein temporäres Stoma angelegt.

Physiologie der Darmentleerung bei intaktem Rektum

Was genau das Bedürfnis zur Defäkation auslöst und wie der Vorgang anläuft ist nicht bekannt. Meist ist ein abdominelles Völlegefühl auslösend, oder das Kolon kontrahiert sich und löst durch die propulsive Peristaltik Drang aus. Der Kontraktion des Kolons und dem Drangempfinden kann die quergestreifte Sphinkter- und Beckenbodenmuskulatur entgegenwirken. Aus der Unterdrückung resultiert eine gegenläufige Kolonkontraktion. Auch wenn kein Defäkationsbedürfnis vorliegt, kann die Defäkation willentlich durch Pressen ausgelöst werden. In diesem Fall stimuliert der intraabdominelle Druckanstieg in Verbindung mit der Entblockung von zerebralen Hemmbahnen ein spezielles neurales Programm, das im Kolon und Rektum motorische Aktivität auslöst. Die intrinsischen motorischen Bahnen des Kolorektum und des inneren Schließmuskels werden vom Plexus myentericus und submucosus gebildet. Die Ganglien der beiden Systeme sind durch zahlreiche Nervenbahnen verbunden und bilden einen Teil des enterischen Nervensystems, das ununterbrochen durch den gesamten Intestinaltrakt läuft.

Bei den meisten Menschen ist das Rektum nicht der primäre Ort für die Aufbewahrung des Stuhls. Es ist leer oder enthält nur geringe Stuhlmengen. Während des Defäkationsvorganges läuft eine Sequenz von Ereignissen ab, die die Entleerung des Kolorektums ermöglicht. Wenn die Peristaltik das Rektum erreicht hat, führt die Dehnung des Rektums zu einer Relaxation des inneren Schließmuskels. Der Druckabfall des inneren Schließmuskels wird unterstützt durch die Inhibition des tonisch aktiven äußeren Schließmuskels und des M. puborectalis. Das Rektum nimmt die Form eines muskulären Rohres ein, durch das der Stuhl von der Kolonperistaltik gepreßt wird. Während dieses Vorganges wurden im Rektum Drücke von nahezu Null cm H_2O gemessen. Die Relaxation des inneren Schließmuskels, die auf die Distension des Rektums folgt, wird als rektoanaler Reflex bezeichnet [2].

Physiologie des Kolonpouches

Aufhebung des rektoanalen Reflexes

Nach der Resektion des Rektums ist der rektoanale Reflex aufgehoben. Lubowski et al. [14] haben klinisch experimentell untersucht und nachgewiesen, durch welche operative Schritte der Reflex aufgehoben wird. Mit einem Narkotikum, das die Nervenleitfähigkeit nicht beeinträchtigt, wurde im Zuge einer Proktokolektomie als erster Schritt eine bilaterale präsakrale Nervenblockade durchgeführt. Nach Distension des Rektums konnte der Reflex intraoperativ manometrisch nachgewiesen werden. Im zweiten Schritt wurde das Rektum zirkulär bis zum Beckenboden vollständig mobilisiert. Trotz Durchtrennung der extrinsischen Nervenbahnen war der rektoanale Reflex nachweisbar. Im dritten Schritt wurde eine zirkuläre Myotomie des Rektums durchgeführt. Der Reflex war jetzt nicht mehr nachweisbar. Intrinsische Nervenbahnen vermitteln folglich die Relaxation des Sphincter ani internus, die aus der Dehnung der Rektumwand resultiert.

Nach dem Verlust des Rektums sind die intramuralen Verbindungen zwischen dem inneren Schließmuskel und dem Kolon aufgehoben. Darüber hinaus fehlt die extrinsische Versorgung des Colon descendens, bedingt durch die Dissektion des Mesokolon. Weder für die koloanale noch für die Kolonpouch-anale Anastomose kann somit der rektoanale Reflex vorhanden sein. Im Widerspruch dazu stehen ältere Mitteilungen von Lane und Parks [11], die den Reflex nach koloanaler Rekonstruktion nachwiesen. Wenn man in Betracht zieht, daß Parks einen Muskelcuff des Rektums mit dem Colon descendens anastomosierte, könnte der Reflex über die Distension des kurzen Cuffs ausgelöst worden sein. Nicholls [16], der die Operationsmethode von Parks mit dem Kolonpouch kombinierte, wies den Reflex immerhin nur bei drei von 11 Patienten nach. Auch bei den Ergebnissen von Mortensen [15], der bei 5 von 19 Kolonpouch-analen Anastomosen den rektoanalen Reflex nachwies, dürfte es sich um Artefakte handeln.

Elektromyographische Aktivität des Kolonpouches

Wie im übrigen Gastrointestinaltrakt generieren einzelne Muskelzellen des Kolons elektrische Signale, d. h. rhythmische Membranpotentialschwankungen. Diese Potentialschwankungen in Wellenform (slow waves) werden auch als „pacesetter potential“ oder als „electrical control activity“ bezeichnet. Aufgelagert auf den einzelnen Wellenbergen finden sich bei Erreichen einer bestimmten Grenzspannung „spikes“,die ihrerseits Voraussetzung für eine Kontraktion sind. Einzelne „spikes“ lösen allerdings noch keine Propagation aus. Kommt es zu einer Serienentladung von „spikes“, dann entsteht eine für die Propagation relevante lokale Kontraktion. Wenn der Pouch konstruiert wird, werden die intramuralen Nervenbahnen durchtrennt und damit die Kontinuität der Leitfähigkeit aufgehoben. Um zu überprüfen, in welchem Ausmaß die Pouchmotilität beeinflußt wird, haben wir intraoperativ drei Elektrodenpaare am Pouch angebracht: ein Paar am Colon descendens vor dem Pouch, ein Paar am langen Schenkel und ein Paar am kurzen Schenkel des Pouches [7]. Die Elektroden wurden durch die Bauchdecke nach außen geführt. Nach dem 9. postoperativen Tag wurden die elektrischen Potentiale abgeleitet. Wir unterschieden zwei Gruppen von Potentialen. Potentiale, die keine Propagation auslösen: „discontinuous electrical response activity“ (DERA) und Potentiale, die Kontraktionen auslösen: „continuous electrical response activity“ (CERA). Vor dem Pouch überwog die propulsive elektromyographische Aktivität (CERA), während im Pouch die nichtpropulsive Aktivität vorrangig war. Elektrophysiologisch betrachtet besteht im Pouch eine ungeordnete elektrische Aktivität, die einem Chaos gleichkommt.

Größe des Kolonpouches

Wenn die propulsive elektrische Aktivität im Pouch herabgesetzt ist, dann müßte die Pouchgröße einen Einfluß auf die Pouchentleerung haben. Hida et al. [6] haben prospektiv randomisiert die Reservoirfunktion von 5 cm großen mit 10 cm großen Pouchen verglichen (Tabelle 17.2). Das Schwellenvolumen, bei dem der Patient die Disten-

Tabelle 17.2. Pouchgröße und Funktion in Korrelation [6].

	5 cm Pouch	10 cm Pouch	
Schwellenvolumen	40 ± 15,6	70,3 ± 23,1	p < 0,05
Maximal tolerables Volumen (ml)	98,5 ± 28,9	129,5 ± 33,6	p < 0,05
Ballonexpulsionstest	18/20	10/20	p < 0,05
Klinische Funktion Score (0–26)	4,4 ± 3,5	4,3 ± 2,3	n.s.

Tabelle 17.3. Relation von Pouchgröße und verzögerter Stuhlentleerung.

		Größe	Verzögerung
Parc [17]	1986	10 cm	25%
Nicholls [16]	1988	10 cm	30%
Pélissier [18]	1992	9 cm	58%
Berger [1]	1992	7 cm	25%
Mortensen [15]	1995	9 cm	36%
Hallböök [4]	1996	6–8 cm	7%

sion des Ballons verspürte sowie das maximal tolerable Volumen unterschieden sich bei beiden Pouchgrößen signifikant. Bei dem Ballonexpulsionstest konnte nur die Hälfte der Patienten mit dem großen Pouch den Ballon austreiben, während nur 2 von 20 Patienten mit dem kleinen Pouch dazu nicht in der Lage waren. In einem klinischen Funktionsscore, der ein breites Befindlichkeitsspektrum mit einschloß, unterschieden sich beide Gruppen nicht. In der Bewertung enthalten war auch die unvollständige Entleerung des Pouches und die Notwendigkeit, abführende Maßnahmen zu ergreifen. Offensichtlich hat die Pouchgröße doch einen Einfluß auf die Entleerung. In Tabelle 17.3 sind Pouchgröße und Erfordernis von abführenden Maßnahmen gegenübergestellt. Bei Pouches, die größer als 8 cm waren, mußten ein Viertel bis ein Drittel der Patienten Klysmen oder Suppositorien anwenden.

Koloanaler oder kolorektaler Pouch

Nur wenige Autoren geben an, ob sie den Pouch unmittelbar am Oberrand des Analkanals anastomosieren. Berger et al. [1] haben postoperativ den Abstand zwischen dem Pouch und der linea dentata gemessen und dabei Distanzen bis zu 4 cm gemessen. Zieht man in Betracht, daß 25% ihrer Patienten Hilfsmittel für die Pouchentleerung benötigen, dann kann die Konstruktion der Kolonpouch-rektalen Anastomose dafür verantwortlich sein. Der Pouch stellt ein Dickdarmsegment dar, dessen Motilität eingeschränkt ist. Wird der Pouch auf den Rektumstumpf anastomosiert, dessen enterisches Nervensystem nicht in Kontinuität mit dem vorgeschalteten Kolon verbunden ist, dann tritt eine weitere Passageverzögerung ein (Abb. 17.2). Klinisch resultiert daraus, daß kleine Stuhlmengen in dem atonischen Rektumstumpf verbleiben. Durch Kontakt mit der sensiblen Zone des Anoderms wird quälender Stuhldrang ausgelöst. Abhilfe können dann nur Klysmen bringen.

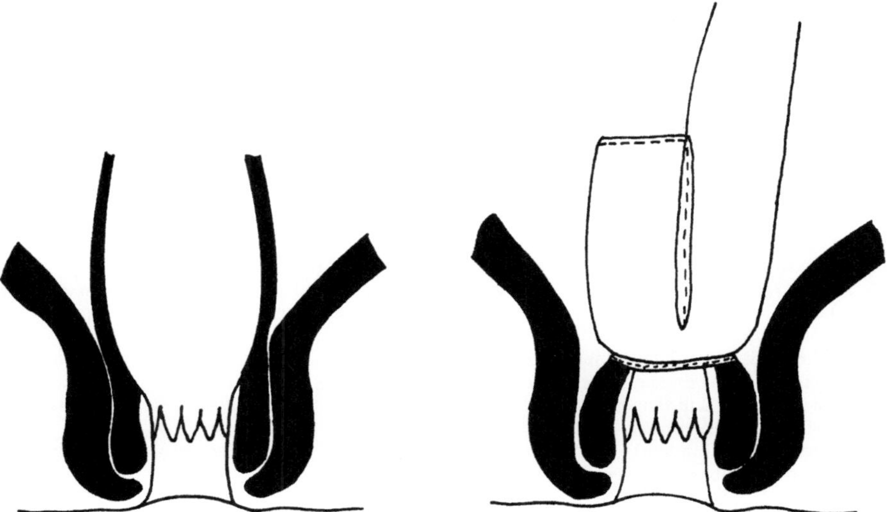

Abb. 17.2. Schematische Darstellung der Kolonpouch-rektalen Anastomose (Konstruktionsfehler).

Physiologie des Kolonpouches: „Motilitätsbremse"

Der Kolonpouch stellt zwar ein Reservoir dar, hat aber keineswegs eine dem Rektum vergleichbare Funktion. Neben der Abkopplung von den extrinsischen Nervenbahnen und der Unterbrechung der Verbindungen zum inneren Schließmuskel werden bei der Pouchkonstruktion zusätzlich die intramuralen Plexus durchtrennt. Daraus resultiert eine Motilitätseinschränkung des Pouches, die wir elektromyographisch nachweisen konnten. Wegen der Minderung der propulsiven Aktivität wirkt unseres Erachtens der Pouch als „Motilitätsbremse". Die Entleerung erfolgt passiv durch die vorgeschaltete Peristaltik des Kolons, die Drücke bis 300 mmHg erreichen kann [3]. Eine „untergeordnete" Reservoirfunktion des Pouches ist denkbar. Kleine Stuhlmengen können im Pouch gesammelt werden und durch den Kontakt mit dem sensiblen Bereich Drang auslösen. Willentlich oder durch die Bauchpresse kann die Kolonperistaltik ausgelöst und der Pouch passiv entleert werden. Bei einem zu großen Pouch wäre die Entleerung unvollständig und würde durch eine sensible Irritation des Anoderm Stuhldrang auslösen. Die gleiche Wirkung würde durch einen verbliebenen Rektumstumpf ausgelöst.

Der ideale Kolonpouch

Der Pouch muß klein sein, 6–8 cm, damit keine zu große atonische Strecke resultiert. Er muß unmittelbar an den Analkanal anastomosiert sein, damit keine funktionslose Brücke resultiert. Wenn diese Bedingungen eingehalten sind, hat er folgende Vorteile gegenüber der koloanalen Anastomose: Unmittelbar nach Verschluß der temporären Kolostomie niedrige Stuhlfrequenz, kein imperativer Stuhldrang, keine Notwendigkeit für Stuhl fördernde oder eindickende Medikation.

Literatur

1. Berger A, Tiret E, Parc R, Frileux P, et al (1992) Excision of the rectum with colonic J-pouch-anal anastomosis for adenocarcinoma of the low and mid rectum. World J Surg 16:470
2. Denny-Brown D, Robertson EG (1935) An investigation of the nervous control of defaecation. Brain 58:256
3. Garcia D, Hita G, Mempean G (1991) Colonic motility: Electric and manometric description of mass movement. Dis Colon Rectum 34:577
4. Hallböök O, Pahlmann L, Krog M, Wexner SD, Sjödahl R (1996) Randomized comparison of straight and colonic J pouch anastomosis after low anterior resection. Ann Surg 224:58
5. Heald RJ (1988) The „holy plane" of rectal surgery. R J Soc Med 81:503
6. Hida J, Yasutomi M, Fujimoto K, Okuno K, Idea S, Machidera N et al (1996) Functional outcome after low anterior resection with low anastomosis for rectal cancer using the colonic J-pouch. Dis Colon Rectum 39:986
7. Hildebrandt U, Zuther T, Lindemann W, Ecker K (1993) Elektromyographische Funktion des coloanalen Pouches. Langenbecks Arch Chir (Kongreßband) 127
8. Hildebrandt U, Lindemann W, Ecker KW, Walter G (1994) Der koloanale Pouch: Indikation, Funktion und Ergebnisse. Zentralbl Chir 119:886
9. Hildebrandt U, Lindemann W, Kreissler-Haag D, Feifel G (1995) Die intersphinktere Rectumresektion mit colosphinkterem Pouch. Chirurg 66:377
10. Karanjia ND, Schache DJ, North WRS, Heald RJ (1990) „Close shave" in anterior resection. Br J Surg 77:510

11. Lane RHS, Parks AG (1977) Function of the anal sphincters following coloanal anastomosis Br J Surg 64:596
12. Lazorthes F, Fages P, Chiotasso P, Lemozy J, Bloom E (1986) Resection of the rectum with construction of a colonic reservoir and colo-anal anastomosis for carcinoma of the rectum. Br J Surg 73:136
13. Lewis WG, Holdsworth PJ, Stephenson BM, Finan PJ, Johnston D (1992) Role of the rectum in the physiological and clinical results of coloanal and colorectal anastomosis after anterior resection for rectal carcinoma. Br J Surg 79:1082
14. Lubowski DZ, Nicholls RJ, Swash M, Jordan MJ (1987) Neural control of internal anal sphincter function. Br J Surg 74:668
15. Mortensen NJM, Ramirez JM, Takeuchi N, Smilgin Humphreys MM (1995) Colonic J pouch-anal anastomosis after rectal excision for carcinoma: functional outcome. Br J Surg 82:611
16. Nicholls RJ, Lubowski DZ, Donaldson DR (1988) Comparison of colonic reservoir and straight colo-anal reconstruction after rectal excision. Br J Surg 75:318
17. Parc R, Tiret E, Frileux P, Moszkowski E, Loygne J (1986) Resection and colo-anal anastomosis with colonic reservoir for rectal carcinoma. Br J Surg 73:139
18. Pélissier EP, Blum D, Bachour A, Bosset J (1992) Functional results of coloanal anastomosis with reservoir. Dis Colon Rectum 35:843

18 Physiologische Folgen des Darm-Pouches als Blasenersatz

P. Jung und G. Jakse

Einleitung

Simon publizierte 1852 einen Bericht über einen jungen Mann mit Blasenexstrophie bei dem er die Harnleiter nach Entfernung der mißgebildeten Blase in den Enddarm einleitete [40]. Seit dieser Zeit wurde mit einer Unzahl von operativen Methoden nach der optimalen Harnableitung bei funktionellem oder anatomischen Verlust der Harnblase gesucht. Jeder Teil des Gastrointestinaltraktes wurde allein oder in Kombination zur Harnableitung verwendet (Tabelle 18.1). Je nach Art der Harnableitung unterscheiden wir inkontinente und kontinente Formen, wobei letztere natürliche oder artifizielle Kontinenzmechanismen ausnutzen (Tabelle 18.2). Im folgenden wird auf die Physiologie und Pathophysiologie häufig verwendeter Harnableitungen eingegangen, seltene Formen wie die Blasensubstitution durch Sigmoid oder Magen werden nicht berücksichtigt.

Harnableitung mit natürlichem Kontinenzmechanismus

Die Harnableitung in den Enddarm oder das Sigmoid nutzt den analen Sphinkter als Kontinenzmechanismus. Es ist die älteste Form des Harnreservoirs, die mit verschiedenen Modifikationen auch jetzt noch durchgeführt wird. Als kritische Punkte dieses Harnreservoirs wurden sehr bald der Rückfluß von Darminhalt in die Harnleiter und

Tabelle 18.1. Verschiedene Darmsegmente und ihre Verwendung zur Bildung eines Harnreservoirs.

Darmsegment	Harnreservoir
Magen	Gastro-Zystoplastik Blasensubstitution
Ileum	Ileozystoplastik Camey-Blase Kock-Pouch Ileumneoblasen
Colon	Colozystoplastik Colon-Neoblase
Sigmoid-Colon	Ureterosigmoidostomie Sigma-Rektum-Pouch MAINZ-Pouch
Rektum Kombination	Rektumblase Ileocoecal-Pouch Ileocoecal-Blase

Tabelle 18.2. Formen der häufigsten inkontinenten und kontinenten Harnableitung.

Harnableitung	
inkontinent	Ileum-, Colonkonduit
kontinent mit Stoma	Ileocoecal-Pouch Ileum-Pouch (Kock)
kontinent Cohen Stoma	orthotope Blasensubstitution Ileum, Colon, Ileocoecum Uretersidmoideostomie Rektumblase

Nieren, die Störung des Säurebasenhaushalts und später die erhöhte Frequenz von malignen Tumoren an der Implantationsstelle identifiziert. Der Reflux wurde durch entsprechende Harnleiterimplantationstechnik und in letzter Zeit durch die Sigmaaugmentation verhindert [15, 19]. Durch letztere Modifikation werden die hohen intraluminalen Drucke im Sigma reduziert. Weiterhin sind jedoch die hyperchlorämische, hypokaliämische Azidose sowie die Entstehung von Zweittumoren ein signifikantes Handikap dieser Harnreservoire [7, 14, 21, 42].

Den urethralen Verschlußmechanismus nutzen alle Formen der orthotopen Blasensubstitution aus. Die Blasensubstitution ist mit dem Namen von Camey verbunden, der bereits in den frühen 70er Jahren aus Ileum ein Reservoir bildete und dieses nach erfolgter Zystektomie an die männliche Harnröhre annähte [9]. Da er das Ileum nicht antimesenteriell eröffnete und kein sphärisches Reservoir bildete entwickelten diese Patienten im Reservoir hohe Drucke (>50 cm H_2O) und waren daher in einem hohen Prozentsatz inkontinent, da der urethrale Sphinkter nur Drucke bis 50 cm H_2O auffangen kann [46]. Erst die antimesenterielle Längsinzision, die sogenannte Detubularisierung des Ileums oder auch anderer Darmsegmente sowie die Bildung eines sphärischen Reservoirs ermöglichte eine Druckabsenkung im Reservoir, in der Folge eine hohe Kontinenzrate, damit die breite Akzeptanz und damit den Durchbruch zu einer der häufigsten Formen der kontinenten Harnableitungen nach Zystektomie [32, 22].

Harnableitung mit artifiziellem Kontinenzmechanismus

Ashken, Gilchrist, Leisinger, Tscholl und Zingg zählen zu den Pionieren der Reservoirbildung mit kontinentem Stoma, wobei das Reservoir mit einem intermittierend eingeführtem Katheter entleert wird [2, 17, 28, 49]. Anfängliche Probleme mit dem Kontinenzventil verhinderten jedoch den breiten Einsatz dieser Reservoire, die aus Dickdarm und Dünndarm gebildet wurden. Erst die Zusammenarbeit von Kock (Chirurg) und Skinner (Urologe) verhalf einem nur aus Ileum gebildeten kontinentem Reservoir zum breiten Einsatz [26, 27, 41]. Dies ist um so überraschender, da wegen der langen Lernkurve mit hoher Reoperationsrate dieses Reservoir jetzt nur mehr historische Bedeutung hat. Derzeit sind Reservoirs aus Colon ascendens und Ileum die kontinenten Harnableitungen erster Wahl. Der über ein Stoma katheterisierbare Kontinenzmechanismen ist meist die Appendix oder ein verschmälertes Ileum.

Motilität der Darmsegmente

Konduits aus Dünn- und Dickdarm mit einem Hautstoma, über das der Urin in einen Stomabeutel entleert wird, wurden unter der Annahme angelegt, daß es sich hier um sogenannte „Nulldrucksysteme“ handelt. Eigene Untersuchungen und jene von anderen Gruppen zeigten jedoch, daß im ausgeschaltetem Ileum ein Basisdruck herrscht von etwa 15 cm H_2O und dann intermittierend Spitzendrucke von über 100 cm H_2O auftreten [32, 33]. Ähnliches gilt für das ausgeschaltete Colon. Werden nicht detubularisierte Darmsegmente zur Konstruktion eines Harnreservoirs verwendet so wurden ebenfalls Drucke von bis zu 100 cm H_2O nachgewiesen [46]. Diese hohen Drucke führten in jedem Fall zum unwillkürlichen Harnverlust, da sich zugehörige Kontinenzventile nicht herstellen ließen. Durch die antimesenterielle Öffnung des ausgeschalteten Darmsegmentes über seine ganze Lange und Bildung eines sphärischen Reservoirs können die Druckspitzen auf unter 40 cm H_2O gesenkt werden und sowohl natürliche als auch artifizielle Kontinenzventile erfolgreich eingesetzt werden [6.22]. Werden auf die genannte Art Harnreservoirs gebildet so nutzt man verschiedene Vorteile: 1) Volumen und Oberfläche können vervierfacht werden, man kann daher mit kurzen Darmsegmenten einen ausreichend großen Pouch bilden. 2) es entstehen im Reservoir unkoordinierte, asynchrone Kontraktionen, die hohe Druckspitzen verhindern 3) entsprechend dem Laplace'schen Gesetz nimmt der Druck im Reservoir mit der Zunahme des Radius ab, wobei die Viskoelastizität der Pouchwand nicht beeinträchtigt wird und sich die Größe des Reservoirs dem Volumen anpaßt, 4) kann man kurze Darmsegmente verwenden und vermeidet damit metabolische Störungen die durch den Verlust von langen, für die Funktion wichtigen Darm entstehen.

Kontinenzmechanismen

Urethraler Sphinkter

Nach Entfernung der Blase beruht die Kontinenz auf dem äußerem urethralem Sphinkter, der in der membranösen Harnröhre lokalisiert ist und einem Reservoirdruck von etwa 40 cm H_2O widerstehen kann. Der basale Druck der in der membranösen Harnröhre herrscht resultiert aus dem Ruhetonus der „slow-twich-fibers“ [13, 20]. Diese Muskelfasern werden über den Plexus hypogastricus innerviert, so daß neben der operativen Sorgfalt bei der Präparation der Harnröhre, möglicherweise die Erhaltung des Plexus pelvicus für die Kontinenz nach Zystektomie und Anlage eines orthotopen Blasenreservoirs von Bedeutung ist. Wichtig ist auch die Tatsache, daß die normale Kommunikation zwischen Blase, Rückenmark und Gehirn unterbrochen ist, so daß einerseits die Rezeption der Blasenfüllung neu erlernt werden muß und anderseits die reflektorische Kontraktion des quergestreiften äußeren Sphinkters bei Blasenfüllung fehlt. Es ist daher nicht überraschend, daß trotz Niederdruckreservoir und metikulöser Operationstechnik Patienten nach orthotoper Blasensubstitution in etwa in bis zu 20% tags und bis 30% nachts eine minimale bis geringe Inkontinenz aufweisen oder nachts in regelmäßigen Intervallen ihre Blase entleeren müssen um trocken zu bleiben [8, 23, 39, 45].

Kontinentes Stoma

Bei artifiziellen Kontinenzmechanismen, die in der Klinik Anwendung gefunden haben, unterscheidet man jene die einen konstanten Binnendruck aufweisen von jenen mit einem mit der Reservoirfüllung steigenden Binnendruck. Erstere bewirken eine Kontinenz bis zu einem „leak-point“, das heißt es kommt zur Inkontinenz, wenn der Reservoirdruck den Binnendruck im Kontinenzmechanismus überschreitet. Dieser Kontinenzmechanismus ist durch die Invagination des Ileums zu erreichen [5]. Die meiste Verbreitung haben aber jene Techniken gefunden, die die Kompression eines katheterisierbaren Conduits durch die zunehmende Füllung des Reservoirs ausnutzen. So wird etwa die Appendix, die bereits einen Binnendruck von etwa 50 cm H_2O aufweist, in die von außen bis zur Mucosa gespaltene Darmwand gelegt, welche über ihr wieder verschlossen wird [30, 50]. Ein ähnlicher Kontinenzmechanismus ist mit einem durch die Längsresektion verschmälerten Ileumsegment zu erreichen, welches in der Ileozökalklappe verankert ist [37]. Die Kontinenz ist mit diesen Kontinenzmechanismen in nahezu 100% zu erreichen [37]. Durch die kosmetisch günstige Plazierung des Stomas in den Bauchnabel wird eine hohe Akzeptanz dieser Harnableitung durch den Patienten erreicht.

Ausschaltung von Darmsegmenten und ihre metabolischen Folgen

Die Selektion des spezifischen Darmsegments und die Länge sind für mögliche metabolische Konsequenzen verantwortlich. Die Länge des menschlichen Dünn- und Dickdarms variiert individuell ebenso ist die physiologische Funktion nur grob den verschiedenen Darmsegmenten zugeordnet (Tabelle 18.3). Während der Dünndarm vor allem für die Aufnahme von Proteinen, Lipiden und Vitaminen verantwortlich ist, hat das Colon als Hauptaufgabe die Elektrolytbilanz und Wasserrückresorption. Resektion von Jejunum bis zu 100 cm kann problemlos durchgeführt werden, wenn der übrige Dünndarm intakt ist. Dahingegen besteht nach Ileumresektion von mehr als 60 cm die Gefahr der Malabsorption von Lipiden (Tabelle 18.4). Es kommt zu einer Verände-

Tabelle 18.3. Physiologische absorptive Funktionen verschiedener für die Bildung eines Harnreservoirs relevanter Darmabschnitte (mod. n. U. Studer).

	Magen	Ileum	Term. Ileum	Colon
Kohlenhydrate	....	....		
Proteine		....		
Fette		......		
Ca^{++}				
Fe^{++}				
Vitamine (wasserlösl.)		....		
Vitamine (fettlösl.)		....		
Vit B_{12}		....	....	
Gallensäuren		....	....	
Na^+, Cl^-, H_2O				....

Tabelle 18.4. Risiko der Malabsorption und der metabolischen Störungen in Abhängigkeit vom Darmsegment, welches für das Harnreservoir verwendet wird (mod. n. U. Studer).

Darmsegment	Malabsorption	Metabolische Störung
< 60 cm Ileum	–	(hyperchlorämische Azidose)
60–100 cm Ileum 60 cm	(+)	hyperchlorämische Azidose +
Ileum + Ileoc. Kl.	+	hyperchlorämische Azidose + +
Term. Ileum + Ileoc. Kl. + Colon	(+)	hyperchlorämische Azidose +
Colon links	–	hyperchlorämische Azidose + +

rung des Lipidstoffwechsel mit reduzierter Absorption von Gallensäuren . Der Verlust an Gallensäuren wird durch eine vermehrte Produktion in der Leber kompensiert, daher kommt es nicht zur Fettmalabsorption. Die Folge des vermehrten Gallensäuregehaltes im Colon kann jedoch zu wäßrigen Durchfällen führen. Ebenso kann es zu vermehrter Gallensteinbildung kommen, da die Gallensäuren für die Lösung des galligen Cholesterols notwendig sind. Bleibt das terminale Ileum erhalten wird die Aufnahme von Vitamin B_{12} nicht beeinflußt. Störungen des Fettstoffwechsels mit Steatorrhoe, verminderter Resorption von fettlöslichen Vitaminen und der vermehrten Bildung von oxalathaltigen Harnsteinen treten erst auf wenn, mehr als 60 cm Ileum reseziert werden.

Die Länge an Ileum, welche bedenkenlos reseziert werden kann, wird eingeschränkt durch gleichzeitige Resektion der Ileozökalklappe und des terminalen Ileums. Neben den oben genannten Störungen führt der Verlust der Ileozökalklappe zu verkürzter Transitzeit des Stuhls mit konsequenter Diarrhoe und Malabsorption. Ebenso kann es zur bakteriellen Besiedlung des Dünndarms mit der Konsequenz der Fettmalabsorption und Hyperammoniämie bei Patienten mit gestörter Leberfunktion kommen.

Die Resektion des linksseitigen Kolons ist ohne signifikante metabolische Konsequenz. Bei langstreckiger Verlust kann es auf Grund der verminderten Wasserrückresorption zu wäßrigen Durchfällen kommen. Diese Störung tritt vor allem dann auf, wenn gleichzeitig Ileum reseziert wird.

Es eigenen sich daher für die Bildung von kontinenten Harnreservoirs vor allem Ileum und linkes Colon. Gleichzeitige Darmerkrankungen bzw. vorangegangene Darmoperationen müssen beachtet werden und die Länge des verwendeten Darmsegments sollte so kurz als möglich sein. Begleitende Leber-, Pankreas und Magenerkrankungen, sowie höheres Alter sind Risikofaktoren für Malabsorption.

Integration von Darmsegmenten in den Harntrakt und ihre Folgen

Das spezifische Darmsegment, die Größe der Darmoberfläche, die Dauer der Darmexposition gegenüber Harn und die Nierenfunktion sind die kritischen Eckpunkte, welche für metabolische Störungen nach Bildung eines kontinenten Harnreservoirs verantwortlich sind. Keine der Darmsegmente bringt nur annähernd die Voraussetzung der Harnblase mit sich, nämlich die fast vollständige Impermeabilität gegenüber den Harnsoluten. Darüber hinaus hat die Darmmukosa aktive Transportmechanismen, die renale Kompensationsmechanismen signifikant beeinträchtigt. Im Ileum wird Natrium vorwiegend als NaCl aktiv resorbiert. Bikarbonatsekretion tritt als Folge der NaCl-Resorption auf. Die im Ileum äquilibrierte Flüssigkeit enthält dementsprechend abnorme Mengen von Bikarbonat, wenig Chlorid und Kalium, welches kaum vom Plasmagehalt abweicht [16, 35]. Im Kolon werden Natrium und Wasser aktiv und gegen einen erheblichen Konzentrationsgradienten resorbiert [10]. Natrium wird ausschließlich als NaCl resorbiert. Zusätzlich wird NH_3 als Ammoniumchlorid aus dem Darmlumen aufgenommen, wahrend Bikarbonat in das Darmlumen abgegeben wird. Als Resultat kommt es zu Bikarbonatverlust und übermäßiger Chloridretention, welche eine signifikante Störung des Säure-Base-Haushaltes zur Folge hat.

Elektrolyt und Säure-Base-Haushalt

Ferris und Odel waren die ersten, die erstmals das typische Bild der hyperchlorämischen, hypokaliämischen Azidose mit begleitender Hyperammoniämie bei Patienten mit Uretersigmoideostomie („Coffey") beschrieben [14]. 80% ihrer Patienten hatten diese Elektrolytstörung und präsentierten sich mit dem Bild der Anorexie, Müdigkeit, Diarrhoe, Gewichtsverlust, Durst und Polydypsie. Der Pathomechanismus ist komplex und ist nicht nur bei Uretersigmoideostomie, sondern allen anderen Harnreservoirs zu beobachten außer jenen, die Magen verwenden. Nurse und Mundy wiesen nach, daß sich initial Ileum und Zökalreservoire ähnlich verhalten, daß jedoch das Ausmaß der Azidose bei Patienten mit Ileum mit der Beobachtungszeit abnahm [34]. Natrium und Bikarbonat werden sezerniert während Ammonium und Chlorid resorbiert werden. Kalium wird im Ileum absorbiert, jedoch nicht im Colon. Die Ammoniumrückresorption ist hauptverantwortlich für die Säurebelastung [24, 45]. Ileum und Colon unterscheiden sich diesbezüglich nur geringfügig, dementsprechend ist bei allen Harnreservoirs eine Störung des Säure-Basenhaushaltes zu erwarten, auch wenn sie sich klinisch und in Serum-Elektrolyt- sowie Blutgasanalysen nicht manifestiert. Die Schwere der Störung nimmt mit Abnahme der Nieren- und Leberfunktion zu und ist vom Ausmaß des zur Verfügung stehenden Knochenbuffers abhängig. Chronische Azidose führt zu Veränderungen des Knochenmetabolismus, mit Hypophosphatämie, verringerter Ca-Rückresorption in der Niere, Störung des Vitamin D Stoffwechsels und erhöhter Osteoklastentätigkeit [12, 38, 51]. Osteopenie, Osteoporose und Osteomalazie sind die Konsequenz, die vor allem bei Kindern und Frauen beobachtet werden.

Harnsteinbildung

Nierensteine bilden sich als Folge von Übersaturierung von Harnsoluten. Bei Patienten mit Harnableitung mit Darmsegmenten ist die Hyperoxalaturie für die Steinbildung im wesentlichen verantwortlich. Durch den vermehrten Verlust von Gallensäuren kommt es zur Bildung von Kalziumseifen. Dadurch steht zu wenig Kalzium zur Bindung von Oxalat zur Verfügung. Das freie Oxalat wird rückresorbiert und führt zur Hyperoxalurie. Andersson beobachtete daß die Inzidenz der Nierensteine mit der Länge des resezierten Ileums korreliert [3]. So hatten 29% der Patienten mit mehr als 100 cm Ileumresektion Nierensteine, während diese nur bei 10% der Patienten zu beobachten war, wenn die Resektionslänge weniger als 100 cm betrug. Cohen et al. betonen das hohe Rezidivrisiko (60% in 5 Jahren) dieser Patienten, welches insbesondere mit einer erhöhten Inzidenz von Harnwegsinfekten einhergeht [11]. Von wesentlicher Bedeutung ist die häufig vorliegende Azidose die zur vermehrten Hypercalciurie, Hyperphosphaturie und Hypocitraturie führt. Dementsprechend entstehen nicht nur Ca-Oxalat, sondern auch Struvit und Ca-Phosphatsteine [4].

Neben Steinen des oberen Harntrakts entstehen in einem signifikanten Prozentsatz auch sogenannte Pouchsteine. So wurden in Kock-Reservoirs 40% und in Indiana-Reservoirs 13% Steine beobachtet [47]. Als Grunde der Steinentstehung werden Harnwegsinfekt, Schleimbildung und metabolische Störungen diskutiert.

Morphologische Veränderung der Darmschleimhaut

Veränderungen der Darmschleimhaut treten in Abhängigkeit von dem spezifischen Darmsegment und der Funktion auf. Wird das Ileum als Konduit verwendet und ist daher in direktem Urinkontakt, so kommt es zu einer progredienten Atrophie der Darmzotten und Verkürzung der Mikrovilli. Betrachtet man die Kontinenzventile, so fehlen diese Veränderungen. Zökum-Reservoirs sind relativ resistent gegenüber der Urinexposition und weisen nur geringe Veränderungen auf [29, 44]. Dahingegen kommt es in der Colonmukosa zu ähnlichen morphologischen Veränderungen wie im Ileum [31]. Die Ätiologie ist unklar und wird auf unterschiedliche Faktoren wie Infektion, Ischämie, mechanische und chemische Irritation zurückgeführt [36]. Ob die Adaptation der Darmschleimhaut einen Vorteil hinsichtlich Elektrolytsekretion und -absorption bringt, ist nicht erwiesen [1]. Die potentielle Assoziation mit den in Harnreservoirs entstehenden Sekundärtumoren liegt nahe [7, 21, 42].

Literatur

1. Akerlund S, Jagenburg R, Kock NG, Philipson BM (1988) Absorption of L-phenylaline in human ileal reservoirs exposed to urine. Urol Res 16:321–333
2. Ashken MH (1977) Das harnhaltende (continent) ileocoecale Reservoir. In: Zingg E, Tscholl R (Hrsg) Die supravesikale Harnableitung. Huber Verlag, Bern–Stuttgart–Wien, pp 155–171
3. Andersson H, Filipson S, Hulten L (1978) Determination of the fecal excretion of labelled bile salts after i. v. administration of ^{14}C-cholic acid. An evaluation of the bile salt malabsorption before and after surgery in patients with Crohn's disease. Scand J Gastroenterol 13:249–255
4. Assimos DG (1996) Editorial: Nephrolithiasis in patient with urinary diversion. J Urol 155:69–70
5. Benchekroun A (1977) Continent caecal bladder. Eur Urol 3:248–250
6. Berglund B, Kock NG, Norlen L (1987) Volume capacity and pressure characteristics of the continent ileas reservoir for urinary diversion. J Urol 137:29
7. Brauers A, Baron J, Jung P, Winkeltau G, Füzesi L, Merk H, Jakse G. Expression of CYP 450 2E1 mRNA in adenocarcinoma at ureterosigmoidostomie site following extrophy of the bladder. J Urol (in press)
8. Broderick GA, Narayan P, Tanagho EA (1989) The dynamics of continence in the detubulaized ileocecal reservoir. J Urol 141:304A
9. Camey M (1985) Bladder replacement by ileodystoplasty following radical cystectomy. World J Urol 3:161
10. Carlen B, Willen R, Mansson W (1990) Mucosal ultrastructure of continent cecal reservoir for urine and ist ileal nipple valve 2–9 years after construction. J Urol 143:372–376
11. Cohen TD, Streem B, Lammertz G (1996) Long-termin incidence and risks for recurrent stones

following contemporary management of upper tract calculi in patients with a urinary diversion. J Urol 155:62–65
12. Cunningham J, Bikle DD, Avioli LV. Acute but not chronic metabolic acidosis disturbs 25-hydroxy vitamin D3 metabolism. Kidney International 25:47–52
13. Donker PJ, Dröes JTPM, Van Ulden BM (1976) Anatomy of the musculature and innervation of the bladdder and the urethra. In: Chisholm GD, Williams DI (eds) Scientific Foundations of Urology. Vol 2. Heinemann Medical, pp 32–39
14. Ferris DO, Odel HM (1950) Electrolyte pattern of the blood after bilateral ureterosigmoidostomy. JAMA 142:634
15. Fisch M, Hohenfellner R (1991) Der Sigma Rektum Pouch: Eine Modifikation der Harnleiterdarm Implantation. Akt Urol 22:Operative Techniken
16. Fordtran JS, Rector FC, Carter NW (1968) The mechanism of sodium absorption in the human small intestine. J clin Invest 47:884
17. Gilchrist RK, Merricks JW, Hamlin HH, Rieger IT (1950) Construction of a substitute bladder ans urethra. Surg Gyn Obstet 90:752
18. Goldstein MJ, Melamed MR, Grabstald H, Sherlock P (1967) Progressive villous atrophy of the ileum used as a urinarc conduit. Gastroenterology 52:859–864
19. Goodwin WE, Harris AP, Kaufmann JJ, Beal JM. Open transcolonic ureterointestinal anastomosis: a new approach. Surg Gynecol Obstet 97:282–295
20. Gosling J (1979) The structure of the bladder and urethra in relation to function. Urol Clin North Am 6:31–38
21. Harzman R (1989) Harnableitungskarzinom – Fiktion oder Realität? Akt Urol 20:179
22. Hinman F Jr (1988) Selection of interstinal segments for bladder substitution: physical and physiological characteristics. J Urol 139:519
23. Hautmann RE, Miller K, Steiner U, Wenderoth U (1993) The ileal neobladder: 6 years of experience with more than 200 patients. J Urol 150:40–45
24. Koch MO, McDougal WS (1985) The pathophysiology of hypercloremic metabolic acidosis after urinary diversion through intestinal segments. Surgery 98:561
25. Koch MO, Gurevitch E, Hill DE, McDougal WS (1990) Urinary solute transport by intestinal segments: a comparative study of ileum and colon in rats. J Urol 143:1275–1279
26. Kock NG (1969) Intraabdominal „reservoir" in patients with permanent ileostomy. Arch Surg Chicago 99:223
27. Kock NG, Nilson AR, Norlén L, Sundin T, Trasti H (1978) Urinary diversion via a continent ileum reservoir. Clinical experience. Scand J Urol Nephrol [Suppl] 49:23–31
28. Leisinger HJ, Säuberli H, Schauwecker H, Mayor G (1976) Continent ileal bladder: First clinical experience. Eur Urol 2:8
29. Mansson W, Willen R (1988) Mucosal morphology and histochemistry of the continent cecal reservoir for urine. J Urol 139:1199–1201
30. Mitrofanoff P (1980) Cystostomie continente transappendiculaire dans de traiment des vessies neurologiques. Chir Pediatr 21:297–305
31. Moorecraft J, DuBoulay CEH, Isaacson P, Atwell JD (1983) Changes in the mucosa of colon conduits with particular reference to the risk of malignant change. Br J Urol 55:185–188
32. Neal DE (1989) Urodynamic investigation of the ileal conduit: upper tract dilatation and the effects of revision of the conduit. J Urol 142:97
33. Norlén L, Trasti H (1978) Functional behaviour of the continent ileum reservoir for urinary diversion. An experimental and clinical study. Scand J Urol Nephrol 49:33
34. Nurse DE, Mundy AR (1989) Metabolic complication of cystoplasty. Br J Urol 63:165–170
35. Philips SF, Summerskill WHJ (1967) Water and electrolyte transport during maintenance of isotonicity in human jejunum and ileum. J Lab clin Med 70:686
36. Philipson BM, Kock NG, Hockenstrom T, Norlen LJ, Ahren C, Hansson HA (1986) Ultrastructural and histochemical changes in ileal reservoir mucosa after long term exposure to urine. A study in patients with continent urostomy (Kock pouch). Scand J Gastroenterol 21:1235–1244
37. Rowland RG, Mitchell ME, Bihrle R, Kahnoski RJ, Piser JE (1987) Indiana continent urinary reservoir. J Urol 1136
38. Roehrborn CG, Abernathy BB, Pak CYC, Preminger GM (1992) Metabolic implications of continent urinary diversion. J Urol (in preparation)
39. Rogers E, Scardino PT (1995) A simple ileal substitute bladder after radical cystectomy: experience with a modification of the Studer pouch. J Urol 153:1432–1438
40. Simon J (1952) Ectropia vesical absence of the anterior walls of the bladder ans pubic abdominal parities; operation for directing the orifices of the ureters into the rectum; temporary success; subsequent death; autopsy. Lancet ii:568–570
41. Skinner DG, Lieskovsky G, Boyd SD (1989) Continent urinary diversion. J Urol 141:1323

42. Sohn M, Füzesi L, Deutz F, Lagrange W, Kirkpatrick JC, Braun JC (1990) Signet ring cell carcinoma in adenomatous polyp at site of ureterosigmoidostomy 16 years after conversion to ileal conduit. J Urol 143 (4): 805–807
43. Stamey TA (1956) The pathogenesis and implications of the electrolyte balance in ureterosigmoidostomy. Surg Gynec & Obst 103: 736
44. Strachan JR, Rees HC, Williams G (1985) Histochemical changes after ureterosigmoidostimies and colonic diversions. Br J Urol 57: 700–702
45. Studer UE, Gerber E, Springer J, Zingg EJ (1992) Bladder reconstruction with bowel after radical cystectomy. World J Urol 10: 11–19
46. Teigland CM, Röhrborn CG (1987) Harnableitung mittels Ileumschlinge nach Camey – Ergebnisse urodynamischer Studien. Akt Urol 18: 11
47. Terai A, Ueda T, Kakehi Y, Terachi T, Arai Y, Okada Y, Yoshida O (1996) Urinarc calculi as a later complication of the indiana continent urinary diversion: comparison with the kock pouch procedure. J Urol 155: 66–68
48. Thüroff JW, Alken P, Riedmiller H, Jacobie GH, Hohenfellner R (1988) 100 cases of Mainz pouch: Continuing experience and evolution. J Urol 140: 283
49. Tscholl R, Zingg E (1977) Der kontinente coeco-ileale Conduit. Die supravesikale Harnableitung. Huber, Bern, pp 146–154
50. Wammack R, Fisch M, Bürger R, Riedmiller H, Hohenfellner R (1991) The appendix as a continence mechanism. In: Hohenfellner R, Wammack R (eds) Continent Urinary Diversion, pp 183–194
51. Whiting SJ, Draper HH (1981) Effects of a chronic acis load as sulfate or sulfur amino acids on bone metabolism in adults rats. Journal of Nutrition 111: 1721–1726

Entwicklungsgeschichte der ileoanalen Anastomose – 20 Jahre J-Pouch* 19

J. Utsunomiya und T. Yamamur

Einleitung

In diesem Jahr begehen wir den hundertsten Jahrestag der ersten erfolgreichen totalen Gastrektomie durch Schlatter im Jahre 1897. Seither gelang der gastrointestinalen Chirurgie eine Reihe von Durchbrüchen in bezug auf rekonstruktive Verfahren. Bis vor 20 Jahren blieb die funktionelle Rekonstruktion nach einer Proktokolektomie eines der wenigen großen ungelösten Probleme. Zur erfolgreichen Behandlung einer Colitis ulcerosa (CU) und einer familiären Polyposis (FAP) ist die komplette Entfernung der colorektalen Mukosa notwendig. Diese beiden Erkrankungen sind im Grunde gutartig und die Patienten sind oft jung. Die chirurgische Entwicklung hat die Aufgabe diesen Patienten eine immer bessere postoperative Lebensqualität zu ermöglichen.

Es waren drei entscheidende Entwicklungen, die der Proktokolektomie und terminalen Ileostomie zum Durchbruch verhalfen und dadurch letztendlich zu einer wesentlichen Verbesserung der Patientenversorgung führten. Seit dem Jahre 1952 wurde das Ileostomie-Dysfunktionssyndrom durch die Eversionstechnik von Brooke [1] suffizient beherrscht. Von Turnbull wurde ein Schulungssystem zur Stomaversorgung etabliert und im Jahre 1969 wurde von Kock das Konzept des kontinenten Stomas durch einen abdominellen Ileum-Pouch verwirklicht [3]. Ohne diese Vorarbeiten hätte es nie einen Erfolg des Operationsverfahrens, welches wir im weiteren hier diskutieren wollen, gegeben. Das Verfahren beinhaltet verschiedene technische und konzeptionelle Aspekte der abdominellen Ileostomie. Da für die meisten Patienten der Kontinenzerhalt oberste Priorität hat, wurde die ileorektale Anastomose (IRA) von Aylett [4] für die Colitis ulcerosa und von Lockhardt-Mummery [5] für die familiäre Polyposis als zweitbeste Alternative nach der abdominellen Ileostomie propagiert. Die von ihnen erzielten Langzeitergebnisse haben jedoch eindrucksvoll die Grenzen dieses chirurgischen Verfahrens aufgezeigt.

Die Entwicklung der ileoanalen Anastomose

Definition und Terminologie

Das ideale chirurgische Verfahren um nach radikaler Entfernung der Mukosa von Colon und Rektum die natürliche anale Funktion zu erhalten, stellt die totale Colektomie

* Übersetzung: Dres. Udo und Gundi Heuschen, Chirurgische Universitätsklinik Heidelberg

mit Proktomukosektomie und ileoanaler Anastomose (IAA) dar [6]. Früher ist dieses Verfahren mit Termini belegt worden wie anale Ileostomie [7], Ileoproktostomie [8], endorektaler Ileumdurchzug [9], Proktokolektomie ohne Ileostomie [10], oder rektaler Mukosaersatz [11]. In jüngerer Zeit hat sich der Terminus restaurative Proktokolektomie [12] weitgehend durchgesetzt. Wie von Best [8] empfohlen, sollten diese Termini nur dann benutzt werden, wenn die Anastomose in Höhe der Linie Dentata liegt und die Mukosa von Rektum und Analkanal entfernt wurde. Bei einer Anastomose in Höhe des colorektalen Übergangs unter Belassung der rektalen Mukosa und der Mukosa des Analkanals sollten diese Termini nicht verwendet werden. Diese zuletzt genannte Operation ist früher von Tosatti [13] als ileoanales „Channel"-Stoma und in neuerer Zeit von Johnston et al [14] als konservative Proktokolektomie bezeichnet worden. Andere Autoren prägten den Terminus subtotale Proktokolektomie mit ileoanalkanaler Anastomose (IACA) [15, 16, 17].

Geschichte der ileoanalen Anastomose

Die Ära vor dem Pouch

Nissen gilt als Erstbeschreiber der ileoanalen Anastomose im Jahre 1932. Bei einem FAP-Patienten anastomierte er eine Ileumschlinge mit dem Anus, wobei er einen sakralen Zugang, bekannt als Hochenegg-Methode [18] nutzte. Der Patient nahm postoperativ 5 kg Gewicht zu. Die Stuhlentleerungsfähigkeit und Kontinenz waren gut. Ob damals die Mukosa des Analkanals entfernt worden ist und wie der Langzeitverlauf dieses Patienten war, ist nicht bekannt. Der erste präzise Bericht über diese chirurgische Technik und das klinische Ergebnis wurde im Jahre 1947 von Ravitch und Sabiston [7] aus dem Johns Hopkins Hospital gegeben. Sie berichteten über gute klinische Ergebnisse bei Colitis ulcerosa Patienten nach endoanalem Durchzug mit rektaler Mukosektomie. Im Jahre 1951 berichteten Devine und Webb [19] über FAP-Patienten bei denen sie ihre Originaltechnik der „analen Ileostomie" angewandt hatten. Dabei beließen sie einen Teil der Analmukosa als sensorisches Areal in situ. In einem persönlichen Brief teilte mir Dr. Rowan Webb aus Melbourne im Jahre 1982 mit, daß sie diese Operation bei insgesamt 4 Fällen durchgeführt hatten. Bei 2 Fällen war der Verlauf sehr gut, 2 Fälle jedoch endeten wegen einer perianalen Sepsis letztendlich in einer Ileostomie. In den frühen 50iger Jahren betrug die Erfolgsrate nach ileoanaler Anastomose in den vereinigten Staaten ungefähr 60%. Daher kam Best zu der Überzeugung, daß dieses Operationsverfahren nicht den Schweiß und die Tränen des Patienten und des Chirurgen wert sei [8]. Professor Goligher kam 1975 zu einer ähnlichen Auffassung und stellte fest, daß dieses Operationsverfahren sich bislang noch nicht fest etablieren konnte [20].

In den späten 60iger Jahren war ich (J. U.) zusammen mit T. Iwate M. D. in einer FAP-Studie an der Tokyo Medical and Dental University beteiligt. Dabei wurden wir von den Ergebnissen nach rektumerhaltenden Operationen enttäuscht. 8 Jahre nach ileorektaler Anastomose hatten 18% unserer Patienten in dem verbliebenen Rektum ein Carcinom entwickelt und ein Drittel der Patienten war aus der Nachsorge ausgeschieden. Außerdem gab es einen Colitispatienten, der 7 Jahre nach ileorektaler Anastomose aufgrund eines Colitis Rezidivs im Restrektum schwer erkrankte. Wir entschlossen uns daher, eine praktikable Technik für die ileoanale Anastomose zu entwickeln. Dabei galt es, 3 spezifische Probleme zu lösen: Zum ersten die nicht zufriedenstellende Stuhlfunktion, zum zweiten die häufigen postoperativen Komplikationen und drittens die technischen Probleme dieses Verfahrens [6]. Das schwierigste Problem war dabei die Verbesserung der Stuhlfunktion nach totaler rektaler Mukosektomie. Nach einer Serie von Tierexperimenten an Hunden wurden klinische Pilotstudien unternommen. Bei einem Colitis ulcerosa-Patienten wurde die Mukosa nach transanaler Eversion des Rektumstumpfes – wie von Hampton beschrieben [21] – entfernt. In diesem Fall entwickelte sich jedoch eine Entzündung im Bereich der Anastomose, wahrscheinlich durch im Rektumcuff zurückgelassene Mukosazellen. Es wurden von uns und auch von anderen Untersuchern mehrere Maßnahmen getestet, die dazu dienen sollten den Ileuminhalt längere Zeit zurückzuhalten. Dazu gehörten die Myotomie des terminalen Ileums, ein antiperistaltisches Ileumsegment oder die Ballondilatation des Ileums. All diese Maßnahmen erwiesen sich letztendlich als nicht praktikabel.

Entwicklung der ileo-pouch-analen Anastomose

Unseres Erachtens hat sich die Entwicklung der ileo-pouch-analen Anastomoe über 2 unabhängige Gedankenansätze vollzogen (Abb. 19.1).

Die Idee den Intestinalinhalt in einem Ileumreservoir zu speichern wurde erstmals von Valiente und Bacon im Jahre 1955 [22] vorgestellt. In die Klinik wurde diese Idee als abdomineller Pouch im Jahre 1969 von Kock eingeführt, und von Parks und Nicholls als pelviner Ileum-S-Pouch weiterentwickelt [10]. In dieser Entwicklung spiegelt sich der Gedankenansatz Kontinenz durch Revoirfunktion zu erzielen wider. Der zweite Gedankenansatz Kontinenz durch Sphinkterfunktion zu erreichen, wurde von Glotzer und Sharma durch rektalen Mukosaersatz experimentell aufgegriffen [23] und von Peck [11, 24] in die Klinik eingeführt. Im Jahre 1974 traf sich der Autor dieses Artikels (J. U.) mit Doktor Donald A. Peck am St. Marks Hospital in London, an dem beide für kurze Zeit hospitierten. Aus dieser zufälligen Begegnung ergab sich ein starker Stimulus zur Weiterentwicklung unseres Verfahrens. Der Autor (J. U.), der stark durch die Vorlesung von Dr. Peck über den „rektalen Mukosaersatz“ inspiriert worden war, besuchte im Jahre 1977 dessen Klinik in San Jose, um ihn bei seiner Arbeit zu beobachten. Unter dem Schutz eines temporären Ileostomas verpflanzte er ein Mukosasegment des Ileums in einen gänzlich denudierten Rektumcuff. Nachdem das so ausgekleidete Rektum narbig geschrumpft war, bildete er im Rahmen einer zweiten Laparotomie eine neue Rektumampulle durch Seit-zu-Seit-Anastomose zwischen dem mit Ileummukosa ausgekleideten Neorektum und einem Ileumsegment. Die Resultate waren für den Autor ermutigend genug, um einen Teil des Peck'schen Verfahrens in seinen eigenen Vorversuchen zur ileoanalen Anastomose zu übernehmen. In der ersten Serie wurde um ein funktionelles neuromuskuläres Element zu erhalten, eine rektale Mukosektomie über die volle Rektumlänge durchgeführt. In diesen langen Rektumcuff wurde eine Segment des terminalen Ileums (Vollwand und nicht nur Ileummukosa) eingezogen und in Höhe der Linea dentata anastomosiert. Diese Technik wurde von uns Typ A-Anastomose oder „nicht Pouch“-Methode genannt [6] (Abb. 19.2).

Diese Operationsmethode wurde bei Kindern recht erfolgreich eingesetzt. Bei erwachsenen Patienten resultierte jedoch eine sehr hohe Stuhlfrequenz und plötzlicher Stuhldrang. Um diese beiden Probleme zu lösen, wurde in 2 Fällen eine ca. 20 cm lange isoperistaltische Seit-zu-Seit-Anastomose, ähnlich wie im Peck’schen Modell zwischen einem Ileumsegment und einem efferenten Segment, welches mit dem Anus

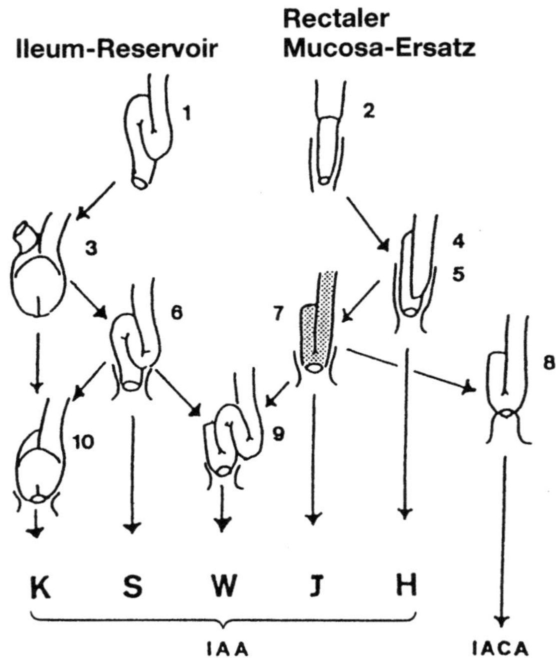

Abb. 19.1. Geschichte der ileoanalen Anastomose.

1: Experimentelles Design eines Ileum-Pouches nach Variente und Bacon, 1995,
2: Experimentelles Design eines rektalen Mukosa-Ersatzes nach Glotzer und Sharma: Peck 1964,
3: Abdomineller Pouch nach Kock 1969,
4: Klinischer Versuch des rektalen Mukosaersatzes nach Peck 1980,
5: Klinische Studie zum H-Pouch durch Utsunomiya; Fonkalsrud 1980,
6: Der erste pelvine-Pouch (S-Pouch) durch Parks 1978,
7: Die erste direkte pouch-anale Anastomose (J-Pouch) durch Utsunomiya 1980,
8: Ileoanalkanal-Anastomose
9: W-Pouch durch Nicholls 1985
10: K-Pouch nach Hulten, 1988
(Auszug aus Utsunomiya J. et al. in: Baba S, editor: New strategy for treatment of hereditary colorectal cancer. Tokyo: Churchill Livingston; 1996 p 161–176.)

anastomiert wurde, angelegt. Wir nannten diese Konstruktion Typ-A2-Methode [6] (Abb. 19.2). Heute wird sie H-Pouch oder Fonkalsrud-Methode genannt [25]. Einer der beiden Patienten, die nach der A2-Methode versorgt worden waren, klagte nach einer Weile über ein Spannungsgefühl im Unterbauch und über Schwierigkeiten bei der Stuhlentleerung. Wir glaubten, daß dieses Problem seinen Ursprung in der hohen Lokalisation des Reservoirs in Kombination mit einem langen Auslaß hatte. Wahrscheinlich wurde dieser Auslaß mit der Zeit spastisch oder es entwickelte sich ein Kinking. Bei dem Versuch zu verstehen, was bei diesem Patienten abgelaufen war, stieß der Autor (J. U.) auf die Lösung des Problems. Durch die Bildung einer lateral anastomosierten antiperistaltischen Ileumschlinge war es möglich, den Pouch im Sinne einer Seit-zu-End-Anastomose direkt mit dem Anus zu verbinden.

Um das Mesenterium zu verlängern wurde der Hauptstamm der Arterie, die das terminale Ileum versorgt, unter Erhalt der Arteria ileocolica durchtrennt. Die Blutzufuhr

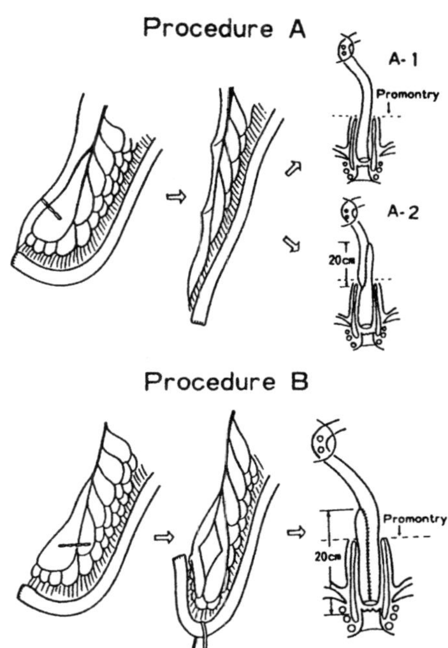

Abb. 19.2. Originalbeschreibung der ileo-pouch-analen Anastomose nach Utsunomiya (Auszug aus Utsunomiya J. et al. Dis Col Rect. 1992).

zum terminalen Ileum blieb auf diese Weise erhalten. Durch die Anwendung eines GIA-Staplers bei der Pouch-Bildung wurde das operative Verfahren wesentliche vereinfacht [6]. Um dem Pouch eine ähnliche Lage wie einem normalen Rektum zu geben, wurde er gegen den Uhrzeigersinn gedreht in das kleine Becken eingebracht und anschließend in Höhe der Linie Dentata direkt mit dem analen Sphinkterapparat anastomosiert. Wir nannten diese Operation Typ B-Anastomose (Abb. 19.2) [6]. Erstmals

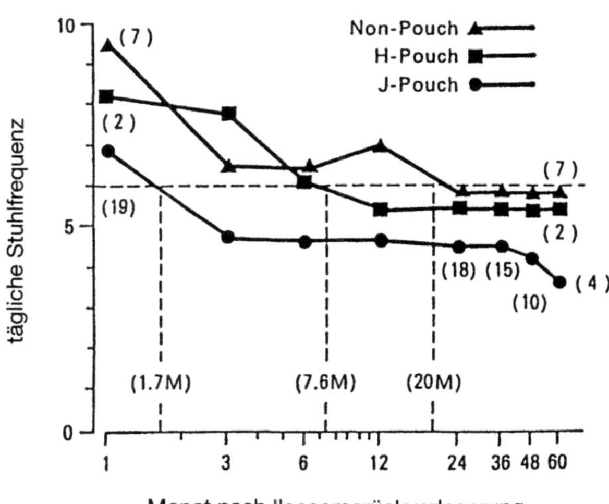

Abb. 19.3. Langzeitergebnis hinsichtlich der Stuhlfrequenz bei unseren ersten Fällen mit Ileo-J-Pouch-analer Anastomose (Typ B-Anastomose), H-Pouch (Typ A2) und Nicht-Pouch (Typ A1).

wandten wir dieses chirurgische Vorgehen im Juni 1978 bei einer 17jährigen FAP-Patientin an. Postoperativ entleerte sie mit einer ausgezeichneten Kontinenz ca. 3–5mal täglich einen breiigen Stuhl [6]. Aufgrund der offensichtlichen funktionellen Überlegenheit dieser Methode gegenüber den beiden anderen Typen der ileoanalen Anastomose entschieden wir uns diese Methode zur Standardoperation zu machen (Abb. 19.3). Über das Verfahren wurde 1980 in Atlanta berichtet und Dr. O. Beahrs führte es anschließend in der Mayo-Klinik ein. Seither wurde die Methode unter dem Namen J-Pouch intensiv wissenschaftlich untersucht [26, 27].

Evolution der chirurgischen Technik bei ileoanaler Anastomose

Der pelvine Pouch

Nacheinander wurden 5 verschiendene Pouch-Typen in die Klinik eingeführt (Abb. 19.2). Der sog. S-Pouch oder „Triple-Loop-Pouch“ [10] wurde durch Verkürzung des Auslaß von ursprünglich 5 auf 2 cm Länge modifiziert. Durch diese Maßnahme konnte die häufig notwendige Selbstkatheterisierung, die beim Originaltyp häufig notwendig war, vermieden werden [29]. Diese Auslaßsymptomatik beim S-Pouch hatte Ähnlichkeiten mit dem „outlet obstruction“-Syndrom beim H-Pouch. Im Vergleich zum kurzen J-Pouch mit Durchtrennung der Arteria ileocolica wies der J-Pouch im Originaldesign einen um 23% höheren Blutfluß auf [30]. Der kurze J-Pouch-Methode kann dann angewendet werden, wenn bei dem Patienten in der Vorgeschichte eine ileorektale Anastomose angelegt worden war oder ein fettreiches Mesenterium besteht. Das kurze J reicht dabei näher an den Anus heran als das ursprüngliche lange J. Für den Pouch steht damit aber nur ein kürzeres Stück terminales Ileum zur Verfügung [31]. Üblicherweise wird heute ein Pouch mit einer Länge von ca. 20 cm terminalem Ileum gebildet. Dazu führen wir zwei 10 cm lange Linear-Stapler in der Mitte der Ileumschlinge ein und feuern sie nach proximal bzw. distal ab. Der Apex des Pouch wird dabei bis zur eigentlichen Anastomosenbildung nicht eröffnet. Wir vermeiden so eine bakterielle Kontamination des Rektumcuffs [15, 16]. Eine Brücke, bestehend aus einem nicht durchtrennten Septum im Pouchapex kann, wenn auch selten, in den Analkanal prolabieren und die Entleerung stören („apical bridge“-Syndrom). Eine transanale Durchtrennung dieser Brücke kann in Lokalanästhesie durchgeführt werden. Die Entleerungsprobleme werden so effektiv beseitigt [32]. Heute durchtrennen wir die Brücke am evertierten Pouch bereits im Rahmen der Primär-OP. Der W-Pouch oder 4-fach Pouch, wie er von Nicholls und Pezim durch ein seitliches Aneinanderlegen von zwei J-Pouchen kreiert wurde [33, 34], kombiniert die gute Entleerungsfähigkeit eines J-Pouches mit der größeren Kapazität eines S-Pouches. Auch ein abdomineller Kock-Pouch wurde in der Vergangenheit als pelviner Pouch eingesetzt [35]. Wir blieben bei unserem ursprünglichen J-Pouch-Design, da es die einfachste Konstruktionsmethode darstellt und die funktionellen Ergebnisse mit den anderen Pouch-Formen vergleichbar sind. Es gibt nämlich keine bemerkenswerten funktionellen Unterschiede zwischen den einzelnen Pouch-Typen, wenn man Langzeit-Ergebnisse mindestens 1 Jahr postoperativ betrachtet [36, 37, 38]. Gegenwärtig werden weltweit über 70% der ileoanale Pouch-Operationen unter Verwendung eines J-Pouches durchgeführt.

Mukosektomie

Die untere Grenze der Mukosektomie

Ein weiteres großes technisches Problem stellt die Mukosektomie dar. Sie ist der langwierigste Teil der Operation. Dennoch stellt sie den entscheidenden Operationsschritt dar, um unter Erhalt der natürlichen Analfunktion bei Colitis ulcerosa-Patienten das antigene Gewebe komplett zu entfernen und bei FAP-Patienten die Region mit hohem Carcinom-Risiko zu sanieren. Die Mukosektomie beginnt am Oberrand der Linea dentata, da die Funktion ein wenig leidet, wenn die gesamte Region der Linea dentata entfernt wird [39]. Unabhängig davon ob die anale Transitionalzone mit entfernt wird oder erhalten bleibt, ergaben sich keine signifikanten Unterschiede [40].

Die Obergrenze der Mukosektomie oder die Länge des Rektumcuffs

Früher wurde basierend auf dem Konzept des rektalen Mukosaersatzes (langer Rektumcuff) eine extensive Mukosektomie durchgeführt. Die Muskulatur des gesamten Rektums wurde hierdurch erhalten (langer Rektumcuff). Später jedoch zeigte sich, daß ein solcher langer Rektumcuff keine funktionellen Vorzüge aufweist, sondern sogar Nachteile bringt. Hieraus ergab sich der Trend zur Kürzung des Rektumcuffs. Viele Chirurgen setzen das Rektum einige Zentimeter oberhalb des Diaphragma pelvis von abdominell her ab und entfernen transanal die rektale Mukosa über wenige Zentimeter Länge (kurzer Rektumcuff) [26, 33]. Die Hypothese, daß für die Reduktion des Analsphinkterdruckes nach ileo-pouch-analer Anastomose die Dehnung des Analkanals während der Operation verantwortlich sei, kann heute als widerlegt gelten. Es mehren sich vielmehr die Hinweise auf eine intraoperative Schädigung des analen autonomen Nervensystems als mögliche Ursache. Wenn der Rektumstumpf über einen transanalen Zugang im Bereich der ano-rektalen Linie komplett entfernt wird (minimaler Rektumcuff) (Abb. 19.4) werden die Patienten nicht ausreichend konti-

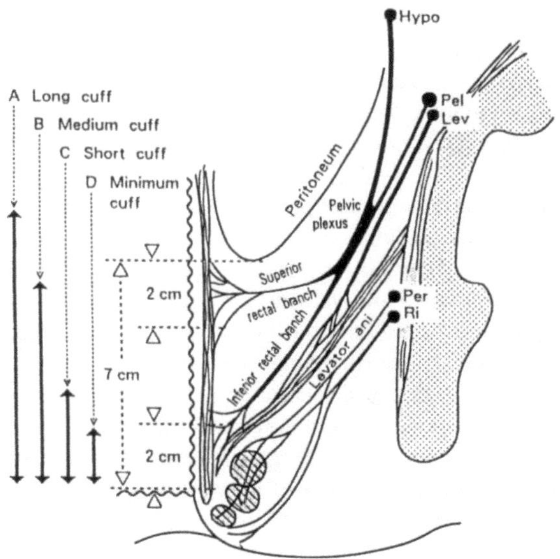

Abb. 19.4. Neuromuskuläre Strukturen des Rektums, des Anus und des Rektumcuffs (Auszug aus Shoji et al., Surgery, 1992).

nent. Ihr Ruhe- und Kneifdruck ist reduziert [41]. Die Göteborger Gruppe konnte eine zunehmende Reduktion des analen Ruhedruckes während der Operation nachweisen. Sowohl nach Hand-, wie nach Stapler-Anastomose entwickelte sich die Reduktion des analen Ruhedrucks parallel zum Fortschritt der rektalen Dissektion [42]. Diese Ergebnisse zeigen, daß die belassene denudierte muskuläre Rektumwand wahrscheinlich eine wichtige Rolle für die Funktion des Musculus sphincter ani externus und internus spielt.

Die „medium cuff"-Methode

Um den kritischen Schritt der Operation, nämlich die radikale Entfernung der Mukosa mit einem minimalen Risiko für die funktionellen Strukturen leicht und präzise durchführen zu können, haben wir das operative Vorgehen in unserer jüngsten Serie modifiziert [28]. Wir führen die Mukosektomie jetzt am Anfang der Operation in Bauchlage und Klappmesserposition durch. Durch dieses Vorgehen läßt sich die Dissektionslinie perfekt identifizieren und der Musculus sphincter internus sicher schonen. Bei der Mukosektomie in der Bikontakt-Koagulationstechnik [15, 16] ist das Operationsfeld zu jedem Zeitpunkt perfekt trocken. Mit einem ca. 7 cm langen Mukosazylinder wird die Mukosektomie beendet. Danach wird die Muskelschicht circulär inzidert. Auf diese Weise wird der obere Rektumanteil zusammen mit dem Mukosazylinder von den Levertoren und dem Sphinkterapperat getrennt. Von abdominell her läßt sich dann das Rektum leicht entfernen, der muskuläre Cuff des unteren Rektumanteils bleibt erhalten und das pararektale Gewebe wird nicht kompromittiert. Dieses Vorgehen wird „medium cuff"-Methode genannt, im Gegensatz zur „long cuff"- und „short cuff"-Methode, die beide eine extensive pararektale Dissektion erfordern und dadurch potentiell die Sexualfunktion gefährden (Abb. 19.4).

Die ileo-pouch-anale Anastomose

Die Handnahtmethode

Für die ileo-pouch-anale Anastomose benutzen wir meist 28 oder mehr Stiche unter Verwendung einer atraumatischen Nadel mit feinem 5-0 Faden. Die Verwendung eines Fadenhalters aus der Herzklappenchirurgie kann nützlich sein um gleiche Stichabstände zu gewährleisten, die für eine erfolgreiche Primärheilung essentiell sind.

Stapler-Anastomose oder ileo-analkanal Anastomose

Durch eine geklammerte pouch-anale Anastomose unter Verwendung der „double stapler"-Technik [43, 44, 45] läßt sich die mühsame Mukosektomie vermeiden. Auch in Japan werden heute nahezu 30% der Colitis ulcerosa- und FAP-Patienten in dieser Weise chirurgisch versorgt [46]. Die Methode ist technisch wesentlich einfacher. Die postoperative Kontinenz ist verglichen mit einer handgenähten ileo-pouch-analen Anastomose mit Mukosektomie geringgradig besser, da die Anastomose außerhalb der Druckzone des Sphinkterapparates zu liegen kommt. Wir haben jedoch Bedenken hinsichtlich des kurzen Segments belassener Rektummukosa (durchschnittlich 2 cm in einer japanischen Multi-Center Studie) [46]. Diese belassene Rektummukosa ist bei Colitis ulcerosa-Patienten in über der Hälfte der Fälle mit einer mäßiggradigen oder sogar schweren Entzündung behaftet [47].

In 4,2% der so behandelten Colitis-Fälle kam es in der Tat innerhalb von drei Jahren postoperativ zu einem Entzündungsrezidiv [46]. Chirurgen, die die Stapler-Anastomose empfehlen, schätzen das Risiko, welches von der belassenen Rektummukosa ausgeht, als minimal ein. Außerdem führen sie ins Feld, daß auch eine ileo-pouch-anale Anastomose mit kompletter Mukosektomie diese Problematik nicht notwendigerweise beseitigt [48]. Tatsächlich sind drei Fälle von karzinomatöser Entartung nach ileo-pouch-analer Anastomose mit Mukosektomie beschrieben [49]. Vermutlich ist bei diesen Fällen, die Ende der 70iger und in den frühen 80iger Jahren aufgetreten waren, unter der Vorstellung der Kontinenzverbesserung ein kleiner Rest Rektummukosa belassen worden ist. Auf jeden Fall muß festgehalten werden, daß ein Patient mit Dysplasien oder ausgeprägter Polyposis in der Rektummukosa wohl kaum ein Kandidat für eine Stapler-Anastomose ohne Mukosektomie sein kann. Die Centren, die eine Stapler-Anastomose ohne Mukosektomie durchführen, müssen ein intensives Follow-up, wie nach einer ileorektalen Anastomose, durchführen. Die pouchanale Stapler-Anastomose muß daher eher als eine Variante einer sehr tiefen ileorektalen Anastomose denn als verbesserte Version einer ileo-pouch-analen Anastomose angesehen werden.

Die Ergebnisse nach diesen beiden Operationsverfahren werden an anderer Stelle analysiert.

Eine geklammerte ileoanale Anastomose ist mit normaler „Double-Stapler"-Technik bei Patienten mit einem weiten kleinen Becken möglich. Bei Patienten mit einem engen kleinen Becken, wie wir es häufig bei männlichen Asiaten finden, kann dies sehr schwierig sein. Von verschiedenen Chirurgen sind weitere Versuche unternommen wurden, die Rektummukosa mit einem Stapler zu entfernen. Nach einer sehr tiefen pararektalen Dissektion wurde das Restrektum nach kranial verlagert oder das Rektum wurde transanal evertiert, ähnlich dem Vorgehen bei der Turnbull-Cutait-Durchzugsoperation. Es bleibt zu hoffen, daß diese Techniken durch die Weiterentwicklung der Stapler-Apparate und anderer Instrumente ihrem Ziel näher kommen werden. Unseres Erachtens wird durch diese Techniken jedoch die Sexualfunktion speziell bei jungen Männern einem beachtlichen Risiko ausgesetzt, da die Äste des N. pudendus nahe der distalen Rektummuskulatur beschädigt werden können. Bei weiblichen Patienten kann eine Stapler-Anastomose in Höhe der Linea dentata, wenn sie zuviel umgebendes Gewebe faßt, eine persistierende rektovaginale Fistel verursachen.

Ein-, zwei- oder dreizeitige Durchführung der Operation.

Protektives Ileostoma

Für den Erfolg einer ileo-pouch-analen Anastomose kann ein strategisch mehrzeitiges Vorgehen von essentieller Bedeutung sein. Routinemäßig schützen wir die Anastomose und den Pouch durch eine Loop-Ileostomie. So vermeiden wir septische Komplikationen im kleinen Becken, die das funktionelle Ergebnis stark in Mitleidenschaft ziehen können. Ileostoma-assoziierte Komplikationen wurden in der ersten Tokioter Serie bei 11% der Fälle beobachtet. Sie ließen sich in der letzten Serie auf 4,5% senken.

Dies beruht wahrscheinlich auf der Tatsache, daß die Anlage und der Verschluß eines protektives Ileostomas in unserer Abteilung aufgrund der Spezialisierung auf die Pouch-Chirurgie mit den Jahren Routine geworden ist. Wir ziehen auch zur Ausschaltung eines Kolonabschnitts mittlerweile eine Ileostomie der Kolostomie vor. Denn die Ileostomie ist unseres Erachtens sauberer und einfacher zu handhaben, als eine Kolostomie. Es gibt sicherlich einige Argumente, die Operation durch Verzicht auf das protektive Ileostoma zu vereinfachen. Nach ileo-pouch-analer Stapler-Anastomose mag dies akzeptabel sein, nach einer fragilen ileo-pouch-analen Handnaht ist die Entscheidung zum Verzicht auf ein protektives Ileostoma jedoch schwierig. Denn Fisteln oder Cuff-Abszesse treten häufiger auf und, wenn sie auftreten, bedeutet es den Mißerfolg der gesamten Operation.

Dreizeitiges Vorgehen
Bei Patienten mit einer schweren Colitis ulcerosa (88%) haben wir die ileoanale Pouchoperation dreizeitig durchgeführt. In einer ersten Sitzung wird eine abdominelle Kolektomie mit terminaler Loop-Ileostomie und suprapubischer Schleimfistel durchgeführt [50]. Wir vermeiden den Rektumverschluß, da ein Hartmann-Stumpf zur Insuffizienz neigt und dies eine pelvine Sepsis hervorrufen kann. Bei einem solchen dreizeitigen Vorgehen erholen sich auch kritisch-kranke Patienten mit einem toxischen Megakolon rasch und werden mit einer zufriedenstellenden Darmfunktion wieder arbeitsfähig.

Operatives Vorgehen bei Komplikationen

Wir führten die erfolgreiche Umwandlung eines schlecht funktionierenden J-Pouch in einen Kock-Pouch durch. Der J-Pouch wurde am Anus abgesetzt und in Bauchlage aus dem kleinen Becken herausgelöst. Ein protektives Ileostoma wurde aus der Bauchwand gelöst. Das Ileumsegment am Poucheinlaß wurde zur Konstruktion eines nippelförmigen Ventils des abdominellen Stomas verwendet. Der Pouch wurde danach aus dem kleinen Becken nach kranial rotiert und der Pouchapex (die Seite der ehemaligen ileoanalen Anastomose) mit dem distalen Ileum anastomisiert. Durch dieses Vorgehen konnten ca. 50 cm des terminalen Ileums erhalten bleiben und der Patient konnte mit einem kontinenten Stoma versorgt werden. Dieses Vorgehen ist jedoch nur möglich, wenn die A. ileocolica, wie bei unserer Originalmethode, erhalten ist [51].

Die von uns etablierte praktikable und sichere Methode einer ileo-pouch-analen Anastomose setzt sich aus drei Elementen zusammen:

1. Einer direkten Anastomose zwischen J-Pouch und Anus.
2. Einer analen Muskosektomie in Bauchlage und „Klappmesser"-Position am Anfang der Operation.
3. Der Unterstützung durch mehrzeitiges Vorgehen [16, 17].

Ergebnisse der ileoanalen Pouchchirurgie

Eigenes Patientengut

In den letzten 19 Jahren führten wir 290 Pouchoperationen bei 170 CU- und 120 FAP-Patienten durch. Unsere Serie begann im Jahre 1977 an der Tokyo Medical and Dental University und wurde seit 1983 am Hyogo College of Medicine mit einem komplett

Tabelle 19.1. Ergebnisse der ileoanalen Pouch-Operation (J-Pouch) bei Patienten mit familiärer Polyposis.

Institut Periode		Tokyo 1978–1983	Hyogo-1 1984–1989	Hyogo-2 1990–1993	Hyogo-3 1994–1997
Fälle		36	25	29	26
excellent	%	21,6	40,0	44,4	50,0*
gut	%	43,2	48,0	44,4	50,0*
mäßig	%	13,5	8,0	14,8	0,0
schlecht/Versager	%	21,6	4,0	0,0	0,0

* geschätzt.

Tabelle 19.2. Ergebnisse der ileoanalen Pouch-Operation (J-Pouch) bei Patienten mit Colitis ulcerosa.

Institut Periode		Tokyo 1978–1983	Hyogo-1 1984–1989	Hyogo-2 1990–1993	Hyogo-3 1994–1997
Fälle		12	25	46	70
excellent	%	16,6	20,0	39,1	29,3*
gut	%	16,6	52,0	39,1	60,6*
mäßig	%	25,0	12,0	15,2	9,8
schlecht/Versager	%	41,7	16,0	5,0	0,0

* Diese Daten enthalten teilweise Fälle auch aus der Hyogo I und II-Serie.

neuen Chirurgen-Team fortgesetzt. Zur Analyse erfolgte eine zeitliche Kategorisierung in vier Perioden:

Die Tokio-Serie der Initialphase (1978–'82), die Hyogo 1-Serie der Entwicklungsphase (1983–'88) und die Hyogo 2-Serie der Stabilisierungsphase (1989–'93), die letzte Hyogo 3-Serie (1994–'97) (Tabelle 19.1, Tabelle 19.2). Außerdem haben wir noch eine kleine Serie von 2 Colitis- und 6 FAP-Patienten mit Stapler-Anastomose in unseren Hyogo-Serien.

Chirurgische Alternativen

Ileoanale Pouchoperation als das Verfahren der ersten Wahl

In keiner Phase unserer Serie änderten wir unsere Politik, nach der die Ileoananale Pouch-Operation sowohl für FAP- wie für Colitis-Patienten das Verfahren der ersten Wahl ist. Nur in Ausnahmefällen griffen wir auf chirurgische Alternativen wie die direkte ileoanale Anastomose oder die Protokolektomie mit terminalem Ileostoma zurück. Der Anteil der Patienten mit ileoanaler Pouch-Operation ist in unserer Hyogo-Serie mit 81,8% bei FAP und 96,3% bei CU sehr hoch. Dies zeigt, daß der ileoanalen Pouchoperation in unserem Krankengut eine ausreichend weite Indikationsstellung zu Grunde liegt. Diese umfaßt beispielsweise sogar Patienten mit einer entzündlichen Striktur im distalen Rektum oder Patienten mit einer ausgeprägten Polyposis oder einem Karzinom im Frühstadium. Eine maßgeschneiderte Chirurgie schließt auch eine Stapler-Anastomose in unser Konzept mit ein. Wir wenden diese ileo-analkanal

Tabelle 19.3. Chirurgische Alternativen für Patienten mit Colitis ulcerosa oder familiärer Polyposis.

Operation	Hyogo College of Medicine 1983–1997		St. Marks Hosp. 1948–1989	Cleveland Clinic 1987
	CU (159)	FAP (97)	FAP (288)	FAP
Ileopouchanale Anastomose	94,3%	84,6%	14,0%	1,2%
Ileo-analkanal Anastomose	3,1%	3,1%	?	?
Ileorektale Anastomose	0,6%	2,6%	85,0%	69,3%
terminale Ileostomie	1,0%	5,6%	1,0%	13,0%

Anastomose nur in ausgesuchten Fällen an. So z. B. bei Patienten mit einem schwachen Schließmuskel oder im hohen Alter, möglichst jenseits des 65igsten Lebensjahres. Eine solche Stapler-Anastomose kann für eine gering ausgeprägte Colitis ulcerosa oder eine spärlich ausgeprägte FAP geeignet sein. Die Patienten müssen dann aber über das Risiko eines Entzündungsrezidiv bzw. einer karzinomatösen Entartung in der verbliebenen Rektummukosa informiert sein. Denn kommt es später zu einer solchen Komplikation, ist es bei einem erneuten chirurgischen Vorgehen kaum möglich, die Schließmuskelfunktion zu erhalten.

Management bei familiärer Polyposis.
Gegenwärtig gibt es zwei Strategien:

1. In einem Zwei-Stufen-Programm wird zunächst eine ileorektale Anastomose und später rechtzeitig eine Restprotektomie durchgeführt [52].
2. Von uns wird ein Ein-Stufen-Programm mit Proktokolektomie und ileo-pouchanaler Anastomose oder Ileo-analkanal-Anastomose (Stapler-Anastomose) bevorzugt. Bei sorgfältiger Selektion der Patienten können beide Vorgehensweisen gerechtfertigt sein. 42% unserer Patienten einschließlich derer mit ausgedehnter Polyposis oder einem Karzinom im Kolorektum waren zwangsläufig keine Kandidanten für das Zwei-Stufen-Programm. Der Rest der Patienten, also 57,8%, lehnte den Erhalt des Restrektums ab [53].

Funktion und Lebensqualität

Erholung der postoperativen Funktion

Nach einer ileoanalen Pouchoperation ist die Stuhlfunktion durch häufige flüssige oder breiige Stuhlgänge und gelegentliches nächtliches Stuhlschmieren charakterisiert. Im ersten Jahr nach der Operation stabilisiert sich die Situation [15, 16] (Abb. 19.5). Wir führten daher ab dem sechsten Monat nach Ileostomarückverlagerung eine klinische Untersuchung durch. Parallel zur klinischen Erholung zeigte sich eine Regeneration des Sphinkterruhedrucks bis auf 90% der Ausgangswerte. Die Pouchkapazität erhöhte sich bis auf ungefähr 300 ml. Dies entspricht nahezu der Kapazität einer normalen Rektumampulle

Dies läßt vermuten, daß die Messung von analem Ruhedruck und Pouchkapazität bei einer diagnostischen Abklärung einer unzureichenden postoperativen Regeneration von Nutzen sein können. Bis auf die seltenen Fällen eines „apical-bridge"-Syn-

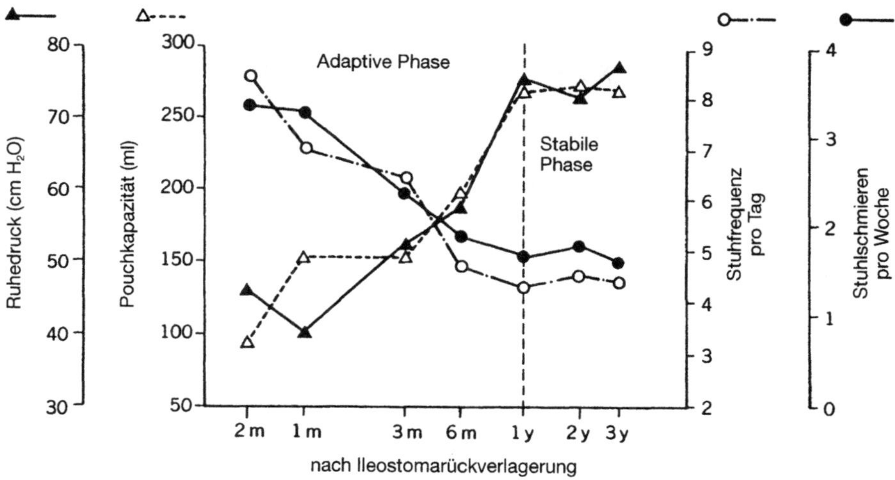

Abb. 19.5. Änderung in der Darmfunktion nach ileo-pouch-analer Anastomose.

droms war bei allen Patienten die Pouch-Entleerung ohne Probleme spontan möglich. Der J-Pouch ohne abführende Schlinge (d.h. ohne Pouch-Auslaß) funktioniert ähnlich einer natürlichen Rektumampulle, indem er einen erhöhten neorektalen Druck absorbiert. Dieser erhöhte Druck resultiert aus einem reduzierten rekto-analen Inhibitionsreflex. Außerdem wird durch den J-Pouch die Peristaltik neutralisiert. Die Analyse der rezeptorvermittelten motorischen Funktion macht deutlich, daß das Neorektum nach einer ileoanalen Pouch-Operation sowohl Charakeristika des Rektums wie auch des Ileums aufweist. Durch diese Untersuchungen wurde unser Verständnis für die Inkontinenz nach ileoanaler Pouch-Operation wesentlich verbessert [55].

Qualitative Analyse der Darmfunktion

Unseres Erachtens stellt das Stuhlschmieren den wichtigsten Einflußfaktor auf die postoperative Lebensqualität dar. Daher wurde von uns die fäkale Inkontinenz in vier Klassen eingeteilt, wobei dies in einer quantitativen Analyse sehr gut mit der Patientenzufriedenheit korrelierte [56, 58]

Es wurden durch eine Kombination von Stuhlfrequenz und Inkontinenzgrad zusammenfassende klinische Kategorien gebildet.

Der Anteil der Patienten mit excellentem oder gutem Ergebnis nahm mit der Zeit bemerkenswert zu. In unserer letzten Serie war die Erfolgsrate eindrucksvoll angestiegen. Dies betraf insbesondere unsere Colitis-Patienten (Tabelle 19.1 und 19.2). Wir sind davon überzeugt, daß Dank der Entwicklung einer praktikablen ileoanalen Pouch-Operation, über 90% der Colitis- und FAP-Patienten, die früher eine terminale Ileostomie benötigt hätten, heute ein nahezu normales Leben mit natürlicher Schließmuskelfunktion führen können.

Grunderkrankung und Persönlichkeitsstruktur

Sowohl für Patienten mit Colitis ulcerosa wie für FAP-Patienten liegt die durchschnittliche Stuhlfrequenz nach ileoanaler Pouch-Operation bei 5 Stühlen pro Tag, mit 1,6

Tabelle 19.4. Inkontinenzgrad (DC) und andere Stuhlfunktionen.

Inkontinenzgrad (DC)	DC-0	DC-1	DC-2	DC-3	DC-4
Stuhlschmieren (Frequenz/Woche)	0	<1	1–3	4–5	7<
Operationszufriedenheit	voll zufrieden	zufrieden	zufrieden	unzufrieden	unzufrieden
Patienten (%)	42,2	23,7	13,6	13,6	6,8
Stuhlfrequenz					
<6	100%	86%	63%	40%	0%
7–10	0	14	38	60	0
11<	0	0	0	0	100
nachts	4	43	50	60	100
Stuhlschmieren					
nur nachts	0	100	88	100	0
tags und nachts	0	0	13	0	100
kein Schmieren	100	0	0	0	0
Markstück-Größe	0	83	23	44	0
Handteller-Größe	0	0	0	28	0
Vorlage	0	57	63	100	100
Medikamente	8	14	50	80	100
Perianitis	4	14	50	60	100
soziale Aktivitäten behindert	0	0	0	20	100

Tabelle 19.5. Zusammenfassende klinische Kategorien.

Inkontinenz-Grad	Tägliche Stuhlfrequenz		
DC	<6	7–10	11>
DC-0	sehr gut	gut	mäßig
DC-1	gut	gut	mäßig
DC-2	gut	mäßig	mäßig
DC-3	mäßig	mäßig	mäßig
DC-4	schlecht/Versagen	—	—

Episoden nächtlichen Stuhlgangs und zweimal Stuhlschmieren pro Woche. Dennoch sind die Colitis-Patienten mit ihrer Stuhlfunktion und mit dem chirurgischen Ergebnis zufriedener als die FAP-Patienten. Diese Unterschiede korrelieren stark mit den Persönlichkeitsfaktoren Ich-Stärke und Frustrationstoleranz. Unabhängig von der Grunderkrankung zeigten alle Patienten, die weniger als drei Stuhlgänge pro Tag ohne nächtliche Stuhlgänge und ohne Stuhlschmieren aufwiesen, eine normale Ich-Stärke und normale Frustrationstoleranz. Diese Patienten waren komplett zufrieden mit ihrer Stuhlfunktion und dem operativen Ergebnis. Im Gegensatz dazu waren die Patienten mit mehr als sieben Stühlen täglich oder mehr als einem nächtlichen Stuhlgang pro Woche und mehr als viermal pro Woche Stuhlschmieren stark frustriert und unzufrieden. Dabei korrelierte die Operationszufriedenheit nicht nur mit dem objektiven Ergebnis, sondern auch mit Persönlichkeitsmerkmalen und den Lebensumständen. Diese wiederum hingen ab von der Grunderkrankung ab [57].

Ungünstige Einflüsse

Operatives Vorgehen und postoperative Komplikationen

Die Länge des chirurgischen Eingriffs und der Blutverlust konnten mit der Zeit deutlich reduziert werden. In der letzten Serie betrug die Operationszeit zwischen 3,5 und 4 Stunden. In den meisten Fällen war keine Bluttransfusion notwendig. Die hohe Rate allgemeiner und spezifischer postoperativer Komplikationen der ersten Tokioter Serie konnte in der letzten Serie allmählich auf unter 30% gesenkt werden. Die Rate der pelvinen Sepsis konnte über die Jahre von 24% auf 1,4% gesenkt werden. Darin spiegelt sich der Erfolg unserer Bemühungen wieder, die Strategie und Technik der ileoanalen Pouch-Operation ständig zu verbessern [56].

Pouchitis

Die funktionellen Verbesserungen in der frühen postoperativen Phase wurden durch technische Verbesserungen möglich. Es bleiben jedoch noch einige Fragen offen. Die Pathologie der kolonisierten Ileumschleimhaut muß besser verstanden werden. Dies betrifft z. B. das „stagnant loop"-Syndrom oder das Risiko für adenomatöse Veränderungen [59] wie im Kock-Pouch [55]. Problemlösungen müssen gefunden werden. In einer japanischen Multicenterstudie wurde eine Pouchitis ausschließlich bei 20% der CU-Patienten beobachtet. Bei keinem einzigen von 46 FAP-Patienten trat eine Pouchitis auf. Wie lange noch werden wir auf eine Metronidazol-Therapie der Pouchitis angewiesen sein? Gibt es im Langzeitverlauf einen Maximalwert für die Pouchitis-

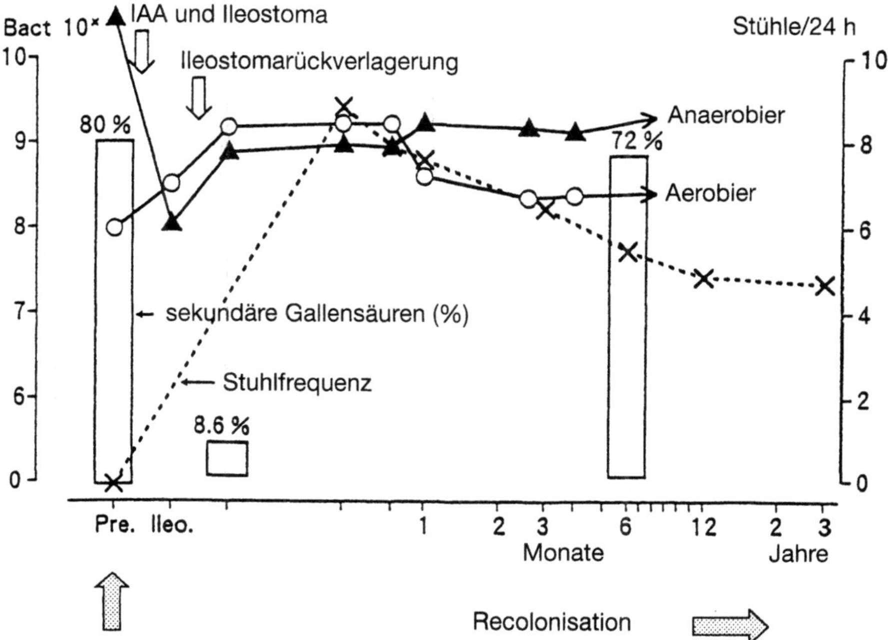

Abb. 19.6. Veränderungen der sekundären Gallensäuren sowie der aeroben und anaeroben Bakterienflora in den Exkrementen. Postoperative Stuhlfrequenz.

prävalenz? Wenn es, wie aufgrund der derzeitigen Beobachtungen anzunehmen, einen Plateau-Wert für die Pouchitisprävalenz gibt, so ist zu vermuten, daß es unter den CU-Patienten eine Untergruppe gibt, die für eine Pouchitis prädisponiert ist. Wir sehen nie eine Pouchitis bei FAP-Patienten. Diese strenge Toleranz der FAP-Patienten ist vielleicht der Schüssel zur Ätiologie der Colitis ulcerosa.

Metabolische Veränderungen
Wasser- und Elektrolyt-Haushalt [61] sowie der Gallensäuremetabolismus [62] kehren nach einer ileoanalen Pouch-Operation zu ihrem präoperativen Status zurück. Im Vergleich zu Patienten nach terminaler Ileostomie sind bei Patienten nach ileoanaler Pouch-Operation im Stuhl vermehrt sekundäre Gallensäuren nachweisbar. Dies läßt eine relative Zunahme von anaeroben Mikroorganismen vermuten. Mit dem häufigen Stuhlgang werden vermehrt sekundäre Gallensäuren ausgeschieden [61] (Abb. 19.6).

Zusammenfassung

Zwanzig Jahre nach dem Beginn unserer Untersuchungen haben wir eine praktikable Technik für die ileoanale Pouch-Operation etablieren können. Ziel war dabei die komplette Entfernung der Mukosa von Kolon und Rektum.

Bei über 90% der CU- und FAP-Patienten, die früher eine terminale Ileostomie erhalten hätten, kann heute eine nahezu normale anale Funktion erhalten bleiben. Wir haben damit eines der letzten großen Probleme der gastrointestinalen Chirurgie lösen können. Dies wurde möglich, durch die Entwicklung einer operativen Methode, die drei Prinzipien verfolgt: das Prinzip des mittellangen Rektumcuffs, das Prinzip des J-Pouch und das Prinzip des mehrzeitigen chirurgischen Vorgehens. Das Verfahren hat seinen Ursprung in dem Konzept des rektalen Mukosaersatzes unter Erhalt der rektalen Muskelfunktion. Dabei war dieses erste Konzept zunächst unabhängig von dem zweiten Konzept, den Intestinalinhalt in einem Reservoir zu sammeln. Obwohl einige andere Verfahren weite Verbreitung gefunden haben, halten wir an unserem Verfahren fest. Wir sind der Auffassung, daß unsere operative Methode die beste Problemlösung bezüglich der drei Fragen, die es zu lösen galt, darstellt.

Die drei Fragen waren:

Wie läßt sich auch für erwachsene Patienten eine akzeptable Lebensqualität erzielen?
Wie läßt sich das operative Risiko so reduzieren, daß auch eine prophylaktische Proktokolektomie gerechtfertigt werden kann?
Wie läßt sich die chirurgische Technik so vereinfachen, daß sie auch in schwersten Krankheitsstadien anwendbar ist?

Die Stapler-Anastomose ohne Mukosektomie (ileo-analkanal Anastomose) mag zwar eine praktikable, verbesserte Version der ileorektalen Anastomose darstellen, als technische Verbesserung der ileo-pouch-analen Anastomose bleibt sie zur Zeit jedoch noch fragwürdig. Auf jeden Fall müssen Studien zum Langzeitverlauf durchgeführt werden. Die Schicksale der Ileum-Mukosa im Pouch und das von belassener Mukosa im Analkanal müssen geklärt werden. Als ein Ergebnis dieser Bemühungen wäre es denkbar, daß die Patienten in Zukunft mit einem rationalen, maßgeschneiderten chirurgischen Vorgehen betreut werden könnten.

Literatur

1. Brook BN (1952) The management of an ileostomy including its complications. Lancer 2:102–104
2. Turnbull RB (1985) Intestinial stoma. Surge Clin N Amer 38:1361–1372
3. Kock NG (1969) Intra-abdominal „reservoir“ in patients with permanent ileostomy. Arch Surg 94:223–931
4. Aylett SO (1953) Conservative surgery in the treatment of ulcerative colitis. BMJ 2:1348–1351
5. Lockhardt-Mummerery HF, Dukes CE, Bussey HJR (1956) The surgical treatment of familial polyposis of the colon. Br J Surg 43:436–481
6. Utsunomiya J, Iwama T, Imajo J, et al (1980) Total colectomy, mucosal proctectomy and ileoanal anastomosis. Dis Colon Rectum 23:459–466
7. Ravitch MM, Sabiston DC (1947) Anal ileostomy wth perservation of the sphincter. A proposed operation in patients requiring total colectomy for benign lesions. Surg Gynecol Obstet 84: 1095–1099
8. Best RR (1951) Evaluations of ileoproctostomy to avoid ileostomy in various colonic lesions. JAMA 150:637–642
9. Safaie-Shirazi S, Soper RT (1973) Endorectal pull-through procedure in the surgical treatment of familial polyposis coli. J Pediatr Surg 8:711–715
10. Parks AG, Nicholls RJ (1978) Proctocolectomy without ileostomy for ulcerative colitis. BMJ 2 (6130):85–88
11. Peck DA (1980) Rectal mucosal replacement. Ann Surg 19 1:291–303
12. Nicholls RJ, Belleveau P, Ncill M, Wilks M, Tabaqchali S (1981) Restorative proctocolectomy with ileal reservoir: A pathophysiological assessment. Gut 22:462–68
13. Tosatti E (1973) The ileo-anal-channnel-stomy. Surgery in Italy 203:201–205
14. Johnston D, Holdswarth PJ, Nasmyth DG, et al (1987) Preservation of the entire anal canal in conservative proctocolectomy for ulcerative colitis: a pilot study comparing end-to-end ileoanal anastomosis without mucosal resection with mucosal proctectomy and endo-anal anastomosis. Br J Surg 74:940–944
15. Utsunomiya J, Vamamura T, Kusnoki M, Iwama T (1988) The current technique of ileoanal anastomosis. Dig Surg 5:207–214
16. Utsunomiya J (1994) Ileoanal anastomosis with ileal reservoir. J-Pouch, In: Fieldung LP, Goldberg SM (eds) Rob & Smith's Operative Surgery Surgery oft the Colon, Rectum and Anus. Buterworth and Heineman, London, pp 629–649
17. Utsunomiya J, Yamamura T (1994) Toal colectomy, mucosal proctectomy and ileoanal anastomosis. In: Block GE, Moosa AR (eds) Operative Colorectal Surgery. VW Saunders, Philadelphia, pp 165–192
18. Nissen R (1933) Berliner Gesellschaft für Chirurgie. Zentralbl Chir I 5:888
19. Devine J, Webb R (1951) Resection of the rectal mucosa, colectomy and anal ileostomy with normal continence. Surg Gynecol Obstet 92:437–442
20. Goligher JC (ed) (1975) Surgery of the Anus, Rectum and Colon. Balliere Trindall, London
21. Hamptom JM (1976) Rectal mucosal stripping: A tecnique for preservation of the rectum after total colectomy for chronic ulcerative colitis. Dis Colon Rectum 119:133–135
22. Valiente MA, Bacon HE (1955) Construction of pouch using „Pantaloon“ technique for pull-through of ileum following total colectomy. Am J Surg 90:742–750
23. Glozer DJ, Sharma KN (1964) Experimental total abdominoperineal colectomy with reservation of the sphincters. Surg Gynecol & Obstet 338–344
24. Peck DA, Hallenbeck GA (1964) Fecal continence of the dog after replacement of rectal mucosa with ileal mucosa. Surg Gynecol Obstet I 19:1312–1320
25. Fonkalsrud EW (1980) Total colectomy and endo-rectal ileal pull-through with ileal reservoir for ulcerative colitis. Surg Gynecol Obstet 150:1–9
26. Ballentyne GH, Pemberton JH, Beart RW, Wolff BY, Dozois RR (1985) Ileal J-pouch-anal anastomosis, current technique. Dis Colon Rectum 28:191–202
27. Dozois RR (1985) Ileal J pouch-anal anastomosis. Br J Surg 72 (Suppl):80–82
28. Utsunomiya J, Iwama T (1985) The J ileal pouch-anal anastomosis: The Japanese experience. In: Dozois RR (ed) Alternatives to Conventional Ileostomy. Medical Year Book, Chicago, pp 371–383
29. Rothenberger DA, Buls JG, Nivatvongs S, Goldberg SM (1985) The Parks S ileal pouch and anala anastomosis after colectomy and mucosal protectomy. Am J Surg 149:390–394

30. Fujimoto Y (1994) Clinical and experiment studies on the hemodynamics oft the pelvic J pouch in ileoanal anastomosis. J Jap Soc Dig Surg 27:2229–2237
31. Cherqui D, Valleur P, Perniceni T, Hautefeuille P (1987) Inferior reach of ileal reservoir in ileoanal anastomosis, experimental anatomic and angiographic study. Dis Colon Rectum 30:365–371
32. Sakanoue Y, Shoji Y, Kusunokt, Utsunomiya J (1993) Transanal division of an apical pouch bridge after restorative protocolectomy with an J shaped reservoir. Br J Surg 80:284
33. Nicholls RJ, Pezim IME (1985) Restorative protocolectomy with ileal reservoir for ulcerative colitis and familial adenomatous polyposis: A comparison of three reservoir designs. Br J Surg 72: 470–474
34. Nicholls RJ, Lubowski DZ (1987) Restorative proctocolectomy the four loop (W) reservoir. Br J Surg 74:504–566
35. Oresland T, Fasth S, Nordgren S, Hallgrew T, Hulten L (1990) A prospective randomized comparison of two different pelvic pouch designs. Scand J Gastroenterol 25 (10):986–996
36. Nasmyth DG, Johnston D, Willians NS (1986) Comparison of the funktion of triplicated and duplicated pelvic leal reservoirs after mucosal proctectomy and ileoanal anastomosis for ulcerative colitis and andenomatous polyposis. Br J Surg 73:361–366
37. McHuge SM, Diamant NE, MCleod R, Cohen Z (1987) S-pouches vs. J-pouches. A Comparion of functinal outcomes. Dis Colon Rectum 30:I–677
38. Wexner SD, Gensen L, Rotrenberger DA, Wong WD, Goldberg SM (1989) Long-term functional analysis of the ileal reservoir. Dis Colon Rectum 32:275–281
39. Utsunomiya J, Iwama T, Yaegashi T, Hirayama R (1984) Ileoanostomy surgery. In: Shiratori T, Nakona E (eds) Inflammatory Bowel Disease. University of Tokyo Press, Tokyo, pp 403–429
40. Keighley MRB, Winslet NIC, Yoshioka K, Lightwood R (1987) Discrimination ist not impaired by excision of the anal transitions zone after restorative protocolectomy. Br J Surg 118–1121
41. Shoji Y, Kusunoki M, Fujita S, Yamamura T, Utsunomiya J (1992) Functional role oft the preserved rectal cuff in the ileoanal anastomosis. Surgery 111:266–273
42. Hallgren T, Fasth S, Delbro D, et al (1993) Possible role of the autonomic nervous system in sphincter impairment after restorative proctocolectomy. Br J Surg 203:631–635
43. Heald RJ, Allen DR (1986) Stapled ileoanal anastomosis. A technique to avoid mucusal proctectomy in the ileal pouch operation. Br J Surg 73:571–572
44. Peck AD (1988) Stapled ileal reservoir to anal anastomosis. Surg Gynecol Obstet 116:562–564
45. Kimot WA, Keighley MRB (1989) Totally stapled abdominal restorative proctocolectomy. Br J Surg 961–964
46. Utsunomiya J, Yamamura T, Kusunoki M, Ikeuchi H, Noda M, Yanagi H, Shoji Y, Horal T (1995) Ileoanal anastomosis and ileoanal canal anastomosis in Japan. J Gastroent 30 (Suppl 8):128–130
47. Horai T, Kusunoki M, Shoji, Yamamura T, Utsunomiya J (1994) Clinicopathological study of anorectal mucuosa in total colectomy with mucosal proctestomy and ileoanal anastomosis. Eur J Surg 160:233–238
48. Ziv Y, Zazio V, Sirimarco MT, Lavery IC, Goldblum JR, Petra RE (1994) Incidence, risk factors and treatment of dysplasia in the anal transitional zone after ileal pouch-anal anatomosis. Dis Colon Rectum 37:1281–1285
49. Hoehner JC, Metcalf ANI (1994) Development of invasive adenocarcinoma following colectomy with ileoanal anatomosis for familial polyposis coli. Dis Colon Rectum 824–827
50. Utsunomiya J, Yamamura T (1989) Pouchanale Anastomose – Technische unf funktionelle Aspekte, Radiale Chirurgie bei schwerer Colitis Ulcerosa. „Dreizeitiges Vorgehen ohne permanentes Ileostoma". Chirurg 60:565–572
51. Kusunoki M, Sakanoue Y, Shoji Y, Kusuhara K, Yamamura T, Utsunomiy J (1990) Conversion of malfunctioning J pouch to Kock's pouch. Case report. Acta Chir Csand 156, 179–181
52. Nugent KP, Spigelman, AD, Phillips RKS (1903) Life expectancy after colectomy and ileorectal anastomosis for familial adenomatous polyposis. Dis Colon Rectum 36(11):1059–1063
53. Utsunomiya J, Gondo N (1998) Surgical mangement of FAP. In: Utsunomiya J, Weber W, Mulvihil J (eds) Familial Cancer and Prevention. John Wiley & Sons, New York (to be published)
54. Utsunomiya J, Yamamuta T, Ikeuchi H, Iwama T (1996) Development and evolution of ileoanal anastomosis with J-pouch. In: Baba S (ed) New strategy for Treatment of hereditary colorectal cancer. Churchill Livingston, Tokyo, pp 161–176
55. Kusunoki M, Shoji Y, Fujita S, Sakanoue S, Yamamura T, Utsunomiya J (1992) Characteristics of anal canal motility after ileoanal anastomosis. Surg Gynecol Obst 174:22–24
56. Utsunomiya J (1990) A method for clinical functional assessment after ileoanal anastomosis – „the continence disturbance grade". J J Gastroint Surg 23:2168–2173 (in Japanese with English abstract)
57. Fujita S, Kusunoki M, Shoji Y, Owada T, Usunomiya J (1955) Quality of life after total protocolectomy and ileoanal anastomosis. Dis Colon Rectum 35:1030–1039

58. Utsunomiya J, Yamamura T, Iwama T (1993) Evolution of ileoanal astomosis in ulcerative colitis and familial adenomatous polyposis. Br J Surg 80:1620
59. Nugent VP, Spigulman AD, Nichollas RJ, Talbot IC, Neale V, Phillip RKS (1993) Pouch adenomas in patient with adenomatous polyposis. Asian J Surg 16:132–140
60. Beart RW, Tileming CR, Bank PM (1982) Tubulovillous adenomas in a continent ileostomy after proctocolectomy for familial polyposis. Dig Dis Sci 27:553–556
61. Okamoto T, Kusunoki M, Kusuhara K, Yamamura T, Utsunomiya J (1995) Waler-electrolite balance after leal J pouch anastomosis in ulcerative colitis and familial adenomatous polyposis. Int J Colorectal Dis 10:33–38
62. Natori H, Utsunomiya J, Yamamura T, Benno W, Uchida Y (1992) Bile acid metabolism after ileostomy and ileoanal anastomosis in patient with chronic ulcerative colitis and andenornatous coli. Gastroenterology 102:1278–1288

Teil V

Chirurgie des Pouches
Indikation und Technik

Magenersatz durch Dünndarmpouch 20

H. G. Beger, M. H. Schoenberg und A. Schwarz

Die Frage der optimalen Rekonstruktion und insbesondere die Frage der Anlage eines Dünndarmersatzmagens nach Gastrektomie wird auch heute noch kontrovers diskutiert und gewinnt vor allem bei Patienten mit frühem Tumorstadium und günstiger Langzeitprognose unter dem Hintergrund einer sinkenden Morbidität und Operationsletalität nach Gastrektomie zunehmende Bedeutung.

Geschichtliche Entwicklung

Bei der ersten erfolgreichen Gastrektomie, durchgeführt vor genau 100 Jahren in Zürich durch Carl Schlatter, erfolgte die Rekonstruktion durch eine End-zu-Seit-Ösophagojejunostomie. Bis in die 70er-Jahre hinein war die Gastrektomie gekennzeichnet durch eine hohe perioperative Letalität und schlechte Langzeitergebnisse. Die Rekonstruktion erfolgte meist nach der einfachsten Methode, der Ösophagojejunostomie mit Braun-Fußpunktanastomose nach Graham und Schloffer oder mit Y-Roux-Anastomose, was häufig zum Postgastrektomiesyndrom führte und in der „agastrischen Dystrophie“ [15] endete.

Mehr als 60 verschiedene Rekonstruktionsverfahren sind mittlerweile beschrieben, wobei in Europa weiterhin die Y-Roux-Rekonstruktion am häufigsten zur Anwendung kommt [14].

Das große Spektrum der Rekonstruktionsverfahren läßt sich generell einteilen in Rekonstruktionen unter Ausschluß der Duodenumpassage mit bzw. ohne Pouch sowie in Rekonstruktionen mit Wiederherstellung der Duodenumpassage mit bzw. ohne Pouch.

Historisch gesehen gehen die Rekonstruktionen ohne Duodenumpassage auf Schlatters erste Gastrektomie wie auch auf den von Roux 1907 propagierten Magen zurück. Modifikationen ergaben sich in Form einer zusätzlichen Pouchanlage durch Hunt 1952, Rodino 1956 und Lawrence 1962 [17, 18, 23].

Rekonstruktionen mit Wiederherstellung der Duodenumpassage wurden erstmals 1941 von Seo [27] beschrieben. Das Prinzip der Jejunuminterposition wurde von Longmire [19] aufgegriffen und von Gütgemann und Schreiber [13] weiterentwickelt.

Morphologische und funktionelle Adaptationsvorgänge des Dünndarmpouch

Die morphologischen und funktionellen Adaptationsvorgänge des Dünndarmpouch sind tierexperimentell und klinisch mittlerweile recht gut untersucht [1, 2, 3, 5, 6, 7, 9, 10, 11, 20, 21, 22, 24, 25, 26, 30, 32]. Das Pouchvolumen nimmt postoperativ deutlich zu und erreicht nach 6 Monaten 200 bis 300% seines ursprünglichen Ausgangsvolumens [2]. Desweiteren kommt es zu einem morphologischen Strukturwandel mit muskulärer Wandhypertrophie, Verplumpung und Verbreiterung der Zotten und einer Verminderung der Schleimhautoberfläche [29]. In Abhängigkeit vom Rekonstruktionsprinzip mit oder ohne Erhalt der Duodenalpassage kommt es zu einer Veränderung des Verteilungsmusters peptidhormonproduzierender Zellen im Dünndarmpouch [11], was relevanten Einfluß auf die Regulation gastrointestinaler Hormone und auf die resorptive Kapazität hat [26].

Weitere Adaptationsvorgänge betreffen die Motilität im Dünndarmpouch. Es kommt im Verlauf zu einer Veränderung des Motilitätsmusters mit Abnahme der Propagierungsgeschwindigkeit und des Motilitätsindex [9, 10], was eine bessere Nahrungsretention und langsamere Entleerung zur Folge hat.

Klinischer Benefit der Dünndarmpouchanlage

Nach Gastrektomie erwarten wir von der Anlage eines Dünndarmpouch folgende klinischen Vorteile für den Patienten:

1. Möglichkeit der Aufnahme größerer Nahrungsportionen
2. Barriere gegen intestinoösophagealen Reflux, damit weniger Refluxösophagitis
3. Verzögerung der Passagezeit, weniger Dumpingsymptome
4. Bessere Ausnutzung der zugeführten Nahrung

Vorteile von Pouchrekonstruktionen [16, 20, 31, 32] im Vergleich zur Y-Roux-Rekonstruktion wurden zwar mehrfach beschrieben, ein sicherer statistisch signifikanter Beweis für die funktionelle Überlegenheit konnte bisher jedoch in keiner prospektiven randomisierten Studie [21, 24, 31] geführt werden.

Nach einer Adaptationsphase von 6 Monaten ist die Möglichkeit der Aufnahme größerer Nahrungsportionen bei Patienten mit Pouchanlage tendenziell günstiger [21, 31]. Dies trifft vor allem auf diejenigen Patienten zu, die länger als ein Jahr überleben.

Sequenzszintigraphische Untersuchungen zeigen, daß die Pouchanlage einen gute Barriere gegen intestinoösophagealen Reflux darstellt [21, 30] und daß sich dies klinisch auswirkt durch selteneres Sodbrennen und eine niedrigere Rate an Refluxösophagitiden [5, 24].

Außerdem zeigen sequenzszintigraphische Entleerungsstudien zur Messung der Retention und Entleerung des Speisebreis, daß die aufgenommene Nahrung im Pouch lange pendelt und daß der Pouch daher ein gutes Reservoir darstellt. Die Dünndarmpouchanlage führt im Vergeich zur Y-Roux-Rekonstruktion zu einer besseren Reservoirfunktion mit längerer Nahrungsretention und langsamerer Entleerung des Speisebreis [5, 21]. Klinisch äußert sich dies unter anderem auch daran, daß eine Dumping-Symptomatik seltener auftritt [5, 24].

Die verbesserte resorptive Kapazität durch Pouchanlage äußert sich klinisch in einer besseren Gewichtsentwicklung im Vergleich zur einfachen Y-Roux-Rekonstruktion. Die Unterschiede in der Gewichtsentwicklung sind aber nicht signifikant [5, 20, 31].

Zur Frage des idealen Pouchvolumens führte Tanaka [30] bei Rekonstruktionen mit verschiedenen Pouchgrößen in einer klinischen Studie szintigraphische Messungen von Reflux und Entleerungsgeschwindigkeit durch. Verglichen wurde ein langer Pouch (20 cm) mit kurzem Pouch (15 cm) und Kontrollen. Zielparameter waren ein klinischer Refluxscore, der szintigraphische Refluxindex und die szintigraphische Entleerungszeit. Der kurze Pouch schnitt besser als der lange Pouch ab, da der kurze Pouch im Vergleich zum langen Pouch signifikant weniger Refluxphasen hat und die Entleerungsgeschwindigkeit derjenigen der Kontrollgruppe näher kommt. Auch in der prospektiven randomisierten klinischen Studie von Schwarz [26] ergaben sich beim Vergleich verschiedener Pouchgrößen keine Vorteile zugunsten der größeren Pouchvolumina.

Ganz unabhängig von den vielen beschriebenen Vorteilen einer Pouchanlage ist es bisher aber in keiner prospektiven randomisierten klinischen Studie gelungen, nachzuweisen, ob die Pouchanlage auch für die Lebensqualität einen signifikanten Vorteil hat. Ein wesentlicher Grund dafür liegt im Problem der präzisen Erfassung feiner Unterschiede der Befindlichkeit. Grobe Meßinstrumente wie z. B. der Spitzer-Index [28] oder der Cuschieri-Test sind für diese Fragstellungen nicht geeignet. Klinische Studien zur Messung der Befindlichkeit müssen sich vielmehr orientieren an wirklich guten und validierten Meßinstrumenten zur Erfassung der Lebensqualität [8].

Diskussion

Die Wahl des individuell besten Rekonstruktionsverfahrens aus der Vielzahl möglicher Rekonstruktionen wird erschwert durch die leider nur sehr geringe Anzahl wirklich guter prospektiver randomisierter Studien zum Methodenvergleich sowie durch das Problem der Objektivierbarkeit von Parametern zur Leistungsfähigkeit der einzelnen Verfahren.

Dies ist ein Grund dafür, warum sich die Ergebnisse bisher durchgeführter Studien zum Teil auch wiedersprechen.

Troidl [31] verglich in einer prospektiven randomisierten Studie zwei Rekonstruktionstypen ohne Erhalt der DP: 15-cm-langer Rodinopouch (n = 20) vs. Ösophagojejunostomie ohne Pouch (n = 18). Die Patienten in der Rodinopouchgruppe hatten einen Vorteil hinsichtlich der Lebensqualität, wenn sie länger als ein Jahr überlebten. Bei den Pouchpatienten war die Aufnahme größerer Nahrungsportionen möglich. Außerdem war die Gewichtsentwicklung besser als bei Gastrektomierten ohne Pouchanlage.

Schmitz [24] verglich in einer prospektiven randomisierten Studie zwei Gruppen mit erhaltener DP, wobei die Interposition mit (n = 21) bzw. ohne (n = 18) Pouchanlage erfolgte. Dabei ergab sich für die Pouchgruppe bei insgesamt relativ geringer Fallzahl hinsichtlich der Lebensqualität 6 Monate postoperativ einen tendenziellen Vorteil, aber keinen statistisch signifikanten Unterschied. Er hat aber die Lebensqualität mit sehr ungenauen Testmethoden (Spitzer und Cuschieri) erfaßt.

Fuchs [12] fand in einer prospektiven randomisierten Studie (n = 120) zwischen den beiden Gruppen Jejunuminterposition mit Pouch versus Rodinoersatzmagen keine signifikanten Unterschiede in der Lebensqualität. Die Lebensqualität wurde allerdings ebenfalls mit sehr ungenauen Testmethoden (Visickscore und Spitzer-Index) erfaßt.

Nakane [21] verglich in einer prospektiven randomisierten Studie (n = 30) Y-Roux (n = 10) versus Rodino (n = 10) versus Interposition mit Pouch (n = 10). Die Pouchlänge betrug jeweils 20 cm. In dieser Studie hatten Patienten mit Rodinoersatzmagen eine signifikant größere Nahrungsaufnahme und eine signifikant bessere Gewichtsentwicklung. Außerdem wurde ein Jahr postoperativ ein szintigraphischer Test zur Messung von Reservoirfunktion und Entleerungsfunktion durchgeführt. Y-Roux ist am schlechtesten mit rascher Entleerung ohne Reservoirfunktion. Die anderen beiden Gruppen haben eine gute Reservoirfunktion, wobei es bei Interposition mit Pouchanlage zu einer verzögerten Entleerung kommt.

Mit einer in unserer Klinik an 60 Patienten durchgeführten prospektiven randomisierten klinischen Studie [26], bei der wir den Ulmer Pouch verglichen haben mit der Rekonstruktion nach Rodino sowie mit der einfachen Y-Roux-Rekonstruktion, konnten wir erstmals beweisen, daß bei Rekonstruktion mit Anlage eines Ulmer Pouch unter Erhalt der Duodenumpassage im Gegensatz zu allen anderen Rekonstruktionsmethoden die Lebensqualität 6 Monate nach Gastrektomie wieder statistisch signifikant steigt. Nach Gastrektomie kam es innerhalb von 6 Monaten zu Gewichtsverlusten von etwa 15%. Während das Körpergewicht bei Patienten ohne Erhalt der Duodenumpassage weiter abfiel, kam es bei mit „Ulmer Pouch" rekonstruierten Patienten nach 6 Monaten wieder zu einem Anstieg des Körpergewichts. Die Konzentration des Serumeisens, welches im Duodenum und proximalen Jejunum resorbiert wird, ist ebenfalls vom Erhalt der Duodenumpassage abhängig. Die Serumeisenspiegel fallen nach Gastrektomie ohne Erhalt der Duodenumpassage stark ab und liegen um 45% niedriger als bei Rekonstruktion unter Erhalt der Duodenumpassage. Allerdings ist der Einfluß der Pouchanlage auf die Eisenresorption nicht signifikant. Die Blutzuckerregulierung ist nach Gastrektomie gestört. Bei Aufhebung der Duodenumpassage entsteht eine pathologische Glukosetoleranz, die durch Erhalt der Duodenumpassage verhindert werden kann [4]. Durch Erhalt der Duodenumpassage können daher einerseits renale Substratverluste bei hohen Blutzuckerspiegeln verhindert werden und die Entstehung eines Diabetes mellitus mit Insulinpflichtigkeit und diabetischen Spätschäden vermieden werden. Diese klinischen Vorteile ergeben sich aber zum größeren Teil aufgrund des Erhalts der Duodenalpassage und nur zum geringeren Teil aufgrund derAnlage eines Pouches. Insbesondere die Veränderung des Pouchvolumens hatte keinen meßbaren Effekt. Patienten mit kleinem Pouch hatten im Vergleich zu den Patienten mit großem Pouch keinerlei Nachteile.

Zusammenfassung

Eine optimale Rekonstruktion der Nahrungspassage sollte beim kurativ operierten Patienten nach Gastrektomie den physiologischen Bedingungen am nächsten kommen. Szintigraphisch belegt ist, daß die Pouchanlage zu einer Verminderung des intestino-ösophagealen Reflux und zu einer Verlangsamung der Nahrungspassage führt.

Experimentell nachgewiesen ist außerdem, daß es nach 3 Monaten zu einer Adaptation vom Jejunumresorptionsorgan zum Reservoirorgan kommt. Die Adaption besteht aus einer Volumenzunahme um bis zu 200%, einer Wandhypertrophie mit Zottenverbreiterung und Verminderung der Schleimhautoberfläche sowie einer Veränderung der Motilität mit Abnahme der Propagierungsgeschwindigkeit. Klinisch belegt ist, daß nach Pouchanlage die Häufigkeit einer schweren Refluxösophagitis vermindert ist. Außerdem ist die Aufnahme größerer Nahrungsportionen möglich, und die Gewichtsentwicklung ist günstiger.

Allerdings konnte keine der bisherigen prospektiven randomisierten Studien eine signifkante Verbesserung der Lebensqualität durch alleinige Anlage eines Pouches nachweisen. Aus der Kombination von Dünndarmpouchanlage und Wiederherstellung der Duodenalpassage resultieren aber für den Patienten klinisch relevante Vorteile. Die optimale Rekonstruktion sollte daher bestehen aus einer Jejunuminterposition mit Anlage eines Dünndarmpouches unter Erhalt der Duodenumpassage. Da Patienten von diesem aufwendigen Rekonstruktionsverfahren aber erst frühestens nach 6 Monaten profitieren, empfehlen wir bei palliativ-operierten Patienten im Stadium UICC III und IV eine Rekonstruktion nach Hunt-Lawrence-Rodino und bei Risikopatienten zur Verkürzung der OP-Zeit die einfache Y-Roux-Rekonstruktion.

Literatur

1. Auguste LJ, Mavor E, Citri P, Stein TA, Mandell C, Wise L (1985) Nutritional effects of postgastrectomy reconstructions. Am J Surg 150:537
2. Beese G, Fuchs KH, Thiede A (1994) Experimentelle Untersuchungen zur Wertigkeit des Pouches nach Gastrektomie. Zentralblatt für Chirurgie 119:904
3. Beger HG, Bittner R (1979) Jejunal pouch after total gastrectomy: a study of different substitutes for the stomach. In: Herfarth C, Schlag P (eds) Gastric cancer. Berlin Heidelberg New York, Springer, p 307
4. Bittner R, Beger HG (1981) Glucosehomöostase und Magenresektion. Die Bedeutung der Nahrungspassage durch das Duodenum. Z Gastroenterologie 19:698
5. Buhl K, Lehnert T, Schlag P, Herfarth C (1995) Reconstruction after gastrectomy and quality of life. World J Surg 19:558
6. Butters M, Bittner R, Kieninger G, Hornung A, Schmetzer M, Beger HG (1988) Reconstruction procedures and glucose homeostasis. Nutrition 4:309
7. Cuschieri A (1990) Jejunal pouch reconstruction after gastrectomy for cancer: experience in 29 patients. Br J Surg 77:421
8. Eypasch E, Wood-Dauphinée S, Williams JI, Ure B, Neugebauer E, Troidl H (1993) Der gastrointestinale Lebensqualitätsindex (GLQI). Ein klinimetrischer Index zur Befindlichkeitsmessung in der gastroenterologischen Chirurgie. Chirurg 64:264
9. Faß J, Bares R, Staude M, Schumpelick V (1993) Ersatzmagenform und intestinale Motilität nach totaler Gastrektomie. Leber, Magen, Darm 23:194
10. Faß J, Dreuw B, Schäfer S, Schumpelik V (1991) Motilitätsmuster im jejunalen Ersatzmagen nach totaler Gastrektomie. Langenbecks Arch Chir, Chir Forum 1991:423
11. Faß J, Füzesi L, Steffes B, Itoh Z, Dreuw B, Schumpelick V (1995) Nach Gastrektomie beeinflußt die Duodenapassage das Verteilungsmuster verschiedener peptidhormonproduzierender Zellen in der Dünndarmmukosa. Langenbacks Arch Chir Suppl Chir Forum 1995:329
12. Fuchs KH, Thiede A, Engemann R, Deltz E, Stremme O, Hamelmann H (1995) Reconstruction of the food passage after total gastrectomy: randomized trial World J Surgery 19:698
13. Gütgemann A, Schreiber HW, Bernhard A (1963) Erfahrungen mit der totalen Gastrektomie. Langenbecks Arch Klin Chir 303: 73
14. Heberer G, Teichmann RK, Krämling HJ, Günther B (1988) Results of gastric resection for carcinoma of the stomach, the european experience. World J Surgery 12:374
15. Henning N (1961) Die agastrische Dystrophie. Dtsch med Wschr 86:710

16. Herfahrt C, Schlag P, Buhl K (1987) Surgical procedures for gastric substitution. World J Surg 11:689
17. Hunt CS (1952) Construction of a food pouch segment of jejunum as a substitute for stomach in total gastrectomy. Arch Surg 64:604
18. Lawrence W jun (1962) Reservoir construction after total gastrectomy. Ann Surg 155:191
19. Longmire WP, Beal JM (1952) Construction of a substitute gastric reservoir following total gastrectomy. Am Surg 135:637
20. Lygidakis NJ (1981) Total gastrectomy for gastric carcnoma: a retrospective study of different procedures and an assessment of the new technique of gastric reconstruction. Br J Surg 68:649
21. Nakane Y, Okumura S, Akehira K, Okamura S, Boku T, Okusa T, Tanaka K, Hioki K (1995) Jejunal pouch reconstruction after total gastrectomy for cancer. Ann Surg 222:27–35
22. Roder JD, Herschbach P, Henrich G, Böttcher K, Siewert JR (1992) Lebensqualität nach totaler Gastrektomie wegen Magenkarzinom - Oesophagojejunoplicatio mit Pouch versus Oesophagojejunostomie ohne Pouch. Dtsch Med Wochenschr 117:241
23. Rodino R (1956) Technique de l'anastomose oesophago-jejunale apr gastrectomie totale. Rev Chir (Paris) 69:716
24. Schmitz R, Moser KH, Treckmann J (1994) Lebensqualität nach prograder Jejunuminterposition mit und ohne Pouch. Eine prospektive Studie bei Magencarcinompatienten zur Frage des Reservoirs als Rekonstruktionsprinzip nach totaler Gastrektomie. Chirurg 65:326
25. Schumpelick V, Faß J (1988) Magenersatz durch Dünndarm. Chirurg 59:125
26. Schwarz A, Büchler M, Usinger K, Rieger H, Glasbrenner B, Friess H, Kunz R, Beger HG (1996) Importance of the duodenal passage and pouch volume after total gastrectomy and reconstruction with the Ulm pouch: Prospective randomized clinical study. World J Surgery 20:60
27. Seo S (1941) Stomach resection transplanting jejunum. J Japan Clin Surg Soc 42:1004
28. Spitzer WO, Dobson AJ, Hall J, Chesterman E, Levi J, Sheperd R, Battista RN, Catchlove BR (1981) Measuring the quality of life of cancer patients. J Chron Dis 34:585
29. Starker M, Grund KE, Krieg H (1982) Morphometrische Untersuchungen an Darminterponaten nach totaler Gastrektomie. Langenbecks Arch Chir 356:19
30. Tanaka T, Fujiwara Y, Nakagawa K, Kusunoki M, Utunomiya J (1997) Reflux esophagitis after gastrectomy with jejuna pouch recostruction: Comparison of long and short pouches. Am J Gastroenterol 92:821
31. Troidl H, Kusche J, Vestweber KH, Eypasch E, Maul U (1987) Pouch versus esophagojejunostomy after gastrectomy: a randomized clinical trial. World J Surg 11:699
32. Vestweber KH, Troidl H, Eypasch E, Paul A, Spangenberger W (1988) Wertigkeit der Ersatzmagenbildung. Akt Chir 23:121

Reeingriffe nach Magenersatz 21

V. Schumpelick und J. Fass

Einleitung

Die schrittweise Verbesserung der operativen und onkologischen Ergebnisse der Patienten mit Magenkarzinom hat dazu geführt, daß wir mit einer zunehmenden Zahl von Langzeitüberlebenden konfrontiert werden, die mit ihrem Rekonstruktionsergebnis unzufrieden sind. Als Ursachenspektrum für diese funktionellen Probleme, kommen die Folgen eines ausgedehnten Organverlustes wie zum Beispiel bei multiviszeralen Resektionen, die Folgen postoperativer Komplikationen wie Stenosen oder Adhäsionen, psychologische Parameter des Patienten, aber vor allem auch technische und indikatorische Fehler bei der Ersatzmagenbildung in Betracht. So konnte durch viele gut dokumentierte Studien der letzten Jahrzehnte (Tabelle 21.1) nachgewiesen werden, daß bestimmte Rekonstruktionsverfahren, wie die Ersatzmagenbildung nach Schloffer und die ihr verwandten Methoden sowie eine Roux-Y-Rekonstruktion mit zu kurzer Schlinge [4, 19] zu gehäuften funktionellen Problemen prädisponieren [8, 11, 13, 21, 29, 31]. Als technische Fehler können gelegentlich eine aufgelöste Jejunoplikatio, die fälschlicherweise anisoperistaltische Anlage einer Jejunuminterposition oder zu enge maschinell angefertigte Anastomosen als Ursachen funktioneller Syndrome identifiziert werden. All diesen Zuständen ist gemeinsam, daß sie, auf dem Boden unseres heutigen Wissens über die Ersatzmagenbildung und ihre Folgen, einer operativen Korrektur zugänglich sind. Dies wurde erstmals von Lawrence 1962 [14] realisiert und in seiner klassischen Arbeit eindrucksvoll dargestellt.

Bei der Indikation zu einer solchen Ersatzmagenumwandlung sind unabdingbare Voraussetzungen für den Erfolg des geplanten Eingriffes der Nachweis einer Tumorfreiheit, ein ausgeprägter Leidensdruck des Patienten sowie der Mißerfolg aller zum Einsatz gekommenen konservativen Therapiemaßnahmen [23]. Vor allem aber muß

Tabelle 21.1. Meta-Analyse der Inzidenz der alkalischen Refluxösophagitis und des Dumpingsyndroms nach totaler Gastrektomie und verschiedenen Ersatzmagenbildungen

Meta-Analyse Rekonstruktion	alkalische Reflux-ösopagitis	Dumping
Longmire (n = 579)	5,5%	8,1%
Roux-Y (n = 334)	15,6% *	23,1% *
Roux-Y + Pouch (n = 179)	8,7%	20,2% *
Schloffer/Graham (n = 307)	52,4% **	37,2% *

* $p < 0{,}05$, ** $p < 0{,}001$

es gelingen, durch die präoperative Diagnostik zu klären, um welche objektivierbaren Syndrome es sich handelt und wie sie durch eine Ersatzmagenumwandlung günstig beeinflußt werden können. Dabei muß mit dem Patienten im Vorfeld auch immer die Möglichkeit des Ausbleibens eines erwünschten Therapieerfolges besprochen werden. Im Rahmen dieser intensiven Vorbereitung auf die Operation kommt der präoperativen Funktionsdiagnostik eine besondere Bedeutung zu (Tabelle 21.2). Anhand der heute zur Verfügung stehenden klinischen Funktionsuntersuchungen sollte es bei entsprechender Erfahrung möglich sein, die Ursachen einer alkalischen Refluxoesophagitis, eines Früh- oder Spätdumpings, postoperativer Diarrhoen oder einer Malnutrition zu klären [3, 20, 22, 24]. Hier kommt vor allen Dingen der Definition der Motilitätsbedingungen des bei individuellen Patienten vorliegenden Rekonstruktionsverfahrens Bedeutung zu. Als klinisch einfach einsetzbare Methoden kommen hier vor allem die Nuklid-MDP, die Perfusionsmanometrie und der H_2-Atemtest in Betracht [10, 15, 16, 28]. Als Verlaufsparameter der Lebensqualität werden bei uns die Klassifikationen, des Spitzer-Index [27], des Visick-Scores [30] des gastrointestinalen Lebenqualitätsindex (GLQI) nach Eypasch et al. [6] und ein eigener Fragebogen eingesetzt. Bei allen Patienten mit Ersatzmagenumwandlung kann so sowohl die postoperative Funktion, als auch die subjektive Einschätzung des Patienten seines Operationsergebnisses erfaßt werden.

Bisher wurden in unserer Klinik insgesamt 12 Patienten nach totaler Gastrektomie und Ersatzmagenbildung wegen postoperativ persistierender, schwerwiegender funktioneller Störungen einer Umwandlungsoperation zugeführt. Bei allen Patienten bestand eine gravierende Malnutrition mit einem Körpergewicht unter 80% des Idealgewichtes nach mindestens einem Jahr postoperativ. Als Ursache wurde bei 8 Patienten ein schwerer alkalischer Reflux mit konsekutiver Ösophagitis und bei 6 Patienten eine Entleerungsstörung des Ersatzmagens identifiziert (Tabelle 21.3). Bei 4 Patienten waren die Funktionsstörungen kombiniert. Zwei Patienten wiesen ein konservativ therapieresistentes Dumpingsyndrom auf.

Im Folgenden sollen nun die Möglichkeiten der Funktionsdiagnostik und ihre Interpretation bei Patienten mit funktionellem Syndrom nach totaler Gastrektomie dargestellt werden.

Tabelle 21.2. Bei präoperativer Diagnostik und Nachuntersuchungen angewendete Methoden der Funktionsdiagnostik und ihre Fragestellungen

Methode	Fragestellung
Nuklid-MDP	Entleerung, Reflux
HIDA, Bilitec	Gallereflux
Perfusionsmanometrie	Motilität
H_2-Atemtest	Passagezeit
Glukosetoleranz	Dumping

Tabelle 21.3. Indikationen zur Ersatzmagenumwandlung bei 12 Patienten (Mehrfachnennungen möglich!)

- Entleerungsstörung (n = 6)
- schwerer alk. Reflux (n = 8)
- therapieresistentes Dumping (n = 2)
- gravierende Malnutrition (n = 12)
  (<80% Idealgewicht nach mind. 1 Jahr postop.)

Alkalische Refluxösophagitis

Die Diagnose der alkalischen Refluxösophagitis selber ist kein Problem, da die Mukosaveränderungen des distalen Ösphagus leicht endoskopisch diagnostiziert werden können und bei einer ganzen Reihe von Patienten schon bei der Endoskopie Residuen des Gallerefluxes in der Speiseröhre sichtbar werden. Die Zusammenschau dieser Befunde mit den geklagten klinischen Beschwerden und der Anamnese des Patienten lassen dann meist keinen Zweifel an der Diagnose „Alkalische Refluxösophagitis" entstehen. Der objektive Nachweis des pathologischen enteroösophagealen Refluxes gelingt traditionell mit der nuklearmedizinischen Hida-Untersuchung (Abb. 21.1). Das neuere und genauere Verfahren der Bilitec-Methode beinhaltet die Möglichkeit einer langfristigen Untersuchung, so daß hier nicht nur der Gallereflux selber nachgewiesen werden kann, sondern auch noch sein Zusammenhang mit der Nahrungsaufnahme und lagerungsabhängigen Parameter über 24 Stunden.

Schwieriger ist die Klärung der Refluxursache. Hier finden sich häufig indikatorische oder technische Fehler bei der Primäroperation. Meist handelt es sich um Patienten, bei denen entweder ein Rekonstruktionsverfahren (zum Beispiel Schloffer/Graham) angewendet wurde, das bekanntermaßen mit einer hohen Rate an Refluxösophagitiden verbunden ist (in unserem Kollektiv 3 Patienten), oder es wurde eine Roux-Y-Rekonstruktion mit zu kurzer Schlingenlänge durchgeführt (n = 2). Letzteres ist häufig dann der Fall, wenn bei Patienten bei Zustand nach BII-Magenresektion ein

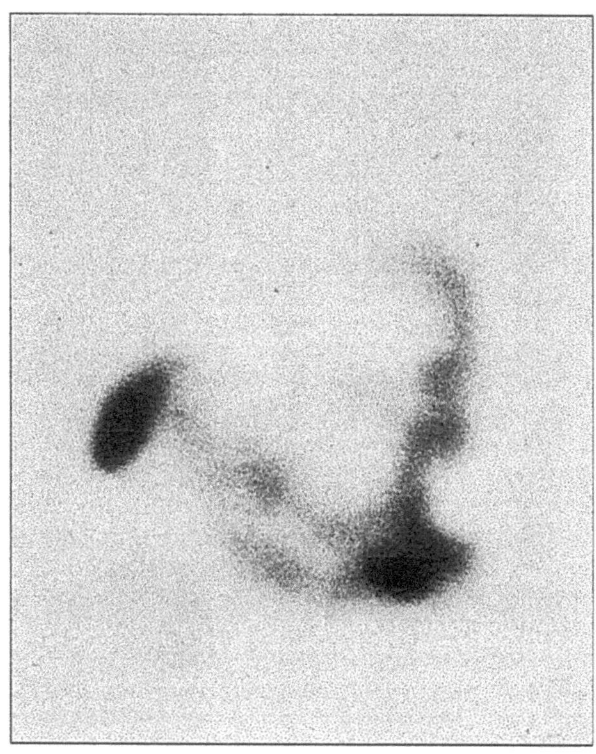

Abb. 21.1. Patient 3 Jahre nach Roux-Y-Rekonstruktion und schwerem alkalischem Reflux auf dem Boden einer Motilitätsstörung. Die HIDA-Untersuchung zeigt den erheblichen Gallereflux in die Roux-Schlinge nach Biloptin-Reizmahlzeit

Magenstumpfkarzinom operiert und die abführende Schlinge des BII-Magens für die Ersatzmagenbildung verwendet wurde. Die ehemalige Braun-Fußpunktanastomose dient dann häufig als Roux-Einleitung. Auch die Situation einer zu großen Pouchbildung mit konsekutiver Entleerungsstörung und Stase mit anschließendem enteroösophagealen Reflux, kann relativ leicht durch die Klärung der Anatomie des Ersatzmagens (großer amotiler Sack) und die daraus resultierende Entleerungsstörung des Ersatzmagens (Nuklid-MDP) geklärt werden.

Schwieriger wird die Situation, wenn eine makroskopisch einwandfreie Ersatzmagenbildung vorliegt und die Funktionsstörung auf der Ebene der Motilität liegt. So zeigte einer unserer Patienten eine radiologisch und endoskopisch normale Jejunuminterposition mit einer Schlingenlänge von 40 cm. Es fiel jedoch schon bei der Kontrastdarstellung der Rekonstruktion ein erheblicher enteroösophagealer Reflux auf, der sich in der anschließenden Nuklid-MDP bestätigte. Die anschließend durchgeführte Langzeitmanometrie zeigte dann eine kräftige, durch Schluckakte ausgelöste Retroperistaltik des Jejunuminterponates (Abb. 21.2) und eine völlige Aufhebung der typischen Nüchternmotilität des Dünndarmes. Als Ursache wurde eine versehentliche anisoperistaltische Interposition des gesamten Ersatzmagens diagnostiziert und intraoperativ bestätigt. Die anschließende isoperistaltische Jejunuminterposition führte zu einem völligen Verschwinden der pathologischen Motilitätsmuster, einer für Longmire-Patienten typischen Ersatzmagenentleerung und dem völligen Verschwinden von Ösophagitis und klinischen Beschwerden.

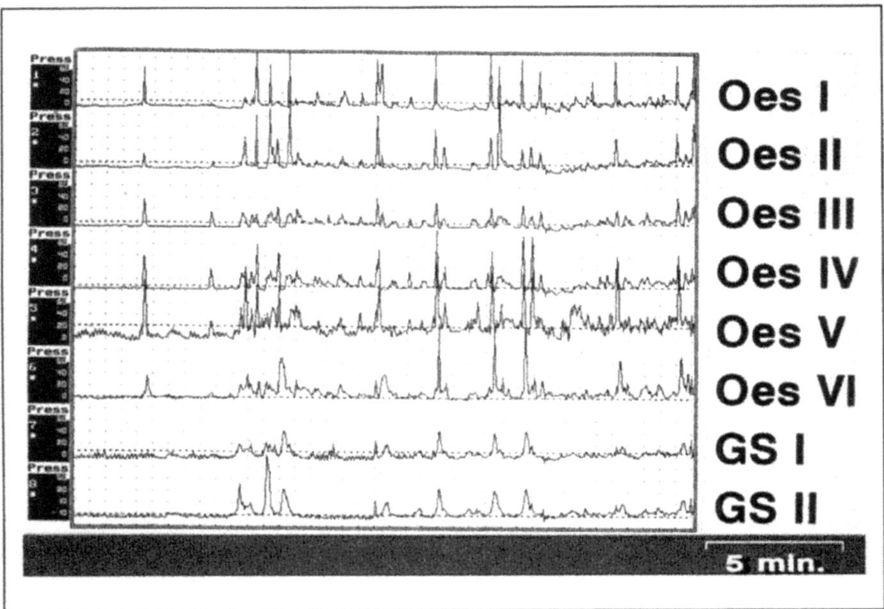

Abb. 21.2. Perfusionsmanometrie eines Patienten mit anisoperistaltischer Jejunuminterposition: Schluckakte sind immer wieder von Retroperistaltik im Ersatzmagen (GS) gefolgt, die dann wieder durch den ausgelösten Reflux propulsive Peristaltik im Ösophagus (Oes) verursachen.

Ein weiterer Patient 3 Jahre nach Roux-Y-Rekonstruktion zeigte ebenfalls eine ausgeprägte Retroperistaltik mit massivem, assoziierten Galleerbrechen. Die Ursache dieser Motilitätsstörung konnte auch intraoperativ letztendlich nicht geklärt werden. Aufgrund experimenteller und klinischer Erfahrungen [5, 7, 9, 17, 18], wurde bei diesem Patienten eine Umwandlungsoperation in eine Jejunuminterposition mit 40 cm langer Schlinge durchgeführt. Auch dieser Patient zeigte postoperativ eine deutliche Besserung seiner Beschwerden.

Dumping-Syndrom

Nach totaler Gastrektomie und Ersatzmagenbildung werden Patienten mit einem Frühdumping meist durch postprandiale Oberbauchschmerzen und Völlegefühl sowie vagovasaler Symptomatik auffällig. Bei den Funktionsuntersuchungen findet sich häufig in der Nuklid-MDP eine besonders schnelle Ersatzmagenentleerung [3] und ein pathologischer Glukosetoleranztest. Dabei weisen Patienten mit Dumping nach Glukosebelastung im Vergleich zu Patienten mit isoperistaltischer Jejunuminterposition eine deutlich ausgeprägtere diabetische Stoffwechsellage auf [1, 2, 10, 12, 25, 26]. Diese Situation ist meist kombiniert mit einem Spätdumping, daß sich bei gastrektomierten Patienten durch störende Diarrhoen bemerkbar macht. Dieses Spätdumping ist Ausdruck einer beschleunigten intestinalen Passage, die im H_2-Atemtest Patienten mit Dumping deutlich von solchen mit isoperistaltischer Jejunuminterposition unterscheidet. Bei unseren Patienten war das Dumping einmal mit einem Schlofferverfahren und einmal mit einer Roux-Y-Rekonstruktion vergesellschaftet. Beide Patienten wurden in eine Jejunuminterposition umgewandelt.

Chirurgische Therapie

Auf der Basis der in den letzten Jahrzehnten durch klinische und experimentelle Untersuchungen gewonnenen Erkenntnisse ergeben sich Konsequenzen für die Form der auf die individuelle Situation des Patienten angepaßten Umwandlungsoperationen. Dabei müssen die prinzipiell als wünschenswert anzusehenden Umwandlungen immer in Relation zu der Größe des Eingriffs und der zu erwartenden Morbidität gesetzt werden. Eingedenk der Tatsache, daß es sich hier um rein funktionell begründete, elektive Indikationen bei Patienten im schlechten Ernährungszustand handelt, müssen möglichst schonende und komplikationsarme Verfahren eingesetzt werden. Dabei orientiert sich die Form der Ersatzmagenumwandlung nicht nur an der oben schon diskutierten funktionellen Grundsituation des Patienten, sondern auch an der vor-

Tabelle 21.4. Ursachenspektrum bei 12 Patienten mit Ersatzmagenumwandlung

– komplikationsträchtiges Verfahren (Schloffer/Graham)	(n = 3)
– kurze Roux-Schlinge	(n = 2)
– zu großer Pouch	(n = 4)
– pathologische Motilität	(n = 2)
– aufgelöster Krückstock	(n = 1)

bestehenden Rekonstruktionsform und den sich hieraus ergebenden, möglichst einfachen, Modifikationen im Hinblick auf die Erzielung eines guten funktionellen Ergebnisses.

Die bei unseren 12 Patienten vorbestehenden Rekonstruktionsverfahren sind Tabelle 21.4 zu entnehmen. Im folgenden sollen die technischen Modifikationen anhand dieser Kollektive dargestellt werden.

Schloffer/Graham-Rekonstruktion

Wegen der bekannt schlechten funktionellen Ergebnisse dieser Rekonstruktionsform wird sie heute nur noch selten durchgeführt. Daraus ergibt sich, daß die Operation der Patienten dieses Kollektives meist schon Jahre zurückliegt. Es handelt sich also um ältere Patienten in meist schlechtem Allgemeinzustand und seit langer Zeit bestehender Refluxösophagitis. Üblicherweise wurde für die sogenannte Omegaschlinge eine lange obere Jejunalschlinge verwendet, bei der ca. 30 cm unterhalb der End-zu-Seit-Ösophagojejunostomie eine Enteroanastomose im Sinne einer Braun-Fußpunktanastomose besteht. Der für die Ersatzmagenbildung verwendete Dünndarm ist meist im Sinne einer adaptativen Reservoirbildung um das zwei- bis dreifache des üblichen Dünndarmdurchmessers dilatiert. Dieses Reservoir sollte für den zukünftigen Ersatzmagen genutzt werden, ohne daß eine erneute Ösophagojejunostomie angelegt werden muß. Die Braun-Fußpunktanastomose muß wegen der zu kurzen Strecke zur oberen Anastomose meist aufgelöst werden.

Aus diesen Gründen hat sich uns die Umwandlung in eine einfache Roux-Y-Rekonstruktion mit mindestens 50 cm langer Schlinge bewährt [8]. Dabei kann die Braun-Fußpunktanastomose am einfachsten mit dem GIA-Linearstapler durchtrennt werden. Der zuführende Schenkel wird ca. 7 cm vor der Ösophagojejunostomie mit dem Linearstapler verschlossen und der zuführende Schenkel 50 cm unterhalb der Ösophagojejunostomie im Sinne einer Roux-Y-Anastomose End-zu-Seit wieder eingeleitet (Abb. 21.3). Der Rest des zuführenden Schenkels kann im Sinne einer Jejunoplikatio noch als zusätzliche Refluxbarriere verwendet werden.

Zu kurze Roux-Schlinge

Hier handelt es sich, wie oben schon erwähnt, meist um mehrfach voroperierte Patienten, bei denen eine ehemalige Braun-Fußpunktanastomose als Roux-Einleitung belassen wurde. Diese Anastomose kann ebenfalls mit dem Linearstapler aufgelöst werden. Die zuführende Schlinge wird dann mindestens 50 cm unterhalb der Öesphagojejunostomie im Sinne einer Verlängerung des Ersatzmagen wieder End-zu-Seit eingeleitet. Dies ist ein schneller, wenig belastender Eingriff, der nach Lösung der Verwachsungen meist einfach durchzuführen ist. Er wird insbesondere dadurch erleichtert, daß man nur die zur Ersatzmagenbildung verwendete Schlinge identifizieren und präparieren muß. Eine Freilegung der Ösophagojejunostomie oder des abführenden Dünndarms ist nur in soweit notwendig, als gute Abflußverhältnisse gesichert sein müssen.

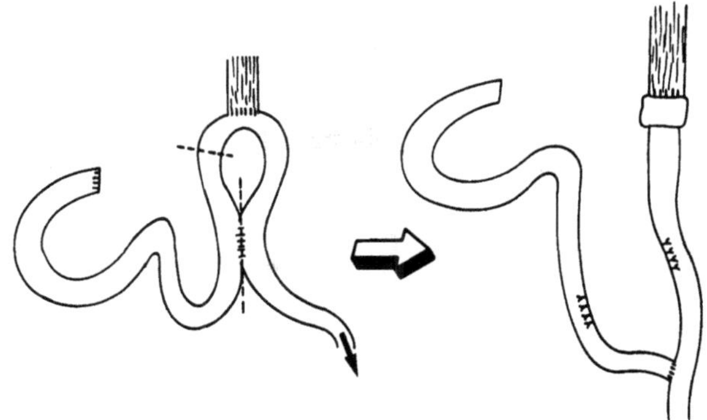

Abb. 21.3. Ersatzmagenumwandlung bei Schloffer-Rekonstruktion

Sogenannter „Megapouch"

Hier handelt es sich um Patienten, bei denen ein wohlmeindender Voroperateur durch die Herstellung eines besonders großen Ersatzmagenreservoirs gute Ernährungsbedingungen für den Patienten schaffen wollte. Die große Enteroenterostomie führt jedoch im Langzeitverlauf zu einem großen amotilen Sack, der zwar große Mengen von Nahrung aufnehmen, sich dann aber nicht mehr entleeren kann. In dieser Situation bleibt als einzige Umwandlungsmöglichkeit mit einigermaßen sicherem Erfolg, die komplette Resektion des Pouches unter Auflösung der Ösophagojejunostomie und die anschließende Rekonstruktion nach Longmire oder Roux-Y, je nachdem ob es sich um eine Pouchbildung mit oder ohne Erhaltung der Duodenalpassage gehandelt hat. Hier kann die Freilegung der Ösophagojejunostomie ohne Verletzung der Speiseröhre technisch und zeitlich aufwendig sein. Hier hat sich uns die Mobilisation des linken Leberlappens von ventral bewährt. In diesem Gebiet hat meist noch keine Voroperation stattgefunden und man gelangt, nachdem der linke Leberlappen komplett abgelöst ist, automatisch in die Region der oberen Anastomose.

Seltenere Ursachen

Bei einem Patienten bestand eine Dysphagie und Entleerungsstörung durch eine aufgelöste Jejunoplikatio. Hier gelangte die Speise nach dem Schluckakt zunächst in den Blindsack und wurde von dort wieder in den Ösophagus regurgitiert. Dieser Patient wurde durch die einfache Resektion des Blindsackes beschwerdefrei.

Bei zwei Patienten mit Motilitätsstörung (siehe oben), erfolgte die ordnungsgemäße isoperistaltische Jejunuminterposition mit 40 cm langer Schlinge. Bei Patienten mit versehentlicher anisoperistaltischer Jejunuminterposition kann die Verdrehung des Interponates intraoperativ gut an der Lage des Mesenterialstieles zum Duodenum erkannt werden. In der Regel reicht die einfache 180°-Drehung und isoperistaltische Jejunuminterposition aus. Es muß jedoch darauf geachtet werden, daß die Torsion des Mesenterialstieles in die richtige Richtung erfolgt, um eine 360°-Drehung und Ischämie des Interponates zu vermeiden. In unserem Fall mußte das Jejunalsegment jedoch reseziert werden, da durch eine Voroperation wegen des Verdachtes auf eine Passagestörung schon ein Teil des Jejunuminterponates reseziert und reanastomosiert war.

Ergebnisse

Ingesamt wurden die durchgeführten Umwandlungsoperationen von den Patienten gut vertragen. Bei allen 12 Eingriffen wurden insgesamt 3 Blutkonserven transfundiert. Kein Patient verstarb postoperativ. Insgesamt traten zwei postoperative Komplikationen auf. Es handelte sich dabei um eine Lungenatelaktase, die bronchoskopisch beseitigt werden konnte und um eine jejunokolische Fistel, die unter konservativen Therapiemaßnahmen ausheilte.

Alle Patienten hatten im weiteren postoperativen Verlauf eine Gewichtszunahme zu verzeichnen. Dabei lag 12 Monate postoperativ das Körpergewicht im Mittel 15 % über dem präoperativen Gewicht (Abb. 21.4).

Bei allen Lebensqualitätsparametern konnte postoperativ eine deutliche Verbesserung der von uns gemessenen Indizes gemessen werden. Dabei verbesserte sich der Visick-Index von durchschnittlich 3,7 auf 2,1, der Spitzer-Index stieg von durch-

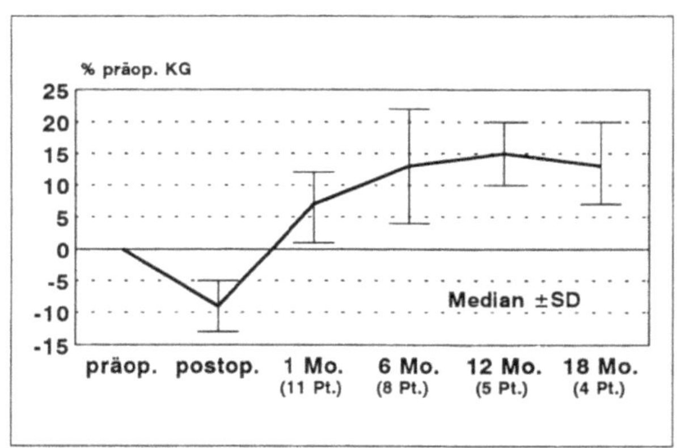

Abb. 21.4. Postoperativer Gewichtsverlauf von 11 Patienten nach Ersatzmagenumwandlung. Ein Patient wurde erst vor kurzem operiert

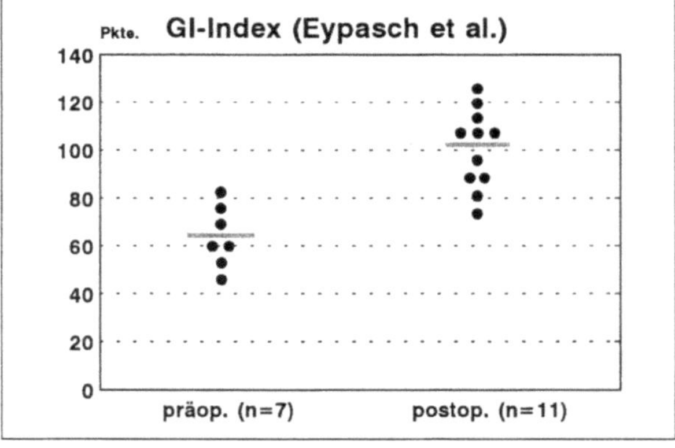

Abb. 21.5. Gastrointestinaler Lebensqualitätsindex (GLQI) von 11 Patienten nach Ersatzmagenumwandlung

schnittlich 4,2 auf 8,2 Punkte) und der gastrointestinale Lebensqualitätsindex von Eypasch et al. stieg von durchschnittlich 64 auf 101 Punkte (Abb. 21.5). Alle Patienten gaben an, mit dem erzielten Operationsergebnis zufrieden zu sein und sich in der gleichen Situation erneut operieren zu lassen.

Zusammenfassung

Abhängig vom durchgeführten Rekonstruktionsverfahren nach totaler Gastrektomie, kann es zu funktionellen postoperativen Syndromen kommen, die sowohl die Lebensqualität als auch die Resorptionsleistung der betroffenen Patienten erheblich einschränken. Auf der Basis der heute bekannten physiologischen Erkenntnisse und der chirurgischen Möglichkeiten, können den Patienten an ihre individuelle Situation angepaßte Umwandlungsoperationen angeboten werden. Voraussetzung für die Indikationsstellung ist eine subtile Funktionsdiagnostik, die eindeutige Syndrome identifizieren und diese in einen kausalen Zusammenhang mit einer chirurgisch angehbaren Situation bringen muß. Die durchgeführten Umwandlungs-operationen sollten bei möglichst geringem operativem Aufwand und möglichst niedriger Komplikationsrate auf einfache Weise die geklagten Beschwerden lindern oder beseitigen. Daß dies mit geringer Morbidität und guten Langzeitergebnissen möglich ist, zeigen die von uns präsentierten Daten.

Literatur

1. Bittner R, Beger HG, Willert B, Marzinzig E (1979) Über die Bedeutung der Duodenalpassage für die Insulin- und Gastrinsekretion des Patienten nach totaler Magenentfernung. Langenbecks Arch Chir, Suppl Chirurgisches Forum '79 f experim u klinische Forschung, S 119–123
2. Börger HW, Schafmayer A, Becker HD (1977) Die Freisetzung gastrointestinaler Hormone beim Dumping-Syndrom vor und nach Wiederherstellung der Duodenalpassage. Langenbecks Arch Chir, Suppl Chir Forum 1977, Hrsg: Junghanns H, S 224–227
3. Bradley III EL (1980) Postoperative Syndrome nach totaler Gastrektomie. In: Siewert JR, Blum AL (Hrsg) Postoperative Syndrome. Springer Berlin Heidelberg New York, S 153–175
4. Donovan IA, Fielding JWL, Bradby H, Sorgi M, Harding LK (1982) Bile diversion after total gastrectomy. Br J Surg 69:389–390
5. Ehrlein H-J, Bühner S, Thoma G, Schemann M, Keinke O, Tsiamitas C, Schumpelick V (1987) Gastric emptying after Roux-Y and Billroth-I gastrectomy depends on viscosity of meal and contractile patterns of small intestine in dogs. Dig Dis Sci 32,5:529–537
6. Eypasch E, Wood-Dauphinée S, Williams JI, Ure B, Neugebauer E, Troidl H (1993) Der gastrointestinale Lebensqualitätsindex. Chirurg 64:264–274
7. Faß J, Dreuw B, Schäfer S, Schumpelick V (1991) Motilitätsmuster im jejunalen Ersatzmagen nach totaler Gastrektomie. Langenbecks Arch Chir, Suppl Chirurgisches Forum '91 f experim u klinische Forschung, S 423–428
8. Fass J, Rau W, Schumpelick V (1996) Conversion operation for alkaline reflux after total gastrectomy and Schloffer-reconstruction. Br J Surg 83:270–271
9. Faß J, Bares R, Hermsdorf V, Schumpelick V (1993) Die intestinale Motilität nach Jejunuminterposition und Roux-Y-Rekonstruktion – Eine tierexperimentelle Studie. Langenbeck's Arch Chir, 378:239–248
10. Faß J, Bares R, Stade M, Schumpelick V (1993) Ersatzmagenform und intestinale Motilität nach totaler Gastrektomie. Leber Magen Darm 23:194–203
11. Helsinger N jr (1961) Oesophagitis following total gastrectomy: a clinical and experimental study. Acta Chir Scand (Suppl) 273:1
12. Herrington JL, Sawyers JL (1977) Remedial operations. In: Nyhus L, Wastell C (eds) Surgery of the stomach and duodenum. Little Brown, Boston

13. Huguier M, Lancret JM, Bernard PF, Baschet C, Le Henand F (1976) Functionmal results of different reconstructive procedures after total gastrectomy. Br J Surg 63:704–708
14. Lawrence W (1962) Reservoir construction after total gastrectomy: An instructive case. Ann Surg 155, 2:191–198
15. Madsen JL, Larsen NE, Hilsted J, Worning H (1991) Scintigraphic determination of gastrointestinal transit times – A comparison with breath hydrogen and radiologic methods. Scand J Gastroenterol 26:1263–1271
16. Malagelada JR, Robertson JS, Brown ML, Remington M (1984) Intestinal transit of solid and liquid components of a meal in health. Gastroenterology 87:1255–1263
17. Mathias JR, Fernandez A, Sninsky CA, Clench MH, Davis RH (1985) Nausea,vomiting and abdominal pain after Roux-en-Y anastomosis: Motility of the jejunal limb. Gastroenterology 88: 101–107
18. Morrison P, Miedema BW, Kohler L, Kelly KA (1990) Electrical dysrhythmias in the Roux jejunal limb: Cause and treatment. Am J Surg 169:252–256
19. Morrow D, Parsaro ER jr (1976) Alkaline reflux esophagitis after gastrectomy. Am J Surg 132: 287–291
20. Morsiani E, Tassinati E, Recazzi R, Bebea G (1985) Rapid intestinal transit and postgastrectomy malnutrition. An experimental study in growing rats. Ital J Surg Sci 15:139–144
21. Nakayama K (1956) Evaluation of the various operative methods for total gastrectomy. Surgery 40, 3:488–502
22. Polak M, Pontes JF (1956) The cause of postgastrectomy steatorrhea. Gastroenterology 30:489,
23. Pontes F, Polak M, De Moura Campos C (1956) Total gastrectomy – physiopathology, symptomatology and medical management. Gastroenterologia 85:80–97
24. Roberts KE, Randall HT, Pane HN, Medwid A, Schwartz MK (1955) Studies of the physiology of the dumping syndrome. NY State J Med 55:2897
25. Schwarz A, Büchler M, Usinger K, Rieger H, Glasbrenner B, Friess H, Kunz R, Beger HG (1996) Importance of the duodenal passage and pouch volume after total gastrectomy and reconstruction with the Ulm pouch: Prospective randomized clinical study. World J Surg 20:60–67
26. Siewert JR, Schattenmann G, Ebert R (1979) Importance of the duodenal passage following gastrectomy. In: Herfarth C, Schlag P (eds) Gastric cancer. Springer Berlin Heidelberg New York, pp 237–247
27. Spitzer WO, Shenker SC (1984) Messen der Lebensqualität bei Karzinompatienten, zur Entwicklung eines exakten Lebensqualitätsindex. In: Rohde H, Troidl H (Hrsg) Das Magenkarzinom. Stuttgart, Thieme Verlag, S 84
28. Stier A, Hölscher AH, Schwaiger M, Siewert JR (1994) Jejunumpouch nach totaler Gastrektomie-klinischeund szintigraphische Untersuchungen zu Funktion und Befindlichkeit. Zentralbl Chir 119:838–844
29. Tonelli F, Corazziari E, Spinelli F (1978) Evaluation of „alkaline" reflux esophagitis after total gastrectomy in Henley and Roux-en-Y reconstructive procedures. World J Surg 2:233–237
30. Visick AH (1948) Study of failures after gastrectomy. Ann R Coll Surg Edinburgh 3:266
31. Wickbom G Bushhin, FL, Woodward ER (1974) Alkaline reflux esophagitis. Surg Gynecol Obstet 139:267–271

Die kontinente Ileostomie nach Kock

K. W. Ecker

Einleitung

Die kontinente Ileostomie war einstmals für Tausende von Patienten in Skandinavien und insbesondere in den USA eine begehrte Operationsmethode, als sie noch die einzige Möglichkeit darstellte, die Unannehmlichkeiten einer permanenten End-Ileostomie zu vermeiden [26]. Im kontinentalen Europa und vor allem in Deutschland erlangte das Verfahren allerdings keine weite Verbreitung. Für eine Bestandsaufnahme konnte die Deutsche ILCO im Jahr 1986 gerade mal 38 Operierte ausfindig machen [9]. Davon waren nur 14 von deutschen oder schweizer Chirurgen operiert worden, während 24 vom Initiator der Operation in Hamburg, zum größten Teil aber in Göteborg operiert worden waren. Der große Anteil von Patienten, der unter erschwerter Kostenzusage durch die Krankenkassen die Operationsmöglichkeit im Ausland suchte, signalisiert aber den Bedarf für diese Operation auch in Deutschland. Offensichtlich waren es die nicht immer befriedigenden Ergebnisse, die hierzulande der Verbreitung des eigentlich genialen Reservoir-Stomas entgegenstanden. So finden sich im Schrifttum Originalarbeiten deutscher Chirurgen nur von Schaudig aus dem Jahr 1973 [30] und dann erst wieder zwei Jahrzehnte später von uns [5]. Retrospektiv ist allerdings auch zu berücksichtigen, daß zwischenzeitlich der wesentlich attraktivere ileoanale Pouch die kontinente Ileostomie als den Prototyp aller Ileumreservoire verdrängt hatte [15].

Historische Entwicklung

Der erste Meilenstein, ein soziales Weiterleben nach Proktokolektomie zu ermöglichen, war die Standardisierung der konventionellen Ileostomie durch Brooke 1952 [3]. Mit Hilfe der Ileum-Eversion zum prominenten Nippelstoma gelang es, technische Stomaversorgungsprobleme von vormals über 90% auf unter 10% zu senken [1, 28]. Nicht beseitigt wurden dadurch jedoch die psychologische Inakzeptanz der permanenten Förderung von flüssigem Stuhl und Gas sowie die damit in Zusammenhang stehenden sexuellen Hemmungen, mit denen sich nach wie vor etwa 20 bis 25% der jüngeren Patienten mit Ileostomie nicht abfinden können [29]. Es ist das Verdienst des gebürtigten finnischen Chirurgen Prof. Nils Kock, sich dieses ästhetischen Problems angenommen zu haben. Ausgehend von seinen experimentellen und klinischen Erfahrungen mit der Harnblasenaugmentation entwarf er 1967 ein abdominelles Ileumreservoir, das aufgrund seiner großen Kapazität bei niedrigem Binnendruck eine temporäre Retention des Darminhaltes gewährleisten sollte [19]. Die damit beabsichtigte Stoma-Kontinenz, definiert durch die willkürliche Kontrolle der Darmentleerung, war jedoch erst durch Invagination des Ausführungsganges im Sinne der Umkehrung des Brooke-Darmnippels zu erzielen [20]. Aufgrund der natürlichen Desuszeptionstendenz des Ileums [12], die im übrigen auch bei der konventionellen Ileostomie für die Retraktion verantwortlich ist [8], waren zunächst Inkontinenzen durch Gleiten des Nippelventils häufig [18]. Es bedurfte mehrerer Modifikationen der Stabilisierungstechnik, woran sich besonders amerikanische Chirurgen beteiligt haben, um die Konstruktion sicherer zu machen. Indem Stabilisierungsmaßnahmen aber das Risiko eigenständiger Komplikationen bergen, ist das Nippelventil die Achillesferse der gesamten Operation geblieben [14].

Gegenwärtige Operationstechnik

Die Kontinente Ileostomie wird entweder simultan zur Proktokolektomie oder häufiger als Zweiteingriff nach vorheriger konventioneller Ileostomie angelegt. Operationsvorbereitung und Lagerung des Patienten folgen den allgemeinen Gepflogenheiten der kolorektalen Chirurgie. Der Operateur steht links vom Patienten. Alle folgenden Operationszeichnungen setzen die Blickrichtung von dieser Seite und von kranial voraus.

1. Naht der Taschenhinterwand, Serosastripping des Nippelmesos:

Es werden 40 bis 50 cm des terminalen Ileums benötigt. Die für die Taschenbildung vorgesehenen 30 cm des Ileums werden mit dem Elektrokauter kontramesenterial längs inzidiert und u-förmig gefaltet. Die Naht der Hinterwand erfolgt einreihig, allschichtig, fortlaufend mit resorbierbarem Nahtmaterial der Stärke 3.0, wobei sich monofile Fäden am besten eignen. Danach wird die Serosa beiderseits des Mesenteriums des späteren Nippelventils dreieckförmig abpräpariert. Mit etwas Fingerspitzengefühl lassen sich Blutungen weitgehend vermeiden. Je mehr Fett entfernt werden kann, desto leichter gelingt die spätere Intussuszeption (Abb. 22.1a).

2. Darmintussuszeption, Ventilstabilisation

Mit zwei Allis-Klemmen oder einer Babcock-Klemme wird etwa 4 bis 5 cm weit in den Ausführungsgang gefaßt und dieser in einer Länge von ca. 5 bis 6 cm intussuszeptioniert. Das Nippelventil wird nun in Längsrichtung mit einem messerlosen Linearcutter viermal unter Aussparung des Mesenterialbereichs stabilisiert. Bei neueren Gerätetypen muß das Messer vorher entfernt werden. Alternativ

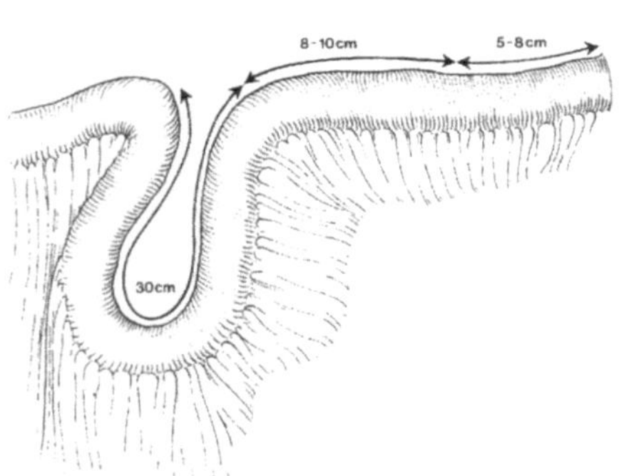

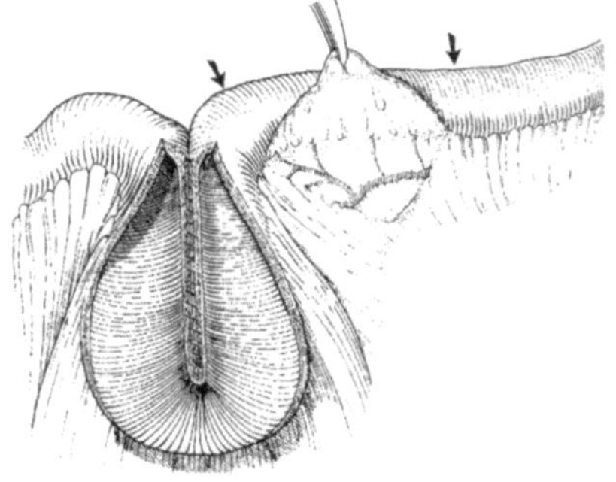

a

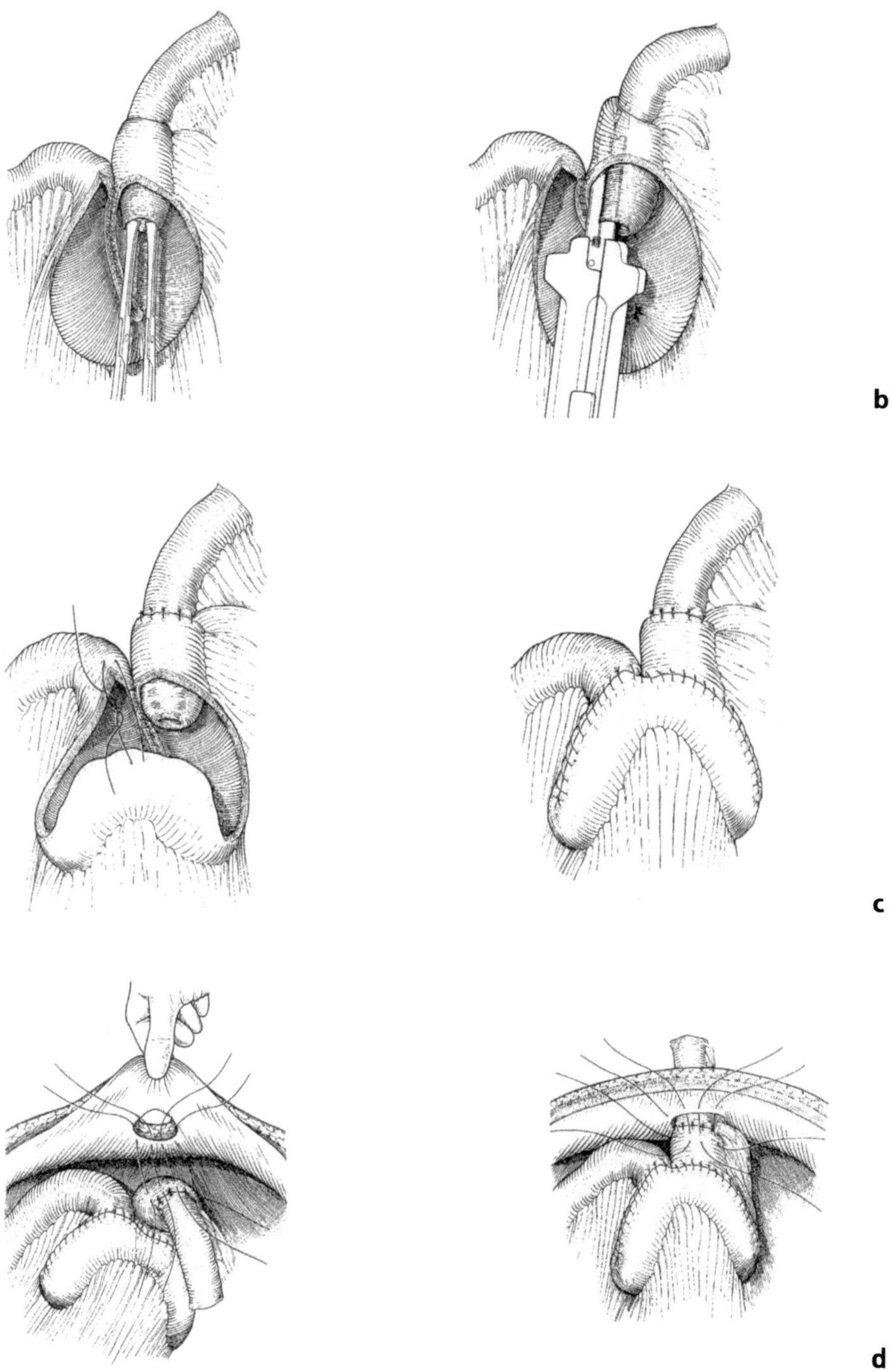

Abb. 22.1. Operationstechnik der kontinenten Ileostomie. **a** Pouch- und Ventilvorbereitung; **b** Ventilkonstruktion; **c** Pouchfertigstellung; **d** Einbau des Reservoir-Stomas

kann auch ein Linearstapler verwandt werden, wobei dann aber die Stanzperforationen durch den nur bei diesen Geräten vorhandenen Führungsdorn am Magazinanfang sorgfältig zu übernähen sind. Auf jeden Fall sollte immer die Hälfte der Klammern im hinteren Teil des Magazins entfernt werden, da es nur auf die Stabilisation der Nippelbasis ankommt und Klammern an der Nippelspitze die Durchblutung gefährden würden (Abb. 22.1b).

3. Naht der Taschenvorderwand, Dichtigkeitsprüfung

Die Taschenhinterwand wird nach vorne über das Nippelventil umgeschlagen, so daß die ehemalige Motilitätsrichtung in der sphärischen Tasche viermal alteriert. Die Naht erfolgt wieder von Hand einreihig fortlaufend allschichtig. Durch Einzelknopfnähte zwischen Ausführungsgang und Taschenwand an der Ventilbasis wird das Teleskop nochmals von außen gesichert. Wir verwenden dazu Nylonfäden, die seromuskulär gestochen werden (Abb. 22.1.c). Große operative Sicherheit vermittelt die Dichtigkeitsprüfung mit Luft. Hierzu wird die zuführende Darmschlinge mit einer weichen Klemme abgeklemmt und über das Ventil wird ein Kock-Ileostomiekatheter eingeführt. Das Reservoir wird anschließend mit einer Blasenspritze prall mit Luft aufgefüllt. Der Katheter wird entfernt. Jetzt müssen sowohl das Ventil als auch die Pouchnähte absolut luftdicht sein.

4. Pouchpositionierung, Stomaanlage

Da keine äußere Versorgung notwendig sein wird, kann das Stoma sehr tief an der Bauchwand angelegt werden. Die ideale Position liegt in der Mitte des unteren Muskelbauches des M. rectus abdominis, ca. 2 bis 3 cm oberhalb der rechten Symphysenkante. Die Trepanation sollte gerade für den Ausführungsgang ausreichend sein, ohne die Durchblutung des Mesenteriums zu strangulieren. Vor Durchführung des Ausführungsganges ist aber der Pouch selbst mit Einzelknopfnähten durchgreifend am parietalen Peritoneum unter Fassung auch der Faszie zu fixieren (Abb. 22.1d). Dies ist sehr wichtig, da die Stabilität der gesamten Konstruktion nur in der Einheit von Bauchdecke, Pouch, Ventil und Ausführungsgang sichergestellt ist. Das Stoma selbst wird plan im Hautniveau eingenäht. Eine absolute Notwendigkeit ist, daß noch am offenen Situs ein Ileostomiekatheter eingelegt wird und seine exakte Positionierung im Reservoirfundus manuell überprüft wird. Installierte Flüssigkeit muß prompt und komplett abfließen. In der idealen Position wird der Katheter mit 2 bis 3 Annähten an der Bauchhaut fixiert. Damit ist der spezielle Operationsabschnitt beendet.

Postoperatives Management und weitere Empfehlungen

In der Regel kann der Patient postoperativ auf die Normalpflegestation verlegt werden. Hier wird alle 3 bis 4 Stunden die einwandfreie Katheterfunktion durch Anspülen mit 30 bis 50 ml Kochsalz- oder Ringerlösung überprüft. Die Spülflüssigkeit muß immer wieder abfließen. Diese regelmäßigen Kontrollen sind auch fortzusetzen, sobald ab dem 2. bis 3. Tag die Förderung von Darminhalt begonnen hat. Ziel ist der Ausschluß einer verfrühten Belastung der noch in Heilung befindlichen langen Anastomosennähte. Mindestens eine Woche lang wird der Patient komplett parenteral ernährt. Sobald die Darmtätigkeit in Gang gekommen ist, ist Tee erlaubt. In der 2. Woche kann die Ernährung vorsichtig bis zur Entlassung in der 3. Woche aufgebaut werden. Bis dahin hat der Patient die regelmäßige Spülung und das Handling des Ileostomiekatheters bereits erlernt. Da die Dauerableitung zunächst fortgesetzt wird, konstruieren wir den Patienten zur Erhöhung der Bequemlichkeit ein wechselbares Kathetersystem, das den angenähten Katheter ersetzt (Abb. 22.2).

Zum Ende der 4. postoperativen Woche stellt sich der Patient wieder in der Sprechstunde vor. Jetzt wird er in das Pouchtraining eingewiesen. Dieses hat zum Ziel, das Reservoir durch zunehmend längeres Entfernen des Katheters langsam zu dehnen. Dazu entfernt der Patient den Katheter in der 5. Woche täglich 3mal eine Stunde bei Belassung der Dauerableitung über Nacht. In der 6. Woche erhöht er die Zeit auf 3mal 2 Stunden. Ab der 7. Woche führt der Patient den Katheter dagegen alle 3 Stunden zur

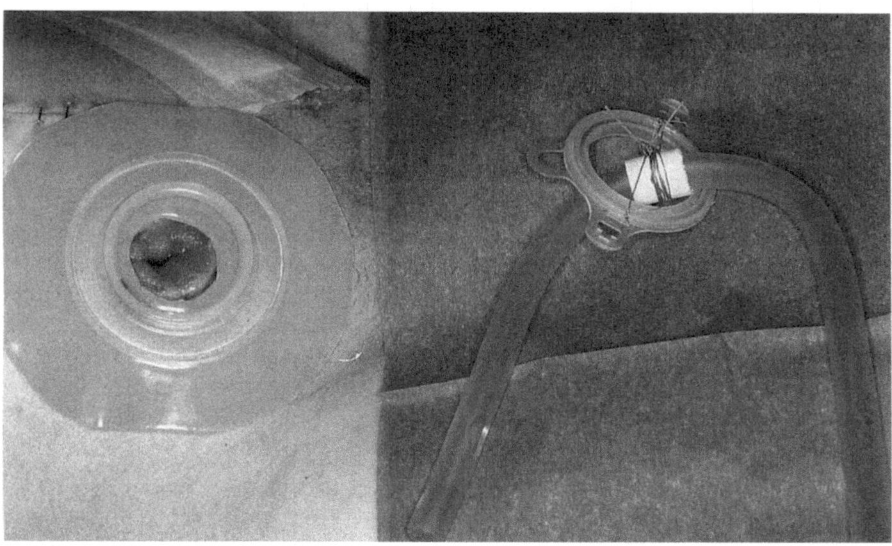

Abb. 22.2. Versorgung während der Trainingsphase. Auf der Bauchhaut wird eine 32 mm-Basisplatte eines normalen zweiteiligen Ileostomieversorgungssystems angebracht. Der Katheter selbst ist am Steckring des passenden Beutels angenäht und kann dadurch leicht gewechselt werden

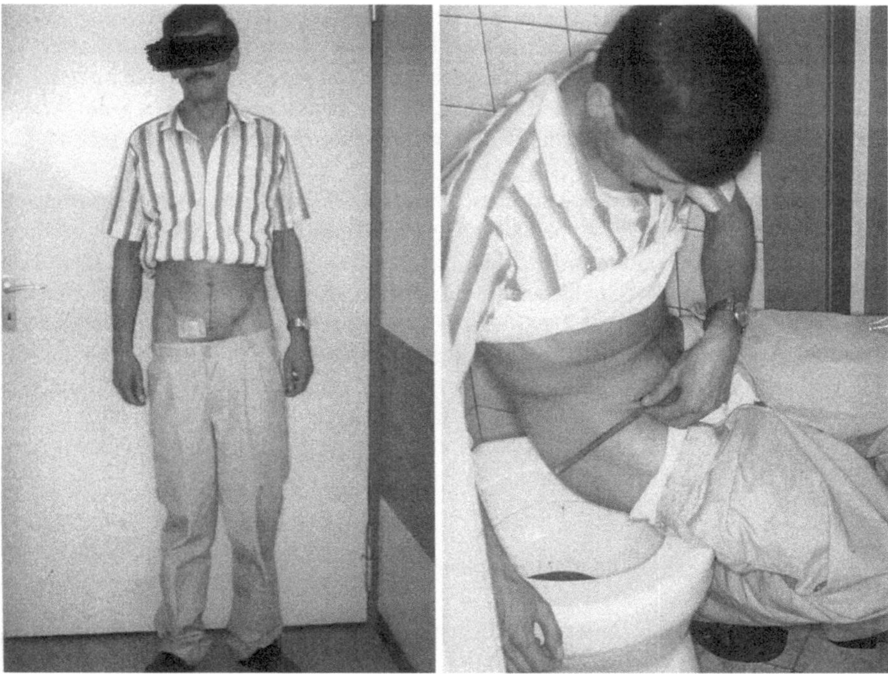

Abb. 22.3. Langzeitversorgung. Der Patient entleert das Reservoir mit einem Spezialkatheter auf der Toilette. Zeitbedarf ca. 3 bis 5 Minuten. Zwischen den 6- bis 8stündlichen Entleerungen wird das Stoma mit einem Pflaster abgedeckt

Entleerung des Reservoirs ein, ab der 8. Woche alle 4 Stunden usw. Sind die Entleerungszeiten auf 6 bis 8 Stunden bei entleerungsfreier Nacht erweitert, ist das Reservoirtraining beendet. Zwischen den Entleerungen wird das Stoma mit einer kleinen Kompresse abgedeckt (Abb. 22.3). 8 Wochen postoperativ liegt in der Regel wieder Arbeitsfähigkeit vor. Die Patienten müssen darauf aufmerksam gemacht werden, das Reservoirtraining keinesfalls schneller als empfohlen abzuschließen, da aus Stabilitätsgründen des Ventils die Reservoirdehnung sehr langsam erfolgen muß.

Nach Abschluß des Trainings braucht der Patient keine spezielle Diät einzuhalten. Sehr ballastreiche Nahrung, insbesondere Pilze, sollte er jedoch meiden, damit der Ileostomiekatheter nicht verstopft. Manche Patienten müssen sich auch blähender Speisen enthalten, wenn sie zu vermehrtem Meteorismus neigen, da das Ventil den Spontanabgang von Gas verhindert. Für den Fall interkurrenter banaler intestinaler Infekte empfehlen wir die häufigere Entleerung oder aber in schweren Fällen die Montage einer vorübergehenden Dauerableitung.

Komplikationen

Operative Komplikationen und Letalität

Es sind zunächst solche zu nennen, die mit jeder größeren Laparotomie assoziiert sein können, wie verzögerte Heilung der perinealen Wunde oder pelvine Abszesse nach Proktokolektomie. Wird die kontinente Ileostomie sekundär angelegt, sind für den Fall ausgedehnt notwendiger Adhäsiolysen Darmverletzungen zu vermeiden. Die häufigste allgemeine Komplikation ist die postoperative Passagestörung, die aber selten einem echten mechanischen Ileus entspricht. Wie auch in der übrigen kolorektalen Chirurgie sind diese Pouch-unabhängigen Komplikationen heute weitgehend beherrschbar [20, 26].

Es gibt eine ganze Reihe spezifischer Komplikationen wie z. B. Nahtinsuffizienzen am Pouch, Fisteln an der Nippelbasis, Nippelnekrosen und Ischämien des Ausführungsganges bzw. des Stomas. Nur durch exakte Beachtung der Technik lassen sich diese Komplikationen vermeiden. Wer sich für die Konstruktion des Kock-Pouches interessiert, sollte unbedingt die Operation unter Anleitung eines darin erfahrenen Operateurs erlernen. Die vielfältigen technischen Details, die in ihrer Summe korrekt ausgeführt werden müssen, lassen sich nur am Objekt selbst in ihrer Bedeutung veranschaulichen. In der Hand des Erfahrenen liegen heute alle Frühkomplikationen um 10% [20], und die Letalität beträgt nach der letzten großen Sammelstatistik aus dem Jahre 1987 bei 1 142 Patienten nur 0,2% [26].

Funktionsstörungen des Kontinenzmechanismus

Hierbei handelt es sich im wesentlichen um Instabilitäten des Nippelventils, sei es durch Gleiten oder Prolabieren des Nippels selbst oder durch Verwerfungen der Richtung des Ausführungsganges durch die Bauchdecke oder Lockerung der Fixierung des Pouches an der Bauchwand. Die Konsequenzen sind Inkontinenz für Gas, später auch für Stuhl einerseits und Schwierigkeiten, den Ileostomiekatheter einzuführen andererseits. Manchmal können auch parastomale Hernien damit vergesellschaftet oder ursächlich daran beteiligt sein.

Die Komplikationen treten am häufigsten im ersten Jahr nach Pouchkonstruktion auf und signalisieren dadurch den Zusammenhang mit möglichen technischen Konstruktionsmängeln. Für den Chirurgen als wichtigsten Risikofaktor spricht, daß in vielen größeren Serien bei gleichbleibender Konstruktionstechnik die Komplikationen in der zweiten Hälfte um vieles niedriger liegt als in der ersten [12]. Neben der chirurgischen Erfahrung haben auch Geschlecht, Fettleibigkeit, Steroidtherapie, primäre oder sekundäre Anlage und Alter bei Operation Einfluß auf die Komplikationsträchtigkeit. Alle Komplikationen implizieren den Korrektureingriff. Insgesamt ist mit der heute üblichen Technik mit einer kumulativen Wahrscheinlichkeit des ersten Revisionseingriffes von 20 bis 40% nach 10 Jahren zu rechnen [10]. Die Chancen des dauerhaften Erfolges der ersten Revision sind hoch, so daß zweite und dritte Revisionen nur sehr selten erforderlich sind [27].

Pouchitis bei Colitis ulcerosa

Bei Colitis ulcerosa ist die Entzündung der Taschenschleimhaut die häufigste Komplikation. Vom histomorphologischen Standpunkt ist davon auszugehen, daß bei jedem Patienten entzündliche mukosale Veränderungen, allerdings unterschiedlicher Ausprägung, auftreten. Sie als Pouchitis zu definieren, erscheint nur gerechtfertigt, wenn Symptome damit verbunden sind, die schwer genug sind, eine Behandlung zu initiieren. Die symptomatische Pouchitis ist charakterisiert durch abdominelle Schmerzen, allgemeine Abgeschlagenheit, hohen wässrigen Ileostomie-Output, gelegentlich mit Blutbeimengungen und in schweren Fällen durch Fieber begleitet [31]. Der klinische Schweregrad korreliert nur locker mit dem endoskopischen Aspekt der Tasche, die typischerweise eine düsterrote Mukosa zeigt, teilweise mit ulzerösen Läsionen, Fibrin und Blutausschwitzungen sowie gelegentlich eitrigen Belägen. Makroskopisch handelt es sich um einen Rückfall der Colitis ulcerosa im Ileumreservoir. Die Häufigkeit ist bei Kock-Pouch und ileoanalem Pouch identisch. Die kumulative Wahrscheinlichkeit erreicht nach 4 Jahren ca. 25 bis 35% und steigt danach nur noch sehr leicht an. Der große Vorteil des Kock-Pouches im Vergleich zum ileoanalen Pouch liegt darin, daß die Pouchitis nicht die Kontinenzfunktion beeinträchtigt. Darüber hinaus sind schwere Verläufe wesentlich besser zu behandeln, da durch Installation eines vorübergehenden Dauerableitungssystems die kontinente leicht in eine inkontinente Ileostomie umgewandelt werden kann. Damit wird dem ätiopathogenetischen Faktor der intestinalen Stase bzw. der bakteriellen Überwucherung Rechnung getragen. Medikamentös bewährt sich Metronidazol für einige Tage. Aber auch 5-ASA-Präparationen, Salazo-Sulfapyridin oder Breitspektrum-Antibiotika können helfen. Selten sind Steroide topisch oder systemisch erforderlich. Eine Entfernung des Reservoirs ist nur bei schweren therapierefraktären extraintestinalen Begleiterscheinungen erforderlich.

Rezidive bei M. Crohn

Es gibt Patienten, bei denen die kontinente Ileostomie in Kenntnis oder aber häufiger in Verkennung eines M. Crohn operiert wurde. Im Gegensatz zu Patienten mit Colitis ulcersoa unterliegen diese weniger dem Risiko einer Pouchitis im klassischen Sinne. Vielmehr äußert sich das Rezidiv des M. Crohn in umschriebenen, selten diffusen aphtösen Läsionen in der Taschenschleimhaut, die als solche selten symptomatisch werden. Wie bei ileokolischen Anastomosen und bei der Brooke-Ileostomie ist auch das neoterminale bzw. präneoterminale Ileum betroffen, in diesem Fall also die zuführende Schlinge zur Tasche. Symptome treten wie sonst bei M. Crohn vor allem durch die Komplikationen auf. Dabei handelt es sich bei der Tasche meist um Fisteln und bei der zuführenden Schlinge eher um Stenosen. Zur Behandlung der unkomplizierten Läsionen eignen sich 5-ASA-Präparationen oder neuerdings topische Steroide (Budesonid). Erstaunlicherweise ist der Kontinenzmechanismus selten von der Entzündung bzw. ihrer Komplikation betroffen, und Instabilitäten scheinen nach unserer Erfahrung sogar seltener als bei anderen Grunderkrankungen zu sein. Auch bei M. Crohn-Patienten hat die Ileumtasche ihren Wert und der Kontinenzmechanismus für den Patienten große Bedeutung. Deshalb werden im Falle von Komplikationen eines Rezidivs auch die üblichen Regeln der Crohn-Chirurgie angewandt, d.h. die Komplikation wird unter Erhaltung des neuen Organs beseitigt [5]. Meist ist die zuführende Schlinge zu resezieren und neu zu anastomosieren. Die Indikation zur Resektion der Tasche ist nur zu stellen, wenn Reoperationen zu häufig werden, da der Taschen- und damit der Ileumverlust die Wasser- und Elektrolytballance des Crohn-Patienten weiter empfindlich beeinträchtigen kann.

Korrekturoperationen

Eine wesentliche Bedeutung für eine erfolgreiche Kock-Pouch-Chirurgie hat das operative Komplikationsmanagement. Frühkomplikationen müssen bei entsprechender Brisanz gegebenenfalls sofort versorgt werden. Dabei ist meistens die Gesamtkonstruktion zu retten, sollte aber zur Sicherheit durch eine Loop-Ileostomie ausgeschaltet werden. Handelt es sich dagegen um ungefährliche Frühkomplikationen wie spontane enterokutane Fisteln oder nur durch Inkontinenz symptomatische Nippelnekrosen, wird der Revisionseingriff besser im Intervall wie bei Spätkomplikationen durchgeführt.

Fisteln

Fisteln entstehen entweder an der Ventilbasis und haben als innere Umgehung des Nippels Inkontinenz zur Folge, oder sie gehen vom Pouch aus und führen zu innerenterischen oder enterokutanen Falschwegen. Weil die Ventilfisteln durch die Inkontinenz die Absicht der Operation in ihr Gegenteil verkehren, müssen sie immer operiert werden, die anderen Fisteln nur nach ihrem klinischen Schweregrad. Unabhängig von der Pathogenese gilt für die Fisteln, daß sie unter Erhaltung des neuen Organkomplexes (Tasche und Ventil) operiert werden. Dabei werden sie sparsam nach Separation der Wandschichten exzidiert, und Ein- und Ausschüsse werden separat vernäht.

Probleme am Nippelventil

Bei Korrektur gilt, daß Ventilrestabilisation vor Ventilneubildung geht. Dazu kann der Pouch manchmal in situ belassen bleiben. Er wird längs an der Vorderwand eröffnet, das Ventil neu intussuszeptioniert, und wie bei Primärkonstruktionen werden erneut Klammermagazine appliziert. Muß das Ventil neu gebildet werden, wird nach Exzision des defekten Nippels entweder die zuführende Schlinge oder ein höheres Ileumsegment herangezogen.

Pouchkonversionen

Die Gemeinsamkeit des Ileum-Reservoirs impliziert für den Kock-Pouch und den ileoanalen Pouch prinzipiell gegenseitige Konvertierbarkeit [15]. Dies kann von Bedeutung sein, wenn bei primär beabsichtigtem ileoanalem Pouch technische Probleme mit der sicheren Realisierung auftreten. So kann z. B. die Mesenteriallänge nicht ausreichend sein, um mit dem Reservoir spannungsfrei den After zu erreichen. In diesem Fall kann zunächst ein Kock-Pouch konstruiert werden, der nach seiner Expansion im Intervall mit dem After anastomosiert werden kann [16]. Dazu bietet die heute mögliche Stapler-Technik ideale Voraussetzungen. Von 6 Patienten, die nach sphinktererhaltender Proktokolektomie mit Kock-Pouch versorgt wurden, wurde die Konversion in der eigenen Erfahrung während eines Zeitraumes von 10 Jahren nur einmal durchgeführt, da die übrigen Patienten mit der kontinenten Ileostomie absolut zufrieden waren [7].

Wesentlich größere Bedeutung hat die Konversion in umgekehrter Richtung. In der Regel handelt es sich um Patienten, die Komplikationen an der ileo-pouch-analen Anastomose erlitten hatten [17]. Aber auch sonstige nichtkorrigierbare Funktionsstörungen sind geeignet, vorausgesetzt es liegt keine Pouchitis vor. Nach Auslösung des Reservoirs aus der Kreuzbeinhöhle ist lediglich das Ventil hinzuzufühgen und der neue Ausführungsgang abdominell auszuleiten. In Anlehnung an die Korrekturmethoden des Kontinenzventils beim Original-Kock-Pouch stehen als Methoden die Ventilneubildung aus der zuführenden Schlinge oder aber aus einem zu transponierenden höheren Ileumsegment zur Verfügung [6]. Gegebenenfalls kann ein zu kleiner J-Pouch auch durch eine weitere Schlinge augmentiert werden (Abb. 22.4).

Heutiges Indikationsspektrum

Der Kock-Pouch hat die willkürliche Kontrollierbarkeit der Dünndarmentleerung zum Ziel. Geeignet sind hauptsächlich Patienten mit Colitis ulcerosa und Familiärer Adenomatöser Polyposis. Gelegentlich können auch Patienten mit multiplen kolorektalen Karzinomen und neurologisch mitbedingten kolorektalen Funktionsstörungen in Frage kommen [20]. Grundsätzlich hat sich dieses Indikationsfeld über die Jahre nicht verändert. Da die meisten der zur Proktokolektomie anstehenden Patienten heute jedoch besser mit ileoanalem Pouch versorgt werden können, ist der Bedarf an Kock-Pouch-Konstruktionen bei der primären Operation quantitativ sehr zurückgegangen. Das Verfahren ist deswegen zunächst nur noch indiziert, wenn ein ileoanaler Pouch wegen Kontraindikationen ausscheidet. Hinzu kommen vereinzelte Patienten, die das Reservoir-Stoma der Erhaltung des Defäkationsweges vorziehen [5].

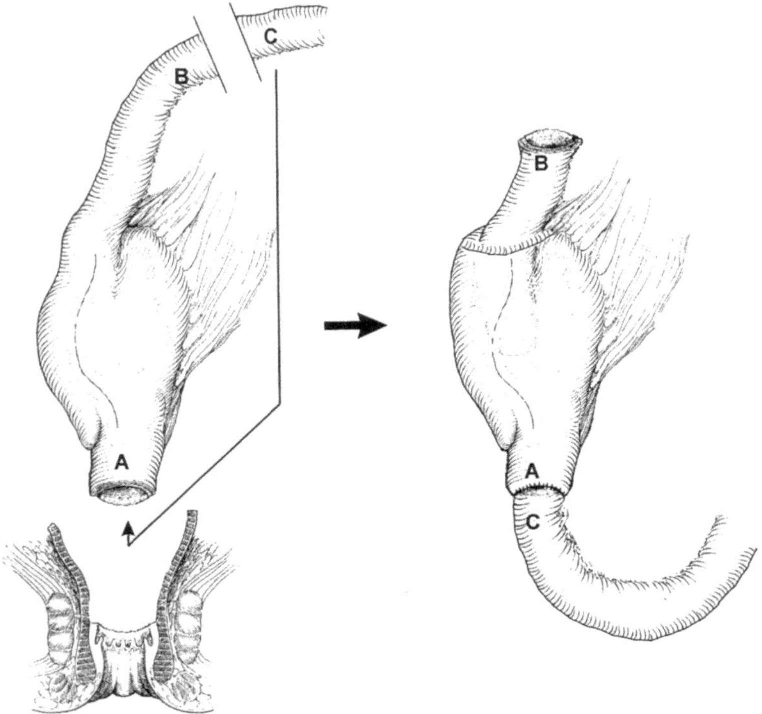

Abb. 22.4. Konversion des ileoanalen in den Kock-Pouch

Der wichtigste Indikationsbereich für den Kock-Pouch ergibt sich im sekundären Behandlungskonzept der anerkannten Grunderkrankungen. Es handelt sich dabei zum einen um Patienten, die bereits eine Brooke-Ileostomie haben und damit aus verschiedenen Gründen nicht zurecht kommen [5, 20]. Die beste Indikation ist heute der fehlgeschlagene ileoanale Pouch, zumal das Reservoir bereits vorhanden ist und wieder verwandt werden kann [17]. Damit wird der Verlust der wertvollen Darmtasche vermieden, und dem Patienten bleibt die inkontinente Ileostomie erspart [6]. Das heutige Indikationsspektrum ist in Tabelle 22.1 zusammengefaßt.

Eine sehr verantwortungsvolle Aufgabe stellt die Beratung von M. Crohn-Patienten dar, die sehr häufig keine Alternative zur Ileostomie haben, aber ebenfalls komfortabler versorgt sein möchten. Die Meinungen reichen in der Literatur von strikter Ablehnung [13] bis zum Einschluß vereinzelter Patienten unter bestimmten Voraussetzungen [2]. Unserer Meinung nach ist die Kontraindikation nicht mit der gleichen Absolutheit begründbar wie beim ileoanalen Pouch. Trotzdem ist von einer primären Kock-Pouch-Anlage bei der Kolektomie abzuraten [5]. Die meisten Patienten finden sich nämlich doch mit der Brooke-Ileostomie besser zurecht, als sie vorher glaubten, vor allem unter dem Eindruck der kompletten Beschwerdefreiheit und der guten körperlichen Erholung. Nur wenige ziehen sich mit dem Stigma der inkontinenten Ileostomie in die Isolation zurück. Bei diesen seltenen Ausnahmen erscheint eine sekundäre Kock-Pouch-Anlage vertretbar, wenn der Chirurg ausreichend Erfahrung

Tabelle 22.1. Heutige Indikationen für den Kock-Pouch

Primäranlagen	Konversion Ileostomie	Konversion Ileoanaler Pouch
Kontraindikationen des ileoanalen Pouches - onkologisch - funktionell - technisch Patientenwunsch	Psychologische Inakzeptanz ± Stomakomplikationen Therapieresistente Hautprobleme	Anastomosenkomplikationen - Strikturen - Fisteln Funktionsstörungen - Inkontinenz - Entleerungsstörung - zu hohe Frequenz Perianale Dermatitis Anale Destruktion

besitzt, direkte operative Komplikationen zu vermeiden, der Patient wenigstens 3 Jahre mit Ileostomie rezidivfrei geblieben war und die kompetente Aufklärung über das kalkulierbar erhöhte Wiedererkrankungsrisiko verstanden hat [5, 20, 26].

Lebensqualität

Abgesehen davon, daß Lebensqualität als sehr subjektiver Begriff nur schwer objektiv meßbar ist, liegen nur wenige gute Studien zu diesem wichtigen Gesichtspunkt nach Proktokolektomie vor. In einer einzigen Untersuchung wird die Lebensqualität von Patienten mit Brooke-Ileostomie, Kock-Pouch und ileoanalem Pouch verglichen [24]. Im Ergebnis bestehen keine Unterschiede zwischen den Operationsverfahren in Bezug auf die Kategorien soziale Lebensgestaltung, körperliche Erholung, Arbeitsfähigkeit und Familienleben. Patienten mit ileoanalem Pouch hatten weniger Einschränkungen in sportlichen und sexuellen Aktivitäten als solche mit Kock-Pouch, während diese wiederum darin besser abschnitten als Patienten mit Brooke-Ileostomie, dafür aber häufigere Einschränkungen von Reiseaktivitäten hatten. Danach nimmt der Kock-Pouch, wie zu erwarten war, eine intermediäre Position zwischen den drei chirurgischen Optionen ein. Wesentlich vorteilhafter wird dagegen der Kock-Pouch von Patienten beurteilt, die vorher mit einem anderen Operationsverfahren unzufrieden waren und negative Erfahrungen in Bezug auf ihre Vorstellungen von guter Lebensqualität gesammelt hatten. In verschiedenen Untersuchungen wird übereinstimmend die Überlegenheit des Kock-Pouches in Bezug auf höhere Freizügigkeit bei Reisen, Sport und im Intimleben bestätigt [11, 22]. Ein Vorteil für die Lebensqualität ergibt sich also hauptsächlich bei Patienten mit Konversionsoperationen.

Schlußfolgerungen

Die kontinente Ileostomie nach Kock kann immer noch durch die geniale Konzeption und die hohe operative Ästhetik bestechen. Im technischen Repertoire der Vollendung der Proktokolektomie schließt sie die Lücke zwischen konventioneller Ileostomie und der Restauration des natürlichen Defäkationsweges. Darin liegt heute ihre besondere Bedeutung, da sie nicht nur aus der klassischen Brooke-Ileostomie, sondern auch aus dem modernen ileoanalen Pouch ohne Darmverlust konvertierbar ist. In der Hand des versierten Operateurs sind operative Früh- und funktionelle Spätkomplikationen nicht häufiger als beim präanalen Reservoir, im Gegensatz zu diesem aber praktisch immer mit Erfolg chirurgisch korrigierbar. Deshalb ist die Patientenzufriedenheit ungewöhnlich hoch. Selbst wenn Revisionseingriffe zu akzeptieren sind, ziehen Betroffene diese der Entfernung des Reservoirs vor [25]. Es ist die sichere Verläßlichkeit der Funktion, die vor allem Patienten begeistert, die vorher mit einer inkontinenten Ileostomie oder einem fehlgeschlagenen ileoanalen Pouch leben mußten. Der Hauptvorteil für die Lebensqualität liegt bei jüngeren Menschen beiderlei Geschlechts in der Erfahrung der höheren sexuellen Unbekümmertheit.

Literatur

1. Bargen IA (1956) Complications and problems associated with the management of ulcerative colitis. Gastroenterology 86:674–683
2. Bloom RJ, Larsen CP, Watt R, Oberkelman HA (1986) A reappraisal of the Kock continent ileostomy in patients with Crohn's disease. Surg Gynecol Obstet 162:105–108
3. Brooke BN (1952) The management of an ileostomy including its complications. Lacet II 106–109
4. Ecker KW (1989) Die intra- und postoperative Versorgung der kontinenten Ileostomie nach Kock. In: Gall FP, Hermanek KP Fortschritte in der Chirurgie. W Zuckschwerdt, München Bern Wien San Franzisko, S 128–133
5. Ecker KW, Schmid Th, Haberer M, Hildebrandt U, Feifel G (1994) Erfahrungen mit der kontinenten Ileostomie nach Kock. Zentralbl Chir 119:851–861
6. Ecker KW, Haberer M, Feifel G (1996) Conversion of the failing ileoanal pouch to reservoir-ileostomy rather than to ileostomy alone. Dis Colon Rectum 39:977–980
7. Ecker KW, Haberer M, Feifel G (1997) Die kontinente Ileostomie bei Patienten mit konservativer Proktokolektomie. Konversion zum präanalen Reservoir anstelle Korrektur der Ventildysfunktion. Coloproctology 19:106–110
8. Ecker KW (1992) Improved stabilization of conventional (Brooke) ileostomies with the stapler-technique. World J Surg 16:525–529
9. Englert G, Haß M (1986) Erfahrungen mit der „Kock'schen Tasche" – Ergebnisse einer Fragebogenaktion. ILCO-Praxis, Ausg 2:21–27
10. Fasth S, Hultén L, Svaninger G (1987) The Kock continent ileostomy: influence of a defunctioning ileostomy and nipple valve stapling on early and late morbidity. Int J Colorect Dis 2:82–86
11. Gerber A, Angst MK, Graig PH (1984) The improved quality of life with Kock continent ileostomy. J Clin Gastroenterol 6:513–517
12. Gerber A, Apt MK, Craig PH (1983) The Kock continent ileostomy. Surg Gynecol Obstet 156: 345–350
13. Handelsman JC, Gottlieb LG, Hamilton SR (1993) Crohn's disease as a contraindication to Kock Pouch (continent ileostomy). Dis Colon Rectum 36:840–843
14. Hultén L (1988) Die kontinente Ileostomie - Kock'scher Pouch. Chirurg 59:143–149
15. Hultén L (1985) The continent ileostomy (Kock's pouch) versus the restorative proctocolectomy (pelvic pouch). World J Surg 9:952–959
16. Hultén L, Fasth S, Nordgren S, Öresland T (1988) Kock's pouch converted to a pelvic pouch. Report of a case. Dis Colon Rectum 31:467–469
17. Hultén L, Fasth S, Hallgren T, Öresland T (1992) The failing pelvic pouch conversion to continent ileostomy. Int J Colorect Dis 7:119–121
18. Hultén L, Svaninger G (1984) Facts about the Kock continent ileostomy. Dis Colon Rectum 9: 952–959
19. Kock NG (1969) Intra-abdominal „reservoir" in patients with permanent ileostomy. Arch Surg 99:223–231
20. Kock NG, Myrvold HE, Nilsson LO, Philipson BM (1985) Achtzehn Jahre Erfahrung mit der kontinenten Ileostomie. Chirurg 56:299–304
21. Kock NG (1973) Continent ileostomy. Prog Surg 12:180–201

22. Kock NG, Darle N, Kewenter J, Myrvold HE, Philipson B (1974) The quality of life after proctocolectomy and ileostomy: a study of patients with conventional ileostomies converted to continent ileostomies. Dis Colon Rectum 17:287–292
23. Kock NG, Myrvold HE, Nilsson LO (1980) Construction of a stable valve for continent ileostomy. Ann Chir Gynecol 69:132–143
24. Köhler LW, Pemberton JH, Zinsmeister AR, Kelly KA (1991) Quality of life after proctocolectomy. A comparison of Brooke ileostomy, Kock pouch and ileal pouch-anal anastomosis. Gastroenterology 101:679–684
25. Mc Leod RS, Fazio VW (1984) Quality of life with the continent ileostomy. World J Surg 8:90–95
26. Myrvold HE (1987) The continent ileostomy. World J Surg 11:720–726
27. Öjerskog B, Kock NG, Nilsson LO, Philipson BM, Åhrén C (1990) Long-term follow-up of patients with continent ileostomies. Dis Colon Rectum 33:184–189
28. Pemberton JH (1988) Management of conventional ileostomies. World JSurg 12:203–210
29. Roy PH, Sauer WG, Beahrs OH, Farrow GM (1970) Experience with ileostomies: evaluation of long term rehabilitation in 497 patients. Am J Surg 119:77–86
30. Schaudig A, Kock NG, v Bary S, Nakano H (1973) Die kontinente Ileostomie nach Kock. Münch Med Wschr 115:290–295
31. Svaninger G, Nordgren S, Öresland T, Hultén L (1983) Incidence and characteristics of pouchitis in the Kock continent ileostomy and the pelvic pouch. Scand J Gastroenterol 28:695–700

23 Koloproktomukosektomie mit ileoanalem Pouch

H. J. Buhr und A. J. Kroesen

Einleitung

Die Koloproktomukosektomie mit ileoanaler Pouchanlage (IAP) hat sich während der letzten 20 Jahre zu einem etablierten Operationsverfahren entwickelt. Das Indikationsspektrum ist jedoch auf wenige ausgewählte Krankheitsbilder beschränkt geblieben.

Zur IAP bestehen 4 Hauptindikationen. Die häufigsten sind die Colitis ulcerosa und die familiäre adenomatöse Polyposis coli (FAP). Seltenere Indikationen von untergeordneter Bedeutung sind die intraktable Obstipation und das multilokuläre Kolonkarzinom.

Colitis ulcerosa

Nur 20% aller an Colitis ulcerosa erkrankten Patienten bedürfen während ihrer Krankheitsgeschichte einer Operation. Dies macht eine differenzierte Indikationsstellung zur Operation notwendig. Die Indikation muß bei 4 Problemkreisen der Erkrankung in enger Kooperation mit dem therapierenden Gastroenterologen gestellt werden:

Therapierefraktärer Verlauf

Die häufigste Operationsindikation stellt das Versagen einer konservativen Therapie mit chronisch rezidivierendem Verlauf dar. Hier sollte die Indikation großzügig gestellt werden, da die häufigen Klinikaufenthalte und die zunehmenden Medikamentennebenwirkungen die Lebensqualität erheblich beeinträchtigen, zu einer Desozialisierung führen und mit zunehmender Erkrankungdauer das Karzinomrisiko steigt.

Tabelle 23.1. Therapierefraktärer Verlauf als Indikation zur IAP bei Colitis ulcerosa

Autor	Jahr	n	%
Buhr [1]	1993	327	79
Hurst [21	1995	100	50
Mikkola [3]	1995	100	73
Fazio [4]	1995	812	46
UKEF	1997	53	75

Gerade bei einem chronisch rezidivierendem Verlauf kann durch die Wahl des richtigen Operationszeitpunktes zwischen zwei Schüben ein guter Therapieerfolg erzielt werden (Tabelle 23.1).

Medikamentennebenwirkungen

Neben den weniger ausgeprägten Nebenwirkungen der 5-Aminosalizylate führt besonders das Kortison bei Langzeit- und Hochdosisanwendung langfristig zu erheblichen Nebenwirkungen an Gewebe (Cushing-Habitus), Immunsystem, Magenschleimhaut und Skelettsystem (Deckplatteneinbrüche der Wirbelsäule).

Im Spiegel der aktuellen Literatur und in unserem eigenen Krankengut wird die Indikation zur IAP bei therapierefraktärem Verlauf und bei Medikamentennebenwirkungen in ca. 60% gestellt.

Kolitis-assoziiertes Karzinom

Nach 10 Jahren erhöhen sich Kolitis-Karzinome auf einen Anteil bis zu 1%, nach 30 Jahren Erkrankungsdauer steigt dieser Anteil auf bis 17%. Bei Vorliegen einer Pankolitis ist das Entartungsrisiko auf das 14,8fache erhöht. Die Karzinome können in allen Abschnitten des Kolons auftreten (Tabelle 23.2).

Verdächtig auf ein Karzinom ist das Vorliegen von Epitheldysplasien. Daher muß bei allen Patienten mit einer Risikokonstellation (Erkrankungsdauer > 10 Jh., Pankolitis) eine jährliche Koloskopie mit Stufenbiopsien durchgeführt werden. Die Indikation zur Koloproktomukosektomie und ileoanaler Pouchanlage muß dann bereits bei Vorliegen von geringgradigen Epitheldysplasien gestellt werden, da eine einmal aufgetretene Epitheldyplasie durch die schlechte koloskopische Wiederauffindbarkeit der betroffenen Stelle nur schwerlich kontrollierbar ist und der Übergang in schwerere Epitheldysplasien bzw. ein Karzinom so nicht erkannt werden kann. Bei einer anamnestischen Risikokonstellation in Kombination mit einer Stenose, die bei der histologisch gesicherten Colitis ulcerosa immer hochgradig karzinomverdächtig ist, sollte die Indikation zur Kolektomie gestellt werden.

Tabelle 23.2. Kolitis-Karzinom-Risiko in Abhängigkeit von der Erkrankungsdauer

	Pat.	10 Jahre	15 Jahre	20 Jahre	25 Jahre	30 Jahre
Hendriksen et al. 1985 [5]	738	0,8	1,1	1,4		
Mir-Madjelessi et al. 1986 [6]	1248	0,1	0,6	7,7		16,1
Gyde et al. 1988 [7]	823	0,7	3,4	7,2	11,6	16,3
Gilat et al. 1988 [8]	1035	0,2	2,8	5,5		13,5
Lennard-Jones et al. 1990 [9]	401		3	5	9	
n =	4290	< 1 %	< 4%	< 8%	< 12%	< 17%

Tabelle 23.3. Kolitis-Karzinom- und Epitheldyplasierate bei Colitis ulcerosa im Literaturüberblick

Autor	Jahr	n	Colitis-Ca	Dysplasie
Buhr [1]	1993	327	4,3%	
Hurst [2]	1995	100	3%	8%
Mikkolada [3]	1995	100	0%	0%
Fazio [4]	1995	812	1,6%	11,6%
UKBF	1997	53	3%	4%

In größeren publizierten Serien (Tabelle 23.3) wurde die OP-Indikation in 0–4,3% aufgrund eines Kolitis-Karzinoms gestellt. Wesentlich höher ist hingegen die Indikationsstellung wegen Epitheldysplasien, die im großen Krankengut der Cleveland-Clinic [4] 11,6% beträgt. Dies verdeutlicht zusätzlich die besondere Problematik der Epitheldysplasien.

Notfallindikationen

Die Indikation zur Notfallkolektomie muß bei drei Situationen gestellt werden: Beim toxischen Verlauf, der therapierefraktären Blutung und einer kolitisbedingten freien Kolon-Perforation. Je nach Zentrum wird die Notfallindikation in zwischen 3,9 und 39% der Colitis ulcerosa-Patienten gestellt (Tabelle 23.4).

Besondere Wertigkeit erlangen die Notfallindikationen unter Berücksichtigung ihrer perioperativen Morbidität und Letalität. Wie in Tabelle 23.5 angeführt, kommt es in 18,1% von 168 Patienten zur Entwicklung eines Sepsiszustandes im kleinen Becken, und es besteht eine Mortalität von 6,3%. Dies verdeutlicht, daß auch in der Ära einer deutlich verbesserten internistischen und Intensiv-Therapie für ein Krankengut mit hauptsächlich jungen Patienten eine außerordentlich hohe Morbidität und Mortalität besteht. Die Indikation zur Operation muß also gerade im Notfall früh genug erfolgen, um so die Morbiditäts- und Mortalitätsrate möglichst gering zu halten.

Toxischer Verlauf

Der toxische Verlauf ist eine gefährliche Notfallsituation. Es wird vom Pathomechanismus her postuliert, daß durch die schwere Entzündungsreaktion im Kolon Bakterientoxine ungehindert in die Blutbahn gelangen, und es zu einer nicht mehr zu durchbrechenden Sepsis kommt. Die einzige Möglichkeit für eine effektive Therapie

Tabelle 23.4. Häufigkeit der Notfallkolektomie im Literaturspiegel

Autor	Jahr	n	%
Frykholm [10]	1989	185	14,0
Mikkola [3]	1992	307	22,5
Buhr [1]	1993	327	9,2
Hurst [2]	1995	100	39,0
Fazio [4]	1995	933	4,3
UKBF (seit 1.1.95)	1997	53	7,1
		1894	16, 0

Tabelle 23.5. Morbidität und Mortalität bei Notfallkolektomien wegen Colitis ulcerosa im Literaturspiegel

Autor		n	„Pelvic sepsis" n (%)	Ileus n (%)	Nachblut. n (%)	Mortalität n (%)
Frykholm [10]	1989	25/185	8 (32)	2 (8)	7 (28)	6 (24)
Mikkola [3]	1992	19/307	3 (15,7)	–	1 (5,2)	2 (10,5)
Buhr [1]	1993	30/327	–	–	–	0
Heyvaert [11]	1994	12/ 30	3/25	1 (8,3)	0	0
Hurst [2]	1995	39/100	–	–	–	0
Fazio [4]	1995	41/933	–	–	–	4 (9,7)
UKBF (seit 1.1.95)	1997	4/ 53	0	0	0	0
		170/1935	**18,1%**	**5,4%**	**8,3%**	**6,3%**

besteht in einer Kolektomie mit Loop-Ileostoma-Anlage und Sigmaschleimfistel. Ein langdauernder konservativer Therapieversuch muß aufgrund der nach wie vor hohen Letalität des Krankheitsbildes unbedingt vermieden werden. Das früher angewandte sog. Turnbull-Verfahren, bei dem multiple Kolostomata zur Entlastung des Kolons angelegt wurden, ist heutzutage obsolet.

Kolon-Perforation

Die freie Perforation des Kolons erfordert ebenfalls eine sofortige Kolektomie. Das Rektum wird entweder blind verschlossen oder als Sigmaschleimfistel im Hautniveau ausgeleitet. Nur bei gedeckten Perforationen mit Ausbildung eines intraabdominellen Abszesses kann zunächst eine interventionelle oder chirurgische Abszessdrainage durchgeführt und erst im Intervall die definitive Versorgung in Form einer Kolektomie angegangen werden.

Blutung

Erhebliche peranale Blutungen mit einem Konservenverbrauch von mehr als 4 Konserven/24 h erfordern ebenfalls eine Kolektomie. Die ileoanale Pouchanlage kann dann je nach den lokalen Gegebenheiten und nach dem Allgemeinzustand zwei oder dreizeitig folgen.

Familiäre adenomatöse Polyposis Coli (FAP)

Das zweite große Indikationsspektrum zur ileoanalen Pouchanlage stellt die FAP dar. In Anbetracht der obligaten karzinomatösen Entartung muß jeder Patient kolektomiert werden. Der regelhafte Zeitpunkt zur Operation ist das 18./19. Lebensjahr – nach Abschluß der Schulausbildung. Diese Regel gilt für Patienten, die durch eine Gen-Analyse, eine endoskopische Diagnose der Polypen und aufgrund ihrer Familienanamnese als FAP-Kranke identifiziert wurden. Bei Patienten, die erst nach dem 19. Lebensjahr als FAP-Kranke diagnostiziert wurden, sollte ebenfalls die sofortige OP-Indikation gestellt werden. Eine früherer Operationszeitpunkt muß gewählt werden, wenn bereits ein manifestes Karzinom nachgewiesen werden kann, höhergradige

Epitheldysplasien vorliegen, eine massive Polyposis vorliegt oder aber eine therapierefraktäre Blutung entsteht.

Multilokuläres Kolonkarzinom

Eine seltenere Indikation zur Operation stellt das multilokuläre Kolonkarzinom dar. Diese besonders beim HNPCC (Hereditäres non-polypöses Kolonkarzinom) zu beobachtende Situation erfordert besonders in Kombination mit einem Rektumkarzinom die ileoanale Pouchanlage. Größere Serien bestehen hier jedoch nicht. Dieses Verfahren sollte jedoch als Reserveoperation im Repertoire des kolorektalen Chirurgen vorhanden sein.

Intraktable Obstipation

Die therapierefraktäre Obstipation erfordert in Ausnahmefällen eine Kolektomie. Von Hosie und Mitarbeitern [13] ist eine kleinere Serie von IAP's zur Behandlung einer therapierefraktären Obstipation veröffentlicht worden. In Anbetracht der zweifelhaften Therapieergebnisse sollte diese Indikation nur absolut ausgewählten Fällen vorbehalten bleiben.

Vorgehen und Methodik

OP-Vorbereitungen

Zu den erforderlichen diagnostischen Maßnahmen gehören:
1. Koloskopie zur Diagnosesicherung und Dokumentation von Ausdehnung und Intensität der entzündliche Erkrankung mit histologischer Sicherung.
2. Rektoskopie zur Beurteilung der rektalen Schleimhautverhältnisse und zum Ausschluß eines Fistelleidens.
3. Sonographie des Abdomens: Beurteilung der Leber (Primär sklerosierende Cholangitis, Cholelithiasis, Leberfiliae).
4. Analmanometrie zur Objektivierung und Dokumentation einer ausreichenden Analsphinkterfunktion.
5. Sellinkuntersuchung des Dünndarms zum Ausschluß eines M. Crohns.
6. Gastroskopie zum Ausschluß eines M. Crohns.

Kontraindikationen

Kontraindikationen zur IAP sind ein M. Crohn, ein tiefsitzendes Rektum-Ca, ein septischer Prozeß im kleinen Becken und eine nicht therapierbare Analsphinkterinkontinenz. Wobei eine präoperativ bestehende Analsphinkterinkontinenz genau analysiert werden muß, da durch neuere Verfahren wie z. B. die dynamische Gracilisplastik hier vielversprechende Alternativen bestehen könnten.

Operationstechnik

Die Operation gliedert sich in die ablative und die rekonstruktive Phase. Unter Erhalt des großen Netzes wird von abdominell die Kolektomie mit Teilproktektomie durchgeführt. Auf den Erhalt des terminalen Ileums einschließlich der Versorgung der A. ileocolica wird sorgfältig geachtet. Die Mukosektomie erfolgt in der Regel transanal. Nach Unterspritzung der Rektumschleimhaut mit POR 8-Lösung (Katecholaminhaltige Lsg.) von der Linea dentata aus wird an der Linea dentata die Schleimhaut inzidiert und eine Mukosektomie über 2 cm vorgenommen (Abb. 23.1a, b). Die muskuläre Rektumwand wird an dieser Stelle durchtrennt.

In der rekonstruktiven Phase ist die vollständige Mobilisierung des terminalen Ileums und der Mesenterialwurzel erforderlich. Zusätzlichen Längengewinn erreicht man durch die Durchtrennung des Mesenteriums und Unterbindung zentraler Äste unter Schonung der Gefäßarkade und der A. ileocolica. Die Reservoirbildung erfolgt durch Umschlagen eines 15 cm langen Ileumschenkels unter breiter Entero-enteroanastomose mit GIA-Staplern als J-Pouch. Der so gebildete Pouch hat ein Fassungsvermögen von 100–150 ml.

Anschließend wird der Pouch nach intrapelvin verlagert und die ileoanale Anastomose durchgeführt. Die Anastomose erfolgt entweder als transanale Einzelknopf-

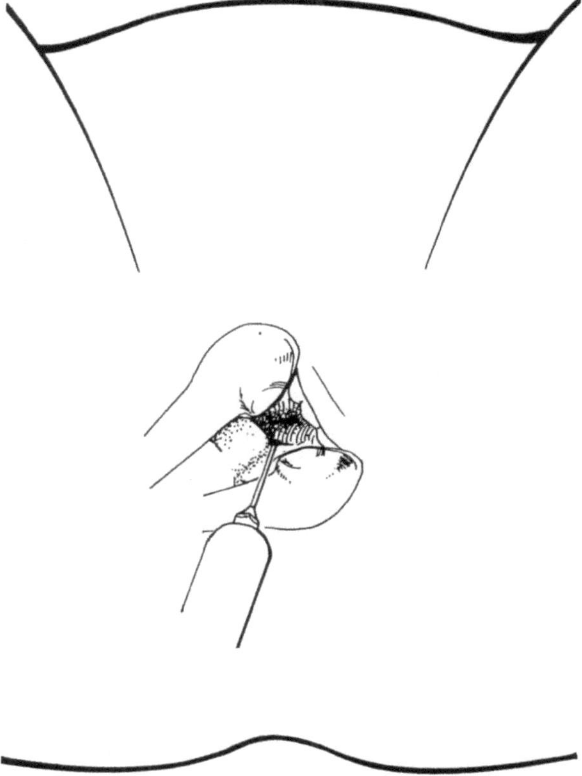

Abb. 23.1a. Einstellung der Z-Linie mit dem Eisenhammerspekulum und Unterspritzung der Rektummukosa von der Z-Linie aus mit POR-8-Lösung.

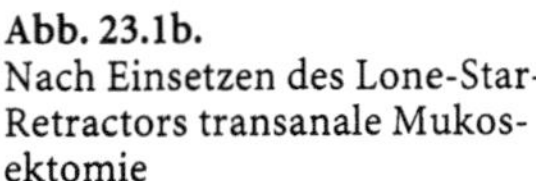

Abb. 23.1b.
Nach Einsetzen des Lone-Star-Retractors transanale Mukosektomie

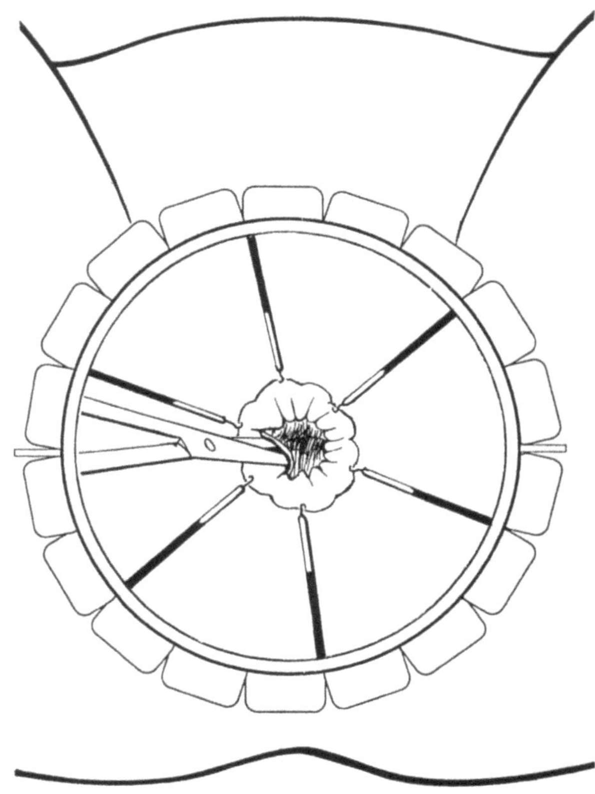

Handnaht (Abb. 23.2) oder nach zuvoriger intersphinktärer Dissektion durch eine Stapler-Anastomose (Abb. 23.3).

Operative Strategie

In der Regel wird die IAP zweizeitig durchgeführt. Das heißt: 1. Schritt: Koloproktomukosektomie, ileoanaler Pouch, Loop-Ileostoma; 2. Schritt: Ileostomarückverlagerung.

Für bestimmte Sonderkonstellationen wird ein dreizeitiges Verfahren angewandt. 1. Schritt: Kolektomie mit Rektumblindverschluß nach Hartmann, Loop-Ileostomaanlage; 2. Schritt: Restproktomukosektomie, ileoanale Pouchanlage; 3. Ileostomarückverlagerung.

Eine Indikation für ein dreizeitiges Vorgehen besteht bei toxischem Megakolon, hoher präoperativer Kortisondosis mit Cushing und bei erheblich reduziertem Allgemeinzustand des Patienten.

Im wesentlich ist die IAP heutzutage standardisiert. Jedoch werden zwei technische Punkte gegenwärtig kontrovers diskutiert. Der eine Punkt ist die Frage, ob die ileoanale Anastomose durch eine Handnaht oder durch ein Stapling erfolgen soll. Die zweite Frage ist, ob auf ein protektives Ileostoma generell verzichtet werden kann.

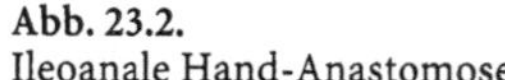

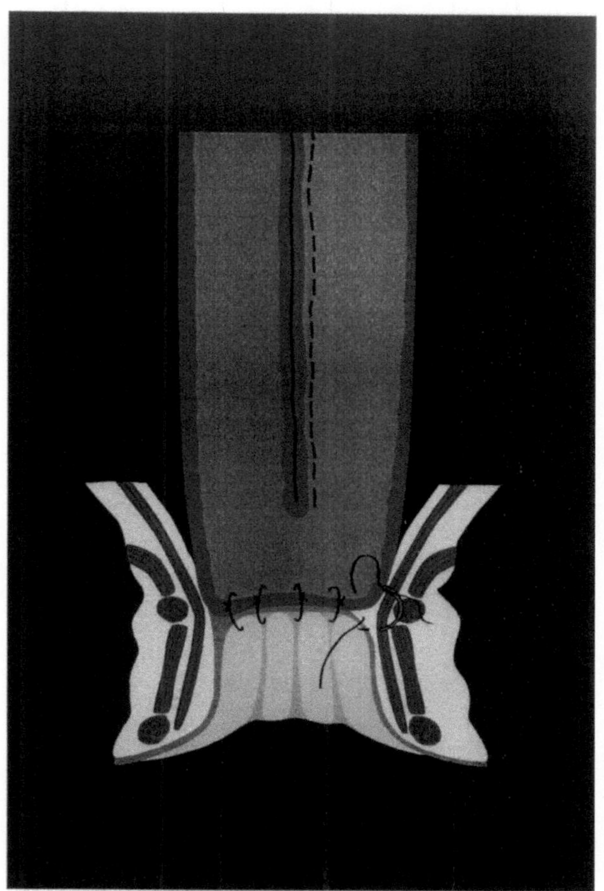

Abb. 23.2.
Ileoanale Hand-Anastomose

Handnaht oder Stapling?

Die Problematik, ob die ileoanale Anastomose durch Handnaht oder Stapling erfolgen soll, wurde zwar in vielen Publikationen behandelt, jedoch wird hier in den meisten Fällen von prospektiven Serien des einen oder anderen Verfahrens berichtet. Lediglich eine ältere prospektiv randomiserte Studie von Seow-Cheon und Nicholls [13] aus dem Jahre 1991 verglich die beiden Verfahren prospektiv randomisiert. Die Analyse erbrachte weder hinsichtlich der Morbidität noch hinsichtlich des funktionellen Ergebnisses einen Vorteil für eines der beiden Verfahren.

Als Vorteile für ein Stapling wird angeführt, daß es zu einer geringeren Dilatation des Analkanals kommt, die technische Durchführbarkeit einfacher sei, die langfristige Kontinenzleistung höher sei (7% Stapling Inkontinenzrate vs. 14% Handnaht Inkontinenzrate [15]). Vor allem die bessere Kontinenz sehen die Befürworter des Staplings in dem Erhalt der für die Diskrimination wichtigen Transitionalzone begründet. Demgegenüber kann bei der Stapler-Anastomose nicht mit gleicher Sicherheit eine komplette Mukosektomie erfolgen. Durch die inkomplette Mukosektomie persistiert das

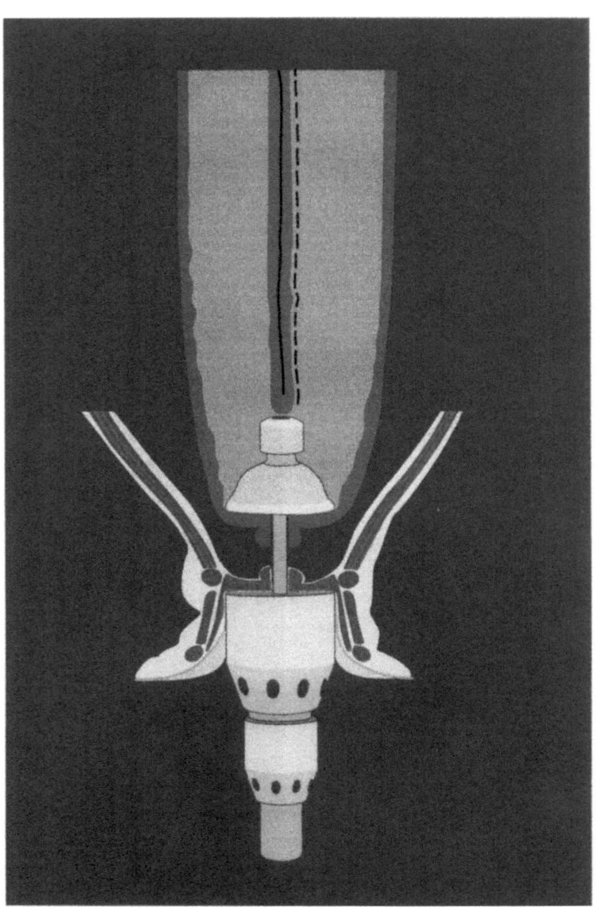

Abb. 23.3.
Ileoanale Stapler-Anastomose

Risiko eines Kolitiskarzinoms. Durch Tsunoda und Mitarb. [15] konnte gezeigt werden, daß in 25% aller Mukosektomie-Präparate von IAP's wegen Epitheldysplasien nach Dyplasien in der Rektummukosa nachweisbar waren.

Des weiteren besteht die Gefahr, daß in der retinierten Rektummukosa eine Kolitis exazerbiert. Lavery [16] zeigte in seiner Publikation, daß sich in 33,2% der Fälle eine moderate und in 2,3% eine schwere Kolitis ausbildet.

Um hier eine eindeutige Klärung zu bringen sind sicherlich ausgedehntere prospektiv randomisierte Studien erforderlich.

Protektives Ileostoma?

Von mehreren Autoren wurde bereits die Möglichkeit der einzeitigen IAP unter Verzicht auf ein protektives Loop-Ileostoma berichtet. Für Fälle, die einen unkomplizierten Verlauf versprechen, ist dies auch sicherlich eine gute Alternative. Jedoch sollte das einzeitige Verfahren nicht auf alle Indikationen ausgeweitet werden, da insbesondere

Patienten in der Notfallsituation und unter hoher präoperativer Kortisonmedikation in schlechtem Allgemeinzustand hohe Komplikationsraten erwarten lassen.

In einer prospektiv randomisierten Studie wurde von Tjandara [17] an je 50 Patienten die perioperative Morbidität untersucht. Hierbei zeigte sich, daß die Anastomoseninsuffizienzrate bei Verzicht auf ein protektives Ileostoma 14 vs. 4% und die Relaparatomierate 6 vs. 0% betrug.

Die Datenlage spricht gegen ein generelles einzeitiges Vorgehen bei der IAP. Persönliche Erfahrungen und auch größere prospektive Serien zeigen jedoch, daß unter den oben genannten Voraussetzungen auf ein Stoma verzichtet werden kann.

Literatur

1. Buhr HJ, Heuschen U, Stern J, Herfarth C (1993) Continence preserving operation after proctocolectomy. Indications, technique and results. Chirurg 64:601–613
2. Hurst RD, Finco C, Rubin M, Michelassi F (1995) Prospective analysis of perioperative morbidity in one hundred consecutive colectomies for ulcerative colitis. Surgery 118:748–755
3. Mikkola K, Luukkonen P, Jarvinen HJ (1995) Long-term results of restorative proctocolectomy for ulcerative colitis. Int-J Colorectal-Dis 10 (1):10–4
4. Fazio VW, Ziv Y, Church JM, Oakley JR, Lavery IC, Milsom JW, Schroeder TK (1995) Ileal pouch-anal anastomosis complications and function in 1005 patients. AnnSurg 222:120–127
5. Hendriksen C, Kreiner S, Binder V (1985) Long-term prognosis in ulcerative colitis – based on results form regional patient groups from the county of Copenhagen. Gut 28:158–163
6. Mir-Madjelessi SH, Farmer RG, Easly KA, Beck GJ (1986) Colorectal and extracolonic malignencies in ulcerative colitis. Cancer 58:1569–1574
7. Gyde SN, Prior P, Allan RH, Stevens A, Jewell DP, Truelove SC, Löfberg R, Broström O, Hellers G (1988) Colorectal cancer in ulcerative colitis: a cohort study of primary referals from three centers. Gut 29:206–217
8. Gilat T, Fireman Z, Grossmann A, Hacohen D, Kadish U, Ron E, Rozen P, Lilos P (1988) Colorectal cancer in patients with ulcerative colitis in Israel. Gastroenterology 94:870–877
9. Lennard-Jones JE, Melville DM, Moroson BL, Ritchie JK, Williams CB (1990) Precancer and cancer in extensive ulcerative colitis: findings among 401 patients over 22 years. Gut 31:800–804
10. Frykholm G, Pahlman L, Enblad P, Krog M, Ejerblad S (1989) Early outcome after emergenca and elective surgery for ulcerative colitis. Acta Chir Scand 155:601–605
11. Heyvaert G, Peninnckx F, Filez L, Aerts R, Kerremans R, Rutgeerts P (1994) Restorative proctocolectomy in elective and emergency cases of ulcerative colitis. Int J Colorectal Dis 9, 2:73–76
12. Hosie KB, Kmiot WA, Keighley MRB (1990) Constipation: another indication for restorative proctocolectomy. Br J Surg 77:801–802
13. Seow-Choen A ,Tsunoda A, Nicholls RJ (1991) Prospective randomised trial comparing anal function after hand sewn ileoanal anastomosis with mucosectomy versus stapled ileoanal anastomosis without mucosectomy in restorative proctocolectomy. Br J Surg 78:430–434
14. McLeod R (1997) Restorative proctocolectomy – with stapled ileal-pouch anal anastomosis. Pers Comm – Int Symp on inflammatory bowel disease – Jerusalem
15. Tsunoda A, Talbot IC, Nicholls RJ (1990) Incidence of dyplasia in the anal mucosa in patients having restorative colectomy. Br J Surg 77:506–508
16. Lavery IC, Sirimarco MT, Ziv Y, Fazio VW (1995) Anal canal inflammation after ileal pouch-anal anastomosis. The need for treatment. Dis Colon Rectum 38:803–806
17. Tjandara JJ, Fazio VW, Milsom JW, Lavery IC, Oakley JR, Fabre JM (1993) Omission of temporary diversion in restorative colectomy – is it save? Dis Colon Rectum 36:1007–1014

24 Re-Operation nach ileopouch-analer Anastomose*

S. A. Strong

Einleitung

Die kontinenzerhaltende Proktokolektomie mit ileopouch-analer Anastomose stellt heute das chirurgische Verfahren der Wahl für die meisten Colitis ulcerosa Patienten und für ausgewählte Fälle mit einer familiären Polyposis dar. Obwohl die operative Technik deutlich verbessert wurde, wird weiterhin über die optimale Pouch-Konfiguration oder den Erhalt der analen Übergangszone (Transitionalzone) kontrovers diskutiert. Ungeachtet dessen kann heute die Operation, trotz potentieller Früh- und Spätkomplikationen relativ sicher durchgeführt werden. Von den Spätkomplikationen benötigen häufig die Pouchauslaßstenose (5–16%), Fisteln (7%) und pathologische Veränderungen der analen Transitionalzone (2–3%) eine operative Korrektur.

Obstruktion des Pouchauslaß

Folgende Ursachen können zu einer symptomatischen Obstruktion des Pouchauslasses führen: Anastomosenstriktur, ein langer abführender Schenkel und ein langer anorektaler Stumpf bzw. Rektumcuff.

Anastomosenstriktur

Ursachen für Strikturen im Bereich der pouch-analen Anastomose sind in der Regel lokal-entzündliche Veränderungen, eine zu große Anastomosenspannung oder eine Minderdurchblutung im Anastomosenbereich. Die meisten Strikturen lassen sich durch eine transanale Dilatation erfolgreich beherrschen. Lediglich enge, langstreckige (>2 cm) Strikturen müssen häufig operativ angegangen werden.

Langer abführender Ileumschenkel

Unter den weit verbreiteten Pouch-Konstruktionen besitzt nur der S-Pouch einen langen abführenden Schenkel. Anfänglich dachte man, es sei günstig den S-Pouch mit einer langen abführenden Ileumschlinge (>2 cm) zu bilden. In der weiteren Entwick-

* Übersetzung: Dres. Udo und Gundi Heuschen, Chirurgische Universitätsklinik Heidelberg

lung stellte sich jedoch heraus, daß ein langer efferenter Schenkel unnötig ist und sogar häufig Entleerungsstörungen verursacht. Im heutigen S-Pouch Design wird die abführende Ileumschlinge daher kürzer gewählt. Dennoch kann sie im Langzeitverlauf durch Elongation durchaus Probleme bereiten.

Langer anorektaler Stumpf

Manche Chirurgen bevorzugen eine pouch-anale Anastomose am Ende des anorektalen Kanals gegenüber einer Anastomose im Bereich der Linea dentata. Durch den Erhalt der analen Übergangszone über 1 bis 1,5 cm kann die Inzidenz von nächtlichem Stuhlschmieren gesenkt und die Diskriminationsfähigkeit zwischen Stuhlgang und Flatus verbessert werden. Unglücklicherweise plazieren weniger erfahrene Operateure immer wieder die Anastomose zu hoch im Rektum. Als Folge leidet der Patient weiterhin an der in diesem Rektumsegment belassenen Grunderkrankung mit Symptomen wie Obstruktion, Tenesmen, Blutabgang und Stuhldrang.

Fisteln

In der postoperativen Phase treten Fisteln üblicherweise früh als Folge von peripouchalen Entzündungsprozessen oder technischen Fehlern auf. Im Gegensatz dazu spricht ein spätes Auftreten eher für einen Morbus Crohn. Fisteln können ihren Ursprung im Korpus des Ileum-Pouches, im Bereich der pouch-analen Anastomose oder in einer Entzündung der Proktodealdrüsen haben.

Ileum-Pouch

Insuffizienzen im Bereich des Pouch-Korpus entstehen gewöhnlich antimesenterial am Verschluß des terminalen Ileums oder an den Schnittpunkten von Stapler- oder Handnähten. Typischerweise bildet sich eine begleitende chronische Abszeßhöhle aus.

Pouch-anale Anastomose

Eine Anastomosendehiszenz verursacht Fisteln zu den umgebenden Strukturen (z. B. Perineum, Vagina, Urethra, perianale Region) oder eine chronische Abszeßhöhle. Die meisten Fälle manifestieren sich vor der Ileostomarückverlagerung, andere Fälle jedoch sind wesentlich heimtückischer und erfordern viel diagnostisches Gespür. Diese Patienten berichten über gelegentlich auftretende, unspezifische Schmerzen, Sphinkterspasmen und leicht erhöhte Temperaturen. Die beiden zuverlässigsten Methoden zur Sicherung von Anastomosendehiszenz sind in solchen Fällen zum einen die radiologische Untersuchung von Pouch und Anastomose mit wasserlöslichem Kontrastmittel (Pouchographie) und zum anderen die Untersuchung in Vollnarkose. In besonderen Fällen muß zum Ausschluß eines begleitenden Abszesses eine Computertomographie durchgeführt werden.

Entzündung der Proktodealdrüsen

Fisteln, die ihren Ursprung in Höhe der Linea dentata haben, können durch eine Infektion der Proktodealdrüsen bedingt sein. Wenn ein Morbus Crohn ausgeschlossen ist, können oberflächliche Fisteln gespalten werden. Ist die Gefahr einer Sphinkterläsion im Rahmen der Fistelspaltung zu groß, ist es besser, die pouch-anale Anastomose zu revidieren als die Fistel blind über einer Führungssonde zu spalten. Steht ein Morbus Crohn im Raum, empfiehlt sich im allgemeinen ein konservatives Vorgehen.

Pathologische Veränderungen der analen Transitionalzone

Wird bei einer Colitis ulcerosa die anale Übergangszone erhalten, so kann die Dickdarmschleimhaut distal der Stapler Anastomose Entzündungszeichen aufweisen. Komplizierend kann in diesem kurzen Dickdarmsegment eine Neoplasie oder eine symptomatische Colitis auftreten.

Neoplastische Veränderungen

Neoplastische Veränderungen können sich in der analen Transitionalzone als Dysplasie oder Carcinom manifestieren. In der Cleveland Clinic wurden 254 Patienten nach ileopouch-analer Anastomose jährlich nachuntersucht (durchschnittliche Nachbeobachtungszeit 2,3 Jahre). Low-grade Dysplasien fanden sich in der analen Übergangszone bei 8 Patienten (3,1%), nur in 2 dieser 8 Fälle ließen sich die Dysplasien in Kontrollbiopsien bestätigen. Im weiteren Verlauf entwickelten sich weder High-grade Dysplasien noch ein manifestes Carcinom. In der Literatur ist lediglich ein Fall beschrieben, bei dem es nach Erhalt der analen Transitionalzone zu einer carcinomatösen Entartung gekommen ist. Bei diesem Patienten lagen allerdings zum Zeitpunkt der Proktokolektomie bereits High-grade Dysplasien am distalen Absetzungsrand vor. Andererseits sind mindestens 4 Fälle in der Liteatur beschrieben, bei denen es trotz Mucosektomie zu einer malignen Entartung gekommen ist.

Symptomatische Entzündung

An der Cleveland Clinic wurden im Rahmen einer Follow up-Studie 217 Patienten über einen Zeitraum von 2,5 Jahren nachuntersucht. 9 Patienten (4,1%) zeigten eine symptomatische isolierte Entzündung des Analkanals. Weitere 23 Patienten (11%) mit einer symptomatischen Entzündung des Analkanals litten an einer begleitenden Pouch-Ileitis (Pouchitis). Nur 5 der 9 Patienten mit isolierter Entzündung des Analkanals waren behandlungspflichtig. In allen Fällen reichte eine topische Therapie aus. Eine operative Intervention wäre nur dann indiziert, wenn eine konservative Therapie fehlschlägt.

Präoperative Evaluation und Management

Präoperative Evaluation

Treten bei einem Patienten eine oder mehrere der oben erwähnten Komplikationen auf, so können natürlich in der präoperativen Evaluation eine Unzahl von Tests durchgeführt werden. Nach strenger selektiver Indikationsstellung sollten jedoch nur die in dem individuellen Fall notwendigen Untersuchungen stattfinden. Oft ist es notwendig einen Morbus Crohn durch erneute histopathologische Untersuchung aller verfügbaren alten Schnitte und durch Biopsien aus Pouch, Anastomose und – wenn vorhanden – aus der analen Übergangszone auszuschließen. Gelegentlich sollte auch der Dünndarm röntgenologisch abgeklärt werden, um einen weiter oralwärts gelegenen Crohnbefall auszuschließen. Bei Patienten mit Fisteln können Endosonographie, radiologische Fisteldarstellung oder Computertomographie zur Evaluation der Ausdehnung des Prozesses notwendig werden. Letztlich kann eine Analsphinktermanometrie indiziert sein, um einen Ausgangswert für den Sphinktertonus zu erhalten oder um okkulte Sphinkterdefekte aufzudecken.

Präoperatives Management

Ähnlich wichtig wie eine präoperative Evaluation ist ein adäquates präoperatives Management dieser Patienten. Folgende Prinzipien sind besonders hervorzuheben: Drainage eines begleitenden Entzündungsprozesses, angemessenes Timing der Re-Operation und gute Patientenführung.

Drainage eines begleitenden Entzündungsprozesses

Begleitenden Abszessen sollten in den Pouch hinein drainiert werden. Dies geschieht je nach Lage am besten über die Anastomose oder über eine der Längsnähte. Mit einer Gegenincision der Abszeßhöhle durch das Perineum oder das Gesäß geht man ein hohes Risiko ein, eine extrasphinktäre oder hohe transphinktäre Analfistel zu schaffen, die im weiteren nur sehr schwer angehbar ist.

Timing der Reoperation

Das operative Timing spielt bei einer Obstruktion im Pouchauslaß oder bei abnormalen Prozessen in der Transitionalzone keine entscheidende Rolle. Fisteln sollten, wenn möglich, erst 6–12 Monate nach Anlage der ileopouch-analen Anastomose angegangen werden. Gelegentlich verschließen sich einfache Fisteln ohne lokale operative Intervention spontan unter Ileostomaschutz. Viel wichtiger aber ist, daß Narbengewebe sich in dieser Zeit festigt. Dadurch wird ein sichererer und zügigerer Zugang in die peripouchalen Gewebsschichten und die Abdominalhöhle ermöglicht.

Patientenführung

Eine angemessene Patientenführung ist ein Schlüssel zum Erfolg. Der Patient muß über die verschiedenen operativen Möglichkeiten und deren Risiken ebenso gut aufgeklärt werden wie über mögliche Nebeneffekte der verschiedenen Therapieoptionen. Der Patient muß auf die eventelle Notwendigkeit eines protektiven Ileostomas hingewiesen werden. Er muß darauf aufmerksam gemacht werden, daß nach einer ileopouch-analen Neo-Anastomose häufiger Stuhlschmieren und Inkontinenz auftreten können. Außerdem können Re-Operationen im Bereich des kleinen Beckens zu Sexualstörungen führen. Intraoperativ können Blutungen auftreten, die manchmal große Transfusionsmengen nötig machen. Letztendlich muß der Patient auch gewarnt werden, daß die Operation evtl. auch gänzlich fehl schlagen kann und sich daraus die Notwendigkeit für eine permanente terminale Ileostomie ergibt.

Operative Möglichkeiten

Außer den schon erwähnten kleineren operativen Verfahren gibt es für Probleme an der ileopouch-analen Anastomose zwei große Zugänge für die Re-Operation: die transperineale Pouchfreilegung und die abdomino-perineale Pouchrevision.

Transperineale Pouchfreilegung

Betrifft die Komplikation den Analkanal, die Anastomose oder den distalen Pouch, so kann das Problem bei vielen Patienten einfach von perineal, unter Mobilisation des distalen Pouchanteils, angegangen werden. Nach der Pouch-Mobilisation wird eine Neo-Anastomose angelegt.

Abdomino-perineale Pouchrevision

In einigen ungünstiger gelagerten Fällen wird ein größerer Eingriff nötig, bei dem der Chirurg die Komplikation sowohl von transabdominell als auch von perineal aus angehen muß. Abhängig von der Natur der Komplikation kann der Chirurg den beste-

Tabelle 24.1. Re-Operation bei Komplikationen im Bereich der ileopouch-analen Anastomose, in Abhängigkeit vom vorliegenden Problem

Komplikation	Operation
Auslaß-Obstruktion	
Anastomosenstriktur	transperineale Pouchfreilegung
langer efferenter Schenkel	abdomino-perineale Pouchrevision
langer ano-rektaler Stumpf	abdomino-perineale Pouchrevision
Fistel	
Ileum-Pouch	abdomino-perineale Pouchrevision
Pouch-anale Anastomose	transperineale Pouchfreilegung
Proctodealdrüse	transperineale Pouchrevision
Erkrankung der Transitionalzone	
Dysplasie	transperineale Pouchfreilegung
Inflammation	transperineale Pouchfreilegung

henden Pouch reparieren oder muß eine Pouchexcision vornehmen und einen neuen Pouch bilden. In nahezu allen Fällen wird es nötig, eine Neo-Anastomose anzulegen.

Die Wahl des Operationsverfahrens hängt hauptsächlich von der Art des bestehenden Problems ab (Tabelle 24.1).

Transperineale Pouchfreilegung

Bei Patienten ohne protektive Ileostomie wird der Dünndarm gespült. Die Operation wird in Bauchlage und Klappmesser-Position durchgeführt, wobei der Anus radial unter Verwendung von Haltenähten evertiert wird. Dadurch wird die Linea dentata exponiert. Unter Verwendung des Elektrokauters wird in Höhe der Linea dentata oder knapp oberhalb der pouch-analen Anastomose circulär inzidiert.

Die Dissektion wird dann nach oral bis an den Oberrand des ano-rektalen Kanals (Oberrand des Rektumcuffs) fortgeführt, wobei der Musculus sphincter internus unbehelligt bleibt. Am Ende des Rektumcuffs wird die Dissektion peripouchal unter Schonung des Pouchmesenteriums über eine Strecke von ca. 10 cm nach kranial fortgesetzt. Der pathologische Bezirk (Anastomosenstriktur, Fistel oder veränderte Transitionalzone) wird entfernt. Eine Fistel oder eine chronische Abszeßhöhle werden kürettiert und nach außen drainiert. Gänge, die durch den Schließmuskel ziehen, werden mit resorbierbarem Nahtmaterial verschlossen. Eine Neo-Anastomose muß immer spannungsfrei angelegt werden. Es werden transmurale Einzelknopfnähte mit resorbierbarem Nahtmaterial durchgeführt. Manchmal wird der Pouch um Spannung von den Anastomosennähten zu nehmen, zunächst in den Analkanal hineingezogen. Hierzu werden kräftige Nähte, die die komplette Pouchwand und den Musculus sphincter internus fassen, verwandt. Unter Verwendung eines Elektrokauters muß während der gesamten Prozedur auf peinlich genaue Blutstillung geachtet werden. Liegt ein relevanter Entzündungsprozeß vor oder ist die Operation besonders schwierig, so wird eine protektive Ileostomie vorgeschaltet.

Abdominoperineale Pouchrevision

In den meisten Fällen beginnt die abdomino-perineale Revision ähnlich wie die transperineale Prozedur.

Von einem transperinealen Zugang aus wird die Operation so lange fortgeführt, wie der Ileumpouch sicher von kaudal mobilisiert werden kann. Danach wird der Patient in die modifizierte Steinschnittlage gedreht. Zystoskopisch werden bilateral die Uretheren geschient. Über die alte Narbe der medianen Laparotomie wird das Abdomen eröffnet und exploriert. Der Pouch wird sorgfältig bis zur Region der perinealen Dissektion mobilisiert. Zur Identifizierung eventueller Pouchläsionen wird der Pouch mit physiologischer Kochsalzlösung gefüllt. Defekte werden übernäht. Wenn ein Teil des Pouches irreparabel ist, kann das zerstörte Segment excidiert und der verbliebene Pouch mit der zuführenden Dünndarmschlinge augmentiert werden. In einigen wenigen Fällen muß ein Neo-Pouch gebildet werden. In dieser Situation ist es in der Regel notwendig, so viel Länge wie möglich zu gewinnen. Hierzu wird das Duodenum aus dem Retroperitoneum gelöst, das Dünndarmmesenterium wird gegenüber dem Duodenum mobilisiert, der peritoneale Überzug des Mesenteriums wird im Bereich von A. und V. mesenterica superior inzidiert. Ausgewählte Arkaden werden zwischen Ligaturen durchtrennt, während geeignete Kollateralen ausgespart werden, es wird ein Ileum-S-Pouch gebildet. Durch dieses Manöver wird eine relativ spannungsfreie Anastomose möglich. Vor Anlage der Anastomose muß jedoch das Granulationsgewebe im kleinen Becken durch Kürettage entfernt werden, fibrotisches Gewebe muß excidiert werden. Danach erfolgt die Anlage der Neo-Anastomose. Am tiefsten Punkt des kleinen Beckens wird eine dicke Drainage zur Entlastung eines potentiellen Entzündungsfocus plaziert. An vorbezeichneter Stelle wird eine protektives Loop-Ileostomas angelegt.

Postoperatives Ergebnis

Transperineale Pouchrevision

In letzter Zeit sind anekdotische Berichte über die Technik der transperinealen Pouchrevision in der Literatur erschienen. Über Erfolge bei Patienten mit Anastomosenstrikturen und krankhaften Veränderungen im Analkanal wurde berichtet. Eine neuere Serie aus der Cleveland Clinic berichtet über 14 Frauen, bei denen mindestens eine transperineale Pouchrevision wegen Fisteln zwischen Anastomose bzw. Analkanal und Vagina durchgeführt wurde. Etwas mehr als die Hälfte des Fisteln konnte erfolgreich behandelt werden. Nach Ausschluß der Crohn-Patientinnen stieg die Erfolgsrate sogar auf nahezu 80%. Eine protektive Ileostomie brachte keinen statistisch signifikanten Vorteil.

Abdomino-perineale Pouchrevision

Während der letzten zwei Jahre haben weltweit nur wenige Centren über Erfahrungen mit der abdomino-perinealen Pouchrevision berichtet. Eine Sammelstatistik der Patienten der Mayo-Clinic, St. Mark's Hospital und Queen Elizabeth Hospital umfaßt insgesamt 48 Fälle von Re-Operationen. Diese waren in 69% erfolgreich. Re-Operationen waren insbesondere bei Patienten mit Obstruktionen des Pouchauslasses erfolgreich.

Risikofaktoren für ein Versagen waren vorangegangene septische Komplikationen oder eine vorangegangene Pouchexcision.

Ganz ähnlich waren die Erfahrungen der Cleveland Clinic bei 24 Patienten. Die Erfolgsrate lag bei 79%. Zwei Drittel der Patienten litten an einer Fistel oder chronischen Abszeßhöhle. Die Erfolgsrate bei diesen Patienten mit entzündlichen Problemen war in unserer Serie nicht niedriger als bei Patienten mit einer Auslaßproblematik.

Schlußfolgerungen

Eine transperineale Pouchrevision ist zur Sanierung von Fisteln der ileopouch-analen Anastomose und pathologischer Prozesse der analen Transitionalzone geeignet.

Eine abdomino-perineale Pouchrevision hat bei langem efferenten Schenkel oder nicht-entzündlichen Komplikationen im Bereich der Anastomose die größten Erfolgsaussichten. Mit wachsender Erfahrung stellen vorausgegangene entzündliche Komplikationen der Anastomose und eine vorausgegangene Pouchexzision keine Risikofaktoren für ein Versagen der Re-Operation mehr dar.

Literatur

Gemlo BT, Wong D, Rothenberger DA, Goldberg SM (1992) Ileal pouch-anal anastomosis. Patterns of failure. Arch Surg 127:784–787

Fazio VW, Tjandra JJ (1992) Pouch advancement and neoileoanal anastomosis for anastomotic stricture and anovaginal fistula complicating proctocolectomy. Br J Surg 79:694–696

Fazio VW, Ziv Y, Church JM. Oakley JR, Lavery IC, Milsom JW, Schroeder TK (1995) Ileal pouch-anal anastomosis complications and function in 1005 patients. Ann Surg 222:120–127

Herbst F, Sielezneff I, Nicholls RJ (1996) Salvage surgery for ileal pouch outlet obstruction: Br J Surg 83:368–371

Korsgen S, Nikiteas N, Ogunbiyi OA, Keighley MRB (1996) Results from pouch salvage. Br J Surg 83:372–374

Lavery IC, Sirimarco MT, Ziv Y, Fazio VW (1997) Anala canal inflammation after ilea pouch-anal anastomosis. Dis Colon Rectum 38:803–806

Lee PY, Fazio VW, Church JM; Hull TL, Eu K-W, Lavery IC (1997) Vaginal fistula following restorative proctocolectomy. Dis Colon Rectum 40:752–759

Lewis WG, Kuzu A, Sagar PM, Holdsworth PJ, Johnston D (1994) Stricture at the pouch-anal anastomosis after restorative proctocolectomy. Dis Colon Rectum 37:120–125

Sagar PM, Dozois RR, Wolff BG, Kelly KA (1996) Disconnection, pouch revision and reconnection of the ileal pouch-anal anastomosis. Br J Surg 83:1401–1405

Schoetz DJ, Coller JA, Veidenhimer MC (1988) Can the pouch be saved? Dis Colon Rectum 31:671–675

Senapati A, Tibbs CJ, Ritchie JK, Nicholls RJ, Hawley PR (1996) Stenosis of the pouch anal anastomosis following restorative proctocolectomy. Int J Colorect Dis 11:57–59

Ziv Y, Fazio VM Sirimarco MT, Lavery IC, Goldblum JR, Petra RE (1994) Incidence risk facotrs, and treatment of dyplasia in the anal transitional zone after ileal pouch-anal anatomosis. Dis Colon Rectum 37:1281–1285

25 Der koloanale Pouch*

R. Sjödahl und O. Hallböök

Einleitung

Den meisten Patienten mit Rektumkarzinom kann heute dank moderner chirurgischer Technik eine sphinktererhaltende Resektion angeboten werden. Es konnte in der Vergangenheit gezeigt werden, daß Stuhldrang und Stuhlkontinenz nach einer anterioren Rektumresektion von der Länge des verbliebenen Rektumstumpfes abhängen. Eine akzeptable anorektale Funktion bleibt dann erhalten, wenn eine kritische Distanz von 7 cm zwischen Analkanalrand und Anastomose nicht unterschritten wird [1]. Ist die totale mesorektale Exzision das Standardverfahren um lokale Radikalität bei Tumoren im distalen und mittleren Rektumbereich zu erreichen, dann ist häufig die Anlage eines sehr tiefen Anastomose notwendig. Bei solchen Eingriffen wird das Rektum in Höhe der Levatorenebene abgesetzt und die Anastomose am Oberrand des Analkanals oder im Bereich des distalen Rektums angelegt [2].

Anteriore Rektumresektion und End-zu-End-Anastomose

Während des ersten postoperativen Jahres, manchmal sogar länger, leiden viele Patienten nach einer tiefen End-zu-End-Standardanastomose unter imperativem Stuhldrang, häufigen Stuhlgängen und gelegentlich sogar unter Stuhlinkontinenz. Dieses Syndrom wurde beschrieben als „anterior resection syndrome“. Es kann vergesellschaftet sein mit einem Verlust der rektalen Reservoirfunktion sowie mit einem reduziertem Sphinkterdruck [3]. Nach einer Anastomoseninsuffizienz, wie sie bei immerhin 10 bis 20% der Patienten nach tiefer anteriorer Rektumresektion beobachtet wird, sind solche Symptome besonders häufig [4]. In einer „Matched-pair-Analyse“ (Alter, Geschlecht, Höhe der Anastomose und Follow-up-Zeit) zeigte sich im Langzeitverlauf im Vergleich einer Gruppe von 19 Patienten mit stattgehabter symptomatischer Anastomoseninsuffizienz und einer Gruppe mit normaler Anastomosenheilung kein Unterschied in der Sphinkterfunktion bezüglich Ruhe- und Kneifdruck (mediane Nachbeobachtungszeit 30 Moante). Bei den Patienten mit stattgehabter Anastomoseninsuffizienz fanden sich jedoch signifikante Unterschiede bezgl. neorektalem Volumen, des Dehnzustandes bei Wahrnehmung der Füllung, in Bezug auf Stuhldrang und bzgl. des maximal tolerablen Volumens. Eine Reduktion der neorektalen Reservoirfunktion zeigte sich in einer verschlechterten anorektalen Funktion, meßbar als Kom-

---

* Übersetzung: Dres. Udo und Gundi Heuschen, Chirurgische Universitätsklinik Heidelberg

bination von hoher Stuhlfrequenz, plötzlichen Stuhldrang und Inkontinenz [5]. Daher ist es nicht nur in Hinblick auf die frühe postoperative Morbidität, sondern auch im Hinblick auf das funktionelle Langzeitergebnis wichtig, eine Anastomoseninsuffizienz zu vermeiden.

Anteriore Rektumresektion und Seit-zu-End-Anastomose

Die Heilungsfähigkeit der Anastomose kann möglicherweise durch die Verwendung einer Seit-zu-End-Anastomose verbessert werden. Diese ist aus der gastrointenstinalen Chirurgie wohlbekannt und auch für die kolorektale Anastomose von Baker beschrieben. Nach anteriorer Rektumresektion zeigte sich in einer retrospektiven Studie eine Anastomoseninsuffizienzrate von 4% und nach konventioneller End-zu-End-Anastomose von 23% [6].

Anteriore Rektumresektion und Kolon-J-Pouch

Die Seit-zu-End-Anastomose in modifizierter Form unter Verwendung eines Kolon-J-Pouchs wurde von Lazorthes et al. und Parc et al. 1986 erstmals beschrieben [7, 8]. Eine bessere Mikrozirkulation im Bereich des Pouchapex als im Bereich des einfach abgesetzten und End-zu-End-anastomisierten Kolons ist wahrscheinlich ein Grund für die geringere Rate von Anastomoseninsuffizienzen nach Pouch-analer Anastomose. Dies läßt sich intraoperativ durch Laser-Doppler-Flowmetrie nachweisen. Durchgeführt wurde vor Absetzen des Dickdarms eine Punktmessung im Bereich der geplanten Absetzungsstelle und ca. 8 cm proximal davon. Eine zweite Untersuchung wurde vor Durchführung der rektalen Anastomose an denselben Punkten zum einen nach Absetzen des Dickdarms, zum anderen nach Bildung eines Kolon-Pouches durchgeführt. Der Blutfluß im Endabschnitt des Darms, also im Bereich einer potentiellen End-zu-End-Anastomose war signifikant reduziert. Nach Absetzen des Kolons und Bildung eines Kolon-J-Pouches war in dem Pouchbereich, der Seit-zu-End mit dem Rektum anastomisiert wird, der Blutfluß unverändert. Dieser unveränderte Blutfluß auf der Pouchseite der Anastomose fördert möglicherweise die Anastomosenheilung. Wahrscheinlich ist dadurch die Anastomose weniger vulnerabel für einen systemischen Blutdruckabfall in der frühen postoperativen Phase. Bei einigen wenigen Pouchpatienten kam es zu einer asymptomatischen Insuffizienz im Bereich des blinden Endes des J-Kolon-Pouches. Dies ist ein weiteres Argument dafür, daß dies eine Prädilektionsstelle für Heilungsstörungen durch verschlechterte Mikrozirkulation ist.

Wenn eine kompromitierte Mikrozirkulation mit nachfolgender Ischämie der Hauptgrund für eine Anastomoseninsuffizienz ist, fällt es schwer zu erklären, warum der Großteil der Anastomosen-Probleme im posterioren Bereich lokalisiert sind. Ein weiterer wichtiger technischer Faktor ist möglicherweise das geringere Risiko für ein Hämatom im kleinen Becken, wenn ein Pouch den präsakralen Raum ausfüllt. Aber auch bei einer Seit-zu-End-Anastomose kann sich ein solches Hämatom entwickeln und, wenn es infiziert ist, im Bereich der Naht durchbrechen und eine Anastomoseninsuffizienz verursachen.

Operative Technik – Kolon-J-Pouch nach anteriorer Rektumresektion

Nach einer standardisierten Rektumresektion mit totaler mesorektaler Exzision wird das Rektum im Bereich der Levatorenebene abgesetzt. Die Anastomose wird im oberen Anteil des Analkanals bzw. ca. 4 bis 5 cm vor dem Ende des Analkanals angelegt. Das Kolon-Ende wird gefaltet und vom späteren Pouchapex aus ein Linear-Stapler eingeführt. Hierdurch entsteht eine Seit-zu-Seit-Anastomose. Für die Pouch-rektale Anastomose wird ein zirkulärer Stapler verwandt. Üblicherweise beträgt die Pouchlänge 5 bis 8 cm. Ob ein protektives Stoma notwendig ist, wird zur Zeit noch kontrovers diskutiert. Diese Fragestellung sollte dringend durch eine randomisierte Studie geklärt werden.

Literatur

1. Lewis WG, Martin IG, Williamson MER, Stephenson BM, Holdsworth PJ, Finan PJ, Johnston D (1995) Why do some patients experience poor functional results after anterior resection of the rectum for carcinoma? Dis Colon Rectum 38:259–263
2. Mac Farlane JK, Ryall RD, Heald RJ (1993) Mesorectal excision for rectal cancer. Lancet 341: 457–460
3. Williamson MER, Lewis WG, Holdsworth PJ, Finan PJ, Johnston D (1994) Decrease in the anorectal pressure gradient after low anterior resection of the rectum: a study using continuous ambulatory manometry. Dis Colon Rectum 37:1228–1231
4. Tuson JRD, Everett WG (1990) A retrospective study of anastomotic leaks and strictures after colorectal anastomosis. Int J Colorectal Dis 5:44–48
5. Hallböök O, Sjödahl R (1996) Anastomotic leakage and the functional outcome after anterior resection of the rectum. Br J Surg 83:60–62
6. Zollinger RM, Sheppard MH (1971) Carcinoma of the rectum and the rectosigmoid. Arch Surg 102:335–338
7. Lazorthes F, Fages P, Chiotasso P, Lemozy J, Bloom E (1986) Resection of the rectum with construction of a colonic reservoir and coloanal anastomosis for carcinoma of the rectum. Br J Surg 73:136–138
8. Parc R, Tiret E, Frilaux P, Moszkowski E, Loygue J (1986) Resection and coloanal anastomosis with colonic reservoir for rectal carcinoma. Br J Surg 73:139–141

Blasenersatz mit der Ileum-Neoblase 26

R. Hautmann

Einleitung

Im letzten Jahrzehnt wurden eindrucksvolle Fortschritte auf dem Gebiet der Harnableitung, insbesondere des orthotopen Blasenersatzes nach radikaler Zystektomie wegen eines Harnblasenkarzinoms erzielt. In den vergangenen 50 Jahren entwickelte sich die Harnableitung von nichtkontinenten Ableitungsformen mit Stoma, über kontinente Harnableitungsformen mit Stoma, zum orthotopen Blasenersatz mit einer Miktion durch die Harnröhre. Auf der „4. Internationalen Konsensuskonferenz über das Harnblasenkarzinom" gab es breite Übereinstimmung, daß bei korrekter Indikationsstellung der Neoblase diese weltweit an den großen Zentren die Harnableitungsmethode der Wahl ist [13]. Gegenwärtig erhalten 90% der männlichen Patienten, die einer Zystektomie bedürfen, als Harnableitung eine orthotope Rekonstruktion des unteren Harntraktes. Für weibliche Patienten stehen wir erst am Beginn dieser Entwicklung. An großen Zentren ist jedoch derzeit ebenfalls in rund 50% der Frauen nach Zystektomie die Indikationsstellung so, daß sie eine orthotope Rekonstruktion erhalten [13, 14]. Konsequenterweise sehen wir derzeit, wie das klassische Conduit, als auch die stomabehafteten kontinenten Harnableitungen den Weg für den orthotopen Blasenersatz bei beiden Geschlechtern freimachen.

In den großen Zentren geht die Anzahl der Operationen, bei denen eine kontinente Harnableitung mit katheterisierbarem Stoma angelegt wird, deutlich zurück, bzw. verschwindet gänzlich.

Diese Tendenz begründet sich in den Nachteilen der supravesikalen, kontinenten Harnableitungsverfahren.

Hierzu zählt die lästige Katheterisierung des abdominellen Stomas, eine Versagensrate des efferenten Nippels, die selbst an Zentren mit viel Erfahrung Reoperationsraten von 8–20% der Fälle bedingte(an Zentren mit weniger Erfahrung 50–100%) sowie die technisch einfachere Operation der Neoblase und ganz besonders der Patientenwunsch nach überlegener Lebensqualität. Das Conduit bleibt nur noch für Risikopatienten übrig oder für solche Patienten, die für kontinente Harnableitung oder orthotopen Blasenersatz nicht motiviert sind [4, 12]. Es besteht kein Zweifel mehr, daß 1997 jeder Kandidat für eine radikale Zystektomie ein potentieller Kandidat für eine Neoblase ist [4] und diese damit das neue Harnableitungsverfahren der Wahl darstellt. Dies war auch einhellige Meinung auf dem „Fifth International Consensus Meeting on Bladder Cancer", Tokio, November 1997.

Das primäre Ziel einer Neoblase ist jedoch nicht die Verbesserung der Überlebensrate, der Prognose der Grunderkrankung oder eine Verminderung renaler und metabolischer Komplikationen, sondern vielmehr der Versuch, die Lebensqualität zu verbessern.

Der Erfolg einer Neoblase ist damit durch die erreichbare Kontinenzsituation bestimmt. Physiologische Miktion und eine vernünftige Tag- und Nachtkontinenz sind daher sowohl für den Patienten, als auch für den Urologen gemeinsame Ziele.

Indikationen und Kontraindikationen der Neoblase

Absolute Kontraindikationen

Nierenfunktionsstörungen als Folge langanhaltender Obstruktion oder chronisches Nierenversagen mit einem Serumkreatinin über 150–200 µmol/l gelten als absolute Kontraindikation.

Bedacht muß jedoch werden, daß Blasentumorpatienten mit sekundärer Harnstauung nach perkutaner Entlastung eine Erholung der Nierenfunktion aufweisen können und daß die Abschätzung erst unmittelbar vor der Operation nach perkutaner Entlastung durchgeführt werden soll.

Patienten mit Darmerkrankungen, insbesondere entzündlichen Darmerkrankungen, haben üblicherweise ein hohes Risiko und sollten besser mit einer einfachen Harnableitung, z. B. einem Conduit behandelt werden.

Eine klare Kontraindikation zur Neoblase besteht für alle Patienten, die Kandidaten für eine simultane Urethrektomie aufgrund der Karzinomausbreitung sind. Kein Zweifel kann sein, daß eine Tumorbeteiligung der membranösen, bulbären oder penilen Urethra einen orthotopen Blasenersatz ausschließen.

Bei klassischer Indikationsstellung schließt dies auch die Patienten mit primärem Transitionalzellkarzinom der Prostata, Patienten mit Tumorinvasion in das Stroma der Prostata und Patienten mit Beteiligung der prostatischen Harnröhre ein. Die Indikationsstellung in unserem Patientengut ist großzügiger und hängt ausschließlich vom Schnellschnittergebnis des Resektionsrandes der membranösen Harnröhre ab [8].

Relative Kontraindikationen

Der Tumorbefall des Blasenauslasses beim Mann, wie auch eine Biopsie mit schwerer Dysplasie oder Carcinoma in situ im Bereich der prostatischen Harnröhre, sind in unserer Erfahrung keine Kontraindikation. Dasselbe gilt für Patienten mit multifokalem GIII-Tumor oder mit multifokalem Carcinoma in situ.

Ein Dilemma sind die lymphknotenpositiven Patienten. Manche Autoren schließen diese Patienten wegen der zu erwartenden hohen lokalen Rezidivrate und dem kurzen Überleben vom orthotopen Blasenersatz aus. Unsere eigene Erfahrung, wie auch die anderer, zeigen jedoch, daß man bei den N1-Patienten in 30–40% durch die Lymphadenektomie eine Heilung erreichen kann und daß außerdem der enorme psychische Schaden, der dadurch entsteht, daß der Patient beim Aufwachen doch ein Stoma vorfindet, vermieden wird.

Unsere eigene Indikationsstellung schließt also beim intraoperativ erkannten N1-Tumor, wie auch beim N2-Tumor, den orthotopen Blasenersatz mit ein (palliative Indikation).

Das nominelle Patientenalter sollte kein Ausschlußkriterium für den orthotopen Blasenersatz sein, sehr wohl aber das biologische Alterdes Patienten. Mit zunehmendem Alter werden die Kontinenzergebnisse der Patienten schlechter. Alte Patienten haben eher nächtliche Inkontinenz als junge.

Eine Vorbestrahlung ist keine Kontraindikation zum orthotopen Blasenersatz, solange der externe Spinktermechanismus intakt ist. Man muß jedoch bei diesen Patienten mit einer höheren Komplikationsrate, insbesondere mit Narben- und Fistelbildung rechnen.

Die Rektumeröffnung während der Zystektomie stellt ein potentielles Problem dar. In der Literatur wird üblicherweise eine temporäre Kolostomie empfohlen, bis die enterourethrale Anastomose geheilt ist. In unserer Erfahrung ist dies jedoch optional, zumindest solange der Patient keine vorangegangene Strahlentherapie hatte und ein 2- oder 3schichtiger, zuverlässiger Rektumverschluß möglich ist. Bei Patienten, die eine volle Strahlentherapie hatten, sollte unter allen Umständen eine Kolostomie angelegt werden [13].

Theoretische Überlegungen

Von allen Formen der Harnableitung kommt die Neoblase der Original-Harnblase am nächsten. Das ideale Reservoir hat eine große Kapazität, einen niedrigen Druck, ist nicht refluxiv, hat eine möglichst wenig absorbierende Oberfläche, gestattet Kontinenz und hat eine hohe Compliance. Die Prinzipien einer Neoblase, einschließlich Konfiguration, Akkommodation, Viskoelastizität und Kontraktilität wurden umfassend von Hinman 1988 beschrieben [9].

Die Konfiguration determiniert die geometrische Kapazität. Der klinische und urodynamische Erfolg jeder Blasenersatzoperation ist absolut mit der Geometrie des Reservoirs verbunden.

Der Anschein, den viele Veröffentlichungen erwecken, daß zwischen den zahllos beschriebenen Modifikationen und der Original-Neoblase kein Unterschied besteht, ist absolut irrig und unzutreffend. Die Akkomodation beschreibt das Verhältnis von Druck und Volumen zur Wandspannung (Gesetz von Laplace), die Viskoelastizität (Compliance) hängt von den physikalischen Eigenschaften der Wand ab und die Kontraktilität wird von der motorischen Funktion des Darms bestimmt.

Die Konzepte der geometrischen Kapazität des Reservoirs und das Prinzip der Detubularisierung und Wiederanordnung des Darms durch doppelte Faltung (klassischerweise durch ein „W") hat wesentlich zum Verständnis der mechanischen Eigenschaften und demfunktionellen Verhalten der Neoblase beigetragen.

Das Gesetz von Laplace sagt aus, daß mit der Zunahme der Reservoirkapazität, also des Reservoirradius, die Wandspannung proportional ansteigt. Zu bedenken bleibt jedoch, daß der Reservoirdruck so lange konstant bleibt, bis die Elastizitätsgrenze der Wand erreicht ist. Ein größeres Reservoir wird bei gleichen Drücken größere Volumina beherbergen als ein kleineres Reservoir, aber auf Kosten einer höheren Wandspannung.

Die entscheidende Verbesserung, die durch ein 2fach gefaltetes, detubularisiertes, kugeliges Reservoir erreicht wird, liegt im größeren Radius, dem größeren Volumen und dem signifikant niedrigeren Druck bei gleichzeitigem Fehlen koordinierter Wandkontraktionen.

Durch den niedrigeren Reservoirdruck wird der Widerstand der Kontinenzzone nicht überschritten, was schlußendlich in einer höheren Trockenheit endet. Vereinfacht gesagt, bedeutet ein größeres Reservoir einen niederen Druck bei gleicher Wandspannung.

Die Untersuchungen über die Abhängigkeit von Volumen und verwendeter Darmlänge für die Reservoirkonstruktion zeigen eine ungünstige lineare Abhängigkeit für nichtsphärische Reservoire und eine erwünscht nichtlineare Abhängigkeit für kugelige Reservoire [1]. Es kann kein Zweifel sein, daß ein stärker detubularisiertes und kugeliges Reservoir auf Volumenänderungen günstiger reagiert.

Weitere Vorteile der Detubularisierung sind im verzögerten Beginn und in der geringeren Höhe der Druckanstiege zu sehen, welche durch die segmentale Reservoirkontraktionen ausgelöst werden, sowie in höheren Volumina, niederen Drücken und einer verbesserten nächtlichen Kontinenz. Alle urodynamischen Untersuchungen bestätigen, daß Dünndarm für das Reservoir besser geeignet ist als Dickdarm [12].

Probleme der Neoblase

Die Kontinenz nach Blasenersatz hängt von 2 Faktoren ab: der Funktion eines intakten distalen urethralen Sphinktermechanismus, der aus glatten und quergestreiften Muskelfasern besteht und von einem Niederdruckreservoir mit hoher Compliance.

Der erstgenannte Faktor hängt von der Präparation der Harnröhre, dem Erhalt der Innvervation des Diaphragma urogenitale und des externen Sphinktermechanismus ab. Es herrscht Übereinstimmung, daß die gesamte Prostata entfernt werden muß und die Darstellung der membranösen Harnröhre analog der radikalen Prostatektomie erfolgen sollte.

Des weiteren herrscht Übereinstimmung, daß eine Kontinenz am Tage mit fast allen Reservoirtypen in 90% der Patienten erreichbar ist und daß ein gewisser Grad von nächtlicher Inkontinenz trotz technisch einwandfreier Operation ein konstanter Befund bei den meisten Blasenersatzoperationen ist. Es muß jedoch darauf hingewiesen werden, daß die nächtlichen Inkontinenzraten zwischen den Operationstechniken in Abhängigkeit von der geometrischen Kapazität dramatisch variiert!

Aus theoretischen, geometrischen und prinzipiellen Erwägungen läßt sich dies problemlos erklären. Die fehlende Standardisierung der Kontinenzdefinition und die Akzeptanz von Vorlagen, die Benutzung von Weckern und das mehrfache nächtliche Aufstehen, um formal Kontinenz zu erreichen, klären diese Unterschiede zwischen den unterschiedlichen Reservoiren.

Nimmt man als objektives Maß der nächtlichen Kontinenz den Prozentsatz der Patienten, die nachts mehr als einmal aufstehen müssen (eine objektive Angabe des Patienten als ein Kriterium, um nachts kontinent zu bleiben), und korreliert dies mit der Reservoirkapazität, werden rasch erhebliche Unterschiede zwischen Reservoirgröße und nächtlicher Inkontinenz sichtbar. Die verwendete Länge des Ileumsegments, die

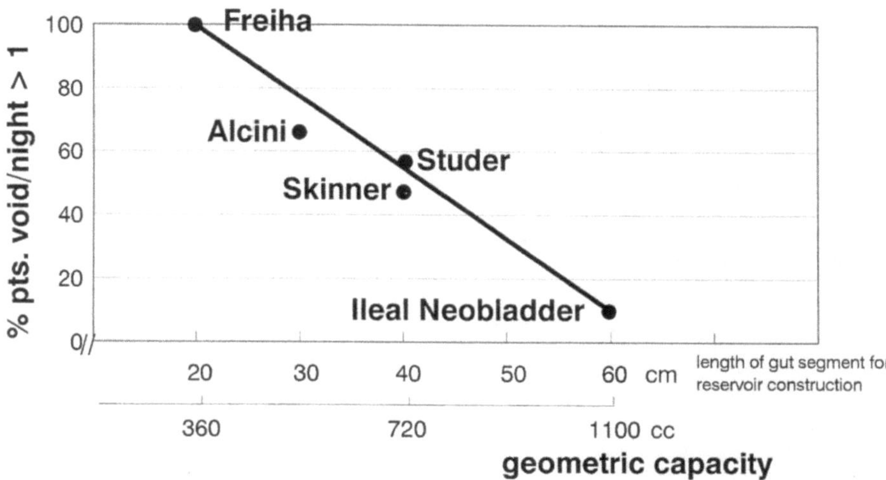

Abb. 26.1. Kontinenzverhalten des Reservoirs bei orthotopem Blasenersatz in Abhängigkeit von Reservoirgröße bzw. Länge des verwendeten Darmsegments. Der Inkontinenzparameter wurde so gewählt, daß er objektiv durch den Patienten und nicht durch die Einschätzung des Arztes determiniert wird. Als Maß der nächtlichen Inkontinenz wurde der Prozentsatz derjenigen Patienten geöwählt, die nur so lange trocken sind, wie sie mehr als einmal pro Nacht aufstehen, bzw. den Wecker stellen. Da alle in der Abbildung eingetragenen Reservoirtechniken das Reservoir 2mal falten, ergibt sich zufällig, daß geometrische Kapazität und verwendete Darmlänge zum identischen Ergebnis führen. Mit Zunahme der geometrischen Kapazität des verwendeten Reservoirs sinkt die Zahl der Patienten, die nachts mehr als einmal aufstehen müssen, um trocken zu bleiben. Ein Reservoir einer Kapazität von 360 ml, welches aus 20 cm Ileum konstruiert ist, gestattet zwar Trockenheit, jedoch nur, wenn die Patienten nachts 6–8mal aufstehen. Die Ileum-Neoblase als größtes Reservoir hat erwartungsgemäß eine minimale Enuresisrate und hat bei weitem Abstand die größte geometrische Kapazität, obwohl sie wie der Hemikock oder die Studer-Blase auch nur 60 cm Ileum verwendet.
Beim Hemikock oder bei der Studer-Blase wird jedoch signifikant Ileumlänge verschenkt, indem daraus ein afferenter Nippel oder ein zuführender afferenter Schenkel konstruiert werden. Diese Darmlängen gehen für das Reservoir verloren.

Tabelle 26.1. Mathematische und physikalische Grundlagen, die der Abb. 26.1 zugrunde liegen. Länge des verwendeten Ileumsegments, korrespondierende geometrische Kapazität und der resultierende Radius eines kugeligen Reservoirs sind dargestellt. Unter Benutzung des Laplace-Gesetzes ist der in dem jeweiligen Reservoir herrschende Druck umgekehrt proportional des Radius des Reservoirs.
Bei gleicher Wandspannung von 1 ergeben sich die dargestellten Druckunterschiede. Bei gleicher Wandspannung kommt es also zu einem signifikant günstigeren Druckverhalten in den größeren Reservoiren. ($r \times p = T$, r radius, p pressure, T wall tension; $R = P/FR$ resistance, F flow)

Concepts and Principles			
Length ileal segment [cm]	Geometric capacity (cylinder) [cc]	Radius (sphere) [cm]	Pressure La Place Law
20	360	4,5	$p = \frac{T}{4,5}$ (0,22)
40	720	5,5	$p = \frac{T}{5,5}$ (0,18)
60	1100	6,5	$p = \frac{T}{6,5}$ (0,15)

geometrische Kapazität und der Radius des Reservoirs ergeben unter Benutzung des Laplace-Gesetzes, bei identischer Wandspannung, einen um so niedrigeren Druck, je größer das Reservoir ist (Abb. 26.1, Tabelle 26.1). Unabhängig vom niedrigeren Druck garantieren die um ein mehrfaches größeren Reservoirkapazitäten eine weit überlegene nächtliche Kontinenz. Als größtes Reservoir schneidet erwartungsgemäß die Ileumneoblase eindeutig am besten ab [2, 15].

Operationstechnik

Als Zugang wird ein Unterbauchmittelschnitt von der Symphyse bis 2 Querfinger oberhalb des Nabels gewählt. Nach einer Standard-Staging-Lymphadenektomie und einer standardmäßig ausgeführten radikalen Zystoprostatovesikulektomie wird besonderer Wert auf die Darstellung und Präparation der Apex der Prostata und der Harnröhre gelegt (Abb. 26.2).

Die Inzision der Fascia endopelvina, die Durchtrennung der puboprostatischen Bänder, die Ligatur der Vena dorsalis, die Durchtrennung der Urethra unmittelbar an der Apex der Prostata, die Durchtrennung des Musculus recto urethralis und der lateralen Faszie und die Möglichkeit, das neurovaskulare Bündel zu erhalten, sind entscheidende operationstaktische Maßnahmen.

In dieser Phase ist auf extreme Übersicht, Blutfreiheit und Schonung des Sphincter externus größten Wert zu legen. Der interessierte Leser wird auf die ausgezeichnete Beschreibung von Walsh hingewiesen [16].

Die pathologisch-anatomische Situation ist insofern deutlich einfacher als bei einer radikalen Prostatektomie, als es sich um eine Zystektomie mit Entfernung einer gesunden und unauffälligen Prostata handelt.

Die Absetzung der Harnröhre muß unmittelbar im Bereich der Apex der Prostata erfolgen, ohne allerdings Prostatagewebe zurückzulassen.

Beginnend 20 cm proximal der Bauhin-Klappe wird ein 60 bis 80 cm langes Ileum-Segment ausgeschaltet, das von einem Hauptast der Arteria ileocolica und den Endästen der Arteria mesenterica superior versorgt wird. Die distalen 15 bis 20 cm des terminalen Ileums und die Bauhin-Klappe werden erhalten. Das Ileum wird zwischen Darmklemmen durchtrennt.

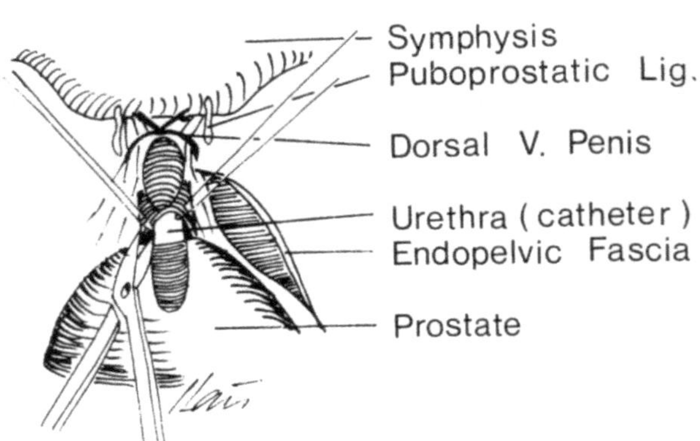

Abb. 26.2. Präparation der Apex der Prostata und der Harnröhre unmittelbar vor Durchtrennung der Harnröhre. Ein langer und intakter Harnröhrenstumpf, der unter perfekter Sicht und ohne störende Blutung präpariert sein muß, garantiert die spätere Kontinenz.

Die Kontinuität des Dünndarms wird durch eine allschichtige 4–0 Vicryl-Naht wieder hergestellt und anschließend der Mesenterialschlitz verschlossen (Abb. 26.3).

Aus dem ausgeschalteten Ileum-Segment wird diejenige Schlinge ausgesucht und antimesenterial mit einem Haltefaden markiert, die am mühelosesten zum Harnröhrenstumpf hinabreicht.

Mit Ausnahme eines 5 cm langen Segments um den Haltefaden herum wird das gesamte Ileum antimesenterial geschlitzt.

Im Bereich des Haltefadens wird ein 5 cm langes Teilstück am mesenterialen Rand geschlitzt. Auf diese Weise entsteht ein zungenförmiger Lappen, in dessen Zentrum nach Exzision eines kleinfingerdurchgängigen Stückes die spätere ileo-urethrale Anastomose erfolgt (Abb. 26.3).

Das Ileum-Segment wird anschließend in W-Form so aneinandergelegt, daß der zungenförmige Lappen unverändert dem Harnröhrenstumpf am nächsten liegt (Abb. 26.4).

Die 4 Schenkel des W werden dann mit Haltenähten oder Allis-Klemmen so fixiert, daß durch fortlaufende 4–0 Vicryl-Naht das W zu einer Ileumplatte vernäht werden kann. Ein 22-Charr. transurethraler Foley-Katheter wird anschließend durch den neuen Blasenhals plaziert und aufgeblasen.

Anschließend werden 6 3–0 Vicrylnähte so gestochen, daß sie als Matrazen-Nähte die Harnröhre an die Ileumplatte ziehen (Innenseite der Ileumplatte - Außenseite der Harnröhre - Innenseite der Harnröhre - Innenseite der Ileumplatte). Durch sanften Zug am transurethralen Katheter bei gleichzeitigem Knoten der 6 Anastomosenähte wird die Ileumplatte bzw. Neoblase an den Harnröhrenstumpf anastomosiert (Abb. 26.5). Üblicherweise sind 6 solcher Matrazennähte erforderlich, um eine wasserdichte, korrekte ileo-urethrale Anastomose zu schaffen. Sämtliche 6 Fäden werden von der Innenseite der Neoblase geknotet. Der sanfte Zug am Katheter, die Anhebung der vorderen Lippe des zungenförmigen Lappens und der knotende Finger gestatten ein müheloses Hinabgleiten der Neoblase zum Harnröhrenstumpf (Abb. 26.6).

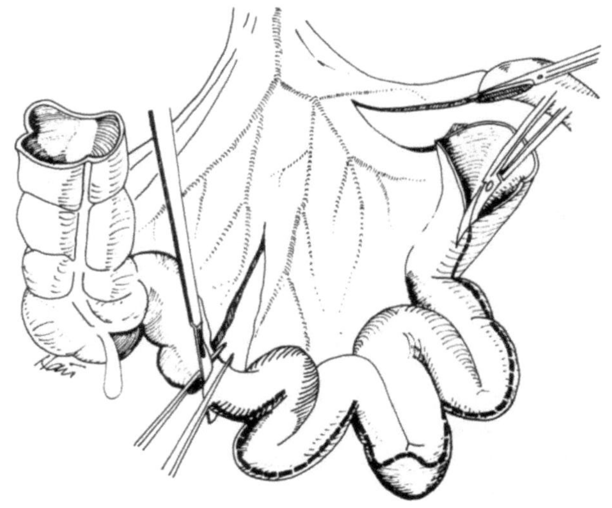

Abb. 26.3.
Auswahl des geeigneten Ileum-Segments von 60 bis 80 cm Länge mit der entsprechenden Gefäßversorgung. Beginn der antimesenterialen Schlitzung. Von derjenigen Ileumschlinge, welche am mühelosesten zur Harnröhre hinabreicht, wird ein 5 cm langes Segment so am mesenterialen Ansatz geschlitzt, daß ein zungenförmiger Lappen entsteht, in dessen Zentrum die urethro-ileale Anastomose ausgeführt werden wird.

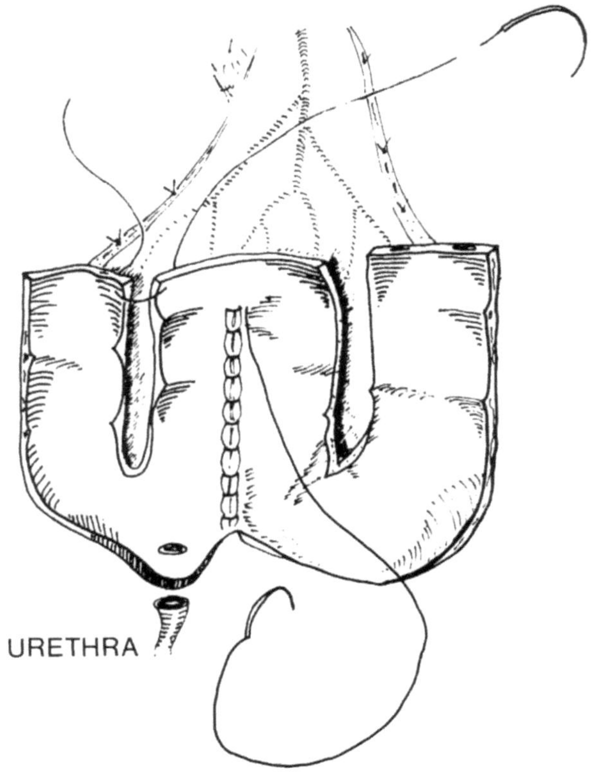

Abb. 26.4.
Schaffung der Ileumplatte durch Seit-zu-Seit-Anastomose des antimesenterial geschlitzten Ileums.
Hierzu wird das geschlitzte Darmsegment in W-Form angeordnet. Wesentlich für eine spannungslose ileo-urethrale Anastomose ist die Position des zungenförmigen Lappens unverändert am tiefsten Punkt. Aus dem Zentrum des zungenförmigen Lappens wird ein Wandsegment exzidiert, welches die Passage eines kleinen Fingers gestattet.

Die Implantation der Ureteren erfolgt problemlos mit der einfachsten beschriebenen Technik nach Le Duc und Camey [11] (Abb. 26.7a, b, c) und erfolgt erst nach der Anastomose der Neoblase an die Harnröhre. Somit vermeidet man eine zu kurze Trimmung der Harnleiter und Spannung auf der urethrovesikalen Anastomose. Der Implantationsort spielt letztlich keine Rolle. Durch 2 kleine Inzisionen in der Ileum-Platte an passender Stelle werden die Harnleiter auf die Innenseite der Neoblase gebracht.

Die Mukosa wird nach Faltung der Ileumplatte über ein 3–4 cm langes Segment mit der Schere entfernt, so daß ein 3–4 cm langer mukosafreier Trog entsteht. Am Ende dieses Troges werden die Ureteren mit 2 4–0 Vicryl-Einzelknopfnähten durch die gesamte Wand der Ileumplatte gestochen und verankert. Anschließend werden auf beiden Seiten je 3 4–0 Vicryl-Einzelknopfnähte zwischen Adventitia des Ureters und Mukosa der Neoblase gestochen. Auf der rechten Seite ist üblicherweise die Mobilisierung des Ureters unnötig. Lateral des Colon sigmoideum wird der linke Ureter an einem beliebigen idealen Ort anastomosiert. Auf eine knick- und spannungsfreie Anastomose ist größter Wert zu legen. Die beiden Ureteren sind routinemäßig 14 Tage lang gesplintet.

Nunmehr wird die Vorderwand der Neoblase bzw. der Ileumplatte durch eine fortlaufende 3–0 Vicryl-Naht verschlossen.

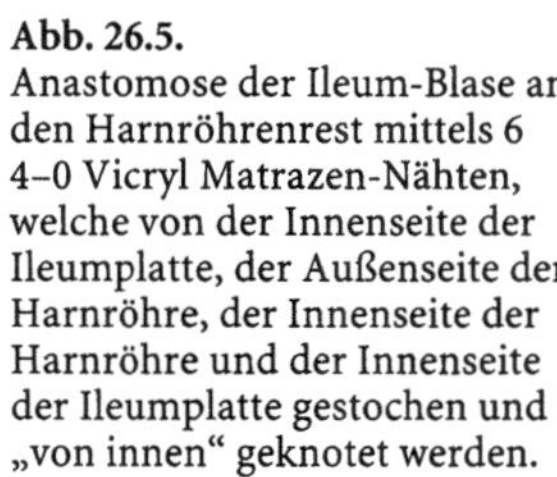

Abb. 26.5.
Anastomose der Ileum-Blase an den Harnröhrenrest mittels 6 4–0 Vicryl Matrazen-Nähten, welche von der Innenseite der Ileumplatte, der Außenseite der Harnröhre, der Innenseite der Harnröhre und der Innenseite der Ileumplatte gestochen und „von innen“ geknotet werden.

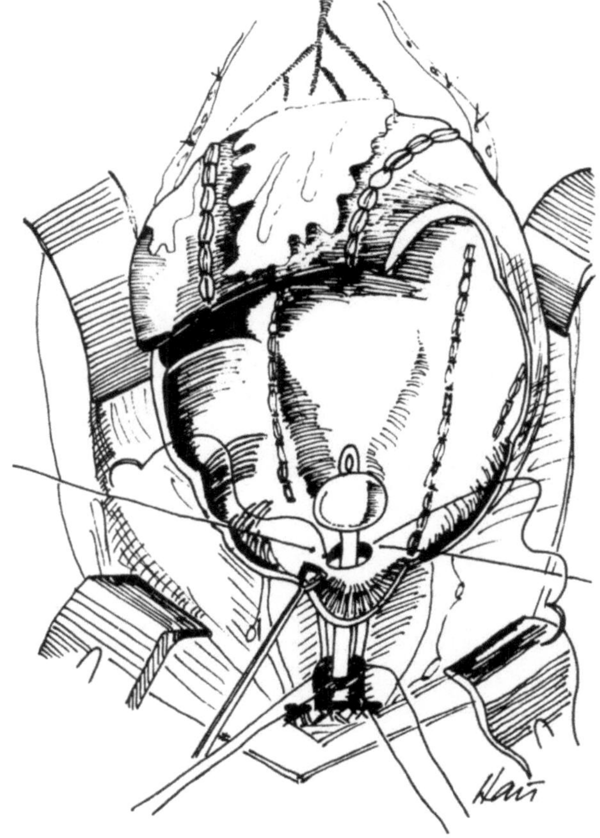

Der 22-Char.-Dauerspül-Katheter ist ohnehin transurethral in die Neoblase eingelegt. Der Dauerkatheter bleibt 21 Tage liegen. Vor seiner Entfernung wird ein Zystogramm angefertigt, um die Dichtigkeit der ileo-urethrale Anastomose zu überprüfen. Zusätzlich wird eine 12-Char.-Zystostomie aus Sicherheitsgründen suprapubisch angelegt, um nach Entfernung des transurethralen Katheters problemlos den Restharn der Neoblase kontrollieren zu können. Beidseits werden 2 20-Char.-Silikon-Langrohr-Drainagen plaziert.

Die eine im kleinen Becken, die zweite an der Implantationsstelle der Ureteren [5, 6, 7, 8, 17].

Ileoureterale Anastomose

Der Schwerpunkt jeglicher Harnableitungsoperation ist die enteroureterale Anastomose. Die Situation, beim in der Regel sterilen orthotopen Blasenersatz, der im Vergleich zur kontinenten Harnableitung, die unbedingt auf einen Antirefluxschutz angewiesen war, ein echtes Niederdrucksystem darstellt, ist derzeit kontrovers. Sie reicht vom Verzicht auf jegliche antirefluxive Maßnahme, bis überdie Verwendung eines lan-

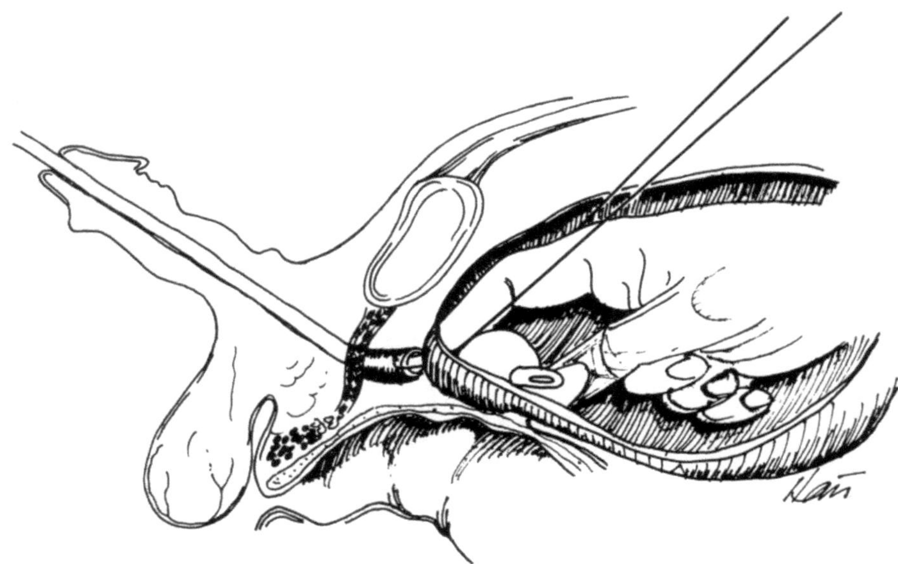

Abb. 26.6. Technik der urethro-ilealen Anastomose bei sagittaler Betrachtungsweise. Durch sanften Zug am transurethralen Katheter wird die Ileumplatte harnröhrenwärts gezogen. Diese Bewegung wird durchden knotenden Zeigefinger unterstützt.
Der Vorderrand des zungenförmigen Lappens wird mit einer Allis-Klemme nach kranial gezogen

gen, afferenten Segments, welches durch seine Länge per se antirefluxiv wirkt, über die Tunneltechniken bis hin zu einem afferenten Nippel.

Die Kontroverse im Bezug auf die optimale ureteroenterale Operationstechnik hat auch die 5. Konsensuskonferenz über das Harnblasenkarzinom überdauert [13, 15].

Nach mittlerweile 10 Jahren Ileum-Neoblase haben viele Zentren in den USA und in Deutschland mehr als 100 derartiger Operationen durchgeführt, und es war interessant zu sehen, daß sie die Zahlen aus den großen Serien der Erstbeschreiber (Bern, Los Angeles, Ulm) bestätigen.

Die Stenoserate im Bereich der ureteroenteralen Anastomose kann offensichtlich nicht unter einen Prozentsatz von 3 bis maximal 7% gebracht werden. Liegt sie bei einzelnen Gruppen deutlich darüber, muß nach Durchlaufen der „learning curve" gefragt werden, ob die beabsichtigte Technik richtig ausgeführt wird oder die chirurgische Erfahrung des Operateurs der Dimension des Eingriffs nicht gerecht wird.

Das Ergebnis der Konsensuskonferenz war, daß alle Antirefluxtechniken effektiv sind, daß möglicherweise die Tunneltechniken eine höhere Rate an Spätstenosen haben als die direkten ureteroilealen Anastomosen, die durch einen Nippel geschützt werden. Spätergebnisse, die aussagekräftig sind, werden aber nicht vor Ablauf von 15–20 Jahren vorliegen [4, 10, 12].

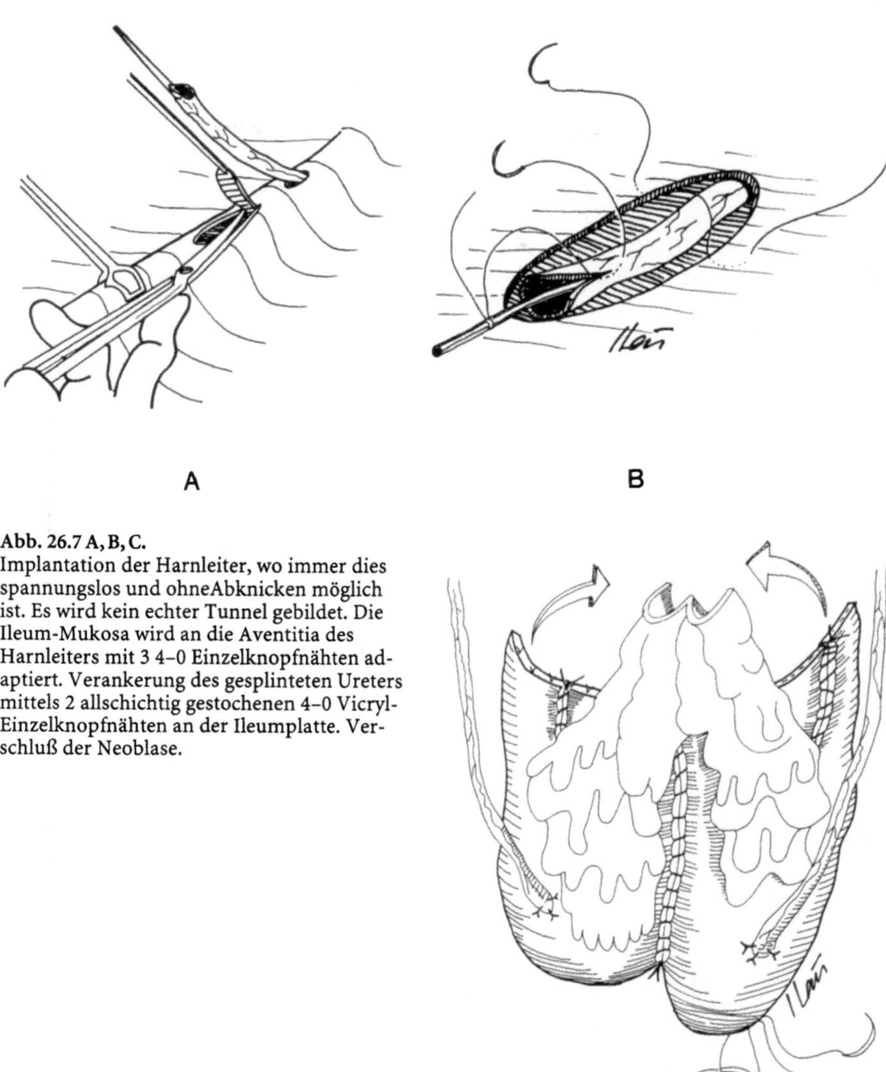

Abb. 26.7 A, B, C.
Implantation der Harnleiter, wo immer dies spannungslos und ohneAbknicken möglich ist. Es wird kein echter Tunnel gebildet. Die Ileum-Mukosa wird an die Aventitia des Harnleiters mit 3 4–0 Einzelknopfnähten adaptiert. Verankerung des gesplinteten Ureters mittels 2 allschichtig gestochenen 4–0 Vicryl-Einzelknopfnähten an der Ileumplatte. Verschluß der Neoblase.

Urethrale Rezidive

Die Rezidivrate in der belassenen Harnröhre beträgt nach Zystektomie und supravesikaler Harnableitung in der Weltliteratur zwischen 7 und 12%. Die beiden größten Serien, die mittlerweile über 300 Neoblasen operiert haben, berichten über eine urethrale Rezidivrate von unter 3% [2, 3].

Freeman et al. haben bei 460 männlichen Patienten, die wegen eines Harnblasenkarzinoms radikal zystektomiert wurden, die urethrale Rezidivrate bei Patienten mit kontinenter Harnableitung und Ableitung durch die Harnröhre verglichen. Die Kockpouch-Gruppe hatte eine 10,9%ige Harnröhrenrezidivrate, die orthotope Blasenersatzgruppe nur eine solche von 2,5%. Die berechneten Wahrscheinlichkeiten eines urethralen Rezidivs nach 5 Jahren betrugen in der Kockpouch-Gruppe und in der Kock-Urethrostomie-Gruppe 5% mit hoher statistischer Signifikanz. Dieses Ergebnis legt nahe, daß der orthotope Blasenersatz nach Zystektomie wegen eines Urothelkarzinoms mit einem deutlich niedrigen Risiko eines Harnröhrenrezidivs verbunden ist und daß ein sorgfältiges Follow-up inklusive urethraler Zytologie, und wenn indiziert Urethroskopie, eine problemlose Überwachung dieser Patienten garantieren [3].

Orthotoper Blasenersatz bei der Frau (Abb. 26.8)

Der orthotope Blasenersatz der Frau ist die jüngste Evolution der Harnableitung. Drei wichtige Voraussetzungen müssen erfüllt sein:

- Der externe Sphinktermechanismus muß erhalten bleiben, damit Kontinenz und willkürliche Miktion durch die Urethra möglich sind.
- Der Aufhängemechanismus der Harnröhre und der Neoblase muß intakt sein, so daß eine „Pouchocele", also das Hinabgleiten der Neoblase in die leere Beckenhöhle mit Elongation und Abknicken der Harnröhre vermieden werden.
- Die Radikalität des Eingriffs darf durch den Erhalt der Harnröhre, des Aufhängeapparats von Harnröhre und Vagina und der vorderen Vaginalwand selbst nicht kompromittiert werden.

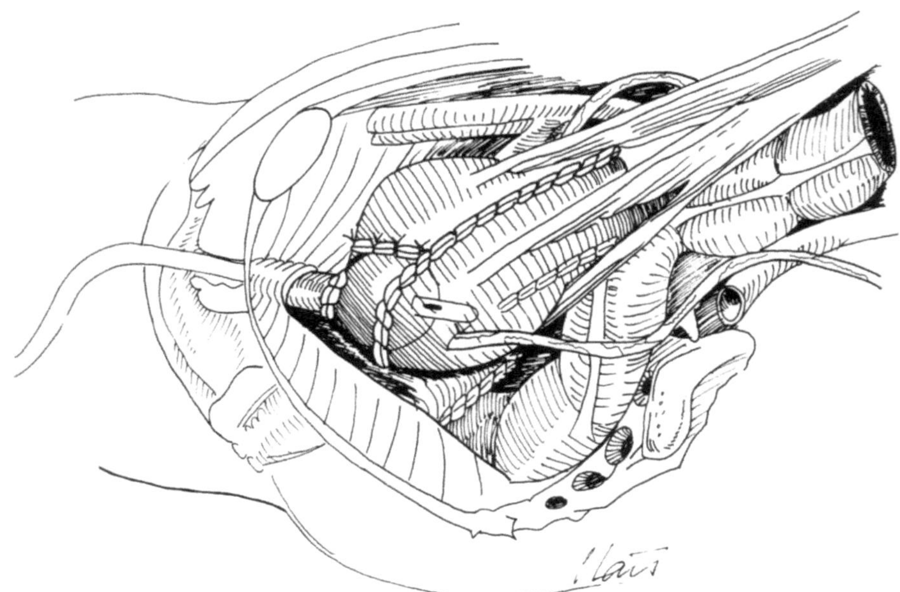

Abb. 26.8. Die Ileum-Neoblase ist an die weibliche Harnröhre anastomosiert. Die Fascia endopelvina und der urethrovaginale Aufhängeapparat sowie die Vagina sind erhalten. Symphyse, Rektosigmoid und Mesenterialwurzel der Neoblase sind zur besseren Orientierung beschriftet.

Mittlerweile scheint klar, daß die mühsame Arbeit und Technik der nerverhaltenden weiblichen Zystektomie keine Rolle spielt, die Nervenversorgung der Harnröhren also von vernachlässigbarer Bedeutung ist, statt dessen aber dem Erhalt des Aufhängeapparats von Harnröhre und Vagina die entscheidende Bedeutung zukommt.

In Ulm hat man seit 10 Jahren Erfahrung mit männlicher und weiblicher Neoblase. Die trotzdem auffällig unterschiedlichen Zahlen (fast 400 Männer, knapp 30 Frauen) zeigen, daß die anfängliche Indikationsstellung aus Sorge um onkologische Risiken und vor allen Dingen um die Sicherheit der Kontinenz zirkulierten.

- Im Gegensatz zu den männlichen Patienten, bei denen in Abhängigkeit von der gewählten Technik ein bestimmter Grad nächtlicher Enuresis unvermeidlich ist (s. oben), ist das Problem bei dem weiblichen orthotopen Blasenersatz die Hyperkontinenz, mit welcher man selbst mit Anastomose an die proximale Harnröhre in rund 1/3 der Patienten mit konsekutivem, sauberen, intermittierenden Katheterismus rechnen muß [8].
- Die Neoblasentechnik ist bei beiden Geschlechtern identisch. Während jedoch beim Mann rund 10% der Neoblasen nur mit größerem Aufwand spannungslos die membranöse Harnröhre erreichen, ist dies beim weiblichen Geschlecht so gut wie nie der Fall, da hier immer und problemlos die Neoblase den proximalen Harnröhrenstumpf erreicht.
- Unter Berücksichtigung der beschriebenen Zystektomietechnik der Frau und der anatomischen Besonderheiten des weiblichen Geschlechts, ist bei der Frau die anteriore Exenteration technisch deutlich einfacher als beim Mann [14].

Wir glauben, daß derzeit mindestens die Hälfte der weiblichen Patienten, in anderen optimistischeren Einschätzungen 75% der weiblichen Patienten, mit einem orthotopen Blasenersatz versorgt werden können [4].

Somit verbleiben Conduit und kontinente supravesikale Harnableitungen nur noch für Hochrisikopatienten übrig oder für solche Patienten, die für den orthotopen Blasenersatz nicht motiviert werden können.

Der Trend zum orthotopen Blasenersatz bei der Frau mittels Ileum-Neoblase wird vorhersagbar zu einer begeisternden Akzeptanz führen. Besonders bei jüngeren Frauen wird das erhaltene „body-image", die Möglichkeit zur Fortführung der Vita sexualis und der Erhalt der normalen Miktion das Hauptargument hierfür sein. Wermutstropfen bleibt der notwendige sterile Einmalkatheterismus bei 30% der weiblichen Patienten. Nach dem derzeitigen Kenntnisstand ist dies nicht erklärbar und erscheint unvermeidbar.

Literatur

1. Colding-Jorgensen M, Poulsen AL, Steven K (1993) Mechanical characteristics of tubular and detubularised bowel for bladder substitution: Theory urodynamics and clinical results. Br J Urol 72:586–593
2. Flohr P, Hefty R, Paiss T, Hautmann RE (1996) The ileal neobladder – updated experience with 306 patients. World J Urol 14:22–26
3. Freeman JA, Esrig D, Tarter TH et al (1995) Urethral recurrence in patients with ileal neobladders. In: Continent urinary reconstruction. Second International Meeting. Abstract Book, Mainz, Germany, June 28–30, 1995, pp 5–9
4. Hautmann RE (1995) Editorial: Reconstruction and diversion. J Urol 154:989

5. Hautmann RE, Egghart G, Frohneberg D, Miller K (1987) Die Ileum-Neoblase. Urologe A 26:67
6. Hautmann RE, Egghart G, Frohneberg D, Miller K (1988) The ileal neobladder. J Urol 149:39
7. Hautmann RE, Miller K, Steiner U, Wenderoth UK (1993) The ileal-neobladder: 6 years of experience with more than 200 patients. J Urol 150:40
8. Hautmann RE, Paiss T, de Petriconi R (1996) The ileal neobladder in women: 9 years of experience with 18 patients. J Urol 155:76–81
9. Hinman jr. F (1988) Selection of intestinal segments for bladder substitution: Physical an physiological characteristics. J Urol 139:519–523
10. Kälble T, Busse K, Ameldung F, Waldherr R, Berger MR, Edler L, Riedmiller H (1995) Tumor induction an probphylaxix following different forms of intestinal urinary diversion in a rat model. Urol Res 23:365–370
11. LeDuc A, Camey M, Teillac P (1990) An original antireflux ureteroileal implantation technique: Long-term follow-up. J Urol 144:864
12. Martins FE, Bennet CJ, Skinner DG (1995) Options in replacement cystoplasty following radical cystectomy: High hopes or successful reality. J Urol 153:1363–1372
13. Skinner DG, Studer UE, Okada K et al (1995) Which patients are suitable for continent diversion or bladder substitution following cystectomy or other definitive local treatment? Internat. J Urol 2 [Suppl 2]:105–112
14. Stein JP, Stenzl A, Esrig D et al (1994) Lower urinary tract reconstruction following cystectomy in women using the cock ileal reservoir with bilateral ureteroileal urethrostomy: Initial clinical experience. J Urol 152:1404–1408
15. Studer UE, Danuser H, Hochreiter W, Springer JP, Turner WH, Zingg EJ (1996) Summary of 10 years' experience with an ileal low-pressure bladder substitute combined with an afferent tubular isoperistaltic segment. World J Urol 14:29–39
16. Walsh PC, Quinlan CM, Morton RA, Steiner MS (1990) Radical retropubic prostatectomy. Improved anastomosis and urinary continence. Urol Clin North Am 17:679
17. Wenderoth UK, Bachor R, Egghart G, Frohneberg D, Miller K, Hautmann RE (1990) The ileal neobladder: Experience and results or more than 100 consecutive cases. J Urol 143:492

Teil VI

Ergebnisse der Pouch-Therapie

Blasenersatz

27 Die neuralgischen Punkte beim Mainz-Pouch I

R. Stein, M. Fisch, D. Filipas, R. Hohenfellner und J. W. Thüroff

Einleitung

1982 publizierte Kock seine ersten Ergebnisse bei 12 Patienten mit einer kontinenten ilealen Ersatzblase. Hierbei zeigten sich bereits die neuralgischen Punkte dieses Verfahrens; bei 8 Patienten waren 12 operative Revisionen notwendig, 2 Patienten verstarben [5]. Seit 1983 verwenden wir das detubularisierte Ileozökalsegment zur Blasensubstitution und kontinenten Harnableitung (Abb. 27.1 und 27.2). Das Konzept

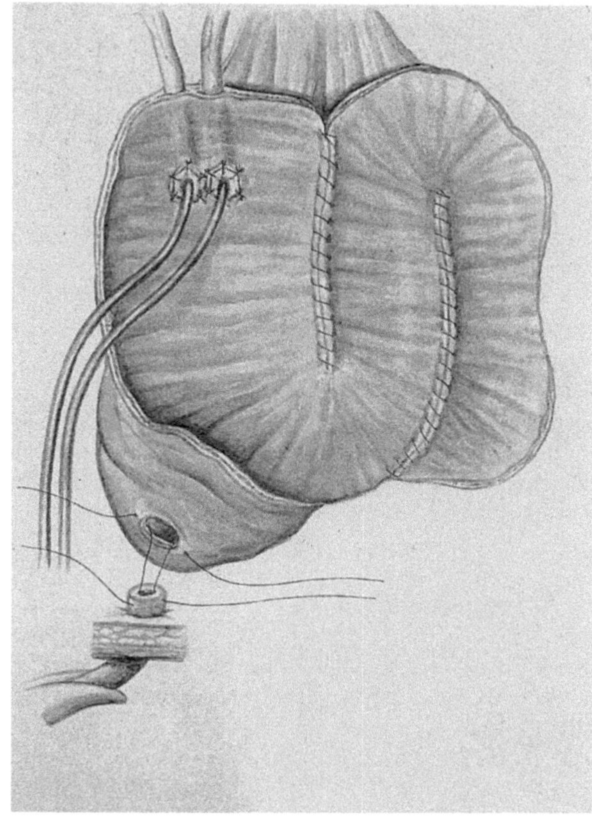

Abb. 27.1. Blasensubstitution nach radikaler Zystoprostatektomie: Nach Bildung der Pouchplatte, Inzision am tiefsten Punkt des Zökalpoles und Anastomose mit der membranösen Urethra.

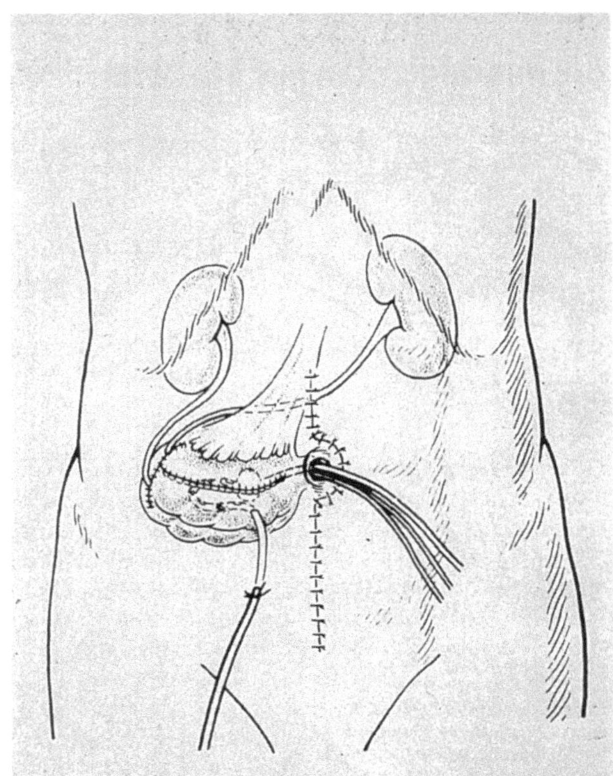

Abb. 27.2.
Lage des Pouches nach Harnableitung mittels umbilikalen Stoma.

beinhaltet ein von Anfang an großkapazitäres Niederdruckreservoir bestehend aus Dünn- und Dickdarm sowie einer antirefluxiven Ureterimplantation in den Dickdarmanteil (Abb. 27.3) [7]. Die Konstruktion eines sicheren Kontinenzmechanismus war entscheidend für die Entwicklung der Harnableitung mittels kontinenten Stoma. Die Nahtfixation des Nippels wurde durch Stapler ersetzt, das Stoma im rechten Unterbauch durch das kosmetisch deutlich bessere Nabelstoma. Das umbilikale Appendixstoma stellt seit 1988 die Methode der Wahl dar (Abb. 27.4) [2]. Beim Fehlen der Appendix hat sich der zwar zeitaufwendigere, aber sichere invaginierte und intussuszeptierte Ileumnippel bewährt (Abb. 27.5 und 27.6) [6].

Über einen Zeitraum von mehr als 13 Jahren wurde das initiale Konzept beibehalten, die Technik ausgefeilt und die Indikationen erweitert. Im Langzeitverlauf stellten sich drei neuralgische Punkte des Verfahrens heraus.

Patienten und Methode

Bis 1994 wurde in unserer Klinik bei 463 Patienten ein Mainz-Pouch I angelegt. Eine kontinente Ableitung erfolgte bei 380 Patienten und eine Blasensubstitution bei 83 (56mal nach subtotaler Blasenresektion und 27mal nach Zystoprostatektomie aufgrund eines invasiven Blasentumors). Bei 293 Patienten (63%) erfolgte die Harnab-

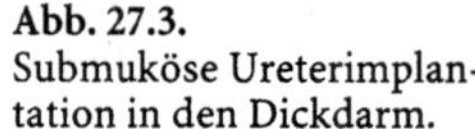
Abb. 27.3.
Submuköse Ureterimplantation in den Dickdarm.

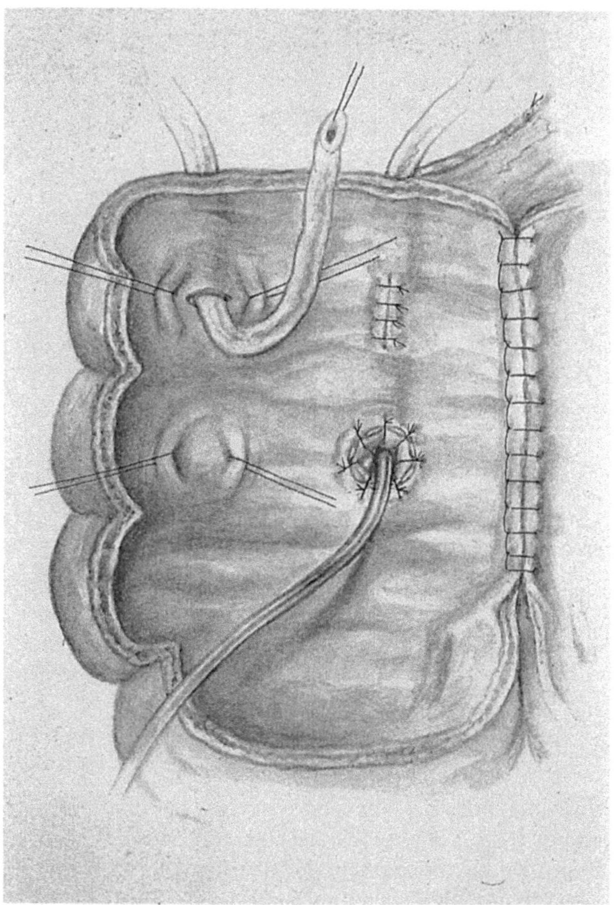

leitung aufgrund eines malignen Grundleidens. Der Wunsch des Patienten nach einer kontinenten Harnableitung stellte bei 170 Patienten mit einer benignen Grunderkrankung die Indikation zur Anlage eines Mainz-Pouch I dar - in der Mehrzahl der Fälle Patienten mit kongenitalen Malformationen (Menigomyelozele, Sinus urogenitalis oder Blasenekstrophie). Das durchschnittliche Alter bei der Operation betrug 50,4 Jahre (3–81), 66 Patienten waren jünger als 16 Jahre. 61 verstarben zwischenzeitlich, 358 konnten durchschnittlich 52 Monate (12–137) nachbeobachtet werden.

Ergebnisse

Drei neuralgische Punkte haben sich im Langzeitverlauf herauskristalisiert:

Ureterstenosen. Von 698 renoureteralen Einheiten (RUE) entwickelten 6,2% durchschnittlich 21 Monate (4–72 Monate) nach Pouchanlage eine Stenose an der Ureter-

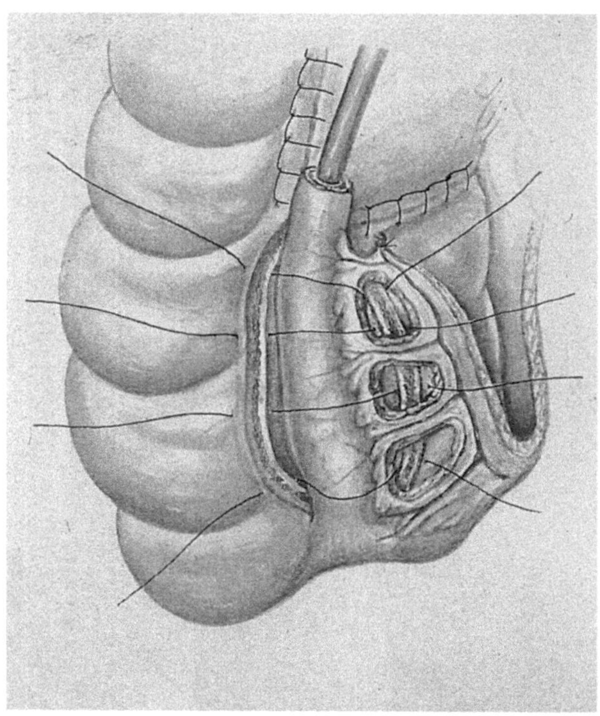

Abb. 27.4. Appendixstoma: Nach seromuskulärer Inzision der Taenia libera, Hochschlagen der Appendix in das präparierte Bett und Verschluß der Seromuskularis mit Einzelknopfnähten.

implantationsstelle. Von den 43 operativ revidierten Ureterstenosen waren vor Pouchanlage 17 RUE refluxiv, 7 obstruktiv und 5 vorbestrahlt. Nur 2,5% der präoperativ normalen Ureteren bedurften der Revision. Die Revision erfolgte von einem rechtsseitigen Flankenschnitt entsprechend der Technik von Politano-Leadbetter in der Blase (Abb. 27.7 und 27.8). Die Reimplantation war in allen Fällen erfolgreich.

Efferentes Segment. Beim invaginierten und intussuszeptierten Ileumnippel erfolgte bei 6% eine offene Revision aufgrund einer Inkontinenz. Eine komplette Obliteration des Appendixstoma erforderte in 4% eine operative Revision, 50% dieser Patienten hatte präoperativ eine Radiatio. Pouchsteine entwickelten sich beim invaginierten und intussuszeptierten Ileumnippel in 14% (Staplerbedingt) beim Appendixstoma lediglich in 2% (übermäßige Schleimbildung und ungenügende Spülung des Pouches). Die Entfernung der Pouchsteine erfolgte fast ausschließlich endoskopisch durch das efferente Segment. Nur in 1,9% der Fälle war eine offene Revision notwendig.

Stomastenosen. Eine Stenose im Bereich der Anastomose von Darm und Haut entwickelten 12% der Patienten mit einem Ileumnippel und 14% derjenigen mit einem Appendixstoma. Die Korrektur erfolgte mittels einer ambulanten endoskopischen Inzision beim Ileumnippel in 85% und beim Appendixstoma in 77% der Fälle (Abb. 27.9). Bei erfolgloser endoskopischer Inzision hat sich die offene Exzision der Narbe mit breiter intestinokutaner Anastomose bewährt (Abb. 27.10).

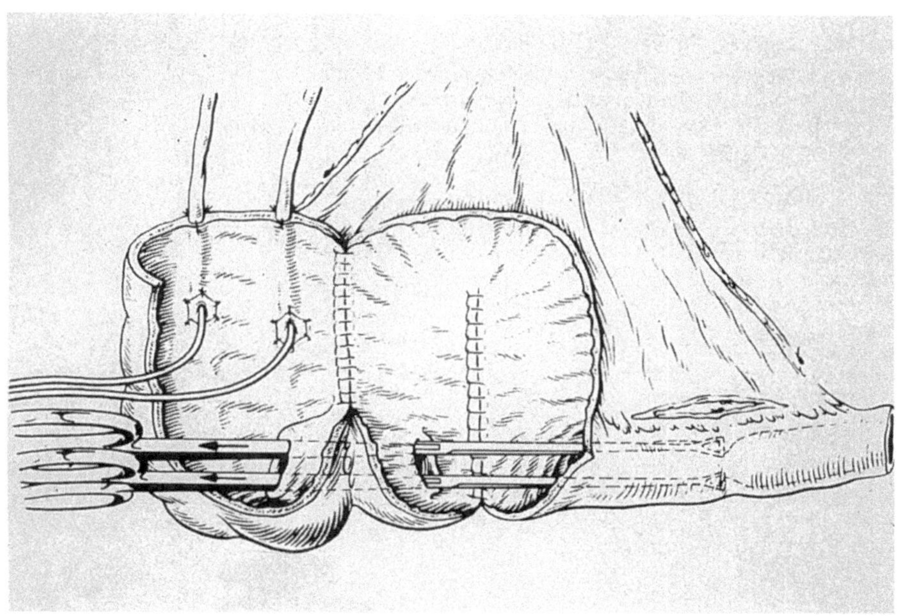

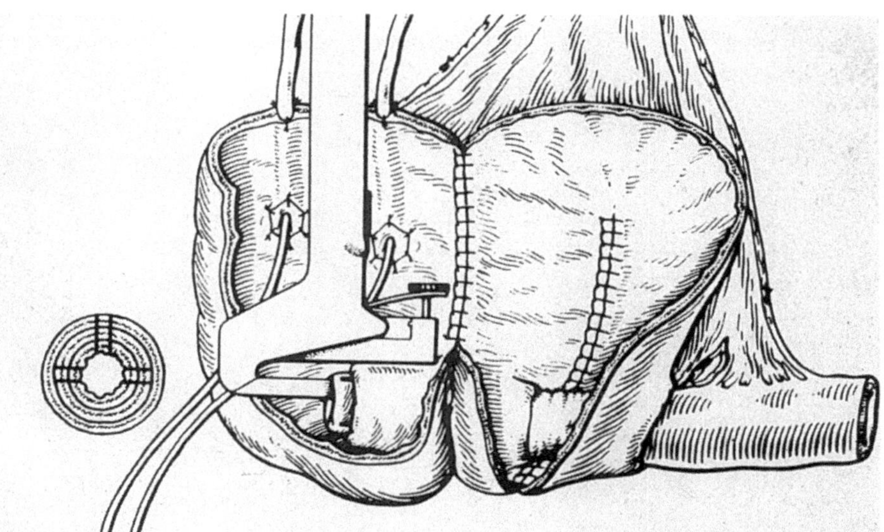

Abb. 27.5 und Abb. 27.6. Bildung des Ileumnippels: Invagination des Ileums unter Zuhilfenahme zweier Allisklemmen, Fixation mit Staplern bei 3 und 9 Uhr, Durchzug durch die Ileozökalklappe und Fixation der Intussuszeption mittels einer dritten Klammerreihe bei 12 Uhr.

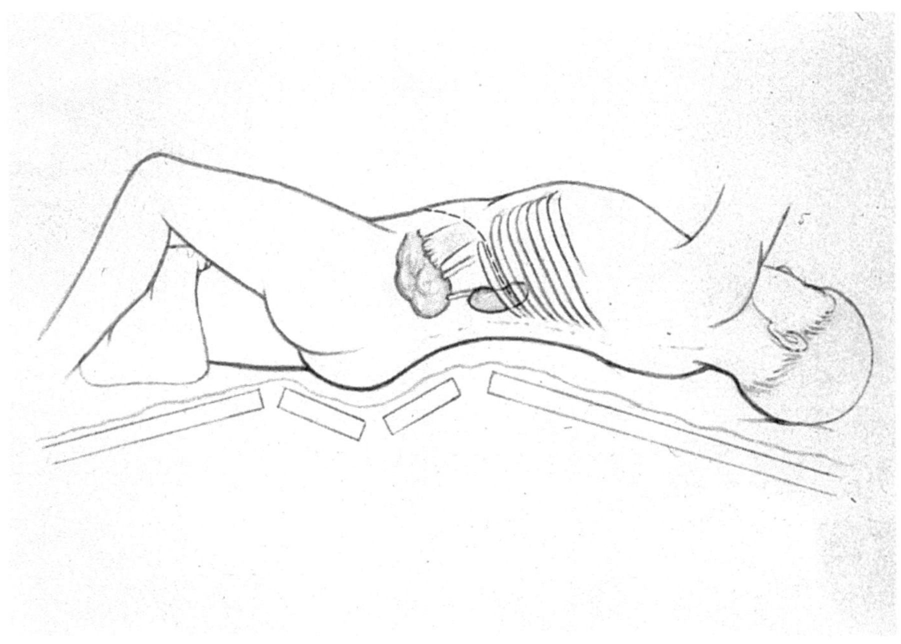

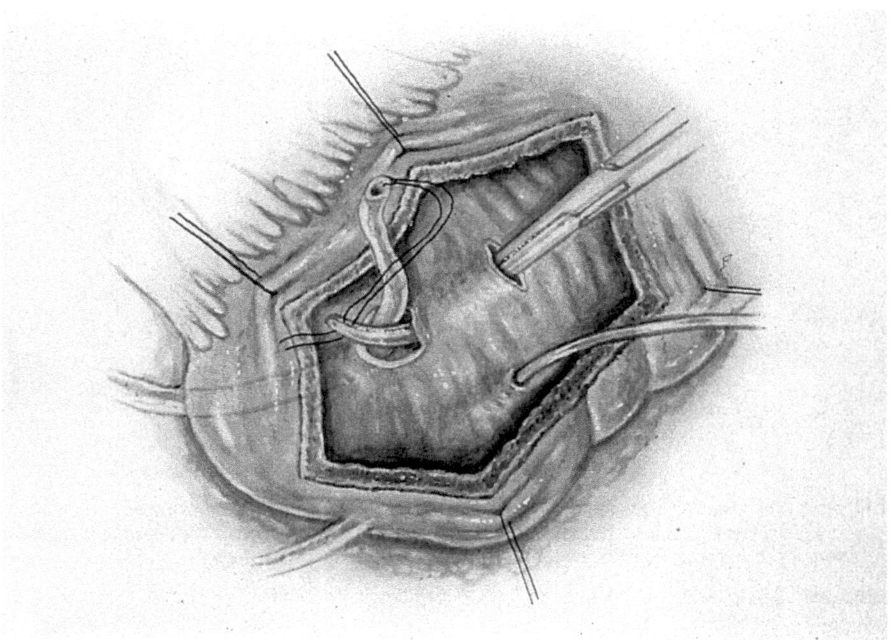

Abb. 27.7 und Abb. 27.8. Rechtsseitiger extraperitonealer Flankenschnitt und Reimplantation des Harnleiters.

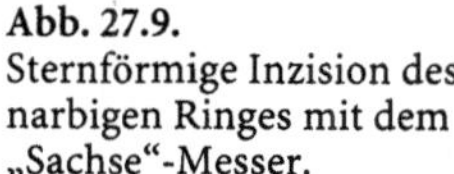

Abb. 27.9.
Sternförmige Inzision des narbigen Ringes mit dem „Sachse"-Messer.

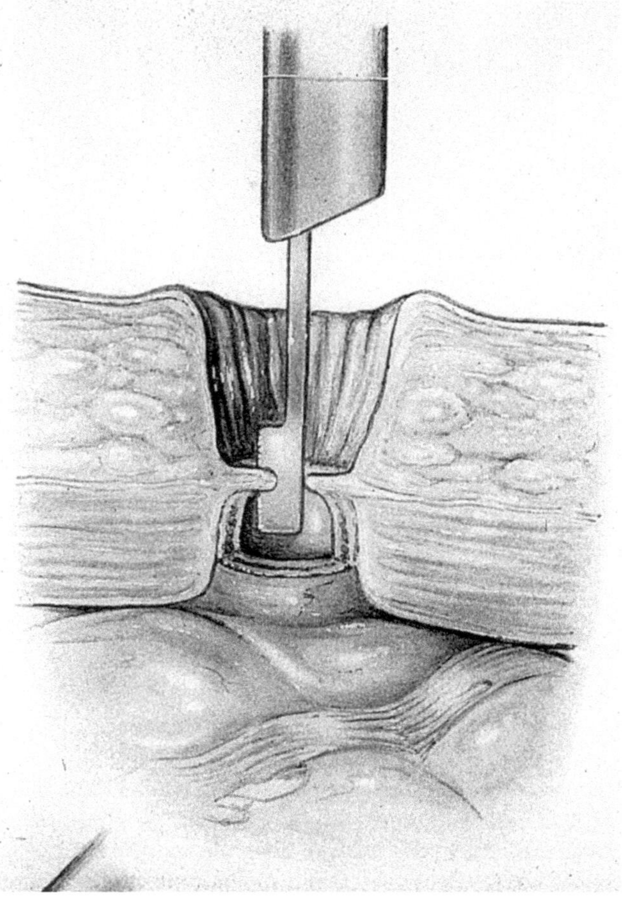

Zusammenfassung und Ausblick

Unter den verschiedenen Formen der Harnableitung und ihrer zahllosen Modifikationen stellt der Mainz-Pouch I ein empfehlenswertes Verfahren zur Blasensubstitution und kontinenten Harnableitung mit einer im Langzeitverlauf akzeptablen Komplikationsrate dar. Die submuköse Ureterimplantation in das Kolon hat sich im Vergleich zu anderen Techniken bewährt. Patienten mit bestrahlten und/oder wandverdickten Ureteren (Reflux/Obstruktion) haben ein erhöhtes Risiko der Obstruktion der Ureterimplantationsstelle. Für diese Fälle scheint die kürzlich von Abol und Ghoneim vorgestellte Technik der Implantation mittels serösem Tunnel erfolgversprechend [1, 3]. Der Mainz-Pouch stellt keine Kontraindikation zur späteren Schwangerschaft dar. So haben 6 von 38 Frauen im gebärfähigen Alter mit benigner Grunderkrankung 7 gesunde Kinder per Sectio entbunden.

Im Langzeitverlauf treten metabolische Veränderungen sowie das Risiko sekundärer Malignome zunehmend in den Vordergrund. Bzgl. der Metabolik sei auf das Kapi-

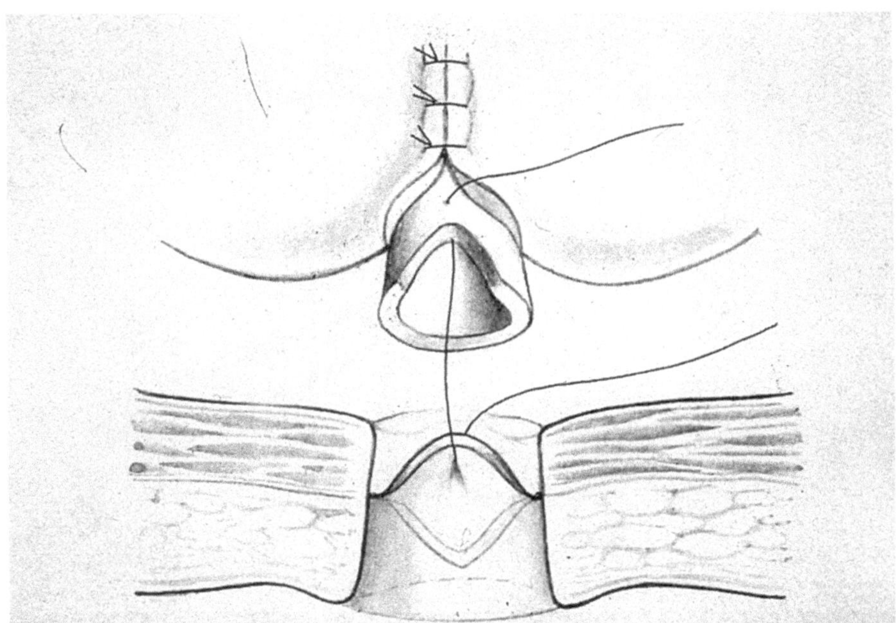

Abb. 27.10. Breite Anastomose des efferenten Segmentes an die Haut nach Exzision von narbigen Gewebe.

tel „Metabolik nach Mainz-Pouch I" verwiesen. Zur frühzeitigen Entdeckung eines sekundären Malignoms erfolgt ab dem 5. postoperativen Jahr die regelmäßige Pouchoskopie. Bisher haben wir bei unseren Patienten mit einem Mainz-Pouch I keine sekundäre Malignombildung im Pouch beobachten können. Das Risiko liegt jedoch bei den verschiedenen Formen der Harnableitung bei bis zu 5% nach 30 und mehr Jahren [4].

Literatur

1. Abol EH, Ghoneim MA (1994) A novel uretero-ileal reimplantation technique: the serous lined extramural tunnel. A preliminary report. J Urol 151:1193
2. Bürger R, Riedmiller H, Müller SC, Hohenfellner R (1989) Kontinente Harnableitung - Mainz-Pouch mit Appendix-Stoma. Akt Urol 20:I-IV
3. Fisch M, Abol-EneinH, Hohenfellner R (1995) Ureterimplantation mittels serösem extramuralem Tunnel in Mainz-Pouch I und Sigma-Rektum-Pouch (Mainz-Pouch II). Akt Urol 26:I-X
4. Kälble TSW Berger, MR, Waldherr R, Amelung F, Möhring K, Staehler G (1993) Karzinomrisiko in verschiedenen Formen der Harnableitung unter Verwendung von Darm. Akt Urol 24:1-10
5. Kock NG, Nilson AE, Nilsson LO, Norlen LJ, Philipson BM (1982) Urinary diversion via a continent ileal resrvoir: clinical results in 12 patients. J Urol 128:469-474
6. Stein R, Fisch M, Bürger RA, Hohenfellner R (1996) Der Mainz-Pouch I - 12 Jahre später. Urologe A Abstract band 1996:110
7. Thüroff JW, Alken P, Engelmann U, Riedmiller H, Jacobi GH, Hohenfellner R (1985) The Mainz Pouch (mixed augmentation ileum and zoecum) for bladder augmentation and continent urinary diversion. Eur Urol 11:152-158

Mainz-Pouch II: Die ersten 100 Fälle

G. D'Elia, Ch. P. Gilfrich, E. Buss, R. Stein, J. Fichtner, M. M. Fisch, J. W. Thüroff und R. Hohenfellner

Einleitung

Simon versuchte 1852 erstmals, eine Ableitung des Urins über den Darm zu erreichen (Simon 1852). Seit damals wurden mehr als 60 technische Modifikationen der Harnleiterdarmimplantation publiziert (Hinman u. Weyrauch 1936). Diese konzentrierten sich auf das Ziel, aszendierende Infekte durch einen sicheren Schutz des oberen Harntraktes zu verhindern und metabolische Entgleisungen zu vermeiden. Nur die Fortschritte in der perioperativen Versorgung konnten diese Probleme teilweise lösen: die Verfügbarkeit von Antibiotika und die Möglichkeit, die mit jeder Form der Harnableitung verbundene hyperchlorämische Azidose durch Gabe alkalisierender Substanzen zu beherrschen.

Ungelöst blieb jedoch die Problematik des häufigen Auftretens von Pollakisurie, imperativem Harndrang und nächtlicher Inkontinenz (Marberger u. Straub 1982, Stöckle 1990). Dies veranlasste uns die klassische Operationstechnik zu optimieren. Das Prinzip der Detubularisation und Rekonfiguration eines Darmsegmentes zur Bildung eines großkapazitären Niederdruckreservoirs (Hinman 1988) wurde auf die Ureterosigmoidostomie übertragen. Vor diesem Hintergrund kam es 1990 zur Entwicklung des Sigma-Rektum-Pouches (Mainz-Pouch II) als Alternative zur klassischen Harnleiterdarmimplantation.

Patienten und Methode

Operative Technik

Der rektosigmoidale Übergang wird aufgesucht und durch zwei Haltefäden markiert. Vom Scheitelpunkt ausgehend erfolgt über eine Strecke von je 10 bis 12 cm die antimesenteriale Eröffnung des Darmes im Bereich der Taenia libera mit dem Elektrokauter. Durch Legen zweier Haltefäden beidseits des Scheitelpunktes legt sich der eröffnete Darm in Form eines umgekehrten „V" (Abb. 28.1). Die medialen Ränder des „V" werden fortlaufend zweischichtig miteinander anastomosiert (Abb. 28.2). Für die Seromuskularis wird Polyglyconat 4/0, für die Mukosa Polyglyconat 5/0 oder Catgut 5/0 verwendet. Dadurch wird eine Pouchplatte gebildet.

Die Ureterimplantation erfolgt bei normalkalibrigen Harnleiter nach der Goodwin-Hohenfellner Technik (Goodwin et al. 1953, Hohenfellner et al. 1967):

In etwa auf Höhe des kranialen Endes der fortlaufenden Naht wird beidseits die dorsale Pouchwand inzidiert, um eine ausreichend weite Eintrittsstelle für den jewei-

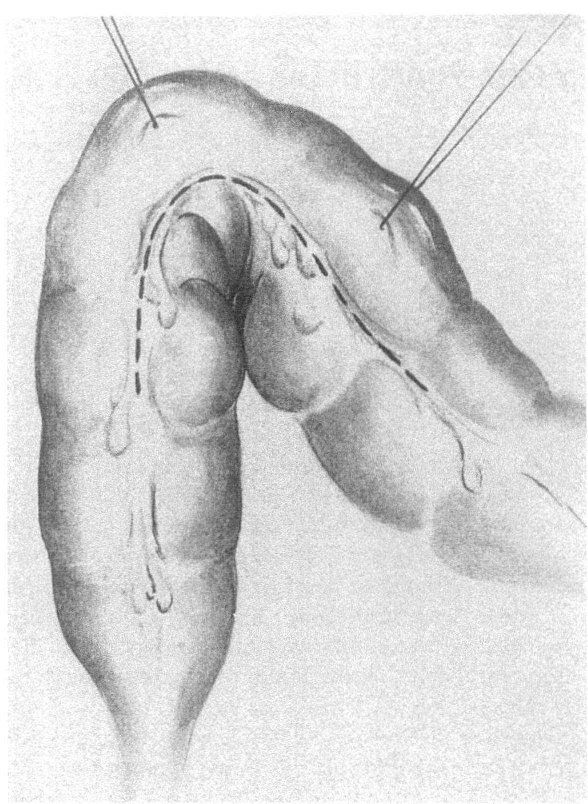

Abb. 28.1.
Antimesenteriale Eröffnung des Rektosigmoids im Bereich der Tenia libera auf eine Strecke von 20 bis 24 cm entlang der gestrichelten Linie.

ligen Harnleiter zu schaffen. Von der Inzision ausgehend wird zwischen 4 Haltefäden ein submuköser Tunnel von 3–4 cm Länge präpariert. Die Mukosa am Ende des Tunnels wird gegeninzidiert und die Implantation vervollständigt durch zwei Ankernähte bei 5 und 7 Uhr (Polyglyconat 5/0) sowie mehrere Einzelknopfnähte beginnend bei 12 Uhr (Chromcatgut 6/0) (Abb. 28.3).

Bei dilatierten und wandverdickten Ureteren verwenden wir seit 1994 die Implantationstechnik mittels serösem extramuralem Tunnel (Abol-Enein 1994):

Eine zusätzliche Sigma-Schlinge mit Bildung eines S-förmigen Pouches ist in diesem Fall erforderlich, da das Verfahren 2 Nahtreihen voraussetzt. Nach antimesenterialer Eröffnung werden die medialen Darmränder Seit-zu-Seit mesonah seromuskulär anastomosiert mit konsekutiver Bildung zweier extramuraler seröser Rinnen, in die die Harnleiter eingelegt werden. Anschließend werden die Darmränder über dem Harnleiter verschlossen (Abb. 28. 4a und 28.4b).

Die Hanleiterimplantationsstelle wird mit einem Ureterkatheter Charr 8 geschient. Die Splints werden peranal unter Zuhilfenahme eines Darmrohres ausgeleitet.

Um Abknickungen der Harnleiter zu vermeiden, wird der Pouch an das vordere Längsband der Wirbelsäure im Bereich des Promontoriums oder alternativ lateral an den Musculus psoas fixiert (Abb. 28.5).

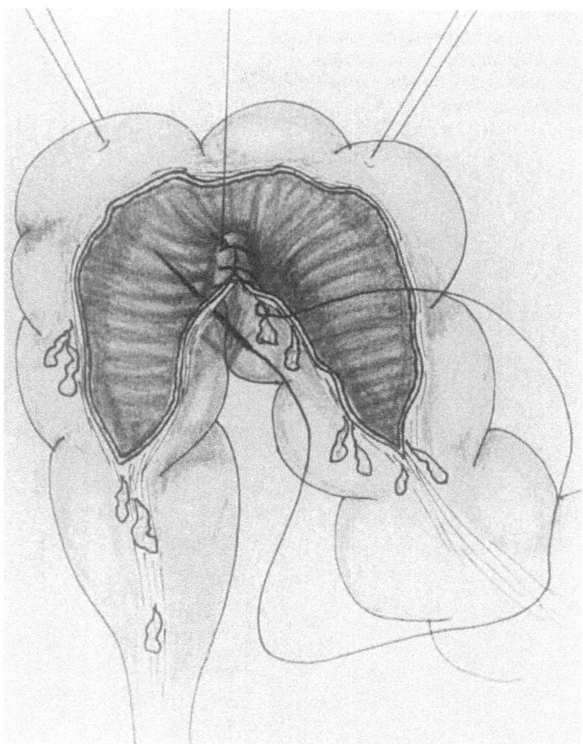

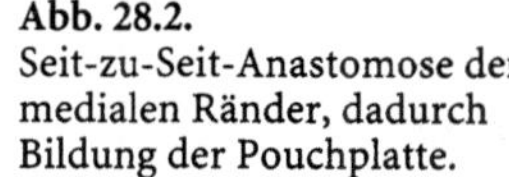
Abb. 28.2.
Seit-zu-Seit-Anastomose der medialen Ränder, dadurch Bildung der Pouchplatte.

Als letzter Schritt wird die Pouchvorderwand mit seromuskulären Einzelknopfnähten (Polyglyconat 4/0) oder alternativ zwei fortlaufenden Nähten (Polyglyconat 4/0 für die Seromuskularis, Chromcatgut 5/0 für die Mukosa) verschlossen (Abb. 28.6).

Harnleitersplints und Darmrohr werden paraanal an die Haut fixiert. Das Darmrohr bleibt 5 bis 7 Tage in Position, mit der Entfernung des Harnleitersplints wird ab dem 9. postoperativen Tag begonnen.

Patientenselektion und Kontraindikationen

Strikte Voraussetzungen für die Konstruktion eines Mainz-Pouch II sind:

1. Ein kompetenter analer Sphinkter.
2. Ein unauffälliger oberer Harntrakt, wenngleich dilatierte Ureteren keine absolute Kontraindikation darstellen.
3. Eine normale Nierenfunktion mit Creatinin-Werten, die die Grenze von 2 mg/dl nicht überschreiten sollten.
4. Keine vorausgegangene oder geplante Bestrahlung im kleinen Becken.
5. Der Ausschluß von Sigmadivertikulose-, Polyposis- oder anderer Dickdarmerkrankungen.

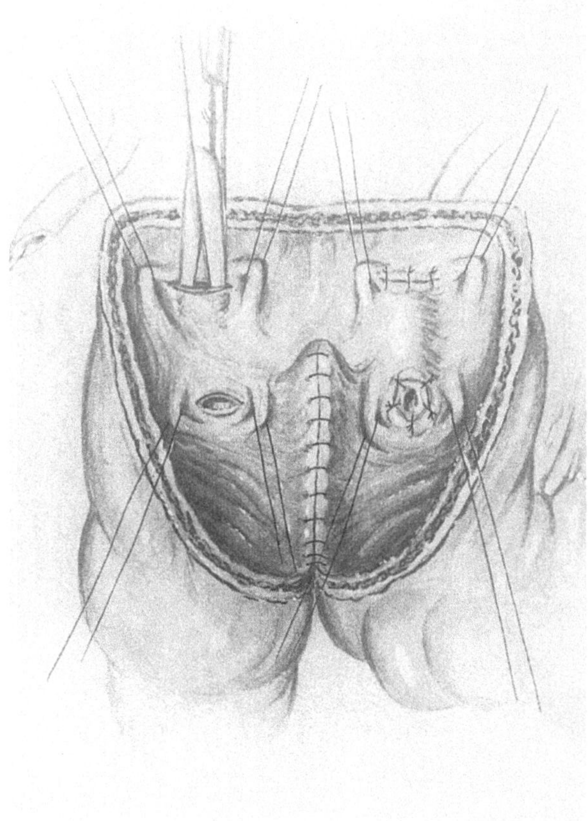

Abb. 28.3.
Die Ureterimplantation erfolgt bei normalkalibrigen Harnleiter nach der Goodwin-Hohenfellner-Technik.

Präoperative Untersuchungen

Ein wäßriger Kolonkontrasteinlauf wurde zum Ausschluß von Dickdarmerkrankungen bei allen Patienten durchgeführt.

Rektodynamische Untersuchungen und klinische Halteversuche wurden zur Überprüfung der Kompetenz des analen Sphinkters gegenüber Flüssigkeit unternommen.

Die rektodynamischen Messungen erfolgten am sitzenden Patienten. Unter radiologischer Kontrolle wurde ein 8 Charr Füll- und Meßkatheter mit zwei Mikrotips (4311 D, Fa. Wiest, München) in das Rektum eingeführt. Der proximale Mikrotip wurde im Bereich des analen Sphinkters plaziert, der distale flottierte frei im Rektum. Ein EMG des Beckenbodens wurde über Klebeelektroden abgeleitet. Alle Druckwerte wurden mittels Amplifier (Combi Set 4303 C, Wiest) parallel auf einem Polygraphen (Recorder KS 6 4019, Wiest) aufgezeichnet. Nach einer Ruhephase ohne Manipulation von 2 Minuten wurde über den Katheter das Rektum mit physiologischer Kochsalzlösung und einer Füllgeschwindigkeit von 60 ml/min gefüllt (Blutpumpe BP 742, Fresenius). Während der Messung wurde der Patient in regelmäßigen Intervallen aufgefordert, zu husten, den Beckenboden und die Bauchmuskulatur anzuspannen. Bei Auftreten einer

Abb. 28.4a und 28.4b.
Bei dilatierten und wandverdickten Ureteren wird die Implantationstechnik mittels eines serösen extramuralen Tunnel verwendet.

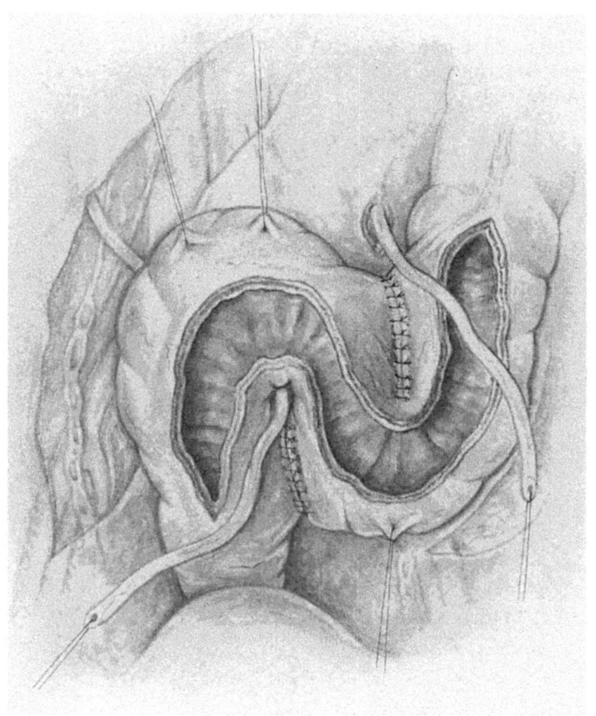

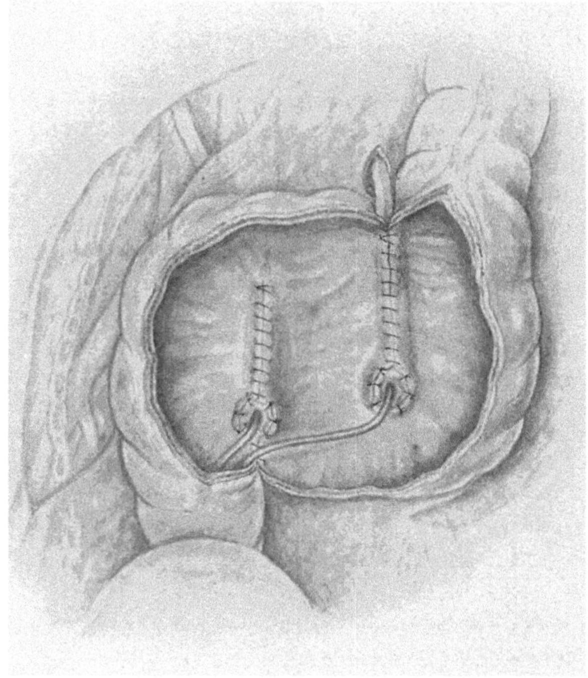

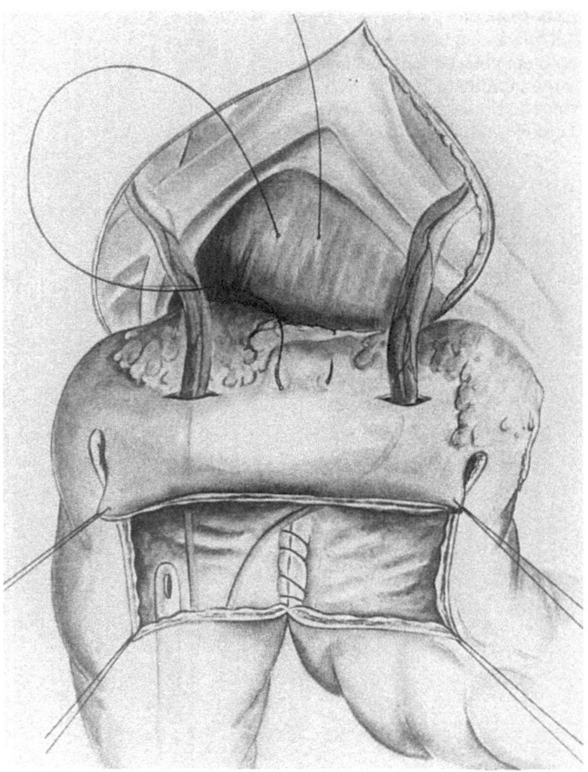

Abb. 28.5.
Fixation der Pouchplatte am Promontorium oder Psoasmuskel.

Inkontinenz oder nach einem Füllungsvolumen von 500 ml wurde die Messung abgebrochen. Die Bestimmung des analen Sphinkterdruckprofils in Ruhe und unter Belastung schloß sich an. In Analogie zur Messung des Urethradruckprofils wurde ein Mikrotipkatheter mit konstanter Geschwindigkeit (2 mm/sec) durch den Bereich des analen Sphinkters durchgezogen. Nach der Aufzeichnung unter Ruhebedingungen beendete eine Messung unter Bauchpresse (Streßprofil) und eine weitere unter Anspannung des Beckenbodens (Arbeitsprofil) den Versuch.

Folgende rektodynamische Kriterien stellen Kontraindikationen für die Anlage eines Mainz-Pouch II dar:

1. Eine Inkontinenz während der Füllungsphase der Messung.
2. Eine kompensatorische Kontraktion der Beckenbodenmuskulatur während einer Darmkontraktion in der Füllungsphase der Messung.
3. Ein analer Sphinkterdruck in Ruhe kleiner als 45 cm H_2O.
4. Ein analer Sphinkterdruck im Arbeitsprofil kleiner als 100 cm H_2O.
5. Eine Inkontinenz im Streßprofil.

Eine rektodynamische Untersuchung wurde 17 Tage postoperativ sowie nach 3 und 6 Monaten bei 61 Patienten wiederholt.

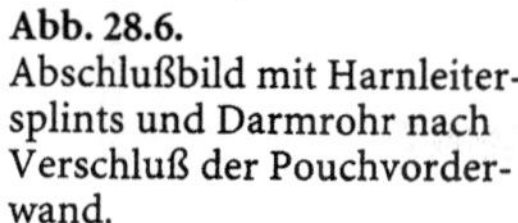

Abb. 28.6.
Abschlußbild mit Harnleitersplints und Darmrohr nach Verschluß der Pouchvorderwand.

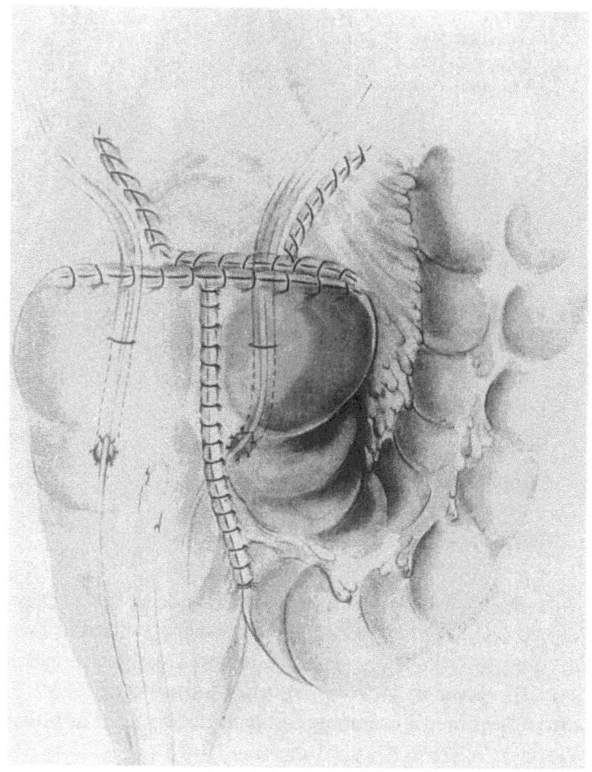

Beim präoperativen Halteversuch wurden dem Patienten 250 bis 400 ml physiologische Kochsalzlösung als Einlauf peranal in das Rektum über Tag und am späten Abend instilliert. Die Zeit bis zur Defäkation wurde notiert. Konnten die Patienten die ins Rektum instillierte Flüssigkeit länger als 3 Stunden halten, so wurde der Halteversuch als positiv bewertet. Ein negativer Halteversuch wurde bei guter Rektodynamik nicht als Ausschlußkriterium für die Anlage eines Mainz-Pouch II gesehen.

Patienten

Zwischen November 1990 und Dezember 1996 wurde ein Mainz-Pouch II bei 100 Patienten, 33 Frauen und 67 Männern, angelegt. Das mittlere Alter zum Zeitpunkt der Operation betrug 40,2 Jahre, der jüngste Patient war 10 Monate, der älteste 73 Jahre alt. Bei 24 Patienten handelte es sich um Kinder (jünger als 16 Jahre). In 74 Fällen war die Harnableitung nach einer Zystektomie aufgrund von Blasenneoplasien erforderlich, in 21 Patienten bei Blasenekstrophie/inkontinenter Epispadie, bei 4 Patienten nach Beckentrauma mit traumatischem Sphinkterverlust und Urininkontinenz, und in einem Fall aufgrund einer kloakalen Malformation (Sinus Urogenitalis mit Urininkontinenz) (Abb. 28.7).

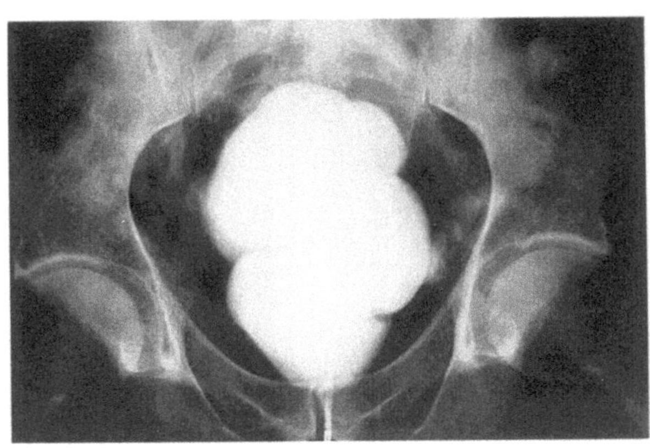

Abb. 28.7. Pouchogramm, das ein großkapazitäres Reservoir ohne Anhalt für Reflux zeigt.

Ergebnisse

Rektodynamik

Während der präoperativen Messungen lag der mittlere basale Druck im Rektum bei 24 cm H_2O. Eine signifikante Korrelation zwischen basalem Druck und Füllungsvolumen konnte nicht festgestellt werden. Das gleiche galt für alle postoperative Messungen. Die basalen Druckwerte im Mainz-Pouch II 17 Tage postoperativ sowie nach 3 und 6 Monaten unterschieden sich nicht signifikant von den präoperativ gemessenen Werten (24 cm H_2O vs. 21 cm H_2O).

Während der Füllungsphase traten Darmkontraktionen auf. Bei der präoperativen Messung zeigte sich eine deutliche Korrelation des mittleren als auch des maximalen Drucks dieser Kontraktionen mit dem Füllungsvolumen. Nach einer Füllung mit mehr als 200 ml waren die Kontraktionsdrücke signifikant höher als unterhalb dieses Volumens ($p < 0{,}05$). Der Maximaldruck erreichte bei der präoperativen Messung im Mittel 72 cm H_2O.

Bei der unmittelbar postoperativen Messungen konnten auch bei einer Füllung bis zu 400 ml keine Darmkontraktionen nachgewiesen werden. Bei weiterer Füllung konnten unregelmäßige Kontraktionen mit Druckspitzen bis zu 36 cm H_2O aufgezeichnet werden.

Bei der Messung 3 und 6 Monate postoperativ war eine Korrelation zwischen dem Auftreten von Darmkontraktionen und dem Füllungsvolumen nicht mehr nachzuweisen. Der Kontraktionsdruck in der Ruhephase unterschied sich nicht von der während der Füllungsphase gemessenen Werten (22 cm H_2O), selbst bei einer Füllung von 500 ml.

Beim Durchzug des Mikrotipkatheters durch den Analsphinkter wurde in Ruhe ein mittlerer Maximaldruck von 94 cm H_2O gemessen. Während des Arbeitsprofils bzw. Streßprofils wurden mittlere Druckwerte von 156 cm H_2O bzw. 169 cm H_2O erreicht.

Halteversuch

Im Schnitt hielten die untersuchten Patienten die peranal instillierte Flüssigkeit über einen Zeitraum von 4 Stunden (1,5–7 Stunden). Während der Nacht konnte die instillierte Flüssigkeit länger gehalten werden, im Schnitt 6,9 Stunden (1–14 Stunden).

Morbidität und Mortalität

Wir beobachteten keine intraoperativen Komplikationen. Die postoperative Mortalität lag bei 0%. Die im Zusammenhang mit der Pouchanlage verbundenen Frühkomplikationen traten in 2 Fällen auf: eine vorzeitige Splintdislokation, die die Einlage einer perkutanen Nephrostomie für 2 Wochen erforderlich machte und ein Bridenileus am 7. postoperativen Tag, der zu einer Relaparotomie führte.

6 Wochen nach Anlage eines Mainz-Pouch II kam es bei einem Patienten zur Insuffizienz der fortlaufenden anterioren Pouchverschlußnaht mit konsekutiver Übernähung und Anlage einer doppelläufigen Kolostomie in einer auswärtigen Klinik. 5 Monate später konnte in unserer Klinik die Kolostomie wieder verschlossen werden mit weiterem komplikationslosem Verlauf.

Nach einem mittleren Follow-up von 37,4 Monaten (5 Monate–6,6 Jahre) konnten 96 Patienten nachbeobachtet werden.

7 Patienten mit Blasenkarzinom sind an einer Tumorprogression verstorben.

Von den übrigen 89 Patienten haben wir den funktionellen Erhalt des oberen Harntraktes sowie die Ergebnisse bezüglich Kontinenz und metabolischer Störungen analysiert.

Oberer Harntrakt

Von insgesamt 172 evaluierbaren renoureteralen Einheiten (RE), erlitten 7,5% (13 RE) Spätkomplikationen in Form einer Harnleiterimplantationsstenose, die zu einem Rezidiveingriff führte. 3% entwickelten pyelonephritische Ereignisse.

24 RE (14%) waren bereits präoperativ dilatiert: 4 davon waren unmittelbar postoperativ entstaut, 7 RE zeigten eine leichte, 8 RE eine mittlere Harntransportstörung. Bei 5 RE fand sich bei der postoperativen Kontrolle eine ausgeprägte Harntransportstörung. In sonographischen Verlaufskontrollen fand sich in der Gruppe mit präoperativ bestehender Dilatation eine rückläufige Dilatation bei 11 RE, während bei 4 RE der Dilatationsgrad konstant blieb. Bei 4 RE mit mittlerer Harntransportstörung zeigte sich eine Progredienz.

In der Gruppe der 148 (86%) präoperativ nicht dilatierten RE wiesen postoperativ 59 RE eine leichte, 44 RE eine mittlere und 11 RE eine ausgeprägte Harntransportstörung auf. Die übrigen 34 RE blieben unverändert. Im Verlauf zeigten 5 direkt postoperativ mittelgradig dilatierte und 4 ausgeprägt dilatierte RE's eine Progredienz.

Indikation zur Harnleiterneueinpflanzung bei 13 RE war die progrediente Dilatation des oberen Harntraktes (4 bereits präoperativ dilatierte und 9 präoperativ nicht dilatierte RE). Die Neueinpflanzungen wurden durchschnittlich 14 Monate nach der

Primäroperation durchgeführt. Nach Harnleiterneueinpflanzung bildete sich bei allen Patienten die Harntransportstörung zurück.

Kontinenz

91% der Patienten sind kontinent tagsüber, 96,5% nachts. 8 Patienten verlieren bei körperlicher Anstrengung tropfenweise Urin (Streßinkontinenz Grad I), 3 Patienten benutzen nachts prophylaktisch Vorlagen. 31 Patienten haben eine Miktionsfrequenz von mehr als 5mal tagsüber und 3mal nachts. 9 von diesen Patienten entleeren nahezu stündlich ihr Reservoir. Bei 3 Patienten ist diese hohe Frequenz mit einer zusätzlichen Drangsymptomatik verbunden.

Metabolik

79 von 89 Patienten (89%) nehmen prophylaktisch orale Alkalisierungsmittel zur Vermeidung einer hyperchlorämischen Azidose ein.

Diskussion

Für Patienten mit morphologischem oder funktionellem Blasenverlust stellt die kontinente Harnableitung unter Ausnutzung des analen Schließmuskels eine Alternative zu anderen Formen der Harnableitung dar.

Bei männlichen Patienten mit infiltrierendem Blasenkarzinom und Carcinoma in situ der Harnröhre wird eine zusätzliche Urethrektomie erforderlich, was einen orthotopen Blasenersatz ausschließt. Bei Frauen ist bei einer vorderen Exenteration im Rahmen eines radikalen tumorchirurgischen Vorgehens der urethrale Sphinkter nicht zu erhalten, weshalb bei diesen Patientinnen aus onkologischer Sicht ein orthotoper Blasenersatz ausscheidet. Zusätzlich werden häufig stomalose Formen der Harnableitung – trotz kosmetisch ausgezeichneter Ergebnisse mit dem Nabelstoma – von den Patienten, insbesondere von Frauen jüngeren Alters, bevorzugt.

Problematisch ist sowohl ein Blasenersatz als auch eine Harnableitung mit kontinentem Stoma bei Kindern unter 3 Jahren, da aufgrund des weiteren Wachstums mit einer unproportionalen Zunahme der Größe des Darmreservoirs und damit mit späteren Komplikationen zu rechnen ist. Zusätzlich sind Kinder mit kontinentem Stoma bis zu einem Alter, in dem der Selbstkatheterismus problemlos erlernt werden kann, Tag und Nacht auf die Hilfe der Eltern angewiesen, was eine außerordentliche Compliance voraussetzt.

Schließlich ist in Ländern mit medizinischer Unterversorgung, z. B. den Entwicklungsländern, eine Versorgung mit Kathetermaterialen aus gesellschaftlichen und wirtschaftlichen Gründen nicht ausreichend gewährleistet. Besonders hier ist eine Form der Harnableitung gefragt, die nicht zu einer Katheterisierung zwingt, sei es durch erhöhte Restharnmengen nach Blasenersatz oder zur Überwindung des Kontinenzmechanismus beim kontinenten Stoma.

Idealerweise sollte ein Urinreservoir die gleichen Bedingungen wie eine normale Blase - große Kapazität und niedrige Drücke - gewährleisten.

Während im Rektum der Basaldruck niedrig ist, können die regelmäßig auftretenden Darmkontraktionen aber durchschnittliche Maximaldruckwerte bis 72 cm H_2O hervorrufen. Bei Massenkontraktionen oder während der Defäkation werden Spitzen über 200 cm H_2O erreicht.

Die klassische Ureterosigmoidostomie stellt somit ein Hochdruckreservoir dar. Diese hohen Druckwerte können außer einer möglichen Schädigung des oberen Harntraktes auch eine Inkontinenz zur Folge haben und zwar dann, wenn der Darminnendruck den durch den Analsphinkter bedingten Auslaßwiderstand übersteigt. Die wichtigste Anforderung an ein Urinreservoir, die eines großkapazitären Niederdruckreservoirs, wird durch die klassische Technik der Ureterosigmoidostomie somit nicht erfüllt.

Durch Übertragung der für die anderen Formen der kontinenten Harnableitung bereits fest etablierten Prinzipien der antimesenterialen Eröffnung des Darmes („Detubularisierung") und sphärischen Konfiguration („Rekonfiguration") des Reservoirs (Hinman 1988) auf die Ureterosigmoidostomie gelang es, die Darmkontraktionen zu unterbrechen und damit den Druck in den Rektosigmoid zu senken. Unsere Untersuchungen konnten zeigen, daß der Basaldruck im Rektosigmoid nach Anlage eines Mainz-Pouch II tendenziell niedriger als präoperativ ist. Insbesondere liegen die maximalen Druckwerte einer Darmkontraktion nach antimesenterialer Eröffnung und Seit-zu-Seit-Anastomose statistisch signifikant niedriger als die präoperativ gemessenen Werte.

Für die Anlage einer kontinenten Harnableitung unter Verwendung des analen Schließmuskels ist die anale Kontinenz gegenüber Flüssigkeiten (Stuhl-Urin-Gemisch) von entscheidender Bedeutung. Mit Übertragung urodynamischer Erfahrungen auf die Rektodynamik unter Ausnutzung vorhandener Methoden der Analdruckmessung gelang eine präoperative Beurteilung der analen Kontinenz. Unter Beachtung der genannten rektodynamischen Ausschlußkriterien (Wammack 1992) konnten die Kontinenzraten gegenüber der klassischen Ureterosigmoidostomie eindeutig verbessert werden (Fisch et al. 1993).

Trotz der Entwicklung verschiedener operativer Techniken zur Implantation der Ureteren in den Darm sind Reflux und Obstruktion weiterhin schwerwiegende Komplikationen. Eine antirefluxive Ureterimplantation als „Conditio sine qua non", in unserer Erfahrung im Sinne eines submukösen Tunnels, ist durch die Geschichte der Harnleiterdarmimplantation bestätigt (Nesbit 1960). Ein Kompromiß zur Bildung eines weiten, den Harnleiter nicht komprimierenden Tunnels sollte jedoch gefunden werden. Dies wird bestätigt aus der Analyse unserer Ergebnisse und denen von anderen Autoren mit größeren Fallzahlen: die noch ungelöste und im Vordergrund stehende Problematik ist die relativ hohe Inzidenz an Harnleiterimplantationsstenosen (Pansadoro et al. 1994). Die Stenosen entwickelten sich in unserem Patientengut vor allem bei bereits präoperativ dilatierten Ureteren aufgrund ausgeprägter entzündlicher Veränderungen, die zur konzentrischen Fibrose und Stenose des im Tunnel gelegenen Ureteranteils führten (Fisch 1996). Eine Lösung des Problems könnte die von Abol-Enein eingeführte Ureterimplantationstechnik mittels serösem extramuralem Tunnel sein. Seit 1994 verwenden wir diese Technik mit ausgezeichneten Ergebnissen im Fall von dilatierten oder wandverdickten Ureteren (Fisch et al. 1995).

Im Rahmen der Diskussion der ureterointestinalen Anastomose muß das Risiko eines Sekundärmalignoms an der Ureterimplantation angesprochen werden. Die Häufigkeit für die Entstehung eines Sekundärmalignoms nach Ureterosigmoidostomie wird mit 3,5 bis 13,3% angegeben, was einem 80- bis 550fach erhöhten Risiko im Vergleich zur Normalbevölkerung entspricht (Kälble et al. 1989). Trotz zahlreicher Studien ist die Entstehung der Sekundärmalignome bisher nicht geklärt (Kälble et al. 1990). Bei seit der 1929 publizierten Erstbeschreibung eines Adenokarzinoms an der Ureterimplantationsstelle von über 100 beschriebenen Fällen betrug die kürzeste Latenzzeit bis zum Auftreten des Tumors 10 Jahre (Hammer 1929). Unter dem Aspekt, daß die Ureterosigmoidostomie die älteste Form der Harnableitung ist, bleibt die endgültige Häufigkeit bei den jüngeren Verfahren abzuwarten. Aufgrund des im Vergleich zur Normalbevölkerung doch deutlich erhöhten Risikos empfehlen wir allen Patienten mit Ureterosigmoidostomie oder Mainz-Pouch II ab dem 5. postoperativen Jahr einmal jährlich eine Rektoskopie durchführen zu lassen.

Der hohe Prozentsatz von Patienten, der orale Alkalisierungsmittel einnimmt, erklärt sich aus der Maßgabe einer frühzeitigen antazidotischen Therapie, bereits ab einem „Base excess" von $-2{,}5$. Mit dieser Strategie haben wir keine klinisch signifikante metabolische Azidose beobachtet.

Von zentraler Bedeutung ist die Fixation und Immobilisation des Reservoirs. Klinische Erfahrungen mit der Ureterosigmoidostomie haben gezeigt, daß in einem Teil der Fälle eine unzureichende Fixation der Sigmaschlinge zu extremer Mobilität des Sigmas und damit zum intermittierendem Abknicken der Harnleiter führte, was wesentlich zu einer Obstruktion des oberen Harntraktes beitragen kann (Fisch und Hohenfellner 1991). Aus diesem Grunde wird der Mainz-Pouch II an das Promontorium oder am Psoasmuskel fixiert.

Zusammenfassend führen beim Mainz-Pouch II im Vergleich zur Standardtechnik der Ureterosigmoidostomie folgende Faktoren zu einer Begünstigung der Reservoireigenschaften:

Die antimesenteriale Eröffnung verhindert analwärts gerichtete Darmkontraktionen mit hohen Reservoirinnendrucken.

Die Seit-zu-Seit-Anastomose vergrößert den Radius des Reservoires und damit auch seine Compliance.

Folgen sind ein besserer Schutz des oberen Harntraktes und bessere Kontinenzraten vor allem für die nächtliche Inkontinenz.

Somit stellt der Mainz-Pouch II bei einfacher und reproduzierbarer operativer Technik eine Optimierung der Ureterosigmoidostomie dar und wird in unserer Klinik als Methode der Wahl zur kontinenten analen Harnableitung verwendet.

Literatur

Abol-Enein H, Ghoneim MA (1994) A novel uretero-ileal reimplantation technique: the serous lined extramural tunnel. A preliminary report. J Urol 151:1193

Fisch M, Hohenfellner R (1991) Der Sigma-Rektum Pouch: Eine Modifikation der Harnleiterdarmimplantation. Akt Urol 22:I

Fisch M, Wammack R, Müller SC, Hohenfellner R (1993) The Mainz Pouch II (Sigma Rectum Pouch). J Urol 149:258

Fisch M, Abol-Enein H, Hohenfellner R (1995) Ureterimplantation mittels serösem extramuralem Tunnel in Mainz-Pouch I und Mainz-Pouch II. Akt Urol 26:I

Fisch M, Wammack R, Hohenfellner R (1996) The Sigma Rectum Pouch (Mainz Pouch II). World J Urol 14:68
Goodwin WE, Harris AP, Kaufman JJ, Beal JM (1953) Open, transcolonic ureterointestinal anastomosis: a new approach. Surg Gynecol Obstet 97:295
Hammer E (1929) Cancer du colon sigmoide dix ans apres implantation des ureteres d'une vessie exstrophiee. J Urol (Paris) 28:260
Hinman F Jr (1988) Selection of intestinal segments for bladder substitution: physical and physiological characteristics. J Urol 139:519
Hinman F, Weyrauch HM Jr (1936) A critical study of the different principles of surgery which have been used in uretero-intestinal implantation. Trans Am Assoc Genito-Urin Surg 29:15
Hohenfellner R, Planz C, Wulff HD, Moormann G, Romahn A, Kunkel R, Oberhausen E, Burmeister W, Straub E (1967) Die transsigmoidale Ureterosigmoidostomie (Sigma-Rectum-Blase): Operationstechnik und Gesamtkaliumbestimmung. Urologe 6:275
Kälble T, Möhring K, Tricker AR, Ovelgönne HR, Schlag P (1989) Adenokarzinome des Kolons nach Ureterosigmoidostomie. Akt Urol 20:173
Kälble T, Tricker AR, Möhring K, Berger MR, Geiss H, Staehler G (1990) The role of nitrate, nitrite and N-nitrosamines in carcinogenesis of colon tumors following ureterosigmoidostomy. Urol Res 18: 123
Marberger M, Straub E (1982) Ureterosigmoidostomy in children. In: Ashken MH (Hrsg) Urinary diversion. Springer, New York, S 59
Nesbit RM (1960) Another hopeful look at ureterosigmoid anastomosis. J Urol 84:691
Pansadoro V, Cappa M, Florio A (1994) Ureterosigmoidostomia: evoluzione di una tecnica. In: Pansadoro V, Sternberg C (Hrsg) Il carcinoma infiltrante della vescica. Forum, Roma, S.255–263
Simon J (1852) Ectopia vesicae (absence of the anterior wall of the bladder and pubic abdominal parities): operation for directing the orifices of the ureters into the rectum; temporary success; subsequent death; autopsy. Lancet ii:568
Stöckle M, Becht E, Voges G, Riedmiller H, Hohenfellner R (1990) Ureterosigmoidostomy: an outdated approach to bladder exstrophy? J Urol 124:797
Wammack R, Fisch M, Müller SC, Hohenfellner R (1992) The rectodynamic evaluation: Assessment of anal continence in urology. Scand J Urol Nephrol 142 (Suppl):158

29 Die kontinente Vesikostomie

P. Jung, D. Rohrmann und G. Jakse

Einleitung

Die verschiedenartigsten Krankheitsbilder können zum Verlust der normalen Miktion und zur Notwendigkeit der suprapubischen Blasenentleerung zwingen, so etwa der funktionelle Verlust des Beckenbodens und der Harnröhre als Kontinenzmechanismus oder der Verlust der Harnröhre durch Trauma oder Strikturen. Kongenitale Malformationen wie die Epispadie oder die Blasenexstrophie können ebenso ein solches Vorgehen notwendig machen. Ein weiterer Formenkreis sind neurologische Blasenentleerungsstörungen, etwa Myelodysplasie, Enzephalomyelitis disseminata oder traumatische Querschnittssyndrome.

Die Technik der Kontinenzbildung bei der Vesikostomie ist aus der Erfahrung mit der Anlage der kontinenten Harnpouche vielfach erprobt, es existieren zahlreiche Operationsmethoden, außerdem sind Techniken, die lediglich die Blasenwand benutzen, entwickelt worden. Ziel der Arbeit ist es, die verschiedenen Techniken, die die weiteste Verbreitung gefunden haben, darzustellen und an Hand von Patientenpräsentationen die Indikationsstellung zur kontinenten Vesikostomie zu beleuchten.

Operative Methode der Tunnelbildung

Eine der Operationsmethoden ist die der Tunnelbildung des Ventils im Reservoir durch submuköse Verlagerung etwa der Appendix in der Blasenwand. Der Tunnel wird bei Füllung des Reservoirs komprimiert, was zur stetigen Kontinenzzunahme führt; es gibt bei dieser Operationsmethode keinen Überlauf. Mitrofanoff (1980) hat diese Methode beschrieben; es können etwa die Appendix oder ein verschmälertes Ileumsegment benutzt werden.

Es wurden an unserer Klinik 10 Patienten nach dieser Methode operiert; einige seien hier beschrieben, zur Darstellung der Indikation und zur Veranschaulichung, daß es sich hier oft um Patienten handelt, die jahrelang wegen Harnblasenentleerungsstörungen behandelt wurden:

Patienten

1. Ein 19jähriger Patient, der an einer neurogenen Harnblasenentleerungsstörung litt, bei dem über zwei Jahre der transurethrale Einmalkatheterismus durchgeführt wurde;

durch diesen Einmalkatheterismus wurden jedoch epileptisch Anfälle provoziert; dies führte zum Entschluß zur kontinenten Vesikostomie mit der Katheterisierung durch die Bauchdecke.

2. Ein 26jähriger Patient, der im Rahmen eines viralen Infektes mit 11 Jahren ein thorakales Querschnittssyndrom entwickelte; es folgten langjährige Katheterbehandlungen. Im Rahmen eines großen Dekubitus mit breiter Fistel der prostatischen Harnröhre erfolgte der Blasenverschluß und die kontinente Vesikostomie.
3. Ein 68jähriger Patient, der nach Bestrahlung eines Prostatakarzinoms eine Fistel entwickelte, die durch Salvage-Prostatektomie, Blasenverschluß, Blasenaugmentation und Appendikovesikostomie behandelt wurde.
4. Eine weitere Patientin aus Osteuropa wurde uns vorgestellt mit neurogener inkontinenter Schrumpfblase, Ureterhautfistel links und Zustand nach Nephrektomie rechts. Es wurde die Ureterresektion links und Ersatz durch Ileum durchgeführt, danach die Ileumaugmentation der Blase; der rechte Harnleiter wurde nach Untertunnelung in der Blase als Katheterisierungsventil in den rechten Unterbauch plaziert.

Operationsmethode nach dem Prinzip des hydraulischen Widerstandes

Eine weitere Möglichkeit der Kontinenzbildung ist das Prinzip des hydraulischen Widerstandes. Hier kommen die physikalischen Gesetze eines Rohres zur Anwendung: der Widerstand ist proportional zur Länge des Rohres und indirekt proportional zu seinem Durchmesser. Einen großen Widerstand erreicht man mit einem dünnlumigen Rohr, etwa nach der Technik von Benchekroun (1992), der ein 14 cm langes Ileumsegment einstülpt und damit ein in seinem Innendurchmesser dünnes Rohr erhält. Dieses Rohr kann mit der Blase anastomosiert als Vesikostomie fungieren. Auch zu diesen Operationsmethoden gibt es einige Patientenberichte.

Patienten

5. Eine 41jährige Patientin, die sich mehrfachen operativen Korrekturen ihrer Streßinkontinenz unterzogen hat und deren Inkontinenz persistierte. Bei ihr wurde die Blase verschlossen und eine Vesikostomie angelegt.
6. Der 43jährige Patient mit traumatischem Querschnittssyndrom, der sich nach jahrelangem Einmalkatheterismus nicht mehr transurethral katheterisieren konnte, da er große Urethradivertikel entwickelte. Es erfolgte der Verschluß der prostatischen Harnröhre und die kontinente Vesikostomie.
7. Ein weiterer Patient ist der 71jährige nach TURP inkontinente Patient, bei dem die artifizielle Sphinkterprothesenanlage fehlgeschlagen ist. Auch hier erfolgte der Blasenverschluß, bei Schrumpfblase die Blasenaugmentation und die kontinente Vesikostomie.

Die Nippelbildung als Kontinenzmechanismus

Die weitere Möglichkeit der Kontinenzbildung ist die Bildung eines Nippels, wie von Kock (1978) vorgestellt. Das Ventil ragt in das Reservoir und wird durch den Druck im

Reservoir komprimiert. Da der Nippel relativ viel Platz einnimmt, ist diese Technik nur bei gleichzeitiger Blasenaugmentation sinnvoll.

Patienten

8. Bei einer 67jährigen Patientin mit MS und Harnverhalt bei relativ kleiner Blasenkapazität wurde die Blase augmentiert und mit einem Kock-Nippel versorgt.

Kontinenzmechanismus aus der Reservoirwand

Eine kontinenzbildende Methode, die sich bei gleichzeitiger Blasenaugmentation mit Kolon oder Sigma anbietet, ist das Seromuskularisconduit nach Lampel (1995), bei dem aus der freien Tänie ein Rechteck aus der Tunica muskularis des Darmes gelöst wird, welches zum Rohr verschlossen wird. Dieses wird zwischen Schleimhaut und Muskularis des Darmes versenkt.

Patienten

9. Bei einer 38jährigen Patientin mit neurogener Blase und Ablehnung des transurethralen Katheterismus wurde die Blasenaugmentation mit Sigma und die Anlage eines seromuskulären Kontinenzsystems in den Nabel durchgeführt.
10. Bei einem 7jährigen siamesischen Zwillingsmädchen, welches durch Beckenbodendislokation inkontinent war, wurde ebenfalls die Blase mit Sigma augmentiert und das Stoma in den linken Mittelbauch plaziert.

Eine aus der Blasenwand selbst gebildete Kontinenzmethode wurde aus der Mainzer Klinik vorgestellt (Fichtner et al., 1994), bei der ein Blasenlappen präpariert wird, der zum Rohr gebildet wird und zwischen Schleimhaut und M. Detrusor getunnelt wird. Bei dieser Methode wird von den Beschreibern eine gute Kontinenz bei ausreichender Blasenkapazität berichtet.

Ergebnisse

Die Kontinenzbildung war bei allen Methoden sehr gut, Katheterisierungsschwierigkeiten, von denen auch ein Patient inkontinent wurde, gab es lediglich bei dem Benchekroun-Stoma. Druckmessungen in den Harnsystemen zeigten in allen Operationsmethoden einen deutlich über dem Reservoirdruck liegenden Kontinenzdruck.

Als Fazit ist zu sagen: Voraussetzungen für die kontinente Vesikostzomie sind ausreichendes Blasenvolumen und ein hypo- oder akontraktiler Detrusor. Bezüglich Kontinenz und Katheterisierung zeigten sich sehr gute Ergebnisse mit der Mitrofanoff-Methode, bei der auch kein Darmverlust eintritt; gute Ergebnisse mit der Methode nach Lampel bei gleichzeitiger Blasenaugmentation, zum Teil schwierige Katheterisierung bei der Ileuminvaginationsmethode.

Literatur

Benchekroun A (1992) Hydraulic valve for continence and antireflux. A 17-year experience of 210 cases. Scand J Urol Nephrol 142 [suppl]: 66–70
Fichtner J, Hohenfellner R (1994) Kontinente Vesikostomie. Aktuel Urol 25: 3.11, I–VI
Kock NG, Nilson AE, Norlen L, Sundin T, Trasti H (1978) Urinary diversion via a continent ileum reservoir: clinical experience. Scand J Urol Nephrol 49 [suppl]: 23–31
Lampel A, Hohenfellner M, Schultz-Lampel D, Thüroff JW (1995) In situ tunneled bowel flap tubes: 2 new techniques of a continent outlet for Mainz Pouch cutaneous diversion. J Urol 153: 308–315
Mitrofanoff P (1980) Cystostomie continente transappendiculaire dans le traitment des vessies neurologiques. Chir Pediatr 21: 297–305

30 Klinische und funktionelle Ergebnisse nach orthotopem Blasenersatz

Th. Paiss und R. Hautmann

Einleitung

Die radikale Zystektomie gilt heute als goldener Standard bei der Therapie des invasiven Harnblasenkarzinoms [5]. Es hat sich gezeigt, daß die Vermeidung wiederholter transurethralen Resektionen der Harnblase sowie die frühe Indikationsstellung zur Zystektomie nach Diagnose eines invasiven Tumorwachstums zu einer verbesserten Prognose des Harnblasenkarzinoms führen [3, 4]. Voraussetzungen dafür, daß die Patienten die frühe Zystektomie akzeptieren, sind die Möglichkeit zur orthotopen Rekonstruktion des unteren Harntrakts, eine einwandfreie Funktion der Ersatzblase und eine geringe Morbidität der Operation.

Unter diesem Aspekt berichten wir über unsere 11jährige Erfahrung mit der Ileum-Neoblase und präsentieren die klinischen und funktionellen Ergebnisse dieses Verfahrens.

Patienten und Methoden

Zwischen April 1986 und März 1997 wurden bei 363 männlichen Patienten eine Zystektomie mit Anlage einer Ileum-Neoblase durchgeführt. Das Durchschnittsalter der Patienten betrug 63 Jahre (21–83 Jahre). Die mittlere Nachbeobachtungszeit lag bei 54 Monaten (3–129 Monate). Die Indikation und Technik dieses Verfahrens wurden bereits beschrieben (s. Kapitel 26).

Nachsorgeuntersuchungen an unserer Klinik wurden in den ersten zwei Jahren postoperativ vierteljährlich, nach zwei Jahren halbjährlich und nach fünf Jahren jährlich durchgeführt. Die onkologische Nachsorge beinhaltet eine Oberbauchsonographie, eine transrektale Endosonographie, eine konventionelle Röntgenkontrolle des Thorax in zwei Ebenen, eine Skelettszintigraphie und bei Risikopatienten eine Computertomographie des Beckens und Abdomens. Im Rahmen der funktionellen Nachsorge werden die Sonographie der Nieren, ein Ausscheidungsurogramm, ein Miktionszysturethrogramm, eine Uroflowmetrie mit sonographischer Restharnbestimmung, die Anlage einer Urinkultur und die Kontrolle der Routinelaborparameter mit venöser Blutgasnanalyse durchgeführt.

Die Erfassung des klinischen Verlaufs erfolgt äußerst kritisch. Jede Besonderheit und Abweichung vom Normalverlauf in der peri- und postoperativen Phase wird als Früh- bzw als Spätkomplikation gewertet.

Tabelle 30.1. Definition der Kontinenzeinteilung tagsüber und nachts.

	Definition
Tagsüber	
absolut trocken, keine Vorlagen erforderlich	kontinent
absolut trocken, Vorlagen nur zur Sicherheit	kontinent
1 Vorlage 1–2mal/Woche feucht	in sozial verträglichem Maße inkontinent
1 Vorlage/die feucht	in sozial verträglichem Maße inkontinent
mehrere Vorlagen/die feucht	inkontinent
Nachts	
trocken, keine Vorlagen erforderlich, keine Nykturie	kontinent
trocken, Vorlagen zur Sicherheit, keine Nykturie	kontinent
trocken, solange 1mal/nacht zur Toilette	kontinent
trocken, solange 2mal/nacht zur Toilette	funktionell kontinent
trocken, solange 3mal/nacht oder mehr zur Toilette	funktionell kontinent
1 Vorlage 1–2mal/Woche feucht	in sozial verträglichem Maße inkontinent
1 Vorlage/nacht feucht	in sozial verträglichem Maße inkontinent
mehrere Vorlagen/nacht feucht	inkontinent

Die anamnestische Erfassung der Miktions- und Kontinenzsituation erfolgt standardisiert. Die Definitionen für die Einteilung der Kontinenz tagsüber und nachts sind in Tabelle 30.1 aufgeführt.

Bei Patienten in auswärtiger Nachsorge werden die betreuenden Urologen in regelmäßigen Abständen mit Hilfe von Fragebögen nach der onkologischen und klinischen Situation befragt.

Alle Daten werden in einer Access-Datenbank erfaßt und ausgewertet.

Ergebnisse und Diskussion

Frühkomplikationen (Tabelle 30.2)

Neoblasen-bezogene Frühkomplikationen traten bei 86 (23,7%) Patienten auf. Eine Urinleckage im Bereich der Neoblase trat bei 21 (5,8%)Patienten, im Bereich der Neoblasen-Harnröhren-Anastomose bei 24 (6,6%) Patienten und im Bereich der Neoblasen-Harnleiter-Anastomose bei 4 (1,1%) Patienten auf. Eine Schleimtamponade der Neoblase war bei 8 (2,2%) Patienten, fieberhafte Harnwegsinfekte bei 27 (7,4%) Patienten, eine Abflußstörung der Nieren, die durch Fieber oder Kreatininanstieg symptomatisch war, bei 11 (3%) Patienten und eine Fistelbildung zwischen Darm und Neoblase bei 1 (0,3%) Patienten vorhanden. 58 dieser 86 Patienten, die Frühkomplikationen mit der Ileum-Neoblase aufwiesen, konnten durch konservative Maßnahmen und ohne nennenswerte Verlängerung des stationären Aufenthalts behandelt werden. Bei 25 (6,9%) Patienten erfolgte primär eine perkutane oder endourologische Operation. Somit konnten die meisten Patienten durch eine minimal-invasive Maßnahme, meist in Lokalanästhesie, erfolgreich therapiert werden. Lediglich bei 7 (1,9%) Patien-

Tabelle 30.2. Neoblasen-bezogene Frühkomplikationen bei 363 Patienten.

Komplikation	n	Konservative Therapie	Perkutane oder endourologische Therapie	Offen chirurgische Operation
Neoblasenleck	21	17	2	2
Anastomosenleck Neoblase/Harnröhre	24	22	—	2
Anastomosenleck Neoblase/Harnleiter	4	1	3	—
Urinom	4	1	3	—
Schleimtamponade	8	8	—	—
Bluttamponade	1	—	1	—
Fieberhafter Harnwegsinfekt	27	22	5	—
Symptomatische Harnstauungsniere	11	—	11*	2*
Fistel Neoblase Darm	1	—	—	1
Gesamt	86	58*	25*	7*

* Mehrfachnennungen möglich.

ten war eine offene Revision erforderlich. In Tabelle 30.2 sind die Neoblasen-bezogenen Frühkomplikationen und deren Therapie detailliert aufgeführt.

Spätkomplikationen (Tabelle 30.3)

Neoblasen-bezogene Spätkomplikationen traten bei 85 (23,4%) Patienten auf. Eine obstruktive oder Entleerungsstörung der Neoblase war bei 8 (2,2%) Patienten durch eine Striktur der Neoblasen-Harnröhren-Anastomose, bei 4 (1,1%) Patienten durch Schleimhautfalten oder Adhäsionen der Neoblasenwand bedingt. Eine Fistelbildung war bei 7 (1,9%) Patienten und eine Stenose der Ureter-Neoblasen-Anastomose bei 34

Tabelle 30.3. Neoblasen-bezogene Spätkomplikationen bei 363 Patienten.

Komplikation	n	Konservative Therapie	Perkutane oder endourologische Therapie	Offen chirurgische Operation
Fieberhafter Harnwegsinfekt	23	23	—	—
Schleimtamponade	11	8	3	—
Blutung aus Neoblase	3	3	—	—
Schwere metabolische Azidose	4	4	—	—
Fistel Neoblase/Haut	1	1	—	—
Fistel Neoblase/Darm	6	2	—	4
Anastomosenstriktur Neoblase/Harnleiter	34	—	34*	12*
Anastomosenstriktur Neoblase/Harnröhre	8	—	8	—
Entleerungsstörung der Neoblase wegen Adhäsion der Neoblasenwand o. Schleimhautfalten	4	—	4	—
Funktionelle Entleerungsstörung der Neoblase	12	12	—	—
Gesamt	85	29*	49*	16*

* Mehrfachnennungen möglich.

(9,3%) Patienten zu verzeichnen. Bei 29 der 85 Patienten mit Spätkomplikationen war eine konservative Therapie erfolgreich. 49 (13,5%) Patienten benötigten einen perkutanen oder endourologischen Eingriff. Bei 16 Patienten (4,4%) war eine offene Operation erforderlich.

Eine asymptomatische Bakteriurie war in 38% der Urinkontrollen vorhanden. Eine Kolonisation des Ileums mit Bakterien wird somit relativ häufig beobachtet, bleibt jedoch meist ohne Konsequenzen. Klinisch relevante, fieberhafte Harnwegsinfekte traten bei 23 (6,3%) Patienten auf. Eine detaillierte Auflistung der Spätkomplikationen und deren Therapie ist Tabelle 30.3 zu entnehmen.

Metabolische Komplikationen

Eine metabolische Azidose nach Harnableitung über ein Darmsegment wurde vor allem für Rektumblasen (Ureterosigmoidostomie; Mainz-Pouch II) beschrieben [1]. Diese hyperchlorämische, hypokaliämische Azidose entsteht durch eine Resorption von Chlorid- und Wasserstoffionen aus dem Urin über die Darmwand. Korrekturbedürftige Werte des „Base Excess" (< −2,5) bei völliger Beschwerdefreiheit haben 50% der Patienten. Die Therapie erfolgt völlig problemlos durch orale Gabe von Natrium-Kalium-Citratpräparaten. Eine schwere metabolische Entgleisung, die eine stationäre Behandlung erforderlich machte, sahen wir bei 4 (1,1%) Patienten. Eine neu aufgetretene Urolithiasis trat bei 8 (2,2%) eine Cholezystolithiasis bei 4 (1,1%) Patienten auf. Über eine persistierende therapiebedürftige Diarrhoe klagten 3 (0,8%) Patienten. Dabei wurde bei zwei dieser Patienten nach Anlage der Neoblase wegen intestinalen Komplikationen zusätzlich Ileum reseziert, wodurch sich das Kurzdarmsyndrom erklärt. Somit können, indem für die Neoblase nicht wesentlich mehr als 60 cm Ileum ausgeschaltet und vor der Bauhin-Klappe die letzten 20 cm des terminalen Ileums erhalten werden, größere metabolische Komplikationen vermieden werden. Ob sich im weiteren Verlauf nach 20 oder 30 Jahren Stoffwechselstörungen abzeichnen, kann derzeit nicht beurteilt werden.

Miktion

Die Entleerung der Neoblase wird durch Relaxation des Beckenbodens und gleichzeitigen Einsatz der Bauchpresse bewerkstelligt. 96,1% der Patienten miktionieren auf diese Weise spontan und problemlos. Die mittlere funktionelle Blasenkapazität liegt bei 433 ml, der Restharn nach Miktion bei 28 ml. Die Miktionsfrequenz beträgt durchschnittlich 5,2 (3–18) tagsüber und 1,2 (0–8) nachts. Bei 3,4% der Patienten liegt eine Hyperkontinenz ohne Nachweis einer subneovesikalen Obstruktion vor. Diese Patienten weisen eine funktionelle Neoblasenentleerungsstörung auf, weil sie entweder die Bauchpresse nicht suffizient einsetzen können oder weil ihnen die Koordination der Beckenbodenrelaxation nicht gelingt. In dieser Situation führen die Patienten einen intermittierenden sterilen Selbstkatheterismus durch.

Harnkontinenz (Tabelle 30.4 u. 30.5)

Die Kontinenzdaten wurden mit Hilfe eines standardisierten Fragebogens erfaßt, den der untersuchende Arzt im Rahmen der Nachsorgeuntersuchung ausfüllte. Erfragt wurde, ob unwillkürlicher Urinverlust auftritt und ob und wieviele Vorlagen als Schutz vor Harninkontinenz verwendet werden. Zusätzlich wurde eruiert, wie oft der Patient sich den Wecker stellt und zur Miktion aufsteht, um eine nächtliche Harninkontinenz zu vermeiden. Tagsüber ist ein Patient als „kontinent" anzusehen, wenn er nicht einnäßt und Vorlagen gar nicht oder höchstens nur zur Sicherheit benötigt. Als „in sozial verträglichem Maße inkontinent" wird ein Patient bezeichnet, bei dem tagsüber gelegentlich unwillkürlicher Urinverlust auftritt, jedoch zum Schutz höchstens eine Vorlage erforderlich ist. Dieser Patient legt morgens seine Vorlage ein, nimmt sie abends wieder heraus und ist durch seine Harninkontinenz nicht weiter belästigt. Eine sozial störende Inkontinenz liegt vor, wenn der Patient aufgrund des unwillkürlichen Urinverlusts zwei Vorlagen oder mehr am Tag benötigt. In der Nacht ist der Patient nach unserer Definition „kontinent", wenn kein unwillkürlicher Urinverlust auftritt und er gar nicht oder höchstens nur einmal pro Nacht zur Toilette muß, um kontinent

Tabelle 30.4. Kontinenzsituation tagsüber innerhalb 1–5 Jahren postoperativ.

	prä-operativ %	innerhalb 1 Jahr p.o. %	innerhalb 2 Jahre p.o. %	innerhalb 3 Jahre p.o. %	innerhalb 5 Jahre p.o. %
absolut trocken, keine Vorlagen erforderlich	88,9	63,6	69,5	71,8	74,2
absolut trocken, Vorlagen nur zur Sicherheit	—	11,4	9,7	9,5	9,5
1 Vorlage 1–2mal/Woche feucht	6,2	6,6	5,7	4,9	4,9
1 Vorlage/die feucht	2,8	10,7	9,3	9,2	7,1
mehrere Vorlagen/die feucht	2,1	7,7	5,8	4,6	4,3

Tabelle 30.5. Kontinenzsituation nachts innerhalb 1–5 Jahren postoperativ.

	prä-operativ %	innerhalb 1 Jahr p.o. %	innerhalb 2 Jahre p.o. %	innerhalb 3 Jahre p.o. %	innerhalb 5 Jahre p.o. %
trocken, keine Vorlagen erforderlich, keine Nykturie	79	34,2	39,9	42,6	47,5
trocken, Vorlagen zur Sicherheit, keine Nykturie	—	9,1	8,8	9,7	6
trocken, solange 1mal/nacht zur Toilette	4,1	11,3	11,7	11,4	12,8
trocken, solange 2mal/nacht zur Toilette	4,4	8,7	9,2	9	8,6
trocken, solange 3mal/nacht der mehr zur Toilette	6,3	7,3	8,1	6,9	6,9
1 Vorlage 1–2mal/Woche in der Nacht feucht	2,8	10,2	7,8	6,6	6,6
1 Vorlage/nacht feucht	2,8	11,6	8,5	8,3	6,6
mehrere Vorlagen/nacht feucht	0,6	7,6	6	5,5	5

zu bleiben. Patienten, die ihre Neoblase zweimal oder mehr pro Nacht entleeren, um Einnässen zu vermeiden, werden als „funktionell kontinent" bezeichnet. Diese Patienten bleiben zwar nachts trocken, die Nachtruhe ist jedoch durch die erforderliche Miktion wesentlich gestört. Wie bei der Definition tagsüber liegt auch nachts eine sozial verträgliche Inkontinenz dann vor, wenn unwillkürlicher Urinverlust zwar auftritt, aber nicht mehr als eine Vorlage benötigt wird. Muß der Patient die Vorlagen mehrmals pro Nacht wechseln, besteht definitionsgemäß eine sozial störende Inkontinenz (vgl. Tabelle 30.1).

Die Kontinenzdaten tagsüber sind in Tabelle 30.4 und nachts in Tabelle 30.5 zusammengestellt. Überraschenderweise lag bereits präoperativ eine Harninkontinenz bei 11,1% der Patienten tagsüber und bei 6,2% der Patienten nachts vor. Dies ist im wesentlichen auf den imperativen Harndrang und Urgeinkontinenz der Patienten mit irritativer Symptomatik aufgrund des Harnblasenkarzinoms zurückzuführen. Postoperativ besserte sich die Inkontinenz im Verlauf deutlich. Innerhalb von 5 Jahren wurden 83,7% der Patienten nach unserer Definition perfekt kontinent (vgl. Tabelle 30.1). Lediglich 4,3% wiesen eine sozial störende Inkontinenz auf. Nachts erlangten 66,2% der Patienten innerhalb von 5 Jahren eine perfekte Kontinenz. Weitere 15,5% waren funktionell kontinent. Eine sozial nicht zu akzeptierende nächtliche Inkontinenz lag lediglich bei 5% der Patienten vor.

Zusammenfassung

Neoblasen-bezogene Komplikationen, die eine Zweitoperation oder eine längere Hospitalisierung erforderlich machen, sind im perioperativem Verlauf und postoperativem Langzeitverlauf selten. Metabolische Probleme werden kaum beobachtet. Die Miktions- und Kontinenzsituation ist äußerst zufriedenstellend. Die guten klinischen und funktionellen Ergebnisse der ersten Berichte über die Ileum-Neoblase [2] können auch nach 11 Jahren bei über 350 Patienten bestätigt werden.

Literatur

1. Ferris DO, Odel HM (1950) Electrolyt pattern of the blood after bilateral ureterosigmoidostomy. JAMA 142:634–638
2. Hautmann RE, Miller K, Steiner U, Wenderoth UK (1993) The ileal neobladder: 6 years of experience with more than 200 patients. J Urol 150:40–45
3. Hautmann RE, Paiss T (1996) Does the option of the ileal neobladder stimulate patients' and physicians' decision towards earlier cystectomy. J Urol 155;5 (Suppl):437A
4. Hautmann RE, Paiss T, Kleinschmidt K, Petriconie R (1997) The impact of early cystectomy on survival in bladder cancer patients. J Urol 157;4 (Suppl):374
5. Skinner DG, Studer UE, Okada K et al (1995) Which patients are suitable for continent diversion or bladder substitution following cystectomy or other definitive local treatment ? Internat. J Urol 2 [Suppl 2]:105–112

31 Lebenszufriedenheit bei Patienten mit kontinenter versus inkontinenter Harnableitung

D. Filipas, U. T. Egle, J. Hardt, M. Fisch, J. Fichtner, S. O. Hofmann, R. Hohenfellner und J. Thüroff

Einleitung

Als Alternative zum inkontinenten Ileum- oder Kolon-Conduit wurden verschiedene kontinente Harnableitungsformen, primär zur Verbesserung der Lebensqualität der Patienten, entwickelt. Mittlerweile haben sich diese kontinenten Harnableitungsverfahren etabliert und wurden während des letzten Jahrzehnts standardisiert [1, 2, 3].

Während viele Untersuchungen auf die chirurgischen Ergebnisse dieser Techniken fokusieren [2, 3, 9], verglichen nur einige Autoren die Lebenszufriedenheit der Patienten mit inkontinenter und kontinenter Harnableitung [1, 5, 6]. Nur in einer dieser Studien wurde die Evaluierung der gesundheitsbezogenen Lebenszufriedenheit bei Patienten nach Zystektomie und kontinenter Harnableitung mittels validierter Fragebögen durchgeführt [5].

In der nachfolgend dargestellten Untersuchung wird die Lebenszufriedenheit bei Patienten mit Harnableitung nach einem Blasenkarzinom als auch einem nicht tumorbedingten Grundleiden, wie den kongenitalen Malformationen und Inkontinenz mittels eines validierten psychometrischen Instrumentariums und einem strukturierten, persönlichen Interview durchgeführt. Ziel war es, die Interaktionen und Korrelationen zwischen der Lebenszufriedenheit und Kovariablen wie Grundleiden, harnableitungsbezogenen Symptomen, psychologischer Konstellation und der Berufstätigkeit aufzuzeigen.

Material und Methode

Von insgesamt 188 Patienten im Alter zwischen 18 und 65 Jahren, bei denen eine inkontinente oder kontinente Harnableitung zwischen 1980 und 1993 durchgeführt wurde, konnten insgesamt 81 in die Studie eingeschlossen werden. 26 Patienten mit einem bestehenden, rezidivierenden oder zusätzlichen bösartigen Tumor, einer Meningomyelozele oder schwerwiegenden psychologischen und psychiatrischen Symptomen wurden ausgeschlossen. Durch diese Ausschlußkriterien sollten sogenannte Supressoreffekte, hervorgerufen durch eine psychologische Mitreaktion, minimalisiert werden. 32 Patienten lehnten die Teilnahme an der Studie ab (in 75% wegen zu langer Anfahrtsreise) und 49 Patienten verstarben an einer Tumorprogression im Nachbeobachtungszeitraum.

Von den 81 Patienten hatten 27 (Gruppe A) eine inkontinente Harnableitung mittels Ileum- oder Kolon-Conduit; bei 54 (Gruppe B) wurde ein kontinenter Ileozökalpouch

(71% (38) Mainz-Pouch-I) oder ein Sigma-Rektum-Pouch (29% (16) Mainz-Pouch-II) angelegt. Das Follow-up rangierte zwischen 6 Monaten und 14 Jahren (Minimum 6 Monate). Mittleres Alter war 55 (18–65) Jahre, 64% (52) waren männlichen und 36% (29) weiblichen Geschlechts. Unterscheidet man die Altersverteilung zwischen den beiden Gruppen, so lag das mittlere Alter von Gruppe A bei 57 und das von Gruppe B bei 54 Jahren (Mainz-Pouch-I 55 Jahre und Sigma-Rektum-Pouch 53 Jahre). Bei 57% (61) unserer Patienten wurde wegen eines Blasenkarzinoms und bei 25% (20) wegen eines benignen Grundleidens (21% Inkontinenz, 1, 5% kongenitale Fehlbildung und 2, 5% andere) die Indikation zur Harnableitung gestellt.

52% (42) des Patientenkollektives waren Rentner, 38% (31) berufstätig; 10% besuchten die Schule oder Universität. In der Gruppe der berufstätigen Patienten hatten 74% (23) einen Mainz-Pouch-I oder Mainz-Pouch-II und 26% (8) einen Conduit. Auf der anderen Seite hatten 62% (26) der berenteten Patienten eine kontinente und 38% (16) eine inkontinente Harnableitung.

Bezüglich der soziodemographischen Daten (Schulausbildung, Familienstatus, Wohnsituation, Konfession) wurde kein statistisch signifikanter Unterschied zwischen den beiden Gruppen gefunden.

Retrospektiv wurden die 81 Patienten mittels eines strukturierten Interviews und zwei psychometrischen Instrumentarien, der „Symptom-Check-List“ (SCL-90-R) und dem Fragebogen zur Lebenszufriedenheit (QLS) (10) interviewt. Der SCL-90-R beinhaltet 90 Fragen, folgender Dimensionen: Depression, Ängstlichkeit, phobische Angst, Aggression, Somatisierung, Zwanghaftigkeit, Unsicherheit, paranoides Denken und Psychotizismus.

Der QLS untersucht die generelle globale Zufriedenheit mit dem Leben, der Gesundheit, basierend an der in Tabelle 31.1 aufgeführten Dimensionen. Es ist der einzige validierte Fragebogen, in welchem die Lebenszufriedenheit in Relation mit der individuellen Relevanz gemessen wird und der an einer repräsentativen normalen deutschen Population (n = 1972) validiert ist [Herschbach 1995, unpublizierte Daten].

Das strukturierte Interview beinhaltet zwei Fragen, die die globale Zufriedenheit und Beeinträchtigung durch den Pouch oder dem Stoma mittels einer visuellen Analogskala erheben. Die visuelle Analogskala (VAS) ist eine Linie von 100 mm Länge, die ein Kontinuum von 0 (schlecht) bis 100 (sehr gut) repräsentiert; auf dieser Skala beantwortet der Patient die ihm gestellte Frage. Es ist ein simples, sensitives und reproduzierbares Instrumentarium, welches in verschiedenen Studien, zum Beispiel in der Schmerzerhebung, validiert ist [7]. 12 Fragen des strukturierten Interviews untersuchten die soziodemographischen Variablen: Familienstand, Schulausbildung, Berufstätigkeit. Ein Vergleich zwischen Gruppe A und B wurde in Korrelation mit der Grunderkrankung, des psychologischen Status, der Berufstätigkeit und der Lebenszufriedenheit durchgeführt.

Die statistische Analyse erfolgte mittels des „Statistical-Package for Social Sciences“ (SPSS/PC). Die Signifikanz wurde mittels des „Chi-Square-Test“ und „Student's-T-Test“ geprüft.

Um Mißverständlichkeiten des Fragebogens zu minimalisieren und die Qualität der Daten zu erhöhen, wurden alle Patienten zu dem Interview eingeladen und persönlich von drei zuvor trainierten Interviewern befragt. Das Training umfaßte zuvor durchgeführte Video-Test-Interviews.

Tabelle 31.1. Lebenszufriedenheit: Vergleich Gruppe A und B.

Zufriedenheit bezüglich ...	A (n=27)		B (n=54)		Normal-population (n=1972)		p (1)
	x	SD	x	SD	x	SD	
A1 Freunde	6,4	(6,5)	7,1	(5,8)	7,5	(5,5)	n.s.
A2 Sozial. Leben	5,0	(6,8)	6,1	(6,3)	6,5	(5,5)	n.s.
A3 Gesundheit	7,5	(8,0)	8,0	(6,6)	8,6	(6,9)	n.s.
A4 Einkommen	7,7	(5,7)	7,5	(6,8)	6,6	(6,2)	n.s.
A5 Beruf	7,6	(9,0)	5,8	(6,2)	6,4	(6,3)	n.s.
A6 Wohnsituation	11,2	(6,5)	9,9	(6,5)	8,7	(6,6)	n.s.
A7 Familie	14,3	(6,6)	11,8	(7,1)	10,1	(7,2)	n.s.
A8 Partner/Sexualität	3,9	(10,3)	5,3	(8,6)	8,4	(7,1)	n.s.
Gesamt (2)	63,6	(34,1)	61,4	(35,5)	62,8	(34,6)	n.s.
B1 Körperl. Befinden	4,6	(6,7)	3,6	(6,8)			n.s.
B2 Relaxation	6,5	(6,7)	6,0	(5,8)			n.s.
B3 Energie	9,4	(7,2)	5,9	(6,9)			<0,05
B4 Mobilität	9,2	(6,8)	9,3	(6,6)			n.s.
B5 Seh-/Hörvermögen	9,1	(5,9)	8,9	(7,1)			n.s.
B6 Ängstlichkeit	6,4	(7,9)	7,6	(6,6)			n.s.
B7 Beschwerden	6,9	(9,4)	5,9	(7,2)			n.s.
B8 Unabhängigkeit	11,1	(8,4)	11,7	(7,1)			n.s.
Gesamt (3)	63,2	(46,2)	58,9	(37,7)			n.s.

(1) t-test.
(2) einzige Skala erfaßt Zufriedenheit ohne subjektive Relevanz.
(3) für Part B: Dimensionen sind gesundheitsorientiert und nicht in Normalpopulation erfaßbar.

Ergebnis

Es zeigte sich kein signifikanter Unterschied zwischen Gruppe A und B in Bezug auf Alter, Geschlecht, Grunderkrankung, postoperativen Komplikationen und Anteil der Patienten mit einer zusätzlichen postoperativen Chemotherapie. Ein statistisch signifikanter Unterschied wurde nur in der Länge des postoperativen Follow-up gesehen: 58 Monate in Gruppe A versus 56 Monate in Gruppe B ($p < 0,05$).

Lebenszufriedenheit

Unter Hinzunahme des Alters, des Geschlechts und der Länge des postoperativen Follow-up als Kovarianten konnte kein signifikanter Unterschied ($p = 0,89$) in der globalen Lebenszufriedenheit zwischen Gruppe A und B gefunden werden. Außer in der Skala B3 (Energie), wo Patienten in Gruppe A einen höheren Grad als Patienten der Gruppe B angaben. Weiterhin war der Grad der Lebenszufriedenheit vergleichbar mit der normalen deutschen Kontrollgruppe (Tabelle 31.1). Wie in Tabelle 31.2 aufgeführt, fand sich kein statistisch signifikanter Unterschied in der Anzahl und dem Schweregrad von psychologischen Symptomen zwischen den beiden Gruppen. Lediglich die phobische Ängstlichkeit war in Gruppe A tendentiell erhöht .

Tabelle 31.2. Psychologische Beeinträchtigung: Vergleich Gruppe A und B.

Skalen SCL-90-R	A (n=27)		B (n=54)		p (1)
	x	SD	x	SD	
Somatisation	58,9	(17,2)	56,9	(17,0)	n.s.
Zwanghaftigkeit	53,1	(17,8)	50,4	(12,8)	n.s.
Soziale Unsicherheit	50,7	(12,0)	48,3	(9,3)	n.s.
Depressivität	53,4	(15,9)	51,7	(10,6)	n.s.
Ängstlichkeit	56,5	(19,5)	51,8	(11,5)	n.s.
Aggressivität	48,9	(9,1)	49,8	(10,0)	n.s.
Phob. Ängstlichkeit	62,1	(25,8)	54,4	(16,2)	0,067
Paranoides Denken	50,4	(12,1)	50,1	(10,8)	n.s.
Psychotizismus	52,6	(15,3)	49,9	(10,0)	n.s.
GSI (Global Severity Index)	53,6	(18,0)	50,6	(12,4)	n.s.

(1) U-Tests.

Als zweites untersuchten wir die Faktoren und Aspekte, die mit dem Grad der globalen Lebenszufriedenheit korrelieren und letztere beeinflussen. Beziehungen zwischen den verschiedenen psychologischen Symptomen im SCL-90-R und der Lebenszufriedenheit im QLS wurden analysiert. Je höher die Anzahl und der Schweregrad von psychologischen Beschwerden ist, desto geringer ist der Grad der globalen Zufriedenheit, der Gesundheit und der Harnableitung und vice versa (Pearsons r= −0,39 bis −0,68).

Zusätzlich fand sich eine positive Korrelation in der subjektiven Beeinträchtigung durch das Conduit oder den Pouch (VAS) mit den Skalen für Depression (r= −0,39), Empfindlichkeit (r= −0,44), Phobie (r= −0,41) und Psychotizismus (r= −0,45) und Somatization (r= −0,39) im SCL-90-R. Der „Global Severity-Index" (GSI) für psychologische Symptome korrelierte mit der subjektiven Beeinträchtigung durch die Harnableitung (r= −0,44) (Tabelle 31.3).

Tabelle 31.3. Korrelation zw. psychologischer (SCL-90-R), harnableitungsbezogener Beeinträchtigung und Lebenszufriedenheit (QLS).

Skalen SCL-90-R	QLS (Lebens-zufriedenheit) r	QLS (Gesundheits-zufriedenheit) r	VAS subjektive Beeinträcht. durch Harnableitung r
Somatisation	−0,30	−0,53*	−0,39*
Zwanghaftigkeit	−0,49*	−0,67*	n.s.
Soziale Unsicherheit	−0,39*	−0,45	n.s.
Depressivität	−0,53*	−0,59*	−0,39*
Ängstlichkeit	−0,39*	−0,55*	−0,44*
Agressivität	−0,48*	−0,50*	n.s.
Phob. Ängstlichkeit	−0,53*	−0,55*	−0,41*
Paranoides Denken	−0,51*	−0,51*	n.s.
Psychotizismus	−0,46*	−0,55*	−0,45*
GSI (Global Severity Index)	−0,54*	−0,68*	−0,44*

* $p<0{,}01$.

Im nächsten Schritt wurden die Patienten in Subgruppen unterteilt, Korrelationen und Trends untersucht und die Signifikanz getestet. Die Analyse des Effekts der Grunderkrankung wie Malignom (n = 61) versus nicht-Malignom (n = 20) auf den Grad der Lebenszufriedenheit (Tabelle 31.4) zeigte, daß unabhängig von der Harnableitungsform die niedrigste Lebenszufriedenheit bei den Patienten mit einem malignen Grundleiden beobachtet wurde. Von diesen hatten diejenigen mit einer kontinenten Harnableitung sogar den niedrigsten Grad der Lebenszufriedenheit. Andererseits zeigten Patienten mit einem benignen Grundleiden und einem Conduit einen deutlich niedrigeren Grad der globalen Lebenszufriedenheit im Vergleich zur Gesamtgruppe der Patienten mit einem malignen Primärleiden. Hingegen hatten Patienten mit einer benignen Erkrankung und einer kontinenten Harnableitung (n = 13) den höchsten Grad an Lebenszufriedenheit in allen Dimensionen (x = 77, 9) (Tabelle 31.4).

Tabelle 31.5 zeigt die Assoziation zwischen der Berufstätigkeit und der Lebenszufriedenzeit. Von den berufstätigen Patienten mit einer kontinenten Harnableitung

Tabelle 31.4. Vergleich: Grunderkrankung/Harnableitung/Lebenszufriedenheit.

Zufriedenheit bezüglich ...	n	x	SD	Normalpopulation (n = 1972) x	(SD)
A1 Freunde					
Conduit/ benigne	7	3,9	6,7	7,5	(5,5)
Conduit/maligne	20	7,4	6,3		
Pouch/benigne	13	10,2	7,7		
Pouch/maligne	41	6,1	4,7		
A2 Soziales Leben					
Conduit/benigne	7	2,1	4,6	6,5	(5,5)
Conduit/maligne	20	6,1	7,2		
Pouch/benigne	13	8,3	7,0		
Pouch/maligne	41	5,4	6,1		
A3 Partner/Sexualität					
Conduit/benigne	7	5,0	10,5	8,4	(7,1)
Conduit/maligne	20	3,5	10,5		
Pouch/benigne	13	10,5	8,4		
Pouch/maligne	41	3,7	8,1		
Globale Lebenszufriedenheit					
Conduit/benigne	7	54,0	45,6	62,8	(34,6)
Conduit/maligne	20	67,0	29,7		
Pouch/benigne	13	77,9	42,9		
Pouch/maligne	41	56,2	31,6		

Tabelle 31.5. Vergleich: Lebenszufriedenheit und Berufstätigkeit.

		< Durchschnitt (< (x − SD))	Durchschnitt (x ± SD)	> Durchschnitt (> (x + SD))
Rentner/Conduit	(n = 16)	6,3%	75,0%	18,8%
Rentner/Pouch	(n = 26)	7,7%	73,1%	19,2%
Berufstätige/Conduit	(n = 8)	0%	100%	0%
Berufstätige/Pouch	(n = 23)	4,3%	56,5%	39,1%

zeigten 39,1% mindestens eine Standardabweichung über dem höheren Lebenszufriedenheitsgrad, entgegengesetzt zu denjenigen mit einem Conduit. Weiterhin konnten nur 19,2% der berenteten Patienten mit einem Pouch und 18,8% derer mit einem nassen Stoma in die gleiche Gruppe eingeordnet werden.

Kein signifikanter Unterschied konnte in dem Grad der Beeinträchtigung oder der Zufriedenheit mit dem Management des Pouches oder des Urinstomas in beiden Gruppen (VAS) gesehen werden .

Diskussion

Die Nebeneffekte und Konsequenzen einer Harnableitung im täglichen und sozialen Leben der Patienten wurden bisher nicht systematisch untersucht. Vorherige Studien fokusierten vorwiegend auf die postoperative Komplikationsrate, die Beeinträchtigung des oberen Harntraktes, der Kontinenz oder den metabolischen Störungen. Durch die Implementierung der verschiedenen Formen der kontinenten Harnableitung, Behebung der initalen chirurgischen Probleme und Reduktion der Komplikationsrate kommen der psychologischen als auch sozialen Konsequenzen durch die Harnableitung eine zunehmend bedeutende Rolle zu. Bis zu dem Zeitpunkt, an dem der Patient nur eine Option (bis 1983 das Ileum-Conduit) hatte, gestaltete sich die Situation anders, denn die zu fällende Entscheidung war: operiert werden oder nicht.

Der heutige, aufgeklärte Patient kann präoperativ zwischen zwei Möglichkeiten wählen: einem kontinenten, nach außen unsichtbaren und einem inkontinenten, sichtbaren Stoma. Beide Harnableitungsformen beinhalten Komplikationen. Ist die Komplikationsrate jedoch vergleichbar, herrschen psychologische und soziale Unterschiede beider Gruppen vor.

Zwischenzeitlich wurden Fragebögen zur Evaluierung der Lebensqualität entwickelt und validiert. In unserer Untersuchung wurde ein Fragebogen benutzt, der die Lebenszufriedenheit in Relation mit der subjektiven Relevanz untersucht. Es ist ein an einer normal deutschen Population validierter Fragebogen.

Der Grad der Zufriedenheit mit dem Conduit oder dem Pouch war in beiden Gruppen vergleichbar. Darüberhinaus unterschied sich der Grad der psychologischen und sozialen Beeinträchtigung durch das Conduit oder den Pouch nicht signifikant, letzteres unterstreicht die Ergebnisse von Boyd und Mansson (1, 6) und unlängst von Bjerre [5].

Hervorzuheben sind die Beeinflussungen von psychologischen Faktoren, dem benignen oder malignen Grundleiden und der Berufstätigkeit auf die Lebenszufriedenheit. Die Objektivierung der globalen Zufriedenheit mit dem Leben und der Gesundheit ist Grundlage der jeweiligen individuellen psychologischen Konstellation eines einzelnen Patienten. Je höher die Anzahl und der Schweregrad der psychologischen Beeinträchtigung ist, desto niedriger ist der Grad der Zufriedenheit und umgekehrt. Einschränkend muß gesagt werden, daß diese Studie nicht die Frage der Beeinflussung der präoperativen psychologischen Konstellation auf den postoperativen Zufriedenheitsgrad stellte; letzteres kann nur in einer prospektiven Studie beantwortet werden. Der Effekt der malignen Grunderkrankung auf die Lebenszufriedenheit scheint nicht durch die Art der Harnableitung beeinflußbar zu sein. Im allgemeinen zeigten Patienten mit einem malignen Tumor einen sehr niedrigen Lebenszufriedenheitsgrad und von diesen zeigten diejenigen mit einer kontinenten Harnableitung sogar die weitaus niedrigste Ausprägung. Andererseits scheinen Patienten mit einem benignen Grundleiden eine Beeinflussung ihrer Lebenszufriedenheit durch die angewandte Harnableitungsform zu haben: Es konnte gezeigt werden, daß Patienten mit einem Ileum- oder Kolon-Conduit den niedrigsten Lebenszufriedenheitsgrad hatten, wobei Patienten mit einem kontinenten Mainz-Pouch-I oder -II dieser Gruppe die höchste Zufriedenheit im Leben und der Gesundheit angaben.

Bei berenteten Patienten beobachteten wir einen generell niedrigeren Grad der Lebenszufriedenheit unabhängig von der Form der Harnableitung. Andererseits zeigten berufstätige Patienten mit einer kontinenten Harnableitung einen signifikant höheren Grad der Lebensqualität im Vergleich zur Gesamtgruppe. Die Beziehung zwischen der Berufstätigkeit, der kontinenten Harnableitung und dem Grad der Lebenszufriedenheit wird auch durch unsere eigenen Beobachtungen unterstrichen, so arbeiten ca. 9% dieser Patienten im höhergradigen Management oder in akademischen Positionen. Die Tendenz kann durch zwei Faktoren erklärt werden: *Erstens der Zeitfaktor für die Stoma- bzw. Pouchversorgung.* Ein inkontinentes Stoma bedarf meistens eines längeren Zeitabstandes zur Stomaversorgung und Stomapflege. Ein kontinentes Reservoir hingegen kann mittels sauberem Einmalkatheterismus (CIC) versorgt werden und bedarf nur einer Trainingszeit von 1–2 Tagen. Unterstellt man nun, daß berufstätige Patienten generell zeitlich mehr eingebunden sind, kann dieser Faktor ein Grund für den o. g. Unterschied sein. Weiterhin beträgt der zeitliche *Intervall für die Pouchentleerung* 4–5 Stunden. Das inkontinente Stoma, welches mit einem nach außen hin nicht sichtbaren und nicht auffallenden Auffangbeutel versorgt ist, muß regelmäßiger entleert werden oder die Indikation eines sogenannten Beinbeutels wird erforderlich. Somit kann die Frequenz und die Umstände der Pouch- bzw. Stomaentleerung ein weiterer Faktor für den obengenannten Unterschied zwischen den Berufstätigen und Rentern darstellen.

Der statistisch signifikante Unterschied in der Dauer des Follow-up zwischen den beiden Gruppen ist ein interessanter und hervorzuhebender Faktor in unserer Studie, und es konnte dadurch keine signifikante Beeinflussung auf die Lebenszufriedenheit beobachtet werden. Nach unseren Einschätzungen reflektiert die Entwicklung des letzten Jahrzehnts durch Zunahme verschiedener Harnableitungsformen. Weiterhin ist die präoperative Erwartungshaltung des Patienten zu vernachlässigen, die häufig durch die zuweisenden Kollegen vorab beeinflußt werden. Diese können nur mit einer präoperativen Evaluation herausgesiebt werden. Ein fortführendes Ziel sollte die Herausfilterung von sogenannten Screeningparametern für eine bessere Differenzialindikation zur inkontinenten oder kontinenten Harnableitung sein. Dieses soll durch die zur Zeit laufende prospektive Studie objektiviert werden, inwieweit wirklich berufstätige Patienten mit einem benignen Grundleiden und einem unbeeinträchtigten psychologischen Status wirklich durch eine kontinente Harnableitung eine Verbesserung ihrer Lebenszufriedenheit im Vergleich zum inkontinenten Stoma zeigen und inwieweit sie davon profitieren.

Literatur

1. Fisch M, Wammack R, Hohenfellner R (1993) The MAINZ Pouch II (Sigma-rectum-pouch). Akt Urol 24:16 (Suppl.)
2. Thüroff JW, Alken P, Riedmiller H, Engelmann U, Jacobi G H, Hohenfellner R (1986) The MAINZ Pouch (Mixed Augmentation Ileum and Cecum) for bladder augmentation and continent diversion. J Urol 136:17
3. Skinner DG, Boyd SD, Lieskovsky G et al (1991) Lower urinary tract reconstruction following cystectomy: experience and results in 126 patients using the Kock ileal reservoir with bilateral urethrosomy. J Urol 146:756
4. Boyd SD, Feinbergh SM, Skinner DG, et al (1987) Quality of life survey of urinary diversion patients: Comparison of ileal conduit versus continent Kock ileal reservoir. J Urol 138:1386
5. Bjerre BD, Johansen C, Steven K (1995) Health-related quality of life after cystectomy: bladder substitution compared with ileal conduit diversion. A questionnaire survey. Brit J Urol 75:200
6. Mansson A, Johnson G, Mansson W (1988) Quality of life after cystectomy. Comparison between patients with conduit and those with continent caecal reservoir urinary diversion. Brit J Urol 62:240
7. Huskisson EC (1983) Visual Analogue Scales in Ronald Melzack, Ph.D.: Pain Measurement and Assessment, New York, Raven Press S 33–37

32 Metabolik nach Mainz-Pouch I

R. Stein, J. Lotz, M. Fisch, G. D'Elia, W. Prellwitz, R. Hohenfellner und J. W. Thüroff

Einleitung

Seit 1852 J. Simon beim Menschen erstmals die Harnableitung über das Rektum versuchte, wurden zunehmend häufiger Darmsegmente zur Rekonstruktion des Urogenitaltraktes verwendet [1, 11, 20, 29, 32].

Bei der kontinenten Harnableitung wird im Gegensatz zum Ileum- oder Kolon-Konduit ein größeres Darmsegment zur Rekonstruktion benötigt und damit das Risiko metabolischer Veränderungen erhöht [24]. Eine Vielzahl operativer Techniken stehen zur Verfügung. Die verwendeten Darmsegmente betreffen das gesamte gastrointestinale System, vom Magen bis hin zum Rektum [1, 11].

Die überwiegende Mehrheit der Publikationen beschäftigt sich mit den chirurgischen Komplikationen sowie den Kontinenzraten. Die Auswirkungen auf die Resorption von Nahrungsbestandteilen fanden in der Literatur bisher wenig Beachtung [2, 7, 16, 23, 24, 27, 30].

Die Mainz-Pouch I-Technik zur kontinenten Harnableitung, Blasenaugmentation oder Substitution wird seit 14 Jahren in unserer Klinik angewendet. Durch die Resektion von 24–36 cm des terminalen Ileums sowie 12 cm des Colon ascendens incl. der Ileozökalklappe geht ein Teil der Resorptionsfläche für Vitamin B_{12} sowie der Gallensäuren verloren [32].

In der vorliegenden prospektiven Studie wurden die Auswirkungen der ileozökalen Resektion auf die Resorption der fett- und wasserlöslichen Vitamine, der Spurenelemente und der Auswirkungen der Mainz-Pouch I-Anlage auf die Erythropoese in den ersten 8 postoperativen Jahren untersucht.

Patienten und Methode

Zwischen 1988 und 1994 wurde bei 137 Patienten (86 Erwachsene und 51 Kinder) der Vitaminstoffwechsel untersucht. Bei der überwiegende Mehrzahl der erwachsenen Patienten erfolgte die Harnableitung aufgrund eines invasiv wachsenden Blasenkarzinoms (maligner Tumor n = 65, neurogene Blasenentleerungsstörung n = 6, Blasenekstrophie n = 5, Inkontinenz/Blasenverlust n = 10). In der Altersgruppe ≤ 16 Jahre stellten Kinder mit neurogener Blasenentleerungsstörung (n = 21) oder nach fehlgeschlagener Rekonstruktion des Urogenitaltraktes (n = 21) die Hauptgruppen dar (maligner Tumor n = 7, Inkontinenz/Blasenverlust n = 7).

Die Anlage eines Mainz-Pouches mit kontinentem Stoma erfolgte bei 74 Erwachsenen und 37 Kindern, eine Blasenaugmentation oder Substitution bei 12 Erwachsenen und 14 Kindern.

Bei drei der Erwachsenen und zwei Kindern erfolgte im Durchschnitt 1,5 Jahre präoperativ eine Radiatio mit bis zu 50 Gy, bei einem Patienten war präoperativ, bei 6 postoperativ eine Chemotherapie durchgeführt worden.

Je zwei Serum- und EDTA-Röhrchen Blut wurden morgens am nüchternen Patienten entnommen. Die Proben wurden innerhalb einer Stunde bei 3000 U/min für 10 Minuten zentrifugiert und anschließend analysiert. Lediglich die Bestimmung der Konzentrationen von Vitamin B_{12} und der Folsäure im Serum sowie der intrakorpuskulären Bestandteile des Blutes erfolgte zu einem späteren Zeitpunkt. Dieses Probenmaterial wurden aliquotiert und bei -25 °C bis zur Analyse aufbewahrt.

Fettlösliche Vitamine und Gallensäure

Die Vitamine A (Retinol) und E (Tocopherol) wurden mittels „High Pressure Liquid Chromatography" (HPLC) bestimmt [9]. Unter Verwendung eines radioimmunologischen Assays (Sorin Biomedica AG, Düsseldorf) wurde die Konzentration des 25-OH-Cholekalziferol (25-OH-Vitamin D_3) gemessen. Anstelle des Vitamin K (Phyllochinone) erfolgte die Bestimmung des davon abhängigen Gerinnungsfaktors II. Die Konzentration der Gesamt-Gallensäuren im Serum wurde photometrisch mittels eines enzymatischen Farbtestes ermittelt (Merckotest Gallensäuren, Merck, Darmstadt).

Wasserlösliche Vitamine

Die Vitamine B_1 (Thiaminpyrophosphat), B_2 (Flavin-Adenin-di-Nucleotid) und B_6 (Pyridoxalphosphat) wurden durch HPLC im EDTA-Plasma analysiert.

Die Bestimmung der *Kupfer- und Zinkkonzentrationen* erfolgte mit der Flammen-Atom-Absorptions-Spektroskopie, die photometrische Konzentrationsbestimmung des Serum-*Eisens* ohne Enteiweißung unter Verwendung von Ferro-Zine (Boehringer Mannheim GmbH, Mannheim). Der Referenzbereich für Eisen wurde für Frauen mit 400–1450 µg/l und bei Männer mit 600–1600 µg/l festgelegt.

Das *Differentialblutbild* wurde automatisiert mit der VCS-Methode am Coulter STKS (Coulter Electronics GmbH, Krefeld) erstellt. Folgende Parameter waren von Interesse: Die Anzahl der Leukozyten, die Hämoglobinkonzentration (Cyanomethhämoglobinmethode) sowie das aus der Erythrozytenverteilungskurve ermittelte mittlere korpuskuläre Volumen (MCV).

Zur Bestimmung der Ammoniak-Konzentration wurde das zweite EDTA-Röhrchen eisgekühlt in das Labor gebracht und nach 10 minütiger Zentrifugation bei 3000 U/min am ACA V (Dade, München) bestimmt; der *Base Excess* aus dem kapillären Blut.

Vitamin B_{12} (Cyanocobalamin) und Folsäure wurden sowohl im Serum als auch intrakorpuskulär mit der Chemiluminiszenztechnik gemessen [34]. Die Zählung der Luminiszenzimpulse erfolgte am Magic-Light (Ciba Corning Diagnostics GmbH, Fernwald). Vor der Messung der intrakorpuskulären Vitamin B_{12}- und der Folsäurekonzentration erfolgte die Lysierung der Serumbestandteile durch 30minütiges Frieren bei $-75\,°C$ (Vitamin B_{12}) bzw. durch Zugabe von Ascorbinsäure und 90 minütiger Inkubation (Folsäure). Die Berechnung der intrakorpuskulären Konzentration basiert in beiden Fällen auf der Formel:

$$C_i = \frac{C_{häm} \times VG \times 100}{Hk} - \frac{C_s \times (100 - Hk)}{Hk}$$

C_i = intrakorpuskuläre Konzentration
$C_{häm}$ = Konzentration im Hämolysat
C_s = Konzentration im Serum
VG = Verdünnungsfaktor
Hk = Hämatokrit in %

Bei 7 zufällig ausgewählten Patienten mit einem Mainz-Pouch I wurde ein Vitamin B_{12}-Resorptionstest (Schillingtest) durchgeführt [28].

Eine Einteilung der Patienten erfolgte in Abhängigkeit des Operationszeitpunktes:
- Gruppe 1: bis zum zweiten Jahr postoperativ
- Gruppe 2: zwischen 2 und 4 Jahren postoperativ
- Gruppe 3: nach mehr als 4 Jahren postoperativ

Weiterhin wurde zwischen den Kindern (≤ 16 Jahre zum Zeitpunkt der Operation) und Erwachsenen unterschieden.

Zur Überprüfung von signifikanten Unterschieden zwischen zwei unabhängigen Stichproben wurde der Wilcoxon-Rangsummentest durchgeführt. Ein $p < 0{,}05$ wurde als signifikant gewertet [15]. Bei allen Ergebnissen ist der Mittelwert und die Standardabweichung angegeben.

Ergebnisse

Die Ergebnisse sind in den Tabellen 32.1 und 32.2 zusammengefaßt. Sowohl bei den Erwachsenen als auch bei den Kindern fand sich zwischen den verschiedenen Gruppen kein Unterschied in der Konzentration der fettlöslichen Vitamine (A, D, E) und der Gallensäuren im Serum. Der Vitamin K abhängige Faktor II zeigte keine signifikante Veränderung.

Die Konzentration der Vitamine B_1, B_2 und B_6 und der Spurenelemente (Kupfer, Zink und Eisen), des Ferritin sowie des Ammoniaks lagen im Referenzbereich, es zeigte sich kein Unterschied zwischen den einzelnen Gruppen. Der postoperative Base Excess lag im Mittel bei $-0{,}2$ (zwischen $+6{,}5$ und $-4{,}3$). Bei keinem Patienten konnte eine megaloblastäre Anämie nachgewiesen werden. Das Differentialblutbild zeigte keine Besonderheiten.

Die Folsäure war bei keinem Patienten erniedrigt. Bei den erwachsenen Patienten kam es nach dem 4. postoperativen Jahr zu einem signifikanten Abfall der Vitamin B_{12}-Konzentration im Serum. Bei den Kindern zeigte sich ein geringer, jedoch nicht signifikanter Abfall von 552 ± 232 ng/l in den ersten 2 Jahren nach der Operation auf 521 ± 206 ng/l nach 4 Jahren.

Tabelle 32.1. Laborchemische Parameter bei den Erwachsenen (Mittelwerte, Standardabweichung und Referenzbereiche).

Jahre postoperativ	0-<2	22-<4	24	Referenzbereich
Zink	940 ±157	893 ±227	895 ±168	650-1200 µg/l
Kupfer	1226 ±299	1285 ±353	1184 ±427	600-1350 µg/l
Eisen	690 ±312	868 ±380	883 ±382	400-1600 µg/l
Ammoniak	42,4±11,7	40,5±14,2	42,9±15,4	< 55 µmol/l
Base Excess	− 0,3±2,3	0,1±1,8	− 0,4±1,6	− 2,5-2,5 mmol/l
Gallensäuren	5,0±3,3	5,4±4,1	4,7±1,9	< 6 µmol/l
Vitamin A	843 ±244	755 ±226	865 ±202	300-900 µg/l
25-OH Vitamin D_3	32,9±19,4	23,0±11,5	38,5±33,6	15,0-60,0 µg/l
Vitamin E	12,3±5,7	15,3±4,9	13,0±4,7	6,0-13,0 mg/l
Vitamin B_1	44,9±10,3	51,9±12,4	41,9±10,7	> 40,0 µg/l
Vitamin B_2	258 ±28	264 ±43	261 ±57	180-280 µg/l
Vitamin B_6	21,2±7,3	21,1±11,3	18 ±5,4	18,0-31,0 µg/l
Vitamin B_{12} i. S.	402 ±182*	357 ±191	292 ±204*	240-1100 ng/l
Vitamin B_{12} ik.	610 ±258	563 ±410	508 ±225	140-520 ng/l
Folsäure i. S.	9,3±S,S	11,7±5,8	9,1±4,9	> 3,6 µg/l
Folsäure ik.	284 ±92	336 ±167	267 ±117	>120 µg/l
MCV	89,0±5,4 fl	88,0±3,9 fl	89,0±4,2 fl	80-100 fl

i. S. = im Serum
ik. = intrakorpusculär
* = $p < 0,05$

Tabelle 32.2. Ausgewählte Parameter bei den Kindern (Mittelwerte, Standardabweichung und Referenzbereiche).

Jahre postoperativ	0-<2	22-<4	≥24	Referenzbereich (8)
Vitamin A	553 ±188	544 ±162	658 ±207	200-850 µg/l
Vitamin E	10,2±5,3	9,99±2,2	10,3±2,3	3-14 mg/l
Vitamin B_1	43,6±10,8	53,5 ±15,6	43,5±6,8	>16 µg/l
Vitamin B_2	253 ±75	292 ±128	245 ±55	180-500 µg/l
Vitamin B_6	30,6±13,0	38,5 ±41,1	20,1±11,9	18-36 µg/l
Vitamin B_{12} i. S.	553 ±232	563 ±208	521 ±206	150-1180 ng/l
Vitamin B_{12} ik. (ng/l)	1030 ±73	1360 ±150	1154 ±112	nicht definiert
Gallensäuren	5,3±1,4	8,3 ±4,4	4,2±0,7	1,5-8,1 µmol/l

i. S. = im Serum
ik. = intrakorpusculär

Die intrakorpuskuläre Konzentrationen von Folsäure und Vitamin B_{12} wurden bei 64 Erwachsenen und 20 Kindern bestimmt. Bezüglich der Folsäure kam es zu keiner Veränderung im postoperativen Verlauf. Beim Vitamin B_{12} zeigte sich in der Gruppe der Erwachsenen ein geringer, aber nicht signifikanter Abfall von 610±258 ng/l in den ersten zwei Jahren auf 508±225 ng/l nach dem vierten Jahr. Bei den Kinder waren keine signifikanten Veränderungen zu beobachten.

Patienten mit einem Ileum-Invaginationsnippel hatten im Vergleich zu Patienten mit Appendixstoma einen geringfügig niedrigeren Vitamin B_{12}-Spiegel nach dem vierten postoperativen Jahr. Der Unterschied war nicht signifikant.

Bei 7 Patienten wurde ein Schilling-Test durchgeführt. Ein Patient hatte eine erniedrigte Ausscheidung von Vitamin B_{12} bei normaler Serumkonzentration, eine weitere Patientin hatte bei erniedrigter Serumkonzentration eine im oberen Normbereich liegende Resorption von Vitamin B_{12} im Schillingtest. Bei den verbliebenen 5 Patienten zeigte der Funktionstest keine Auffälligkeiten.

Diskussion

Die in der Rekonstruktion des Urogenitaltraktes verwendeten Darmsegmente fehlen anschließend im normalen gastrointestinalen System. Zum einem wirkt sich dies auf die Resorption von Nahrungsbestandteilen aus dem Darm aus. Andererseits gibt es Studien, die zeigten, daß zumindest ein Teil der resorptiven und sezernierenden Eigenschaften auch gegenüber dem Urin beibehalten werden [24, 30]. Das Ausmaß der metabolischen Auswirkungen ist unter anderem von den verwendeten Darmsegmenten und deren Länge, der Dauer des Urinkontaktes mit der Darmmukosa, der Schleimhautatrophie sowie der Nieren- und Leberfunktion abhängig. Eine Vielzahl weiterer Faktoren wie z. B. Lebensalter, vorangegangene Radiatio, nachfolgende Chemotherapie sowie Grund- und Begleiterkrankungen der Patienten können metabolische Komplikationen begünstigen oder verursachen [24].

Die durch die Darmmukosa resorbierten Substanzen werden über das Pfortadersystem der Leber zugeführt. So wird z. B. Ammoniak einerseits von Urease spaltenden Bakterien produziert, andererseits von den Tubuluszellen in der Niere sezerniert und mit dem Urin als Ammoniumionen (NH_4) ausgeschieden. Die im Urogenitaltrakt verwendeten Darmsegmente resorbieren Ammoniak (NH_3). Die Leber wird somit einer erhöhten Ammoniak-Konzentration ausgesetzt [17]. Bei experimentellen Untersuchungen zeigte sich, daß Tiere mit im Urogenitaltrakt verwendeten Darmsegmenten eine größere Menge Ammoniak verstoffwechselten als die Vergleichsgruppe [24]. Die Belastung mit Ammonium-Chlorid führte bei Patienten mit kontinenter Harnableitung (Kolon) gegenüber einer Kontrollgruppe zu keinem Unterschied in Bezug auf die Azidose [18]. In unserer Studie konnte bei keinem Patienten eine erhöhte Ammoniak-Konzentration beobachtet werden. Schwere Funktionseinschränkungen aber, wie z. B. bei einer Leberzirrhose, können die Adaptationsfähigkeit der Leber beeinträchtigen und schwere metabolische Störungen bis hin zum Koma initiieren [24].

In den terminalen 100 cm des Ileums wird ein Großteil der Gallensäuren resorbiert [3, 22]. Gelangen konjugierte Gallensäuren in das Kolon, kommt es unter Einwirkung bakterieller Enzyme zur Dekonjugation, einer 7-∂ Dehydroxylierung und Dehydrogenisierung [21]. Durch einen vermehrten Übertritt von Gallensäuren in das Kolon z. B. nach Verkleinerung der Resorptionsfläche und Resektion der Ileozökalklappe wird die Resorption von Natrium und Wasser vermindert. Weiterhin ist die Desoxycholsäure ein bedeutendes Sekretagogen. Diese zwei Faktoren zusammen mit der laxierenden Wirkung der Gallensäuren sind für eine chologene Diarrhöe verantwortlich [21]. Eine zusätzliche Darmirritation sowie Schädigung der Mukosa und damit Reduktion der Resorptionsfläche und -zeit wird diskutiert [30]. Etwa 30% unserer Patienten mit einem Mainz-Pouch haben postoperativ eine Erhöhung der Stuhlfrequenz, die meist auf eine vorübergehende Behandlung mit Cholstyramin anspricht. Nur ca. 5% bedürfen einer langfristigen Therapie. Der Verlust an Gallensäuren wird durch die Neusynthese in der Leber kompensiert [14]. So zeigte keiner unseren Patienten eine Verminderung im Serumspiegel. Die Rekonstruktion der Ileozökalklappe verlängert die Transitzeit und damit auch das Zeitintervall zur Resorption der Gallensäuren. Dies bewirkt eine Reduktion der postoperativen erhöhten Stuhlfrequenz. Bei Patienten mit Meningomyelozele und insuffizienten Analsphinkter ist dies von entscheidender Bedeutung [11].

Die Malabsorption von Gallensäuren kann zur Resorptionsstörungen der fettlöslichen Vitamine führen (Vitamin A, D, E und K). Vereinzelt wurde über schwere Störungen berichtet [4, 12]. Bei einer Studie an 30 Patienten mit einer Ileum-Neoblase ergab sich kein Anhalt für eine Malabsorption [23]. Auch bei unseren 137 Patienten mit einem Mainz-Pouch I lagen die durchschnittlichen Konzentrationen der fettlöslichen Vitamine und der Gallensäuren im Referenzbereich.

Da Vitamin B_{12} im menschlichen Körper nicht synthetisiert wird, muß es mit der Nahrung aufgenommen werden. Zusammen mit dem in den Parietalzellen des Magens synthetisierten „intrinsic factor" wird es im terminalen Ileum resorbiert und zum größten Teil in der Leber und dem Knochenmark gespeichert. Mangelerscheinungen können bei fehlender Resorption nach ca. 3–6 Jahren auftreten. Bei einer verminderten Resorption kann es bis zu 30 Jahren dauern, bevor der Vitamin B_{12}-Mangel symptomatisch wird [13]. Die Malabsorption kann sich als megaloblastäre Anämie, als Hunter-Glossitis und/oder als teilweise irreversibel, funikuläre Spinalerkrankung manifestieren; sie kann aber auch völlig asymptomatisch verlaufen.

Das Ausmaß der Resorptionsstörung ist von der Länge des entfernten Ileums abhängig. Einige Studien zeigten, daß eine Resektion von mindestens 60 cm des terminalen Ileums eine Malabsorption von Vitamin B_{12} und Gallensäure bedingt. Wurde weniger als 60 cm entfernt, waren keine Störungen zu beobachten [10, 19, 31]. Zur Konstruktion einer Ileum-Neoblase werden bis zu 80 cm Ileum benötigt. So wiesen bei einer metabolischen Studie von 30 Patienten 30% einen pathologischen Schillingtest auf [23]. Beim Kock-Pouch werden 60 bis 70 cm Ileum verwendet. Åkerlund mußte bei 35% der Patienten Vitamin B_{12} substituieren [2]. Patienten mit präoperativer Radiatio scheinen eher zum Vitamin B_{12}-Mangel zu neigen. So fanden Kinn und Lantz bei 10 von 41 präoperativ bestrahlten Patienten mit einem Ileum-Konduit einen erniedrigten B_{12}-Spiegel im Serum, ähnliches wurden von anderen Autoren beobachtet [16, 27]. In unserer Studie war der Anteil der Patienten mit präoperativer Radiatio zu gering, um einen Vergleich mit den präoperativ nicht bestrahlten Patienten durchzuführen.

Steiner und Mitarbeiter berichteten über 3 von 24 Patienten, deren Vitamin B_{12}-Konzentration im Serum nach der Zystektomie und Anlage eines Pouches aus Ileum und Kolon weniger als 200 ng/l betrug. Diese Patienten hatten einen pathologischen Schillingtest. Bei 3 weitere Patienten war die Vitamin B_{12}-Konzentration zwar erniedrigt, der Schillingtest jedoch unauffällig. Ein Patient entwickelte im 5. postoperativen Jahr neurologische Symptome. Dies ist auch bei kompletter Vitamin B_{12}-Malabsorption ungewöhnlich früh. Aufgrund des sehr kurzen Follow up von durchschnittlich 29 Monaten (6–64 Monaten) vermuteten die Autoren einen Zusammenhang mit dem Grundleiden (maligner Tumor). Kein Patient wurde bestrahlt, 2 der 3 Patienten mit pathologischem Schillingtest erhielten eine Chemotherapie nach dem M-VAC Schema [30].

Beim Mainz-Pouch I werden lediglich 24–36 cm terminales Ileum incl. der Ileozökalklappe verwendet. Wir konnten bei erwachsenen Patienten nach dem vierten postoperativen Jahr einen signifikanten Abfall der Serumkonzentration beobachten. Die intrakorpuskuläre Konzentration zeigte jedoch bei diesen Patienten keine signifikanten Veränderungen. Die normalen intraerythrozytären Vitamin B_{12}-Werte könnten erklären, warum keiner der Patienten Anzeichen einer megaloblastären Anämie aufwies. Ob die Bestimmung der intrakorpuskulären Vitamin B_{12}-Konzentration einen besseren Parameter zur Indikation einer Substitutionstherapie darstellt, muß in zukünftigen Studien gezeigt werden.

Bei Kindern wurde eine Regeneration 6–8 Jahre nach ausgeprägter Ileumresektion beobachtet. Nach mittelfristiger Substitution mußte in dieser Gruppe langfristig kein Vitamin B_{12}ersetzt werden [26]. Andere Autoren substituieren bei einem Teil der Kinder Vitamin B_{12} [33]. Im eigenen Krankengut zeigte sich bei insgesamt 51 Kindern kein signifikanter Abfall der Vitamin B_{12}-Konzentration im Serum. Bei einem Teil der Kinder liegt ein Langzeitverlauf von mehr als 6 Jahren mit regelmäßiger Bestimmung vor. Das durchschnittliche Follow up beträgt 3,2 Jahre. Eine Studie aus dem John Hopkins Hospital kam zu einem ähnlichen Ergebnis. Die verwendete Darmlänge betrug hierbei bis zu 45 cm Ileum, teilweise wurde auch die Ileozökalklappe aus der Darmkontinuität ausgeschaltet [7].

Kein Patient mit einer Harnableitung entwickelte in den bisher durchgeführten Studien eine megaloblastäre Anämie, nur ein Patient zeigte neurologische Symptome [2, 7, 20, 23, 30]. Die Grenze zwischen pathologischer Vitamin B_{12}-Konzentration, welche zu Symptomen führt, und normalem Vitamin B_{12}-Spiegel kann nicht genau definiert werden. Viele Menschen weisen trotz eines erniedrigten Vitamin B_{12}-Spiegels keine Symptome auf. Ältere Menschen haben in ca. 5%–8% der Fälle eine erniedrigte Vitamin B_{12}-Konzentration [5, 25]. Ob dies allein eine Funktion des Alters darstellt, wird kontrovers diskutiert. Einige Autoren sehen einen Wert von weniger als 100 ng/l als eindeutig pathologisch an, einen zwischen 100 und 200 ng/l nur als grenzwertig, andere Autoren empfehlen die Substitution insbesondere bei älteren Menschen mit einem Serumspiegel von <200 ng/l [6, 25]. In unserer Studie waren 26% der Patienten älter als 65 Jahre.

Zusammenfassend sollte der Vitamin B_{12}-Spiegel regelmäßig kontrolliert werden, wenn terminales Ileum zur Harnableitung verwandt wird, insbesondere nach der Konstruktion von kontinenten Reservoiren. Das Auftreten eines Vitamin B_{12}-Mangels steht im Zusammenhang mit der Länge des verwendeten Ileums. Bei der Anlage des Mainz-Pouches mit Ileuminvaginationsnippel werden maximal 36 cm terminales Ileum benötigt, beim Appendixstoma 10–12 cm weniger. Insofern bietet letzteres, abgesehen von der kürzeren Operationszeit, einen weiteren Vorteil.

Zusammenfassung

Hat die Ausschaltung von 24 bis 36 cm terminalen Ileums sowie ca. 12 cm Colon ascendens incl. der Ileozökalklappe zur Anlage eines Mainz-Pouch I Auswirkungen auf die Resorption von Vitaminen, Gallensäuren und Spurenelementen?

Bei 137 Patienten mit einem Mainz-Pouch I erfolgte die Bestimmung der Gallensäuren, der Vitamine (A, D, E, K, B_1, B_2, B_6, B_{12}), der Folsäure, des Ammoniaks und des Base Excess, der Spurenelemente (Zink, Kupfer, Eisen), des Ferritins sowie eines Differentialblutbildes. Das Vitamin B_{12} und die Folsäure wurde zusätzlich intrakorpuskulär bestimmt. Kinder und Erwachsene wurden unterschieden und die Patienten in 3 Gruppen eingeteilt (0–<2; ≥2–<4 und ≥4 Jahre postoperativ).

Die Vitamine: A, D, E, K, B_1, B_2, B_6, die Folsäure, die Gallensäuren, das Ammoniak, der Base Excess, die Spurenelemente, das Ferritin sowie das Differentialblutbild befanden sich bei allen Patienten im Referenzbereich. Bei den Kindern (n=51) war keine signifikante Veränderungen des Vitamin B_{12} sowohl im Serum als auch intrakorpuskulär (n=20) zu beobachten. Die mittlere Vitamin B_{12}-Konzentration im Serum (Normwert: 240–1100 ng/l) sank bei den Erwachsenen (n=86) nach dem 4. postoperativen Jahr signifikant in den unteren Normbereich (von 402 ng/l ± 182 auf 292 ng/l ± 204). Die intrakorpuskuläre Vitamin B_{12}-Konzentration zeigte bei 64 erwachsenen Patienten keine signifikanten Veränderungen zwischen den Gruppen. Bei keinem Patienten konnte eine neurologische Symptomatik oder eine megaloblastäre Anämie beobachtet werden.

Bei Patienten mit Mainz-Pouch I sollte nach dem vierten postoperativen Jahr die Bestimmung des Vitamin B_{12} erfolgen. Ob eine generelle Substitution im Langzeitverlauf sinnvoll erscheint, muß derzeit noch offen bleiben. Andererseits ist die intramuskuläre Gabe einfacher und kostengünstiger als die regelmäßige Bestimmung.

Literatur

1. Adams M, Mitchell ME, Rink RC (1988) Gastrocystoplasty: An alternative solution to the problem of urologic reconstruction in the severely compromised patient. J Urol 140:1152–1156
2. Åkerlund S, Delin K, Kock NG, Lycke G, Philipson BM, Volkmann R (1989) Renal function and upper urinary tract configuration following urinary diversion to a continent ileal reservoir (Kock Pouch): A prospective 5 to 11 year followup after reservoir construction. J Urol 142:964–968
3. Anderson H, Bosaeus I, Fasth S, Hellberg R, Hulten L (1978) Determination of the fecal excretion of labelled bile salts after i.v. administration of ^{14}C-cholic acid. An evaluation of the bile salt malabsorption before and after surgery in patients with Chron's disease. Scand J Gastroent 13:249–255
4. Bertoni JM, Abraham FA, Falls HF, Itabashi HH (1984) Small bowel resection with vitamin E deficiency and progressive spinocerebellar syndrome. Neurology 34:1046–1052
5. Bunting RW, Bitzer AM, Kenney RM, Ellman L (1990) Prevalence of intrinsic factor antibodies and vitamin B_{12} malabsorption in older patients admitted to a rehabilitation hospital. JAGS 38:743–747
6. Chanarin I (1979) The megaloblastic anemias. Blackwell Scientific Publications, 1st ed. Oxford
7. Canning DA, Perman JA, Jeffs RD, Gerhart JP (1989) Nutritional consequences of bowel segments in the lower urinary tract. J Urol 142:509–511
8. Dörner K (1990) Ausgewählte allgemeine Referenzwerte. In: Bachmann KD, Ewerbeck H, Kleihauer E, Rossi E, Stalder G (eds) Pädiatrie in Klinik und Praxis. Thieme Verlag, Stuttgart-New York, S 336–378
9. Ehrenthal W, Prellwitz W (1982) Ein einfaches Konzept zur gleichzeitigen Bestimmung von Retinol (Vitamin A) und Tocopherol (Vitamin E) im Serum mit Hilfe der HPLC. In: Franzen KH (ed) Königsteiner Chromatographie-Tage 1982. Waters GmbH, Königstein, S 335–353
10. Filipsson S, Hulton L, Lindsted G (1978) Malabsorption of fat and vitamin B_{12} before and after intestinal resection for Chron's disease. Scand J Gastroent 13:529–536
11. Fisch M, Wammack R, Spies F, Müller SC, Mokthar A, Ghoneim M, Hohenfellner R (1994) Ileocecal valve reconstruction during continent urinary diversion. J Urol 151:861–865
12. Graepler F, Gregor M, Riecken EO (1992) Gangataxie bei Kurzdarmsyndrom: Vitamin E-Mangelsyndrom. Med Klin 87:602–607
13. Herbert VD, Colman N (1988) Folic acid and vitamin B_{12}. In: Shils ME, Young VR (eds) Modern Nutrition in Health and Disease, 7th ed. Lea & Febinger, Philadelphia, pp 388–416
14. Hofmann AF Borgström, B (1962) Physico-chemical state of lipids in intestinal content during their digestion and absorption. Gastroent 21:43–56
15. Hüsler J, Zimmermann H (1993) Statistische Prinzipien für medizinische Projekte. 1. Aufl. Hans Huber Verlag, Bern

16. Kinn A-C, Lantz B (1984) Vitamin B_{12} deficiency after irradiation for bladder carcinoma. J Urol 131:888–890
17. Koch MO, McDougal WS (1985) The pathophysiology of hyperchloremic metabolic acidosis after urinary diversion through intestinal segments. Surgery 94:561–573
18. Koch MO, McDougal WS, Reddy PK, Lange PH (1991) Metabolic alteration following continent urinary diversion through colonic segments. J Urol 145:270–273
19. Lenz K (1975) The effect of the side of lesion and extent of resection on duodenal bile acid concentration and vitamin B_{12} absorption in Chron's disease. Scand J Gastroent 10:241–248
20. Manson W, Colleen S, Sunden T (1984) Continent caecal reservoir in urinary diversion. Brit J Urol 56:359–365
21. Martini GA, Menge H (1987) Das Kolon. In: Siegenthaler (ed) Klinische Pathophysiologie, 6. Aufl. Georg Thieme Verlag, Stuttgart, pp 851–863
22. Martinsez P, Gutstein D, Nunez de Castro I, Vara-Thorbeck C (1984) Erhöhung der Gallensäureabsorption nach totaler Dünndarmresorption bei der Ratte. Langenbecks Arch Chir 363:79–82
23. Matsui U, Topoll B, Miller K, Hauptmann RE (1993) Metabolic long-term Follow-up of the ileum neobladder. Eur Urol 24:197–200
24. McDougal WS (1992) Metabolic complications of urinary intestinal diversion. J Urol 147: 1199–1208
25. McRae T, Freedman M (1989) Why vitamin B_{12} deficiency should be managed aggressively. Geriatrics 44:70–79
26. Ooi BC, Barnes GL, Tauro GP (1992) Normalisation of vitamin B_{12} absorption after ileal resection in children. J Paediatr Child Health 28:168–171
27. Rogers ACN, Steyn JH (1974) Vitamin B_{12} absorption in patients with ileal resection. Br J Urol 46:625–629
28. Schilling RF, Maidson W (1953) Intrinsic factor studies; II. The efect of gastric juice on the urinary excretion of radioactivity after the oral administration of radioactive vitamin B_{12}. J Lab Clin Med 42:860–866
29. Simon J (1852) Ectopia vesica; (Absence of the anterior walls of the bladder and pubic abdominal parieties); operation for directing the orilices of the ureters into the rectum; temporary success; subsequent death; autopsy. Lancet 2:568–570
30. Steiner MS, Morton RA, Marshall FF (1993) Vitamin B_{12} defiency in patients with ileocolic neobladder. J Urol 149:255–257
31. Thompson WG, Wrathell E (1977) The relation between ileal resection and vitamin B_{12} absorption. Can J Surg 20:461–464
32. Thüroff JW, Alken P, Riedmiller H, Jacobi GH, Hohenfellner R (1988) 100 cases of Mainz Pouch: continuing experience and evolution. J Urol 140:283–288
33. Valman HB, Roberts PD (1974) Vitamin B_{12} absorption after resection of ileum in childhood. Arch Dis Child 49:932–935
34. Weeks I, Woodhead JS (1984) Chemiluminescence Immunoassay. J Clin Immunol 7:82–89

Kolonkarzinom nach Ureterosigmoideostomie 33

M. Jansen, E. Schippers und V. Schumpelick

Einleitung

Eine Ureterosigmoideostomie wird häufig zur Behandlung der angeborenen Blasenekstrophie beim Kind durchgeführt. Insbesondere wenn eine primäre, kontinente Rekonstruktion der Blase unmöglich ist, stellt diese Form der Harnableitung die Methode der ersten Wahl dar. Rezidivierende Harnwegsinfektionen, Hypokaliämie, hyperchlorämische Azidose oder Inkontinenz sind frühe Komplikationen dieser Form der Harnableitung (Cipolla u. Garcia 1984). Die Entwicklung eines Kolonkarzinoms an der Anastomose stellt eine wesentliche Spätkomplikation dar, die die Prognose der Patienten noch nach Jahrzehnten entscheidend beeinflussen kann. Anhand eines Fallberichtes und Beschreibung der Literatur soll die klinische Bedeutung dieser Komplikation dargestellt werden.

Fallbericht

Ein 27jähriger Mann wurde als Säugling aufgrund einer angeborenen Blasenekstrophie mit Epispadie operiert. Die Blasenplatte wurde exzidiert und eine Ureterosigmoideostomie angelegt. Jetzt stellte er sich mit einem Harnwegsinfekt bei Harnstauungsniere links und einem seit drei Monaten bestehendem Gewichtsverlust erneut vor (Abb. 33.1). Nach Anlage eines Nephrostomas fiel in der weitergehenden Diagnostik ein erhöhtes CEA auf. Eine daraufhin durchgeführte Sigmoidoskopie zeigte ein Kolonkarzinom an der Anastomose. In der Computertomographie wurde eine diffuse Leberfilialisierung diagnostiziert. Im Januar 1997 erfolgte eine palliative Rektosigmoidresektion mit Anlage eines Ileumkonduit und eines arteriellen Leberport (Abb. 33.2). Zu diesem Zeitpunkt lag das Tumorstadium pT4, N2, M1hep vor. Im weiteren Verlauf kam es trotz einer kombinierten Chemotherapie zu einer Progredienz des Tumorleidens.

Diskussion

Eine Ureterosigmoideostomie bei Blasenekstrophie wird in der Urologie in verschiedenen Modifikationen durchgeführt (Fisch et al. 1994). Ein Vorteil dieser Methode liegt in der kontinenten Harnableitung ohne zusätzliche Anlage eines Stomas. Da auch Säuglinge mit dieser Methode behandelt werden, sind lange postoperative Verlaufsbe-

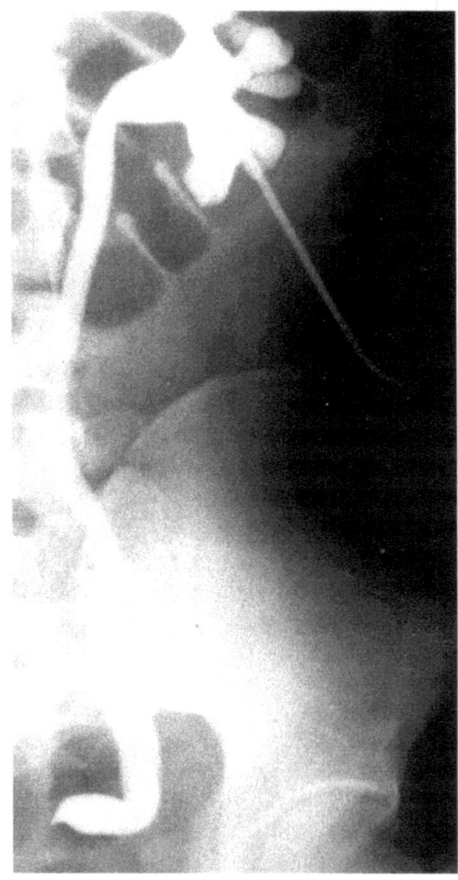

Abb. 33.1. I. V.-Pyelogramm mit einer Stenose an der Ureterosigmoideostomie.

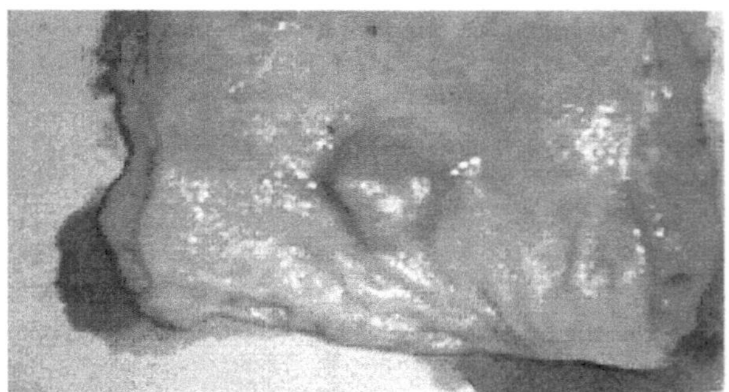

Abb. 33.2. Operationspräparat mit einem Karzinom an der Ureterosigmoideostomie.

obachtungen möglich. Das Risiko der Entwicklung eines Kolonkarzinoms erhöht sich auf das 150–500fache der Normalbevölkerung (Starling et al. 1984, Zabbo u. Kay 1986). Die Inzidenz des Kolonkarzinoms für Patienten mit Ureterosigmoideostomie liegt bei 3,5–13,3%, mit einer durchschnittlichen Latenzzeit von 25 Jahren (Kälble et al. 1990,

Stewart 1986). Kälble und Mitarbeiter wiesen in einer klinischen Studie histologisch in 92% der Fälle eine chronische Entzündung im Bereich der Anastomose nach. Bei 31 untersuchten Patienten konnte in einem Fall (3,2%) ein Adenom und in drei Fällen (9,7%) ein Karzinom diagnostiziert werden (Kälble et al. 1990) (Tabelle 33.1). Diese Ergebnisse werden unterstützt von einer Studie von Starling und Mitarbeitern. Auch hier wurden histologisch bei 17 Patienten in 44% der Fälle Polypen im Bereich der Anastomose gefunden (Starling et al. 1984). Die Ursache für dieses deutlich erhöhte Entartungsrisiko ist derzeit noch unklar. Zur Diskussion steht die Umwandlung von Nitraten aus dem Urin und Aminen aus dem Stuhl zu kanzerogenen Nitrosaminen. Diese Reaktion wird durch Stuhlbakterien katalysiert. Eine andere Theorie vermutet als Ursache eine chronische Entzündung an der Grenzschicht zwischen Urothel und Kolonmukosa als Locus minoris resistentiae (Kälble et al 1990, Sohn et al. 1990). Über diese chronische Entzündung scheint es zu Dysplasien mit Ausbildung von Adenomen bzw. Karzinomen zu kommen. Interessanterweise kann es auch nach Auflösung der Ureterosigmoideostomie und Umwandlung in ein Ileumkonduit noch zu einem Kolonkarzinom an der ursprünglichen Anastomose kommen (Sohn et al. 1990).

Die klinische Bedeutung des Kolonkarzinoms nach Ureterosigmoideostomie wird in einer Studie von Zabbo und Mitarbeitern deutlich. Sie untersuchten die Todesursache von 76 Patienten nach Ureterosigmoideostomie. Während im Zeitraum von 15 Jahren postoperativ die häufigste Todesursache Operationsfolge und Niereninsuffizienz sind, ist nach 15 Jahren das Kolonkarzinom die zweithäufigste Todesursache (Zabbo u. Kay 1986) (Tabelle 33.2).

Tabelle 33.1. Histologische Befunde von Kolonbiopsien nach Ureterosigmoideostomie (Kälble et al. 1990).

Histologie	Patienten
Chronische Entzündung	
- Anastomose	14/24 (58,3%)
- Perianastomotisch	7/24 (29,2%)
- Rektum	1/24 (4,2%)
Polyp	1/31 (3,2%)
Adenokarzinom	3/31 (9,7%)

Tabelle 33.2. Todesursache von 76 Patienten nach Ureterosigmoideostomie (Zabbo u. Kay 1996).

Urache	<15 Jahre	>15 Jahre
Operation	11	0
Niereninsuffizienz/Sepsis	16	8
Kolonkarzinom	0	6
Blasenkarzinom	4	2
Andere	7	12
Unklar	3	7

Zusammenfassend ist eine Ureterosigmoideostomie zur Behandlung der primär nicht rekonstruierbaren Blasenekstrophie zunächst die beste Methode zur Harnableitung. Es besteht weitestgehend Harnkontinenz und ein insbesondere für Kinder belastendes Stoma kann vermieden werden. Das Entartungsrisiko nach alternativen Harnableitungsverfahren, wie Ileumkonduit oder Pouch, ist aufgrund des kürzeren Beobachtungszeitraumes noch nicht bekannt. Auch hier scheint es jedoch zu einer erhöhten Inzidenz des Karzinoms zu kommen (Kälble et al. 1990).

Daher sollten Patienten mit Ureterosigmoideostomie bzw. deren Eltern intensiv über das bestehende Risiko aufgeklärt werden. Regelmäßige Kontrolluntersuchungen mit Hämokulttest, Sigmoidoskopie und Sonographie des Abdomens sollten lebenslang mindestens einmal jährlich durchgeführt werden. Aufgrund des auch nach einer Umwandlungsoperation fortbestehenden erhöhten Karzinomrisikos sollten weiterhin regelmäßige Kontrollen beibehalten werden.

Literatur

Cipolla R, Garcia RL (1984) Colonic polyps and adenocarcinoma complicating ureterosigmoidostomy: Report of a case. Am J Gastroenterol 79:453–457

Fisch M, Wammack R, Müller SC, Hohenfellner R (1994) The Mainz Pouch II. Eur Urol 25:7–15

Kälble T, Tricker AR, Friedl P, Waldherr R, Hoang J, Staehler G, Möhring K (1990) Ureterosigmoidostomy: Long-term results, risk of carcinoma and etiological factors for carcinogenesis. J Urol 144:1110–1114

Sohn M, Füzesi L, Deutz F, Lagrange W, Kirkpatrick JC, Braun JC (1990) Signet ring cell carcinoma in adenomatous polyp at site of ureterosigmoidostomy 16 years after conversion to ileal conduit. J Urol 143:805–807

Starling JR, Uehling DT, Gilchrist KW (1984) Value of colonoscopy after ureterosigmoidostomy. Surgery 96:784–786

Stewart M (1986) Urinary diversion and bowel cancer. Ann Roy Coll Surg Eng 68:98–100

Zabbo A, Kay R (1986) Ureterosigmoidostomy and bladder exstrophy: a long-term followup J Urol 136:396–398

Teil VII
Ergebnisse der Pouch-Chirurgie
Magenersatz I

OP-Technik nach Gastrektomie 34

W. Mokros, L. Albrecht und J. Rossmüller

Einleitung

In der Klinik für Chirurgie des Krankenhauses Altstadt Magdeburg wurden in den Jahren 1991 bis 1996 insgesamt 409 Patienten wegen Magenkarzinoms stationär behandelt. 77,1% waren operabel. Von den 315 operablen Patienten wurde bei 259 eine Gastrektomie ausgeführt. (Tabelle 34.1)

Die Rekonstruktion nach Gastrektomie erfolgte entweder in der Technik der Jejunalinterposition zwischen Ösophagus und Duodenum oder nach dem Roux-Prinzip mit Blindverschluß des Duodenalstumpfes. Auf Grund negativer Erfahrungen bei Rekonstruktionsverfahren in den vorangegangenen Jahren erfolgte unabhängig von dem gewählten Rekonstruktionsprinzip die Anlage eines Jejunalpouches.

Da in den ersten beiden Jahren bei grundsätzlicher Anwendung von Klammernahtinstrumenten mit Metallklammermagazinen gewisse Nachteile gesehen wurden, verwendeten wir seit 1993 Klammernahtgeräte mit resorbierbaren Magazinen.

Die Verwendung resorbierbarer Klammernahtmagazine geschah unter der Voraussetzung, daß weniger intra- und postoperative Komplikationen, z. B. Blutungen, zu erwarten waren und daß aufgrund des geringeren Fremdkörperreizes möglicherweise benigne Veränderungen im Anastomosenbereich eine unbedeutende Rolle spielen.

Operationstechnik

Die Anlage der Ösophagojejunostomie wurde mit dem Zirkulärstapler durchgeführt, eine zusätzliche Nahtsicherung oder Jejunumplikation erfolgte nicht (Abb. 34.1). Die

Tabelle 34.1. Magencarcinom 1991–1996.

	n	%
n – gesamt	409	
operabel	315	77,1
– Gastrektomie	253	80,3 (61,8)
– Magenresektion	62	19,7 (15,2)
inoperabel	94	22,9
– GE	25	26,6 (6,1)
– expl. Laparotomie	69	73,4 (16,9)

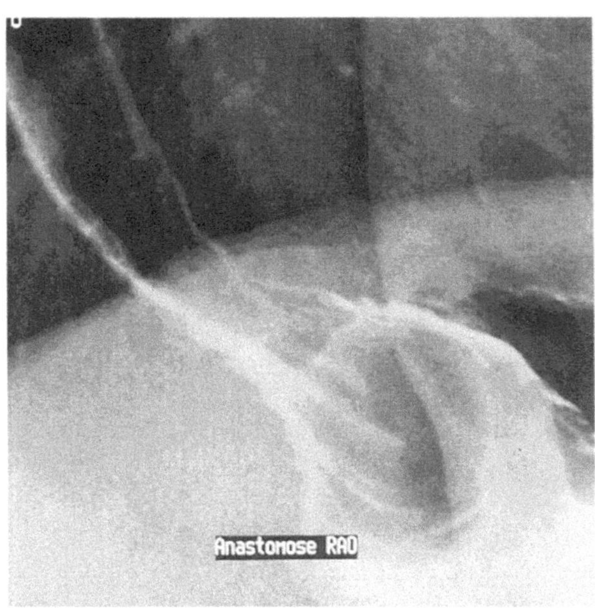

Abb. 34.1.
Postoperative Röntgenkontrolle nach Ösophagojejunostomie mittels Zirkulärstapler.

Herstellung des jejunalen Pouches in Form der Doppelschlinge führten wir von 1991 bis 1993 mit dem GIA 90 incl. Metallmagazin durch. Nach 1993 mit dem resorbierbaren Klammernahtgerät Poly GIA 75 (Abb. 34.2).

Bei der Herstellung der Enteroenterostomien, sowohl der End-zu-End-Enterostomie zwischen Interponat und Duodenum sowie der Jejunumjejunostomie als End-zu-End- oder End-zu-Seit-Anastomose erfolgte unter Verwendung des Valtrac-Ringes (Abb. 34.3).

Seit 1994 wird der Duodenalstumpfverschluß mit dem TA 55 unter Verwendung des resorbierbaren Magazins Polysorb 060 ausgeführt (Abb. 34.4).

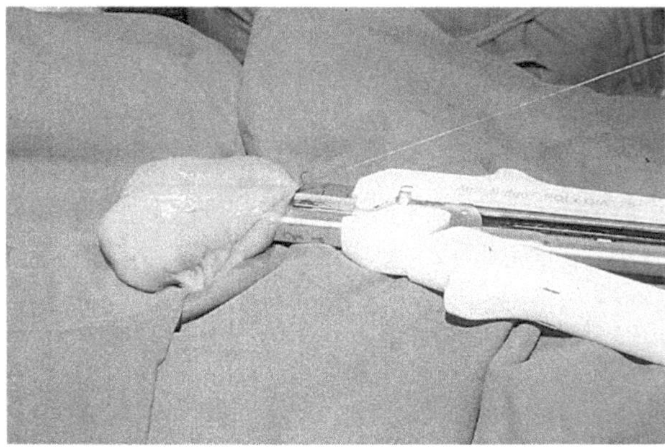

Abb. 34.2.
Intraoperative Aufnahme bei der Herstellung des Pouches mit Poly-GIA 75.

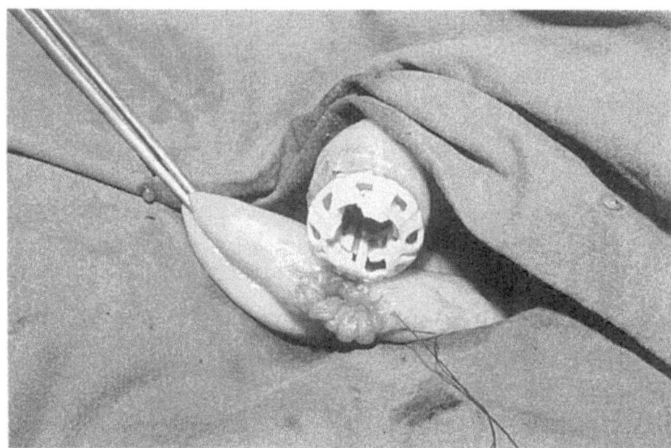

Abb. 34.3.
Herstellung einer Entero-enterostomie End-zu-Seit mit Valtrac-Ring.

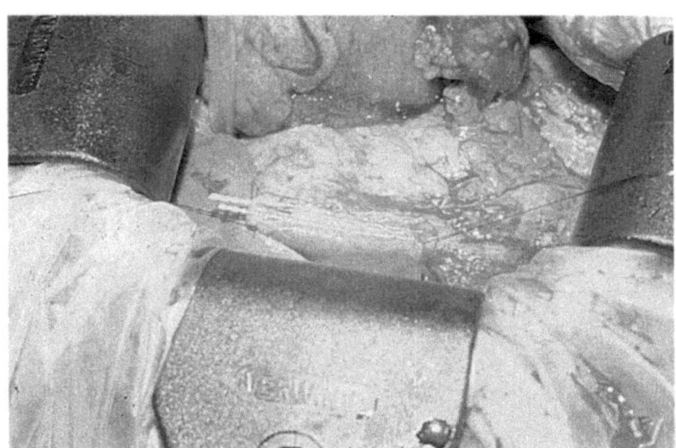

Abb. 34.4.
Duodenalstumpfverschluß mit Polysorb 060.

Ergebnisse

Die Letalität bei 259 Gastrektomien berechnet sich auf 2,3%, wobei bei 3 Patienten lokale Komplikationen mit nachfolgender Peritonitis und bei 3 Patienten kardiopulmonale Komplikationen als Todesursache ermittelt werden konnten.

Die 110 Frauen und 149 Männer wiesen ein Durchschnittsalter von 62,6 Jahren auf. Der jüngste Patient war 22, der älteste Patient 88 Jahre. Bei der operativen Herstellung des Pouches wurden bei Verwendung des Metallmagazins 9 schwere Komplikationen beobachtet. Bei Verwendung des Polysorb-Magazines keine Komplikationen (Tabelle 34.2).

Tabelle 34.2. Pouchbildung.

	n	Komplikationen		
		Insuffizienz	Intraop. Blutung	postop. Blutung
GIA 90	79	1	7	1
Poly-GIA 75	180	0	0	0

Tabelle 34.3. Duodenalstumpfverschluß.

TA 5	n	Komplikationen
Metallmagazin	108	6 × Blutung 3 × Insuffizienz
Polysorb 060	104	0

Die Anzahl der Duodenalstumpfverschlüsse sind bei Metallmagazin und Polysorb-Magazin fast identisch. In der 1. Gruppe 108, in der 2. Gruppe 104 Patienten. Bei Verwendung des Metallmagazins wurden 9 ernstere Komplikationen gesehen, bei Polysorb keine (Tabelle 34.3).

Unsere Erfahrungen bei der Verwendung des resorbierbaren Valtrac-Ringes zur Herstellung von Dünndarmanastomosen sind durchweg positiv. Bei insgesamt 404 Anastomosen im oberen Gastrointestinaltrakt wurden auf Grund des klinischen Verlaufes keine Insuffizienzen beobachtet. Eine routinemäßige Röntgenkontrolle erfolgte nur nach Gastrektomie. Auch hier konnte röntgenologisch keine Leckage nachgewiesen werden.

In der zusammenfassenden Wertung unserer Erfahrungen kommen wir aufgrund des historischen Vergleichs im Rahmen der klinischen Erfahrungen zu der Aussage, daß die Herstellung eines Pouches im Rahmen der Rekonstruktion nach Gastrektomie postoperativ deutliche Vorteile für den weiteren Verlauf, auch im Hinblick auf Spätergebnisse, ergibt. Diese Aussage muß natürlich unter Berücksichtigung des Tumorstadiums betrachtet werden. Die Verwendung von resorbierbaren Materialien im Rahmen der Rekonstruktion nach Oberbaucheingriffen kann nach unserer Erfahrung durchaus empfohlen werden. Im Vergleich zu den üblichen Nahtgeräten mit Klammermagazinen sahen wir deutliche Vorteile in der Rate intra- und postopertativer Komplikationen.

Ileozökale Interposition als Magenersatz nach totaler Gastrektomie und distaler Ösophagusresektion 35

J. Metzger, M. von Flüe und F. Harder

Einleitung

Nach einer Standard Ösophagusresektion (distale Ösophagusresektion und subtotale oder totale Gastrektomie) bei einem proximalen Magenkarzinom klagen die Patienten häufig über Dysphagie, gastroösophagealen Reflux, Appetitstörungen und zunehmenden Gewichtsverlust [1, 3]. Die Lebensqualität ist häufig reduziert. Dies vor allem während dem ersten postoperativen Jahr [13].

Verschiedenste Rekonstruktionsverfahren nach totaler Gastrektomie sind bis heute beschrieben worden. Die Magenschlauchbildung mit Anastomosierung auf Höhe der Vena azygos verhindert den gastroösophagealen Reflux nicht [2, 6]. Nach totaler Magenresektion und distaler Ösophagusresektion gibt es zwei etablierte Verfahren, die als Rekonstruktion in Frage kommen: Erstens die Roux-Y-Ösophagojejunostomie und zweitens die verschiedenen Jejunum-Pouch-Techniken [4].

Während die Roux-Y-Ösophagojejunostomie zwar den Reflux von Duodenalsaft verhindert, bietet sie weder ein Reservoir noch eine Duodenalpassage [12]. Die Folgen sind frühes Sättigungsgefühl, Herzbrennen und Malabsorption [9]. Aufgrund der teilweise limitierten Länge des mesenterialen Stiels ist eine hohe intrathorakale Rekonstruktion mit Pouchbildung (Jejunum) nicht immer möglich. Um diese Probleme zu lösen, haben wir das ileozökale Segment als Magenersatz nach distaler Ösophagusresektion und totaler Gastrektomie geprüft. Ein gestieltes ileozökales Segment (Zökum = Reservoir) wird um 180° im Uhrzeigersinn gedreht und zwischen proximalen Ösophagus und Duodenum plaziert. Das Zökum dient als Reservoir, die Ileozökalklappe schützt gegen Reflux und die Duodenalpassage bleibt bei dieser Rekonstruktion erhalten (Abb. 35.1, 35.2).

Nach Rektumresektion mit totaler Mesorektumexzision zeigte dieses ileozökale Segment ausgezeichnete Reservoirfunktionen (Kapazität und Compliance) [17, 18].

Wir berichten über 2 Patienten, die nach dieser Methode operiert wurden. Zusätzlich berichten wir über unsere Erfahrungen mit dieser Technik zum alleinigen infradiaphragmalen Magenersatz. Diese Methode, welche bereits 1952 beschrieben wurde [7, 8], verschwand wieder aus der chirurgischen Literatur, obwohl das Konzept und die ersten Resultate damals sehr vielversprechend waren.

Soviel wir wissen, wurde der Ersatz des distalen Ösophagus und des totalen Magens mit einem ileozökalen Segment zwischen intrathorakalem Restösophagus und Duodenum in der Literatur bisher nicht beschrieben.

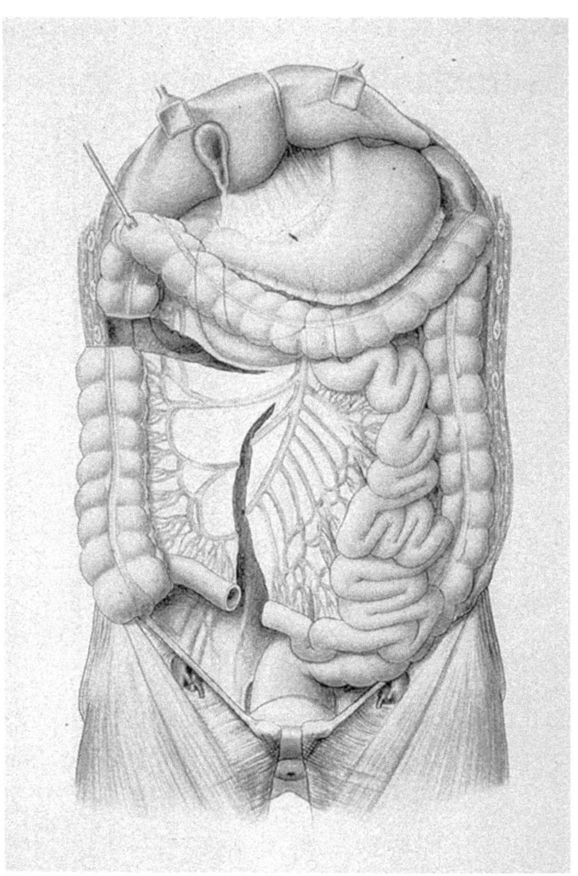

Abb. 35.1.
Ileozökales Segment gestielt an der A. colica dextra.

Chirurgische Technik

Abbildungen 35.1–35.4 zeigen schematisch die Operationstechnik. Nach distaler Ösophagusresektion und totaler Gastrektomie wird die ösophagoduodenale Kontinuität mit einem gestielten ileozökalen Segment wiederhergestellt. Während der abdominalen Phase wird zuerst eine totale Gastrektomie mit Kompartiment D2 Lymphadenektomie durchgeführt. Dann wird das Ileokolon (ileum=7 cm Länge; Zökum und Colon ascendens = 17–20 cm Länge) mobilisiert und an der rechten Arteria colica gestielt. Wird hingegen eine infradiaphragmale Rekonstruktion angestrebt, genügt es meistens das ileozökale Segment an der A. ileocölica zu stielen. Die Appendix vermiformis wird entfernt. Nach Durchtrennen des Darmes im Bereich des Colon ascendens, des Ileum und der A. ileocölica wird das gestielte ileozökale Segment im Uhrzeigersinn um 180° in den Oberbauch rotiert. Das Colon ascendens wird mit einer einreihigen, fortlaufenden transmuralen Naht im Bereiche der Hinterwand und einer extramukösen Naht im Bereich der Vorderwand End-zu-End mit dem Duodenum anstomosiert. Als Faden-

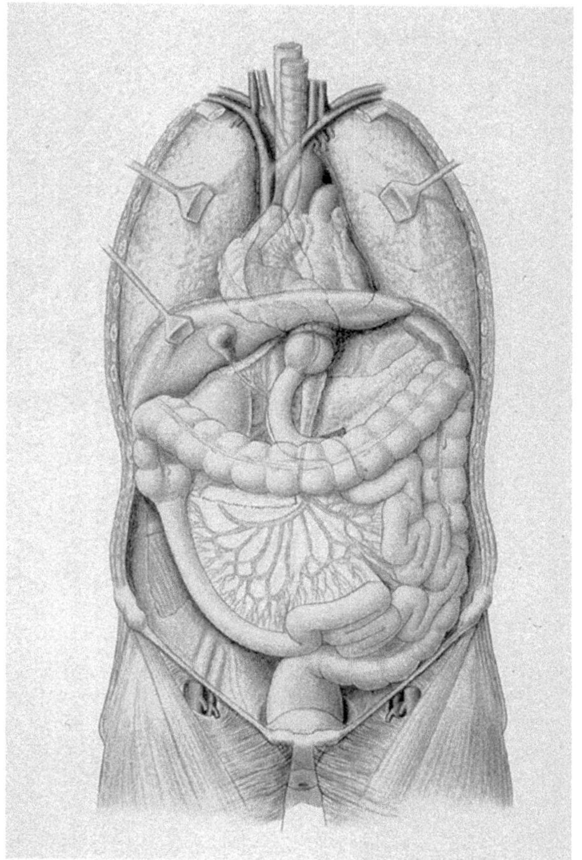

Abb. 35.2. Intrathorakale Rekonstruktion mit dem ileozökalen Interponat als Magen und Ösophagusersatz. Das Ileum wird mit dem proximalen Ösophagus auf Höhe der Vena azygos End-zu-End anastomosiert.

material verwenden wir 4-0 Maxon®. Eine formale Ileotransversostomie vervollständigt die Wiederherstellung der abdominalen Passage. Das transponierte ileozökale Segment wird in einen Plastikbeutel gesteckt und transhiatal in den Thorax gestoßen. Nach Verschluß der Laparotomie wird der Patient in linke Seitenlage gebracht. Durch eine rechtsseitige Thorakotomie im 6. ICR wird der Ösophagus bis auf Höhe der Vena azygos reseziert. Das ileozökale Segment wird ins rechte hintere Mediastinum gezogen und der Platikbeutel entfernt. Das ileale Ende des Interponates wird jetzt End-zu-End mit dem distalen Ende des Ösophagus anastomosiert. Damit die Anastomose nicht zu eng wird, inzidieren wir den antimesenterialen Rand des Ileum. Das Interponat wird mit mehreren Nähten entlang der mediastinalen Pleura fixiert. Zum Abschluß werden zwei Thoraxdrainagen eingelegt und die Brust verschlossen.

Am 6. postoperativen Tag wird routinemäßig mit wasserlöslichem Kontrastmittel die ileoösophageale Anastomose kontrolliert. Bei normalem Befund wird dann die Magensonde gezogen und mit dem Nahrungsaufbau per os begonnen.

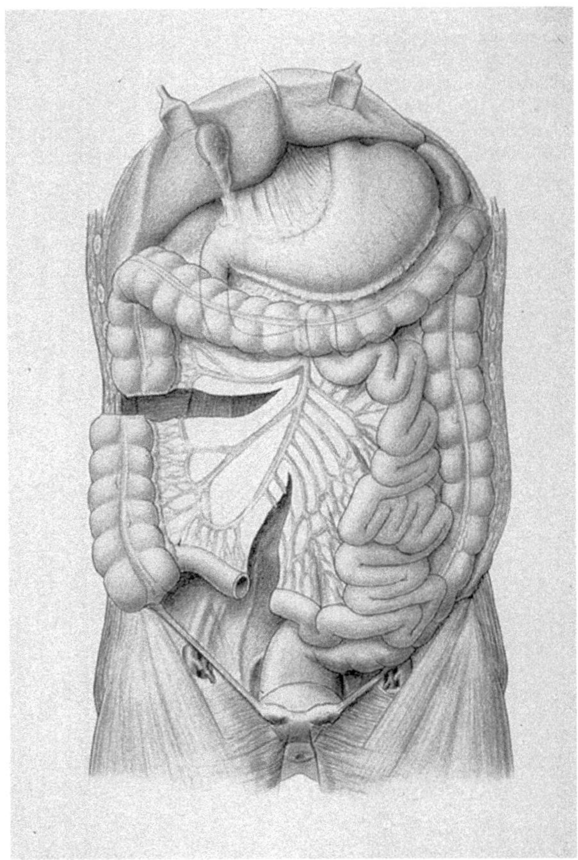

Abb. 35.3.
Ileozökales Segment gestielt an der A. ileocolica. Durch Rotieren um 180° im Uhrzeigersinn wird das Interponat in den Oberbauch transponiert.

Fallvorstellung

Fall 1

Ein 44jähriger bisher gesunder Mann klagte über zunehmende unspezifische Abdominalschmerzen. Ein brennendes Gefühl in der Magengegend exarzerebierte jeweils nach den Mahlzeiten. Er hatte nie erbrochen und gab keinen Gewichtsverlust an. Alle Laborparameter waren im Normbereich. Eine Gastroskopie zeigte einen Tumor von 4 cm Länge im Bereich der kleinen Kurvatur knapp unterhalb der Kardia. Mit dem endoluminalen Schall wurde ein Tumorstadium $uT_2uN_0M_x$ diagnostiziert. Die Biopsien ergaben ein solides ulzeröses Adenokarzinom vom diffusen Typ nach Lauren. Weitere Untersuchungen wie Ultraschall und Computertomogramm ergaben keine Hinweise für Fernmetastasen. Der Patient wurde durch einen beidseitigen subkostalen Schnitt laparotomiert. Der intraoperative Leberultraschall war ebenfalls unauffällig. Neben einer totalen Gastrektomie und Splenektomie wurde eine Lymphknotenentfernung des

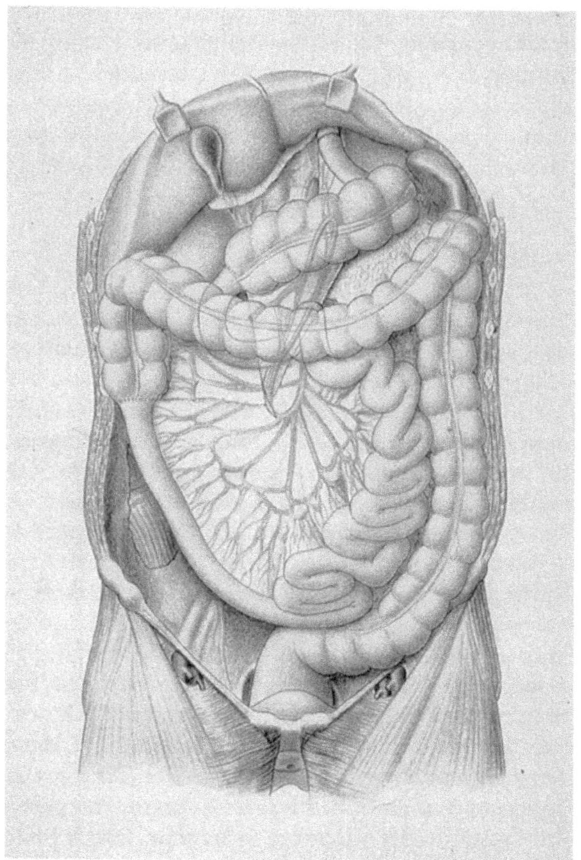

Abb. 35.4. Subdiaphragmale Rekonstruktion.

gesamten Kompartimentes II durchgeführt. Die Schnellschnittuntersuchung der proximalen Präparatränder zeigte leider noch Tumorgewebe. Deshalb wurde in Anbetracht des jugendlichen Alters und fehlenden Hinweisen auf lokale Metastasierung zusätzlich eine distale Ösophagusresektion angeschlossen. Die Rekonstruktion erfolgte mittels ileozökalem Interponat wie eingangs beschrieben. Die definitive Histologie ergab: Tumorstadium $pT_2pN_2G_3$. Die Schnittränder waren tumorfrei. 9 von 20 Lymphknoten im Bereich der kleinen Kurvatur (Stationen 1–9, 12, 13) und 4 von 7 splenischen Lymphknoten (Stationen 10/11) waren tumorbefallen. Postoperativ war der Patient während 5 Tagen auf der Intensivstation wegen pulmonalen Problemen. Am 6. postoperativen Tag wurde ein Gastrographin (wasserlösliches Kontrastmittel) Schluck durchgeführt, der keine Hinweise für ein Anastomosenleck zeigte. Abgesehen von einer Pneumonie war der postoperative Verlauf absolut komplikationslos und der Patient erholte sich rasch. Er konnte am 20. postoperativen Tag nach Hause entlassen werden. Bei der 6. Monatskontrolle ging es dem Patienten ausgezeichnet. Er beklagte sich weder über Dumping-Symptome noch über Reflux. Er hatte insgesamt 5 kg Gewicht zugenommen seit der Operation. Die Gastroskopie zu diesem Zeitpunkt war absolut unauffällig. Die Kontrastmitteluntersuchung mit Barium zeigte keine Ösophagusdilatation oder Reflux des Kontrastmittels in Anti-Trendelenburglage. Szintigraphisch zeigte sich ebenfalls keine Entleerungsstörung oder eine veränderte Magen-Darmpassagezeit. Der Glukosetoleranztest zeigte normale Werte. 12 Monate postoperativ geht es dem Patienten subjektiv und klinisch unverändert gut.

Fall 2

Ein 48jähriger vorher gesunder Mann litt seit 4 Monaten an dyspeptischen Beschwerden. Zum Zeitpunkt der Überweisung war er nicht einmal mehr fähig Flüssigkeit zu schlucken. Er bemerkte einen Gewichtsverlust von 19 kg während den letzten 3 Monaten. Eine Gastroskopie mit Biopsien zeigte ein intraluminal wachsendes Adenokarzinom des distalen Ösophagus. Im Computertomogramm fanden sich keine Hinweise für Metastasierungen. Präoperativ wurde der Patient während 10 Tagen parenteral ernährt. Durch eine bilaterale subkostale Inzision wurde der Patient laparotomiert. Die Lymphknoten im Bereich der kleinen Magenkurvatur schienen makroskopisch vergrößert, jedoch fanden sich keine Peritonealkarzinose oder ein Aszites. Als erster Schritt wurde eine totale Gastrektomie mit Ausräumung des Lymphknoten Kompartimentes II durchgeführt. Mobilisation und Isolation des ileozökalen Segmentes wurde in derselben Technik durchgeführt, wie sie vorgängig beschrieben wurde. Durch eine rechtsseitige Thorakotomie wurde der Ösophagus knapp unterhalb der Vena azygos reseziert und das proximale Ösophagusende mit dem Ileum mit einer fortlaufenden Naht End-zu-End anastomosiert. Das definitive Tumorstadium war pT_3pN_1, wobei 3 von 25 Lymphknoten befallen waren. Der Gastrographinschluck am 6. postoperativen Tag zeigte eine normale Passage. Zu Beginn der peroralen Nahrungsaufnahme zeigte der Patient leichte Dumping-Symptome. Durch Reduzierung der Glukoseaufnahme und der Nahrungsportionen verschwanden diese Symptome. Nach einem komplikationslosen postoperativen Verlauf konnte der Patient am 19. postoperativen Tag nach Hause entlassen werden. Der weitere Verlauf war ebenfalls komplikationslos ohne erneutes Auftreten von Dumping-Beschwerden.

Diskussion

Die häufigsten Probleme bei gastrektomierten Patienten hängen mit dem Verlust der Reservoirfunktion, dem Verlust des unteren ösophagealen Sphinkters und der Umgehung der physiologischen Duodenalpassage zusammen. Wird zusätzlich noch der distale Ösophagus mitentfernt, kommen diese Probleme in noch größerem Ausmaß zum Tragen. Kardiakarzinome vom Typ II und III sowie die meisten Magenkarzinome vom diffusen Typ nach Lauren erfordern häufig eine en bloc-Resektion des distalen Ösophagus mit totaler Gastrektomie und Kompartiment II-Lymphadenektomie [5]. Das Risiko von Lymphknotenmetastasen in den subkarinalen und tracheobronchialen Knotengruppen beträgt etwa 2–3% [14]. Deshalb genügt in der Regel eine Ösophagusresektion bis knapp unterhalb der Vena azygos. Verschiedene Methoden sind bisher zur Rekonstruktion der ösophageo-ilealen Passage beschrieben worden. Falls unter

Einhalten der onkologischen Grundprinzipien die distale Magenhälfte erhalten werden kann, bevorzugen die meisten Autoren die Rekonstruktion mit Magenschlauchbildung [10]. Falls eine totale Gastrektomie inklusive distaler Ösophagusresektion durchgeführt werden muß, stehen entweder die Ösophagojejunostomie-Roux-Y, ein Jejunum-Pouch-Verfahren oder die Transposition des linken Kolons zur Verfügung. Keine dieser genannten Methoden erfüllt aber die physiologischen Anforderungen, die an einen „neogastrischen" Ersatz gestellt werden: Reservoirfunktion, Antirefluxbarriere und Erhaltung der physiologischen Duodenalpassage. Bei den beiden beschriebenen Patienten verwendeten wir das ileozökale Segment um den distalen Ösophagus und den Magen zu ersetzten. Das ileozökale Segment ist eine anatomische Einheit, welche auch bei extensiv lokal invasiven Magenkarzinomen praktisch nie befallen ist. Dieses Segment liegt außerhalb der regionalen Lymphbahnen in die der Magen drainiert. Das Ileum und der Ösophagus sind gut kompatibel im Durchmesser, was die Anlage einer End-zu-End-Anastomose einfacher macht. Das Zökum hat eine Reservoirkapazität von 300–400 ml mit einer ausgezeichneten Compliance, wie unsere Gruppe kürzlich zeigen konnte [18]. Die Bedingungen bezüglich Erhaltung der physiologischen Passage und der Antirefluxbarriere sind ebenfalls erfüllt. Unser erster Patient zeigte eine ausgezeichnete „neogastrische" Funktion bei der 6 und 12 Monatsnachkontrolle. Ebenfalls gab unserer zweite Patient bereits 2 Monate postoperativ eine gute Lebensqualität an.

Die Idee zur Verwendung des ileozökalen Segmentes als Magenersatz entstand 1949 in Cincinnati und etwa zur selben Zeit in Kalifornien. Dr. Lee führte seine ersten Experimente an Hunden durch [8].). Dr. Hunnicutt unternahm 4 Operationen am Menschen [7]. Beide stellten fest, daß diese Operation mit einem minimalen Risiko durchführbar ist und vor allem, daß das menschliche Zökum genügend groß ist, um als adäquates Reservoir zu funktionieren.

Miles sagte schon vor Jahren, daß das Zökum in vielen Hinsichten mit einem „zweiten Magen" vergleichbar sei [11]. Wir haben ebenfalls die infradiaphragmatische Technik (Abb. 35.4) bei einigen Patienten in unserer Klinik schon durchgeführt ohne perioperative Morbidität. Embryologisch gesehen besteht der Vordarm aus dem Magen, dem Dünndarm und dem rechten Kolon. Solange der neurale und vaskuläre Stiel bei der Segmentierung des ileozökalen Segmentes geschont werden kann, bleibt auch die nervale Versorgung dieses Segmentes, die ihren Ursprung in den zöliakalen und mesenterialen Ganglien hat, erhalten. Damit hat das rechte Kolon eine ausgezeichnete peristaltische Aktivität und eine exzellente Wasserresorptionskapazität. Die ileozökale Klappe funktioniert ähnlich wie der untere Ösophagussphinkter. Sie verhindert den Rückfluß von Gallen- und Pankreassaft in den unteren Ösophagus. Quigley untersuchte die myoelektrische Aktivität und den intraluminalen Druck im ileokolischen Sphinkterapparat beim Hund [15]. Er stellte fest, daß die Ileozökalklappe den Flüssigkeitstransit und Fluß wenig beeinträchtigte. Deshalb glauben wir auch nicht, daß der ileozökale Sphinkter die Passage von Nahrung durch das Interponat verzögert. Unserer erster Patient zeigte weder eine Dilatation des Ileums/Ösophagus noch konnte ein Reflux (Barium/Szintigraphie) provoziert werden in der Anti-Trendelenburglage. Kinderchirurgen haben ebenfalls über ausgezeichnete Resultate berichtet beim Ersatz des Ösophagus mit einem retrosternalen ileokolischen Interponat bei Kindern mit Ösophagusatresie [16]. Keines dieser 8 Kinder litt postoperativ an Aspirationspneumonien oder symptomatischen Reflux.

In Anbetracht der vielversprechenden Aussichten dieses Interponates als suffizienter Magenersatz haben wir eine kontrollierte Überprüfung dieser „neogastrischen" Funktionseinheit begonnen.

Literatur

1. Adams JF (1967) The clinical and metabolic consequences of total gastrectomy. Scand J Gastroenterol 2:137–149
2. Belsey R (1983) Reconstruction of the esophageus. Ann R Coll Engl 65:360–364
3. Bradeley EL, Isaacs J, Hersh T, Davidson ED, Millikan W (1975) Nutritional consequences of total gastrectomy. Ann Surg 182:415–429
4. Buhl K, Lehnert T, Schlag P, Herfarth C (1995) Reconstruction after gastrectomy and quality of life. World J Surg 12:835–844
5. Hagen JA, Peters JH, DeMeester TR (1993) Superiority of extended en bloc esophagogastrectomy for carcinoma of the lower esophageus and cardia. J Thorac Cardiovasc Surg 106:850
6. Hölscher AH, Voit H, Buttermann G, Siewert JR (1988) Function of the intrathoracic stomach as esophageal replacement. World J Surg 12:835–844
7. Hunnicutt AJ (1952) Replacing stomach after total gastrectomy with right ileocolon. Arch Surg 65:1–11
8. Lee CM (1951) Transposition of a colon segment as a gastric reservoir after total gastrectomy. Surg Gynecol Obstet 92:456–465
9. Liedmann B, Andersson H, Berglund B, et al (1996) Food intake after gastrectomy for gastric carcinoma: the role of a gastric reservoir. Br J Surg 83:1138–1143
10. Lu YK, Li YM, Gu YZ (1987) Cancer of esophageus and esophagogastric junction. J Thorac Cardiovasc Surg 107:1067–1072
11. Miles WE (1908) A method of performing abdominalperineal excision for carcinoma of the rectum and of the terminal portion of the pelvic colon. Lancet 2:1812–1813
12. Nakane Y, Okumura S, Akehira K, etal (1996) Jejunal pouch reconstruction after total gastrectomy for cancer. A randomized controlled trial. Ann Surg 222:27–35
13. Olbe L, Lundell L (1987) Intestinal function of total gastrectomy and possible consequences of gastric replacement. World J Surg 11:713–719
14. Peters JH, DeMeester TR, Stein HJ (1995) Surgical therapy for cancer of the esophagus and cardia. In: Castell DO (ed) The esophagus. Little Brown and Company, Boston, pp 327–331
15. Quigley EM, Phillips SF, Dent J, Taylor BM. Myoelectrical activity and intraluminal pressure of the canine ileocolonic sphincter. Gastroenterology 85:1054–1062
16. Touloukian RJ, Tellides G (1994) Retrosternal ileocolic esophageal replacement in children revisited. J Thorac Cardiovasc Surg 107:1067–1072
17. von Flüe M, Harder F (1994) A new technique for pouch-anal reconstruction after total mesorectal excision. Dis Colon Rectum 37:1160–1162
18. von Flüe M, Degen L, Beglinger Ch, Helwig A, Rothenbühler JM, Harder F (1996) Ileo-cecal reservoir reconstruction with physiological function after total mesorectal cancer excision. Ann Surg 224:204–212

Erste Erfahrungen mit einem modifizierten Hunt-Lawrence-Pouch nach Gastrektomie

36

O. Horstmann, St. Samel, St. Post und H. Becker

Hintergrund

Der Verlauf der Erkrankung „Magenkarzinom" wird vor allem durch drei Determinanten beeinflußt. Da die radikale Resektion des Tumors die einzige Chance auf Heilung birgt, ist der Magenkarzinompatient zunächst durch die perioperative Morbidität und Letalität gefährdet. Im weiteren Verlauf kann das Auftreten eines Rezidives limitierend sein. Zudem ist die heute im Regelfall als onkologisch adäquat akzeptierte Gastrektomie mit systematischer Lymphadenektomie in einem beträchtlichen Anteil mit postoperativen Folgezuständen vergesellschaftet, die die Befindlichkeit des Patienten auch nach überstandener kurativer Operation und Rezdivfreiheit merklich einschränken können.

Es gilt als allgemein akzeptiert, daß die operative Therapie des Magenkarzinoms mit einer deutlich verminderten Morbididtät und einem perioperativen Risiko von nun unter 5% durchgeführt werden kann [16]. Die Prognose dieser Erkrankung scheint sich in den letzten Jahren ebenfalls - u. U. durch radikalere Operationsverfahren - gebessert zu haben, so werden in Japan derzeit Gesamt-5-Jahresüberlebensraten nach kurativer Resektion von bis zu 50% angegeben [7].

Es erscheint somit folgerichtig, daß in den letzten 15 Jahren die postoperative Befindlichkeit nach Gastrektomie in zunehmendem Maß Gegenstand klinischer Forschung wird. Die ürsprüngliche Rekonstruktion in Form einer terminolateralen Ösophagogjejunostomie von Schlatter [13] trat auch nach Modifikation durch Braun (Fußpunktanastomose) aufgrund des biliären Refluxes zugunsten der Y-Roux-Rekonstruktion in den Hintergrund. In den 50er und 60er Jahren wird durch Hunt, Rodino und Lawrence auf die Anlage eines Reservoirs durch Dünndarmdoppelung hingewiesen [4, 5, 12]. Etwa 60 verschiedene Rekonstruktionsformen der intestinalen Passage sind bekannt [3], wobei der Großteil der sogenannten „Ersatzmägen" aufgrund ihres technischen Aufwandes zugunsten der Y-Roux-Rekonstruktion vollständig aufgegeben wurden. Nachdem es zunächst nicht gelang, eine Verbesserung der Befindlichkeit durch Ersatzmagenbildung zu belegen, häufen sich ab Ende der 80er Jahre Berichte, die eine Überlegenheit dieser Kontinuitätswiederherstellung nahelegen. Somit erscheint es vor dem Hintergrund moderner Klammernahtgeräte naheliegend, die Ersatzmagenbildung erneut im Hinblick auf den operativ-technischen Aufwand und die perioperative Morbidität zu untersuchen.

Patienten und Methode

Vom 1.8.1994 bis zum 1.8.1997 wurden an der Allgemeinchirurgischen Universitätsklinik in Göttingen 101 Gastrektomien wegen Magenkarzinom (n = 96) oder Magenlymphom (n = 5) durchgeführt. Die Indikation zur Gastrektomie ergab sich bei Vorliegen eines Magenkarzinoms regelhaft (Gastrektomie de principe), lediglich bei einem limitierten Antrumkarzinom vom intestinalen Typ wurde eine subtotale, 4/5 Magenresektion durchgeführt. Eine systematische 2-Felder-Lymphadenektomie gehörte zur Eingriffsroutine der potentiell kurativen Resektion, wurde jedoch nicht bei der palliativen Gastrektomie ausgeführt. Der intra- und postoperative Verlauf wurde prospektiv dokumentiert. Am 5. postoperativen Tag wurde die Anastomose durch eine Kontrastmittel-Röntgenuntersuchung auf Dichtigkeit hin untersucht.

Die Y-Roux-Rekonstruktion gilt in ihrer Ausfürung als standardisiert. In der vorliegenden Arbeit wird die Jejunum-Schlinge mit einem linearen Stapler gewonnen, und ein Zirkularstapler über eine ca. 45 cm von der Anastomose entfernte Enterotomie so eingebracht, daß eine End-zu-Seit-Ösophagojejunostomie angelegt werden kann. Die Y-Roux-Anastomose wird an der Enterotomie mittels fortlaufender Allschichtnaht angelegt, hierbei wird mit *einem* zirulär geführten resorbierbaren Faden genäht.

Zur Bildung des Hunt-Lawrence-Pouches wird die mittels Linearstapler gewonnene Schlinge retrokolisch an den Ösophagus herangeführt und ein „J" von 20 cm mittels Haltenaht temporär fixiert. Unter punktförmiger Eröffnung der Klammernahtreihe sowie einer Enterotomie an der zuführenden Schlinge wird ein 100 mm messender Li-

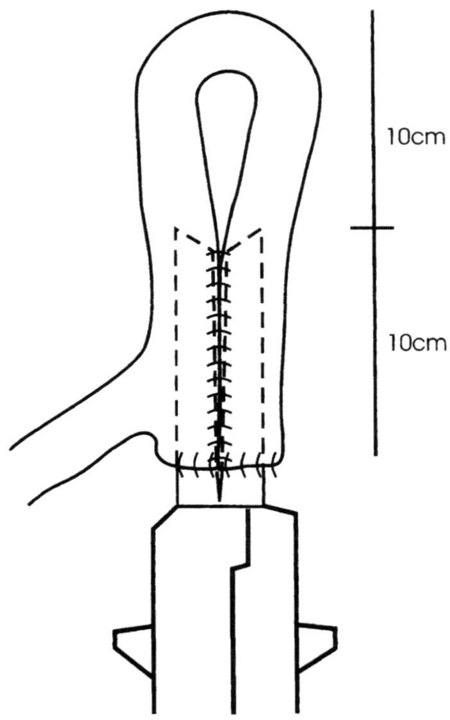

Abb. 36.1.
Analge des Pouches mit dem 100 mm Linearstapler.

nearstapler zur Pouchbildung verwendet, wobei die Klammernahtreihe streng antimesenterial liegt. In Abweichung von dem ursprünglchen Verfahren verbleibt bis zum Scheitel des „J" nun ein Omega, die Klammernahtreihe wird also nicht unter Verwendung weiterer Stapler bis zum Ende des Pouches komplettiert (siehe Abb. 36.1). Wir versprechen uns hiervon eine bessere Durchblutung der Anastomosenregion als bei der ursprünglichen Rekonstruktion nach Hunt und Rodino [4, 5], bei der durch die Komplettierung der Pouchbildung bis zur Ösophagojejunostomie die Durchblutung nur noch über eine Darmwandzikumferenz erfolgen kann. Die Klammernahtreihe wird mit einem Tupfer auf Blutung kontrolliert. Zur Ösophagojejunostomie wird ein Zirkularstapler über o. g. Enterotomie verwendet, diese wird mittels fortlaufender Allschichtennaht verschlossen. Auf eine Plikatur der Anastomose wird wie von Hunt beschrieben verzichtet. Die Y-Roux-Anastomose wird ca. 25 cm distal des Pouches angelegt (Abb. 36.2).

Die Indikation zur Bildung des Ersatzmagens war anfänglich auf Patienten mit frühen Tumorstadien beschränkt. Aufgrund der guten Erfahrungen wurde die Indikation im Verlauf jedoch um fortgeschrittene Tumorstadien erweitert.

Ergebnisse

Bei 71 Patienten wurde die Passage nach Y-Roux-rekonstruiert (medianes Alter 63 (28; 79) Jahre), bei den verbleibenden 30 Patienten ein Ersatzmagen anglegt (medianes Al-

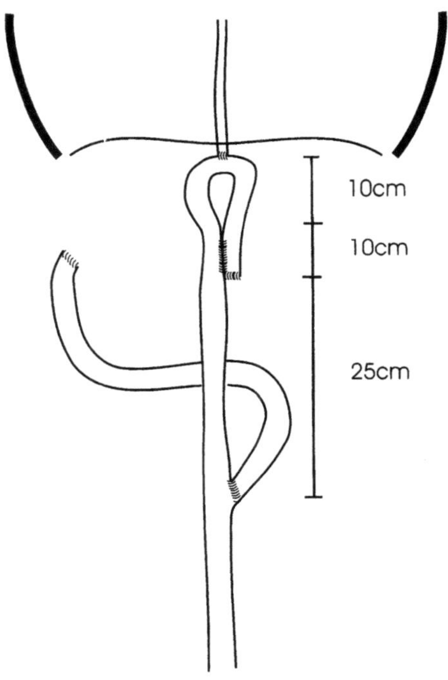

Abb. 36.2.
Fertiggestellter Pouch.

ter 56 (35; 76) Jahre. Entsprechend der Indikation fand sich in der Y-Roux-Gruppe eine Bevorzugung der fortgeschrittenen Tumorstadien III und IV, so daß eine Eingrifferweiterung um distalen Ösophagus, Kolon, Leber, Pankreas oder Milz ebenfalls häufiger erforderlich wurde (Tabelle 36.1).

Die Eingriffszeit von dem Hautschnitt bis zum Hautverschluß war hauptsächlich durch die Eingriffserweiterung bestimmt und deswegen in der Y-Roux-Gruppe etwa 40 Minuten länger (Tabelle 36.2). Der zusätzliche Zeitaufwand für die Anlage des Ersatzmagens betrug von der Präformation des „J" bis zum Verschluß der Enterotomie im Mittel etwa 20 Minuten, wobei die bei beiden Rekonstruktionsverfahren identischen Arbeitsschritte der Präparation der Jejunalschlinge, der Anlage der Y-Roux-Anastomose sowie der Verschluß der Mesenterialschlitze nicht mitgerechnet wurden. Die Reservoire wurden intraoperativ mit einem Tupferträger auf eine Blutung der Klammernahtreihe hin untersucht, diese haben wir bei keinem der 30 Patienten verzeichnet. Weitere, für die Ersatzmagenbildung spezifische intraoperative Probleme, zum Beispiel ein zu kurzes Mesenterium der hochgezogenen Schlinge, haben wir nicht beobachtet. In keinem Fall mußte der ursprünglch gefaßte Entschluß zur Anlage eines Pouches wegen technischer Schwierigkeiten zugunsten der Y-Roux-Rekonstruktion aufgegeben werden.

Tabelle 36.1. Gruppencharakteristica, Y-Roux-Rekonstruktion vs. Hunt-Lawrence-Pouch.

	HL-Pouch	Y-Roux
Zeitraum	01. 08. 94 bis 01. 08. 97	
Anzahl	30	71
Alter	56 (35; 76)	63 (28, 79)
Geschlecht (m:w)	23:7	43:28
Tumorstadium III + IV	6 (20%)	53 (75%)
R_0	30 (100%)	61 (86%)
OP-Erweiterung	4 (13%)	35 (49%)

Tabelle 36.2. Ergebnisse Y-Roux-Rekonstruktion vs. Hunt-Lawrence-Pouch.

	HL-Pouch	Y-Roux
Anzahl	30	71
OP-Dauer (min)	230 (165; 285)	270 (90; 430)
Mehraufwand		
- zeitlich (min)	20	/
- finanziell (DM)	150–200	/
Blutung KNR	—	—
Umstieg	—	/
Nahtbruch	—	4 (6%)
Kostaufbau (Tage)	5	5
Kliniksletalität	—	3 (4,2%)

Nahtleckagen im postoperativen Verlauf fanden sich lediglich in der Y-Roux-Gruppe (n = 4 (6%), diese waren klinisch symptomatisch. In der Routinekontrolle der Anastomosen fand sich darüberhinaus kein weiteres, klinisch inapparentes Leck. Im Regelfall wurde mit dem Kostaufbau am 5. postoperativen Tag begonnen, der Kostaufbau war am 9. Tag abgeschlossen. Hierbei ergaben sich zwischen den beiden Gruppen keine Unterschiede. Drei Patienten verstarben in der Klinik (3%), einer an den Folgen einer Nahtleckage und zwei aufgrund eines subphrenischen Abszesses nach zusätzlicher Splenektomie. Hier war jeweils eine Y-Roux-Rekonstruktion durchgegführt worden.

Diskussion

„Im Zeitalter der „Ersatzteilchirurgie" ist es nur zu verständlich, daß ein Patient nach der totalen Gastrektomie beruhigt zur Kenntnis nimmt, er habe einen „Ersatzmagen" erhalten. Spiegelt ihm doch dieser Terminus den vollen Ersatz aller Magenfunktionen vor. Ist somit der „Ersatzmagen" eine Erfindung für die psychische Beruhigung des Patienten, oder liegt ihm auch ein pathophysiologisch sinnvolles, d.h. definierbares Substrat zugrunde?" [10]. Auch nahezu 20 Jahre nach der Veröffentlichung dieser kritischen Zeilen von Peiper und Siewert gilt es keineswegs als gesichert, daß die Rekonstruktion der intestinalen Passage mithilfe eines sog. Ersatzmagens einen tasächlichen Vorteil für den Patienten bringt. Ursächlich für diese andauernde Diskussion ist die Tatsache, daß die Ergebnisse der bisherigen, fast zahllosen Untersuchungen zur Funktion des Magenersatzes nicht einheitlich sind. In der überwiegenden Mehrzahl der Veröffentlichungen wurde versucht, mit zum Teil aufwendigen Untersuchungstechniken Vorteile für das jeweils angewandte Verfahren zu dokumentieren. Hier wird zumeist auf die Messung physiologischer Größen wie gastrointestinale Hormone, Magenentleerung oder Motilität zurückgegriffen, Hauptkritikpunkt dieser Untersuchungen bleibt jedoch die Frage nach der klinischen Relevanz der dokumentierten Unterschiede zwischen den einzelnen Rekonstruktionsverfahren. Eine weitere Gruppe von Untersuchungen, bei der die postoperative Befindlichkeit („Lebensqualität") nach verschiedenen Magenersatzformen gemessen wurde, hat ebenfalls keine Sicherheit bringen können, da den meisten dieser Veröffentlichungen methodischen Schwächen vorgeworfen wurden (Validität der Messinstrumente, Fallzahl, Studiendesign).

Etwa 90 Jahre nach der ersten Gastrektomie haben Troidl et al 1987 die erste randomisierte Studie veröffentlicht, bei der die Braun-Rekonstruktion mit dem Hunt-Lawrence-Rodino-Pouch verglichen wurde [21] und sich leichte, aber keine eindeutigen Vorteile für den Pouch gefunden haben. Mittlerweile sind seit 1990 weitere randomisierte Studien hinzugetreten, die statistisch signifikante Vorteile nach „Ersatzmagenbildung" dokumentieren [8, 15]. Auch jüngere randomisierte experimentelle Studien an Ratten scheinen nun eine Überlegenheit für die Ersatzmagenbildung zu dokumentieren [1, 9]. Nicht randomisierte Studien der jüngsten Zeit, die die Y-Roux-Rekonstruktion mit der Ersatzmagenbildung und der subtotalen Gastrektomie vergleichen zeigen zudem, daß bezüglich der postoperativen Befindlichkeit kein Unterschied zwischen der subtotalen, 4/5 Gastrektomie und der Pouchbildung besteht [2, 11]. Somit könnte die Überlegenheit der Magenresektion gegenüber der konventionellen Gastrektomie in puncto Lebensqualität durch die Reservoirbildung nivelliert werden.

Unter Berufung auf die o.g. Untersuchungen, die durch die Randomisierung den qualitativen Orientierungsmaßstab repräsentieren, sollte der Nutzen der Ersatzmagenbildung sicher erwiesen sein. Dies ist jedoch keinesfalls zutreffend, vielmehr verbleiben auch heute noch Kritikpunkte am Studiendesign (klinische Relevanz der Meßparameter, fehlende Fallzahlkalkulation, usw.), wie sie in einem Kommentar von Troidl und Eypasch exemplarisch zusammengefaßt sind [20]. Zudem sind aus dem gleichen Zeitraum randomisierte Untersuchungen publiziert, die Unterschiede zwischen einer Y-Roux- und einer Ersatzmagenrekonstruktion nicht feststellen konnten [6, 17]. Ebenfalls ungeklärt erscheint die Frage, welche Ausführung eines Ersatzmagens der einfachen Y-Roux-Rekonstruktion überlegen ist, welche Rolle spielt die Duodenalpassage, welche eine Plikatur der Ösophagojejunostomie?

Allen vergleichenden Untersuchungen ist unseres Wissens jedoch gemeinsam, daß tatsächliche Nachteile bis auf den zeitlichen, finanziellen und technischen Mehraufwand für den Ersatzmagen nicht gezeigt wurden. In der vorliegenden Arbeit konnte gezeigt werden, daß der zeitliche Mehraufwand heute für einen modifizierten Hunt-Lawrence-Pouch tasächlich etwa 20 Minuten beträgt, der größte Teil der Operationszeit nicht für die Rekonstruktion, sondern für die onkologisch adäquate Resektion mit Lymphadenektomie und eventueller Eingriffserweiterung verbraucht wird. Hierbei kommt der Anwendung des 100 mm messenden linearen Klammernahtgerätes eine zentrale Rolle zu, wobei alternativ auch mehrere kurze Linearstapler verwendet werden können [19]. Dies erhöht allerdings die Kosten merklich. Allerdings halten wir die Stapler-Anwendung beim Verschluß der Enterotomie oder bei der Y-Roux-Anastomose für nicht erforderlich, da der finanzielle Mehraufwand bei Verwendung der fortlaufenden Allschichtnaht in keinem Verhältnis zu der Zeitersparnis steht. Dies trifft u.E. nur für die langstreckige Naht am Pouch sowie die techinsch schwierige Ösophagojejunostomie zu. Somit muß für den hier angewendeten Pouch lediglich ein Linearstaplermagazin zusätzlich aufgewendet werden (etwa 150 DM). Zur Verbesserung der Durchblutung der Anastomose aus Kostengründen und zur technischen Vereinfachung verzichten wir auf eine Komplettierung des „J“, so daß weitere Klammernahtmagazine entfallen. Wir glauben dies ohne Aufgabe der etwaigen Vorteile des ursprünglichen Hunt-Rodino-Pouches tun zu dürfen, da andere Autoren gezeigt haben, daß die Pouchlänge bzw. dessen Volumen nicht entscheidend ist [14, 15], und Lawrence in seiner Erstveröffentlichung 1962 ebenso verfahren hat. Eine randomisierte Veröffentlichung von Tanaka et al. (1997) hat zudem einen geringeren, klinisch relevanten Reflux für den kürzeren Pouch nachgewiesen [18].

Somit stellt sich die Situation zur Rekonstruktion des Passage nach Gastrektomie unseres Erachtens wie folgt dar: Ein eindeutiger Beweis für die Überlegenheit einer Reservoirbildung gegenüber der Y-Roux-Rekonstruktion fehlt bisher und wird sich wahrscheinlich in auch in Zukunft nicht zweifelsfrei führen lassen. Es scheint jedoch durch Veröffentlichungen aus der jüngsten Zeit Anhaltspunkte dafür zu geben, daß zumindest Subkollektive von der Pouchanlage profitieren. Die noch vor einigen Jahren beklagten Nachteile des technischen, finanziellen und zeitlichen Mehraufwandes lassen sich in der vorgestellten Technik nicht aufrechterhalten. Verfahrensspezifische Komplikationen haben wir ebenso wie andere Autoren nicht beobachtet, so daß wir *„in dubio pro reo“* entscheiden und den modifizierten Hunt-Lawrence-Pouch in der klinischen Routine beibehalten.

Literatur

1. Beese G, Fuchs KH, Thiede A (1994) Experimentelle Untersuchungen zur Wertigkeit des Pouches nach Gastrektomie. Zentralbl Chir 19:904–910
2. Buhl K, Lehnert T, Schlag P, Herfarth C (1995) Reconstruction after Gastrectomy and quality of life. World J Surg 19:558–564
3. Herfarth C, Stern J, Buhl K (1988) Surgical procedures for gastric sustitution. World J Surg 11: 689–698
4. Hunt CS (1952) Construction of a dood pouch segment of jejunum as a substitute for stomach in total gastrectomy. Arch Sur 64:604–609
5. Lawrence W (1962) Reservoir construction after total gastrectomy. Ann Surg 155:191–198
6. Liedmann B, Andersson H, Berglund B, Bosaeus I, Hogosson I, Olbe L, Lundell L (1996) Food intake after gastrectomy for gastric carcinoma: the role of a gastric reservoir. Br J Surg 83:1138–1143
7. Nakamura K, Ueyama T, Yao T, Xuan ZX, Ambe K, Adachi Y (1992) Pathology and prognosis of gastric carcinoma: findings in 10000 patients who underwent primary gastrectomy. Cancer 70: 1030
8. Nakane Y, Okumura S, Akehira K, Okamura S, Boku T, Okusa T, Tanaka K, Hioki K (1995) Jejunal pouch reconstruction after total gastrectomy for cancer. Ann Surg 222:27–35
9. Niebel G, Beese G, Eggert F, Thiede A (1994) Postoperatives Verhalten der gastrektomierten Ratte im open-field nach Roux-Y-Rekonstruktion mit und ohne Pouch. Zentralbl Chir 119:911–915
10. Peiper HJ, Siewert JR (1978) Magenersatz. Chirurg 49:81–88
11. Roder JD, Stein HJ, Herschabch P, Henrich G, Böttcher K, Busch R, Siewert JR (1996) Vergleich der Lebensqualität nach subtotaler und totaler Gastrektomie beim Magenkarzinom. Dtsch Med Wschr 121:543–549
12. Rodino R (1952) Contribution à la technique de l'anastomose oesophago-jejunale après gastrectomie totale. J Chir (Paris) 68:716–729
13. Schlatter C (1897) Über Ernährung und Verdauung nach vollständiger Entfernung des Magens – Oesophagoenterostomie am Menschen. Beitr klin Chir 19:757–776
14. Schumpelick V, Faß J, Bares R (1993) Vergleich von Y-Roux-Rekonstruktion und jejunaler Interposition nach Gastrektomie. In: Klammernahttechnik in der Chirurgie. Berlin–Heidelberg–New York, Springer Verlag
15. Schwarz A, Büchler M, Usinger K, Rieger H, Glasbrenner B, Friess H, Kunz R, Beger HG (1996) Importance of the duodenal passage and the pouch volume after total gastrectomy and reconstruction with the Ulm pouch: prospective randomized clinical study. World J Surgery 20:60–67
16. Siewert JR, Roder JD, Böttcher K, Busch R, Hermaneck P, Meyer HJ (1993) Prognostiv relevance of systematic lymph node dissection in gastric carcinoma. Br J Surg 80:1015
17. Svedlund J, Sullivan M, Liedmann B, Lundell L, Sjödin I (1997) Quality of life after gastrectomy for gastric carcinoma: Controlled study of reconstructive procedures. World J Surg 21:422–433
18. Tanaka T, Fujiwara Y, Nakagawa K, Kususnoki M, Utunomiya J (1997) Reflux esophagitis after total gastrectomy with jejunal pouch reconstruction: comparison of long and short pouches. Am J Gastroenterol 92:821–824
19. Thiede A, Fuchs KH, Hamelmann H (1987) Pouch and Roux-en-Y reconstruction after gastrectomy. Arch Surg 122:837–842
20. Troidl H, Eypasch E (1996) Invited commentary to Schwarz et al., World J Surg 20:60–67
21. Troidl H, Kusche J, Vestweber KH, Eypasch E, Maul U (1987) Pouch versus esophagogastrostomy after total gastrectomy: a randomized clinical trial. World J Surg 11:699–712

37 J-Pouch-Rekonstruktion nach Gastrektomie – eine experimentelle Untersuchung an Ratten

G. Beese, K.-H. Fuchs und A. Thiede

Einleitung

Vor 100 Jahren führte Schlatter die erste erfolgreiche Gastrektomie am Menschen durch. Seither ist eine Vielzahl von Verfahren zur Überbrückung des Gastrektomiedefektes entwickelt worden. Weit über 50 verschiedene Rekonstruktionen werden klinisch eingesetzt. Ihnen liegen im wesentlichen Modifikationen von wenigen prinzipiell möglichen Verfahren zugrunde. Die Ausschaltung der duodenalen Nahrungspassage bei der Roux-Y-Ableitung oder deren Erhalt bei der jejunalen Interposition stellen die zwei klinisch bedeutsamsten prinzipiellen Möglichkeiten der Rekonstruktion dar. Hierbei ist die Roux-Y-Rekonstruktion das am häufigsten angewandte Verfahren (Heberer et al. 1988). Kriterien zur Auswahl des Rekonstruktionsverfahrens nach totaler Gastrektomie sind eher „chirurgisch-praktische" Gesichtspunkte als Langzeitanalysen von Funktionsverhalten und Lebensqualität (Thiede et al. 1989).

Durch die Abnahme der perioperativen Letalität in den 80er Jahren deutlich unter 10 Prozent (Günther et al. 1987, Siewert und Lange 1990) kommt den funktionellen Defektfolgezuständen nach Gastrektomie eine immer größere Bedeutung zu. Unter diesem, im allgemeinen als agastrische Dystrophie zusammengefaßten Symptomenkomplex, haben Gewichtsabnahme und der Verlust der Reservoirfunktion subjektiv für den Patienten einen hohen Stellenwert (Demmel und Günther 1988). Bestrebungen, durch entero-enterale Verbindung von Darmschlingen ein Nahrungsreservoir zu schaffen, reichen bis Anfang dieses Jahrhunderts zurück. Bedingt durch den größeren operativen und zeitlichen Aufwand blieb deren Anwendung jedoch lange Zeit limitiert. Durch die technische Weiterentwicklung moderner Klammernahtgeräte seit 1980 und den systematischen Einsatz gerader und zirkulärer Stapler können nun aufwendigere Rekontsruktionen mit zusätzlicher Reservoirbildung im wesentlichen ohne Handnaht durchgeführt werden. Sie sind dadurch ohne wesentliche Erhöhung des operativen Aufwandes und ohne Steigerung der postoperativen Morbidität und Mortalität in größerem Rahmen klinisch einsetzbar (Thiede et al. 1987 und 1988). In klinischen Untersuchungen wird der Effekt dieser Pouchbildung kontrovers beurteilt (Bozzetti et al. 1996, Schwarz et al. 1996, Fuchs et al. 1995, Buhl et al. 1995, Troidl et al. 1987). Dies ist unter anderem auf inhomogenes Patientengut, unterschiedliche Lebensbedingungen und den Einfluß der malignen Grunderkrankung bei der Evaluation der unterschiedlichen Rekonstruktionsarten zurückzuführen. Diese Variablen sind im Tierexperiment besser kontrollierbar

In einem standardisierten tierexperimentellen Modell an Ratten konnten Zittel et al. (1989) den günstigen Einfluß der Erhaltung der duodenalen Speisenpassage nach

Gastrektomie bei Jejunuminterposition im Vergleich zur Roux-Y-Rekonstruktion nachweisen. Verhaltensphysiologische Untersuchungen haben im gleichen Versuchsansatz diese Ergebnisse untermauern können (Niebel et al. 1989). In dieser Arbeit soll der Einfluß der zusätzlichen Ersatzmagenbildung durch jejunalen J-Pouch bei Roux-Y-Rekonstruktion und Jejunuminterposition nach Gastrektomie an Ratten überprüft werden.

Material und Methodik

Versuchsgruppen und Versuchstierhaltung

Männliche, 3 Monate alte Lewis-Ratten wurden in Äthernarkose gastrektomiert und anschließend mit der Roux-Y-Technik oder isoperistaltischer Jejunuminterposition oder mit einem dieser Verfahren zusätzlich kombiniert mit einem jejunalen Pouch rekonstruiert. Daraus ergeben sich die folgenden Versuchsgruppen (Tabelle 37.1): Roux-Y-Ösophagojejunostomie (RY) n = 50, isoperistaltische Jejunuminterposition (JI) n = 55, Roux-Y-Rekonstruktion mit Pouch (RYP) n = 33 und Jejunuminterposition mit Pouch (JIP) n = 26. Als Kontrollgruppe (n = 6) dienten altersentsprechende nicht operierte Tiere. Die unterschiedlichen Fallzahlen in den einzelnen Gruppen resultieren zum einen daraus, daß für eine gesonderte Untersuchung der psychomotorischen Aktivität gastrektomierter Ratten Tiere unter den gleichen Bedingungen operiert und in die vorliegende Untersuchung einbezogen wurden. Zum anderen sind Differenzen durch eine unterschiedliche Letalität bedingt.

Die Versuchstierhaltung erfolgte einzeln in Makrolon-Käfigen bei einem hell-/dunkel-Rhythmus von 12/12 Stunden und einer Temperatur von 20 °C. Gefüttert wurde mit pelletierter Altromin (R) Standarddiät und Wasser ad libitum. Unmittelbar postoperativ wurden die Tiere bis zum 5. Tag oral mit einer flüssigen Oligopeptidlösung ad libitum ernährt. Vom 6.–9. Tag wurde ein schrittweiser Kostaufbau zur pelletierten Nahrung vollzogen.

Operationstechnik

Die Operationen wurden mit gereinigtem aber nicht sterilem zum Teil mikrochirurgischem Instrumentarium unter Zuhilfenahme eines Lupenmikroskopes durchgeführt.

Tabelle 37.1. Versuchsgruppen.

Prinzipielle Rekonstruktion:	Operation:	n:
Kontrollgruppe	keine	6
Ausschaltung der Duodenalpassage	Roux-Y	50
	Roux-Y mit Pouch	33
Erhaltung der Duodenalpassage	Jejunuminterposition	55
	Jejunuminterposition mit Pouch	26

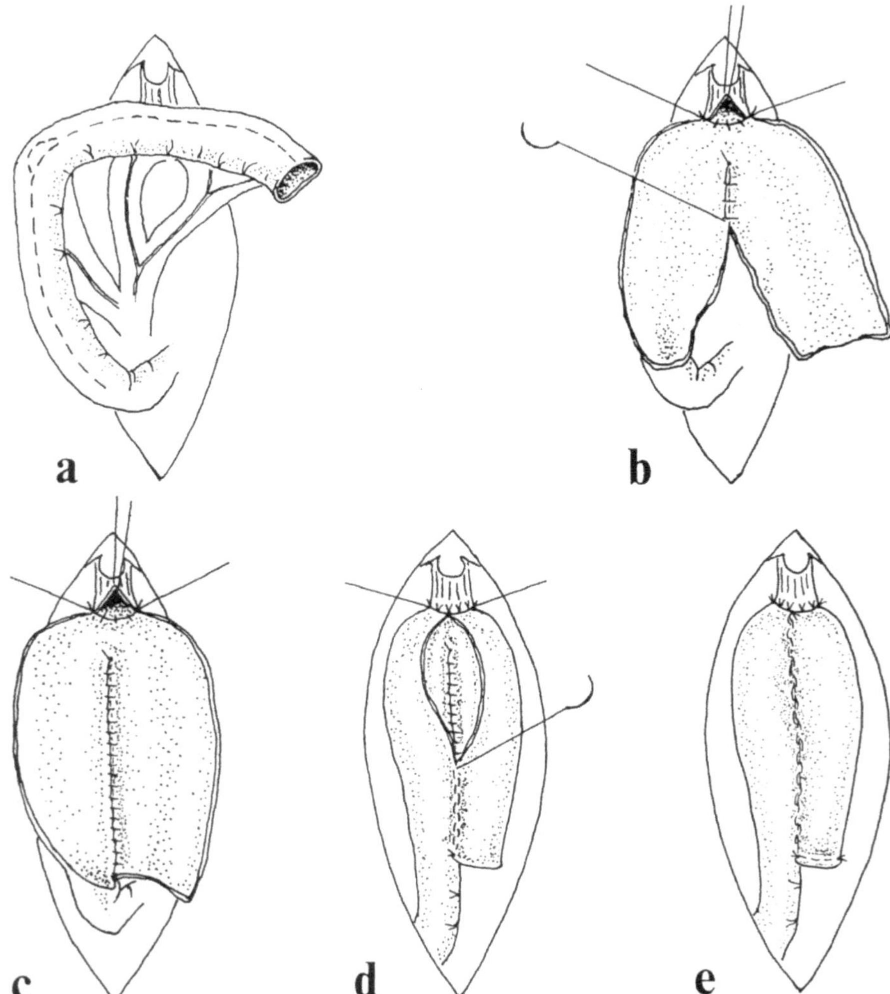

Abb. 37.1. Schematische Darstellung der Pouchbildung. (a) Mobilisierte Jejunumschlinge für die Pouchbildung; (b) aufgetrennte Jejunumschlinge, bereits an der Hinterwand mit dem Ösophagus anastomosiert mit begonnener Naht der Pouchhinterwand; (c) vollendete Pouchhinterwandnaht; (d) Fertigstellung der ösophagojejunalen Anastomose in Einzelknopftechnik, Beginn der Vorderwandnaht und Einblick in das Lumen; (e) abgeschlossene Pouchbildung nach Verschluß des distalen Pouchendes.

Für die Darmnähte wurde atraumatisches, nicht resorbierbares, monofiles Nahtmaterial der Stärke 6-0 verwendet. Bis auf die Ösophagojejunostomie, die in Einzelknopftechnik mit etwa 12 Stichen erstellt wurde, wurden alle Anastomosen in fortlaufender invertierender Technik genäht. Die Gastrektomie erfolgte nach medianer Laparotomie durch schrittweises Freipräparieren des Magens entlang der großen und kleinen Kurvatur zwischen Ligaturen (Seide, Stärke 6-0). Großes Netz und Milz wurden erhalten. Oraler und aboraler Resektionsrand waren der distale Ösophagus ca. 0,5 cm oral der

Kardia und das orale Duodenum ca. 0,5 cm distal des Pylorus. Im Falle einer Roux-Y-Operation wurde das orale Duodenum mit doppelter Ligatur blind verschlossen. Ca. 5 cm distal des Treitz-Bandes wurde das Jejunum nach Spaltung des Mesenterium und Ligatur der darmnahen Gefäße durchtrennt. Das orale Ende der so mobilisierten Jejunalschlinge ließ sich spannungsfrei in den Oberbauch verlagern und End-zu-End mit dem Ösophagus anastomosieren. Mit der End-zu-Seit-Anastomose der ableitenden Duodenalschlinge und dem hochgezogenen Jejunum ca. 7–8 cm distal der Ösophagojejunostomie war die Rekonstruktion abgeschlossen. Bei der Interposition wurde das obere Jejunum nach Erstellung der Ösophagusanastomose 7–8 cm weiter distal erneut durchtrennt, am Gefäßstiel vollständig in den Oberbauch verlagert und End-zu-End mit dem oralen, offen gelassenen Duodenalstumpf anastomosiert. Die Kontinuität des Jejunum wurde durch End-zu-End-Anastomose wiederhergestellt. Zur zusätzlichen Ersatzmagenbildung wurde eine 6–7 cm lange Jejunumschlinge antimesenterial längs aufgetrennt und durch Seit-zu-Seit entero-enterale Verbindung in Anlehnung an die Methode von Hunt-Lawrence-Rodino zu einem J-Pouch geformt, die Ösophagusanastomose wurde im oberen Teil in die Pouchvorderwandnaht einbezogen (Abb. 37.1).

Untersuchungen

Postoperativ wurde das Körpergewicht der Tiere in 10tägigen Abständen gemessen. Alle 3 Monate erfolgte durch Blutentnahme aus einer Schwanzvene in Narkose die Bestimmung der Hämoglobinkonzentration im Blut. Der Nachuntersuchungszeitraum betrug 6 Monate, eine jeweils kleine Anzahl von Tieren aus jeder Gruppe (Zielgröße nach 9 Monaten war $n = 6–10$) wurden jedoch bis 9 Monate nach der Operation untersucht, um Aussagen über den langfristigen Verlauf machen zu können. Tiere, die vorzeitig verstarben, gehen nicht in die Auswertung ein.

Am Ende des jeweiligen Untersuchungszeitraumes wurden die Tiere durch Entbluten über die untere Hohlvene getötet, um eine ausreichende Menge Blut zur Bestimmung von Eisen, Totalprotein und Amylase im Serum zu gewinnen. Unmittelbar zuvor wurde der abdominelle Situs erneut exploriert. Dabei wurde auf die Durchgängigkeit der Anastomosen, die Schleimhaut des Ösophagus sowie auf den Füllungszustand des Pouches geachtet. Das Volumen des Pouches wurde nach Ausspülung und Abklemmen durch Prallfüllung mit NaCl-Lösung bestimmt.

Statistik

Die Dokumentation der Ergebnisse erfolgt als Median und Standardfehler des Medianwertes. Zur Signifikanzprüfung wurde der U-Test von Wilcoxon-Mann-Whitney für unverbundene Stichproben verwendet. Signifikante Unterschiede werden bei einer Irrtumswahrscheinlichkeit von $p \leq 0{,}05$, hochsignifikante bei $p \leq 0{,}01$ bei zweiseitiger Fragestellung angenommen.

Ergebnisse

Postoperative Letalität und Überlebensraten

Für die Auswertung der Überlebensraten wurde ein perioperativer Letalitätszeitraum von 20 Tagen nach der Operation definiert. Tiere, die innerhalb dieses Zeitraumes verstarben, wurden nicht in die Langzeitüberlebensstatistik eingeschlossen, weil ihr Tod vor allem durch operationstechnische Komplikationen bedingt war. Während der ersten 20 Tage verstarben 20 von 55 (36%) operierten Tieren mit JI, 8 von 50 (16%) mit RY, 6 von 26 (23%) mit JIP und 6 der 33 (18%) operierten Tiere aus der Gruppe mit RYP. Beide Jejunuminterpositionsverfahren hatten eine höhere perioperative Letalität als die Roux-Y-Verfahren. Dies kann durch die komplikationsträchtige duodenojejunale Anastomose mit Auftreten von intraluminalen Blutungen und Nahtinsuffizienzen mit Peritonitisfolge erklärt werden.

Die Anzahl der langzeitüberlebenden Tiere bis zum 180. Tag ohne perioperative Letalität beträgt für JI 25 von 35 (71%), für RY 33 von 42 (78%), für JIP 13 von 20 (65%) und für die Gruppe mit RYP 26 von 27 (96%). Hier zeigten sich, bis auf die höhere Überlebensrate der RYP Gruppe, für die keine Erklärung gefunden werden konnte, keine wesentliche Unterschiede zwischen den Gruppen.

Postoperatives Körpergewicht

Das Körpergewicht wird auf das jeweilige unmittelbar postoperativ gemessene Ausgangsgewicht bezogen und in Prozent angegeben. Nach anfänglicher Gewichtsabnahme kam es ab dem 10. Tag zu einer Gewichtszunahme, im Vergleich zu den Kontrolltieren bleiben jedoch alle Gruppen deutlich zurück, die Unterschiede sind stets hoch-

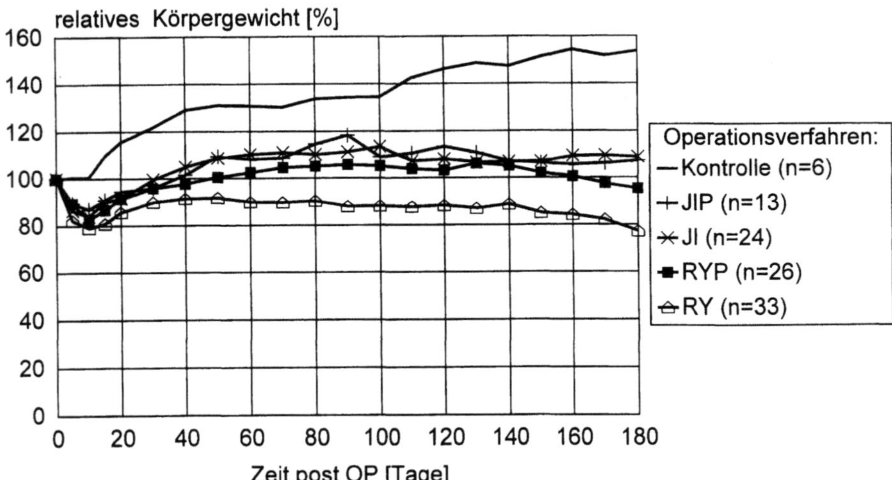

Abb. 37.2. Postoperatives Körpergewicht in Relation zum Gewicht unmittelbar nach der Operation. (JI = Jejunuminterposition, JIP = Jejunuminterposition mit Pouch, RY = Roux-Y, RYP = Roux-Y mit Pouch).

signifikant ($p \leq 0{,}01$). Die RY-Gruppe erreicht das Ausgangsgewicht nicht mehr und hat über den gesamten Zeitraum das niedrigste Gewicht ($p = 0{,}03$–$p \leq 0{,}001$). RYP, JI und JIP erreichen zwischen dem 30. und 50. Tag das Ausgangsgewicht und haben nach etwa 100 Tagen ihr Höchstgewicht, das bis zum 6. Monat etwa konstant bleibt. Am deutlichsten unterscheiden sich RY und RYP. Unterschiede zwischen JI und JIP, die ein höheres Gewicht als RYP, haben sind nur tendenziell (Abb. 37.2).

Hämoglobin und Serumeisen

Die Hb-Spiegel der operierten Tiere sind gegenüber der Kontrolle signifikant erniedrigt. Ohne Pouch rekonstruierte Tiere haben über den Untersuchungszeitraum kontinuierlich fallende Spiegel. Bei beiden Gruppen mit Pouch kommt es im Verlauf der Untersuchung zu einem Wiederanstieg der nur subnormalen Hämoglobinwerte, die sich zum Teil von der Kontrollgruppe nicht mehr signifikant unterscheiden (JIP nach 9 Monaten). Prinzipiell ergibt sich bei der Eisenkonzentration im Serum ein ähnliches Muster (Abb. 37.3). Im Vergleich zu den Kontrolltieren ist die Erniedrigung der Spiegel jedoch sehr viel deutlicher ($p \leq 0{,}01$ bei allen Gruppen).

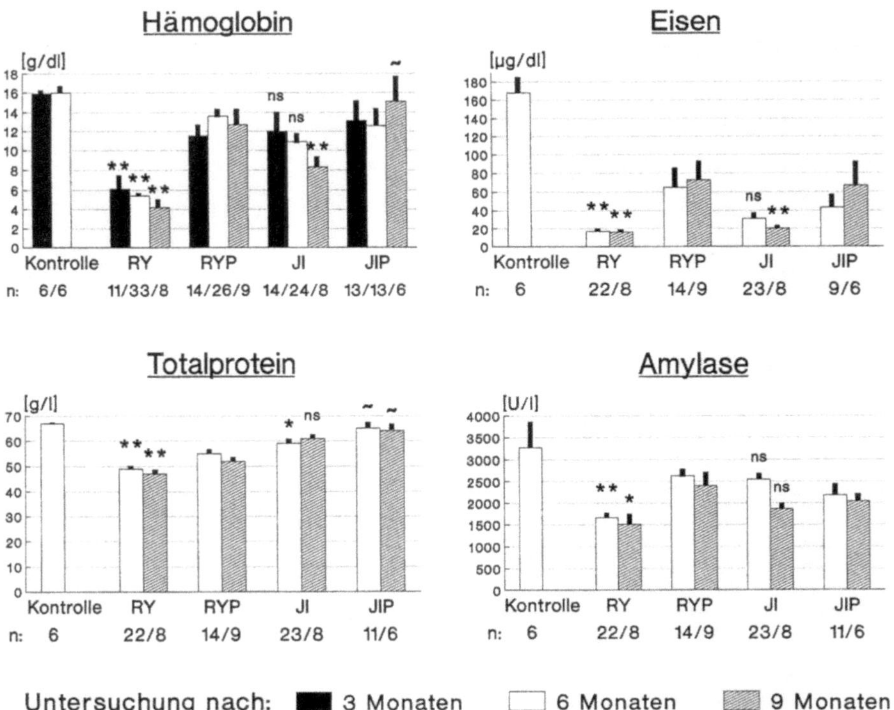

Abb. 37.3. Blut- und Serumuntersuchungen (Medianwert und Standardfehler des Median), unter den Grafiken ist die jeweilige Anzahl der Versuchstiere angegeben. Symbole über den Balken: ~ = kein signifikanter Unterschied zur Kontrolle; Signififikanz zwischen Tieren ohne und mit Pouch: ns = nicht signifikant; * $p \leq 0{,}05$; ** $p \leq 0{,}01$ (JI = Jejunuminterposition, JIP = Jejunuminterposition mit Pouch, RY = Roux-Y, RYP = Roux-Y mit Pouch).

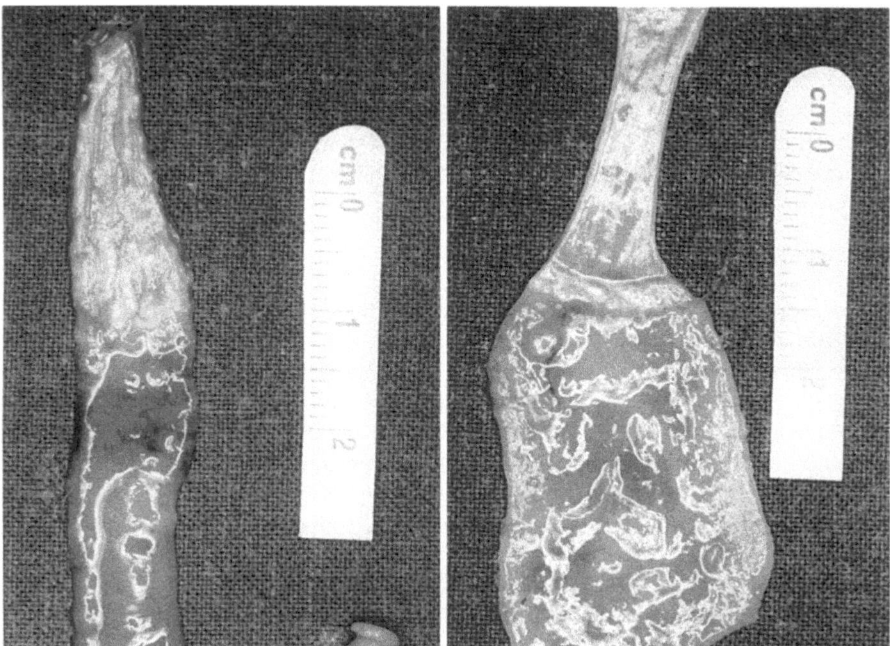

Abb. 37.4. Aufgeschnittenes Präparat von Ösophagus und oberen Jejunumanteilen 9 Monate postoperativ. Bei einfacher Roux-Y-Rekonstruktion (links) weist die Ösophagusschleimhaut zirkulär starke Epithelhyperplasien auf; die Schleimhaut des Roux-Y-Pouch rekonstruierten Tieres (rechts) enspricht der eines nicht operierten Kontrolltieres.

Totalprotein

Zwischen der Kontrollgruppe und JIP ergeben sich keine signifikanten Unterschiede. Die Gruppen mit den anderen Rekonstruktionen sind demgegenüber nach 6 und 9 Monaten signifikant erniedrigt. JI und RYP unterscheiden sich nicht signifikant. Die Gruppe mit RY und wiederum den geringsten Werten unterscheidet sich immer hochsignifikant von den andern Gruppen.

Amylase

Wiederum sind die Spiegel der operierten Tiere gegenüber der Kontrolle signifikant erniedrigt. Die RY Tiere haben die signifikant geringsten Werte, die übrigen Gruppen unterscheiden sich nicht sigifikant voneinander und nehmen im Verlauf der Untersuchung weiter ab.

Tabelle 37.2. Makroskopische Veränderungen an der Ösophagusschleimhaut bei den einzelnen Rekonstruktionsverfahren, nach dem Schweregrad eingeteilt, zu verschiedenen Zeitpunkten nach der Operation (JI = Jejunuminterposition, JIP = Jejunuminterposition mit Pouch, RY = Roux-Y, RYP = Roux-Y mit Pouch).

	Zeitpunkt: Monate	n:	Grad der Veränderung: keine	gering (+)	stark ++
JI	6	10	3	2	5
RY	6	22	2	2	18
RYP	6	14	13	1	—
JI	9	8	4	1	3
JIP	9	6	5	1	—
RY	9	8		2	6
RYP	9	9	8	1	—

Veränderungen an der Ösophagusschleimhaut

Im distalen Ösophagus fielen bei einigen Tieren an der Schleimhaut Epithelhyperplasien und vermehrte Schleimhautfaltenbildung auf. Diese unterschiedlich ausgeprägten Befunde wurden nach dem makroskopischen Aspekt in die Schweregrade - nicht vorhanden, gering und schwer - eingeteilt (Abb. 37.4). Dabei zeigten sich nach 6 und 9 Monaten zusammengefaßt bei 24 (80%) von 30 Tieren mit RY schwere, bei 4 (13%) leichte und nur bei 2 (7%) keine Epithelveränderungen (Tabelle 37.2). In der Gruppe mit JI (n = 18) wurden insgesamt bei 8 (44%) schwere, bei 3 (17%) geringe und bei 7 (39%) Tieren keine Veränderungen gefunden. Bei beiden Gruppen mit Pouch fand sich dagegen eine signifikant niedrigere Inzidenz. Schwere Veränderungen wurden nicht und auch leichte nur bei wenigen Tieren gesehen (RYP 2 (9%), JIP 1 (17%)). Die übrigen Tiere (RYP 21 (91%), JIP 5 (83%)) hatten eine glatte, reizlose Schleimhaut wie die nicht operierten Kontrolltiere.

Pouchvolumen

Intraoperativ betrug das Pouchvolumen bei allen mit Pouch rekonstruierten Tieren 0,9 ± 0,1 ml. Bei der Sektion 6 bzw.9 Monate später wurde stets ein in große Teile des Oberbauches ausgedehnter und mit Chymus gefüllter Pouch vorgefunden. Das Volumen war um das dreifache größer (2,8 ± 0,3 ml). Zwischen den bei RYP und JIP ge-

Tabelle 37.3. Pouchvolumen zu verschiedenen Zeitpunkten nach der Operation als Median und Standardfehler des Median (RYP = Roux-Y mit Pouch, JIP = Jejunuminterposition mit Pouch).

	Zeitpunkt: Monate	n:	Volumen: ml
Alle mit Pouch rekonstruierten Tiere	intraoperativ	29	0,9 ± 0,1
RYP	6	14	2,7 ± 0,4
JIP	9	6	2,8 ± 0,3
RYP	9	9	3,0 ± 0,3

messenen Werten (Tabelle 37.3) gab es weder nach 6 noch nach 9 Monaten einen signifikanten Unterschied.

Diskussion

Nach Gastrektomie kommt es bei allen durchgeführten Rekonstruktionen im Vergleich zu den nichtoperierten Kontrolltieren zu Mangelerscheinungen im Sinne einer agastrischen Dystrophie (Thiede et al. 1985, Demmel und Günther 1988, Domschke 1988, Sawyers 1990). Das Ausmaß ist jedoch davon abhängig, welches Rekonstruktionsprinzip verwendet wurde und ob zusätzlich ein Ersatzmagen geschaffen wurde.

In der vorliegenden Studie können verschiedene Rekonstruktionen direkt miteinander verglichen und bezüglich ihrer Wertigkeit für die Verringerung von Defektfolgezuständen nach Gastrektomie eingestuft werden. Alle operierten Tieren zeigen neben einem Gewichtsverlust eine Eisenmangelanämie und Hypoproteinämie. Die einfache RY Rekonstruktion ist mit dem stärksten postoperativen Defekt verbunden, die JIP mit dem geringsten. Die JI hat im Vergleich zur einfachen RY einen deutlichen Vorteil. Der zusätzliche Pouch hat bei ausgeschalteter Duodenalpassage einen erheblichen Effekt, dabei wird ein ähnlich gutes funktionelles Ergebnis erzielt wie bei Rekonstruktion durch JI. Wird der Pouch mit JI kombiniert, kann die agastrische Dystrophie weiter verringert werden, so daß sich im langfristigen Verlauf bei einigen Parametern (Anämie/Hypoproteinämie) keine signifikanten Unterschiede zur Kontrollgruppe mehr herausstellen.

Neben den Effekten, die durch Ausschaltung oder Erhalt der duodenalen Speisepassage bedingt sind, z. B. Wegfall eines Hauptresorptionsortes bei der Ausbildung einer Eisenmangelanämie bei RY Rekonstruktion (Rieber et al. 1960, Bannermann et al. 1962, Whitehead und Bannermann 1964), müssen nach Pouch Rekonstruktion weitere Mechanismen für den positiven Einfluß verantwortlich sein. So können die intestinale Resorption durch Verweilen von Chymus im Pouch bei gleichzeitigem Kontakt zum resorbierenden Epithel oder eine dem physiologischen Ablauf nahekommende fraktionierte Abgabe von Ingesta in distale Darmabschnitte mit insgesamt verlängerter Transitzeit als hierfür verantwortlich angenommen werden. Andere Autoren fanden in Abhängigkeit von der Art der Rekonstruktion nach Magenresektionen modifizierte Sekretionsreize in der pankreozibalen Koordination (Frieß et al. 1988) und Umverteilungen von enterohormonproduzierenden Zellen in unterschiedlichen Darmabschnitten (Gebhardt et al. 1988, Morsiani et al. 1987), die hieran beteiligt sein können. Letztlich scheint eine größere Nahrungsaufnahme bei Tieren mit Pouch eine Rolle zu spielen (Niebel et al. 1994).

Die Veränderungen an der Ösophagusschleimhaut wurden bereits von anderen Autoren, die Untersuchungen zur Entstehung von Refluxösophagitiden bei Ratten nach Ösophagojejunostomie (Lambert 1962) und nach Gastrektomie durchgeführt haben (Helsingen et al. 1959, 1960 und 1961), beschrieben. Die morphologischen Befunde entsprechen den dort gefundenen und sind als vor allem durch Duodenalsekret bedingte Refluxösophagitis zu bewerten. Bei entsprechender Schlingenlänge wird diese bei RY deutlich häufiger beobachtet als bei JI. In der Klinik wird die unterschiedliche Häufigkeit der Refluxösophagitis beim Vergleich von RY und JI durch motilitätsbedingte Effekte der Erhaltung der duodenalen Speisepassage erklärt. Durch „Ankopplung" der Motilität des Duodenums an das Interponat werden pankreozibale Asynchronie und alkalischer Reflux verringert (Schumpelick et al. 1993). Bei zusätzlichem Pouch tritt die Refluxösophagitis im Tierexperiment unabhängig vom Rekonstruktionsprinzip praktisch nicht auf, so daß eine wirksame Refluxbarriere angenommen werden muß.

In der vorliegenden tierexperimentellen Studie wurden unter kontrollierten Bedingungen die Auswirkungen eines zusätzlichen Ersatzmagens durch Pouchbildung nach Gastrektomie anhand einfach zu erhebender globaler Verlaufsparameter überprüft. Hierbei zeigt sich, daß Pouch Rekonstruktionen funktionell wirksam sind und einen eindeutig günstigen Einfluß auf den postoperativen Verlauf haben.

Literatur

Bannermann R, O'Brien J, Witts L (1962) Studies on iron metabolism. IV. Iron absorption in experimental iron deficiency. Blood 20:532–546

Bozzetti F, Bonfanti G, Castellani R, Maffioli L, Rubino A, Diazzi G, Cozzaglio L (1996) Comparing reconstruction with Roux-en-Y to a pouch following gastrectomy. J Am Coll Surg 183:243–248

Buhl K, Lehnert T, Schlag P, Herfarth C (1995) Reconstruction after gastrectomy and quality of life. World J Surg 19:558–564

Demmel N, Günther B (1988) Lebensqualität nach Gastrektomie: Klinische und radiologische Spätergebnisse nach Ösophago-Jejunostomie mit der Roux-Y-Schlinge. In: Häring R (Hrsg) Postoperative Folgezustände: Pathogenese, Diagnostik, Therapie. Ueberreuter Wissenschaft, Wien, S 161–165

Domschke W (1988) Internistische Nachsorge in der Karzinomchirurgie des Magens. Verdauungskrankheiten 6:211–214

Frieß H, Büchler M, Malfertheiner P, Nustede R, Beger HG (1988) Endogenes Cholecystokinin induziert Pankreaswachstum nach Gastrektomie: Ergebnisse einer tierexperimentellen Studie. Langenbeck's Arch Chir, Chir Forum '88:55–60

Fuchs KH, Thiede A, Engemann R, Deltz E, Stremme O, Hamelmann H (1995) Reconstruction of the food passage after total gastrectomy: randomized trial. World J Surg 19:698–705

Gebhardt H, Deltz E, Schroeder P, Hansmann M L, Hamelmann H (1988) Auswirkungen von Magenteilresektionen (Billroth I und II) auf Anzahl und Verteilungsmuster Hormon-Produzierender Zellen des gesamten Magen-Darm-Traktes. Langenbeck's Arch Chir, Chir Forum '88:49–53

Günther B, Teichmann RK, Demmel N, Krämling HJ, Heberer G (1987) Aktuelle Chirurgie des Magenkarzinoms. Münch med Wschr 129:285–288

Heberer G, Teichmann R K, Krämling H J, Günther B (1988) Results of gastric resection for carcinoma of the stomach, the European experience. World J Surg 12:374–381

Helsingen N Jr, Öystese B (1961) Oesophageal lesons following total gastrectomy in rats – III. Oesophagitis – a possible cause of nutritional failure. Acta chir scandinav 120:318–326

Helsingen N Jr (1959/1960) Oesophageal lesons following total gastrectomy in rats – I. Development and nature. Acta chir scandinav 118:202–216

Helsingen N Jr (1960) Oesophageal lesons following total gastrectomy in rats – II. Development of oesophagitis in relation to type of reconstruction. Acta chir scandinav 119:230–245

Lambert R (1962) Relative importance of bilary and pancreatic secretions in the genesis of esophagitis in rats. American Journal of Digestive Diseases 7:1026–1033

Morsiani E, Mazzoni M, Ricci D, Gorini P (1987) Argyrophil cells in the rat duodenum after gastrectomy. Eur surg Res 19:305–311

Niebel G, Beese G, Eggert F, Thiede A (1994) Postoperatives Verhalten der gastrektomierten Ratte im Open-Field nach Roux-Y-Rekonstruktion mit und ohne Pouch. Zentralbl Chir119:876–883

Niebel G, Eggert F, Zittel T, Thiede A (1989) Ergebnisse standardisierter Verhaltensbeobachtungen an Ratten nach Gastrektomie: Vergleich von Roux-Y- und Interpositionsrekonstruktionsprinzip in kontrollierten Studien. Langenbeck's Arch Chir, Chir Forum '89:169–173

Rieber E, Conrad M, Crosby W (1960) Gastrectomy and iron absorption: Effects of bleeding, iron loading and ascorbic acid in rats. Proc Soc Exp Biol Med 124:577–580

Sawyers JL (1990) Management of postgastrectomy syndromes. Am J Surg 159:8–14

Schumpelick V, Faß J, Bares R (1993) Vergleich von Roux-Y-Rekonstruktion und jejunaler Interposition nach Gastrektomie. In: Fuchs K-H, Engemann R, Thiede A (Hrsg) Klammernahttechnik in der Chirurgie. Springer, Heidelberg, S 90–107

Schwarz A, Buchler M, Usinger K, Rieger H, Glasbrenner B, Friess H, Kunz R, Beger HG (1996) Importance of the duodenal passage and pouch volume after total gastrectomy and reconstruction with the Ulm pouch: prospective randomized clinical trial. World J Surg 20:60–66

Siewert JR, Lange J (1990) Lymphadenektomie bei Magen- und kolorektalem Karzinom. Dtsch med Wschr 115:391–394

Thiede A, Fuchs K-H, Hamelmann H (1988) Esophagojejunostomy: New stapling techniques. Nutrition 4:171–173

Thiede A, Fuchs K-H, Hamelmann H (1987) Pouch and Roux-en-Y reconstruction after gastrectomy. Arch Surg 122:837–842

Thiede A, Fuchs K-H, Hamelmann H (1989) Technische Voraussetzungen zur Durchführung kontrollierter Studien mit dem Zielkriterium: Postoperative Lebensqualität nach Gastrektomie. Langenbecks Arch Chir Suppl II (Kongreßbericht), S 365–369

Thiede A, Lünstedt B, Fuchs K-H (1985) Ernährungsstörungen vor und nach Gastrektomie: Pathophysiologie und Therapie. Technische Entwicklung bei den Rekonstruktionsverfahren nach Gastrektomie. In: Klapdor R, Schildberg FW, Wawersik J (Hrsg) Ernährung in Klinik und Praxis – Aktuelles aus Onkologie und Chirurgie. W Zuckschwerdt, München, S 101–130

Troidl H, Kusche J, Vestweber K-H, Eypasch E, Maul U (1987) Pouch versus esophagojejunostomy after total gastrectomy: A randomized clinical trial. World J Surg 11:699–712

Whitehead J, Bannermann R (1964) Absorption of iron by gastrectomized rats. Gut 5:38–44

Zittel T, Niebel G, Thiede A (1989) Interposition oder Roux-en-Y Rekonstruktion nach totaler Gastrektomie bei Ratten: Ergebnisse einer kontrollierten experimentellen Studie, Vergleich somatischer Parameter. Langenbeck's Arch Chir, Chir Forum '89:163–167

Zittel T (1991) Die Bedeutung des Rekonstruktionsverfahrens nach Gastrektomie für somatische Veränderungen bei Ratten. Med Diss. Kiel

Ergebnisse der Ösophagojejunoplikatio in Stapler-Technik

K. Böttcher, A. Stier, J. D. Roder, M. Etter und J. R. Siewert

Einleitung

Seit der ersten erfolgreichen Gastrektomie vor genau 100 Jahren durch Schlatter in Zürich sind zahlreiche Techniken zur Passagerekonstruktion beschrieben worden. Primäres Ziel ist zum einen die sichere Anastomose zwischen Ösophagus und Jejunum. Noch vor 10–15 Jahren war eine hohe Rate von Anastomoseninsuffizienzen, insbesondere an der Ösophagojejunostomie, für eine postoperative Letalität von über 20% verantwortlich. Durch Verbesserungen auf dem Gebiet der Intensivmedizin sowie durch ausgefeiltere Operationstechniken konnte die Letalität deutlich gesenkt werden und liegt gegenwärtig unter 5% [1]. Ein wesentlicher Grund für diesen Rückgang war auch die Einführung von modernen Klammernahtgeräten.

Zur Verbesserung der Lebensqualität wird vielfach die Erschaffung eines Ersatzmagens als Reservoir angestrebt. Beide Ziele sind in der vor 25 Jahren beschriebenen Ösophagojejunoplikatio vereint. Sie beinhaltet neben der Pouchbildung durch die Plikatio bei erhaltener terminaler Ösophagusmuskulatur auch ein Antirefluxventil und vor allem eine sichere Anastomoseprotektion [7]. Diese Therapieziele können durch eine Roux-Y-Ableitung des Duodenalinhaltes aboral des Pouches noch weiter verbessert werden. Im folgenden sollen die Ergebnisse der Ösophagojejunoplikatio in Staplertechnik dargestellt und mit denen der einfachen Ösophagojejunostomie Roux-Y verglichen werden.

Patientengut und Methodik

Im Zeitraum von April 1988 bis März 1997 wurden insgesamt 893 Patienten wegen eines Magenkarzinoms operiert. Die Resektionsquote betrug 95,7%. Bei 621 Patienten (75,4%) erfolgte eine totale oder erweiterte totale Gastrektomie, 154 Patienten (18,7%) wurden subtotal gastrektomiert und bei 49 Patienten (5,9%) eine proximale Gastrektomie durchgeführt.

Von den 621 Patienten mit totaler Gastrektomie erfolgte bei 332 Patienten eine intraabdominelle Ösophagojejunostomie, bei 289 dagegen eine intrathorakale Ösophagojejunostomie nach Resektion des distalen Ösophagus.

Von den 332 Patienten mit intraabdomineller Anastomose wurde bei 172 Patienten eine einfache Ösophagojejunostomie Roux-Y durchgeführt, bei 160 Patienten dagegen eine Ösophagojejunoplikatio Roux-Y. Beide Anastomosenformationen erfolgten mit Staplern (Fa. Auto Suture, Tönisvorst).

Die letztgenannten Kollektive wurden im Hinblick auf Indikationsstellung, Komplikationsrate, Letalität und Lebensqualität miteinander verglichen.

Operationstechnik

Ösophagojejunoplikatio in Stapler-Technik

Nach totaler Gastrektomie und Blindverschluß des Duodenums erfolgt die Wiederherstellung der Intestinalpassage mit der 1. oder 2. Jejunumschlinge.

Etwa 8 cm unterhalb des blinden Scheitelbogens der gewählten Schlinge wird die zu bildende Seit-zu-Seit-Enteroanastomose durch einen oralen und aboralen Haltefaden markiert und der zuführende Schenkel am unteren Punkt offen durchtrennt. Rechts und links des oralen Haltefadens wird jeweils parallel der Längsachse der Jejunalschenkel eine etwa 2 cm lange Inzision angelegt, in die der überlange GIA-Stapler eingeführt werden kann (Abb. 38.1a). Durch Schließen und Auslösen des Geräts wird in einem Arbeitsgang eine ausreichend lange (ca. 10 cm) Enteroanastomose angelegt (Abb. 38.1b). Die zum Einführen des GIA-Staplers angelegten Inzisionen bilden am kranialen Ende der Enteroanastomose eine geeignete Öffnung für die Aufnahme des Ösophagusstumpfes. Der Rand dieser Öffnung wird durch eine zirkulär überwendlich gestochene Tabaksbeutelnaht gefaßt. Der gebogene Premium-CEEA-Stapler wird ohne Kopfteil von aboral her durch die offengelassene Jejunalschlinge eingeführt und

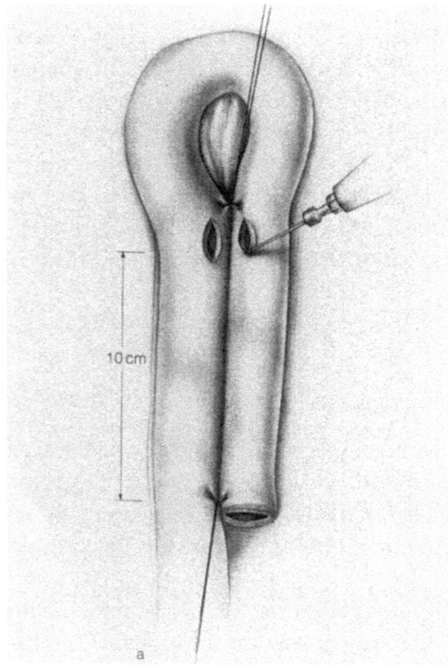

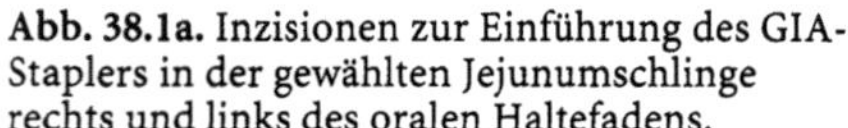

Abb. 38.1a. Inzisionen zur Einführung des GIA-Staplers in der gewählten Jejunumschlinge rechts und links des oralen Haltefadens.

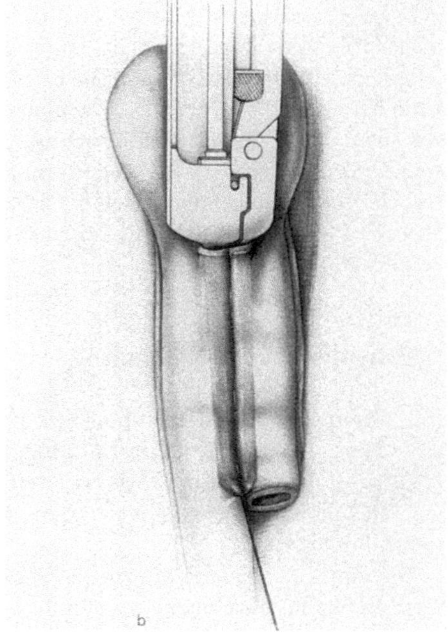

Abb. 38.1b. Anlegen der Enteroanastomose mit dem GIA-Stapler.

zur oralen Öffnung der Enteroanastomose herausgeführt. Die Tabaksbeutelnaht wird über dem Dorn geschlossen.

Das aborale Ende des Ösophagusstumpfes wird ebenfalls mit einer Tabaksbeutelnaht gerändelt (per Hand bzw. mit Spezialklemme) (Abb. 38.2). Anschließend wird die vom CEEA-Gerät abgelöste Andruckplatte in den Ösophagusstumpf eingeführt und die Tabaksbeutelnaht fest über der Andruckplatte geknüpft. Beide Geräteteile werden miteinander verbunden und die Anastomose durch Auslösen des Geräts hergestellt. Die fertige Ösophagusjejunostomie wird durch die Jejunummanschette im Sinne einer Plikatio eingehüllt (Abb. 38.3). Der aborale, noch offene Jejunalschenkel wird mit dem TA 55 verschlossen. Abschließend wird die zuführende Schlinge etwa 40–50 cm unterhalb des Pouches End-zu-Seit mit der abführenden Schlinge anastomosiert.

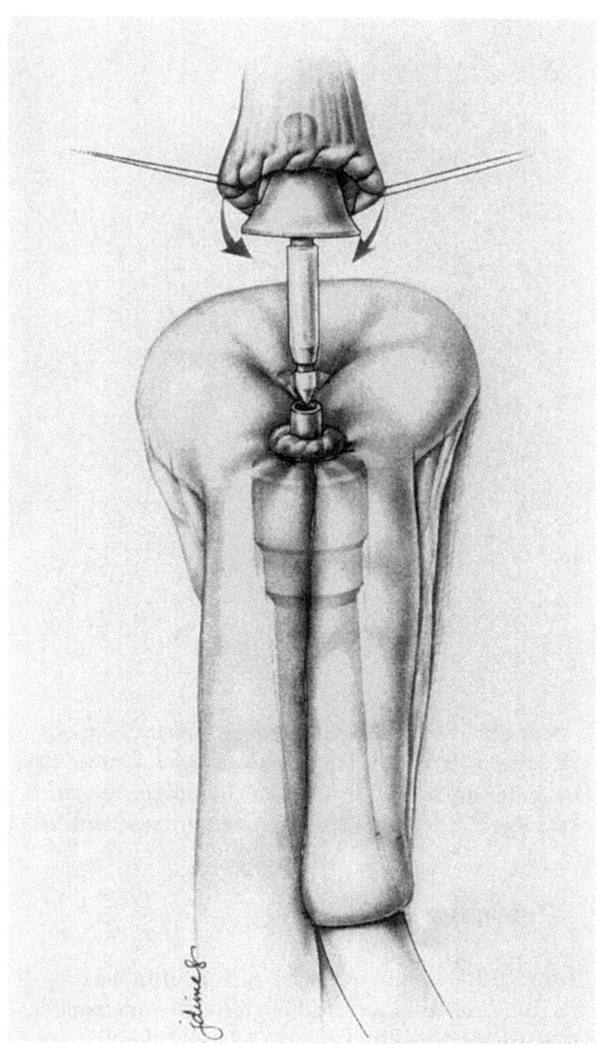

Abb. 38.2. Tabaksbeutelnähte am kranialen Ende der Enteroanastomose und am aboralen Ende des Ösophagusstumpfes mit eingeführtem Premium CEEA-Stapler vor der Anastomose.

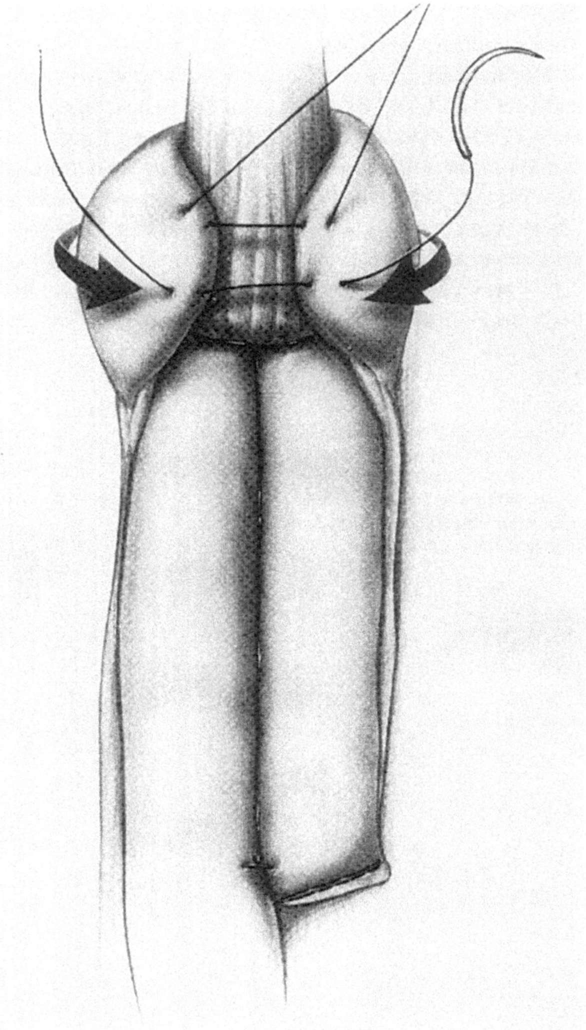

Abb. 38.3.
Naht der Plikatio der Ösophagojejunostomie mit nicht resorbierbarem Nahtmaterial, der blinde Schenkel der Enteroanastomose ist mit dem TA 50 verschlossen worden.

Bei allen Patienten wurde die intraoperativ gelegte Magensonde am 2. postoperativen Tag entfernt. Die Anastomosenregion wurde für 6 Tage mittels einer Robinson-Drainage drainiert. Der Kostaufbau erfolgte ab dem 4. postoperativen Tag, eine routinemäßige Röntgenkontrolle der Anastomose wurde nicht durchgeführt.

Ergebnisse

Beide Gruppen unterschieden sich im Hinblick auf die Geschlechtsverteilung sowie die Tumorlokalisation nicht signifikant voneinander, allerdings waren Patienten mit Pouch-Rekonstruktion mit 60,4 Jahren deutlich jünger als Patienten mit einfacher

Ösophagojejunostomie (64 Jahre, $p < 0{,}05$) (Tabelle 38.1). Weiterhin wurde die Ösophagojejunoplikatio Roux-Y vorwiegend bei Patienten mit niedrigerem Tumorstadium durchgeführt (T1/2-Kategorie 64 vs. 43%, $p < 0{,}05$; UICC Stadium IA, B, II 54 vs. 29%, $p < 0{,}01$). Eine R0-Resektion war in der Pouchgruppe mit 85% signifikant häufiger (Tabelle 38.2). Die postoperative Komplikationsrate betrug für die Pouchgruppe 19%, für die Gruppe der Patienten mit einfacher Ösophagojejunostomie Roux-Y 27% ($p < 0{,}05$). Allerdings ist zu berücksichtigen, daß in der Gruppe mit einfacher Ösophagojejunostomie Roux-Y signifikant häufigere Operationserweiterungen vorgenommen wurden (19,4 vs. 32%, $p < 0{,}05$). Eine proximale Anastomoseninsuffizienz ließ sich in der Pouchgruppe in keinem Fall, in der Gruppe der Patienten mit einfacher Ösophagojejunostomie in 4 Fällen (2%) nachweisen. Die Letalität betrug 2,5 bzw. 3,5% und war somit nicht unterschiedlich signifikant (Tabelle 38.3).

Diesen guten Ergebnissen der Staplertechnik sind spezielle Komplikationen der Stapleranwendung entgegenzuhalten. So kam es anfangs in insgesamt 8 Fällen (2,4%) beim Einführen von Messoliven in den distalen Ösophagus zu einer Längsruptur der Speiseröhrenwand, so daß in allen Fällen eine Nachresektion erfolgen mußte. Beim

Tabelle 38.1. Alter, Geschlechtsverteilung und Lokalisation des Primärtumors für die Patienten mit Pouch-Rekonstruktion und einfacher Ösophagojejunostomie.

	Pouch (n = 160)	kein Pouch (n = 172)	P-Wert
Alter $\bar{x}$ (Jahre)	60,4	64,0	< 0,05
Geschlecht			
männlich	98 (61%)	100 (58%)	n.s.
weiblich	62 (39%)	72 (42%)	
Lokal isation			
proximales Drittel	23 (14%)	34 (20%)	
mittleres Drittel	80 (50%)	86 (50%)	
distales Drittel	57 (36%)	51 (29,5%)	n.s.
gesamter Magen	0	1 (0,5%)	

Tabelle 38.2. pT-Kategorie des Primärtumors, UICC-Tumorstadien und Residualtumorklassifikation für die Patienten mit Pouch-Rekonstruktion und einfacher Ösophagojejunostomie Roux-Y.

	Pouch (n = 160)	kein Pouch (n = 172)	P-Wert
pT-Kategorie			
pT1	38 (24%)	22 (13%)	
pT2	65 (40%)	52 (30%)	< 0,05
pT3	44 (27%)	63 (37%)	
pT4	13 (8%)	35 (20%)	
UICC-Stadien			
IA, B, II	86 (54%)	49 (29%)	
IIIA, B, IV	74 (46%)	123 (71%)	< 0,01
R-Klassifikation			
R0	136 (85%)	110 (64%)	
R1	12 (7,5%)	18 (10%)	< 0,01
R2	12 (7,5%)	44 (26%)	

Tabelle 38.3. Komplikationen und Letalität nach Pouch-Rekonstruktion und einfacher Ösophagojejunostomie.

Komplikationen	Pouch (n = 160)	kein Pouch (n = 172)	P-Wert
Intraoperativ			
Anastomosendehiszenz	4 (2,5%)	5 (3%)	
Pouchblutung	5 (3%)		n.s.
Oesophaguslängstruptur	4 (2,5%)	4 (2,5%)	
Postoperativ			
gesamt	30 (19%)	46 (27%)	< 0,05
Anastomoseninsuffizienz	0	4 (2%)	n.s.
Letalität	4 (2,5%)	6 (3,5%)	n.s.

Tabelle 38.4. Gewichtsverhalten nach Gastrektomie; in der Patientengruppe mit Pouch-Rekonstruktion war der postoperative Gewichtsverlust signifikant niedriger.

Gewichtsverhalten	Pouch	kein Pouch	P-Wert
Gewichtsverlust (kg)	8,0 ± 6,1	13,5 ± 8,6	0,01
Abweichung vom Broca-Gewicht (kg)			
präoperativ	+ 5,9 ± 9,7	+ 6,2 ± 9,4	
postoperativ	− 2,1 ± 7,7	− 7,3 ± 7,4	0,01

Verzicht auf diese Messoliven und vorsichtiger Dilatation des Ösophagus mit einer Kornzange ließ sich diese Komplikation vermeiden. In insgesamt 9 Fällen (3%) traten intraoperativ bemerkte Anastomosenteildehiszenzen auf, so daß die Anastomose in 6 Fällen übernäht und in drei weiteren Fällen vollkommen neu angelegt werden mußte (Tabelle 38.3).

Bei Verwendung GIA 90 zur Herstellung des Pouches kam es in 5 Fällen (3%) zu einer postoperativen intralumnalen Blutung aus der Klammernahtreihe, die endoskopisch gestillt werden mußte. Durch eine sorgfältige Kontrolle und Blutstillung im Bereich der Klammernahtreihe nach Evertierung des Pouches war auch diese Komplikation in der Folge sicher vermeidbar (Tabelle 38.3).

Untersuchungen zur Lebensqualität ergaben, daß die Pouch-Rekonstruktion zu einem deutlich geringeren Gewichtsverlust (Tabelle 38.4), weniger Beschwerden sowie zu einer höheren Lebenszufriedenheit führten.

Diskussion

Seit der ersten erfolgreichen totalen Gastrektomie vor 100 Jahren konnte die Letalität durch Erfolge der Intensivmedizin, vor allem jedoch durch den Einsatz von Klammernahtgeräten entscheidend gesenkt werden und liegt heute in erfahrenen Zentren weit unter 5% [1]. Die schwerwiegendste Komplikation stellt auch heute noch die Insuffizienz der oesophagojejunalen Anastomose dar, die nach wie vor noch mit einer hohen Letalität von bis zu 50% vergesellschaftet ist [6]. Lag die Insuffizienzrate bei der Ösophagojejunostomie nach totaler Gastrektomie bei Magenkarzinom nach Handanastomosen in retrospektiven Studien noch bei 15–30%, ließ sich die Insuffizienzrate durch den Einsatz von Staplern auf unter 10% senken [4]. In unserem Patientengut liegt die Gesamtinsuffizienzrate bei nur 1,2%.

Nachdem damit die Ösophagojejunostomie ihren Schrecken verloren hat, tritt zunehmend die Auswahl des Rekonstruktionsverfahrens unter dem Aspekt der Lebensqualität in den Vordergrund [2, 5, 9]. Für die Beantwortung der Frage nach dem optimalen Rekonstruktionsverfahren stehen nur sehr wenige Daten aus kontrollierten Studien zur Verfügung. Oberstes Ziel bei allen Rekonstruktionsverfahren ist die Vermeidung eines jejunooesophagealen Refluxes, der medikamentös außerordentlich schwer zu beherrschen ist. Dies kann zum einen durch eine Ösophagojejunoplikatio bei erhaltener terminaler Ösophagusmuskulatur erfolgen [3]. Sicherer ist jedoch die Vermeidung eines derartigen Refluxes durch die Ableitung des Duodenalsaftes nach dem Roux-Y-Prinzip oder durch eine entsprechend lange Interposition eines Jejunumsegmentes zwischen Duodenum und Speiseröhrenstumpf.

Es gibt Hinweise dafür, daß die Schaffung eines sogenannten Pouches oder eines Ersatzmagens für die Patienten zu einem deutlichen Gewinn an Lebensqualität führt [2, 5, 9]. Zum Tragen kommt dieser Gewinn an Lebensqualität allerdings erst jenseits des 6.–8. postoperativen Monats. Somit profitieren nur R0-resezierte Patienten mit einem frühen Tumorstadium von einem Pouch. Sie stellen damit auch die wichtigste Patientengruppe für eine Pouchbildung dar. Wie auch in anderen Untersuchungen, führte [2, 5, 9] die Ersatzmagenbildung an unserem Patientengut zu einem geringeren Gewichtsverlust, zu geringen Beschwerden sowie einer höheren Lebenszufriedenheit.

Zusammenfassend sehen wir die Anforderungen an das Rekonstruktionsverfahren nach Gastrektomie, nämlich die Reservoirbildung, die Refluxvermeidung sowie die Risikominderung durch eine sichere Anastomose durch die Ösophagojejunoplikatio Roux-Y in Staplertechnik als erfüllt an. Aus diesem Grunde empfiehlt sich dieses Rekonstruktionsverfahren als Methode der Wahl nach totaler Gastrektomie, vor allem bei Patienten mit guter Langzeitprognose.

Literatur

1. Böttcher K, Siewert JR, Roder JD, Busch R, Hermanek P, Meyer HJ (1994) Risiko der chirurgischen Therapie des Magencarcinoms in Deutschland-Ergebnisse der Deutschen Magencarcinom-Studie 1992. Chirurg 65:298–306
2. Buhl K, Lehnert T, Schlag P, Herfarth C (1995) Reconstruction after gastrectomy and quality of life. World J Surg 19:558–564
3. Feussner H, Weiser HF, Liebermann-Meffert D, Siewert JR (1988) Intestinooesophagealer Reflux nach Gastrektomie: Wirkungsmechanismus und Effektivität der Ösophagojejunoplikatio. Chirurg 59:665
4. Höscher AH, Siewert JR (1991) Stapler am Gastrointestinaltrakt – pro und contra. Langenbecks Arch Chir 377:56–64
5. Roder JD, Herschbach P, Henrich G, Böttcher K, Siewert JR (1992) Lebensqualität nach totaler Gastrektomie wegen Magenkarzinom – Ösophagojejunoplikatio mit Pouch versus Ösophagojejunostomie ohne Pouch. Dtsch Med Wschr 117:241–247
6. Schreiber HW, Eichfuss HP, Schumpelick V (1978) Magenersatz. Chirurg 49:72
7. Siewert JR, Peiper HJ, Jenewein Hm, Waldeck F (1973) Die Ösophago-Jejunoplikatio. Chirurg 44:115
8. Siewert JR (Hrsg) (1989) Breitner: Chirurgische Operationslehre, Bd 4, Chirurgie des Abdomens 2. Ösophagus, Magen, Duodenum. Urban & Schwarzenberg, München–Wien–Baltimore
9. Troidl H, Küsche J, Vestweber KH, Eypasch E, Maul U (1987) Pouch versus esophagojejunostomy after total gastrectomy: A randomized clinical trial. World J Surg 11:699

39 Untersuchungen zu Funktion und Lebensqualität nach subtotaler und totaler Gastrektomie mit und ohne Pouchrekonstruktion

A. Stier, K. A. Böttcher, J. D. Roder, M. Schwaiger und J. R. Siewert

Einleitung

Eine Vielzahl von Rekonstruktionsverfahren zur Wiederherstellung der Intestinalpassage nach totaler Gastrektomie sind bisher zur klinischen Anwendung gekommen. Im wesentlichen unterscheiden sie sich in zwei Grundsätzen: Zum einen kann durch Dünndarminterposition die Duodenalpassage aufrechterhalten oder ausgeschlossen werden; zum anderen ist nach Gastrektomie eine Rekonstruktion mit und ohne Pouchbildung möglich. Für die Erhaltung der Dünndarmpassage wird als Argument ein verbesserter postprandialer Glukose- und Fettstoffwechsel angeführt. Der Pouch wiederum soll die verlorengegangene Reservoirfunktion des Magens teilweise ersetzen.

In vielen Studien sind die unterschiedlichen Rekonstruktionsformen und deren Einfluß auf den postprandialen Stoffwechsel, postoperative Beschwerden, Lebensqualität und Verlauf des Körpergewichtes untersucht worden. Die Ergebnisse werden hinsichtlich der Frage einer Notwendigkeit einer Pouchbildung nach wie vor kontrovers diskutiert [1,2,3]. Szintigraphische Daten zur Pouchentleerung sind nur selten publiziert worden, obwohl die Methode der alimentären Szintigraphie zur Untersuchung des Entleerungsverhaltens am besten geeignet erscheint [4,5]. Ein Grund dafür mag in der Schwierigkeit liegen, anhand der szintigraphischen Bilder nach organverändernden Operationen die „regions of interest" (ROI) zu identifizieren bzw. in ihrer Größe exakt abzugrenzen.

Zur Verbesserung der Auswertung szintigraphischer Bilder haben wir in dieser Studie ein Computerprogramm eingesetzt, das eine dreidimensionale Darstellung der szintigraphischen Aufnahmen ermöglicht [6]. Durch diese Bildauswertung sollte die Größe der interponierten Dünndarmschlingen genauer bestimmt und die ROI's exakter markiert werden, um die Aktivitätsveränderungen innerhalb dieser ROI's über den gesamten Untersuchungszeitraum zuverlässig quantifizieren zu können.

Unter Verwendung dieses Visualisierungsprogrammes wurden in dieser Studie nach totaler Gastrektomie mit Ösophagojejunoplikatio rekonstruierte Patienten hinsichtlich der Reservoirfunktion und des Entleerungsverhaltens ihres Jejunumpouches untersucht. Verglichen wurde diese Gruppe mit Patienten, deren Intestinalpassage durch eine einfache Ösophagojejunostomie ohne Pouch rekonstruiert worden war. In beiden Gruppen wurde die Duodenalpassage ausgeschaltet. Gleichzeitig wurde der Einfluß der unterschiedlichen Rekonstruktionsverfahren auf die postoperative Lebensqualität untersucht. Hierzu wurden die Patienten nach einem umfangreichen Fragebogen exploriert, der operationsbedingte Folgezustände genauso untersuchte wie Fragen zur allgemeinen Lebenszufriedenheit.

Patienten und Methodik (Abb. 39.1)

Im Zeitraum von frühestens 6 und spätestens 9 Monaten nach totaler Gastrektomie wurden die Patienten beider Gruppen nachuntersucht. In der Gruppe mit Ösophagojejunoplokatio und Pouchrekonstruktion befanden sich 18 Männer und Frauen im Alter von 41 bis 69 Jahren mit einem Durchschnittsalter von 58,2 Jahren. Die Vergleichsgruppe mit Ösophagojejunostomie ohne Pouchrekonstruktion umfaßte ebenfalls 18 Männer und Frauen im Alter von 46 bis 71 Jahren, Durchschnittsalter 55,7 Jahre. Die Intestinalpassage war in der ersten Gruppe durch den retrokolischen Hochzug einer Jejunumschlinge rekonstruiert worden, die an ihrem Scheitelpunkt gedoppelt und mit einer Jejunoplikatio am distalen Ösophagus anastomosiert worden war (Ersatzmagen nach Siewert/Peiper). Durch den Einsatz von Klammernahtgeräten (GIA 90 Premium, Auto Suture®) war die Pouchbildung und -größe standardisiert. Die distal des Pylorus blind verschlossene Duodenumschlinge wurde etwa 40 cm aboral der Ösophagusanastomose als Roux-Y-Schlinge End-zu-Seit implantiert.

In der zweiten Gruppe wurde eine einzelne Jejunumschlinge retrokolisch in den Oberbauch gezogen und Seit-zu-End mit dem distalen Ösophagus in Staplertechnik (Premium CEEA, Auto Suture®) anastomosiert. Das blinde Ende der Dünndarmschlinge wurde mit einem weiteren Klammernahtgerät (TA 55, Auto Suture®) verschlossen („Krückstocktechnik"). Die Anastomose der galleführenden Schlinge wurde in gleicher Weise wie bei der Vergleichsgruppe ausgeführt.

Ein wesentliches Einschlußkriterium zur Aufnahme in diese Studie war ein frühes, möglichst nodal negatives Tumorstadium und eine Lokalisation des Tumors im Antrum oder Corpus. Damit sollte einerseits die Wahrscheinlichkeit der Rezidivfreiheit zum Zeitpunkt der Nachuntersuchung erhöht werden, andererseits vom Resektionsausmaß her keine transhiatale Erweiterung der Resektion erforderlich sein. Bei der Absetzung des Magens wurde daher grundsätzlich der untere Ösophagussphinkter erhalten; das Jejunuminterponat lag vollständig intraabdominell.

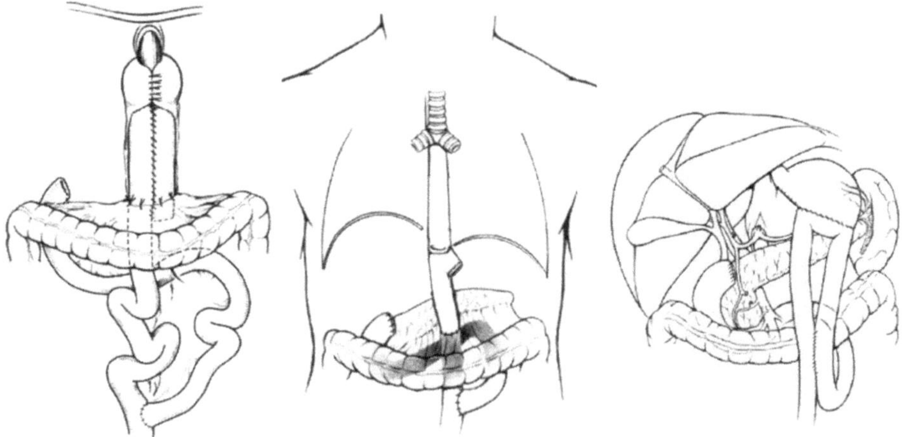

Abb. 39.1. Schematische Darstellung der 3 untersuchten Rekonstruktionsverfahren nach totaler und subtotaler Gastrektomie. Links die Ösophagojejunoplikatio, in der Mitte die Ösophagojejunostomie, rechts die subtotale Resektion in der B-II-Rekonstruktion, antekolisch, isoperistaltisch.

Als Kontrollgruppe für die alimentäre Szintigraphie wurden 14 Männer und Frauen im Durchschnittsalter von 61,4 Jahren 6 Monate postoperativ untersucht, bei denen eine subtotale (4/5-Resektion) Gastrektomie durchgeführt worden war. Die Indikation zur subtotalen Resektion bestand in einem T_1-Karzinom im Antrum vom intestinalen Typ nach Laurèn. Die Rekonstruktion erfolgte nach dem gleichen Prinzip wie bei der klassischen Billroth-II-Operation mit antekolischer, isoperistaltischer Gastroenterostomie und Braun-Fußpunktanastomose.

Zum Zeitpunkt der Nachuntersuchung bestand bei keinem Patienten im bildgebenden und endoskopischen Restaging ein Hinweis für einen Rezidivtumor oder Fernmetastasen.

Die nuklearmedizinische Untersuchung erfolgte generell morgens in nüchternem Zustand. Als standardisierte solide Testmahlzeit wurde ein Pfannkuchen mit 60 megaBq 99M Technetium- Albures markiert. Die Gamma-Großfeldkamera wurde bei aufrecht sitzendem Patienten von dorsal positioniert und zwischen Xiphoid und Beckenkamm justiert. Die Aktivitätsveränderungen innerhalb der 64 × 64 Matrix der Kamera wurden kontinuierlich aufgezeichnet und pro Minute über einen Gesamtraum von 60 Minuten gespeichert.

Die digitalisierten szintigraphischen Daten wurden mit einem selbstentwickelten PC-Programm ausgewertet. Das Visualisierungsprogramm basiert auf der Interactive Data Language IDL®. Dadurch kann die Intensität der radioaktiv markierten Testmahlzeit auf der z-Achse in einer Gitterlinienstruktur dargestellt werden (Abb. 39.2, 39.3 und 39.4) [6]. Mit einem Lightpen können nun die für die Auswertung interes-

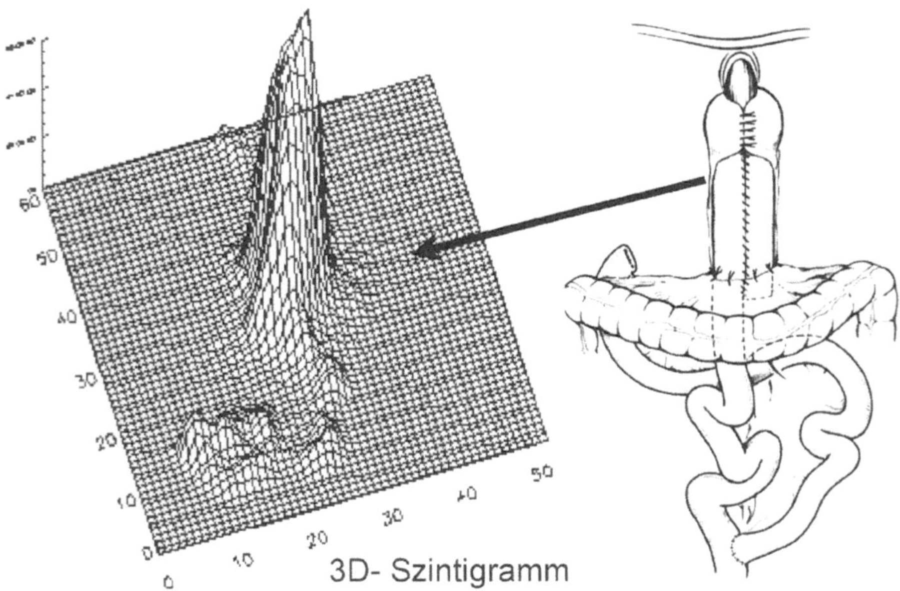

Abb. 39.2. Dreidimensionale Darstellung eines szintigraphischen Bildes einer Ösophagojejunoplikatio, 5 Minuten nach Nahrungsaufnahme. Das Bild ist aufgerichtet, die Ansicht erfolgt von schräg vorne, am oberen Bildrand innerhalb der 64iger Matrix ist der Ösophagus noch erkennbar, unten sieht man die weiterführende Jejunumschlinge. Der Pouch ist in seiner Größe gut abgrenzbar.

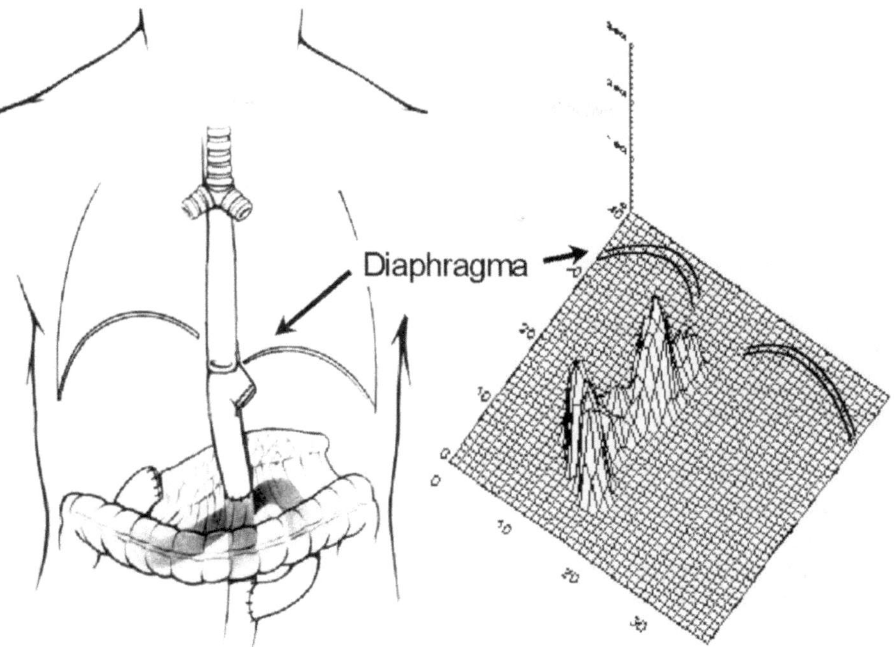

Abb. 39.3. Dreidimensionale Ansicht einer Ösophagojejunostomie, schräg nach links gedreht, 5 Minuten nach Nahrungsaufnahme. Die radioaktive Testmahlzeit verteilt sich in der einzeln hochgezogenen Jejunumschlinge. (Geschwungener Doppelstrich = Diaphragma).

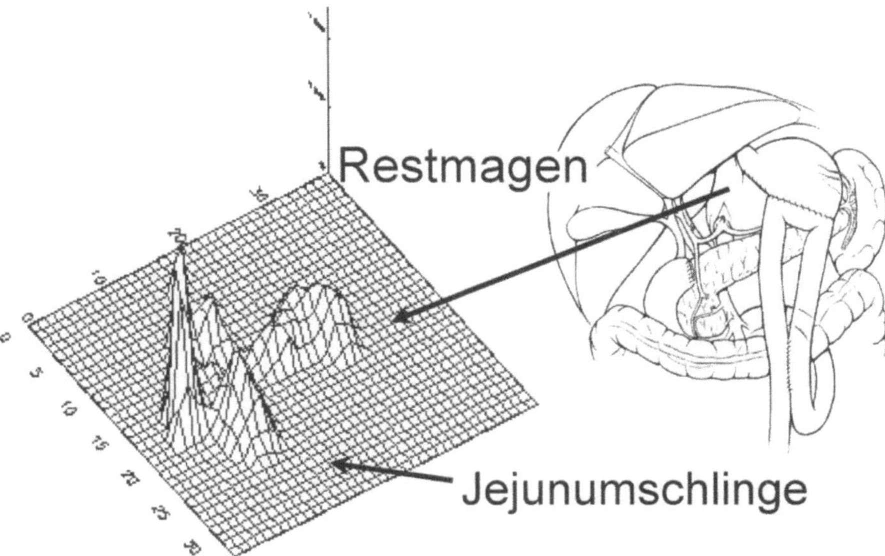

Abb. 39.4. Ansicht eines Restmagens nach subtotaler Gastrektomie von der linken Seite, 5 Minuten nach Nahrungsaufnahme. Der Restmagen ist von den Jejunumschlingen gut abzugrenzen.

santen ROI's - der Pouch, die isolierte hochgezogene Jejunumschlinge, der Restmagen und die aboral gelegenen Dünndarmsegmente - exakt umfahren werden. Die in den ROI's berechneten Aktivitätsveränderungen wurden als prozentuale Retention pro Minute graphisch dargestellt.

Die Lebensqualität wurde unter Zuhilfenahme standardisierter und bereits in Voruntersuchungen validierter Fragebögen evaluiert [7]. Damit wurden die Bereiche der allgemeinen körperlichen Belastung und postprandialen Beschwerden (nach Zerssen), der Lebenszufriedenheit und der psychosozialen Belastung (nach Herschbach) angesprochen. Die begraften Symptome und Probleme konnten je nach Schweregrad auf einer Skala bewertet werden. Auf diese Weise konnten für jeden Patienten individuelle, aber auch für bestimmte Symptome durchschnittlich berechnete Scores ermittelt werden.

Die statistische Auswertung erfolgte hinsichtlich der szintigraphischen Daten mit dem χ^2 Test; bei den Scores mit dem nicht-parametrischen Test von Mann und Whitney.

Ergebnisse

Bei der Messung der Transits von Testmahlzeiten wurde in keiner der 3 Gruppen eine initiale Plateauphase, wie sie bei der physiologischen Magenentleerung typisch ist, beobachtet. Die durchschnittlichen Transitkurven verliefen bei der Pouch- und der subtotal resezierten Gruppe annähernd linear, bei der Jejunostomiegruppe exponentiell abfallend. T50% wurden in der Pouchgruppe nach 43 min., in der subtotal gastrektomierten Gruppe nach 31 min. und in der Jejunostomiegruppe nach 14 min. erreicht. Am Ende der 60minütigen Untersuchungszeit wurden in der Pouchregion durchschnittlich 36% der Testmahlzeit retiniert, in der ROI des Restmagens 29% und in der einfach hochgezogenen Jejunumschlinge 8%. Die Unterschiede der Transitdaten sind zwischen der Pouch- und der Restmagengruppe nicht signifikant, zwischen diesen beiden Gruppen und der Gruppe der Patienten ohne Pouch jedoch hochsignifikant.

Im Vergleich der dreidimensionalen Einzelbilder von Patienten ohne Pouch war die längere Verweildauer der Testmahlzeit in der Gruppe der Pouchpatienten bei 14 Patienten erkennbar. Als Beispiel zeigt Abbildung 39.5 die szintigraphischen Bilder eines

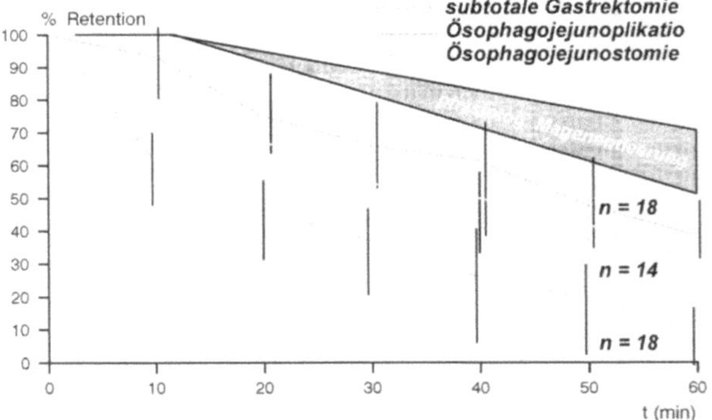

Abb. 39.5. Darstellung der prozentualen Abnahme der Retention pro Minute in den „Region of Interests" von Ösophagojejunoplikatio, Ösophagojejunostomie und subtotaler Gastrektomie. Die graue Fläche stellt die Standardabweichungen der physiologischen Magenentleerung dar.

Patienten mit und eines ohne Pouch jeweils 15 Minuten nach Beendigung der Nahrungsaufnahme. In der Pouchregion ist mit einem Maximum von 242 000 Counts/pixel eine signifikant höhere Aktivität nachweisbar als in der ROI der einfach hochgezogenen Jejunumschlinge (76 000 Counts/pixel).

Der durchschnittliche Gewichtsverlust im postoperativen Verlauf betrug nach subtotaler Gastrektomie 6,4 + 5,9 kg, nach totaler Gastrektomie mit Pouchrekonstruktion 7,7 + 6,3 kg und ohne Pouch 11,9 + 8,1 kg. Daraus ergibt sich ein signifikant höherer Gewichtsverlust, gemessen 6 bis 9 Monate postoperativ, in der Gruppe der Patienten ohne Pouchrekonstruktion. 89% der Patienten mit Pouch und 94% der mit Restmagen gaben an, 6 Monate nach der Operation ihr Körpergewicht konstant halten zu können; in der Gruppe ohne Pouch waren es mit 73% signifikant weniger Patienten.

Über ein fehlendes Hungergefühl klagten 57% der Patienten nach subtotaler Gastrektomie und 67% bzw. 74% der total gastrektomierten Patienten mit bzw. ohne Pouchrekonstruktion. Über eine Ernährungsumstellung berichteten 48% der Patienten mit Restmagen und 71 bzw. 77% der total resezierten Patienten mit und ohne Pouch.

Bei der Auswertung der Fragebögen ergab sich hinsichtlich der Beschwerdeliste ein signifikanter Unterschied in den zu einem Durchschnittswert zusammengefaßten Summenscores zwischen den Gruppen mit und ohne Pouchrekonstruktion. Die Unterschiede beider Gruppen zu der Gruppe der subtotal gastrektomierten Patienten war nicht signifikant. Im Durchschnitt waren Summenscores der subtotal resezierten Gruppe in der Bewertung schlechter als die der Gruppe mit Ösophagojejunoplikatio.

In der Einzelfaktorenanalyse hauptsächlich postprandial auftretender Symptome bewerteten Patienten ohne Pouchrekonstruktion ihre Beschwerden grundsätzlich schlechter als Patienten mit Pouch (Abb. 39.6). Einzige Ausnahme war die Beurteilung von Appetit und Hungergefühl. Bei der Evaluierung der Schweregrade von „Übelkeit, Meteorismus, Völlegefühl und postprandialen Schmerzen“ waren die Unterschiede signifikant. Die Bewertungen der gastrointestinalen Beschwerden fielen in der Gruppe subtotal resezierter Patienten bis auf Sodbrennen und Diarrhoen besser aus als in der Gruppe mit einfacher Ösophagojejunostomie.

Patienten mit Pouch schätzten gegenüber der subtotal resezierten Gruppe die postprandial auftretenden Beschwerden überwiegend, aber kaum signifikant unterschied-

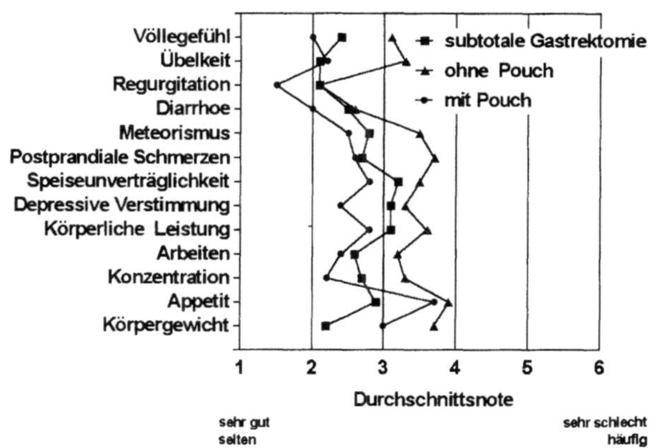

Abb. 39.6. Ausgewählte Beispiele aus den Fragebögen zu Beschwerden und Lebenszufriedenheit im Vergleich der einzelnen Rekonstruktionsformen.

lich ein. Keine Unterschiede gab es bei der Beurteilung von Symptomen wie Völlegefühl, Übelkeit und postprandialen Schmerzen, signifikant besser waren Sodbrennen und postprandiale Übelkeit, signifikant schlechter der Appetit.

Bei Fragen zur allgemeinen Lebenszufriedenheit bewerteten Pouchpatienten ihre körperliche Leistungsfähigkeit, Konzentration und ihren Tätigkeitsbereich höher bzw. größer ein als beide Vergleichsgruppen. Die Unterschiede der Summenscores zu diesem Fragenkomplex waren gegenüber der Patientengruppe ohne Pouchrekonstrukion signifikant.

Diskussion

Die kontrovers geführte Diskussion über Vor- und Nachteile einer Pouchrekonstruktion nach totaler Gastrektomie orientiert sich im wesentlichen an indirekt erhobenen Parametern wie etwa am postoperative Gewichtsverlauf, Serumalbuminspiegel oder dem oralen Glukosetoleranztest, anhand derer auf die Funktion des Magenersatzes rückgeschlossen wird. Die szintigraphische Untersuchung zur Funktion eines Pouches, durchgeführt mit einer soliden radioaktiv markierten Testmahlzeit, ist die einzig verläßliche Methode zur Beurteilung eines Füllungsvermögens und Entleerungsverhaltens. In der Weiterentwicklung der computergestützten Bildauswertung durch die dreidimensionale Visualisation gelingt in der Regel eine zweifelsfreie anatomische Identifikation der rekonstruktiven Konfigurationen. Sie zeigt für den Pouch wie auch für den Restmagen nach 4/5 Magenresektion eine annähernd linear abfallende Kurve als Zeichen einer konstanten Entleerungsrate. Die prozentuale Retention des Pouches ist dabei nach einer Stunde quantitativ höher als die des Restmagens; der Unterschied ist aber nicht signifikant. Die initial eher exponentiell verlaufende Entleerungskurve der einfachen Ösophagojejunostomie ist Ausdruck eines gegenüber Pouch und Restmagen signifikant beschleunigten Transits; die prozentuale Retentionsrate in der isolierten Jejunumschlinge bleibt während des gesamten Untersuchungszeitraums gegenüber dem Pouch hochsignifikant niedriger. Diese unterschiedlichen Transitmuster können als Vorteil für die Pouchrekonstruktion gewertet werden, zumal sie zeigen, daß der Pouch durch sein besseres Retentions- und Füllungsvermögen tatsächlich postoperativ eine Reservoirfunktion ausüben kann. Diese Ergebnisse stimmen mit denen von McAleese 1993 publizierten überein, der bei mit einem J-Pouch rekonstruierten Patienten nach totaler Gastrektomie mit Hilfe der alimentären Szintigraphie eine signifikant prolongierte Retention gegenüber der einfachen Ösophagojejunostomie nachweisen konnte [4]. Überraschend ist, daß die Transitverläufe und prozentualen Retentionsraten zwischen Pouch und Restmagen keinen signifikanten Unterschied zu Gunsten des Restmagens ergeben. Die allgemein als physiologischere Variante angesehene Erhaltung eines kleinen Magenrestes – sofern onkolgisch vertretbar – führt zumindest nach den szintigraphischen Daten zu keinem funktionellen Vorteil. Allerdings wird nach subtotaler Resektion als ein entscheidender indirekter, eng mit der Lebensqualität korrelierender Parameter eine signifikant niedrigere Gewichtsreduktion beobachtet als nach totaler Gastrektomie. Hier schneidet die einfache Ösophagojejunostomie mit einem durchschnittlichen Gewichtsverlust von mehr als 10 kg am schlechtesten ab.

Die Auswertung der Fragebögen zeigt, daß Patienten mit Pouchrekonstruktion weniger über postprandiale Beschwerden klagen und eine höhere Lebenszufriedenheit aufweisen als Patienten ohne Pouch und subtotal resezierte Patienten. Ausnahme ist das fehlende Hungergefühl, das nach totaler Gastrektomie unabhängig von der Rekonstruktionsform gleichermaßen oft beklagt wird und gegenüber der subtotalen Gastrektomie stärker ausgeprägt ist. Bei der Analyse der durchschnittlichen Symptomscores fällt auf, daß Patienten mit Restmagen auch postprandiale Beschwerden wie Übelkeit und Sodbrennen deutlich schlechter bewerten als Patienten mit Ösophagojejunoplikatio. Die Ursache dafür könnte in der Rekonstruktionsform nach Billroth II liegen, die durch die Schlingenführung einen alkalischen intestinoösophagealen Reflux begünstigt. Dieses Problem wird durch die Roux-Y-Ableitung bei der totalen Gastrektomie umgangen [8]. Diese offensichtlich refluxverhütende Schlingenführung erscheint daher auch bei der subtotalen Gastrektomie sinnvoll und könnte die individuelle Beurteilung postprandialer Beschwerden verbessern. Das geht zumindest aus einer Studie von Buhl und Herfarth hervor, die keinen Unterschied in der Beurteilung der Lebensqualität bei Patienten nach totaler Gastrektomie und Pouchrekonstruktion auf der einen und Patienten nach subtotaler Gastrektomie und Roux-Y-Rekonstruktion auf der anderen Seite finden konnten [9]. Damit zeigen diese und die zuletzt zitierte Studie aber auch, wie eng Rekonstruktionsformen und Lebensqualität miteinander verknüpft sind. Darüberhinaus wird aus den in dieser Studie vorgestellten funktionellen Daten deutlich, welch enge Beziehung mit den aus den Fragebögen erhobenen Daten zur Lebensqualität besteht. Patienten mit Ösophagojejunostomie klagen besonders über postprandiale Übelkeit, Völlegefühl, Meteorismus und intraabdominelle Schmerzen als mögliche Folge der fehlenden Reservoirfunktion und die initial beschleunigte Passage der einzeln hochgezogenen Jejunumschlinge.

Zumindest 6 bis 9 Monate nach totaler Gastrektomie ergeben sich deutliche Vorteile hinsichtlich der Funktion eines Ersatzmagens und der postoperativen Lebensqualität für Patienten mit einer Pouchrekonstruktion nach totaler Gastrektomie im Vergleich zu Patienten, die mit einer Ösophagojejunostomie rekonstruiert wurden. Daß Patienten mit Pouch zu diesem Zeitpunkt auch einen, wenn auch geringeren Lebensqualitätsvorteil gegenüber subtotal resezierten Patienten aufweisen, mag in deren refluxfördernder Schlingenführung begründet sein. Funktionell sind Pouchpatienten gegenüber Patienten mit Restmagen aufgrund des ähnlichen Transitverlaufs nicht benachteiligt. Damit unterstützen die gezeigten Daten auch die von anderen Autoren ausgesprochene Empfehlung, bei einer aus onkologischer Sicht notwendigen totalen Gastrektomie eine Pouchrekonstruktion anzustreben, wenn das Tumorstadium ein Langzeitüberleben erwarten läßt [10, 11]. Inwieweit die demonstrierten Unterschiede der 3 nachuntersuchten Gruppen im weiteren Nachbeobachtungszeitraum konstant bleiben oder sich durch bessere Adaptation an die veränderte Situation angleichen, bleibt weiteren Studien vorbehalten.

Literatur

1. Herfarth CH, Stern J, Buhl K (1988) Small bowel pouches as subtitute reservoirs after gastrectomy and protectomy. Z Gastroenterol 26:397–403
2. Pellegrini CA, Deveney CV, Patti MG, Levin M, Way LW (1986) Intestinal transit of food after total gastrectomy and Roux-Y-esphagojejunostomy. Am J Surg 151:117–123

3. Cushieri A (1990) Jejunal pouch reconstruction after total gastrectomy for cancer: experience in 29 patients. Br J Surg 77:421–424
4. McAleese P, Calvert H, Ferguson WR, Laird J (1993) Evaluation of "Gastric" emptying time in the J Pouch compared with a standard esophagojejunal anastomosis. World J Surg 17:595–600
5. Miholic J, Meyer HJ, Kotzerke J (1990) Emptying of the gastric subtitute after total gastrectomy. Ann Surg 210:165–169
6. Stier A, Fechner M, Schwaiger M, Siewert JR (1995) A new approach to scintigraphic evaluation of gastric tube emptying following subtotal esophagectomy. Dis Esoph 8:294–298
7. Roder JD, Stein HJ, Eckel F, Herschbach P, Henrich G, Böttcher K, Busch R, Siewert JR (1996) Vergleich der Lebensqualität nach subtotaler und totaler Gastrektomie beim Magenkarzinom. Dtsch med Wschr 121:543–549
8. Feussner H, Weiser HF, Liebermann-Meffert D, Siewert JR (1988) Intestino-ösophagealer Reflux nach Gastrektomie. Chirurg 59:665–669
9. Buhl K, Lehnert T, Schlag P, Herfarth Ch (1995) Reconstruction after gastrectomy and quality of life. World J Surg 19:558–564
10. Thiede A, Fuchs KH, Hamelmann H (1987) Pouch and Roux-en-Y reconstruction after gastrectomy. Arch Surg 122:837–842
11. Troidl H, Kusche J, Vestweber KH, Eypasch E, Maul U (1987) Pouch versus esophagojejunostomy after total gastrectomy: a randomized clinical trial. World J Surg 11:699–675

Entleerungsgeschwindigkeit und Pouchfunktion – Gibt es einen Einfluß auf die postoperative Befindlichkeit bei gastrektomierten Patienten?

40

J. Treckmann, K. Zander und R. Schmitz

Einleitung

Das Magenkarzinom gehört trotz einer in den letzten Jahren rückläufigen Inzidenz in allen industrialisierten Ländern zu den häufigsten malignen Erkrankungen. Die Gastrektomie als chirurgisches Prinzip beim Magenkarzinom bedeutet eine erhebliche anatomische und physiologische Veränderung für den Patienten. Der Organverlust hat zum Teil extreme Auswirkungen auf die Befindlichkeit und den Ernährungszustand des Patienten. Vorausgesetzt, daß die verfahrensbedingten Mortalitäten und Morbiditäten nicht differieren, ist heute das Zielkriterium für die verschiedenen rekonstruktiven Techniken, die Lebensqualität und insbesondere die soziale Eingliederung des Patienten zu verbessern [1, 2]. Seit der ersten Gastrektomie durch Schlatter 1897 sind eine große Anzahl unterschiedlicher Rekonstruktionsverfahren und Modifikationen entwickelt worden [3, 4]. Die weiterhin grundsätzlichen Fragen zur Rekonstruktion sind die nach dem Erhalt der Duodenalpassage und nach dem Sinn der Anlage eines Reservoirs d.h. eines Pouches. Diese Fragen sind angesichts der widersprüchlichen Ergebnisse aus bisherigen, zum Teil randomisierten Studien nicht endgültig zu beantworten. Zur Erfassung der Befindlichkeit stehen prinzipiell verschiedene, gut validierte Scores zur Verfügung, von denen der Gastrointestinale Lebensqualitätsindex (GLQI) von Eypasch [5] zunehmend in Studien Verwendung findet. Dieser Score stellt ein umfassendes, symptombezogenes Scoringsystem dar, das, aufgegliedert in mehrere Segmente, versucht, die gastrointestinale Befindlichkeit des Patienten zu definieren. Cushieri entwickelte einen Score, der potentiell rekonstruktionsbedingte Symptome bewertet [6]. Demgegenüber erlaubt der Spitzer-Index, der primär für Karzinompatienten validiert wurde, Aussagen über durch die Primärerkrankung bedingte Veränderungen der Gesamtsituation des Patienten [7]. In der vorliegenden Pilotstudie ging es um die Frage, ob sich eine Korrelation der Entleerungszeit des zur Rekonstruktion verwendeten, interponierten Jejunumpouches zur mit verschiedenen Indizes erfaßten Lebensqualität, zum Allgemeinzustand und zur Gewichtsentwicklung der Patienten nachweisen ließ. Mit der etablierten Technik der Nuklid MDP nach Griffith [8] ergab sich die Möglichkeit, die Entleerungszeit des Pouches nach prograder Rekonstruktion zu messen.

Methodik

In die Studie aufgenommen wurden an einem Magenkarzinom erkrankte Patienten, bei denen ein potentiell kurativer Eingriff im Sinne einer R0-Resektion erfolgt war.

Neben der Gastrektomie wurde standardmäßig die Splenektomie, die Lymphadenektomie der Kompartimente I und II sowie die Resektion des Omentum majus, wie von Pichlmayr und van Alste beschrieben, durchgeführt [9].

Die Rekonstruktion erfolgte durch prograde Interposition mit Anlage eines Jejunumpouches. Die Pouchlänge betrug 10 cm bei einer Gesamtlänge der interponierten Schlinge von 40 cm. Postoperativ wurden die Patienten nach 18 Tagen und nach 6 Monaten mittels einer Nuklid-MDP zur Ermittlung der Entleerungsgeschwindigkeit des interponierten Pouches untersucht. Zu diesen Zeitpunkten wurden der GLQI, der Spitzer-Index, der Cushieri-Index und der Body-Mass-Index (BMI) von einem der an der Studie beteiligten Ärzte mittels Fragebogen erhoben.

Technik der Nuklid MDP (modifiziert nach Griffith) [8]

Nach 12 h Nahrungskarenz nahmen die Patienten in *sitzender* Position 6–8 Eßlöffel eines standardisierten MilupaR Fertigmilchbreis versetzt mit 2–3 Mci 99 Tc DPTA ein.Danach erfolgte die Untersuchung der Patienten in *liegender* Position unter der Gamma-Kamera. In einem regulären Zeitrahmen von 60 Minuten wurde die Aktivitätsverteilung aufgezeichnet und anschließend ausgewertet. Bei Entleerungsverzögerung wurden Spätaufnahmen bis zu 3 Stunden nach Aufnahme des Breis angefertigt. Als ROI (Region of Interest) wurden der Ösophagus, der Pouch und der obere Dünndarm gewählt. Für die Untersuchung wurde eine 1-Kopf SPECT, MiE Scintron (Siemens Orbita) verwendet. Die Matrix betrug 128 × 128, die erste Bildzeit 15 Sekunden (20 Bilder à 15 sek.), die zweite Bildzeit 110 Bilder à 30 Sekunden.

Ergebnisse

Im Zeitraum von Januar 1995 bis Juni 1996 wurden 12 Patienten in die Untersuchung aufgenommen. 9 Patienten waren weiblich, 3 männlich. Das Durchschnittsalter der Patienten lag bei 60,2 Jahren. 6 der 12 Patienten mußten einem Tumorstadium UICC IIIa oder IIIb zugeordnet werden. Für die Pouchentleerung entsprechend der Passagegeschwindigkeit zeigte sich eine enorme Spannweite. Diese lag zwischen einer Entleerung von 2% bis 92% markierten Testsubstanz in 60 min. Der niedrigste erzielte GLQI-Wert betrug 49 Punkte, der höchste GLQI-Wert 138 Punkte mit einem Mittelwert von 89,6 (Abb. 40.1). Der Cushieri-Index, der im schlechtesten Fall einen Gesamtwert von 21 Punkten erreichen kann, variierte zwischen 0 und 6 Punkten (Abb. 40.2). Für den Spitzer-Index, der einen Maximalwert von 10 Punkten erreichen kann, ergaben sich Werte zwischen 8 und 10 Punkten (Abb. 40.3). Lediglich eine Patientin, die an einer ausgeprägten depressiven Verstimmung litt, wies mit 2 Punkten einen deutlich erniedrigten Spitzer-Index auf. 6 Monate postoperativ hatten 10 von 12 Patienten einen normalen Body-Mass-Index über 19 (Abb. 40.4). Szintigraphisch wiesen 3 von 12 Patienten einen diskreten Reflux, 2 einen verstärkten Reflux auf. In der Abfrage der Beeinträchtigung durch Refluxbeschwerden gaben jedoch nur 2 dieser Patienten eine minimale Beeinträchtigung durch Sodbrennen an. Nur 2 Patienten gaben an, sich an eine persönliche Diätbeschränkung halten zu müssen. Kein Patient litt an einer Diar-

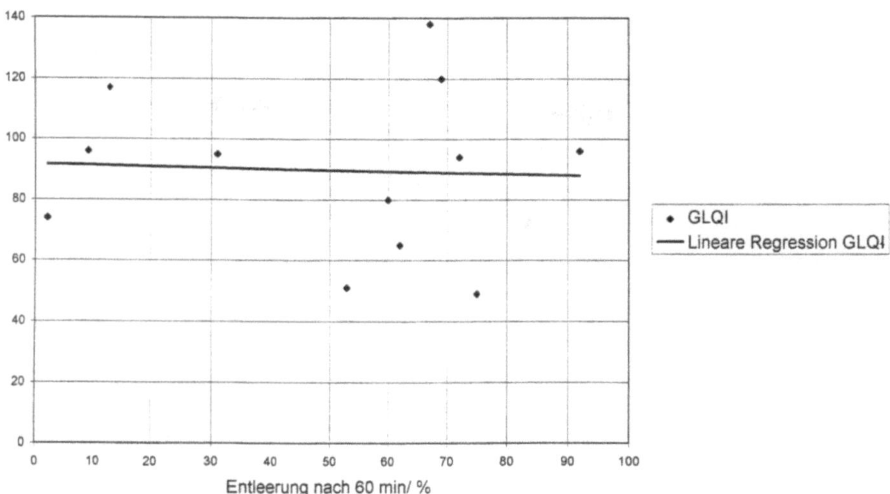

Abb. 40.1. GLQI-Werte in Bezug zur prozentualen Pouchentleerung nach 60 Minuten.

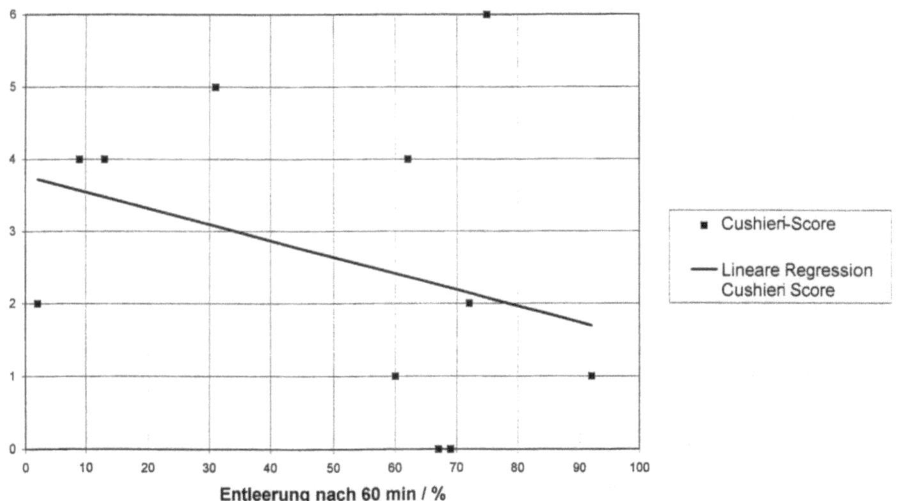

Abb. 40.2. Cushieri-Score in Bezug zur prozentualen Pouchentleerung nach 60 Minuten.

rhöe. Eine Patientin empfand ein subjektives Dumpinggefühl, welches klinisch keine Bestätigung in objektiven Daten fand.

Bei Überprüfung der Korrelation zwischen den einzelnen Indizes, dem Body-Mass-Index und den Entleerungsgeschwindigkeiten fand sich weder eine Korrelation des GLQI ($r = -0{,}04$), noch des BMI ($r = 0{,}17$), des Spitzer-Index ($r = 0{,}26$) und des Cushieri-Index ($r = -0{,}34$) zur Entleerungsgeschwindigkeit.

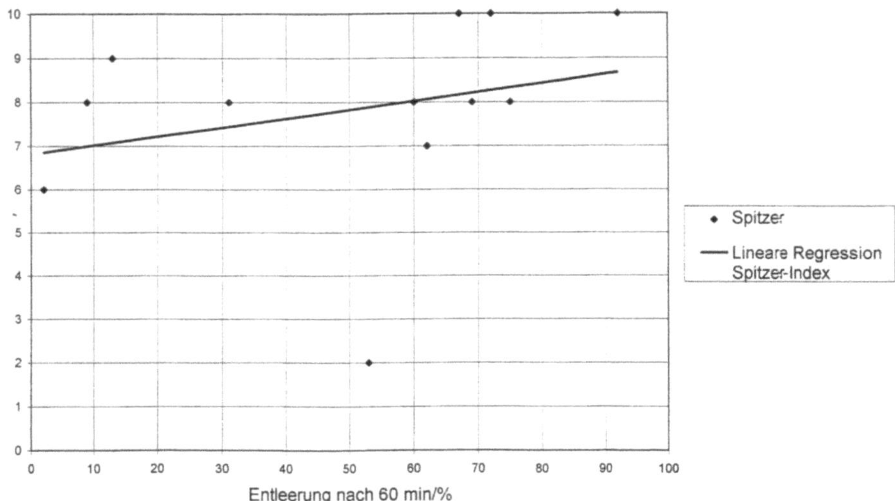

Abb. 40.3. Spitzer-Index in Bezug zur prozentualen Pouchentleerung nach 60 Minuten.

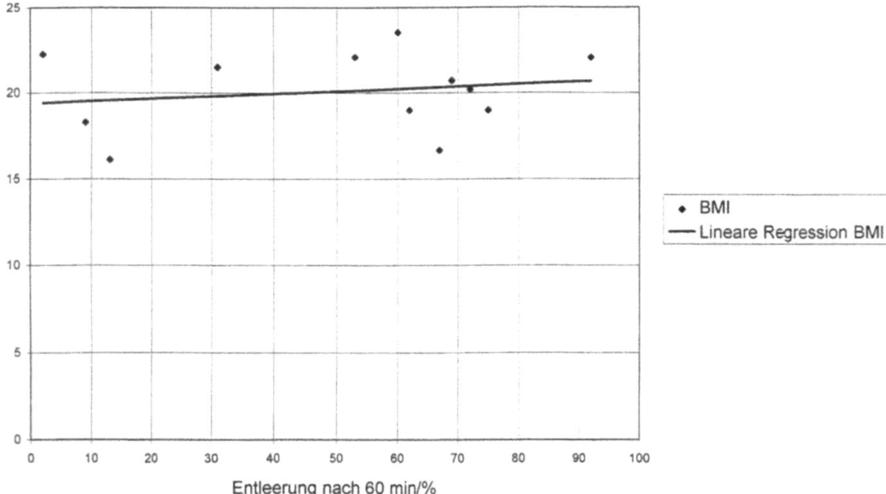

Abb. 40.4. BMI in Bezug zur prozentualen Pouchentleerung nach 60 Minuten.

Diskussion

Die Diskussion um das optimale Rekonstruktionsverfahren nach Gastrektomie ist noch nicht abgeschlossen. Argumente für den Erhalt der Duodenalpassage finden sich bei Schwarz [10], Faß [11] und Schmitz [12] jeweils unter Bestimmung unterschiedlicher Parameter und Scores.

Der Pouch, als Möglichkeit zumindest die Reservoirfunktion des Magens nachzuvollziehen, zeigt ebenfalls in verschiedenen Studien von Troidl [13] und Schwarz [10] sowohl über objektive Meßparameter als auch über „Befindlichkeitsmessungen" bessere Ergebnisse als vergleichbare Rekonstruktionen ohne Pouch. Es finden sich aber auch randomisierte Studien von Nakane [14] und Bozzetti [15], die Nachteile sowohl für die erhaltene Duodenalpassage als auch für den Pouch beschreiben. Aufgrund der eigenen Untersuchungsergebnisse [12] wird regelhaft zur Rekonstruktion nach Gastrektomie die prograde Jejunumpouchinterposition mit Erhalt der Duodenalpassage durchgeführt.

In der vorliegenden Untersuchung ging es nicht um den Vergleich verschiedener Rekonstruktionsverfahren. Es ging um die Frage, ob der Pouch, der unter der Vorstellung angelegt wird, ein verzögertes Nahrungsangebot für den Dünndarm sicherzustellen, in seiner individuell variablen Entleerungsfunktion als direkter und starker Faktor auf die Befindlichkeit des Patienten einwirkt. Anhand der vorgestellten Daten dieser Pilotstudie konnte keine Beziehung zwischen Entleerungsgeschwindigkeit und Befindlichkeit des Patienten festgestellt werden. Hierfür sind drei Ursachen zu diskutieren. Zum einen ist es möglich, daß die Reservoirfunktion des Pouches tatsächlich keinen Einfluß auf die Befindlichkeit des Patienten hat. Es ist vorstellbar, daß die auch in anderen Studien nachgewiesene Verbesserung der Lebensqualität des Patienten auf einem Prozeß beruht, der eine seiner Grundlagen in dem Bewußtsein des Patienten über seinen Ersatzmagen hat. Zum anderen ist es möglich, daß die Reservoirfunktion zwar einen meßbaren Einfluß hat, der jedoch in seiner Gewichtung so niedrig anzusetzen ist, daß dies bei der vorliegenden Patientenzahl noch nicht nachzuvollziehen ist. Es ist auch möglich, daß entsprechend den Ergebnissen der Arbeitsgruppe um Thiede [16] dieser Vorteil nach 6 Monaten noch nicht vollständig zu erfassen ist, auch wenn in unserer Studie das Körpergewicht bei allen Patienten nach 6 Monaten bereits weitgehend normalisiert war. Letztendlich bleibt auch die Frage, ob wir mit den in der Literatur verwendeten Scores die geeigneten Meßinstrumente in der Hand haben. Objektive Daten stehen uns durch verschiedenste Untersuchungsverfahren zur Verfügung. Diese werden in den bisherigen Studien auch in ihrer ganzen Vielfalt angewendet. Das operative Outcome auf objektive Daten zu reduzieren, wird dem Patienten aber ebenfalls nicht gerecht. Die Nuklid-MDP ist eine einfache Methode zur Bestimmung der Entleerungsfunktion des Pouches und zum Nachweis des Refluxes. Auf der Grundlage dieser Pilotstudie ist diese Untersuchungsmethode wenig geeignet, eine Korrelation zwischen Pouchfunktion und gastrointestinaler Befindlichkeit herzustellen. Es stellt sich nach wie vor die Frage, ob es gelingen wird, mit Scores zur gastrointestinalen Befindlichkeit die eventuell vorhandenen Vorteile eines Pouches belegen zu können.

Literatur

1. Troidl H (1989) Lebensqualität: ein relevantes Zielkriterium in der Chirurgie. Chirurg 60:445–449
2. Vestweber KH, Troidl H (1989) Lebensqualität nach Magenoperationen. Chirurg 60:450–453
3. Herfarth C, Merkle P, Schlag P (1981) Das Magenkarzinom. Chirurg 52 193–200
4. Peiper HJ, Siewert R (1978) Magenersatz. Chirurg 49:81–88
5. Eypasch E, Wood-Dauphinee S, Williams JI, Ure B, Neugebauer E, Troidl H (1993) Der Gastrointestinale Lebensqualitätsindex (GLQI). Chirurg 64:264–274

6. Cushieri A (1990) Jejunal pouch reconstruction after total gastectomy for cancer: experience in 29 patients. Br J Surg 77:421–424
7. Spitzer WO, Dobson AJ, Hall J, Chesterman E, Levi J, Shepard R, Battista RN and Catchlove BR (1981) Measuring the Quality of Life of Cancer Patients. J Chron Dis 34:585–597
8. Griffith GH, Owen GM, Kirkman S, Shields R (1966) Measurement of rate of gastric emptying using cromium[51]. Lancet 1:1244–1245
9. Pichlmayr R, Alste van HE (1977) Die totale Gastrektomie als Regeloperation beim operablen Magenkarzinom. Langenbecks Arch Chir 345:595
10. Schwarz A, Buchler M, Usinger K, Rieger H, Glasbrenner B, Friess H, Kunz R, Beeger HG (1996) Importance of the duodenal passage and pouch volume after total gastrectomy and reconstruction with the „ULM" Pouch: a prospective, randomized, clinical trial. World J Surg 20 (1):60–66
11. Faß J, Bares R, Staude M, Schumpelick V (1993) Ersatzmagen und intestinale Motilität nach totaler Gastrektomie. Leber, Magen, Darm 23:194–203
12. Schmitz R, Moser KH, Treckmann J (1994) Lebensqualität nach prograder Jejunuminterposition mit und ohne Pouch. Chirurg 65:326–332
13. Troidl H, Kusche J, Vestweber KH, Eypasch E and Maul U (1987) Pouch Versus Esophagojejunostomy after Total Gastrectomy: A Randomized Clinical Trial. World J Surg 11:699–712
14. Nakane Y, Okumura S, Akehira K (1995) Jejunal pouch reconstruction after total gastectomy for cancer. Ann Surg 222 (1):27–35
15. Bozzetti F, Bonfanti G, Castellani R, Maffioli L, Rubino A, Diazzi G, Cozzaglio L, Gennari L (1996) Comparing reconstruction with Roux en Y to a pouch following total gastrectomy. J Am Coll Surg 183:243–248
16. Thiede A, Fuchs KH, Hamelman H (1987) Pouch and Roux-en-Y reconstruction after gastrectomy. Arch Surg 122 (7):837–842

Korrelation der szintigraphisch festgestellten Pouch-Ersatzmagenfunktion mit der Lebensqualität nach Gastrektomie

T. Wichmann, E. Deltz und H. Brunk

Einleitung

Wir führen eine Y-Roux-Jejunum-J-Pouch- oder eine Jejunum-Interpositions-J-Pouch-Rekonstruktion nach Gastrektomie durch. Für den Patienten sind dabei zwei Fragen entscheidend:

1. Wie sind die Heilungsaussichten bzw. wielang ist die verbleibende Lebenszeit nach einer Karzinom-Therapie?
2. Wie ist die Lebensqualität nach einer Karzinom-Therapie?

Die Heilungsaussichten bzw. die verbleibende Lebenszeit sind durch die Art der Rekonstruktion nach Gastrektomie kaum beeinflußbar. Anders verhält es sich mit der Lebensqualität. Das Rekonstruktionsverfahren kann die Lebensqualität entscheidend mitbestimmen. So klagen die Patienten nach Entfernung des Magens nicht selten über abdominelle Schmerzen, Völlegefühl, Übelkeit, Erbrechen, Dumpingsymptome, Diarrhoe und retrosternales Brennen, das durch einen enteroösophagealen Reflux verursacht wird (Heimbucher et al. 1991). Daher wird nach Magenentfernung ein Rekonstruktionsverfahren erforderlich, das die postoperativen Beschwerden der Patienten verringert.

Erfassung der Lebensqualität

In der Vergangenheit wurde die Lebensqualität nach Gastrektomie nur selten untersucht. Ein Grund für die bisher relativ geringe Zahl wissenschaftlicher Studien zur Lebensqualität nach Gastrektomie dürfte das Problem der Messung bzw. Erfassung der Lebensqualität sein.

Karnofsky war einer der ersten, der sich 1948 mit Lebensqualität in der Medizin beschäftigte und einen entsprechenden Index entwickelte (Spitzer 1987). Er hat die Fähigkeit von Lungen-Karzinom-Patienten, ihre normalen Lebensaktivitäten fortzusetzen, bzw. die Abhängigkeit der Patienten von fremder Hilfe oder Krankenpflege mit Hilfe des Karnofsky-Performance-Status, der in Prozent angegeben wird, gemessen (Karnofsky et al. 1948).

Ebenfalls bereits 1948 beschäftigte sich A. Hedley Visick mit postoperativen Beschwerden nach Magenresektion wegen eines Ulkusleidens. Dabei wurden 4 Beschwerde-Grade definiert, die auch als Visick-Klassifizierung bezeichnet werden (Visick 1948).

1981 entwickelte Walter O. Spitzer einen quantitativen Index zur Messung der Lebensqualität von Patienten mit einer Krebserkrankung, der 5 Gesichtspunkte und Punktwerte von 0 bis 10 erfaßt. Dieser Quality-Of-Life-Index wird auch als Spitzer-Index bezeichnet (Spitzer et al. 1981).

Die Visick-Klassifizierung erfaßt noch nicht den Komplex Lebensqualität. Mit dem Karnofsky-Performance-Status und dem Spitzer-Index ist eine feinere Differenzierung der Lebensqualität nicht möglich (Vestweber und Troidl 1989, Raab 1987). Zur Erfassung der Lebensqualität nach Gastrektomie wird ein Instrument benötigt, das in der Lage ist, die Lebensqualität eines Patienten in klinischen Studien und in der Alltagspraxis zu messen (Eypasch et al. 1993). Handelt es sich bei dem Instrument um einen Fragebogen, so sollte dieser verständlich formuliert sowie leicht und rasch auszufüllen sein (Koller et al. 1994). Ein Instrument zur Bestimmung der Lebensqualität muß sowohl den heute unverzichtbaren Gütekriterien eines klinischen Tests wie Gültigkeit, Reproduzierbarkeit, Anwendbarkeit und Sensitivität genügen (Feinstein 1983) als auch die Lebensqualität in den Dimensionen psychologisches Wohlbefinden, soziale Funktionen, physische Funktionen sowie Symptomatik der Erkrankung und der Therapie messen (Spitzer et al. 1981, Aaronson et al. 1983, de Haes und Knippenberg 1986, McMillen Moinpour et al. 1989, Troidl 1989, Vestweber und Troidl 1989, Eypasch et al. 1990, Wood-Dauphinée und Troidl 1991). Diese Bedingungen werden von dem, von Eypasch et al. entwickelten, gastrointestinalen Lebensqualitäts-Index (GLQI) in geeigneter Weise erfüllt. Der GLQI ist der erste validierte und getestete Index in deutscher und englischer Sprache, der für benigne und maligne Erkrankungen des Magen-Darmtrakts anwendbar ist (Eypasch et al. 1993).

Entsprechend entschieden wir uns für den GLQI als Instrument zur Erfassung der Lebensqualität unserer gastrektomierten Patienten.

Erfassung der Ersatzmagenfunktion

Als Nächstes stellt sich dann die Frage, wie die Lebensqualität von der Rekonstruktion nach Gastrektomie beeinflußt wird. Dazu muß die Rekonstruktionsfunktion möglichst objektiv gemessen und der Lebensqualität gegenübergestellt werden.

Zur Erfassung differenzierter somatischer Parameter nach resezierenden Eingriffen am Magen bietet sich die Funktionsszintigraphie des oberen Gastrointestinaltrakts an, mit deren Hilfe die Ersatzmagenfunktion überprüft werden kann (Miholic et al. 1989, Czarnetzki 1991, Brunk 1992, Stier et al. 1994).

1989 veröffentlichte Miholic eine Arbeit über die szintigraphisch festgestellte Pouchentleerung nach Gastrektomie mit entweder Roux-Y-Pouch- oder Jejunum-Interpositions-Pouch-Rekonstruktion (Miholic et al. 1989). Die Art der zugrundeliegenden Ersatzmagentypen und die Tatsache, daß die Ersatzmagenfunktion szintigraphisch untersucht und mit Beschwerden der Patienten verglichen wurde, stellen Parallelen zur eigenen Studie dar.

Stier et al. publizierten 1994 eine Studie, in der die Funktion des Jejunum-Pouches nach Gastrektomie wegen Magenkarzinoms szintigraphisch untersucht und der Befindlichkeit gegenübergestellt wurde (Stier et al. 1994).

Eine weitere Arbeit, die sich mit der postoperativen Befindlichkeit, gemessen mit der Visick-Klassifikation, im Zusammenhang mit der intestinalen Funktionsszintigraphie beschäftigt, ist die Untersuchung, allerdings wegen eines gutartigen Ulkusleidens, magenresezierter Patienten von Vogel und Woodward (Vogel und Woodward 1989).

Zur Klärung der Frage, ob die Lebensqualität nach Ersatzmagenrekonstruktion von der Ersatzmagenfunktion nachweislich beeinflußt wird, analysierten wir die Pouchfunktion ebenfalls mittels der Funktionsszintigraphie. Dabei wurde der pouch-ösophageale Reflux sowie die Geschwindigkeit der Pouchentleerung beurteilt.

Fragestellung

Konkret sollten mit der eigenen Studie folgende Fragen beantwortet werden:

1. Wird die Lebensqualität durch das Ausmaß des pouch-ösophagealen Refluxes in unterschiedlicher Weise beeinflußt?
2. Welchen Einfluß hat die Geschwindigkeit der Ersatzmagenentleerung auf die Lebensqualität?

Methodik

Patientenkollektiv

Bei den in die eigene Studie einbezogenen Patienten war entweder eine Y-Roux-J-Pouch- oder eine Jejunum-Interpositions-J-Pouch-Rekonstruktion durchgeführt worden. Eine weitere Voraussetzung für die Aufnahme ins zu untersuchende Patientenkollektiv war, daß kein Hinweis für ein Lokalrezidiv oder eine Metastasierung vorliegen durfte.

Wie bei den meisten Studien zur Erfassung der Lebensqualität nach Gastrektomie wegen eines Magenkarzinoms ist auch die Fallzahl der eigenen Studie mit 37 Untersuchungen an 23 Patienten nicht sehr hoch. Zum Vergleich untersuchten Miholic et al. (1989) 20 Patienten, Stier et al. (1994) 36 Patienten, Cuschieri (1990) 29 Patienten, Buhl et al. (1990) 59 Patienten mit Ersatzmagen, Schmitz et al. (1994) 21 Patienten mit Ersatzmagen, Koller et al. (1994) 9 Patienten nach operativer Behandlung eines Magenkarzinoms. Die geringe Anzahl von Patienten, die im Hinblick auf die Lebensqualität nach operativer Behandlung eines Magenkarzinoms untersucht werden können, hat mehrere Gründe:

1. Die Prognose des Grundleidens ist im Vergleich zu anderen Karzinomen relativ ungünstig (die 5-Jahres-Überlebensrate beim fortgeschrittenem Karzinom, was in der Mehrzahl der Fälle vorliegt, beträgt nur 10–15% (Kremer und Schreiber 1987).
2. Die bei dem Patienten durchgeführte Operation muß kurativ sein (Herfarth et al. 1987).
3. Die Patienten müssen klinisch und diagnostisch karzinomfrei erscheinen (Herfarth et al. 1987).
4. Der Patient muß bereit sein, sich den verschiedenen diagnostischen Maßnahmen zu unterziehen (Herfarth et al. 1987).

Aufgrund der geringen Patientenzahl wurden einige Patienten, nämlich die, die sehr regelmäßig zu den in unserem Hause durchgeführten Nachuntersuchungen kamen, mehrfach untersucht. Aus dem gleichen Grund erfolgte die Untersuchung der Patienten zu unterschiedlichen postoperativen Zeitpunkten. Die prozentuale Verteilung der durch Mehrfachuntersuchung festgestellten GLQI-Scores auf die 3 GLQI-Gruppen A, B und C (A = schlechte, B = mittlere und C = gute Lebensqualität) unterschied sich nur geringfügig von der Verteilung aller 37 GLQI-Scores auf diese Gruppen. Von den insgesamt 7 Patienten, die durchschnittlich 3 mal untersucht wurden, wechselte im zeitlichen Verlauf bei 3 Patienten die GLQI-Gruppen-Zugehörigkeit und bei 5 Patienten der Szintigraphiebefund. Zur Überprüfung des Zusammenhanges der Lebensqualität mit der Ersatzmagenfunktion halten wir die mehrfache Untersuchung einzelner Patienten daher trotzdem für zulässig.

Durchführung der Ersatzmagenfunktionsszintigraphie

Der nüchterne Patient wurde in sitzender Position mit dem Rücken gegen den vertikal gestellten Großfeldkollimator einer Gammakamera plaziert. Dabei konnten die drei interessierenden Regionen von Speiseröhre, Pouch und oralwärtigem Dünndarm erfaßt werden.

Nach spätestens 3 Minuten wurde die Testmahlzeiteinnahme mit einem Schluck Wasser zur Spülung des Ösophagus abgeschlossen. Die Aktivitätsmessung wurde nach 30 Minuten beendet.

Die im Laufe der szintigraphischen Untersuchung gewonnenen Daten wurden mit einem Rechner in zweifacher Weise geordnet. Der Rechner erstellte so einerseits 8 statische Sequenzszintigramme und andererseits 3 Zeitaktivitätskurven. Die regionale Tracerkinetik konnte auf diese Weise sicher topographisch zugeordnet und qualitativ beurteilt werden. Die 3 Zeitaktivitätskurven entsprachen den 3 interessierenden Regionen. Die Zeitaktivitätskurve 1 gab den zeitlichen Aktivitätsverlauf über dem Ösophagus, Kurve 2 über dem Pouch und Kurve 3 über dem oralwärtigen Dünndarm wieder. Durch die Zeitaktivitätskurven war eine kontinuierliche, selektive Beurteilung des Nahrungstrans-ports in einem topographischen Bezirk möglich (Brunk 1992).

Auswertung der Ersatzmagenfunktionsszintigraphie

Wir beurteilten mit Hilfe der Ersatzmagenfunktionsszintigraphie den pouch-ösophagealen Reflux sowie die Pouchentleerung, die indirekt auch Auskunft über die Reservoirfunktion des Pouches gibt. Die Auswertung erfolgte im wesentlichen semiquantitativ durch den Vergleich der 3 verschiedenen Zeitaktivitätskurvenverläufe.

Beim pouch-ösophagealen Reflux wurden folgende Möglichkeiten unterschieden:

a) Kein pouch-ösophagealer Reflux.
b) Diskreter pouch-ösophagealer Reflux.
c) Deutlicher pouch-ösophagealer Reflux.

Bei der Beurteilung der Pouchentleerung wurden 3 Möglichkeiten unterschieden:

a) Verzögerte Pouchentleerung.
b) Mittelmäßige Pouchentleerungsgeschwindigkeit.
c) Sturzartige Pouchentleerung.

Ein Beispiel für einen Funktionsszintigraphiebefund ist in Abbildung 41.1 dargestellt.

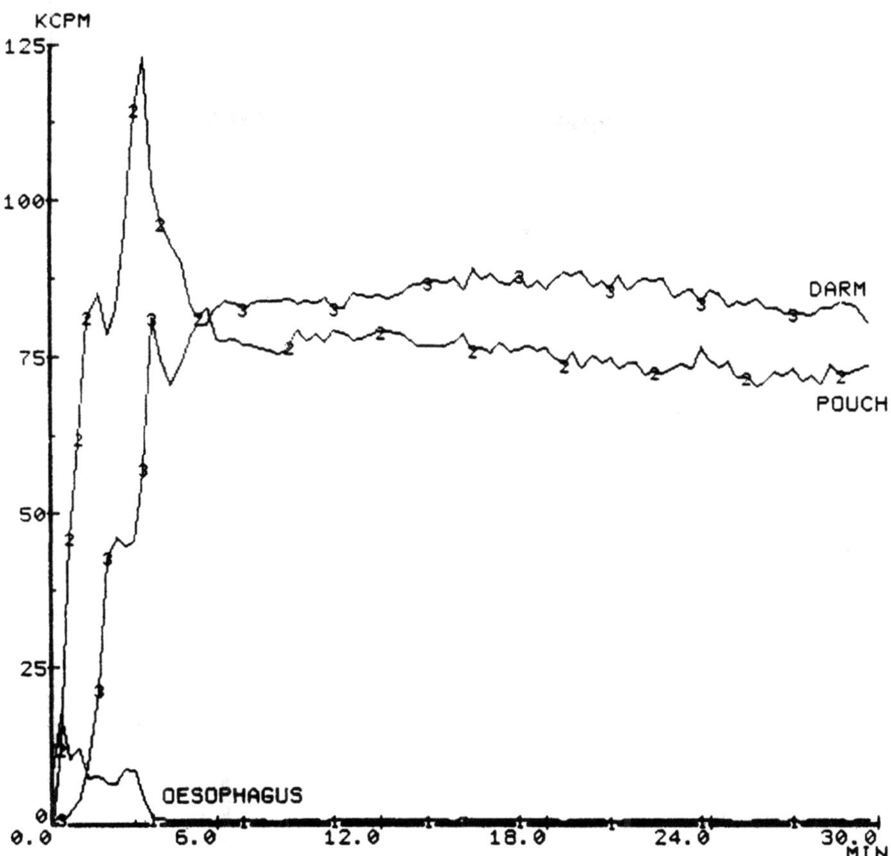

Abb. 41.1. Ersatzmagen-Funktionsszintigraphie ohne pouch-ösophagealen Reflux und mit mittlerer Pouchentleerungsgeschwindigkeit.

Vergleich der Pouchfunktion mit der Lebensqualität

Die Lebensqualität wurde, wie oben ausgeführt, mit dem GLQI-Fragebogen erfaßt. Um die durch den GLQI festgestellte Lebensqualität mit der szintigraphisch gemessenen Pouchfunktion zu vergleichen, gibt es zwei Möglichkeiten. Entweder wird eine definierte Lebensqualität vorgegeben und überprüft, wie häufig ein bestimmter Szintigraphie-Befund bei dieser Lebensqualität vorkommt, oder es wird ein definierter Szintigraphie-Befund vorgegeben und untersucht wie hoch der GLQI bzw. die Lebensqualität bei den Patienten mit diesem Szintigraphiebefund ist. Wir haben beim Vergleich der Pouchfunktion mit der Lebensqualität von beiden genannten Möglichkeiten Gebrauch gemacht.

Pouchfunktion bei definierter Lebensqualität

Um eine definierte Lebensqualität vorzugeben, teilten wir die Patienten anhand des GLQI in die 3 Gruppen A, B und C ein. Diese Gruppeneinteilung erfolgte mit Hilfe der

GLQI-Summenhäufigkeit. Patienten mit einem GLQI-Score oberhalb des 1. und unterhalb des 3. Quartils also in der Umgebung des Medians wurden der GLQI-Gruppe B mit einer mittleren Lebensqualität zugeordnet. Entsprechend ist die Lebensqualität bei einem GLQI-Score unterhalb des 1. Quartils bei den untersuchten Patienten „unterdurchschnittlich" schlecht und oberhalb des 3. Quartils „überdurchschnittlich" gut. Daher wurden die Patienten mit der so definierten schlechten Lebensqualität der GLQI-Gruppe A und die Patienten mit der so definierten guten Lebensqualität der GLQI-Gruppe C zugeordnet.

Zum Vergleich der Lebensqualität mit der Pouchfunktion stellten wir die Häufigkeiten des jeweiligen Szintigraphiebefundes in den einzelnen GLQI-Gruppen A, B und C fest.

Lebensqualität bei definierter Pouchfunktion

Anschließend gingen wir von den oben genannten definierten Funktionsszintigraphiebefunden aus und überprüften, welche GLQI-Scores bei dem jeweilig definierten Szintigraphiebefund vorlagen.

Ergebnisse

Pouch-ösophagealer Reflux bei unterschiedlicher Lebensqualität

Die Ergebnisse des Vergleichs des pouch-ösophagealen Refluxes mit den GLQI-Gruppen sind in Abbildung 41.2 graphisch dargestellt.

Wie aus Abbildung 41.2 ersichtlich ist, konnte Refluxfreiheit bei mittelmäßiger Lebensqualität deutlich häufiger als bei relativ guter oder schlechter Lebensqualität nachgewiesen werden.

Aus Abbildung 41.2 geht ferner hervor, daß ein diskreter pouch-ösophagealer Reflux bei relativ guter Lebensqualität prozentual fast doppelt so häufig nachgewiesen wurde wie bei relativ schlechter oder mittelmäßiger Lebensqualität.

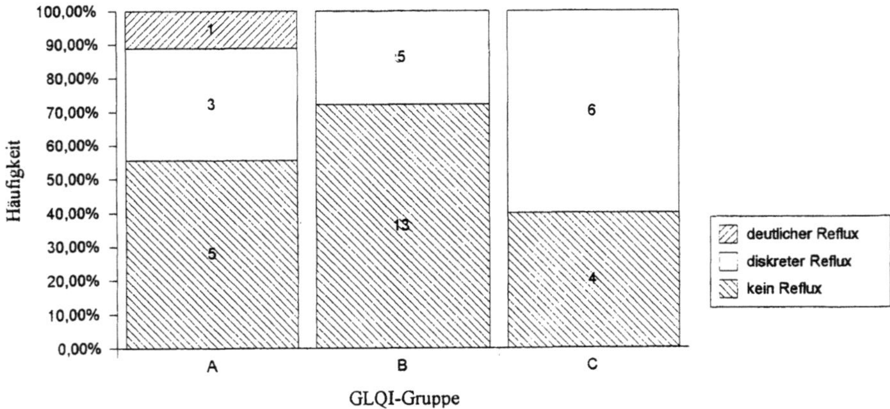

Abb. 41.2. Pouch-ösophagealer Reflux. A schlechte LQ, B mittlere LQ, C gute LQ.

Ein deutlicher pouch-ösophagealer Reflux konnte lediglich einmal festgestellt werden und war der GLQI-Gruppe A mit der relativ schlechten Lebensqualität zuzuordnen.

Pouchentleerung bei unterschiedlicher Lebensqualität

Die Ergebnisse des Vergleichs der Pouchentleerung mit den GLQI-Gruppen sind in Abbildung 41.3 graphisch dargestellt.

In der Gruppe mit der relativ guten Lebensqualität war der Anteil der verzögerten Pouchentleerung prozentual am größten, während er in der Gruppe mit der relativ schlechten Lebensqualität am kleinsten war. Einen fast gleichgroßen prozentualen Anteil mit mittelmäßiger Pouchentleerungsgeschwindigkeit fanden wir in den Gruppen mit relativ schlechter und guter Lebensqualität. In der Gruppe mit mittelmäßiger Lebensqualität war die relative Häufigkeit einer mittelmäßigen Entleerungsgeschwindigkeit am geringsten.. Der relative Anteil von Untersuchungen mit beschleunigter Pouchentleerung nahm in den einzelnen GLQI-Gruppen mit besser werdender Lebensqualität deutlich ab.

GLQI bei unterschiedlichem pouch-ösophagealem Reflux

Zur Beurteilung der GLQI-Verteilung in Abhängigkeit vom Refluxverhalten wurde die GLQI-Verteilung bei fehlendem, diskretem und deutlichem pouch-ösophagealem Reflux jeweils als Verteilungs- bzw. Summenhäufigkeitsfunktion in Abbildung 41.4 veranschaulicht. Der GLQI-Median bei fehlendem pouch-ösophagealem Reflux lag bei 105 Punkten gegenüber einem Medianwert von 112 Punkten bei diskretem Reflux und einem einzelnen GLQI-Score von 78 Punkten bei deutlichem Reflux. Entsprechend ist auch die GLQI-Verteilungsfunktion in Abbildung 41.4 für einen diskreten pouch-ösophagealen Reflux gegenüber der Verteilungsfunktion für einen fehlenden Reflux etwas

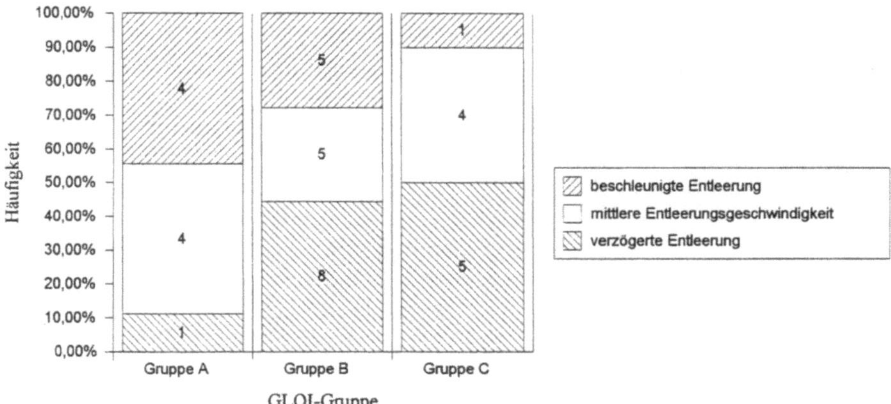

Abb. 41.3. Pouchentleerung. **A** schlechte LQ, **B** mittlere LQ, **C** gute LQ.

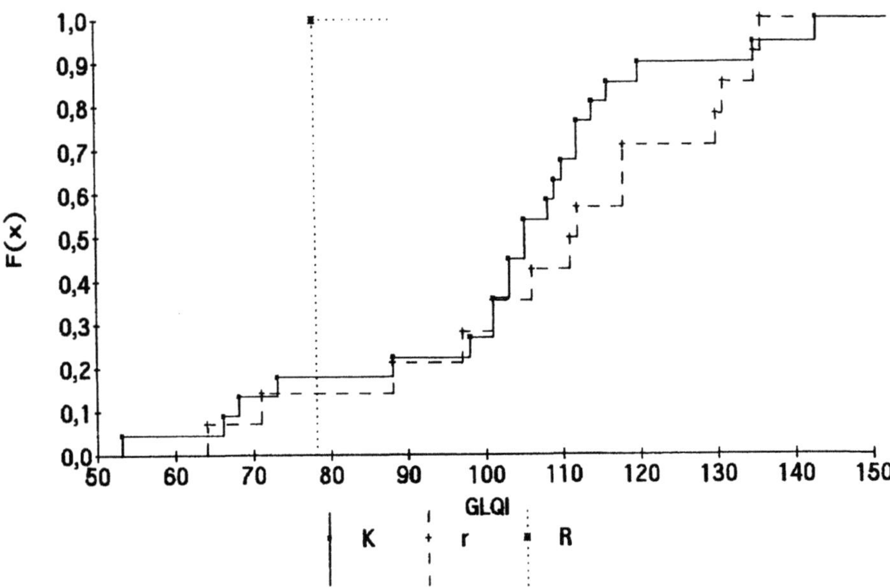

Abb. 41.4. Verteilungsfunktion des GLQI bei unterschiedlichem Refluxausmaß.

zu höheren GLQI-Scores hin verschoben. Also war die Lebensqualität bei diskretem pouch-ösophagealem Reflux tendenziell etwas besser als bei fehlendem Reflux. Dieser Unterschied ist aber nicht signifikant ($p < 0{,}05$, zweiseitig).

GLQI bei unterschiedlicher Pouchentleerung

Abbildung 41.5 gibt die GLQI-Verteilung bei verzögerter, mittelmäßiger und beschleunigter Pouchentleerungsgeschwindigkeit jeweils als Verteilungs- bzw. Summenhäufigkeitsfunktion wieder. Bei verzögerter Pouchentleerung liegt der GLQI-Median mit einem Score von 111 Punkten oberhalb des GLQI-Medians bei mittelmäßiger Entleerungsgeschwindigkeit von 108 Punkten, der wiederum größer ist als der GLQI-Median von 97 Punkten bei beschleunigter Pouchentleerung. Entsprechend ist die GLQI-Verteilungsfunktion für eine verzögerte Pouchentleerung am weitesten zu hohen GLQI-Scores verschoben, während die GLQI-Verteilungsfunktion für eine mittelmäßige Pouchentleerungsgeschwindigkeit zwischen den beiden anderen Verteilungsfunktionen angesiedelt ist. Somit scheint die Lebensqualität umso besser zu sein, je langsamer sich der Pouch entleert. Allerdings ist lediglich der GLQI-Unterschied zwischen der beschleunigten und der verzögerten Pouchentleerung signifikant ($p < 0{,}05$, zweiseitig).

Schlußfolgerungen

Zusammenfassend läßt sich also feststellen:

1. Die Pouchentleerungsgeschwindigkeit beeinflußte nachweislich den GLQI. Dagegen konnte eine Beeinflussung des GLQI durch das pouch-ösophageale Refluxverhalten nicht eindeutig nachgewiesen werden. Somit wurde die Lebensqualität der Patienten nach Gastrektomie und J-Pouch-Rekonstruktion zumindest zum Teil durch die Ersatzmagenfunktion beeinflußt.
2. Das Fehlen eines pouch-ösophagealen Refluxes war keine Voraussetzung für eine gute Lebens-qualität. Eine Verschlechterung der Lebensqualität durch einen diskreten Reflux konnte nicht nachgewiesen werden. Der Einfluß eines deutlichen Refluxes war wegen der geringen Häufigkeit dieses Befundes nicht beurteilbar. Damit konnte keine signifikant unterschiedliche Beeinflussung der Lebensqualität durch das Ausmaß des pouch-ösophagealen Refluxes nachgewiesen werden.
3. Eine verzögerte Ersatzmagenentleerung führte zu einer signifikant besseren Lebensqualität als eine beschleunigte Entleerung des Pouches ($p < 0{,}05$ zweiseitig). Bei mittelmäßiger Pouchentleerungs-geschwindigkeit war die Lebensqualität tendenziell aber nicht signifikant besser als bei beschleunigter und schlechter als bei verzögerter Pouchentleerung ($p < 0{,}05$ zwei-seitig). Also wurde die Lebensqualität durch die Geschwindigkeit der Ersatzmagenentleerung in unterschiedlicher Weise beeinflußt.

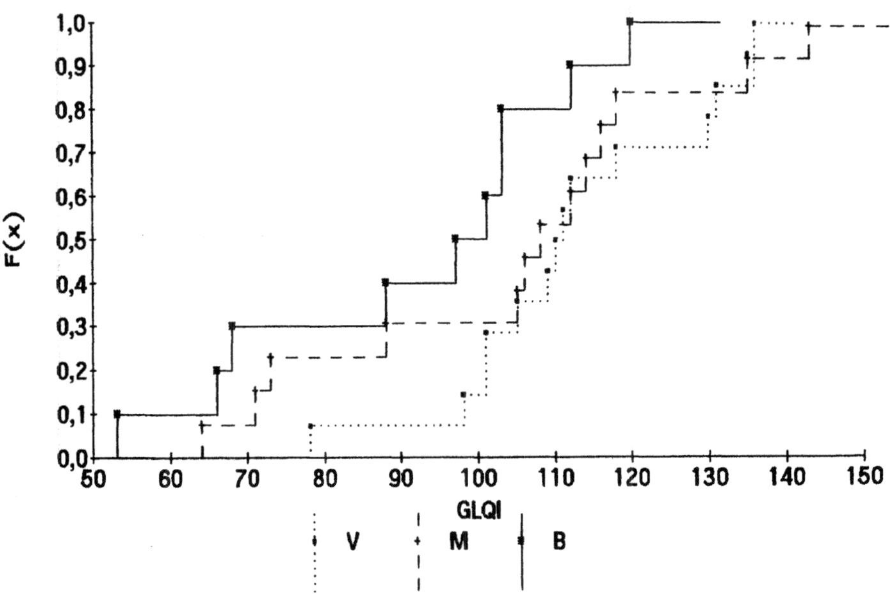

Abb. 41.5. Verteilungsfunktion des GLQI bei unterschiedlicher Pouchentleerung.

Eine Zunahme postprandialer Beschwerden bei szintigraphisch festgestellter schneller Pouchentleerung wurde von Miholic nachgewiesen (Miholic et al. 1989). Vogel und Woodward vermuten eine Korrelation zwischen der szintigraphisch bestimmten Restmagenfunktion nach Magenresektion wegen eines gutartigen peptischen Ulkusleidens und der Lebensqualität (Vogel und Woodward 1989). Den Nachweis einer Korrelation zwischen der szintigraphisch gemessenen Pouchtransitzeit und den von den Patienten mit einem Pouchersatzmagen geschilderten Beschwerden erbrachten Stier und Mitarbeiter (Stier et al. 1994).

Das Ergebnis der eigenen Studie steht im Einklang mit den Erkenntnissen der o. g. Autoren. Wir konnten einen tatsächlichen Zusammenhang zwischen der Pouchentleerungsfunktion und der im Vergleich zu den bisherigen Veröffentlichungen zu diesem Thema relativ gut erfaßten Lebensqualität feststellen. Dabei führte die Verzögerung der Pouchentleerung im Vergleich zur beschleunigten Entleerung zu einer signifikant besseren Lebensqualität. Diese Tatsache unterstreicht die Notwendigkeit einer Pouchrekonstruktion nach Gastrektomie zur Reservoirbildung mit verzögerter Entleerung (Thiede et al. 1994). Eine Weiterentwicklung des J-Pouch-Ersatzmagens wäre daher durchaus sinnvoll, zumal Stier nachweisen konnte, daß der Nahrungstransit durch den J-Pouch gegenüber einem gesunden Magen immer noch signifikant beschleunigt ist (Stier et al. 1994). Ob und ggf. wann eine weitere Verzögerung der Pouchentleerung zu einer Verschlechterung der Lebensqualität führt, wäre in weiteren Untersuchungen zu klären.

Unsere Studie unterstreicht den Nutzen eines Pouchersatzmagens zur Verzögerung der intestinalen Nahrungspassage nach Gastrektomie. Da andererseits die Nahrungspassage durch den Pouch in der Regel schneller als durch einen gesunden Magen erfolgt (Stier et al. 1994), erscheint die Weiterentwicklung des J-Pouches im Hinblick auf eine noch langsamere Passage zur Verbesserung der Lebensqualität nach Gastrektomie sinnvoll.

Literatur

Aaronson NK, Bullinger M, Ahmedzai S (1983) A modular approach to quality-of-life assessment. In: Scheurlen H, Kay R, Maum M (Hrsg) Cancer clinical trials: A critical appraisal. Springer, Berlin-Heidelberg-New York, S 233 ff

Brunk H (1992) Die Wertigkeit der Funktionsszintigraphie zur Beurteilung der Magenrekonstruktion nach Gastrektomie. Inaugural-Dissertation zur Erlangung der Doktorwürde der Medizinischen Fakultät der Bayrischen Julius-Maximilians-Universität zu Würzburg, S 8–11

Buhl K, Schlag P, Herfarth C (1990) Quality of life and functional results following different types of resection for gastric carcinoma. Eur J Surg Oncol 16:404–409

Cuschieri A (1990) Jejunal pouch reconstruction after total gastrectomy for cancer: experience in 29 patients. J Surg 77:421–424

Czarnetzki H-D (1991) Magenentleerungsszintigraphie. In: Fuchs K-H, Hamelmann H (Hrsg) Gastrointestinale Funktionsdiagnostik in der Chirurgie. Blackwell Wissenschaft, Berlin, S 195–201

de Haes JCJM, Knippenberg FCE (1986) The quality of life of cancer patients: A review of the literature. Soc Sci Med 20:809 ff

Eypasch E, Troidl H, Wood-Dauphinee S, Williams JI, Reinecke K, Ure B, Neugebauer E (1990) Quality of life and gstrointestinal surgery – A clinimetric approach to developing an instrument for its measurement. Theor Surg 5:3 ff

Eypasch E, Wood-Dauphinee S., Williams JI, Ure B, Neugebauer E, Troidl H (1993) Der Gastrointestinale Lebensqualitätsindex (GLQI) – Ein klinimetrischer Index zur Befindlichkeitsmessung in der gastroenterologischen Chirurgie. Chirurg 64:264–274

Feinstein AR (1983) An additional basis for clinical medicine: IV. The development of clinimetrics. Ann Intern Med 99:843 ff

Heimbucher J, Freys SM, Fuchs K-H (1991) Motilitätsmessungen im Ersatzmagen und abführendem Jejunum nach Gastrektomie. In: Fuchs K-H, Hamelmann H (Hrsg) Gastrointestinale Funktionsdiagnostik in der Chirurgie. Blackwell Wissenschaft, Berlin, S 243–252

Herfarth C, Schlag P, Buhl K (1987) Surgical procedures for gastric substitution. World J Surg 11: 689–698

Karnofsky DA, Abelmann WH, Craver LF, Burchenal JH (1948) The use of the nitrogen mustards in the palliative treatment of carcinoma (with particular reference to bronchogenic carcinoma). Cancer 1:634–656

Koller M, Kußmann J, Lorenz W, Rothmund M (1994) Die Messung von Lebensqualität in der chirurgischen Tumornachsorge. Methoden, Probleme und Einsatzmöglichkeiten. Chirurg 65:333–339

Kremer B, Schreiber H-W (1987) Magen und Duodenum. In: Berchtold R, Hamelmann H, Peiper H-J (Hrsg) Chirurgie – Lehrbuch der Allgemeinen und Speziellen Chirurgie. Urban & Schwarzenberg, München–Wien–Baltimore, S 273–298

McMillen Moinpour C, Feigl P, Metch B, Hayden KA, Meyskens FL, Crowley J (1989)

Quality of life endpoints in cancer clinical trials: Review and recommandations. J Natl Cancer Inst 81:485 ff

Miholic J, Meyer H-J, Kotzerke J, Balks J, Aebert H, Jähnke J, Weimann A, Pichlmayr R (1989) Emptying of the gastric substitute after total gastrectomy. Jejunal interposition versus Roux-y esophagojejunostomy. Ann Surg 210:165–172

Raab M, van Maercke P, Stützer H (1987) Lebensqualität nach Gastrektomie – Vergleich der Magenersatzmethoden nach Longmire und Roux. Zentbl Chir 112:1140–1145

Schmitz R, Moser KH, Treckmann J (1994) Lebensqualität nach prograder Jejunuminterposition mit und ohne Pouch – Eine prospektive Studie bei Magencarcinompatienten zur Frage des Reservoirs als Rekonstruktionsprinzip nach totaler Gastrektomie. Chirurg 65:326–332

Spitzer WO (1987) State of science 1986: Quality of life and functional status as target variables for research. J Chron Dis 40:465–471

Spitzer WO, Dobson AJ, Hall J, Chesterman E, Levi J, Shepherd R, Battista RN, Catchlove BR (1981) Measuring the quality of life of cancer patients (a concise QL-index for use by physicians). J Chron Dis 34:585–597

Stier A, Hölscher AH, Schwaiger M, Siewert JR (1994) Jejunumpouch nach totaler Gastrektomie – Klinische und szintigraphische Untersuchungen zu Funktion und Befindlichkeit. Zentralbl Chir 119: 838–844

Thiede A, Meyer D, Wagner R, Fuchs K-H (1994) Pouches im oberen Gastrointestinaltrakt. Zentralbl Chir 119:833–837

Troidl H (1989) Lebensqualität: ein relevantes Zielkriterium in der Chirurgie. Chirurg 60:445–449

Vestweber K-H, Troidl H (1989) Lebensqualität nach Magenoperationen. Chirurg 60:450–453

Visick AH (1948) A study of the failures after gastrectomy. Ann R Coll Surg Edinb 3:266–284

Vogel SB, Woodward ER (1989) The surgical treatment of chronic gastric atony following Roux-Y diversion for alkaline reflux gastritis. Ann Surg 209:756–763

Wood-Dauphinée S, Troidl H (1991) Endpoints for clinical studies: Conventional and innovative variables. In: Troidl H, Spitzer WO, McPeek B, Mulder DS, McKneally MF, Wechsler AS, Balch CM (Hrsg) Principles and practice of research. Springer, Berlin–Heidelberg–New York, S 151 ff

Teil VIII

Ergebnisse der Pouch-Chirurgie

Magen II

Motilität und Funktion eines neuen Ersatzmagens 42

S. Konjovic

Ziel war die Bestimmung der Funktion und der Motilität sowie der Überblick über Passage, Kapazität, Reservoirfunktion, Entleerung und die mit der Zeit eventuell entstandene Dilatation dieses Ersatzmagens (EM).

Der Ersatzmagen

Nach der Gastrektomie und der systematischen Lymphadenektomie liegt schon eine Tabakbeutelnaht (P) auf Höhe des Bulbus duodeni (D), der Faden ist zusammengezogen und durch eine kleine Klemme fixiert. Der Ösophagus (OE) wird am Übergang zum Magen zunächst mit einer Satinsky-Klemme verschlossen und vom Magen durchtrennt. Eine lange Jejunumschlinge (J) wird am kranialen Ende mit dem GIA-Klammernahtgerät durchtrennt (S_1) und ca. 70 cm kaudal davon wurde mit einer Tabakbeutelnahtklemme am Jejunum eine Naht gelegt. Dicht daneben wird das Jejunum durch eine Klemme verschlossen und dazwischen durchtrennt. Die postduodenale Kontinuität wird durch eine Seit-zu-Seit-Naht mit GIA und TA 55 wiederhergestellt. (Dadurch entsteht auch hier ein kleiner Pouch.) Die jetzt im Oberbauch verlegten parallel liegenden Jejunalschenkel (J_1und J_2) werden zueinander so angeordnet, daß der abführende Schlingenanteil (J_2) um 15 cm länger ist. Am kranialen Ende des zuführenden Schlingenanteils (J_1) wird die Durchtrennungsstelle für die ösophagojejunale Anastomose vorbereitet (Abb. 42.1); danach Anlegen einer Tabakbeutelnaht und einer TA 55-Klammernaht (S_2). Bei allen diesen Durchtrennungsprozeduren werden immer nur 1–2 Arteriae recti durchtrennt. Die Gefäßarkaden bleiben intakt, ebenso wie die Lymphbahnen und die Nerven. Durch zwei kleine Inzisionen (I_1) im antimesenterialen Anteil des kranialen Streckenanteils der doppelläufigen Schlinge wird mit dem GIA-Klammernahtgerät die kraniale Seit-zu-Seit-Anastomose (A_1) erstellt. Das GIA wird zuerst ca. 3–4 cm in kranialer Richtung eingeführt. Nach Klammern und Durchtrennen des Gewebes wird ein Teil der kranialen Anastomose erstellt; danach nochmaliges Einführen des GIA-Gerätes durch die selbe Inzision in kaudaler Richtung für ca. 3–4 cm. So wird die kraniale Anastomose in kaudaler Richtung noch etwas verlängert. Die Anastomose ist jetzt ca. 6–7 cm lang.

Wichtig: Die Inzisionen zur Einführung des GIA liegen somit in der Mitte der Anastomose, so daß es beim Verschluß mit dem TA 55 nicht zu einer Einengung der zu- oder abführenden Schenkel kommen kann. Schon vorher soll die Inzisionsstelle für die zweite kaudale Anastomose (A_2) so bemessen werden, daß die beiden Schenkel

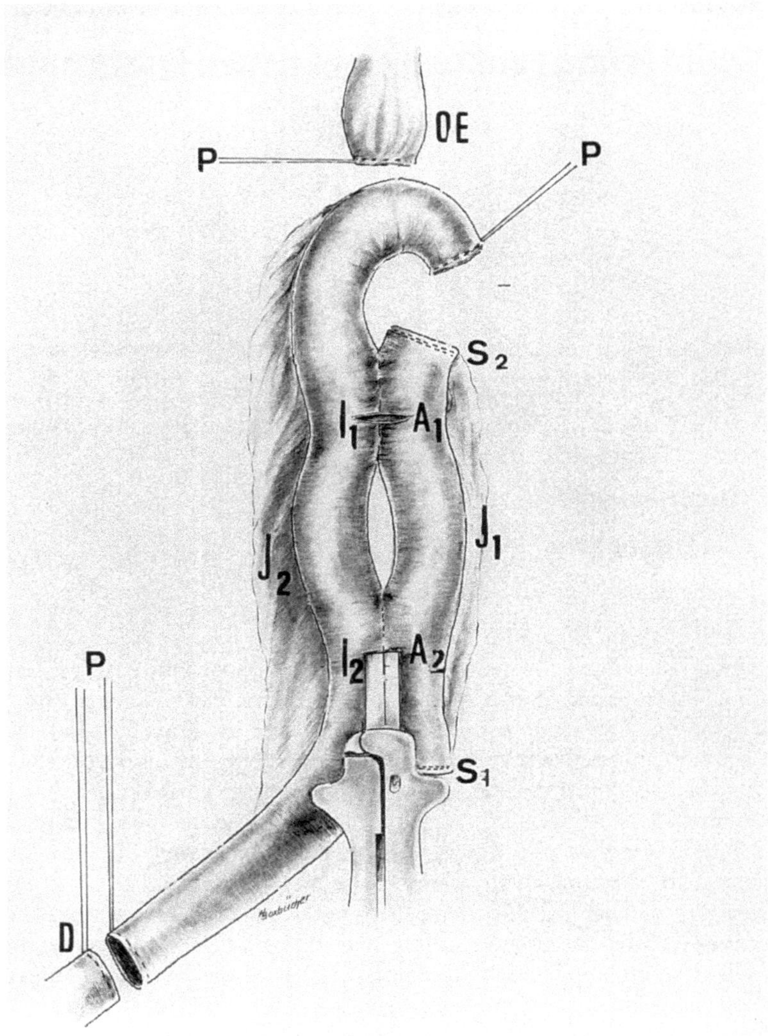

Abb. 42.1. Kraniale und kaudale Seit-zu-Seit-Anastomose – kranialer und kaudaler Pouch

über ca. 8 cm Länge nicht anstomosiert verbleiben; danach das gleiche Vorgehen bei Erstellung der zweiten kaudalen Anastomose. Durch die bestehende kaudale Inzision (I_2) (Abb. 42.2) wird in kraniokaudaler Richtung das EEA-Gerät in den abführenden Schenkel eingeführt und die End-zu-End-Duodenojejunostomie angelegt. Anschließend wird durch die bestehende kraniale Inzision (I_1) das Premium plus CEEA-Gerät in den abführenden Schenkel eingeführt und die End-zu-End-Ösophagojejunostomie angefertigt. Verschluß der kranialen und kaudalen Inzisionsstellen am Ersatzmagen mittels TA 55 (Abb. 42.3) [4].

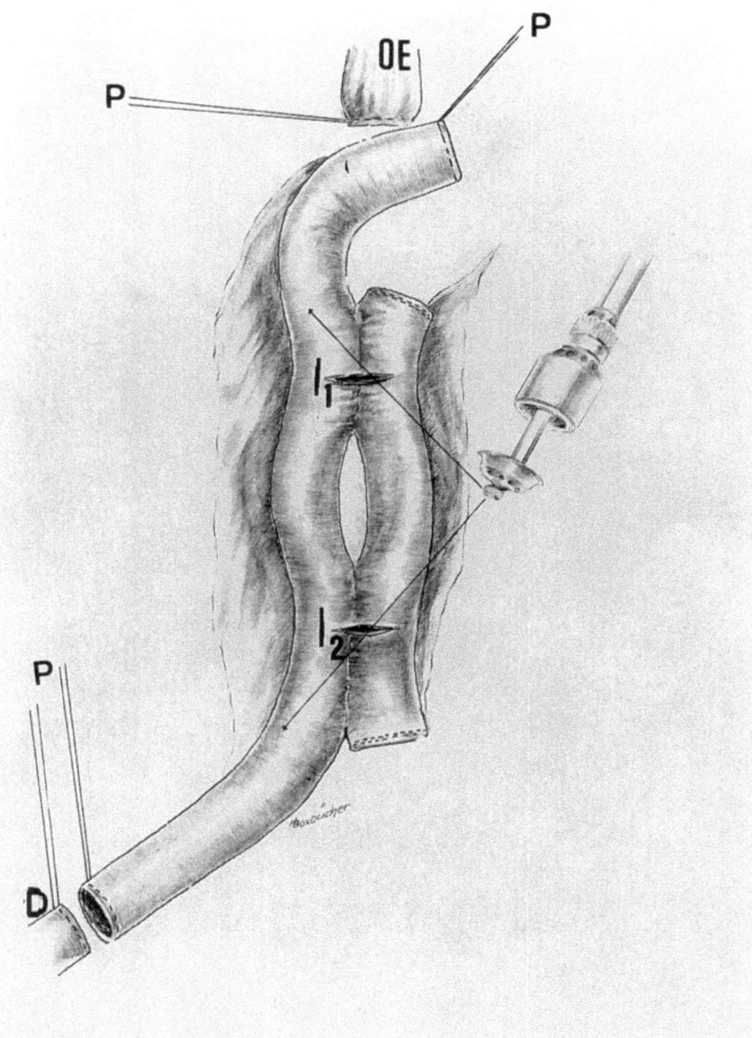

Abb. 42.2. Einführungsrichtungen (Pfeile) für das EEA-Gerät zur Erstellung der Duodenojejunostomie End-zu-End und das Premium plus CEEA-Gerät zur Erstellung der Ösophagojejunostomie End-zu-End

Das Ersatzmagenprinzip (Abb. 42.4) bietet sich auch für die Operationen mit Ausschaltung der Duodenalpassage mit Y-Anastomose nach Roux an [3].

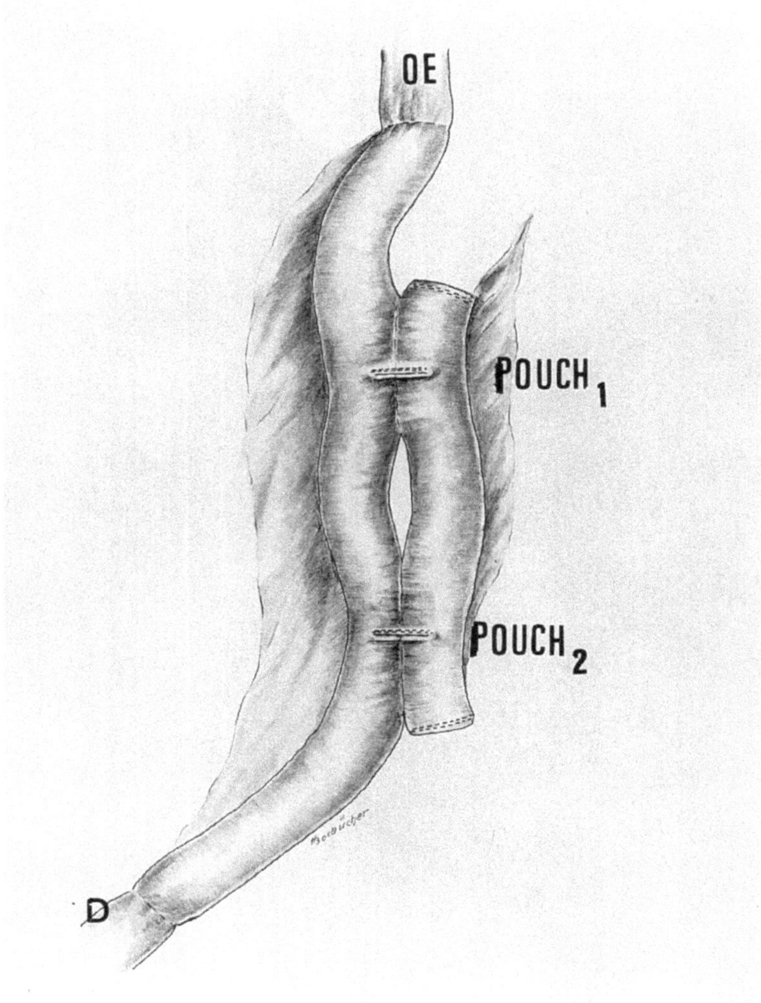

Abb. 42.3. Der Ersatzmagen

Methode

Von 72 Op.-Patienten wurden 70 postoperativ untersucht und weiterbegleitet. Alle postoperativen Röntgenuntersuchungen sind mit Röntgenvideogerät (Videorecorder mit 1 Zoll Videoband) aufgezeichnet. Zusätzlich wurden bei jedem Patienten auch einzelne Röntgenbilder angefertigt. So konnte man einen besseren Einblick über die Dynamik, Funktion und Motilität des Ersatzmagens gewinnen. Die erste Kontrolle erfolgte am 6. postoperativen Tag, die zweite vor der Entlassung ca. am 20. postopera-

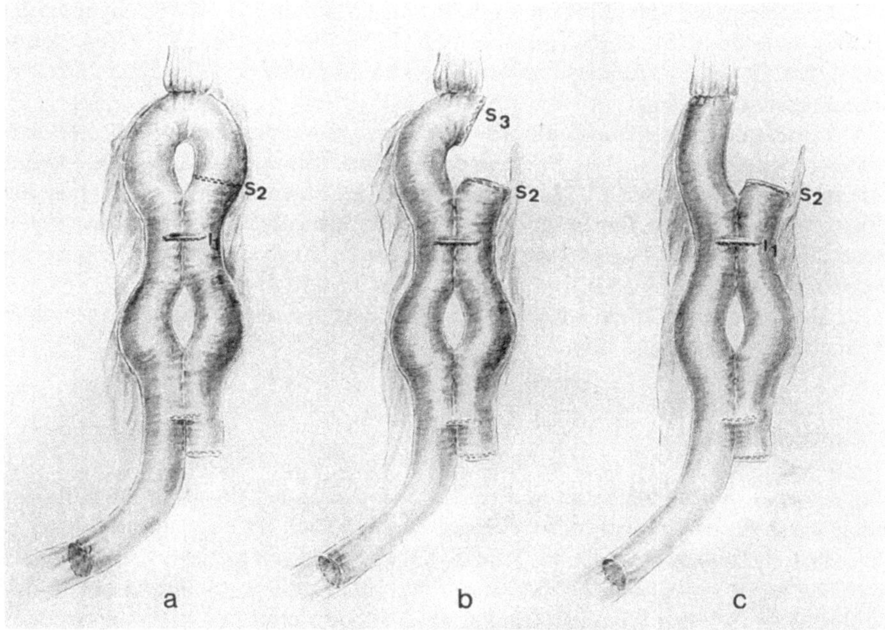

Abb. 42.4. Varianten nach diesem Ersatzmagenprinzip. Variante C – das gängige Verfahren

tiven Tag, die dritte 6 Monate postoperativ, dann nach 1 Jahr usw. Spätere Kontrollen wurden in der Klinik von einem niedergelassenen Internisten oder den Hausärzten durchgeführt. Die Röntgenuntersuchungen wurden mit endoskopischen und CT-Untersuchungen komplettiert. *Bei den Untersuchungen wurden nichtinvasive Methoden angewandt.* Der Ersatzmagen nimmt postoperativ im Oberbauch nicht immer die normale Position ein. Oft liegt der Ersatzmagen etwas schräg oder etwas um seine Achse gedreht, was eine exakte Messung des Röntgenschattens erschwert. Hier und da sind die Konturen des Ersatzmagens nicht aus besten Winkeln aufgenommen. Der Ersatzmagen ist eine dynamische Einheit. Es kommt ständig zur Durchmischung des Kontrastmittels (KM) und zum ständigen Wechsel der Menge des KM im kranialen und kaudalen Pouch und in den nicht anastomosierten Schlingenanteilen. Aus diesem Grund sind 16 Patienten mit den technisch besten Aufnahmen zur Auswertung ausgewählt. Die übrigen Patienten zeigen funktionell und klinisch ein gleich gutes Resultat; die Qualität der Röntgenbilder läßt aber einen direkten Vergleich nicht zu.

Patienten und Resultate

Die erste Operation nach dieser Methode wurde am 21.01.85 durchgeführt. Seitdem sind nach dieser Methode 72 Patienten operiert worden: F 38 (52,8%) M 34 (47,2%). Das durchschnittliche Alter dieser Patienten war 67,3 J. (33–87 J.).

Die histologische Klassifikation ergab: (n = 72). Stadium I 29 (40,3%). Stadium II 4 (5,6%), Stadium III 27 (37,6%), Stadium IV 7 (9,7%). Diffuser Typ 53 (73,6%), Intestinaler Typ 14 (19,4%). Leiomyosarkom 1 (1,4%), Non-Hodgkin-Lymphom 3 (4,2%) und Karzinoid 1 (1,4%).

Die postoperativen Komplikationen waren: Anastmoseninsuffizienz 1 (1,4%), subphrenischer Abszeß 1 (1,4%), Pneumonie 3 (4,2%), Pleuraexsudat 3 (4,2%), Wundinfektion 2 (2,8%). Letalität 2 (2,8%). Eine weibliche Patientin (66 J.) verstarb an den Folgen einer schweren Pneumonie bds. mit dekompensierter Herzinsuffizienz und nicht beherrschbarem Diabetes mellitus. Ein Mann (81 J.) verstarb an den Folgen eines Herzinfarktes [4].

22 Patienten/innen leben schon über 5 Jahre und von denen 1 über 12 1/2 Jahre, 2 über 11 Jahre, 4 über 10 Jahre.

Funktion des EM

Zur besseren morphologischen und funktionellen Analyse haben sich die Aufzeichnungen mit einem Röntgen-Videorekorder bewährt. Nach der Passage der ösophagojejunalen Anastomose weicht ein Teil des KM in den kranialen Pouch (P_1) aus, was gleichzeitig zu einem Druckabfall und einer Geschwindigkeitsreduzierung in der abführenden Schlinge führt [4]. Ein Teil des KM fließt weiter in Richtung des Duodenums. Das gleiche Phänomen kann man im Bereich der kaudalen Pouches (P_2) beobachten. Sobald das KM die gegenläufige Schlinge erreicht, wird es zum kranialen Pouch transportiert und gelangt durch die kraniale Anastomose wieder in die abführende Schlinge. Das oben beschriebene Entweichen des KM durch beide Anastomosen führt zu einem sofortigen Druck- und Geschwindigkeitsabfall in der abführenden Schlinge, was wiederum eine Sturzentleerung in das Duodenum verhindert (kein Dumping). Die Zirkulation des KM führt zu der erwünschten Passagezeitverlängerung und beide Pouches unterstützten die Reservoirfunktion des EM.

Motilität

Die Motilität dieses EM wurde durch wiederholte Röntgen-Videoband-Studien beobachtet. Gleichzeitig nutzte man diese Möglichkeit, um Peristaltik und Innenrelief des EM mit den postduodenalen Schlingen zu vergleichen. Die Passage des KM durch die ösophagojejunale Anastomose löst durch intraluminären Kontakt sofort eine normale, postprandiale Dünndarmperistaltik aus. Bis auf die Dünndarmabschnitte, die den kranialen und kaudalen Pouch bilden, findet sich in den anderen Segmenten des EM eine weitgehend normale Motilität und KM-Passage. Lediglich in der Pars horizontalis des Duodenums sind in unregelmäßigen Abständen leichte, kaum registrierbare Pendelbewegungen zu sehen. Das KM macht bei Erreichen der duodenojejunalen Anastomose einen kurzen Stop und erst nach einigen Sekunden überschreitet es die „Schwelle" und wird durch das Duodenum weitertransportiert. Das oben beschriebene Phänomen kann man auch als Folge der Transsektion der Darmwand mit Unterbrechung der myogenen und neurogenen Transmission ansehen [7]. Die Passage in der abführenden Schlinge ist im Bereich des Pouches verlangsamt, weil hier eine größere Menge KM rasch in den Pouch entweicht und so ein Druckabfall entsteht. Bei einem großen Pouch entsteht durch entsprechende Wandschwäche und immer weiter zunehmende Akkumulation und Retention der Speisereste eine Ausweitung der Pouchwand. Bei meinem EM wird aber die Retention weitestgehend verhindert, weil die nicht anastomosierten Darmanteile zwischen dem relativ kleinen kranialen und kaudalen Pouch eine normale Peristaltik aufweisen und durch sehr kräftige Kontraktionen den Speisebrei in den Pouch und aus dem Pouch befördern. Bedingt durch das relativ geringe Volumen des Pouchs, ist dieser in der Lage, nach Vordehnung der Wand und durch den intraluminären Kontakt gereizt, das KM (Speisebrei) durch Kontraktion in die abführende Schlinge zu befördern. Diese Entleerung wird in entscheidendem Maß von der Vortriebskraft der nicht anastomosierten Schlingenanteile unterstützt. Bei dem Vergleich der Dünndarmschlingen des EM und der Schlingen nach der postduodenalen Anastomose findet sich selbst nach mehreren Jahren (ca. 10–12 Jahren) nur eine leichte Dilatation und ein etwas gröberes Relief, der EM-Dünndarmschlingen. Die Pouchwand erscheint ebenfalls nur leicht verdickt mit etwas gröberem Relief und es besteht nur eine leichte Diltation (nie über 20%).

Passagezeit

Die Passagezeit des KM vom Ösophagus bis zur postduodenalen Anastomose wurde von dem Videoband-Sekundenzähler abgelesen. Bei der mit Gastrografin durchgeführten Kontrolluntersuchung dauerte die Passage des KM von der ösophagojejunalen Anastomose bis zur duodenojejunalen Anastomose 19 Sekunden (17–22 Sekunden), bis zur postduodenalen Seit-zu-Seit-Anastomose 33 Sekunden (31–36 Sekunden). Bei den Röntgenkontrollen nach 6 Monaten mit Barium dauerte die Passage des KM von der ösophagojejunalen Anastomose bis zur duodenojejunalen Anastomose 22 Sekunden (20–25 Sekunden), bis zur postduodenalen Seit-zu-Seit-Anastomose 35 Sekunden (31–39 Sekunden). Bei den Röntgenkontrollen nach 10–12 Jahren mit Barium dauerte die Passage des KM von der ösophagojejunalen Anastomose bis zur duodenojejunalen Anastomose 26 Sekunden (24–31 Sekunden), bis zur postduodenalen Seit-zu-Seit-Anastomose 43 Sekunden (41–50 Sekunden). (Es fand sich häufig eine Korrelation zwischen Passagezeit und Gewichtszunahme. Langsamere Passage – vermehrte Gewichtszunahme).

Kapazität

Die Kapazität des EM wurde zweifach bestimmt:

1. durch Messung der Menge des KM
2. durch Angabe des Patienten über die Menge und Häufigkeit der Mahlzeiten

Bei der Röntgenuntersuchung bekamen die Patienten ca. 400 ml KM, was sie sehr gut vertragen konnten. Das KM hat sich in dem EM gut verteilt. Die nach Angaben der Patienten aufgenommene Nahrungsmenge betrug zwischen 350–450 m^3, so daß man aus diesen beiden Werten mit Vorbehalt eine ca. 400 ml Kapazität des EM annehmen kann.

Reservoirfunktion

Entleerungszeit des EM wurde durch Röntgenaufnahmen nach 0,5 Stunden, 1 Stunde und 1,5 Stunden vom Beginn der Untersuchung an bestimmt. 30 Minuten nach Gabe des KM konnte man noch ca. 40–50% des KM in dem EM sehen. Nach 60 Minuten konnte man nur noch ca. 20–30% des KM sehen und nach 90 Minuten noch höchstens 10% des KM in dem EM finden. Bei einigen EM wurde vollständige Entleerung erst in 120 Minuten erreicht.

Dilatation

Die Dilatation des EM wird durch einen Vergleich der Größe der Röntgenschatten, des ganzen Ersatzmagens und der einzelnen Pouches bestimmt. Durch den Vergleich der postoperativen Röntgenaufnahmen mit den Röntgenaufnahmen nach mehreren Jahren konnte man keine wesentliche Dilatation des EM feststellen. Bei den Fällen, die in dem Zeitraum von 10–12 Jahren post. Op. nachuntersucht wurden, fand sich im Bereich der beiden Pouches eine Dilatation von maximal 20%. Ebenso fanden wir bei den Dünndarmschlingen des EM, im Vergleich zu den Schlingen nach der postduodenalen Anastomose, eine leichte Dilatation, sowie ein etwas gröberes Schleimhautrelief. Das bestätigt die Überlegenheit dieses kleineren Pouchs und dieser EM-Konstruktion gegenüber den großen Pouches, die in kurzer Zeit zu sehr starken Dilatationen neigen.

Gewichtsverlauf

Die Patienten können annähernd die gleiche Menge essen und trinken wie vor der Operation, verteilt auf 4–5 Portionen täglich. Als absolut exakt – objektiver Parameter für die sehr gute Nahrungsutelisation und Funktion dieses Ersatzmagens und auch für die gute Lebensqualität spricht die postoperative Gewichtszunahme: (n = 70) Gewichtsverlust 4 Patienten (6%), ohne Änderungen 9 Patienten (13%), Gewichtszunahme (1–12 kg) 57 Patienten (81%). Als Ausgangswert ist das Gewicht am Entlassungstag zugrunde gelegt.

Diskussion

Die Erfüllung der an einen EM zu stellenden Anforderungen hat eine größstmögliche Annäherung an physiologische Verhältnisse zur Voraussetzung [1 und 8]. Bei einem EM mit durchgehender Anastomose mit Durchtrennung der Darmwandmuskulatur und auch der Neurofasern auf einer langen Strecke (großer Pouch) fehlt durch gegenläufige Peristaltik der sich gegenüberliegenden Darmwände eine ausreichend starke Vortriebskraft. Die gewünschte schubweise aktive Entleerung wird nur selten erreicht. Die dadurch bedingte Nahrungsretention bei schwachem Wandtonus führt zu einer zunehmenden Überdehnung des Pouches, zur Regurgitation (Aufstoßen) und zum Reflux in den Ösöphagus [2, 6, 9]. Durch die Konzeption des dynamischen EM aus zwei kleineren Pouches (6–7 cm) und zwei parallel laufenden, nicht anastomosierten Schlingenanteilen wird einerseits das Aufnahmevermögen vermehrt, andererseits gewährleisten die nicht anastomosierten Schlingenanteile eine gute Vortriebskraft und Durchmischung des Speisebreies und verhindern durch ihren Tonus eine unerwünschte exzessive Retention und Dilatation der zwei kleineren Pouches. Der abführende Schlingenanteil wird kaudal um 10–15 cm länger belassen und reduziert so den Reflux aus dem Duodenum auf ein physiologisches Maß. Der unerwünschte Reflux in den Ösöphagus wird dadurch verhindert, daß erstens der zuführende Schlingenanteil kranial verschlossen ist und zweitens die Peristaltik der abführenden Schlinge von der ösophagojejunalen Anastomose nach kaudalwärts gerichtet und über 40 cm lang ist [4]. Die guten Resultate bei der Erstellung der ösophagojejunalen End-zu-End-Klammernaht-Anastomose und bei fehlendem Reflux in den Ösophagus bei diesem EM rechtfertigen den Verzicht auf jegliche Plikationen oder Manschettierungen an der ösophagojejunalen Anastomose. Bei den meisten der bisherigen Verfahren war eine zumindest teilweise Arkadendurchtrennung des Interponates erforderlich [2, 5, 8], die Durchblutungsminderung, Lymphabfluß und Innervationsstörung zur Folge haben kann und dann unvermeidlich zur Funktionsminderung der Darmwand führt, ein Nachteil, der bei dem oben genannten Verfahren minimiert ist, da die ursprüngliche Gefäßversorgung, Lymphdrainage und Innervation fast vollständig erhalten bleiben, was für die Motilität des EM von großer Bedeutung ist [3]. Die Seit-zu-Seit-Anastomosen mit dem GIA-Gerät sind wie auch die Inzisionsverschlüsse durch TA-Klammernähte problemlos. Die mit dem EEA und Premium Plus CEEA angefertigten End-zu-End-Anastomosen sind bei guter Durchblutung und sorgfältiger Technik sowie bei vollständigen Resektionsringen zuverlässig [10]. Die OP ist leicht durchführbar und erfordert keinen wesentlich größeren Zeitaufwand gegenüber den herkömmlichen Verfahren.

Den guten Allgemeinzustand und das Allgemeinbefinden der Patienten könnte man durch persönliche Interviews und ständigen Kontakt mit den Patienten und Hausärzten belegen.

Passageverzögerung

Das bei dem EM von mir angewandte *Prinzip der physiologischen intenstinalen Passageverzögerung durch lineare Seit-zu-Seit-Anastomosen* hat sich in einem Zeitraum von über 12,5 Jahren klinischer Anwendung absolut bewährt und alle Anforderungen erfüllt.

Die Effekte auf Dünndarminhalt bei linearen Seit- zu Seit Anastomosen manifestieren sich durch: starken Druckabfall, Geschwindigkeitsabfall, Reservoir-Funktion, Kreisen des Inhaltes, verlängerte Passagezeiten, Entleerungsverzögerung und verstärkte Resorption.

Dieses Prinzip der physiologisch intestinalen Passageverzögerung durch lineare Seit-zu-Seit-Anastomosen ist auch anwendbar bei Kurzdarmsyndrom, starken anhaltenden Durchfällen (z.B. nach der Vagotomie, nach dem Verlust des Ileums) vor einem Stoma als physiologische intestinaler Passageverzögerung, vor einem Ileoanalpouch als physiologische intestinale Passageverzögerung (Abb. 42.5).

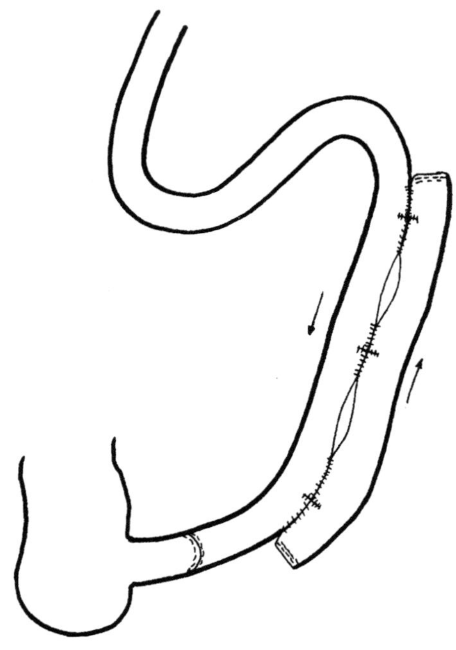

Abb. 42.5.
Schemata der linearen Seit-zu-Seit-Anastomosen

Zusammenfassung

Es handelt sich um einen dynamischen EM mit dudenaler Passage mit gutem Aufnahmevermögen, Reservoirfunktion und portionierter Entleerung ins Duodenum. Die Dünndarmabschnitte im Bereich des EM zeigen nur eine unwesentliche Motilitätsänderung zu den nicht operierten Dünndarmanteilen. Die Röntgenkontrollen nach 10–12 Jahren zeigen keine wesentlichen Dilatationen dieses EM.

Bei diesem Verfahren kommt es postoperativ relativ schnell zur guten Funktion des EM. So bietet sich diese Methode nicht nur für kurative, sondern auch für palliative Fälle an, da die Steigerung der Lebensqualität ein vorrangiges Operationsziel ist.

Danksagung
Für die Mitarbeit bei der Entwicklung dieser Methode und Vorbereitung der Publikationen gilt mein besonderer Dank meinem Freund und Kollegen W. Rebholz.

Für das außerordentliche Engagement bei der Durchführung von postoperativen Kontrollen und für die überlassenen Röntgenbilder danke ich der Röntgenabteilung Klinikum Niederberg (Chefarzt Prof. Dr. med. H. Hötzinger) insbesondere den Kollegen H. Hötzinger, H. Krüger und S. Leutzbach.

Literatur

1. Holle F (Hrsg) (1968) Spezielle Magenchirurgie. Springer Verlag, Berlin Heidelberg New York, S 686–704
2. Hunt CJ (1952) Constraction of food Pouch from segment of jejunum as substitute for Stomach in total Gastrectomy. Arch Surg 64: 601–608
3. Konjovic S (1986) eine neue Methode der Ersatzmagenbildung nach totaler Gastrektomie bei Maencarzinom (vorläufige Mitteilung). Akt Chir 21: 98–103
4. Konjovic S (1997) A New Methode of Jejunal Pouch for Gastric Substitution after Gastrectomie. In: Siewert JR, Rhoder JD (Hrsg) Progress in Gastric Cancer Research 1997 - Proceedings of the 2nd International Gastric Cancer Congress, Münich Germany 27-30 April 1997. Monduzzi Editore SpA Bologna Italy, S 879–886
5. Longmire WP Jr, Beal JM (1952) Construction of a substitute gastric resevoir following total gastrectomy. Ann Surg 135: 637–645
6. Moreno AH (1956) Studies on nutritional and other disturbances following operations for cancer oft the stomach with particular reference to the use of a jejunal food pouch as a substitue gastric reservoir Ann Surg 144: 779–784
7. Schippers E (1997) Pathophysiologie und Therapie chirurgisch induzierter Dünndarmmotilitätsstörungen. In: Fuchs K-H, Stein HJ, Thiede A (Hrsg) Springer Verlag, Berlin Heidelberg, S 787–808
8. Seo S (1941) Stomach resection transplanting jejunum. J Jpn clin surg Soc 42: 1004–1009
9. Soupault R, Mouchet A, Camey M (1953) Un Procede de retablissement „physiologique" de la continuite apres gastrectomie totale. Le Jejuno-oesophago-duodenoplastie. J. Chir. 69: 827–835
10. Steichen FM, Ravich MM (1984) Contemporay staplings instruments and basic mechanical suture techniques. Surg Clin North Am 64: 423–429

43 Funktionelle Untersuchungen nach Magen-Pouch

B. Dreuw, J. Fass, P. Büchin, J. Cleuziou, U. Cremerius und V. Schumpelick

Einleitung

Über die Durchführung einer totalen Gastrektomie herrscht derzeit nach onkologischen Kriterien weitgehend Einigkeit. Die klassische Gastrektomie beinhaltet eine En-bloc-Gastrektomie, Omentektomie und Splenektomie sowie eine D2-Lymphadenektomie. Modifikationen erfolgen beim distalen Karzinom vom intestinalen Typ sowie bei palliativer Zielsetzung.

Die Möglichkeiten der Ersatzmagenbildung sind dagegen weitaus vielfältiger. Seit der ersten Gastrektomie und Ersatzmagenbildung mit Omegaschlinge durch Schlatter 1897 sind fast 60 Modifikationen der Ersatzmagenbildung beschrieben worden (Tittel u. Schumpelick 1989), Sie unterscheiden sich im Wesentlichen durch Variationen der Anastomosentechnik, dem Erhalt oder der Ausschaltung der Duodenalpassage sowie Maßnahmen zur Reservoirvergrößerung des Ersatzmagens. International durchgesetzt hat sich derzeit das technisch einfach und schnell durchzuführende Verfahren der Roux-Y-Ersatzmagenbildung mangels eindeutig belegbarer Vorteile für andere Verfahren. Neuere Untersuchungen scheinen jedoch einen funktionellen Vorteil für den Erhalt der Duodenalpassage zu bestätigen (Faß et al. 1991, Faß et al. 1393, Fuchs et al. 1995, Schwarz et al. 1996).

Klinische Symptome nach Gastrektomie kommen bei etwa der Hälfte der Patienten vor und umfassen mangelnde Gewichtszunahme, Völlegefühl, Übelkeit, Dumping, Diarrhoe oder uncharakteristische abdominelle Schmerzen. Diese führen nicht selten zu einer wesentlichen Einschränkung der Lebensqualität, insbesondere bei kurativ operierten Patienten. Derartige Beschwerden werden zum Teil durch die fehlende Reservoirfunktion erklärt. Dem sollen chirurgische Verfahren der Reservoirvergrößerung des Ersatzmagens durch Pouchbildung entgegenwirken, deren Wertigkeit allerdings noch unklar ist. Aus diesem Grund haben wir eine prospektiv randomisierte Studie zur Wertigkeit der Pouchbildung nach Gastrektomie durchgeführt.

Patienten und Methodik

In einer offenen prospektiv randomisierten Studie seit Oktober 1994 wird an unserer Klinik die Funktion des Jejunuminterponatpouchs (IPP) als Ersatzmagen nach Gastrektomie mit dem Jejunuminterponat (JI) nach Longmire und Güttgemann verglichen.

Abb. 43.1.
Technik der Anlage des Jejunuminterpositionspouches. Aus dem überstehenden Omegateil der Pouchanlage wird eine Jejunoplikatio hergestellt

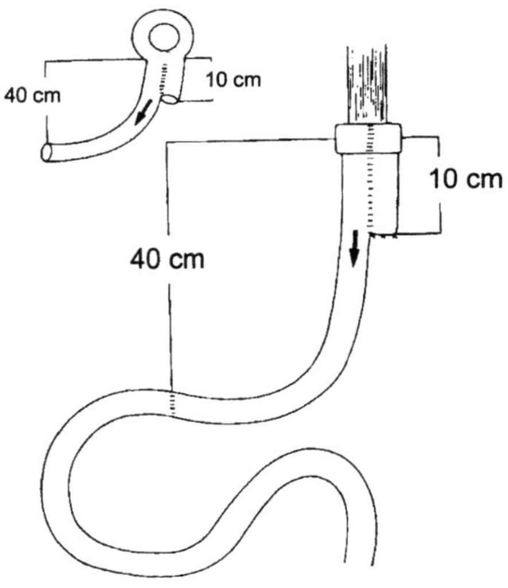

Als Einschlußkriterien gelten ein primäres Adenokarzinom des Magens, UICC Stadien I bis IIIA mit R0-Resektion. Die Randomisierung erfolgt intraoperativ, wobei der Interponatpouch aus einer ca. 60 cm langen Jejunumschlinge entsprechend der Abbildung 43.1 hergestellt wird. Als Ausschlußkriterium für die Studie wird ein Rezidiv im Follow-up oder ein Abbruch der Studie durch den Patienten definiert. Systematische Nachuntersuchungen erfolgen 3 Monate und I Jahr postoperativ während eines 2 tägigen Krankenhausaufenthaltes. Zur Evaluierung der Ersatzmagenfunktion wird eine Kapillarperfusionsmanometrie, eine Nuklid-MDP, ein H2-Atemtest und ein Glukosetoleranztest durchgeführt. Diese Untersuchungen erlauben Aussagen zur Motilität, Entleerungskinetik, intestinalen Passagezeit und zur Dumpingproblematik.

Ersatzmagenmanometrie

Die Untersuchungen erfolgen nach 12stündiger Nahrungskarenz mit einer 8 Kanal-Low-Compliance-Kapillarperfusionsmanometrie bei einer Perfusionsrate von 0,5 ml Ringerlösung pro Minute über 4 Stunden. Anschließend wird nach Verabreichung einer Testmahlzeit in Form von 100 ml standardisierter enteraler Ernährungslösung über eine halbe Stunde die postprandiale Motilität aufgezeichnet. Die Auswertung berücksichtigt die Kriterien zur Beurteilung der intestinalen Nüchternmotilität. Phase I ist eine Phase motorischer Ruhe im Anschluß an einen MMC. Phase II ist gekennzeichnet durch wechselnde motorische Aktivität mit Kontraktionen unterschiedlicher Frequenz und Amplitude. Phase III ist charakterisiert durch rhythmische Kontraktionen mit einer Frequenz von 10–12 mit Migration nach distal (Layer u. Göbel 1987). Nach manueller Festlegung der einzelnen Phasen erfolgt die Analyse rechnerunterstützt durch kommerzielle Software (Polygram Version 5,06 C4, Synectics Medical, Schweden, 1992). Ein Motilitätsindex wird zusätzlich nach folgender Formel berechnet:

$$\% \text{ Dauer} \times \text{mmHg Amplitude} / 100$$

Als Schwellendruck für ein Motilitätsphänomen wird 10 mmHg, als minimale Schwellenzeit 1 sec und als maximale Zeitdauer 20 sec vorausgesetzt.

Nuklid-MDP

Eine Testmahlzeit aus 100 ml Haferschleim wird mit 50 MBq 99 mTc-S-Kolloid versetzt und vom Patienten vor einer Gammakamera sitzend zügig eingenommen. Die über dem Magen gemessene Peak-Aktivität wird als 100% gesetzt. Die Registrierung erfolgt in 2-Minuten-Intervallen bis zur 10. Minute und anschließend in 5-Minuten-Intervallen, bis keine weitere Entleerung mehr nachweisbar ist. Die Auswertung erfolgt als Zahlentabelle und als graphische Darstellung der Aktivität über die Zeit. Es werden die T50-Werte und die Plateauwerte der einzelnen Gruppen miteinander verglichen.

H2-Atemtest

Nach Basalwertmessung wird den Patienten 20 g Laktulose in 300 ml Wasser gelöst oral verabreicht. Die H2-Atemkonzentration wird anschließend alle 10 Minuten in der Expirationsluft nach der „Single-Breath-Technik" bestimmt. Die orozökale Transitzeit wird bestimmt als die Zeit, an dem ein Anstieg über 20 ppm nachweisbar ist. Die Mittelwerte werden berechnet und als Summationskurven aufgetragen.

Oraler Glukosetoleranztest

Bei der Durchführung des oralen Glukosetoleranztest (OGT) werden die Kriterien der WHO von 1980 berücksichtigt. 75 g Glukose wird in 400 ml Wasser gelöst und oral verabreicht. Anschließend wurde alle 15 Minuten der Serumglukosespiegel aus Fingerbeerenblut bestimmt. Als Kontrollen dienen die Mittelwerte von 22 stoffwechselgesunden Personen. Die jeweiligen Mittelwerte zu jedem Meßzeitpunkt werden innerhalb der Gruppen berechnet und graphisch dargestellt. Patienten mit manifestem Diabetes mellitus werden ausgeschlossen.

Ergebnisse

Seit Oktober 1994 wurden bisher 26 Patienten in die Studie eingebracht. Bei 17 davon liegen Ergebnisse der funktionellen Untersuchungen vor, davon 8 Patienten mit IPP und 9 mit JI. Die beiden Gruppen waren bezüglich Alter und Geschlechtsverteilung identisch. Op-Dauer und Krankenhausaufenthalt waren mit $5{,}3 \pm 1{,}1$ Std. und $24{,}8 \pm 6{,}9$ Tage für die IPP sowie $5{,}6 \pm 1{,}2$ Std. und $23{,}3 \pm 2{,}6$ Tage für das JI nicht signifikant verschieden.

Manometrisch fanden sich bei allen Patienten Veränderungen im Motilitätsmuster mit Verkürzung des Motilitätszyklus nach 3 Monaten ohne Normalisierung nach 1 Jahr. Es fand sich eine ausgeprägte Hypomotilität im Pouch mit vollständigem Fehlen des typischen intestinalen Nüchternmotilitätsmusters. In der abführenden Jejunumschlinge und dem Duodenum konnten wir bei allen Patienten typische Phase III-Aktivität nachweisen (Abb. 43.2). Auffällig war, daß Motilitätsphänomene teilweise spontan auftraten, zum Teil durch Schluckaktivität ausgelöst wurden. Auch in der postprandialen Phase war in der Pouch im Gegensatz zum abführenden Jejunum und dem Duodenum kaum motorische Aktivität nachweisbar (Abb. 43.3). Im Gegensatz dazu fand sich im Longmire-Interponat und im nachgeschalteten Duodenum regelmäßig Phase III-Aktivität (Abb. 43.4) und ein lebhaftes postprandiales Motilitätsmuster. Der Motilitätsindex im Pouch war signifikant niedriger sowohl in der Nüchternphase als auch postprandial (Abb. 43.5). Wir fanden keinen Unterschied im Motilitäsindex symptomatischer und asymptomatischer Patienten. Die Nuklid-MDP zeigte als typisches Entleerungsmuster für den Jejunuminterponatpouch einen linearen, für das Longmire-Interponat einen exponentiellen Kurvenverlauf. Die die T50-Werte waren nach 3 und 12 Monaten für den Pouch deutlich, aber nicht signifikant länger als nach Interposition ohne Pouch. In beiden Gruppen war ein Trend zu größerer T50 nach 12 Monaten erkennbar. Der Vergleich IPP zu JI zeigt sowohl nach 3 als auch nach 12 Monaten signifikant längere T50 für die IPP ($6{,}5 \pm 4{,}4$ vs $2{,}6 \pm 1{,}3$, $p < 0{,}02$; $6{,}8 \pm 2{,}7$ vs $3{,}8 \pm 2{,}5$, $p < 0{,}04$).

Beim H2-Atemtest zeigt sich nach 3 Monaten kein Unterschied zwischen den Gruppen. Nach 12 Monaten waren die Werte nach JI unverändert, für den IPP zeigte sich ein signifikanter Anstieg.

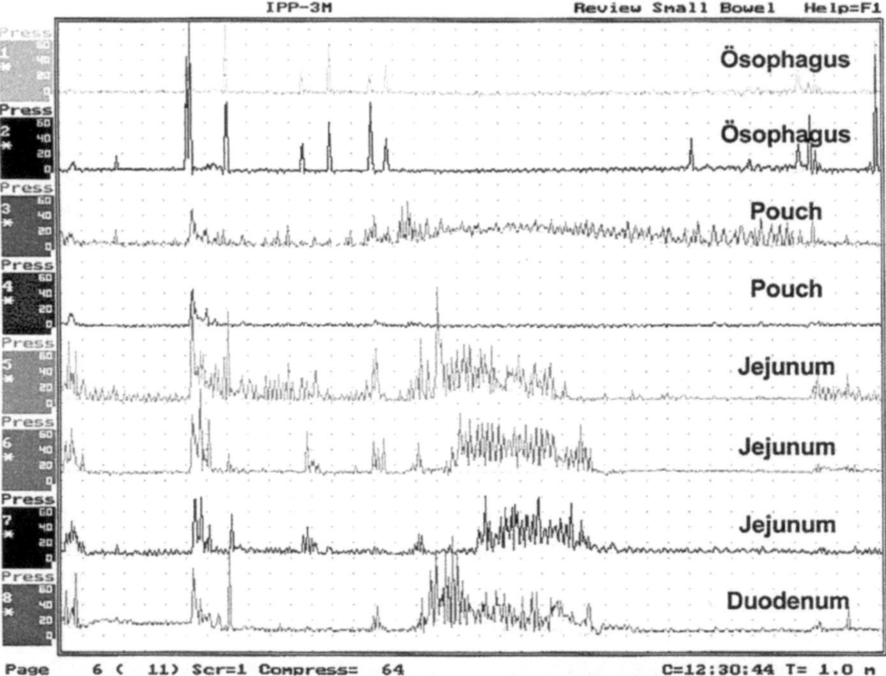

Abb. 43.2. Komprimierte Darstellung der Nüchternmotilität im distalen Ösophagus, des Pouches, im abführenden Jejunum und im proximalen Duodenum. Auffällig ist die ausgeprägte Hypomotilität im-Pouch (Kanal 4)

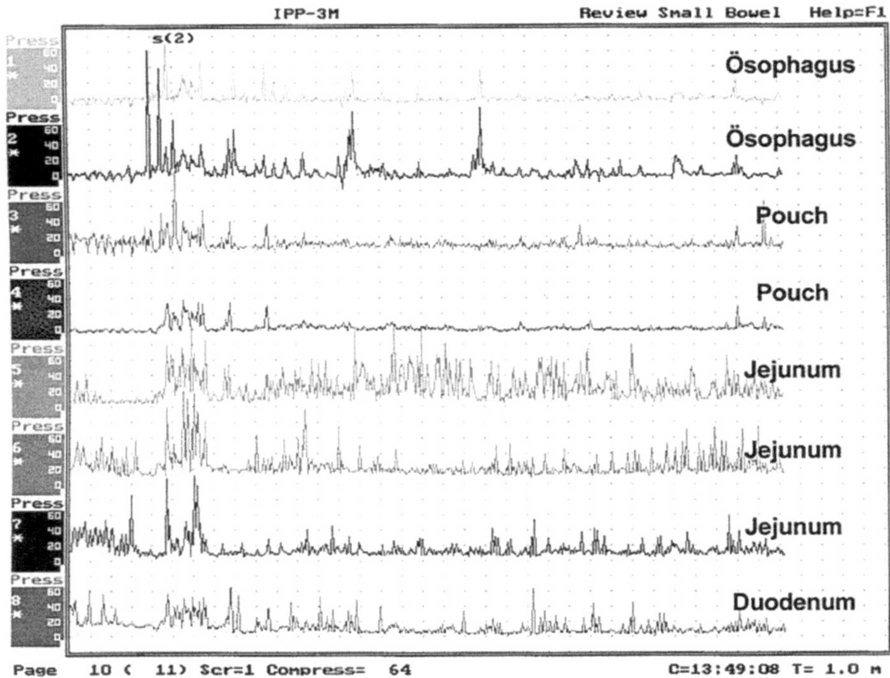

Abb. 43.3. Komprimierte Darstellung der postprandialen Motilität im distalen Ösophagus, der Pouch, im abführenden Jejunum und im proximalen Duodenum. Auffällig ist die ausgeprägte Hypomotilität im Pouch (Kanal 4)

Die Ergebnisse des Glukosetoleranztestes zeigten keinerlei Unterschiede der Gruppen untereinander oder im Verlauf, mit allerdings deutlich höheren Werten für beide Gruppen im Vergleich zu Normalpersonen.

Diskussion

Zu funktionellen Untersuchungen des Ersatzorgans nach Gastrektomie liegen bisher nur wenige publizierte Ergebnisse vor (Beese et al. 1994, Faß et al. 1991, Faß et al. 1993, Heimbucher et al. 1994, Miholic et al. 1989, Schwarz et al. 1996, Stier et al. 1994). Nach Anpassungsvorgängen in den ersten 3 Monaten postoperativ stellt sich das phasenweise Motilitätsmusters des Dünndarmes auch in den Darmschlingen wieder her, die für die Ersatzmagenbildung ausgeschaltet werden (Faß et al. 1991). Im Langzeitverlauf nach 2 Jahren wird eine Abnahme des Motilitätsindex beobachtet, die nach Interposition stärker ausgeprägt ist als nach Roux-Y-Magen (Faß et al. 1991). Im Hunt-Lawrence-Rodino-Pouch wurden ähnliche Motilitätsphänomene wie in der Interposition beschrieben, die in einer unkoordinierten und teilweise aperistaltischen Phasensequenz der Motorkomplexe und in kürzerer Dauer der Phasen bestehen (Heimbucher et al. 1994). Es wurde postuliert, daß die verminderte orthograde Progression der Phase III-like-Aktivität möglicherweise mit der Pouchkapazität zu tun hat. Bei sym-

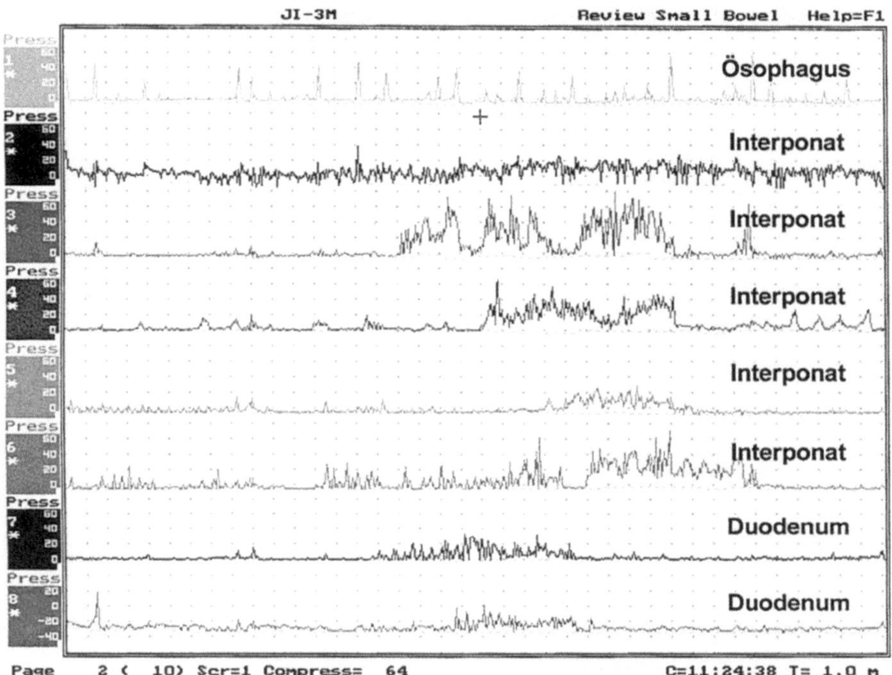

Abb. 43.4. Komprimierte Darstellung der Nüchternmotilität im distalen Ösophagus, imJejunuminterponat und im proximalen Duodenum. Auffällig ist die peristaltische Phase III-Aktivität im Interponat und zeitversetzt auch im Duodenum

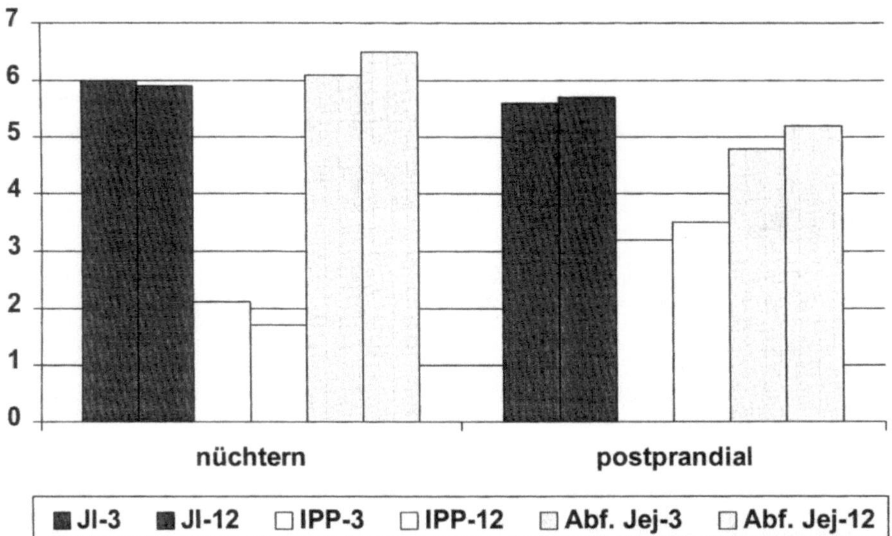

Abb. 43.5. Motilitätsindex im Jejunuminterponat, der Jejunuminterponatpouch und im abführenden Jejunum nach 3 und 12 Monaten. Auffällig der signifikant niedrigere ($p < 0{,}01$) Motilitätsindex im Pouch.

ptomatischen Patienten wurde abnormale Motilität mit hypomotilem oder obstruktivem Muster beschrieben (Heimbucher et al. 1994). Unserer eigenen Ergebnisse zeigen dagegen eine fast völlig fehlende Motilität im Pouch im Vergleich zum Interponat. Die meßbaren Motilitätsphänomene schienen teilweise passiv weitergeleitete Druckwellen, aus dem Ösophagus kommend, zu sein, vergleichbar dem „common cavity phänomen", z. B. bei der Achalasie. Denkbar erscheint auch, daß durch die Nahtvereinigung eines isoperistaltischen und eines anisoperistaltischen Dünndarmteils zum Pouch Motilitätsphänomene sich gegenseitig auslöschen. Oder aber die Durchtrennung des zirkulären Darmrohres in Längsrichtung verhindert den Aufbau einer druckwirksamen Wandspannung. Dafür spricht, daß auch mit Dehnungsmeßstreifen oder EMG-Ableitung an koloanalen Pouches wenig Aktivität meßbar ist (Willis et al. 1998). Unsere manometrischen Ergebnisse lassen vermuten, daß der Pouch im wesentlichen ein passiver Sack ist, in dem die Nahrung eine Weile zurückgehalten wird. Die Entleerung wird dann von der Motilität der abführenden Schlinge bewerkstelligt. Ähnliche Phänomene konnten auch nach subtotaler Gastrektomie nachgewiesen werden (Ehrlein et al. 1987). Dies bestätigt sich in den nuklearmedizinischen Entleerungsstudien. Die Entleerung aus der Pouch ist im Vergleich zum Interponat ohne Pouch verzögert, die Entleerungshalbwertszeit verlängert. Dies führt aber nicht zu einer insgesamt verlängerten intestinalen Transitzeit oder Vorteilen bei der Glukosetoleranz. Da die Dauer des Kontaktes des Nahrungsbreies mit der Dünndarmmukosa ein entscheidender Faktor für die Resorptionsleistung ist, sind somit, aus funktioneller Sicht, keine wesentlichen Vorteile für die Ernährungssituation der Patienten mit Jejunuminterponatpouch zu erwarten Die Unterschiede im Endverlauf der H2-Atemkurve spiegeln möglicherweise eine andere bakterielle Besiedlung des Darmes im Vergleich zum Interponat wieder. Dies könnte durch die Stagnation von Nahrungsresten im Pouch wegen ausbleibender Clearence dieses Darmabschnittes infolge fehlendem Nüchternmotilitätsmuster erklärt werden.

Insgesamt sprechen unsere Ergebnisse dafür, daß der Jejunuminterponatpouch nach Gastrektomie eine bessere Reservoirfunktion erfüllt im Vergleich zum Interponat ohne Pouch. Dieser funktionelle Vorteil spiegelt sich derzeit aber noch nicht in einer verbesserten Lebensqualität unserer Patienten wieder (Büchin et al. 1998).

Literatur

1. Beese G, Fuchs KH, Thiede A (1994) Experimentelle Untersuchungen zur Wertigkeit des Pouches nach Gastrektomie. Zentralbl Chir 119:904–910
2. Büchin P, Faß J, Dreuw B, Cleuziou J, Schumpelick V (1998) Quality of life nach totaler Gastrektomie und Jejunuminterposition mit und ohne Pouch. In: Schumpelick/Schippers (Hrsg) Der Pouch. Springer Verlag, Berlin Heidelberg
3. Ehrlein H-J, Bühner S, Thoma G, Schemann M, Keinke O, Tsiamitas C, Schumpelick V (1987) Gastric emptying after Roux-Y and Billroth-I gastrectomy depends on viscosirty of meal and contractile patterns of small intestine in dogs. Dig Dis Sci 32:529–537
4. Faß J, Bares R, Hermsdorf ., Schumpelick V (1993) Die intestinale Motilität nach Jejunuminterposition und Roux-Y-Rekonstruktion – eine tierexperimentelle Studie. Langenbecks Arch Chir 378:239–248
5. Faß J, Bares R, Staude M, Schumpelick V (1993) Ersatzmagenform und intestinale Motilität nach totaler Gastrektomie. Leber Magen Darm 23:194–203
6. Faß J, Dreuw B, Schäfer S, Schumpelick V (1991) Motilitätsmuster im jejunalen Ersatz magen nach totaler Gastrektomie. In: Hartel W et al (Hrsg) Chirurgisches Forum 1991, Experimentelle und klinische Forschung. Springer Verlag, Berlin Heidelberg, S 423–428

7. Fuchs KH, Thiede A, Engemann R, Deltz E, Stremme O, Hamelmann H (1995) Reconstruction of the food passage after total gastrectomy: randomized trial. World J Surg 19:698–706
8. Heimbucher J, Fuchs KH, Freys SM, Clark GWB, Incarbone R, DeMeester, TR, Bremner CG, Thiede A (1994) Motility in the Hunt-Lawrence Pouch after total gastrectomy. Am J Surg 168:622–626
9. Layer P, Goebell,H (1987) Interdigestive Motilität und Sekretion des Gastrointestinaltraktes. Z Gastroenterologie 25:769–776
10. Miholic J, Meyer H-J, Kotzerke J, Balks J, Aebert H, Jähne J, Weimann A, Pichlmayr R (1989) Emptying of the gastric substitute after total gastrectomy - Jejunal interposition versus Roux-Y esophagojejunostomy. Ann Surg 210:165–172
11. Schwarz A, Büchler M, Usinger K, Rieger H, Glasbrenner B, Friess H, Kunz R, Beger HG (1996) Importance of the duodenal passage and pouch volume after total gastrectomy and reconstruction with the Ulm Pouch: prospective randomized clinical study. World J Surg 20:60–67
12. Schlatter C (1897) Über Ernährung und Verdauung nach vollständiger Entfernung das Magens - Ösophagoenterostomie beim Menschen. Beitr klin Chir 19:757–776
13. Stier A, Hölscher AH, Schwaiger M, Siewert JR (1994) Jejunumpouch nach totaler Gastrektomie - Klinische und szintigraphische Untersuchungen zu Funktion und Befindlichkeit. Zentralbl Chir 119:838–844
14. Tittel A, Schumpelick V (1989) History of gastric replacement. Hepato-gastroenterol. 36:57–62
15. Willis S, Schippers E, Von Felbert V, Knoblauch U, Schumpelick V (1998) Elektromyographische und mechanische Aktivität des Dünndarmpouch im Tierexperiment. In: Schumpelick/Schippers (Hrsg) Der Pouch. Springer Verlag, Berlin Heidelberg

44 Motilität im Jejunum-Pouch nach Gastrektomie

J. Heimbucher, K.-H. Fuchs, S. M. Freys und A. Thiede

Einleitung

Nach einer Gastrektomie können verschiedene Symptome wie Gewichtsverlust, Schmerzen, Übelkeit und Erbrechen die Lebensqualität tumorfreier Patienten wesentlich beeinträchtigen. Diese Symptomatik kann mit dem Verlust der Reservoirfunktion des Magens zusammenhängen. Deshalb favorisieren viele Chirurgen die Bildung eines Jejunum-Pouches als Ersatzreservoir im Rahmen der Kontinuitätswiederherstellung [2, 3, 7, 9]. Das Ziel dieser Studie ist die Beschreibung der Motilität im Jejunum-Pouch und in der abführenden Jejunalschlinge bei symptomfreien oder weitgehend symptomfreien Patienten nach Gastrektomie. Bei fünf Patienten mit deutlicher Symptomatik wurde überprüft, ob signifikante Veränderungen der beobachteten Motiltätsmuster im Vergleich zu den Befunden bei symptomfreien Patienten vorhanden sind.

Methodik

Die Studienpopulation bestand aus folgenden Gruppen:

1. *Kontrollgruppe:* Bei sieben gesunden Probanden (6 m, 1 w, 21–30 Jahre) wurde eine Dünndarmmanometrie durchgeführt. Dazu wurde ein 5-Kanal-Kathter transnasal eingeführt und über einen endoskopisch plazierten Führungsdraht in das Jejunum vorgeschoben, bis alle 5 Sensoren distal des Treitz-Bandes lagen.
2. *Asymptomatische Patienten:* Bei 28 beschwerdefreien Patienten (Visick I und II) nach Gastrektomie (21 m, 7 w, 47–79 Jahre) wurde 4–49 Monate (Median 17 Monate) nach der Gastrektomie eine Manometrie im Jejunum-Pouch und in der abführenden Schlinge vorgenommen. Bei 11 Patienten war die Kontinuität des Intestinaltraktes mit einer Jejunuminterposition (JIP) wiederhergestellt worden, bei 17 Patienten war die Rekonstruktion mit einer Roux-Y-Schlinge (RYP) erfolgt. Alle Anastomosen wurden mit Staplern durchgeführt. Die Pouchlänge betrug regelmäßig 10–15 cm, die abführende Schlinge war ca. 35–45 cm lang.
3. *Symptomatische Patienten:* Die Motilität im Jejunum-Pouch wurde bei 5 symptomatischen Patienten (4m, 1 w, 49–68 Jahre, 4 RYP, 1 JIP) 3–13 Monate nach der Gastrektomie untersucht. Die Patienten litten unter typischen Post-Gastrektomiebeschwerden, die zu entsprechenden Werten des Visick-Scores (III–V) führten. Bei zwei dieser Patienten wurden später Metastasen festgestellt.

Untersuchungstechnik

Es wurde ein wasserperfundiertes Low-Compliance-Manometrie-System, wie von Zaninotto [10] beschrieben, mit einem 170 cm langen 5-Kanal-Katheter benutzt. Die Distanz zwischen den Sensoren betrug 5 cm. Der Katheter wurde radiologisch oder endoskopisch kontrolliert - ohne Einsatz von Sedativa - in die abführende Schlinge plaziert. Anschließend wurde die Sonde langsam zurückgezogen, bis der am meisten proximal gelegene Sensor die distale Hochdruckzone des Ösophagus erreichte (Abb. 44.1). Bei Patienten, bei denen dieses Areal mitreseziert war, konnte der Ösophagus anhand der typischen Schluckperistaltik identifiziert werden. Auf diese Weise lagen dann 2 Sensoren im Pouch und 2 Sensoren in der abführenden Schlinge. Die Motilität wurde über 2 Stunden aufgezeichnet. Die mit einem Gould-Polygraph gedruckten Kurven wurden manuell ausgewertet.

Analyse

Als Kontraktion wurde jede Druckerhöhung >10 mmHg und >1 sec angesehen. Zur Definition der verschiedenen Phasen wurden die Kriterien nach Sarna [6] modifiziert, um eine präzisere Trennung der verschiedenen Phasen zu erreichen. Dazu wurde für jede Phase ein Frequenzbereich und eine Mindestdauer festgelegt (Tabelle 44.1). Der prozentuale Anteil der verschiedenen Phasen an der Gesamtuntersuchungsdauer wurde errechnet. Weiterhin wurden Amplitude, Dauer und Frequenz der Kontraktionen

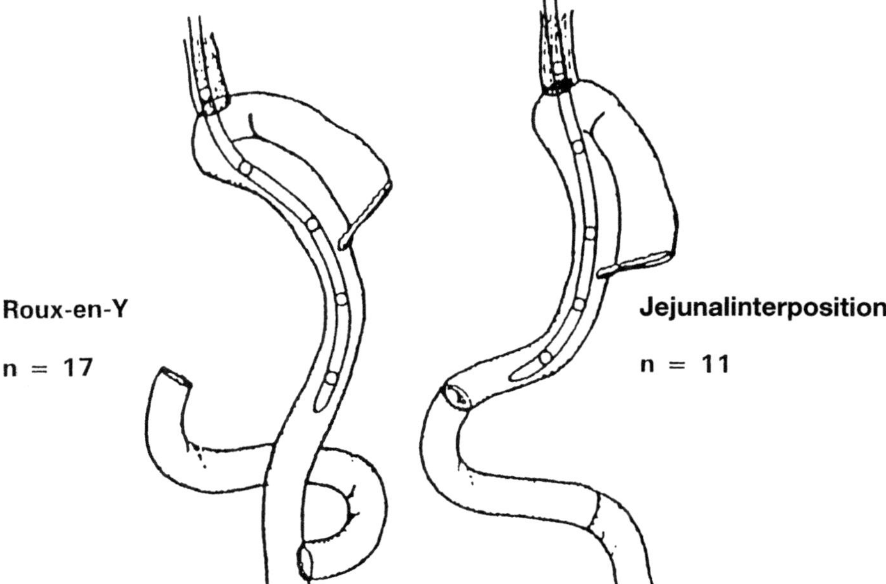

Abb. 44.1. Plazierung der Manometriesonde im Pouch und in der abführenden Schlinge bei den verschiedenen untersuchten Rekonstruktionstypen. Ein Sensor liegt im distalen Ösophagus, je zwei Sensoren im Pouch und in der abführenden Schlinge.

Tabelle 44.1. Definitionen der Motilitätsphasen im Dünndarm, modifiziert nach Sarna [6]

	Bild	Kontraktionen/min	Mindestdauer [min]
Phase I	Ruhe	0–2	3
Phase II	Crescendo	3–6	3
Phase II	maximale Aktivität	7–14	1

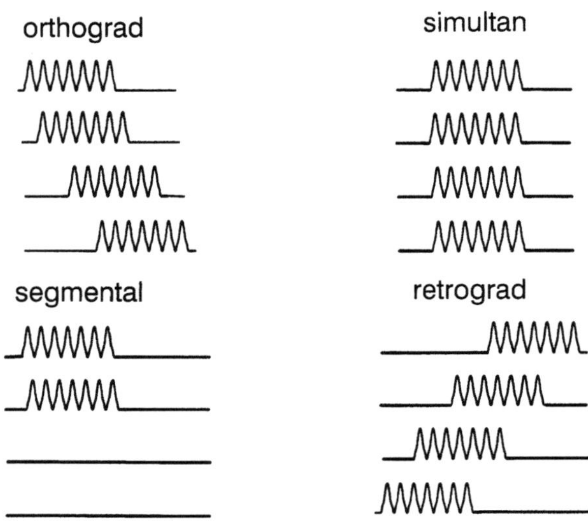

Abb. 44.2. Schematische Darstellung der verschiedenen Migrationsformen der Phase III im Pouch und in der abführenden Schlinge.

während der Phase III, die Sequenz der verschiedenen Phasen sowie die Migrationsrichtung bestimmt (Abb. 44.2).

Statistik

Die nicht parametrischen Daten wurden mit dem Wilcoxon-Rank-Sum-Test verglichen. Als signifikant wurden die 5. bzw. 95. Perzentile angesehen.

Ergebnisse (Tabelle 44.2)

Kontrollgruppe

Bei allen gesunden Probanden wurde das typische Muster der Nüchternmotilität mit normaler Sequenz der 3 Phasen beobachtet. Die Migration der Phase III war in allen Fällen orthograd (Abb. 44.3).

Tabelle 44.2. Ergebnisse

	Kontrolle (n = 7)	RYP (n = 17)	JIP (n = 11)
Phasenanteile			
Phase I (%)	25 (22–30)	60* (48–88)	55* (44–75)
Phase II (%)	66 (63–69)	22* (10–35)	22* (12–38)
Phase III (%)	9 (6–10)	11* (22–24)	18* (10–33)
Dauer			
Phase III (min)	9,5 (9–11)	2,5* (1,5–6)	3* (2–6)
Phasen/h (n)	2,1 (2–3)	14* (8–16)	17* (10–19)
Phase III			
Amplitude (mmHg)	25 (23–29)	22 (15–35)	20 (19–31)
Dauer (sec)	3,2 (3,2–3,3)	2,8 (2,0–3,8)	2,7 (1,8–3,2)
Frequenz (1/min)	9,6 (7,6–9,8)	9,4 (6,2–11,0)	8,2 (6,3–10,5)
Migration			
orthograd (%)	100	20* (0–30)	11* (0–30)
segmental (%)	0	47* (20–90)	41* (25–66)
simultan (%)	0	27* (5–35)	37* (0–50)
retrograd (%)	0	6* (0–20)	11* (0–15)

Medianwerte, in Klammern interquartiler Bereich
*: $p < 0,05$ vs. Kontrolle

Asymptomatische Patienten

Die Sequenz der Phasen trat in einer zufällig erscheinenden Reihenfolge auf. Die Dauer der einzelnen Phasen war verkürzt, die Anzahl der verschiedenen Phasen, die innerhalb einer Stunde der Untersuchungszeit zu beobachten war, war signifikant erhöht (Abb. 44.3). Die Anteile der Phasen I und III waren signifikant größer, der Anteil der Phase II signifikant geringer. Eine orthograde Migration der Phase III war bei RYP-Patienten in 20%, bei den JIP-Patienten in 12% der Ereignisse zu beobachten. Überwiegend trat die Phase III segmental oder simultan auf (27–47%), in 11% (JIP, 0–15%) bzw. 6% (RYP, 0–20%) kamen auch retrograde Migrationen vor. Hinsichtlich der Charakteristika der einzelnen Kontraktionen bestanden keine signifikanten Differenzen. Es bestanden auch keine Unterschiede zwischen Pouch und abführender Schlinge. Der Anteil der Phase III war bei den RYP-Patienten tendenziell größer (18% vs. 11%), dieser Unterschied erreichte jedoch nicht das statistische Signifikanzniveau ($p = 0,1$).

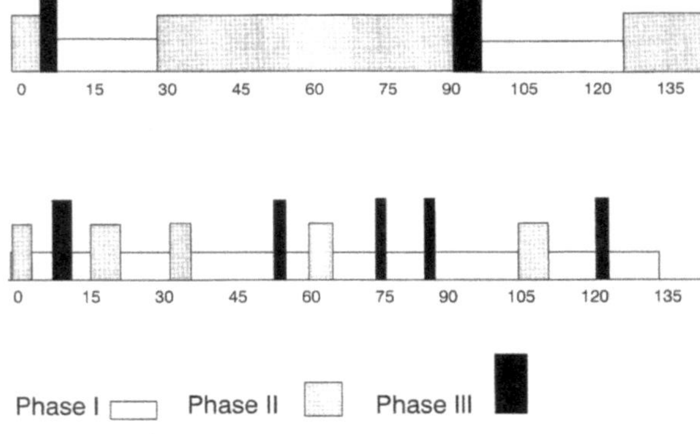

Abb. 44.3. Schematische Darstellung der Sequenz und der Dauer der verschiedenen Motilitätsphasen im Jejunum gesunder Probanden (oben) und im Jejunum-Pouch symptomfreier Patienten nach Gastrektomie (unten).

Symptomatische Patienten

Die fünf Patienten mit stärkeren Symptomen boten einen unterschiedlichen klinischen und pathophysiolgischen Hintergrund, deswegen erschien eine Zusammenfassung der Ergebnisse und ein Gruppenvergleich nicht sinnvoll. Vielmehr wurden die Motilitätsmuster jedes einzelnen Patienten individuell mit den Resultaten der asymptomatischen Patientengruppe verglichen. In 4 der 5 symptomatischen Patienten wurden erhebliche Unterschiede gefunden (Abb. 44.4). Drei Patienten zeigten eine ausgeprägte Hypomotilität mit einem gegenüber den asymptomatischen Patienten deutlich größerem Anteil der Phase I (> 90%). Einer dieser Patient entwickelte keinerlei Phase III-Aktivität. Bei diesen drei Patienten erscheint die weitergehende Reduktion der motorischen Aktivität zur Entstehung der Symptome beizutragen. Das Motiltätsmuster eines vierten Patienten unterschied sich nicht von dem der asymptomatischen Patienten. Dieser Patient hatte erhebliche psychische Probleme, mit der Diagnose der malignen Erkrankung umzugehen, und war sensibel auch für gering-

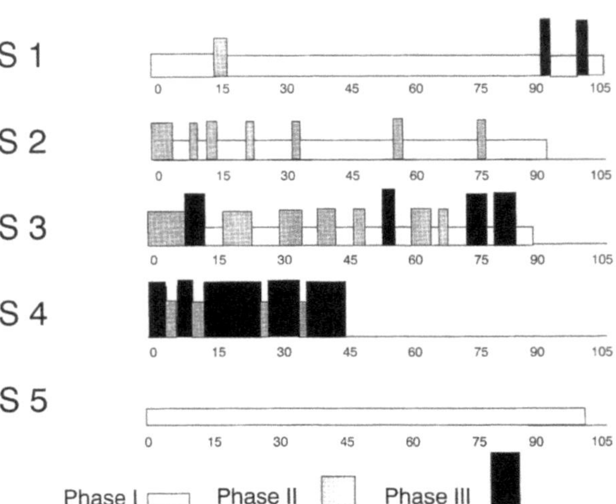

Abb. 44.4. Schematische Darstellung der Sequenz und der Dauer der verschiedenen Motilitätsphasen im Jejunum-Pouch symptomatischer Patienten nach Gastrektomie. Bei 3 Patienten (S1, S2 und S5) besteht eine Hypomotilität im Vergleich zum Motilitätsmuster symptomfreier Patienten, bei einem Patienten ein hypermotiles Bild (S4). Bei Patient S4 bestehen keine Unterschiede hinsichtlich der Motilität im Vergleich mit den symptomfreien Patienten.

fügige Symptome. Der fünfte symptomatische Patient zeigte ein permanentes hypermotiles Motilitätsmuster mit kontinuierlichen Phase III-artigen Kontraktionen. Dieses Phänomen wurde retrospektiv als prästenotische Hyperperistaltik eingestuft, nachdem später eine zum Zeitpunkt der Untersuchung anderweitig noch nicht feststellbare miliare peritoneale Metastasierung gefunden wurde.

Zusammenfassung

Die durch eine Gastrektomie hervorgerufenen Defizite - Verlust von sekretorischen und mechanischen Funktionen des Magens sowie des Reservoirs am Beginn des Gastrointestinaltraktes - führen potentiell zu einer Reihe von Symptomen wie Gewichtsverlust, abdominalen Schmerzen, Völlegefühl, Übelkeit und Erbrechen, manchmal auch Dumping-Problemen oder Diarrhoen [1]. Motilitätsstörungen im mobilisierten und durchtrennten Jejunum können möglicherweise für die Intensität der individuell auftretenden Symptomatik eine Rolle spielen. Diese Studie beschreibt die Motilität im Magenersatz bei Patienten mit einem Jejunum-Pouch und verschiedenen Typen der Rekonstruktion - Roux-Y und Jejunum-Interposition - nach Gastrektomie wegen eines Magenkarzinoms. Der Jejunum-Pouch soll die Reservoirfunktion des Magens ersetzen und damit zur Reduktion der Symptomatik nach Gastrektomie beitragen. Verschiedene randomisierte Studien, die Patientengruppen mit und ohne Pouch vergleichen, ergaben bisher unterschiedliche Ergebnisse hinsichtlich der Lebensqualität [2, 4, 5, 7]. Studien, die Vorteile für Patienten mit einem Jejunum-Pouch ergaben, beschrieben ein nahezu normales Hunger- und Sättigungsgefühl der Patienten mit Pouch. Die Fähigkeit, größere Portionen innerhalb einer Mahlzeit zu sich zu nehmen, trägt zur Vermeidung einer sozialen Isolierung der Patienten mit Pouch bei. Es wurde auch ein geringerer intestinoösophagealer Reflux nach einer Pouchbildung beobachtet [8]. Die Motilität ist ein wesentlicher Faktor der Funktion des Magenersatzes und damit mitentscheidend für die Lebensqualität der gastrektomierten Patienten. In vorliegenden Studie wird eine Art „normale“ Motilität im Magenersatz bei Patienten mit gutem klinischen Ergebnis nach einer Gastrektomie beschrieben. Verglichen mit der normalen jejunalen Motilität findet man hier eine signifikant reduzierte Gesamtaktivität sowie eine deutlich veränderte Rhythmik der verschiedenen Phasen der Nüchternmotilität. Beide Phänomene tragen möglicherweise zur Reservoirfunktion eines Pouches bei, eine unmittelbare Füllung des Jejunums mit konsekutiver Dumpingsymptomatik könnte so vermieden werden. Keine der untersuchten Größen ergab einen signifikanten Unterschied zwischen den beiden verschiedenen Rekonstruktionsverfahren. Offenbar hat die unterschiedliche Wiederherstellung der intestinalen Kontinuität keinen Einfluß auf die Motilität im Bereich des Magenersatzes. Es konnten auch keine Unterschiede zwischen Pouch und abführender Schlinge dargestellt werden. Das deutet darauf hin, daß die Längsinzision und die zusätzlichen Nähte, welche zur Pouchbildung erforderlich sind, am Jejunum keine weiteren Alterationen der Motilität verursachen. Dies ist überraschend, da man eine verminderte Registrierung von Kontraktionen im Pouch allein aufgrund des weiteren Lumens erwarten könnte. Die Ergebnisse zeigen klar, daß die Darmwand im Bereich des Pouches ähnliche Kontraktionen produzieren kann wie das normale Jejunum. Das Hauptanliegen der Studie war die Registrierung von Basisdaten für die Motilität im Magenersatz nach Gastrektomie und Pouchbildung. Die beobachteten charakteristischen Motilitätsphänomene im Pouch und in der abführenden Jejunum-Schlinge können als Basis zum Vergleich mit Messungen symptomatischer Patienten dienen. Die Studie zeigt auch, daß die Perfusionsmanometrie geeignet ist, um die Motilität im Pouch und in der abführenden Schlinge zu erfassen. Die inzwischen zur Verfügung stehenden elektronischen Manometriesysteme werden erlauben, die Untersuchungen auf längere Zeiträume und insbesondere auf die postprandiale Phase auszudehnen.

Literatur

1. Armbrecht U, Lundell L, Lindstedt G, Stockbruegger R (1988) The causes of nutrient malassimilation after total gastrectomy with Roux-en-Y reconstruction. Acta Chir Scand 154:37–41
2. Fuchs KH, Thiede A, Engemann R, Deltz E, Stremme O, Hamelmann H (1995) Reconstruction of the food passage after total gastrectomy: randomized trial. World J Surg 19:698–706
3. Hunt CJ (1952) Construction of food pouch from segment of jejunum as substitue for stomach in total gastrectomy. Arch Surg 64:601
4. Liedman B, Anderson H, Berglund B, Bosaeus I, Hugosson I, Olbe L, Lundell L (1996) food intake after gastrectomy for gastric carcinoma: the role of a gastric reservoir. Br J Surg 83:1138–1143
5. Nakane Y, Okumura S, Akehira K, Okamura S, Boku T, Okusa T, Tanaka K, Hioki K (1995) Jejunal pouch reconstruction after total gastrectomy for cancer Ann Surg 222,1:27–35
6. Sarna SK (1989) Small intestinal physiology and pathophysiology. Gastroenterolog Clin N Am 18,2:375–399
7. Schwarz A, Büchler M, Usinger K, Rieger H, Glasbrenner B, Friess H, Kunz R, Beger HG (1996) Importance of the duodenal passage and pouch volume after total gastrectomy and reconstruction with the Ulm pouch: prospective randomized clinical study. World J Surg 20:60–67
8. Thiede A, Fuchs KH, Hamelmann H (1985) Pouch und Roux-en-Y-Rekonstruktion nach Gastrektomie. Chirurg 56:599–604
9. Troidl H, Kusche J, Vestweber KH, Eypasch E, Maul U (1987) Pouch versus esophagojejunostomy after total gastrectomy: a randomized clinical trial. World J Surg 11:699–712
10. Zaninotto G, DeMeester TR, Schwizer W, Johansson KE, Cheng SC (1988) The lower esophageal sphincter in health and disease. Am J Surg 155:104–111

Pouch plus Duodenalpassage: Ergebnisse zum Resorptionsverhalten

A. Schwarz und H. G. Beger

Es besteht bisher keine Einigkeit über die ideale Rekonstruktionsform nach Gastrektomie. Die Wertigkeit des Erhalts der Duodenalpassage wird weiterhin kontrovers diskutiert [1, 2, 4, 5, 6, 7, 8]. Zur Beurteilung der Bedeutung des Erhalts der Duodenalpassage, der Ersatz- magenbildung und des Pouchvolumens für das Resorptionsverhalten, die Regulation gastrointestinaler Hormone und die Lebensqualität führten wir eine prospektive randomisierte kontrollierte klinische Studie durch.

Patientgut und Methodik

An der Chirurgischen Klinik I der Universität Ulm wurden 60 konsekutive Patienten mit Magenkarzinomen vor Gastrektomie randomisiert und den folgenden 5 Gruppen à 12 Patienten zugeteilt: U10: Gastrektomie mit Ersatzmagen und Erhalt der Duodenalpassage, Pouchlänge 10 cm. U20: wie U10, jedoch Pouchlänge 20 cm. R10: Rekonstruktion nach Rodino, Pouchlänge 10 cm. R20: wie R10, jedoch Pouchlänge 20 cm. YR: Y-Roux-Rekonstruktion ohne Pouch. Ko: Kontrollgruppe. Zielkriterien waren: Erfassung der Lebensqualität (LQ), klinischer Verlaufsparameter und der Regulation gastrointestinaler Hormone (Insulin, CCK, Motilin, Sekretin und PP) nach standardisierter Nahrungsstimulation. Zur Erfassung der LQ wurde ein neuer hochspezifischer LQ-Index entwickelt und validiert.

Das Patientengut setzte sich zusammen aus 40 Männern und 20 Frauen. Das Durchschnittsalter lag bei 63 ± 13 Jahren. Von den 60 Patienten hatten 18 Patienten (30%) ein Stadium I (UICC), 11 Patienten ein Stadium II (18,3%), 18 Patienten ein Stadium III (30%) und 13 Patienten ein Stadium IV (21,6%). Die histologische Klassifizierung nach Laurén erbrachte bei 35 Patienten einen diffusen Typ (58,3%) und bei 25 Patienten einen intestinalen Typ (41,6%). Der Tumor war bei 15 Patienten an der Kardia (25%), bei 2 Patienten im Fundus (3,3%), bei 22 Patienten im Korpus (36,6%) und bei 21 Patienten im Antrum (35%) lokalisiert. Bei allen Patienten erfolgte eine standardisierte Gastrektomie mit Lymphknotendissektion der Kompartimente I und II. Die Kontrollgruppe bestand aus magengesunden abdominell nicht voroperierten Patienten der allgemeinchirurgischen Abteilung. Ausschlußkriterien waren eine vorbestehende diabetische Stoffwechsellage und Pankreaserkrankungen.

Bei den Follow-up-Untersuchungen nach 3 Wochen, 3 Monaten und 6 Monaten erfolgte zudem ein standardisierter Nahrungsstimulationstest (400 kcal; 50 g KH, 15 g Protein, 15 g Fett), bei dem über einen Zeitraum von 180 Minuten insgesamt 11 Blutabnahmen zu den Zeitpunkten 0, 5, 10, 20, 30, 45, 60, 90, 120, 150 und 180 Minuten erfolgten. Bestimmt wurden Blutzucker, Insulin, CCK, Motilin, Sekretin und PP.

Ergebnisse

Die 5 Gruppen zeigten eine homogene Verteilung hinsichtlich Alter, Geschlecht, Risiko, TNM-Stadium. Eine R_0-Resektion konnte in 71% erfolgen. Die mittlere Operationszeit betrug 316 Minuten bei Y-Roux-Rekonstruktion, 327 Minuten beim HLR-Pouch und 354 Minuten beim Ulmer-Pouch. Bei der Operation und während des Klinikaufenthalts verstarb keiner der Patienten. Die Anastomoseninsuffizienzrate lag im Bereich der Ösophagusanastomose bei 1,6 %. Die einzige Nahtinsuffizienz heilte konservativ aus.

Der LQ-Score fällt in allen Gruppen nach drei Wochen und drei Monaten kontinuierlich ab. Nach sechs Monaten kommt es bei den Patienten mit Pouch und Erhalt der DP im Gegensatz zu allen anderen Rekonstruktionen zu einem signifikanten Anstieg des LQ-Scores ($p < 0{,}01$). Keinen Einfluß auf den LQ-Score hatte das Pouchvolumen (Tabelle 45.1).

Die Blutzuckerregulierung nach Gastrektomie ist gestört. Wird die Duodenalpassage (DP) aufgehoben, so entsteht nach Gastrektomie eine pathologische Glukosetoleranz mit durchschnittlich 30% höheren Glukosemaximalwerten (Tabelle 45.2). Durch Erhalt der DP wird diese Störung der Glukosehomöostase weitgehend vermieden, und es entsteht keine pathologische Glukosetoleranz.

Die Insulinsekretion steigt bei Erhalt der Duodenalpassage im Gegensatz zu allen anderen Rekonstruktionen massiv an ($p < 0{,}01$). Nach Gastrektomie ist die stimulierte CCK8-Sekretion signifikant höher ($p < 0{,}01$), die stimulierte Sekretion von Motilin, PP und Sekretin (Tabelle 45.2) signifikant niedriger als in der Kontrollgruppe. Das Pouchvolumen hat keinen Einfluß auf die Regulation gastrointestinaler Hormone.

Die Eisenspiegel im Serum sind 6 Monate postoperativ in den Gruppen R10, R20 und YR um 40% und damit signifikant ($p < 0{,}01$) niedriger als bei Erhalt der Duodenalpassage (Tabelle 45.3).

Tabelle 45.1. Lebensqualitätsscore nach Gastrektomie in Abhängigkeit vom Rekonstruktionsverfahren

Pat.-Gruppe	LQ präop.	LQ 3 Wo postop.	LQ 3 Mo postop.	LQ 6 Mo postop.
U10	87 ± 2,9	82 ± 3,1	79 ± 3,2	84 ± 2,1
U20	88 ± 3,3	83 ± 2,8	80 ± 2,7	85 ± 2,4
R10	82 ± 3,3	87 ± 3,3	82 ± 3,3	76 ± 3,0*
R20	88 ± 3,1	86 ± 2,6	79 ± 3,4	75 ± 3,4*
YR	82 ± 3,3	84 ± 2,9	75 ± 3,1	69 ± 3,2**

U10: Ulmer Ersatzmagen (EM), Pouchlänge (PL) 10 cm;
U20: Ulmer EM, PL 20 cm; **R10:** Rodino-EM, PL 10 cm;
R20: Rodino-EM, PL 20 cm. **YR:** Y-Roux-Rekonstruktion ohne EM
LQ = Lebensqualitätsscore
n = 60; max. 100 Punkte; Mittelwert ± S.E.M.; * $p < 0{,}01$, ** $p < 0{,}001$

Tabelle 45.2. Maximalkonzentration von Glukose, Insulin, CCK, Motilin, PP und Sekretin im Nahrungsstimulationstest 6 Monate nach Gastrektomie (n = 60; MW ± SEM; * p < 0,01)

Pat.-Gruppe	Glukose mg/dl	Insulin µU/ml	CCK pg/ml	Motilin pg/ml	PP pg/ml	Sekretin pmol/l
U10	136 ± 5,6*	158 ± 12,0*	7,31 ± 1,3	196 ± 7,6	580 ± 18,5	3,42 ± 1,1
U20	143 ± 3,1*	130 ± 13,5*	8,77 ± 2,2	200 ± 5,7	472 ± 14,2	3,5 ± 1,5
R10	189 ± 5,1	22 ± 2,5	9,19 ± 2,1	172 ± 3,2	424 ± 16,3	3,37 ± 1,0
R20	173 ± 5,6	45 ± 4,7	7,40 ± 2,1	202 ± 7,4	491 ± 17,8	3,47 ± 1,2
YR	176 ± 5,9	33 ± 3,7	6,21 ± 2,0	189 ± 5,5	269 ± 13,0	4,32 ± 2,1
Ko	129 ± 4,0	37 ± 2,4	4,44 ± 1,1*	322 ± 9,5*	729 ± 14,1*	8,79 ± 1,8*

Tabelle 45.3. Eisen- und Hämoglobinkonzentration 6 Monate nach Gastrektomie (n = 60; Mittelwert ± S.E.M.; * p < 0,05; ** p < 0,01

		U10	U20	R10	R20	YR
Eisen	(µmol/l	18,4 ± 1,2**	17,8 ± 1,3**	10,2 ± 1,3	10,9 ± 1,3	11,3 ± 1,2
Hb	(g/dl)	13,9 ± 1,2*	13,9 ± 1,3*	12,5 ± 1,2	12,4 ± 1,3	12,1 ± 1,2

Auch der Hb-Wert ist bei Aufhebung der DP um 12% niedriger als bei Rekonstruktion mit „Ulmer Magen".

Diskussion

Die Frage der optimalen Rekonstruktion gewinnt unter dem Hintergrund einer sinkenden Morbidität und Operationsletalität nach Gastrektomie zunehmende Bedeutung. Mehr als 60 verschiedene Rekonstruktionsverfahren sind mittlerweile beschrieben, wobei in Europa die Y-Roux-Rekonstruktion am häufigsten zur Anwendung kommt [3]. Pouchrekonstruktionen wurden entwickelt, um ein größeres Reservoir mit besserer Refluxbarriere zu schaffen, wobei unter den Rekonstruktionen ohne Wiederherstellung der Duodenalpassage (DP) der Rodino-Ersatzmagen am häufigsten angewendet wird. Alternativ kommt eine Jejunuminterposition mit Wiederherstellung der DP in Frage, wobei durch die physiologischere Durchmischung des Speisebreis mit Galle- und Pankreassekret und durch eine physiologischere Regulation gastrointestinaler Hormone Vorteile für den Patienten resultieren sollen.

Die ideale Rekonstruktion sollte dem Patienten ein ausreichend großes Reservoir bieten, um auch größere Mahlzeiten zu sich zu nehmen, eine Refluxbarriere darstellen, um eine Refluxösophagitis mit retrosternalen Schmerzen zu verhindern, und sie sollte eine optimale Utilisation der zugeführten Substrate ermöglichen. Diese praktischen Forderungen müßten theoretisch am besten erfüllt werden durch eine Ersatzmagenbildung unter Erhalt der Duodenalpassage.

Die Wahl des individuell besten Rekonstruktionsverfahrens aus der Vielzahl möglicher Rekonstruktionen wird erschwert durch die leider nur sehr geringe Anzahl wirklich guter prospektiver randomisierter Studien zum Methodenvergleich sowie durch das Problem der Objektivierbarkeit von Parametern zur Leistungsfähigkeit der einzelnen Verfahren.

Dies ist ein Grund dafür, warum sich die Ergebnisse bisher durchgeführter Studien zum Teil auch wiedersprechen.

Troidl [8] verglich in einer prospektiven randomisierten Studie zwei Rekonstruktionstypen ohne Erhalt der DP: 15 cm langer Rodinopouch (n = 20) vs. Ösophagojejunostomie ohne Pouch (n = 18). Die Patienten in der Rodinopouchgruppe hatten einen Vorteil hinsichtlich der Lebensqualität, wenn sie länger als ein Jahr überlebten. Bei den Pouchpatienten war die Aufnahme größerer Nahrungsportionen möglich. Außerdem war die Gewichtsentwicklung besser als bei Gastrektomierten ohne Pouchanlage.

Schmitz [6] verglich in einer prospektiven randomisierten Studie zwei Gruppen mit erhaltener DP, wobei die Interposition mit (n = 21) bzw. ohne (n = 18) Pouchanlage erfolgte. Dabei ergab sich für die Pouchgruppe bei insgesamt relativ geringer Fallzahl hinsichtlich der Lebensqualität 6 Monate postoperativ ein tendenzieller Vorteil, aber kein statistisch signifikanter Unterschied. Er hat aber die Lebensqualität mit sehr ungenauen Testmethoden (Spitzer und Cuschieri) erfaßt.

Fuchs [2] fand in einer prospektiven randomisierten Studie (n = 120) zwischen den beiden Gruppen Jejunuminterposition mit Pouch versus Rodinoersatzmagen keine signifikanten Unterschiede in der Lebensqualität. Die Lebensqualität wurde allerdings ebenfalls mit sehr ungenauen Testmethoden (Visickscore und Spitzerindex) erfaßt.

Nakane [5] verglich in einer prospektiven randomisierten Studie (n = 30) Y-Roux (n = 10) versus Rodino (n = 10) versus Interposition mit Pouch (n = 10). Die Pouchlänge betrug jeweils 20 cm. In dieser Studie hatten Patienten mit Rodinoersatzmagen eine signifikant größere Nahrungsaufnahme und eine signifikant bessere Gewichtsentwicklung. Außerdem wurde ein Jahr postoperativ ein szintigraphischer Test zur Messung von Reservoirfunktion und Entleerungsfunktion durchgeführt. Y-Roux ist am schlechtesten mit rascher Entleerung ohne Reservoirfunktion. Die anderen beiden Gruppen haben eine gute Reservoirfunktion, wobei es bei Interposition mit Pouchanlage zu einer verzögerten Entleerung kommt.

Wir haben in unserer Klinik den alten Nakayama-Ersatzmagen weiterentwickelt zum „Ulmer Magen“ mit größerem Reservoir unter Erhalt der DP. In einer prospektiven randomisierten kinischen Studie wurde die Wertigkeit dieser Rekonstruktion im Vergleich zur Hunt-Lawrence-Rodino-Rekonstruktion und der Y-Roux-Rekonstruktion getestet [7]. Die Lebensqualität steigt bei Erhalt der Duodenalpassage im Gegensatz zu allen anderen Rekonstruktionsformen 6 Monate nach Gastrektomie wieder statistisch signifikant an.

Nach Gastrektomie kommt es zu Gewichtsverlusten von 15–20%, welche jedoch bei Erhalt der DP deutlich geringer ausfallen. Nach 6 Monaten beobachtet man bei Erhalt der DP wieder einen Anstieg des Körpergewichts.

Der Serumeisenspiegel ist aufgrund der Resorption in Duodenum und proximalem Jejunum von der DP abhängig. Die Serumeisenspiegel fallen nach Gastrektomie ohne Erhalt der DP stark ab und liegen um 40% niedriger als bei Rekonstruktion unter Erhalt der DP.

Die Blutzuckerregulierung ist nach Gastrektomie gestört. Bei Aufhebung der DP entsteht eine pathologische Glukosetoleranz, die durch Erhalt der DP vermieden wird. Bei Erhalt der DP kommt es zu einer wesentlich stärkeren Insulinsekretion. Die Insulinfreisetzung wird unter anderem stimuliert durch die gastrointestinalen Hormone CCK, Motilin und GIP, welche durch direkten Kontakt der Nahrung mit der Duodenalmukosa freigesetzt werden.

Die Sekretion von CCK-8, welche hauptsächlich im Duodenum erfolgt, ist nach Gastrektomie signifikant erhöht. Das erhöhte CCK stimuliert die Insulinsekretion und hemmt den Appetit nach Gastrektomie. Die Motilinsekretion ist stark vermindert. Als Ursache kommt der Wegfall des Dehnungsreizes des Magens als wesentlicher Stimulus der Motilinsekretion in Frage. Das erniedrigte Motilin hat einen hemmenden Einfluß auf Pankreasenzym- und Bikarbonatsekretion sowie auf die Dünndarmmotilität. Die Sekretinausschüttung erfolgt im Duodenum und proximalen Jejunum physiologischerweise bei pH-Werten $<2{,}5$. Der Abfall der Sekretinausschüttung nach Gastrektomie ist wohl bedingt durch den Wegfall des Säurestimulus. Die PP-Sekretion ist nach Gastrektomie vermindert. Es fand sich bei Y-Roux-Rekonstruktion die relativ geringste und bei Rekonstruktion mit Ulmer-Magen die relativ stärkste PP-Sekretion. PP wird physiologischerweise bereits zu ca. 40% in der zephalen Phase durch Vagusreize frühzeitig stimuliert. Dieser zephale Vagusreiz entfällt bei Gastrektomierten wegen der trunkulären Vagotomie. Dennoch ist die PP-Sekretion bei Erhalt der DP noch am relativ größten. Dies läßt sich damit erklären, daß 60% der integrierten PP-Sekretion über intestinale Mechanismen durch direkten Kontakt der Nahrung mit der intestinalen Mukosa erfolgt, und dabei spielt lediglich das Duodenum und das proximale Jejunum eine Rolle.

Zusammenfassung

Mit dieser prospektiven, randomisierten, klinischen Studie konnte gezeigt werden, daß beim Magenkarzinom nach Gastrektomie eine Rekonstruktion mit Ersatzmagenbildung unter Erhalt der Duodenalpassage signifikante Vorteile hinsichtlich Lebensqualität und Regulation gastrointestinaler Hormone bietet. 60 Patienten wurden den folgenden Rekonstruktionstypen zugeteilt: „Ulmer Magen" (Ersatzmagenrekonstruktion unter Erhalt der Duodenalpassage) versus Hunt-Lawrence-Rodino-Pouch versus Y-Roux-Rekonstruktion ohne Pouch. Erfaßt wurde der klinische Verlauf, die Lebensqualität und die Regulation gastrointestinaler Hormone in Abhängigkeit vom Rekonstruktionsverfahren. Die mittels „Ulmer Magen" rekonstruierten Patienten hatten 6 Monate nach Gastrektomie eine signifikant höhere Lebensqualität, ein signifikant höheres Körpergewicht, eine physiologischere Regulation gastrointestinaler Hormone, und sie zeigten im Gegensatz zu allen anderen Rekonstruktionen keine pathologische Glukosetoleranz. Wir schließen daraus, daß alle Patienten mit einer postoperativen Lebenserwartung von mindestens 6 Monaten, d.h. Tumorstadien UICC I und II, eine Pouchrekonstruktion unter Erhalt der Duodenalpassage erhalten sollten.

Literatur

1. Bittner R, Beger HG (1981) Glucosehomöostase und Magenresektion. Die Bedeutung der Nahrungspassage durch das Duodenum. Z Gastroenterologie 19:698–707
2. Fuchs KH, Thiede A, Engemann R, Deltz E, Stremme O, Hamelmann H (1995) Reconstruction of the food passage after total gastrectomy: randomized trial World J Surgery 19:698–706

3. Heberer G, Teichmann RK, Krämling HJ, Günther B (1988) Results of gastric resection for carcinoma of the stomach, the european experience. World J Surgery 12:374–378
4. Miholic J, Meyer HJ, Balks J, Kotzerke J (1991) Einfluß der Rekonstruktionsmethode auf den Ernährungszustand nach Gastrektomie. Vergleich von Roux-Y-Oesophagojejunostomie und Jejuninterposition. Chirurg 62:300–305
5. Nakane Y, Okumura S, Akehira K, Okamura S, Boku T, Okusa T, Tanaka K, Hioki K (1995) Jejunal pouch reconstruction after total gastrectomy for cancer. Ann Surg 222:27–35
6. Schmitz R, Moser KH, Treckmann J (1994) Lebensqualität nach prograder Jejunuminterposition mit und ohne Pouch. Eine prospektive Studie bei Magencarcinompatienten zur Frage des Reservoirs als Rekonstruktionsprinzip nach totaler Gastrektomie. Chirurg 65:326–332
7. Schwarz A, Büchler M, Usinger K, Rieger H, Glasbrenner B, Friess H, Kunz R, Beger HG (1996) Importance of the duodenal passage and pouch volume after total gastrectomy and reconstruction with the Ulm pouch: Prospective randomized clinical study. World J Surgery 20:60–67
8. Troidl H, Kusche J, Vestweber KH, Eypasch E, Maul U (1987) Pouch versus esophagojejunostomy after gastrectomy: a randomized clinical trial. World J Surg 11:699–712

Lebensqualität nach totaler Gastrektomie und Jejuninterposition mit und ohne Pouch

46

P. Büchin, J. Fass, B. Dreuw, J. Cleuziou und V. Schumpelick

Einleitung

Dank der Senkung der postoperativen Mortalität nach totaler Gastrektomie rückt neben der Lebenszeitverlängerung bei einer R0-Resektion auch die Lebensqualität in Vordergrund.

Nach Entfernung des Magens gilt es die hochdifferentierte Funktion desselben zu ersetzen, um eine möglichst suffiziente und komplikationsarme Nahrungsaufnahme und Verwertung wiederherzustellen. Dabei kommt der Reservoirbildung möglicherweise eine wichtige Bedeutung zu.

Mittels Pouchbildung versucht man diese Ersatzmagenfunktion zu erreichen [7]. Inzwischen haben sich die Roux-Y-Ösophagojejunostomie, die Jejuninterposition nach Longmire und die Ersatzmagenbildung mittels Dünndarmpouch als die Verfahren der Wahl zur Rekonstruktion nach Gastrektomie bewährt [2, 3, 4, 10, 13]. Daß der Erhalt der Duodenalpassage wichtig ist, wurde in multipen Studien nachgewiesen [2, 3, 4, 6, 10, 12]. Die Wertigkeit der Reservoirbildung durch Pouchkonstruktion nach totaler Gastrektomie ist jedoch weiterhin umstritten.

In einer zur Zeit noch laufenden prospektiv randomisierten Studie ist es unser Ziel, Patienten mit Jejuninterpostion und erhaltender Duodenalpassage mit und ohne Pouchbildung bezüglich der postoperativen Lebensqualität zu vergleichen.

Patienten und Methoden

Die Studie wird seit Oktober 1994 durchgeführt. Rahmenbedingungen für die Studie sind das Einverständnis des Patienten an der Studie teilzunehmen, ein primäres Adeno-Karzinom des Magens bis zum Stadium IIIa, eine R0-Resektion mit D2-Lymphadenektomie, eine intraoperative Randomisierung und Rezidivfreiheit im weiteren Follow-up. Nachuntersuchungen finden postoperativ nach 3, 6, 12 und 24 Monaten statt (Tabelle 46.1). Zur Erhebung der Lebensqualität werden 3 Fragebögen verwendet: gastrointestinaler Lebensqualitätsindex nach Eypasch et al. (GLQI) [1], Lebensqualitätsindex nach Spitzer (LQ-Index) [14], Visick-Klassifikation [18]. Gleichfalls wird der Gewichtsverlauf der Patienten beobachtet. Insgesamt konnten bisher 26 Patienten randomisiert werden. 2 Patienten mußten im Verlauf der Studie wegen eines Rezidivs und 2 Patienten wegen eines Exitus aus der Studie ausgeschlossen werden. 2 Patienten verweigerten die weitere Teilnahme. Bei 3 Patienten waren die ersten drei postoperativen Monate noch nicht vergangen. Insgesamt können somit

Tabelle 46.1.
Nachuntersuchungsschema

Zeit (Monate)	3	6	12	24
Gewicht	×	×	×	×
LQ-Index	×	×	×	×
GLQI-Index	×	×	×	×
Visick-Kl.	×	×	×	×
Funkt. Untersuchungen	×		×	

die Daten von 17 Patienten vorgestellt werden, 9 Patienten ohne Pouch und 8 Patienten mit Pouch.

Ergebnisse

Patientenkollektiv

Das mittlere Alter der Patienten mit Interpositionspouch (IPP) betrug 60,75 Jahre, bei den Patienten mit Jejunuminterposition nach Longmire (JI) 62,11 Jahre. Insgesamt lagen auswertbare Ergebnisse von 8 Frauen und 9 Männern vor. Es lassen sich hinsichtlich des Tumorstadiums in den beiden Gruppen keine wesentlichen Unterschiede darstellen (Tabelle 46.2). Komplikationen traten vermehrt in der IPP-Gruppe auf (Tabelle 46.3). Ein Patient verstarb an einem Herzinfarkt und ein Patient an postoperativen Komplikationen. Rezidive traten jeweils eines in jeder Gruppe auf.

Tabelle 46.2.
Tumorstadium

TNM-Klassifikation	IPP (n = 8)	JI (n = 9)
T1N0M0	2	2
T1N1M0	0	0
T2N0M0	2	2
T2N1M0	0	1
T2N2M0	0	2
T3N0M0	0	1
T3N1M0	4	1

Tabelle 46.3.
Komplikationen

Komplikationen	IPP (n = 8)	JI (n = 9)
Pankreasfistel	1	0
Abszeß	2	0
Insuffizienz	1	0
Pneumonie	1	0
Hepatitis C	0	1
Gesamtanzahl	5	1

LQ-Index nach Spitzer

Hier zeigten bisher beide Gruppen ähnliche Ergebnisse. 3 und 6 Monate postoperativ zeigte sich ein um 1 Punkt besseres Ergebnis für die Patienten mit JI. Nach 12 Monaten kam es zu gleichen Ergebnissen, nach 24 Monaten erreichten beide Gruppen die volle Punktzahl von 10 Punkten (Abb. 46.1).

Visick-Klassifikation

In dieser Klassifikation zeigen die Patienten mit JI keine Veränderung ihres Lebenqualitätsstandards, während sich die Patienten mit IPP 3 Monate postoperativ leicht schlechter fühlten als die andere Patientengruppe. Ab 6 Monate postoperativ ließen sich bisher keine Unterschiede bezüglich der Patientengruppen mehr nachweisen (Abb. 46.2).

GLQ-Index

Gesamtauswertung

Der GLQI beinhaltet insgesamt 36 Fragen [1]. Nach der Zusammenfassung aller Antworten der 36 Fragen zeigte sich bei Patienten mit einem Jejunuminterponat bereits 3 Monate postoperativ ein gutes Ergebnis, das sich auch noch nach 6 Monaten konstant hielt und sich nach einem Jahr und nach zwei Jahren sogar noch verbesserte.

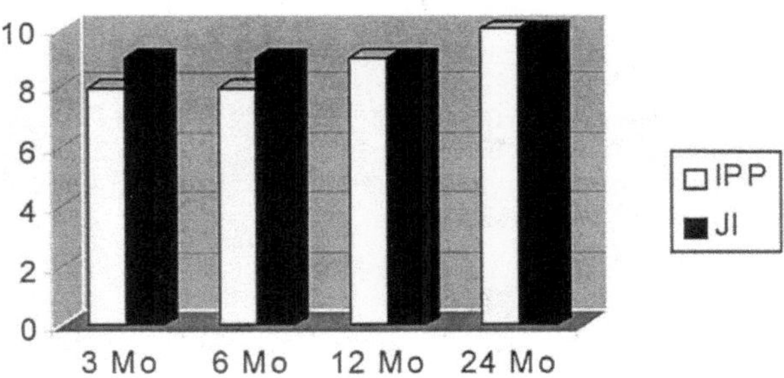

Abb. 46.1. Lebensqualität der beiden Patientengruppen gemessen mit dem LQ-Index

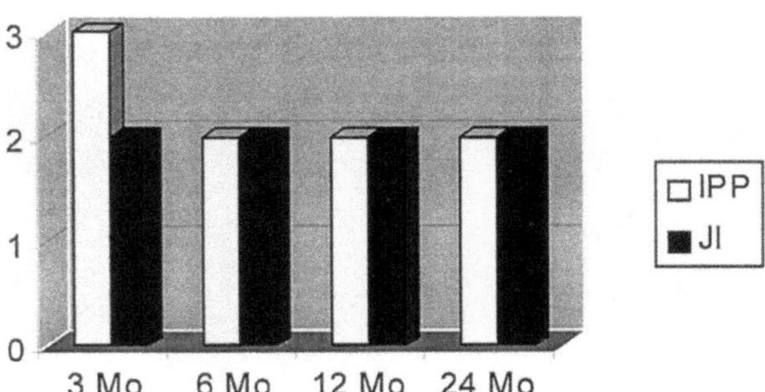

Abb. 46.2. Lebensqualität der beiden Patientengruppen gemessen mit der Visick-Klassifikation

Patienten mit Interpositionspouch zeigen 3 Monate postoperativ ein deutlich schlechteres Ergebnis bezüglich der Lebensqualität, jedoch mit einer Tendenz zur Besserung. Nach einem Jahr wurde erstmalig beinahe das gleiche Ergebnis wie in der Patientengruppe mit JI erreicht (Abb. 46.3).

Der GLQ-Index kann in folgende 5 Untergruppen gegliedert werden [1]:

Soziale Funktionen

Unter sozialen Funktionen versteht der GLQI Alltagsaktivitäten, Freizeitsaktivitäten, das Verhältnis zu anderen Personen und das Sexualleben.

Hier zeigen Patienten mit IPP 3 Monate postoperativ deutlich Probleme mit einer Tendenz zu besseren Ergebnissen im Laufe der Zeit. Patienten mit JI zeigen 3 Monate postoperativ bisher nur eine leicht eingeschränkte Lebensqualität, ab 6 Monate postoperativ zeigen Patienten mit JI keinerlei Probleme bezüglich der Lebensqualität (Abb. 46.4).

Physische Funktionen

Unter physischen Funktionen versteht man im GLQI Müdigkeit, Unwohlsein, Schlafstörungen, Aussehen, Kraft, Ausdauer und Fitneß.

Bezüglich der physischen Funktionen fühlen sich die Patienten mit JI postoperativ nur leicht eingeschränkt ohne eine Änderung ihres Befindens, während die Patienten mit IPP anfangs deutlich eingeschränkt sind und sich erst nach 6 Monaten leicht verbessern, sich jedoch nie den Patienten mit JI gleichen (Abb. 46.5).

Medizinische Behandlung

Patienten mit JI fühlen sich bisher in ihrer postoperativen Lebensqualität nie durch medizinische Behandlungen in der Lebensqualität eingeschränkt. Patienten aus der

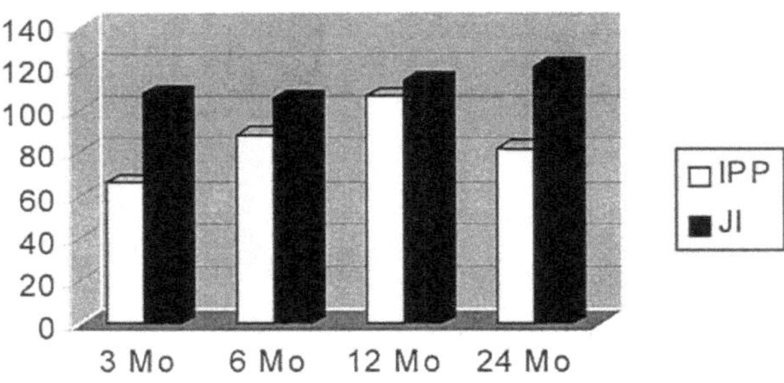

Abb. 46.3. Gesamtauswertung im GLQI der Lebensqualität der beiden Patientengruppen

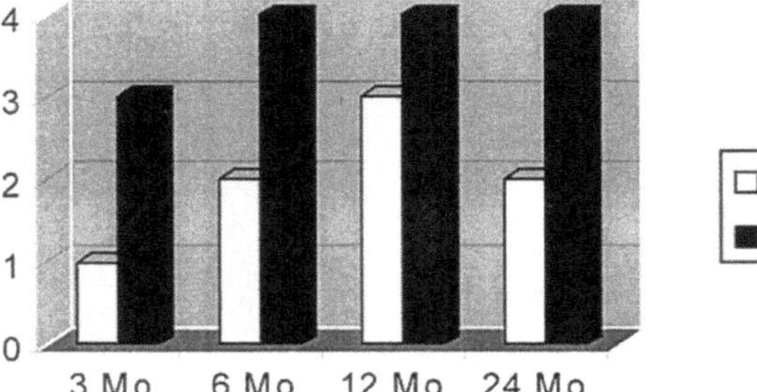

Abb. 46.4. Lebensqualitätsunterschiede bezüglich der sozialen Funktionen im GLQI

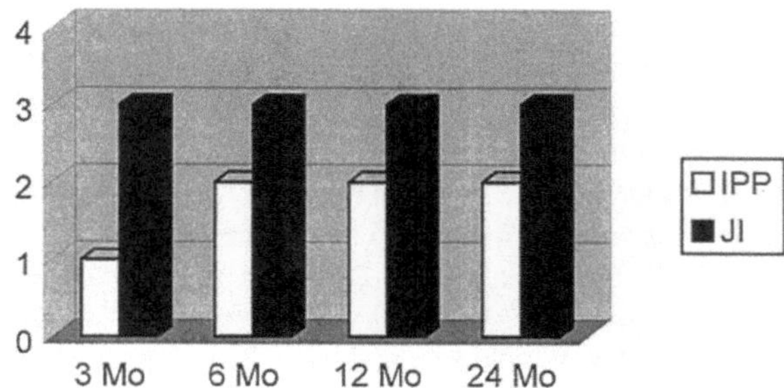

Abb. 46.5. Lebensqualitätsunterschiede bezüglich der physischen Funktionen im GLQI

Gruppe mit IPP fühlen sich bis 6 Monate postoperativ deutlich durch medizinische Behandlungen eingeschränkt. Selbst nach 12 oder 24 Monaten erreichen diese Patienten trotz Besserung ihrer Lebensqualität nicht die Ergebnisse der Patienten mit JI (Abb. 46.6).

Emotionen

Unter dem Begriff Emotionen werden im GLQI die Begriffe Bewältigung von Alltagsstreß, Traurigkeit, Nervosität, Zufriedenheit und Frustration zusammengefaßt.

Hier zeigen Patienten mit JI nur eine leicht eingeschränkte Lebensqualität, die nach 6 Monaten auch von Patienten mit IPP erreicht wird (Abb. 46.7).

Symptome

Bezüglich der Symptome zeigen die Patienten mit JI bisher ein relativ gutes Ergebnis. Bereits drei Monate postoperativ haben diese Patienten nur selten störende Sympto-

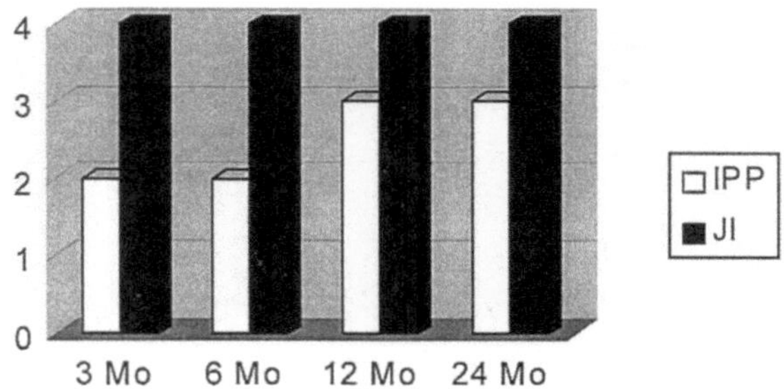

Abb. 46.6. Lebensqualitätsunterschiede bezüglich der medizinischen Behandlung im GLQI

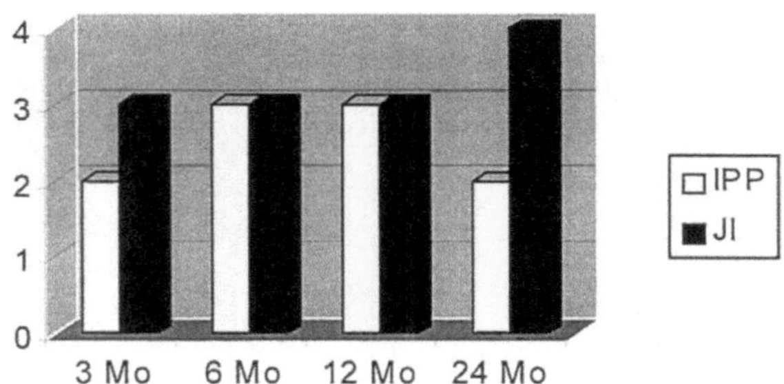

Abb. 46.7. Lebensqualitätsunterschiede bezüglich der Emotionen im GLQI

me. Patienten mit IPP fühlen sich in den ersten 6 postoperativen Monaten häufig durch störende Symptome in ihrem Leben beeinflußt. Erst nach einem Jahr erreichen sich die Ergebnisse der JI-Patienten (Abb. 46.8).

Gewichtsverlauf
Hier zeigt sich, daß IPP-Patienten unmittelbar postoperativ mehr Gewicht verloren hatten als Patienten mit JI. Patienten mit JI verloren im ersten Jahr kontinuierlich leicht an Gewicht, nach 2 Jahren zeigen diese Patienten jedoch einen deutlichen Gewichtsanstieg. IPP-Patienten zeigen bisher postoperativ keine Gewichtsveränderungen (Abb. 46.9).

Zusammenfassende Ergebnisse

Es zeigen sich bisher bezüglich der Lebensqualität im Spitzer LQ-Index und der Visick-Klassifikation keine Unterschiede zwischen den Patientenkollektiven. Im GLQI von Eypasch konnten bisher bessere Ergebnisse für die Patienten mit Jejunuminterposition nach Longmire in den ersten 6 postoperativen Monaten nachgewiesen werden. Nach 12 Monaten finden sich in beiden Patientengruppen beinahe gleiche Ergebnisse.

Im Gewichtsverlauf läßt sich bisher ein diskreter Vorteil bei den JI-Patienten darstellen.

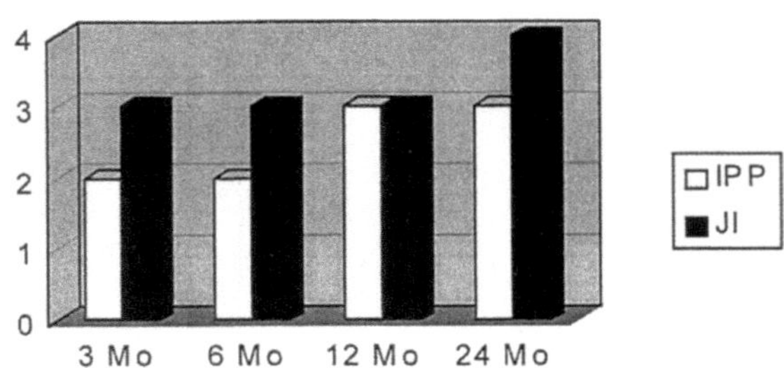

Abb. 46.8. Lebensqualitätsunterschiede bezüglich der Symptome im GLQI

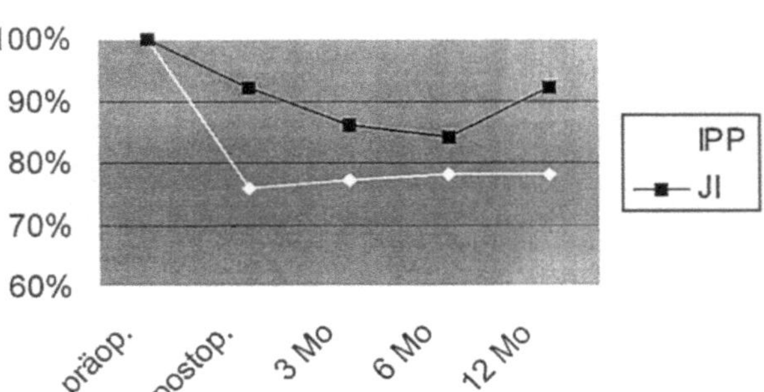

Abb. 46.9. Unterschiede im postoperativen Gewichsverlauf in den beiden Patientengruppen

Diskussion

Nachdem klare Radikalitätsprinzipien für die Chirurgie des Magenkarzinoms definiert werden konnten und so, zumindest für die Patienten mit R0-Resektion, eine Verbesserung der Prognose erzielt wurde, rückte die Verbesserung der postoperativen Lebensqualität zunehmend in das Zentrum des Interesses. Dabei wurde in den letzten Jahren vor allen Dingen über eine Verbesserung der Ernährungssituation und Verhinderung der funktionellen Probleme durch die Vergrößerung des Ersatzmagenreservoirs durch Pouchbildung diskutiert [5, 6, 7, 8, 9, 11, 12, 15, 16, 17]. Durch die artifizielle Vergrößerung dieses Reservoirs soll einerseits eine Verbesserung der postoperativen Kalorienzufuhr, gleichzeitig aber auch eine Verbesserung der Ersatzmagenentleerung und dadurch indizierte bessere Assimilation der Nahrungsbestandteile erzielt werden [12]. Der entgültige Beweis für die Wirksamkeit dieses Prinzips steht allerdings noch aus. Es wurden hierzu in jüngster Zeit einige prospektiv randomisierte Studien mit zum Teil widersprüchlichen Ergebnissen publiziert [5, 6, 7, 8, 9, 11, 12, 15, 16, 17].

Ausgehend von der als erwiesen angesehenen Annahme, daß die Erhaltung der Duodenalpassage für Patienten funktionelle Vorteile erbringt [2, 3, 4], führten wir daher unsere prospektiv randomisierte Studie durch, um die Wertigkeit der Pouchbildung in dieser Situation zu klären. Dabei wurde die Pouchgröße entsprechend den zur Zeit gängigen Empfehlungen gewählt. Zur Vermeidung eines intestinoösophagealen, galligen Refluxes wurde eine Jejunoplikatio entsprechend dem Vorschlag von Siewert et al. [13] durchgeführt. Um möglichst eine Aussage über die onkologische Situation der Patienten zu erhalten, wurden strenge Einschlußkriterien gewählt, insbesondere was die Tumorstadien der Patienten anging. Aufgrund dieser Tatsache konnten bisher nur 26 Patienten randomisiert werden, von denen von 17 Patienten zur Zeit auswertbare Ergebnisse vorliegen. Bei dieser Zwischenauswertung zeigt sich bezüglich der Lebensqualität zur Zeit ein besserer Trend für Patienten mit einfacher Jejunuminterposition, der vor allem in dem GLQI von Eypasch et al. [1] deutlich wird. In den Lebensqualitätindizes von Visick und Spitzer konnten bisher keine Unterschiede nachgewiesen werden. Dies mag vor allen Dingen daran liegen, daß die beiden letzteren Indizes als Parameter für die von uns gewählten Endpunkte zwar allgemein gebräuchlich, in ihrer Aussagekraft jedoch nicht adäquat sind. Bekanntermaßen wurde die Visick-Klassifikation für Ulkuspatienten und der Spitzerindex für Patienten mit allgemeinen Tumorerkrankungen entworfen [14,18]. Die Tatsache, daß im GLQI vor allem die physischen Funktionen und die medikamentöse Behandlung sowie die sozialen Funktionen einen Einfluß auf die schlechteren Ergebnisse der Pouchbildung hatten, läßt darauf schließen, daß dieses Ergebnis im Zusammenhang mit der zur Zeit noch höheren Komplikationsrate der Pouchgruppe stehen könnte. Ob diese erhöhte postoperative Komplikationsrate an der Methode liegt oder einer Lernkurve entspricht, wird die Zukunft zeigen. Gleiches läßt sich auch für den Gewichtsverlauf sagen. Es ist aufgrund der vorliegenden Ergebnisse geplant, die zur Zeit noch als Monocenterstudie laufende Untersuchung zu einer Mulitcenterstudie auszuweiten, um schneller größere Patientenzahlen zu aquirieren und eine institutionelle Bias zu verhindern.

Literatur

1. Eypasch E, Wood-Dauphinee S, Williams JI, Ure B, Neugebauer E, Troidl H (1993) Der gastrointestinale Lebensqualitätsindex (GLOI). Chirurg 64:264–274
2. Faß J, Bares R, Staude M, Schumpelick V (1993) Ersatzmagen und intestinale Motilität nach totaler Gastrektomie. Leber Magen Darm 23:440–445
3. Faß J, Füzesi L, Steffes B, Itoh Z, Dreuw B, Schumpelick V (1995) Nach Gastrektomie beeinflußt die Duodenalpassage das Verteilungsmuster verschiedener peptidhormonproduzierender Zellen in der Darmmukosa. In: Hierholzer/Seifert/Hartel (Hrsg) Chirurgisches Forum 1995 f. experim. U. klinische Forschung. Springer-Verlag, Berlin Heidelberg, S 329–334
4. Faß J, Bares R, Hermsdorf V, Schumpelick V (1993) Die intestinale Motilität nach Jejunuminterposition und Roux-y-Rekonstruktion. Langenbecks Arch Chir 378:239–248
5. Fuchs KH, Thiede A, Engemann R, Deltz E, Stremme O, Hamelmann H (1995) Reconstruction of the food passage after total gastrectomy: ranomized trail. World J Surg 19:698–706
6. Herfarth C, Schlag P, Buhl K (1987) Surgical procedures for gastric substitution. World J Surg 11:689–698
7. Kusche J, Vestweber KH, Troidl H (1987) Quality of life after total gastrectomy for stomach cancer. Scand J Gastroenterol 22 (Suppl 133):96–101
8. Lawrence W (1962) Reservoir construction after total gastrectomy. Ann Surg 155:191–198
9. Nakane Y, Okumura S, Akehira K, Okamura S, Boku T, Okusa T, Tanaka K, Hioki K (1995) Jejunal pouch reconstruction after total gastrectomy for cancer. Ann Surg Vol 222 No 1:27–35
10. Schumpelick V, Faß J, Bares R (1993) Vergleich von Roux-Y-Rekonstruktion und jejunaler Interposition nach Gastrektomie. In: Klammernahttechnik in der Chirurgie. Springer-Verlag, Berlin Heidelberg New York
11. Schmitz R, Moser KH, Treckmann J (1994) Lebensqualität nach prograder Jejunuminterposition mit und ohne Pouch. Chirurg 65:326–332
12. Schwarz A, Büchler M, Usinger K, Rieger H, Glasbrenner B, Friess H, Kunz R, Beger HG (1996) Importance of the duodenal passage and pouch volume after total gastrectomy and reconstruction with the Ulm Pouch: prospective randomized clinical study. World J Surg 20:60–67
13. Siewert R, Meyer H, Peiper HJ (1976) Klinische Ergebnisse der Oesophago-Jejunoplicatio. Langenbecks Arch Chir 343:45–58
14. Spitzer WO, Shenker SC (1984) Messen der Lebensqualität bei Karzinompatienten: Zur Entwicklung eines exakten Lebensqualitätsindex. In: Rohde H, Troidl H et al (Hrsg) Das Magenkarzinom. Thieme Verlag, Stuttgart, S 62–73
15. Stier A, Hölscher AH, Schwaiger M, Siewert JR (1994) Jejunumpouch nach totaler Gastrektomie – Klinische und szintigraphische Untersuchungen zur Funktion und Befindlichkeit. Zentralbl Chir 119:838–844
16. Svedlund J, Sullivan M, Liedman B, Lundell L, Sjödin I (1997) Quality of life after gastrectomy for gastric carcinoma: controlled study of reconstructive procedures. World J Surg 21:422–433
17. Vestweber KH, Troidl H (1989) Lebensqualität nach Magenoperationen. Chirurg 60:450–453
18. Visick AH (1948) A study of failure after gastrectomy. Ann R Coll Surg Edinb 3:266

Pouchrekonstruktion nach totaler Gastrektomie – Erfassung der Lebensqualität 47

K.-H. Fuchs, J. Heimbucher, G. Beese, M. Fein, M. Ritter und A. Thiede

Einleitung

Die vollständige Entfernung des Magens ist nach wie vor wichtigster Bestandteil in der Magenkarzinomtherapie, auch wenn gegenwärtig verschiedene, zum Teil minimal invasive Techniken im Zusammenhang mit neoadjuvanten und adjuvanten Therapien zur Minimierung des operativen Eingriffs in Studien überprüft werden. Deswegen wird die Rekonstruktion des Defektes im oberen Gastrointestinaltrakt weiterhin eine wichtige chirurgische Aufgabe sein. Seitdem die operationstechnischen Probleme der totalen Gastrektomie weitgehend gelöst sind und die Letalitäts- und Komplikationsrate minimiert wurde, hat die Optimierung der postoperativen Lebensqualität der Patienten an Bedeutung gewonnen.

Auswahl des Rekonstruktionsverfahrens

Nach Entfernung des Magens entsteht ein massiver Defekt in der Kontinuität und Funktion des Magen-Darm-Traktes [7, 10, 11, 18, 22]. Die Sekretions-, Transport- und Verdauungsfunktionen sind erheblich beeinträchtigt. Dieser Funktionsdefekt führt zu den bekannten komplexen Syndromen [7, 11]. Neben den wichtigen Sekretionsfunktionen geht vor allem die Reservoirfunktion und die Durchmischungs- und Portionierungsfunktion des Magens verloren [9, 21]. Im Laufe der letzten 100 Jahre sind mehr als 50 verschiedene Operationsverfahren zur Wiederherstellung der Speisepassage im oberen Gastrointestinaltrakt entwickelt und publiziert worden [18]. Dies ist ein deutlicher Beweis dafür, daß es bisher noch nicht möglich war, ein ideales Verfahren zu entwickeln oder zu identifizieren, das alle gastralen Funktionen am besten ersetzt und gleichzeitig von den meisten Chirurgen mit einer geringen Komplikationsrate durchgeführt werden kann.

Auch wenn eine Vielzahl von Rekonstruktionsverfahren entwickelt wurden, so gibt es einige wenige grundlegende Rekonstruktionsprinzipien, die in der Magenchirurgie Verwendung finden (Abb. 47.1). Der obere Gastrointestinaltrakt kann zwischen Ösophagus und Dünndarm durch eine direkte Ösophagojejunostomie mit Hilfe einer hochgezogenen Jejunumschlinge verbunden werden. Andererseits kann der Zufluß der Verdauungssäfte mit Hilfe des Roux-Y-Rekonstruktionsprinzipes weiter distal angelegt werden, oder aus dem Dünndarm wird ein Interponat gewonnen, das direkt die Speiseröhre mit dem Duodenum verbindet [6, 11, 15, 18, 20, 23].

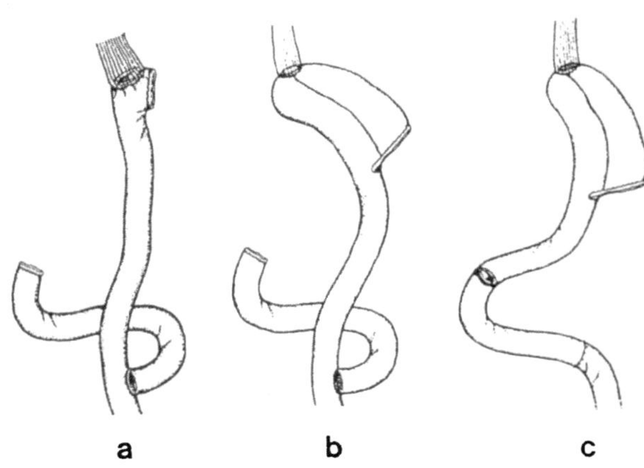

Abb. 47.1. Die drei wesentlichen Rekonstruktionsprinzipien nach Gastrektomie: die einfache Roux-Y-Rekonstruktion, die Roux-Y-Rekonstruktion mit Pouch und die Rekonstruktion durch Jejunum-Interponat

Da die eben genannten drei Rekonstruktionsprinzipien einen unterschiedlichen technischen Aufwand bei der Operation darstellen, hängt die optimale Auswahl des Verfahrens zunächst von dem Allgemeinzustand und der Prognose des Patienten ab. Bestehen entsprechend viele Risikofaktoren und muß auf eine kurze Operationszeit geachtet werden, so sollte sich bei der Auswahl die postoperative Funktionstüchtigkeit des Rekonstruktionsverfahrens der Zeitdauer der Operation unterordnen. Da aufgrund der guten Narkosetechnik und der modernen Intensivmedizin Risikofaktoren nur noch selten eine wirklich gravierende Rolle spielen und die Verfahren zunehmend auf Patienten über 80 Jahre ausgedehnt werden, kommt der postoperativen Funktion eines Rekonstruktionsverfahrens bei der Auswahl eine ganz wesentliche Bedeutung zu [7, 22, 23, 24].

Für die Beantwortung der Frage nach dem optimalen Rekonstruktionsverfahren stehen gegenwärtig einige Daten aus kontrollierten Studien zur Verfügung. Darüber hinaus gibt es eine Vielzahl von retrospektiv und prospektiv durchgeführten Studien zu diesem Thema, die kontroverse Ergebnisse liefern und damit nicht zu einer klaren Entscheidung für das eine oder andere Rekonstruktionsprinzip geführt haben. Die einfachste Rekontruktionsform durch eine Ösophagojejunostomie und Jejunojejunostomie im Sinne einer Braun-Fußpunktanastomose ist die Rekonstruktion nach Schlatter. Bei dieser Rekonstruktionsform wird weder ein besonderes Reservoir geschaffen, noch wird die Speisepassage durch das Duodenum erhalten, noch wird dem potentiellen enteroösophagealen Reflux Rechnung getragen und dieser ausgeschaltet. Am weitesten verbreitet hat sich gegenwärtig zumindest in Europa die einfache Roux-Y-Rekontruktion, bei der der skelettierte Jejunumschenkel an den Speiseröhrenstumpf angeschlossen wird. Die Verdauungssäfte werden im Roux-Y-Prinzip weiter distal zugeleitet [8 11, 20].

Die Vermeidung des exzessiven enteroösophagealen Refluxes ist ein ganz wichtiger Parameter bei der Auswahl des Rekonstruktionsverfahrens. Keines der heute ausgewählten Verfahren sollte dieses Prinzip ausschließen. Ein pathologischer Reflux kann einerseits durch die Zuführung des Duodenalsaftes weiter aboral nach dem Roux-Y-Prinzip ausgeschaltet werden oder durch eine entsprechend lange Interposition eines Jejunumsegmentes zwischen Duodenum und Speiseröhrenstumpf minimiert werden.

Beide Maßnahmen sollten dazu führen, daß größere Mengen an Duodenalsaft weder über ein langes Interponat noch über den Umweg der Roux-Y-Jejunojejunostomie in das Ösophaguslumen fließen und damit die Speiseröhrenschleimhaut erreichen. Durch die Eigenarten der Darmmotilität kann es jedoch auch aus einer langen abführenden Jejunalschlinge zu einem störenden Reflux kommen [9]. Die Jejunoplikatio, ursprünglich zur Absicherung der Ösophagojejunostomie eingeführt, hat einen Effekt im Sinne einer Antirefluxbarriere [15, 18]. Die Funktion dieser Barriere hängt jedoch ganz wesentlich von der Anwesenheit eines Restsphinkters am gastroösophagealen Übergang ab. Als eine sehr effektive Technik zur Verhinderung des Refluxes hat sich die Anwesenheit eines Reservoirs zwischen Ösophagusstumpf und abführender Jejunalschlinge gezeigt, obgleich für die Begründung dieses Effektes nur Spekulationen neben der klinischen Erfahrung herangezogen werden können. Bei Anwesenheit eines Pouches konnte gezeigt werden, daß die Inzidenz von Refluxproblemen und einer Refluxösophagitis bei mehr als 100 Patienten nur weniger als 3% beträgt [6, 21].

Die Reservoirfunktion durch Schaffung eines sogenannten Pouches oder Ersatzmagens läßt sich sehr einfach chirurgisch lösen [16, 20]. Der Sinn dieser Maßnahme, die trotz Vereinfachung der Technik mit Hilfe von Klammernahtinstrumenten noch einen gewissen aber geringen Mehraufwand bei der Operation darstellt, wird immer noch kontrovers diskutiert [1, 2, 3, 6, 12, 13, 14]. Bisher ist der Vorteil der Ersatzmagenbildung durch Jejunum nach Gastrektomie nur in wenigen Studien nachgewiesen worden [3, 14, 16, 23]. Die Ergebnisse dieser Untersuchungen werden nach wie vor kritisch gesehen, denn der Vorteil eines Jejunum-Pouches wird gegenüber den anderen Verfahren bezweifelt [2, 10, 12, 13, 17].

Auch die Erhaltung der Duodenalpassage wird nach wie vor kontrovers diskutiert [6, 12, 17]. Durch die Interposition eines Jejunumsegmentes zwischen Ösophagusstumpf und Duodenum können bei diesen Patienten die wesentlichen Aufgaben des Duodenums in physiologischer Weise wahrgenommen werden. Diese sind einmal die Regulierung der Isotonizität, eine beginnende Verdauung und beginnende Resorption. Die Neutralisierung des sauren Mageninhaltes fällt selbstverständlich weg. Eine Störung des Kohlehydratmetabolismus bei Ausschaltung der Duodenalpassage wurde beschrieben [1, 17]. Andere experimentelle und klinische Studien weisen jedoch darauf hin, daß diese Störung nach Ablauf von sechs bis zwölf Monaten auch bei der Roux-Y-Rekonstruktion kompensiert wird [1, 6]. Offenbar gelingt es also den Verdauungssystemen erst nach mehreren Monaten sich auf einen Wegfall der Duodenalpassage optimal einzustellen. Aus onkologischen und operationstechnischen Gesichtspunkten ist es nach wie vor fraglich, ob der möglicherweise geringe physiologische Vorteil der Duodenalpassage nicht durch Nachteile überdeckt wird. So besteht bei Anastomosierung eines Jejunuminterponates am Duodenalstumpf die Gefahr, daß bei zunehmender Lymphknotenmetastasierung oder einem lokoregionalen Rezidiv der interponierte abführende Jejunumschenkel subhepatisch durch das Tumorrezidiv oder die Lymphknoten obstruiert wird. Außerdem muß davon ausgegangen werden, daß auch unter systematischer Verwendung von Klammernahtinstrumenten die Jejuninterposition das etwas aufwendigere Verfahren darstellt.

Lebensqualität nach Gastrektomie

Leider wird das funktionelle Ergebnis und insbesondere die Lebensqualität der Patienten nach vollständiger Magenentfernung häufig durch die onkologische Situation bestimmt [4, 5, 6, 10, 22, 23]. Es ist sehr schwierig, die Einschränkung der postoperativen Lebensqualität bedingt durch ein Rezidiv sauber von den wirklichen funktionellen Störungen, die durch das Operationsverfahren und die Operationstechnik entstanden ist, zu trennen. Hinzukommt, daß perioperative Komplikationen und Probleme ebenfalls auf das postoperative Ergebnis einen nachhaltigen Einfluß nehmen können. So ist es nicht verwunderlich, daß exakte Angaben über den Verlauf der Lebensqualität eines Patienten in den Jahren nach einer totalen Gastrektomie eher selten erarbeitet werden können [5, 6, 22, 23, 24].

Bei den Folgeerkrankungen nach Gastrektomie spielt die Ernährung bzw. die postoperative Malnutrition durch mangelnde Speiseaufnahme und Malabsorption eine wesentliche Rolle [7]. Häufig verlieren Patienten nach der Gastrektomie etwa 10–20% ihres Gewichtes. Nur bei entsprechender Betreuung durch die Familie, durch den Hausarzt oder spezielle Einrichtungen, z. B. Beratungsstellen, Diätassistentinnen, lassen sich Patienten so optimal führen, daß das Ausgangsgewicht wieder erreicht wird. Am häufigsten wird Appetitmangel oder Angst vor der Speiseaufnahme durch danach folgende Beschwerden als Ursache für die unzureichende Kalorienaufnahme angegeben. Nicht selten kam es in der Vergangenheit zu speziellen Problemen wie Dumpingsyndrom, alkalische Refluxösophagitis und einer Anämie nach Gastrektomie. Mit Dumpingproblemen muß nach einer totalen Magenentfernung zwischen 10 und 30% gerechnet werden [18]. Diese Inzidenz hängt jedoch vom gewählten Rekonstruktionsverfahren ab und scheint am höchsten bei einfacher Ösophagojejunuostomie, am niedrigsten nach Roux-Y-Rekonstruktion zu sein [17]. Das Problem der alkalischen Refluxösophagitis und der damit verbundenen zum Teil schwersten Symptome wurde bereits früher angesprochen. Auch hierfür gibt es genug Hinweise, daß bestimmte Rekonstruktionsverfahren dieses spezielle Problem weniger fördern, so daß bei der Auswahl des Operationsverfahrens darauf geachtet werden kann.

Die exakte quantitative Erfassung der postoperativen Lebensqualität stellt ein komplexes eigenständiges Problem dar [5, 22]. Der Visick-Score wurde erstmals 1948 publiziert und wurde im weiteren als Instrument der Erfassung der postoperativen Befindlichkeit auch in der Nachfolge von Ulkus- und Krebspatienten eingesetzt [25]. Es handelt sich jedoch um ein schlechtes Erfassungsinstrument zur Bestimmung der Lebensqualität. In den 80er Jahren wurde in verschiedenen Studien in Deutschland der Spitzer-Index (Tabelle 47.1) eingesetzt [19]. Dieses Meßinstrument hat zunächst eine gute Übereinstimmung gezeigt und unter verschiedenen Patientenkollektiven differenzieren können. Es wurden sogar Validierungen in verschiedenen Muttersprachen durchgeführt, bei denen eine gute Übereinstimmung erzielt wurde. Für eine differenzierte quantitative Erfassung der Lebensqualität zeigen sich jedoch ebenfalls erhebliche Einschränkungen, so daß er gegenwärtig als Lebensqualitätsmmeßinstrument wieder verlassen ist. Zur Zeit wird von vielen Autoren die EORTC-Instrumente bzw. der Gastrointestinale „Quality of Life-Index" nach Eypasch und Troidl verwendet [4, 5]. Das erstmals in Deutschland und später im British Journal of Surgery publizierte Instrument erlaubt eine differenzierte quantitative Beurteilung der Lebensqualität eines Patienten mit Feinbeurteilung verschiedener Parameter wie den wesent-

Tabelle 47.1. Lebensqualitätsindex
(J Chron Dis 34 (1981) 585): Bewerten Sie die 5 nachfolgenden Gesichtspunkte 2, 1 oder 0

Aktivität

Während der letzten Woche hat der Patient ...

2 = ganztags oder überwiegend in seinem Beruf/Haushalt oder anderen freiwilligen Aktivitäten (ob berentet oder nicht) gearbeitet.
1 = in seinem Beruf/Haushalt/freiwilligen Aktivität gearbeitet, jedoch war größere Hilfe nötig oder die Arbeitszeit mußte gekürzt werden.
0 = nicht arbeiten oder seinen Haushalt führen können.

Alltagsleben

Während der letzten Woche hat der Patient ...

2 = sich selbst waschen, anziehen, mit Nahrung versorgen, den eigenen Wagen fahren oder öffentliche Verkehrsmittel benutzen können.
1 = mit spezieller Hilfe (andere Personen/spezielle Ausrüstungen) seine täglichen Aktivitäten bewerkstelligen können.
0 = sich nicht selbst versorgen oder leichte Aufgaben übernehmen oder seine Wohnung verlassen können.

Gesundheit

Während der letzten Woche hat der Patient ...

2 = gesagt er fühle sich „sehr gut“ und zwar überwiegend oder es erschien so.
1 = keine Energie gehabt und sich überwiegend „nicht so gut“ gefühlt und zwar häufiger als nur gelegentlich.
0 = sehr krank gefühlt. Er erschien schwach und hinfällig und zwar überwiegend oder war bewußtseinsgetrübt.

Umweltbeziehung

Während der letzten Woche hat der Patient ...

2 = gut zu anderen Kontakt aufgenommen und zumindest mit einem Familienmitglied und/oder Freund regelmäßigen Kontakt aufrecht erhalten.
1 = eingeschränkten Kontakt zur Familie und/oder Freunden gehabt oder der Kontakt war durch seinen Zustand nur beschränkt möglich.
0 = selten oder nur, wenn es absolut notwendig war, Kontakt zur Familie und/oder zu Freunden gehabt oder bewußtlos gewesen.

Zukunft

Während der letzten Woche war der Patient ...

2 = in ruhiger und positiver Gemütsverfassung und akzeptierte und beherrschte seine persönlichen Umstände.
1 = manchmal betrübt, weil er seine persönlichen Umstände nicht akzeptierte oder er hatte Perioden von Angst und Depression.
0 = erheblich verwirrt oder sehr angstvoll, depressiv oder bewußtlos.

Totaler Lebensqualitätsindex:

lichen Symptomen, dem physischen Status, dem psychologischen Status, dem sozialen Status sowie den kranheitsspezifischen Kriterien. In Abb. 47.2 sind die Ergebnisse der Kontrolluntersuchungen aus der Kölner Arbeitsgruppe demonstriert.

Randomisierte Studien

In der Literatur sind gegenwärtig 6 randomisierte Studien zur totalen Gastrektomie und verschiedene Rekonstruktionsverfahren bekannt. Tabelle 47.2 gibt eine Übersicht über diese Studien und ihre Ergebnisse. Über die Vergleichsstudien zwischen Hunt-

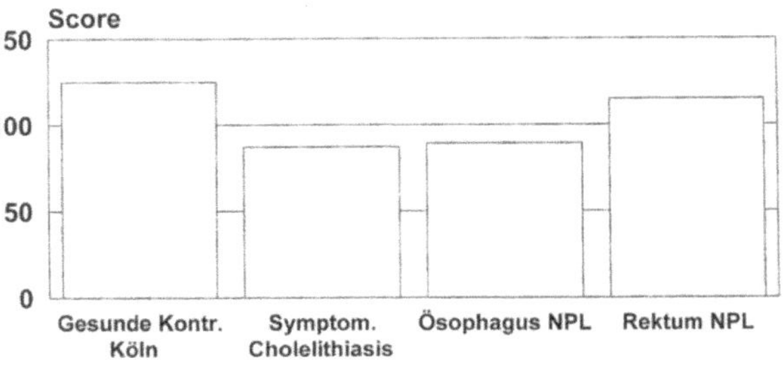

Abb. 47.2. Darstellung der Lebensqualitätserfassung, gemessen mit Hilfe des GILQ-Index nach Eypasch bei Probanden und Patienten mit symptomatischer Cholezystolithiasis, Ösophagusmalignom und Rektummalignom im Vergleich (nach 5)

Tabelle 47.2. Randomisierte Studien zur Rekonstruktion nach Gastrektomie

Troidl et al. 1987	38	HLR-Pouch	>	Ösophago-jejunostomie		
Fuchs et al. 1995	120	Roux-Y mit Pouch	n.s.	Interposition mit Pouch		
Nakane et al. 1995	89	Roux-Y mit Pouch	>	Roux-Y	>	Interposition mit Pouch
Liedman et al. 1996	48	Roux-Y mit Pouch	n.s.<	Roux-Y		
Bozzetti et al. 1996	20	HLR-Roux-Y- Pouch	n.s.	Roux-Y		
Schwarz et al. 1996	60	Interposition mit Pouch	>	Roux-Y mit Pouch	>	Roux-Y

Lawrence-Rodino-Pouch und einfacher Ösophagojejunostomie wurde bereits berichtet. Hier läßt sich ein Vorteil der Pouchrekonstruktion gegenüber der einfachen Ösophagojejunostomie resümieren. Auf 2 nicht-randomisierte Studien sei noch hingewiesen, die von der Anlage der Studie her und von der Datenerfassung eine Aussage zulassen. Beide Studien erfassen auch Parameter der Lebensqualität und zeigen Vorteile für den Pouch [3, 16]. Abb. 47.3 demonstriert den Well-being-Status von Patienten nach Gastrektomie in einer subjektiven Selbstbeurteilung der Patienten. Hierbei ist der Anteil der Patienten mit sehr gutem Befinden in der Pouchgruppe mehr als doppelt so häufig anzutreffen wie in der Gruppe ohne Pouch. In Abb. 47.4 wird ebenfalls in

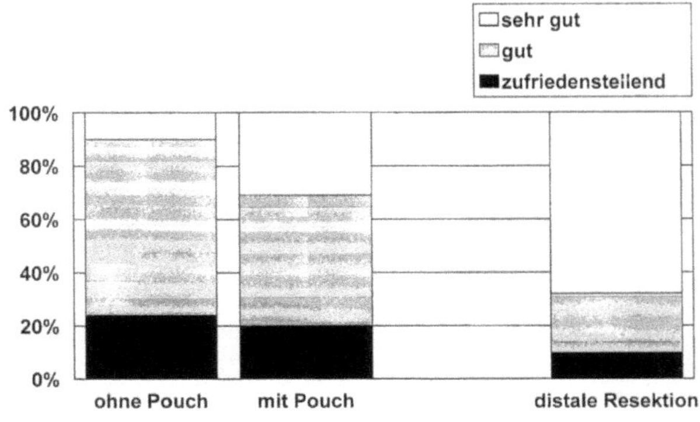

Abb. 47.3. Darstellung des Well-being-Status bei Patienten nach subtotaler und totaler Gastrektomie in einer subjektiven Selbstbewertung des Patienten. Der Anteil des „sehr guten" Status liegt deutlich höher bei Pouchpatienten im Vergleich zu einfacher Rekonstruktion (nach 3)

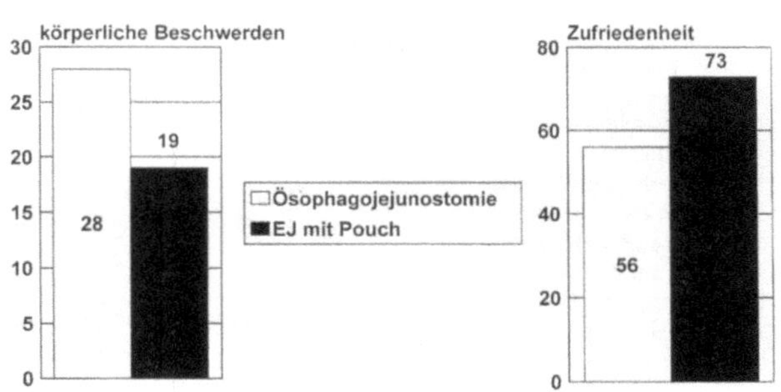

Abb. 47.4.
Darstellung eines Vergleichs zwischen Rekonstruktionsverfahren nach Gastrektomie mit und ohne Pouch: Sowohl die körperlichen Beschwerden sind niedriger in der Pouchgruppe als auch die Zufriedenheit ist höher in dieser Gruppe (nach 16)

der Analyse ein Vorteil für die Ösophagojejunostomie mit Pouch gegenüber einer einfachen Ösophagojejunostomie dargestellt. Sowohl die körperlichen Beschwerden als auch die Zufriedenheit der Patienten fallen in der Pouchgruppe günstiger aus [16].

In einer randomisierten Studie von Nakane waren für die Roux-Y-Gruppe mit Pouch gegenüber der einfachen Roux-Y-Rekonstruktion sowie der Interposition mit Pouch signifikante Vorteile festgestellt worden. Eigentümlicherweise findet diese Arbeitsgruppe auch signifikante Vorteile der Roux-Y-Rekonstruktion insgesamt gegenüber der Interposition mit Pouch, was eigentlich gegen die Ergebnisse aller anderen nicht-randomisierten und randomisierten Studien spricht und somit mit einer gewissen Skepsis betrachtet werden muß.

In einer weiteren randomisierten Studie, in deren beiden Armen die Pouchrekonstruktion benutzt wurde, und ein Vergleich der jejunalen Interposition mit Pouch gegen die Roux-Y-Rekonstruktion mit Pouch verglichen wurde, konnte bei 120 Patienten in der eigenen Arbeitsgruppe kein signifikanter Vorteil für eines der beiden Verfahren bezüglich der Lebensqualitätsparameter – zugegebenermaßen mit dem Spitzer-Index kein ideales Instrument – gefunden werden. In einer neueren Studie von Liedman et al. konnte im Vergleich der Roux-Y-Rekonstruktion mit Pouch gegenüber der ohne Pouch kein Vorteil für die Pouchrekonstruktion festgestellt werden. In einer weiteren sehr detailliert geführten randomisierten Untersuchung bei 60 Patienten und einer Unterteilung in 5 verschiedene Random-Gruppen konnte ein signifikanter Vorteil der Interposition mit Pouch gegenüber der Roux-Y-Rekonstruktion mit Pouch festgestellt werden. Die Vorteile bezogen sich auf einen klinikspezifischen Lebensqualitätsinstrument und viele Stoffwechselparameter. Es zeigten sich ebenfalls Unterschiede zwischen Roux-Y-Rekonstruktion mit Pouch und ohne Pouch, die jedoch nicht das Signifikanzniveau erreichen (Abb. 47.5). In der gleichen Studie wurde auch

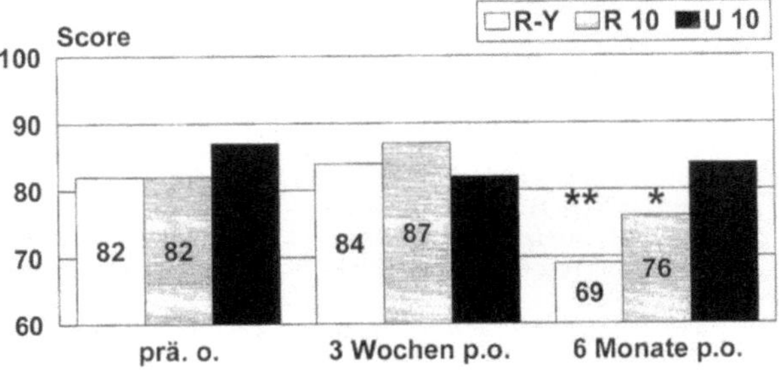

Abb. 47.5.
Darstellung einer Lebensqualitätsmessung (Verwendung eines klinikspezifischen Scores) bei Patienten vor und nach Gastrektomie und Vergleich zwischen einfacher Roux-Y-Rekonstruktion mit (R-Y) und ohne (R 10) Pouch sowie einer Pouchinterposition (U 10). Das signifikant beste Verfahren ist die Interposition mit Pouch (nach 17)

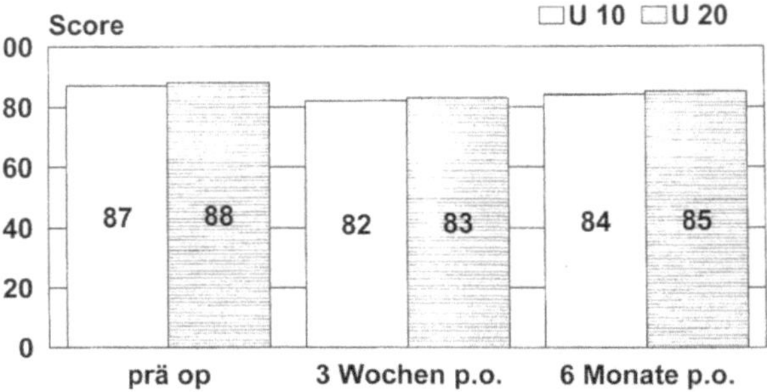

Abb. 47.6. Darstellung einer Lebensqualitätsmessung (Verwendung eines klinikspezifischen Scores) bei Patienten vor und nach Gastrektomie und Vergleich zwischen zwei Pouchgrößen im Vergleich beim Interponat (U10 = 10 cm Länge; U20 = 20 cm Länge). Es besteht kein Unterschied (nach 17).

der Einfluß der Pouchgröße auf die Lebensqualität untersucht und hier ein Unterschied zwischen 10 cm Länge gegenüber 20 cm Länge Jejunalpouch praktisch ausgeschlossen (Abb. 47.6).

Zusammenfassung

Zusammenfassend ist die Datenlage gegenwärtig kontrovers, was den Vorteil für den Pouch betrifft. Es gibt sowohl prospektive randomisierte Untersuchungen, die einen Vorteil zeigen, als auch solche, die keinen nachweisen können. Zwei randomisierte Studien laufen noch in Schweden und in Deutschland, und es bleibt abzuwarten, ob sich hier langfristig Vorteile ergeben, auch wenn in den frühen Nachuntersuchungen keine gravierenden Unterschiede in den Vergleichsgruppen gefunden wurden.

Bei den meisten Patienten nach totaler Gastrektomie stehen zunächst die Reduktion des Körpergewichtes und eine Reduktion der Lebensqualität im Vordergrund, die nach einigen Monaten langsam wieder kompensiert werden kann. In den ersten 1–3 Jahren nach der Operation limitiert die onkologische Entwicklung und Tumorrezidive sowie die Metastasierung nicht nur das Überleben der Patienten, sondern auch ganz entscheidend die Lebensqualität. Gelingt bei Patienten mit nicht fortgeschrittenem Magenkarzinom die radikale R-0-Resektion und vollständige Ausräumung des Tumors, so kann, das zeigen die Ergebnisse sowohl mit der Roux-Y-Rekonstruktion als auch mit der Interposition und der Pouchbildung, eine beachtliche Lebensqualität erreicht werden. Eine weitere Optimierung dieser Lebensqualität durch Anlage eines Dünndarmbeutels ist durchaus denkbar. Der endgültige Beweis steht jedoch noch durch die laufenden randomisierten Studien aus.

Literatur

1. Beese G, KH Fuchs, A Thiede (1992) Wert der Ersatzmagenbildung bei der Rekonstruktion nach Gastrektomie – eine experimentelle Studie. In: Chirurg. Forum Hrsg. Gall, Berger, Ungeheuer, Springer Verlag, Berlin, S 94–98
2. Bozzetti F, Bonfanti G, Castellani R, Maffioli L, Rubino A, Diazzi G, Cozzaglio L, Gennari L (1996) Comparing reconstruction with Roux-en-Y to a pouch following total gastrectomy. J Am Coll Surg 183:243–248
3. Buhl K, Lehnert T, Schlag P, Herfarth C (1995) Reconstruction after gastrectomy and quality of life. World J Surg 19:558–564

4. Eypasch E, Spangenberger W, Williams JI, Ure B, Neugebauer E, Wood-Dauphinee S, Troidl H (1972) Früher postoperative Verbesserung der Lebensqualität nach laparoskopischer Cholecystektomie. In: Häring R (Hrsg) Diagnostik und Therapie des Gallensteinleidens. Blackwell Wissenschaft Berlin, S 481–496
5. Eypasch E, Williams JI, Wood-Dauphinee S, Ure BM, Schmülling C, Neugebauer E, Troidl H (1995) Gastrointestinal Quality of Life Index: development, validation and application of a new instrument. Br J Surg 82:216–222
6. Fuchs KH, Thiede A, Engemann R, Deltz E, Stremme O, Hamelmann H (1995) Reconstruction of the food passage after total gastrectomy: randomized trial. World J Surg 19:678–706
7. Goebell H (1978) Magenersatz, Funktionsausfälle und erforderliche Substitutionstherapie. Chirurg 49:89–94
8. Hassler H, Bochud R, Nöthiger F, Stafford A (1986) Total gastrectomy: is the early postoperative morbidity and mortality influenced by the choice of surgical procedure? World J Surg 10:128–136
9. Heimbucher J, Freys SM, Fuchs KH (1991) Motilitätsmessungen im Ersatzmagen und abführendem Jejunum nach Gastrektomie. In: Fuchs KH, Hamelmann H (Hrsg) Gastrointestinale Funktionsdiagnostik in der Chirurgie. Blackwell Wissenschaft, Berlin
10. Herfarth Ch, J Stern, K Buhl (1988) Der Dünndarmbeutel als therapeutisches Prinzip zum Magen- und Mastdarmersatz. Z Gastroent 26:397–403
11. Herfarth Ch, P Schlag, K Buhl (1987) Surgical Procedures for Gastric Substitution: World J Surg 11:689–698
12. Liedman B, Andersson H, Berlund B, Boaeus I, Hugossom I, Olbe L, Lundell L (1996) Food intake after gastrectomy for gastric carcinoma: the role of a gastric reservoir. Br J Surg 83:1138–1143
13. Miholic J, HJ Meyer, J Balks, J Kotzerke (1991) Einfluß der Rekonstruktionsmethode auf den Ernährungszustand nach Gastrektomie. Chirurg 62:300–305
14. Nakane Y, Okumura S, Akehira K, Okamura S, Boku T, Okusa T, Tanaka K, Hioki K (1995) Jejunal pouch reconstruction after total gastrectomy for cancer. A randomized controlled trial. Ann Surg 222:27–35
15. Peiper HJ, R Siewert (1978) Magenersatz. Chirurg 49:81–88
16. Roder JD, P Heschbach, G Henrich, M Nagel, K Böttcher, JR Siewert (1992) Lebensqualität nach totaler Gastrektomie wegen Magenkarzinoms. DMW 117:241–247
17. Schwarz A, Büchler M, Usinger K, Rieger H, Glasbrenner B, Friess H, Kunz R, Beger HG (1996) Importance of the duodenal passage and pouch volume after total gastrectomy and reconstruction with the Ulm pouch: prospective randomized clinical study. World J Surg 20:60–67
18. Siewert JR (1990) Magencarcinom. In: Siewert JR, Harder F (Hrsg) Allgöwer M, Blum AL, Creutzfeld W, Hollender LF, Peiper H-J (Redaktion) Chirurgische Gastroenterologie. Springer Verlag, Berlin, 675–748
19. Spitzer WO, Dobson AH, Hall J, Chestmern E, Levi J, Shephard R, Battista RN, Cathlove BR (1981) Measuring the quality of life of cancer patients. A concise QL-Index for use by physicains. J Chron Dis 34:585–597
20. Thiede A, Fuchs KH, Hamelmann H (1987) Pouch and Roux-Y-Reconstruction after Gastrectomy: Systematic use of Staplers in Stomach Replacement. Arch Surg 122:837–842
21. Thiede A, Fuchs KH, Hamelmann H (1988) Esophagojejunostomy - New Stapling Techniques. Nutrition 4, 2:171–173
22. Troidl H, Menge KH, Lorenz W, Vestweber KH, Barth H, Hamelmann H (1979) Qualitiy of life and stomach replacement. In: Herfarth C, Schlag P (eds) Gastric Cancer. Springer-Verlag, Berlin Heidelberg New York, p 312
23. Troidl H, Kusche J, Vestweber JH, Eypasch E, Maul U (1987) Pouch versus oesophagojejunostomy after total gastrectemy: A randomized clinical trial. World J Surg 11:699–712
24. Vestweber KH, Köhler L, Eypasch E, Troidl H (1990) Lebensqualität als Rechtfertigung für risikoreiche Therapiekonzepte - Pouch oder einfache Rekonstruktion? Langenbecks Arch Chir Suppl II (Kongreßbericht 1990), 123–12826
25. Visick AH (1948) Measured radical gastrectomy. Lancet 505–555

48 Einfluß technischer Modifikationen auf Früh- und Spätkomplikationen des Kock-Pouches

K. W. Ecker und M. Haberer

Einleitung

Der Kock-Pouch ist eine Reservoir-Ileostomie, die durch Invagination des Ausführungsganges den Dünndarminhalt zurückhält. Dadurch wird eine willkürliche Kontrolle der Darmentleerung ermöglicht, wozu das Reservoir mit einem Katheter einfach und bequem zu intubieren ist [10]. Bis sich der ileoanale Poch als die attraktivere, weil stomalose Operation durchgesetzt hatte [1], war die Perfektionierung der anspruchsvollen Operationstechnik der kontinenten Ileostomie eine Herausforderung, die von vielen Chirurgen weltweit angenommen wurde [6]. Auch wir haben uns im Rahmen der Beschäftigung mit der Pouchchirurgie dieser Aufgabe gestellt, um Patienten, die nicht von den Vorteilen des erhaltenden Defäkationsweges profitieren können, besser als mit einer inkontinenten Ileostomie versorgen zu können.

Eigenes Vorgehen

Patienten

Von 1987 bis 1996 wurden bei 51 Patienten kontinente Ileostomien angelegt. Bei den Grunderkrankungen dominierten mit 84% die chronischen Kolitiden, bei den Indikationen mit 78% die ungenügende oder nicht mehr verfügbare Sphinkterfunktion und bei der Vorgehensweise mit 69% die sekundären Konversionsoperationen (Tabelle 48.1).

Tabelle 48.1. Patienten und Operationen (CU = Colitis ulcerosa, CI = Colitis indeterminata, CC = Colitis Crohn, FAP = Familiäre adenomatöse Polyposis, RCA = Rektum-Karzinom, STC = Slow transit constipation, IS = Ileostomie, IAP = ileoanaler Pouch, IAA = ileoanale Anastomose)

Diagnose	n	Indikation	n	Vorgehen	n
CU	30	Inkontinenz	21	Primär-Anlage	16
CI/CC	12	Sphinkterverlust	19	Konversionen IS	27
FAP/RCA/STC	9	Kontraindikationen IAP	11	Konversion IAP/IAA	8
Gesamt	**51**	**Gesamt**	**51**	**Gesamt**	**51**

OP-Technik 1

Bis 1992 wurde der Pouch durch anisoperistaltische Taschenfaltung (K-Modell) hergestellt, die Serosa des Nippelmesenteriums gestrippt und das Nippelventil mit dem Linearstapler TA 55® (Autosuture Deutschland) stabilisiert.

OP-Technik 2

Ab 1990 wurde mittels Ultraschallfragmentation mit dem Gerät Sonoca® (Söhring, Deutschland) eine streifenförmige, muskelschonende Mukosektomie von Nippel und Pouchwand durchgeführt. Der in üblicherweise mit dem TA 55® stabilisierte Nippel wurde breitflächig mit Nylonfäden auf die Pouchwand aufgenäht.

OP-Technik 3

Ab 1994 wurde die Tasche zunehmend im S-Design konstruiert, und statt des TA 55® wurde der messerlose Linearcutter GIA 60® (Autosuture Deutschland) verwandt. Dabei wurde die Ultraschallmukosektomie und die Nahtverbindung des Nippels mit der Taschenwand wie in OP-Technik 2 durchgeführt (Abb. 48.1).

Ergebnisse

Perioperative Komplikationen

Verfahrensspezifische perioperative Komplikationen wurden nur in 3 Fällen (5,9%) beobachtet. Es handelte sich um Nahtinsuffizienzen am Pouch, die zweimal die Entfernung des Reservoirs erforderten (4,0%), wonach ein Patient verstarb (Letalität 2,0%). Die perioperativen Komplikationen betrafen 3 von 9 Patienten mit Colitis indeterminata/Colitis Crohn, die in den Jahren 1987/1988 mit Technik 1 operiert wurden. 3 Operationen bei gleichen Grunderkrankungen mit OP-Technik 3 in den Jahren 1995/1996 verliefen komplikationsfrei. 49 Patienten mit Kock-Pouches (96%) wurden weiterbeobachtet.

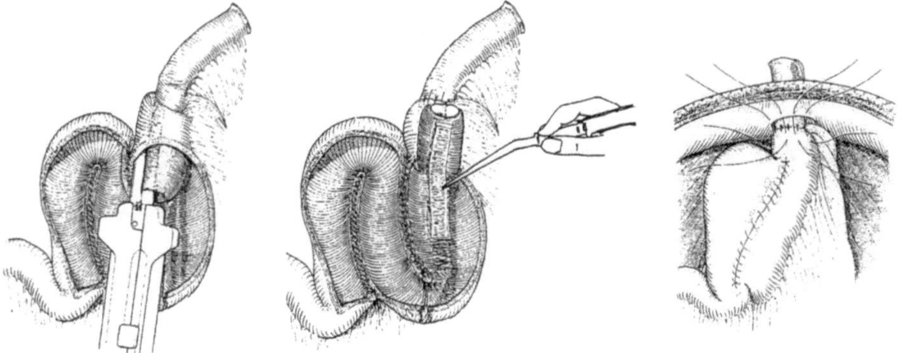

Abb. 48.1. Wechsel von Pouch-Design und Stapler-Modell: S-Pouch und GIA 60® (OP-Technik 3)

Frühkomplikationen

Nach der Krankenhausentlassung, aber noch vor dem 6. postoperativen Monat traten 12 Inkontinenzen des Nippelventils auf (24,5%). Dabei handelte es sich um 2 partielle Nippelnekrosen und um 10, das Ventil an der Basis umlaufende Fisteln. Bis auf eine Fistel bei gleichzeitig schwerster Pouchitis wurden alle Frühkomplikationen durch einen einzigen Korektureingriff funktionswiederherstellend korrigiert.

Spätkomplikationen

Nach dem ersten postoperativen Jahr bemerkten 4 Patienten zunehmend die Inkontinenz infolge Nippelgleitens, bei 2 Patienten wurde die Intubation des Reservoirs infolge Nippelprolapsneigung zunehmend schwieriger. Alle Spätkomplikationen (12,3%) wurden funktionswiederherstellend in der Stabilisierungsmethode der OP-Technik 2 korrigiert.

Kumulative Wahrscheinlichkeit der Revisionseingriffe

Die kumulative Wahrscheinlichkeit eines Revisionseingriffes wegen verfahrenstypischer Komplikationen erreichte 38,9% im 4. postoperativen Jahr, um danach nicht mehr weiter anzusteigen (Abb. 48.2). Die Frühkomplikationen waren für den steilen Anstieg auf 25,5% zum Ende des ersten postoperativen Jahres verantwortlich, während danach die Spätkomplikationen den langsameren Weiteranstieg verursachten. Die isolierte Revisionswahrscheinlichkeit wegen Spätkomplikationen erreichte nur 13,4%.

OP-Techniken und Komplikationen

Bei den insgesamt 49 nachbeobachteten Patienten nahmen die verfahrenstypischen Komplikationen in summa mit jeder Modifikation der OP-Technik ab, so daß bei der

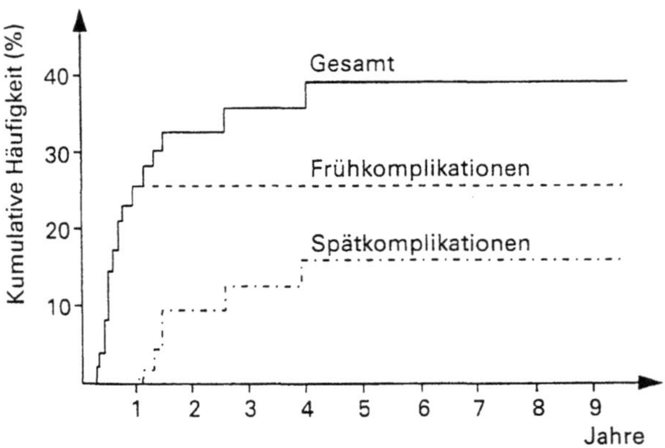

Abb. 48.2. Kumulative Wahrscheinlichkeiten der Revisionseingriffe

Tabelle 48.2. OP-Technik und Komplikationen

OP-Technik		Gesamt		Früh		Spät	
	n	n	%	n	%	n	%
1	29	13	44,8	8	30,0	5	17,2
2	11	4	36,4	4		0	5,0
3	9	1	11,1	0	0,0	1	
Gesamt	49	18	36,8	12	24,5	6	12,3

3. Technik nur noch rund ein Viertel der Komplikationen im Vergleich zur ersten Technik zu verzeichnen waren (Tabelle 48.2). Ein Rückgang der zunächst noch häufigen Frühkomplikationen konnte dabei offensichtlich erst nach dem Wechsel des Pouch-Designs als auch dem Austausch des Staplergerätes festgestellt werden (Technik 3). Eine Verringerung der Spätkomplikationen schien jedoch bereits durch die bessere Stabilisierung des Nippels infolge der Nahtvereinigung der mukosektomierten Muskelschichten erreicht (Technik 2).

Diskussion

Die operative Technik des Kock-Pouches ist anspruchsvoll [1, 6, 10]. Im Zentrum steht die sichere Konstruktion des Nippelventils, die deswegen zurecht als die Achillesferse der Gesamtoperation bezeichnet wird [7]. Die Problematik liegt darin, daß das Ventil einerseits an seiner natürlichen Desuszeptionstendenz gehindert werden muß [8, 10] und daß andererseits Stabilisierungsmaßnahmen die Gefahr eigenständiger Komplikationen bergen [6]. Aber auch von der Taschenkonstruktion selbst können Komplikationen ausgehen, denen jedoch häufig nicht genügend Beachtung geschenkt wird [1]. Wenn auch der Literatur eindeutig zu entnehmen ist, daß die Gesamtzahl aller Komplikationen mit zunehmender Übung des Operateurs deutlich abnehmen [1, 10], so steht auch fest, daß mit Modifikationen des konstruktiven Grundprinzips verbesserte Ergebnisse zu erzielen sind [6]. Voraussetzung sinnvoller technischer Veränderungen ist die kausale Analyse der Komplikationen.

So hat Kock selbst bereits sehr früh erkannt, daß die Desuszeptionstendenz des invaginierten Ausführungsganges durch den Zug des Mesenteriums auf die Nippelspitze verstärkt wird [8]. Unter Beteiligung hauptsächlich amerikanischer Chirurgen wurde die Technik der Nippelstabilisierung in den 70er Jahren mehrfach modifiziert. Ohne daß im nachhinein mehr genau gesagt werden kann, durch welche technische Veränderung die Konstruktion am meisten profitiert hat [6], war es ab den 80er Jahren gelungen, die vormals mit mehr als 50% sehr hohen Komplikationsraten auf unter 10% zu senken [9]. Im Zentrum des zuletzt international praktizierten Standards steht das Serosastripping des Nippelmesos zur Herbeiführung einer narbigen Verheilung innerhalb des Nippels und die Applikation von transmuralen Metallklammern an der Nippelbasis zur möglichst dauerhaften Vereinigung der Darmmanschetten [6, 9, 10]. Die kumulativen Wahrscheinlichkeiten der trotzdem eintretenden Instabilitäten der Intussuszeption werden mit 20 bis 40% nach 10 Jahren angegeben [3].

Wir haben deswegen aufgrund biomechanischer Überlegungen die Nahtvereinigung der mesenterialseitigen Zirkumferenz des Nippels mit der mesenterialseitigen Taschenwand eingeführt. Dazu war die Entfernung der Schleimhaut in dieser Region notwendig, wozu sich die Ultaschallframgentation infolge ihrer Selektivität besonders eignete [5]. Durch die narbige Verheilung der Muskelschichten sollten sich die Zugkräfte in beiden Mesenterialbereichen gegenseitig aufheben. Wie endosonographische Kontrollen zeigten, konnten Verheilungszonen zwischen 4,5 und 7,2 cm^2 erreicht werden, was bei den ersten 9 Patienten mit Pouchneukonstruktionen und bei 9 Fällen von Ventilrekonstruktionen auswärtig voroperierter Patienten zu einem 100%igen Erfolg führte [2]. Bei den mittlerweile in dieser Technik durchgeführten 20 Neukonstruktionen ist jedoch ein Fall von Nippelgleiten aufgetreten, als resorbierbares Nahtmaterial verwandt wurde.

Das Problem der Frühkomplikationen war dadurch noch nicht gelöst. Wie Reoperationen zeigten, lag der kritische Punkt für die häufigen Fisteln an der Ventilbasis am Umschlagspunkt von der Taschenwand in die äußere Nippelmanschette. Es wurde schon von anderen darauf hingewiesen, daß an dieser Stelle eine grenzwertige Durchblutungssituation vorliegen kann [1]. Hinzu kommt, daß die hier verlaufende Vorderwandnaht bei anisoperistaltischer Taschenfaltung manchmal unter Spannung geraten kann. Nachdem sich beim ileoanalen Pouch gezeigt hatte, daß das Pouch-Design nicht die entscheidende Bedeutung für die Reservoirkapazität hat, haben wir deshalb statt des schwierigeren K-Modells das einfachere S-Modell konstruiert. Da gleichzeitig auch der Verdacht bestand, daß zumindest ein Teil der Fisteln auch mit einer Insuffizienz der Übernähungen der Stanzperforationen des Führungsdorns des TA 55® zusammenhängen könnte, haben wir das GIA 60-Gerät benutzt, das diesen perforierenden Dorn nicht hat. Bei den 9 in dieser Weise operierten Patienten blieben Frühkomplikationen aus. Ähnliche Erfahrungen wurden auch von anderen Autoren beschrieben, die das S-Modell und den GIA 60 bevorzugen [4].

Wir ziehen aus unseren Erfahrungen die Schlußfolgerung, daß die sichere Konstruktion eines Kock-Pouches nach wie vor eine anspruchsvolle chirurgische Aufgabe ist. Voraussetzung für den Erfolg ist, daß man sich intensiv mit allen technischen Details auseinandersetzt und vor allen Dingen ihren Zusammenhang mit den Komplikationen untersucht und versteht.

Zusammenfassung

Bei 51 Pouchkonstruktionen in 10 Jahren wurde die Standardtechnik zweimal modifiziert. Dadurch konnte die Rate funktioneller Komplikationen von anfangs 45% auf zuletzt 11% gesenkt werden. Für den Rückgang der Frühkomplikationen (insbesondere der Fisteln an der Ventilbasis) von 30% auf 0% erschien der Wechsel vom K- auf das S-Modell der Tasche sowie der Austausch des TA 55 gegen das GIA 60 von Bedeutung. Die Spätkomplikationen (Instabilitäten des Nippelventils) wurden durch die biomechanische Stabilisierung (Ultraschallmukosektomie und Nahtvereinigung von Nippel und Taschenwand) im Vergleich zur einfachen Stapler-Stabilisierung weitgehend eliminiert (5% vs. 17%). Voraussetzung zur Verbesserung der Ergebnisse ist das Verständnis der Komplikationsursachen.

Literatur

1. Cranley B (1983) The Kock reservoir ileostomy: A review of its development, problems and role in modern surgical practice. Br J Surg 701:94–97
2. Ecker KW, Hildebrandt U, Haberer M, Feifel G (1996) Biomechanical stabilization of the nipple valve in continent ileostomy. Br J Surg 831:1582–1585
3. Fasth S, Hultén L, Svaninger G (1987) The Kock continent ileostomy: influence of a defunctioning ileostomy and nipple valve stapling on early and late morbidity. Int J Colorect Dis 21:82–86
4. Gerber A, Apt MK, Craig PH (1983) The continent ileostomy. Surg Gynecol Obstet 1561: 350
5. Heimann TM, Kurtz RJ, Shen-Schwarz S, Aufses AH Jr. (1985) Ultrasonic mucosal procectomy without endorectal pull-through. Dis Colon Rectum 281:336–340
6. Hultén L (1984) Facts about the Kock continent ileostomy. Dis Colon Rectum 271:553–557
7. Hultén L (1988) Die kontinente Ileostomie - Kock'scher Pouch. Chirurg 591:143–149
8. Kock NG, Myrvold HE, Nilsson LO, Åhrén C (1980) Construction of a stable nipple valve for the continent ileostomy. Ann Chir Gynecol 691:132–143
9. Kock NG, Brevinge H, Philipson BM, Öjerskog B (1986) Continent ileostomy. The present technique and long term results. Ann Chir Gynecol 751:63–70
10. Myrvold HE (1987) The continent ileostomy. World J Surg 11:720–726

Teil IX

Ergebnisse der Pouch-Chirurgie

Ileonaler Pouch

Technische Modifikationen der ileoanalen Pouchoperation

J. Stern, U. Heuschen, G. Heuschen, B. Rudek und Ch. Herfarth

Einleitung

Die ileoanale Pouchoperation (IAP) ist heute das Standardverfahren in der chirurgischen Behandlung der Colitis ulcerosa und der familiären adenomatösen Polyposis (FAP). Obwohl die direkte End-zu-End-Anastomose des Ileums nach Proktokolektomie mit Präservation des analen Schließapparates möglich ist, sind die funktionellen Ergebnisse unbefriedigend. Die Mehrzahl der Patienten ist zum Zeitpunkt der Operation erwachsen und nur bei Kindern ist durch die hohe Adaptationsfähigkeit ein noch befriedigendes Ergebnis der direkten ileoanalen Anastomose zu erwarten. Erst die Vorschaltung eines Neostuhlreservoirs aus dem terminalen Ileum brachte hier den entscheidenden Durchbruch. Parks und Nicholls publizierten 1987 [5] erstmals den erfolgreichen Einsatz dieses Verfahrens unter Anwendung des sog. S-Pouches. An unserer Klinik wurden von 1982 bis August 1997 575 Patienten mit einer ileoanalen Pouchoperation versorgt (Colitis ulcerosa n = 433, FAP n = 142). Zahlreiche Arbeitsgruppen haben sich intensiv mit der chirurgischen Durchführung beschäftigt. Auch wir haben über die Jahre unser chirurgisches Vorgehen sukzessive modifiziert.

Lagerung und operativer Zugang

Von Anfang an haben wir die Steinschnittlagerung beibehalten, die einen problemlosen gleichzeitigen Zugang zur Bauchhöhle und zum Perineum ermöglicht. Anfänglich erfolgte die Eröffnung des Abdomens durch einen großzügigen medianen Zugang von Xyphoid bis zum Os pubis reichend. Inzwischen ist jedoch bei schlanken Patienten auch eine alleinige mediane Unterbauchlaparotomie für das Verfahren ausreichend. Dies relativiert ein laparoskopisch assistiertes Vorgehen, bei dem zur Entnahme des Präparates und zur extraabdominellen Pouchbildung eine fast vergleichbare Inzisionslänge durchgeführt wird.

Ablative Phase

Bei fehlendem Nachweis eines kolitisassoziierten Karzinoms oder einer manifesten Entartung bei Polyposis kann die Kolektomie mit darmnaher Präparation ohne Beachtung der Lymphabflußgebiete erfolgen. Aus technischen Überlegungen für den rekonstruktiven Abschnitt erhalten wir prinzipiell die ileokolischen Gefäße. Dieses

Vorgehen wird dann limitiert, wenn sich im rechtsseitigen Hemikolon eine maligne Geschwulst befindet. Den dann geforderten onkologischen Aspekten der Operation wird prinzipiell der Vorrang gewährt, doch kann dies durch Verlust der ileokolischen Gefäße zu Problemen bei der Mesenterialverlängerung im Rahmen der Pouchbildung führen. In den übrigen Abschnitten des Dickdarmes ist die Respektierung onkologischer Erfordernisse im Rahmen der Kolektomie i.d.R. problemlos. Als weitere Problemzone verbleibt das distale Rektum, das im Falle einer malignen Manifestation eine ileoanale Pouchanlage ausschließt. Zur sicheren Schonung des Kontinenzorganes favorisieren wir weiterhin die transanale Mukosektomie. Anfänglich war es üblich, einen sehr langen Rektumcuff zu bilden, doch hat sich hier, vor allem zur Vermeidung postoperativer Komplikationen, die kurzstreckige Mukosektomie über 3 bis 4 cm durchgesetzt. Aus prophylaktisch-onkologischen Gründen fordern wir eine radikale Mukosektomie ab Linea dentata. Während hier früher großzügig die Transitionalzone aus funktionellen Überlegungen erhalten wurde, haben wir zwischenzeitlich bei einer Patientin 8 Jahre nach Pouchoperation bei FAP die Exstirpation des Pouches wegen eines „Anastomosen"-Karzinomes entfernen müssen [3]. Außerdem waren wir gezwungen, bei einem auswärts mit tiefer pouchrektaler Anastomose versorgten Patienten wegen eines nachfolgenden kolitisassoziierten Rektumkarzinoms eine Exstirpation vorzunehmen. Funktionelle Einschränkungen bei radikaler Proktomukosektomie haben wir gegenüber unserem früheren Vorgehen dabei nicht beobachtet. Dies deckt sich mit Erfahrungen anderer Arbeitsgruppen [2]. Entgegen unserem früheren Vorgehen vermeiden wir heute die Verwendung fixierender analer Retraktoren und führen sowohl Mukosektomie wie Anastomose mit Hilfe des immer wieder zu schließenden Eisenhammer-Spekulums durch. Eine längerdauernde Dilatation der Sphinktere wird dabei vermieden.

Rekonstruktive Phase

Nach unserer Erfahrung ist eine ileopouchanale Anastomose ohne spezielle Präparationstechnik nur in Ausnahmefällen direkt durchführbar. In der weit überwiegenden Mehrzahl der Fälle ist die Durchtrennung hindernder Gefäßarkaden zwingend. Abhängig vom gewählten Pouchdesign wird hierbei als Hauptstamm die Arteria ileocolica oder die Arteria mesenterica superior erhalten bzw. durchtrennt. Gerade für die J-Pouch-Bildung ist hierbei das ileokolische Gefäß von besonderem Vorteil [4].

In der Literatur wurden im Rahmen klinischer Studien verschiedene Designvarianten untersucht (Tabelle 49.1). Im Langzeitverlauf konnte jedoch für keine Designvariante der Nachweis eines überwiegenden Vorteiles belegt werden. Die meisten Arbeitsgruppen favorisieren deswegen heute den technisch einfach auszuführenden J-Pouch [4]. Anfänglich führten wir die Beutelbildung durch zweireihige Längsanastomose durch, wobei der Dünndarm mit Hilfe eines Zügels am sogenannten Pouchapex straff gehalten wurde. Hierdurch entsteht jedoch unweigerlich am Ende des Beutels ein sog. Steg („mucosal bridge"), der im weiteren Verlauf funktionelle Probleme durch Pouchauslaßobstruktion hervorrufen kann. Durch Vermeidung des Zügels und komplette Längsinzision der Dünndarmschenkel auch im Bereich des Pouchapex läßt sich dieses Problem von vorneherein vermeiden [4]. Seit Ende der 80er Jahre erfolgt die Beutelbildung routinemäßig unter Anwendung von GIA-Staplern. Dies hat diesen

Tabelle. 49.1.
Klinische Studien zu Pouchdesign und Funktion

Design	Literatur	
W > S > J	Nicholls und Pezim	1985
S > J	Nasmyth et al.	1986
S > J	Tuckson et al.	1991
W > S	Sagar et al.	1992
J = S	Mc Hugh et al.	1987
J = S	Pescatori et al.	1988
J = W	Keighley et al.	1988
S = W	Harms et al.	1990
J = K	Öresland et al.	1990

W = 4-Schlingen, S = 3-Schlingen, J = 2-Schlingen, K = Kock-Pouch

Operationsabschnitt erheblich beschleunigt. Die Beutelbildung kann hierbei sowohl von kaudal über die zukünftige Anastomosenöffnung wie auch von apikal her erfolgen. Nachdem wir mehrfach Komplikationen durch ein zu langes blindes Ende der plikierten terminalen Ileumschlinge erfahren mußten, nähen wir heute das blinde Ende in die zuführende Schlinge ein, was zum einen den Dünndarmbeutel tendenziell etwas vergrößert und zum anderen eine Poucheinlaßenge technisch vermeidet.

Die Pouch-anale Anastomose führen wir von Anfang an in Handnahttechnik durch. Wenngleich von verschiedenen Arbeitsgruppen Vorteile der Doublestapling-Methode propagiert werden [6, 7] sprechen gerade die uns notwendig erscheinende radikale Mukosektomie, wie oben angeführt, bei gleichzeitiger Schonung des Schließapparates für das Beibehalten dieses Vorgehens.

Mehrzeitiges Vorgehen

Mehrere Studien konnten zeigen, daß die restaurative Proktokolektomie mit ileoanalem Pouch als einzeitiges Vorgehen möglich ist. Während das zweitzeitige Vorgehen mit intermittierendem Vorschalten eines protektiven Ileostomas über lange Jahre unser Standardvorgehen war, führen wir seit nunmehr 2 Jahren bei etwa 60% die Pouchoperation einzeitig durch. Dies erscheint jedoch nur bei fehlenden Risikofaktoren für eine postoperative Komplikation und technisch unproblematischem Verlauf der Operation sinnvoll. Im Notfall, bei erheblich reduziertem Allgemeinzustand oder unter hoher Kortisonmedikation ist das mehrzeitige Vorgehen das Verfahren der Wahl. Hierbei erfolgt als erster Schritt die Kolektomie mit Blindverschluß des Rektums und Ausleitung des Dünndarmes als terminales Ileostoma. Nach Stabilisierung des Patienten wird elektiv der restaurative Schritt, in der Regel unter Schutz eines Loop-Ileostomas vorgenommen (Abb. 49.1). In der überwiegenden Zahl der Fälle kann die protektive Ileostomie nach 3 Monaten rückverlagert werden.

Die häufigste prognostisch für den Pouch problematische Situation ist das Auftreten einer septischen Komplikation an der Pouch-analen Anastomose. Die zahlreichen schrittweisen Modifikationen und das zunehmend sichere routinemäßige Durchführen des operativen Eingriffs hat diese Schwierigkeit von anfänglich 25 auf zuletzt

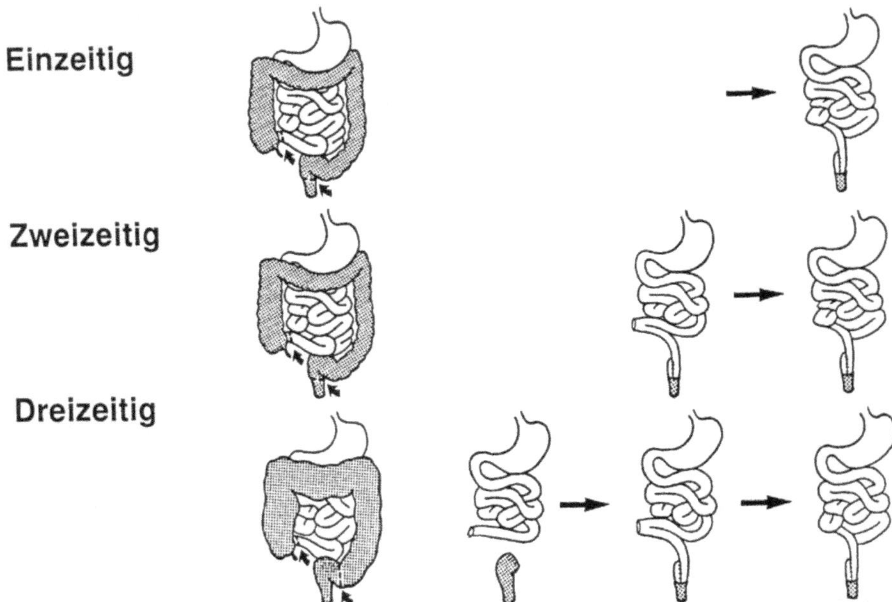

Abb. 49.1. Die restaurative Proktocolektomie mit ileoanalem Pouch kann je nach klinischer Situation und technischer Sicherheit im Einschritt- oder Mehrschrittverfahren durchgeführt werden. Z.Zt. erfolgen an unserer Klinik 60% der Operationen im einzeitigen Vorgehen.

7,5% zurückgedrängt. Alle Patienten werden intensiv nachgesorgt und die positive Einschätzung der postoperativen Situation durch die Betroffenen bestätigt die ileoanalen Pouchoperation als Verfahren der Wahl.

Literatur

1. Braun J, Lerch M, Harder M, Schumpelick V (1989) Die direkte Ileum-anale Anastomose. Klinische und funktionelle Kontinenzergebnisse. Chirurg 60:578–583
2. Choen S, TsunodaA, Nicholls RH (1991) Prospective randomized trial comparing anal funcation after hansewn ileoanal anastomosis with mucosectomy versus stapled ileoanal anastomosis without mucosectomy in restorative proctocolectomy. Br J Surg 78:430–434
3. von Herbay A, Stern J, Herfarth Ch (1996) Pouch-anal cancer after restorative proctocolektomy for familial adenomatous polyposis. Am J Surg Pathol 20:995–999
4. Herfarth Ch, Stern J, unter Mitarbeit von von Herbay A (1990) Colitis ulcerosa-Adenomatosis coli. Funktionserhaltende Therapie. Springer, Berlin Heidelberg New York
5. Park AG, Nicholls RJ (1987) Proctocolectomy without ileostomy for ulcerative colitis. Br Med J 2:85–88
6. Thompson-Fawcett M, Mortensen NJ (1996) Anal transitional zone and columnar cuff in restorative proctocolectomy. Br J Surg 83:1047–1055

Komplikationen der Ileo-Pouch-analen Anastomose 50

G. Arlt, E. Schippers, S. Willis, J. Braun und V. Schumpelick

Einleitung

Die Anlage einer Ileo-Pouch-analen Anastomose (IPAA) eröffnet der Mehrzahl proktokolektomierter Patienten die Aussicht auf eine fast normale Kontinenz. Trotz weitreichender klinischer Erfahrungen ist die operative Technik noch nicht standardisiert und das postoperative Ergebnis in Einzelfällen nicht kalkulierbar. Auf der Basis der eigenen Erfahrungen mit der direkten IPAA ohne Rektumcuff werden früh- und spätpostoperative Komplikationen dargestellt und mit den aktuellen Literaturdaten verglichen.

Patienten

In der Zeit vom 1. Juli 1984 bis zum 31. Dezember 1996 wurden an der Chirurgischen Klinik der RWTH Aachen 103 Patienten mit einer Ileo-Pouch-analen Anastomose versorgt. Es handelte sich um 86 Patienten mit einer Colitis ulcerosa, 16 Fälle einer familiären Polyposis und einen Patienten mit einem Gardner-Syndrom. Unter den 103 Patienten waren 42 Frauen mit einem durchschnittlichen Alter von 36 Jahren (17–72 Jahre) und 61 Männer mit einem Altersdurchschnitt von 38 Jahren (16–78 Jahre). Die Indikation zur IPAA wurde bei den Kolitis-Patienten in 62 Fällen aufgrund eines chronischen therapieresistenten Verlaufes (n=54), einer fulminanten Pankolitis (n=5) oder schwerer Epitheldysplasien (n=3) gestellt. Diese Patienten wurden einzeitig proktokolektomiert und mit einer IPAA versorgt. In 24 Kolitis-Fällen mit akuten Komplikationen erfolgte zunächst eine Resektion mit Hartmann-Situation und später die zweizeitige IPAA. Bei den Polyposis-Fällen wurde einzeitig zur Karzinomprävention bzw. wegen manifester kolorektaler Karzinome (n=2) operiert.

Die Daten zu den frühpostoperativen Komplikationen wurden aus den Krankenakten entnommen. Die Erfassung spätpostoperativer Komplikationen erfolgte über postoperative Kontrolluntersuchungen in 3-monatlichen, später halbjährlichen Intervallen.

Operative Technik

Über eine mediane Unterbauchlaparotomie erfolgt die Kolektomie in typischer Weise. Von abdominell wird das Rektum innerhalb des Levatortrichters mobilisiert und die

Präparation in den intersphinktären Raum fortgesetzt. Unter kranialem Zug erfolgt die Absetzung des Rectums ca. 0,5 cm oberhalb der Linea dentata. Dieser Schritt wird vorzugsweise unter transanaler digitaler Kontrolle durch einen Assistenten vorgenommen. In einem zweiten Operationsschritt wird aus zwei ca. 20 cm langen Schlingen des terminalen Ileums ein J-förmiger Pouch nach Utsunomiya [12] mit dem geraden Klammernahtgerät konstruiert.

Von transanal wird der freie Rand des Analkanals digital ausgelöst. Die Präparationsebene liegt zwischen innerem und äußerem Schließmuskel. Der ausgelöste freie Rand des Analkanals mit den kranialen Anteilen des inneren Schließmuskels nimmt jetzt die allschichtig gestochene Tabaksbeutelnaht auf. Scheitelpunkt des Pouches und der Analkanal werden mit einer 28 bzw. 31 zirkulären Klammernaht anastomosiert. Die Klammernahtreihe liegt in Höhe der Linea dentata. Im distalen Klammernahtring läßt sich bei exakter Ausführung dieser Technik in keinem Fall Rektummukosa nachweisen. Es resultiert eine direkte ileoanale Anastomose ohne einen langstreckigen Rektumcuff.

30 bis 40 cm proximal des Pouches wird eine protektive Ileostomie vorgeschaltet. Diese wird nach radiologischer Kontrolle der Anastomosenverhältnisse und manometrischer Sphinkteruntersuchung im Mittel nach 8 Wochen (5–19 Wochen) zurückverlegt.

Ergebnisse

Kein Patient verstarb an den Folgen des Eingriffs. Revisionspflichtig waren je eine Nachblutung, eine lokale Peritonitis und ein frühpostoperativer Ileus. Zwei präsakrale Abszesse wurden transanal drainiert und heilten darunter komplikationslos aus. Konservativ behandelt wurden in der frühen postoperativen Phase drei Fälle einer inkompletten Passagestörung, drei ödematöse Pankreatitiden und drei Harnwegsinfekte. Vier Patienten erlitten eine Anastomoseninsuffizienz, welche bei vorgeschaltetem Ileostoma in keinem Fall eine Revision erforderlich machte. Nach Ileostomieverschluß trat bei einem Patienten eine lokale Peritionitis auf, dies zwang zu einer neuerlichen Ileostomieanlage (Tabelle 50.1).

Zum Zeitpunkt des Ileostomieverschlusses fand sich bei 14 Patienten eine membranöse Analstriktur. Diese ließ sich in allen Fällen durch eine digitale Dehnung be-

Tabelle 50.1. Frühpostoperative Komplikationen nach IPAA an der Chir. Univ. Klinik der RWTH Aachen 1984–1996

	Colitis ulcerosa	Familiäre Polyposis
Blutung	1	–
Insuffizienz	4	–
Abszeß (parapouchal)	2	–
Peritonitis (lokal)	1	1
Prolongierte Atonie	3 (kons. Therapie)	1
Andere (minimale Kompliaktionen)	11	1
Letaler Verlauf	–	–
Gesamt	22/86 (26%)	3/17 (18%)

Tabelle 50.2. Spätpostoperative Komplikationen nach IPAA an der Chir. Univ. Klinik der RWTH Aachen 1984–1996

	Colitis ulcerosa	Familiäre Polyposis
Analstriktur	11	3
Fistel	3	–
Pouch entfernt	2	–
Inkomletter Ileus	3	1
Sexuelle Dysfunktion	4	1
Pouchitis	9	1
Narbenhernie	3	–
Gesamt	33/86 (38%)	6/17 (35%)

seitigen. Während der weiteren Beobachtungszeit wurden keine neuerlichen Strikturen oder Analstenosen gesehen. Bei drei Kolitis-Patienten wurde im Verlauf ein Morbus Crohn histologisch gesichert. Dies entspricht einer diagnostischen Konversionsrate Colitis ulcerosa → Morbus Crohn von 3,5%. Spätpostoperativ traten bei diesen Patienten Pouch-assoziierte Fisteln auf. In zwei Fällen mußte der Pouch nach frustranem Versuch des Fistelverschlusses schließlich extirpiert werden. Bei einem Patienten konnte die 25 Monate nach Ileostomieverschluß aufgetretene enteropouchale Fistel erfolgreich exzidiert und verschlossen werden. Seither ist dieser Patient mehr als 6 Jahre beschwerdefrei.

Ein inkompletter Ileus trat im Verlauf bei insgesamt vier Patienten auf. Eine operative Intervention war in keinem Fall notwendig. Sexuelle Dysfunktionen wurden bei 5 Patienten beobachtet. Zwei Patienten, primär nach Hartmann operiert, sind impotent, ein weiterer leidet unter einer retrograden Ejakulation. Eine interkurrente Dyspareunie unklare Genese wurde von zwei Patientinnen angegeben. Eine Pouchitis trat bei 9 von 86 Kolitis-Patienten (10,5%) 4 bis 11 Monate nach Ileostomieverschluß auf. Unter einer 10tägigen Metronidazol-Therapie war der klinische Befund in jedem Fall rückläufig, das endoskopische Erscheinungsbild deutlich gebessert. Die Patientin mit einem Gardner-Syndrom mußte ebenfalls wegen einer Pouchitis mehrfach stationär behandelt werden (Tabelle 50.2).

Ein 17jähriger Patient mit einer Colitis ulcerosa verstarb 16 Monate nach Ileostomieverschluß an einem Gallengangskarzinom. Ein weiterer Patient mit familiärer Polyposis verstarb 8 Jahre postoperativ an einem Rezidiv eines kolorektalen Karzinoms.

Diskussion

Die bis dato größte Studie zur Rate der Komplikationen nach IPAA wurde 1995 von Fazio und Mitarbeitern aus der Cleveland Foundation publiziert [2]. Die kumulative Frequenz frühpostoperativer Komplikationen liegt in dieser Untersuchung mit 28% (276 Komplikatioen bei 1005 Fällen) auf dem gleichen Niveau wie in der vorliegenden Aachener Studie (26%). Letale Verläufe sind die Ausnahme. Regelhaft beobachtete Komplikationen sind Nahtinsuffizienzen im Bereich des Pouches, pelvine Sepsis und eine prolongierte Atonie bzw. frühpostoperative Ileuszustände. Bei routinemäßigem Einsatz von Klammernahtgeräten finden sich Nahtinsuffizienzen an dem Pouch in

0 bis 5% der Fälle [1, 2]. Mit einer vorgeschalteten Ileostomie heilen diese Insuffizienzen vielfach, ohne klinisch apparent zu werden. In unserem Patientengut wurden zwei von vier Nahtbrüchen erst an entsprechenden Residuen im Rahmen der Routinedarstellung des Pouches vor Ileostomieverschluß erkannt.

Septische Herde im kleinen Becken werden in ca. 5% der Fälle beobachtet [2]. In der frühpostoperativen Phase sind in erster Linie infizierte Hämatome und Nahtinsuffizienzen die Ursache eines parapouchalen Abszesses. Das Risiko des Pouchverlustes infolge derartiger septischer Komplikationen wird durch die protektive Ileostomie ebenfalls reduziert. Bei unseren zwei Fällen heilte der parapouchale Abszeß nach Anlage einer transanalen Drainage jeweils folgenlos aus. Die Anlage der protektiven Ileostomie bringt jedoch auch eine nicht unbeträchtliche eigenständige Morbidität mit sich. So wurde z. B. durch den Verzicht auf das Stoma eine Reduktion der Ileusrate von 29 auf 7% beschrieben [10]. Bei entsprechender Erfahrung des Operateurs und glattem Op.-Verlauf mag eine protektive Ileostomie nicht obligat zu sein.

Relevante spätpostoperative Komplikationen nach IPAA sind Stenosen, Fistelbildungen, mechanischer Ileus und die sogenannte Pouchitis. Langstreckige Stenosen treten insbesondere bei der endorektalen Durchzugstechnik als Folge der Schrumpfung des Rectumscuffs auf (ca. 15%). Diese cuffbedingten Strikturen stellen in unserem Krankengut bei fehlender bzw. extrem kurzer Rektuemmanschette naturgemäß kein Problem dar. Pouch-assozierte Fisteln werden in 5 bis 10% der Fälle beobachtet [2, 5, 8]. Bei weiblichen Patienten etablieren sich vornehmlich Fisteln zur Vagina, daneben werden kutane, perineale und präsakrale Fisteln beschrieben. Risikofaktoren für eine Fistelbildung sind der Morbus Crohn, vorangegangene Abszesse im kleinen Becken und die Konstruktion des Pouches mittels Handnaht [4, 5, 8]. Insbesondere bei dem Nachweis eines Morbus Crohn führt die Ausbildung einer Fistel häufig zum Verlust des Pouches [6]. Bei unseren Patienten mußte im Verlauf bei zwei von drei Crohn-Fällen mit Fistelung der Pouch letztendlich exzidiert werden. Dennoch ist in jedem Fall ein Versuch des Fistelverschlusses gerechtfertigt. Operativ kommen hier der „Advancement Flap", die Fistelinzision und die komplette Reanastomosierung des Pouches in Frage. Nach den Untersuchungen von Ozuner und Mitarbeitern lassen sich bis zu 70% der Fisteln sanieren, in etwa 30% kommt es zum Verlust der Pouch. Vielfach sind wiederholte Eingriffe notwendig; Ozuner et al. nahmen an ihren 59 Fistelpatienten insgesamt 111 Eingriffe vor [8].

Passagestörungen bis zum mechanischen Ileus werden in ca 20 bis 25% der Fälle nach IPAA beschrieben [9, 10]. Häufig handelt es sich um inkomplette Ileuszustände, die einer konservativen Therapie zugänglich sind. Unter unseren eigenen vier Fällen beobachteten wir bei keinem Patienten ein Kontrastmittelstop. Dies deckt sich mit den Erfahrungen anderer, die Frequenz der Ileusoperationen bezogen auf das Gesamtkrankengut liegt auch in größeren Serien weit unter 10% [9].

Eine relativ häufige Komplikation stellt die, in ihrer Ätiologie bislang nicht geklärte, Pouchitis dar. Diese unspezifische Entzündung des Pouches und des distalen Ileums wird je nach Definition des Symtomkomplexes und Dauer der Nachbeobachtung in 10 bis 30% diagnostiziert [3]. Vor dem Hintergrund empirischer Beobachtungen wird als erste Therapie der Wahl Metronidazol eingesetzt. Die meisten unserer Patienten sprachen auf eine einmalige Antibiotika-Kur mit 500 mg Metronidazol über 10 Tage gut an, Rezidive sind jedoch nicht selten. Eine schwere chronische Pouchitis beobachteten Keränen et al. bei 4,5% ihrer IPAA Patienten [3]. Diese Untergruppe der Pouchitis-

Patienten bedarf einer dauerhaften Therapie, bisweilen ist ein Verlust des Pouches (z.B. neuerliche Anlage eines Deviationsstomas) nicht vermeidbar. Ob die chronische Pouchitis auch ein Malignom-Risiko darstellt muß ebenfalls diskutiert werden. Nyam und Mitarbeiter beschrieben kürzlich den Fall eines malignen Lymphoms in einem Pouch 12 Jahre nach IPAA und chronischer Pouchitis [7]. Diese Beobachtung muß von dem bekannten Karzinomrisiko abgegrenzt werden, welches von der Restschleimhaut eines verbliebenen Rektumcuffs ausgeht [11, 13].

Literatur

1. Braun J, Schumpelick V (1992) Die direkte ileumpouchanale Anastomose bei der Colitis ulcerosa. Chirurg 63:361–367
2. Fazio VW, Ziv Y, Church JM, Oakley JR, Lavery IC, Milsom JW, Schroeder TK (1995) Ileal pouch-anal anastomoses complications and function in 1005 patients. Ann Surg 222:120–127
3. Keränen U, Luukkonen P, Järvinen H (1997) Functional results after restorative proctocolectomy complicated by pouchitis. Dis Colon Rectum 40:764–769
4. Lee PY, Fazio VW, Church JM, Hull TL, Eu K-W, Lavery IC (1997) Vaginal fistula following restorative proctocolectomy. Dis Colon Rectum 40:752-759
5. MacRae HM, McLeod RS, Cohen Z, O'Connor BI, Cheong Ton EN (1997) Risk factors for pelvic pouch failure. Dis Colon Rectum 40:257–262
6. Marcello PW, Schoetz DJ, Roberts PL, Murray JJ, Coller JA, Rusin LC, Veidenheimer MC (1997) Evolutionary changes in the pathologic diagnosis after ileoanal pouch procedure. Dis Colon Rectum 40::263–269
7. Nyam DCNK, Pemberton JH, Sandborn WJ, Savcenko M (1997) Lymphoma of the pouch after ileal pouch-anal anastomosis. Dis Colon Rectum 40:971–972
8. Ozuner G, Hull T, Lee PY, Fazio VW (1997) What happens to a pelvic pouch when a fistula develops? Dis Colon Rectum 40:543–547
9. Read TE, Schoetz DJ, Marcello PW, Roberts PL, Coller JA, Murray JJ, Rusin LC (1997) Afferent limb obstruction complicating ileal pouch-anal anastomosis. Dis Colon Rectum 40:566–569
10. Sagar PM, Lewis W, Holdsworth PJ, Johnston D (1992) One-stage restorative proctocolectomy without temporary defunctioning ileostomy. Dis Colon Rectum 35:582
11. Stern H, Walfisch S, Mullen B, McLeod R, Cohen Z (1990) Cancer in an ileo-anal reservior: a new late complication? Gut 31:473–475
12. Utsunomiya J, Iwama T, Imajo M, Matsuo S, Sawai S, Yaegashi K, Hirayama R (1980) Total colectomy, mucosal proctectomy and ileo-anal anastomosis. Dis Colon Rectum 23:459–466
13. Ziv Y, Fazio VW, Sirimarco MT, Lavery IC, Goldblum JR, Petras RE (1994) Incidence, risk factors, and treatment of dysplasia in the anal transitional zone after ileal pouch-anal anastomosis. Dis Colon Rectum 37:1281–1285

51 Der Weg zur One-stage-Operation des ileoanalen Pouches – Ergebnisse bei schrittweiser Modifikation der Technik

D. Kreissler-Haag, S. Franz, U. Hildebrandt und K. W. Ecker

Einleitung

Die Proktokolektomie ist vom Resektionsausmaß her der größte operative Eingriff in der kolorektalen Chirurgie. Das Indikationsspektrum erstreckt sich seit jeher auf primär benigne, aber chronische Dick- und Mastdarmerkrankungen oder -störungen sowie auf Krebsrisikoerkrankungen. In der Regel ist sie eine Operation für Patienten in jungem Erwachsenen- oder mittlerem Lebensalter mit hohem Leidensdruck. Die Vorteile der operativen Behandlung liegen in der sicheren Beseitigung von Krankheitssymptomen und in der Prävention maligner Entartung. Dennoch wurde die Proktokolektomie wegen der Befürchtung einschneidender Veränderungen der Lebensumstände durch den Kontinenzverlust immer schon als ultima ratio hinausgeschoben [2, 4, 9, 11, 13]. Durch die heute mögliche restaurative Proktokolektomie wird dieser Argumentation weitgehend der Boden entzogen, und zunehmend mehr Betroffene entschließen sich zur früheren Operation [8, 11, 13]. Allerdings ist die Operationstechnik äußerst anspruchsvoll und das Vorgehen allein schon wegen der häufig nicht zu umgehenden Mehrzeitigkeit aufwendig. In der internationalen Weiterentwicklung der ileoanalen Pouchrekonstruktion zeichnet sich seit Jahren der Weg ab, durch Vereinfachung der Technik die Operation sicherer zu machen und damit zunehmend das einzeitige Vorgehen zu ermöglichen [7, 10, 11, 16]. Wir berichten über unsere Erfahrungen seit gut 10 Jahren.

Patienten

Von Januar 1986 bis September 1997 wurde bei 76 Patienten (w:m = 33:43) eine restaurative Proktokolektomie mit ileoanalem Pouch durchgeführt. Zu 96% lagen die klassischen Indikationen Colitis ulcerosa und Familiäre Adenomatöse Polyposis (FAP) im Verhältnis 3:1 vor. Bei 3 Patienten wurden schwerste therapierefraktäre kolorektale Motilitätsstörungen operiert (Tabelle 51.1). Das mittlere Alter zum Operationszeitpunkt betrug 32,0 ± 10,3 Jahre (Range 16–57 Jahre) und die Dickdarmerkrankungen waren seit durchschnittlich 7,5 ± 6,1 Jahren (Range 0,6–23,6 Jahre) bekannt.

Operatives Vorgehen Phase I (1986–1990)

Die Pouch-anale Rekonstruktion erfolgte in der Originaltechnik durch Proktomukosektomie eines kurzen Rektumstumpfes, Durchzug eines handgenähten W- oder J-Pouches und handgenähter distaler Anastomose. Die Loop-Ileostomie war obligat [14, 18].

Tabelle 51.1.
Indikationen für den ileoanalen Pouch

Indikation	Anzahl
1. Colitis ulcerosa	55 (72%)
a) chronischer Verlauf	
- Therapieresistenz	30
- Karzinom	2
b) akuter Verlauf	
- akute Attacke	18
- septisch-toxische Komplikationen	5
2. Familiäre Adenomatöse Polyposis (FAP)	18 (24%)
- davon Karzinom	3
3. Motilitätsstörungen	3 (4%)
Gesamt	76 (100%)

Operatives Vorgehen Phase II (1990–1992)

Es wurden nur noch J-Pouches maschinell mit dem GIA 90® (AutoSuture Deutschland) konstruiert. Die Pouch-anale Anastomosierung erfolgte direkt in Doppelstaplermethode (EEA® 31/28) knapp oberhalb des Analkanals unter Erhaltung der Transitorialzone [11, 12, 13, 16]. Die temporäre Stuhldeviation war weiter obligat.

Operatives Vorgehen Phase III (1992–1997)

Die operative Technik entsprach der beschriebenen Technik der Phase II. Auf eine Loop-Ileostomie wurde verzichtet, wenn die Rekonstruktion bei absolut bluttrockener Kreuzbeinhöhle erfolgt war und die pralle Luftprüfung über einen transanal eingelegten geraden Kock-Ileostomiekatheter primär dichte Anastomosen ergeben hatte. Für ca. 10 Tage wurde der Darminhalt über den eingelegten Kock-Katheter kontinuierlich abgeleitet.

Ergebnisse

Operationsfrequenz und Verfahrenswahl

Die Operationsfrequenz des ileoanalen Pouches stieg von 1986 bis 1997 gleichförmig an. Indem die absolute Zahl von metachronen Pouchanlagen nach primärer Diskontinuitätskolektomie annähernd konstant blieb, erfolgte die Zunahme der Operationsfrequenz parallel zum steigenden Anteil der Simultaneingriffe. Gleichzeitig stieg der Anteil von Patienten ohne protektive Loop-Ileostomie deutlich an (Abb. 51.1). Die Folge war, daß während vier gleichlanger Zeiträume die einzeitige Operation auf fast 60% (16/27) im letzten Dreijahreszeitraum zunahm. Eine zweizeitige Vorgehensweise war anfangs bei allen Grunderkrankungen durch die obligate Loop-Ileostomie der Mindestoperationsaufwand, während diese Vorgehensweise sowie die dreizeitige Operation zuletzt nur für Patienten mit Colitis ulcerosa unter Notfallbedingungen und/oder hoher Steroidvorbehandlung reserviert war.

Chirurgische Resultate

Bei 12 Patienten (15,8%) traten revisionsbedürftige Operationskomplikationen auf, und bei 5 Patienten (6,6%) mußten verfahrensbedingte Funktionsstörungen operativ

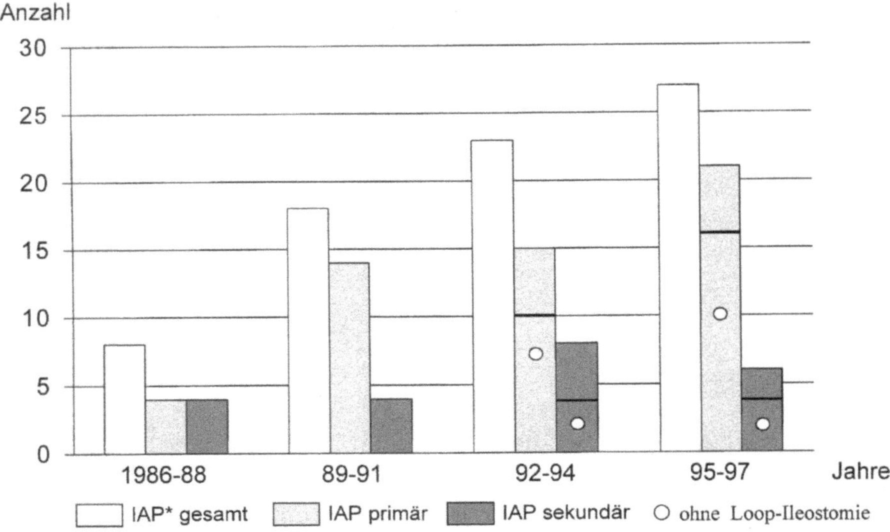

Abb. 51.1. Entwicklung der Operationsfrequenz und der Vorgehensweise beim ileonalen Pouch im zeitlichen Verlauf
*IAP** Ileoanaler Pouch

behandelt werden. Sowohl für diese Früh- und Spätkomplikationen zeigten sich deutliche Verbesserungen in Abhängigkeit von den Verfahrensänderungen in den einzelnen Operationsphasen (Tabelle 51.2). So nahmen die direkten Operationskomplikationen von Phase I nach Phase III von 27,8% auf 10,9% ab. Selektionsbedingt war dabei in Phase III bei Patienten mit Loop-Ileostomie ein Anstieg auf 33,3% (4/12) zu ver-

Tabelle 51.2. Revisionsbedürftige Früh- und Spätkomplikationen nach Pouchanlage (IS* = Ileostomie)

		Frühkomplikationen			Spätkomplikationen		
Gesamt	n=76	Gesamt	12	15,8%	Gesamt	5	6,6%
OP-Phase I	n=18	Gesamt	5	27,8%	Entleerungsstörung durch „Mittelstege"	3	16,7%
		Ileus	1				
		Pouchfistel	3				
		Loop-Ileostomie	1				
OP-Phase II	n=12	Gesamt	2	16,7%			
		Loop-Ileostomie	1				
		Präsakraler Abszeß	1				
OP-Phase III	n=46	Gesamt	5	10,9%	Nächtliche Inkontinenz und anales Schmerzsyndrom durch Metallklammern	2	3,4%
- mit Loop-IS*	n=12	Pouchfistel	3				
		Präsakraler Abszeß	1				
- ohne Loop-IS	n=34	Peripankreatischer Abszeß	1				

zeichnen, während bei 34 Patienten ohne Loop-Ileostomie nur eine einzige, nicht mit der Pouchrekonstruktion zusammenhängende Komplikation (peripankreatischer Abszeß) auftrat (2,9%). Bedeutsam war, daß bei 42 Patienten mit Loop-Ileostomie der Phasen I bis III allein 2 Komplikationen beim Stomaverschluß auftraten (4,8%), wobei ein Patient an den Folgen verstarb. Die Gesamtletalität betrug 1,3% (1/76).

Funktionelle chirurgische Spätkomplikationen betrafen häufiger Patienten der Phase I mit 16,7% (3/18). Es handelte sich um in den Analkanal prolabierende „Mittelstege", die konstruktionsbedingt waren. Durch die maschinelle Reservoirkonstruktion konnten diese Komplikationen schon ab Phase II vollständig eliminiert werden. Dafür traten 2 funktionelle Komplikationen ab Phase II auf, die auf die zu tief plazierte direkte anale Stapleranastomose zurückzuführen waren. Bei diesen 5 funktionellen Störungen konnte entweder durch Durchtrennung der Mittelstege oder durch Umwandlung in einen Kock-Pouch das Reservoir erhalten werden.

Bei Nachuntersuchungen 1 Jahr nach der Operation zeigte sich funktionell kein Unterschied zwischen den zwei grundsätzlich unterschiedlichen Pouchkonstruktionsmethoden, vorausgesetzt es lag nicht eine der oben genannten chirurgischen Komplikationen vor. Allerdings schnitten Patienten mit FAP und Patienten mit kolorektaler Funktionsstörung im Hinblick auf Frequenz und Kontinenzleistung deutlich besser ab als Patienten mit Colitis ulcerosa. Verantwortlich für die durchschnittlich nur suboptimale Funktion der Colitis ulcerosa-Patienten war hauptsächlich die Pouchitis, die bei 18 von 54 Patienten auftrat (33,3%) und bei einer Patientin die Defunktionalisierung mittels sekundärer Loop-Ileostomie erforderte. Obwohl die 3 Patienten mit kolorektaler Funktionsstörung eine optimale Pouch-anale Funktion hatten, mußte bei einer Patientin eine Ileostomie wegen intestinaler Beschwerden ähnlich der präoperativen Beschwerden angelegt werden.

Operationsdauer und Krankenhausaufenthalt

Während der OP-Phasen I und II wurden alle Eingriffe zwei- oder dreizeitig durchgeführt. Wegen der unterschiedlichen OP-Techniken des ileoanalen Pouches (Handnaht versus Klammernaht) kam es von OP-Phase I zu OP-Phase II zu einer deutlichen Reduktion der Gesamtoperationszeit um ca. 3 Stunden. Vor allem der Wegfall der zeitaufwendigen Mukosektomie und der Handnaht von Pouch und Pouch-analer Anastomose verkürzten die OP-Zeit. Die Gesamtdauer des stationären Aufenthalts konnte ebenfalls vom ersten zum zweiten Zeitraum reduziert werden. Während der dritten OP-Phase wurden die Eingriffe ein-, zwei- oder dreizeitig durchgeführt. Gerade durch die Einführung der One-stage-Operation konnten die durchschnittliche Operationszeit auf 4,3 Stunden und der stationäre Aufenthalt auf durchschnittlich 25 Tage gesenkt werden. Von dieser Verkürzung profitierten fast 60% (26/46) der Operierten (Tabelle 51.3).

Diskussion

Die restaurative Proktokolektomie mit ileoanalem Pouch ist heute das operative Verfahren der Wahl für die meisten Patienten mit Colitis ulcerosa und Familiärer Adeno-

Tabelle 51.3. Mittlere OP-Zeit und Krankenhausverweildauer in Abhängigkeit vom operativen Vorgehen und den OP-Phasen

OP-Verfahren	OP-Phase I (n = 18) (n)	OP-Zeit (h)	Aufenthalt (Tage)	OP-Phase II (n = 12) (n)	OP-Zeit (h)	Aufenthalt (Tage)	OP-Phase III (n = 46) (n)	OP-Zeit (h)	Aufenthalt (Tage)
Dreizeitige Operation	(5)	12,3	73	(4)	8,2	59	(5)	9,3	55
Zweizeitige Operation	(13)	8,5	49	(8)	5,9	34	(15)	6,7	40
Einzeitige Operation	–			–			(26)	4,3	25

matöser Polyposis [2, 4, 8, 9, 11, 13, 14, 18]. Vereinzelt werden weitere Indikationen erwogen [6, 14]. Dieses spannende Kapitel der kolorektalen Chirurgie war zunächst gekennzeichnet durch physiologische Untersuchungen der erstaunlich guten Funktion und später durch die technische Vereinfachung der operativen Konstruktion [3, 16]. Im Mittelpunkt der Auseinandersetzung mit der Operationsmethode stehen das optimale Pouchdesign, die Art der Pouch-analen Anastomosierung und die Begründung der temporären Stuhldeviation.

Die Diskussion um das Design des Pouches ist nach zahlreichen Studien weitestgehend abgeschlossen. Die Form des Pouches als Niederdruckreservoir spielt keine wesentliche Rolle; entscheidend ist die sichere und schnelle Konstruktion einer Ileumtasche. Deswegen hat sich uns das J-Modell für den ileoanalen Pouch als Standardmodell bewährt [9, 10, 11, 12, 16].

In der ursprünglichen Technik erfolgte die Proktomukosektomie eines zunächst längeren Rektumcuffs, dem man erhebliche Bedeutung für die Kontinenzleistung zuschrieb. In der historischen Weiterentwicklung wurde dieser Rektumcuff wegen postoperativer Komplikationen (Fibrosierung, septische Probleme) zunehmend verkürzt, bis er am Ende durch die direkte Pouch-anale Anastomose abgelöst wurde [1, 5, 11, 16]. Die zeitintensive Proktomukosektomie muß unter Einsatz von Analspreizern erfolgen, so daß Patienten in der ersten postoperativen Phase wegen der Sphinkter(über)dehnung funktionell schlechtere Ergebnisse aufweisen. Problematisch ist die Proktomukosektomie auch wegen der erhöhten Rate an septischen Komplikationen bis hin zur „pelvic sepsis" [3]. Das von den Befürwortern der Proktomukosektomie angeführte Hauptargument betrifft die vollständige Entfernung der Rektummukosa und damit die Radikalität der Proktokolektomie [4, 9]. Mit der direkten Pouch-analen Anastomosierung konnte die Komplikationsrate der Rekonstruktion deutlich gesenkt werden. Durch den Einsatz der Doppelstaplertechnik wird die Pouch-anale Anastomose ausreichend weit und schonend ausgeführt und unterscheidet sich vom Verfahren her nicht von den bewährten Anastomosen der übrigen kolorektalen Chirurgie [11, 16]. In unserer Technik wird das Rektum in Höhe der Transitionalzone abgesetzt. Die direkte postoperative Funktion ist besser als die bei proktomukosektomierten Patienten. Im Langzeitverlauf ergibt sich kein Unterschied bezüglich der Funktion zwischen den beiden unterschiedlichen Operationstechniken.

Erst in den letzten Jahren wird die obligate Anlage einer Loop-Ileostomie kontrovers diskutiert [8, 10, 11, 12, 15, 16, 17]. Während der Etablierung der Methode der restaurativen Proktokolektomie und den verschiedenen Phasen mit Modifikation des Pouches und der Pouch-analen Anastomosierung war die temporäre Protektion ein Sicherheitsfaktor. Mit der Etablierung der eigenen Technik und der zunehmenden Erfahrung wurde die obligate Anlage der Loop-Ileostomie in Frage gestellt. Mit der temporären Stuhldeviation können septische Komplikationen entschärft werden, und der Sphinkterapparat kann sich erholen. Andererseits handelt es sich bei der direkten Pouch-analen Anastomose um eine bekannte Anastomosierungsform, die auch sonst nicht üblicherweise durch eine Loop-Ileostomie geschützt wird. Wir entwickelten daher Kriterien für den Verzicht auf die temporäre Deviation. Die spannungsfreie Pouch-anale Anastomosierung ist eine absolute Voraussetzung für jede Art der ileoanalen Pouchanlage. Der Verzicht auf die Loop-Ileostomie kann nur bei Bluttrockenheit der Kreuzbeinhöhle erwogen werden. Bei präsakralen Hämatomen ist zum einen direkt die Pouch-anale Anastomose wegen der Gefahr des Einwühlens des Hämatoms von außen gefährdet. Zum anderen besteht das Risiko der sekundären Infektion des Hämatoms mit septischen Komplikationen. In der eigenen Technik erfolgt am Ende der Operation die pralle Luftprüfung des Anastomosen. Zusätzlich wird für die ersten postoperativen Tage eine Dauerableitung des ileoanalen Pouches zur Druckentlastung der Anastomosen durchgeführt. Dieses Verfahren hat sich uns beim Kock-Pouch bewährt, der auch bei den meisten Patienten ohne eine vorgeschaltete Loop-Ilestomie angelegt wird. Zuletzt sei die eigenständige Morbidität der Loop-Ileostomie erwähnt [10, 15]. Komplikationen während der temporären Stuhldeviation wie ein Dünndarmileus und beim Verschluß der doppelläufigen Ileostomie wie das Risiko der Nahtinsuffizienz sollten die Entscheidung unterstützen, die Loop-Ileostomie nur noch bei Patienten mit gefährdeter Anastomose anzulegen. Die entwickelten Kriterien helfen bei der Entscheidungsfindung. Der Verzicht auf die Protektion führt nicht zu einer Erhöhung der postoperativen Komplikationsraten [7, 10, 11, 12, 16].

Mit der Einführung der einzeitigen Operation des ileoanalen Pouches gelang es, die Operationszeit durchschnittlich auf 4,3 Stunden zu senken. Ebenfalls konnte der stationäre Aufenthalt deutlich reduziert werden. Für die Patienten bedeutet dies schnellere Rekonvaleszenz und kürzere Arbeitsunfähigkeit [7, 10, 16]. Für die praktische Chirurgie ist die sichere Pouchkonstruktion, die Pouch-anale Anastomosierung ohne Sphinkterschädigung und sowie die Minimierung septischer perianastomotischer Komplikationen zu fordern. Die Vorteile des einzeitigen Vorgehens für den Patienten und das Gesundheitswesen liegen auf der Hand. Aufgrund der Komplexität der Gesamtoperation muß es jedoch spezialisierten Chirurgen vorbehalten bleiben, sie zu nutzen.

Zusammenfassung

Bei 76 ileoanalen Pouchoperationen über 11 Jahre wurde die operative Vorgehensweise schrittweise zur einzeitigen Operation standardisiert. Entscheidend hierfür war die maschinelle Konstruktion einfacher J-Pouches, die direkte Pouch-anale Anastomosierung mittels Doppelstaplertechnik und der Verzicht auf die Loop-Ileostomie bei selektierten Patienten. Eine temporäre Stuhldeviation erfolgte zuletzt nur noch bei erkennbar gefährdeten Anastomosen. Trotz des scheinbar riskanteren Vorgehens sanken operative Komplikationen von 27,8% auf 10,9% und funktionelle Spätkomplikationen von 16,7% auf 3,4%. Sowohl Operationszeit als auch Krankenhausaufenthalt gingen auf ein Drittel der Ausgangswerte zurück. Die einzeitige Operation des ileoanalen Pouches hat sich als chirurgisch sicher und ökonomisch vorteilhaft für die Patienten und das Gesundheitswesen erwiesen.

Literatur

1. Annibali R, Öresland T, Hultén L (1994) Does the level of stapled ileoanal anastomosis influence physiologic and functional outcome? Dis Colon Rectum 37:321–329
2. Beart RW (1988) Proctocolectomy and ileoanal anastomosis. World J Surg 12:160–163
3. Braun J, Schumpelik V (1993) Die direkte ileumpouchanale Anastomose. Chirurg 64:614–621
4. Buhr HJ, Heuschen UA, Stern J, Herfarth Ch (1993) Kontinenzerhaltende Operationen nach Proktocolektomie. Chirurg 64:601–613
5. Cohen Z, McLeod RS (1988) Proctocolectomy and ileoanal anastomosis with J-shaped or S-shaped ileal pouch. World J Surg 12:164–168
6. Ecker KW, Schmid T, Seitz G, Kreissler-Haag D, Feifel G (1992) Pseudo-Hirschsprung des Erwachsenen - ein Fall für den ileo-analen Pouch? Chirurg 63:384–386
7. Galandiuk S, Wolff BG, Dozois RR, Beart RW (1991) Ileal pouch-anal anastomosis without ileostomy. Dis Colon Rectum 34:870–873
8. Goudet P, Dozois RR, Kelly KA, Melton III LJ, Ilstrup DM, Phillips SF (1996) Changing referral patterns for surgical treatment of ulcerative colitis. Mayo Clinic Proceedings 71:743–747
9. Herfarth Ch, Stern J (1988) Rektumersatz durch Dünndarm - Das intrapelvine Reservoir. Chirurg 59:133–142
10. Järvinen HJ, Luukonen P (1991) Comparison of restorative proctocolectomy with and without covering ileostomy in ulcerative colitis. Br J Surg 78:199–201
11. Keighley MRB, Grobler S, Bain I (1993) An audit of restorative proctocolectomy. Gut 34:680–684
12. Mowschenson PM, Critchlow JF, Rosenberg SJ, Peppercorn MA (1993) Factors favoring continence, the avoidance of a diverting ileostomy and small intestinal conservation in the ileoanal pouch operation. Surg. Gynecol. Obstet. 177:17–26
13. Nicholls RJ (1990) Restorative proctocolectomy with ileal reservoir: indications and results. Schweiz Med Wschr 120:485–488
14. Parks AG, Nicholls RJ (1978) Proctocolectomy without ileostomy for ulcerative colitis. Br Med J II:85–88
15. Senapati A, Nicholls RJ, Ritschie JK, Tibbs CJ, Hawley PR (1993) Temporary loop ileostomy for restorative proctocolectomy. Br J Surg 80:628–630
16. Sugerman HJ, Newsome HH (1994) Stapled ileoanal anastomosis without a temporary ileostomy. Am J Surg 167:58–66
17. Tjandra JJ, Fazio VW, Milsom JW, Lavery IC, Oakley JR, Fabre JM (1993) Omission of temporary diversion in restorative proctocolectomy - is it safe? Dis Colon Rectum 36:1007–1014
18. Utsunomiya J, Iwama T, Imajo M, Matsuo S, Sawai S, Yaegashi K, Hirayama R (1980) Total colectomy, mucosal proctectomy and ileo-anal reservoir. Dis Colon Rectum 23:459–466

Laparoskopisch assistierte Proktokolektomie, Reservoirbildung und ileoanale Anastomose

52

CH. SCHULTZ und I. BACA

Einleitung

Mit der laparoskopischen Chirurgie hat sich der Alltag der Chirurgie in den letzten Jahren rasant verändert, und die Zeit der Entwicklung neuer Techniken und Verfahren ist derzeit noch nicht abgeschlossen. Die schon in der Anfangszeit dieser Methode beobachteten Vorteile, wie geringerer postoperativer Schmerz, kürzere Verweildauer und frühere Rückkehr zu normaler körperlicher Aktivität, haben zu einer Erweiterung des Einsatzgebietes minimal invasiver Techniken geführt. Gleichzeitig hat die Entwicklung neuer Geräte und Instrumente die Durchführung anspruchsvollerer Eingriffe erst möglich gemacht. Mit der Verbesserung der Videotechnik und der Entwicklung spezieller Nahtapparate ist inzwischen auch praktisch die gesamte kolorektale Chirurgie dieser Technik zugänglich.

Nachdem wir wie auch andere Arbeitsgruppen [1, 3, 4, 5, 6] gute Erfahrung mit segmentalen Eingriffen an Kolon und Rektum sammeln konnten, berichten wir nun über unser technisches Vorgehen und die Ergebnisse bei der laparoskopisch assistierten Prokotokolektomie mit Ileum-J-Pouch und ileoanaler Anastomose.

Patienten und Methode

Bei 2 Frauen im Alter von 30 und 50 und einem Mann im Alter von 55 Jahren wurde eine Proktokolektomie mit Ileum-J-Pouch und ileoanaler Anastomose durchgeführt. In zwei Fällen handelte es sich um eine Kolitis, in einem Fall lag eine familiäre Polyposis vor. Alle waren zumindest aufgrund der Grundkrankheit nicht voroperiert.

Operationstechnik

Die Patienten werden in der bei uns üblichen Weise mit einer orthograden Darmspülung am Vortag vorbereitet. Präoperativ wird eine Antibiotikaprophylaxe vorgenommen. Der Eingriff erfolgt in Intubationsnarkose, bei Einleitung werden eine Magensonde und ein Blasenkatheter gelegt. Die einzelnen Schritte sind in der Tabelle 52.1 aufgezeichnet. Die Patienten werden auf dem Operationstisch in eine modifizierte Trendelenburg-Lagerung gebracht, wobei je nach Operationsschritt der Tisch in Kopf- oder Fußtieflage gestellt oder nach links oder rechts gekippt werden kann (Abb. 52.1a). Zu Beginn steht der Operateur rechts des Patienten, ein Assistent steht gegen-

Tabelle 52.1. Das Vorgehen bei laparoskopisch assistierter Proktokolektomie mit Ileumpouch und analer Anastomose

Patienten Lagerung
Steinschnitt und modifizierte Trendelenburg
- Präparation am Sigma und Rektum
Steinschnitt und anti Trendelenburg
- Präparation am Transversum, li und re Flexur
Horizontal, li. gekippt
- Präparation am Coecum und Colon ascendens

Trokarlage (4 × 10/12 mm)
Subxiphoidal
Suprapubisch
Subcostal in der Medioklavikularlinie li. und re.

Mobilisation
1. Sigma, Rektum
2. Colon descendens, li. Flexur
3. Transversum, re. Flexur
4. Coecum, Colon ascendens

Mukosektomie

Resektion
Distal-intraabdominelle Resektion mit dem Verschluß des proximalen Darmanteils
Proximal-extraabdominelle Resektion

Darmbergung
Erweiterte Trokarinzision re.

Pouchbildung

Rückführung des Pouch ins Abdomen, Pneumoperitoneum

Ileostoma
Wenn notwendig im Bereich der li. Trokarinzision

Pouch-anale Anastomose
Extrakorporale Handanastomose

über, ein zweiter rechts des Operateurs oder zwischen den Beinen. Zwischen Nabel und Xiphoid wird in der Mittellinie eine Stichinzision vorgenommen, die Faszie und anschließend das Peritoneum werden dargestellt und inzidiert. Anschließend kann stumpf der 10/12 mm Optiktrokar eingebracht werden. Das Pneumoperitoneum wird angelegt (12 mmHg) und die 30° Optik kann nun eingeführt werden. Unter Sicht werden drei weitere 10/12 mm Trokare plaziert, je einer im rechten und linken Mittel- bis Unterbauch, einer oberhalb der Symphyse. Nach orientierender Untersuchung der Bauchhöhle werden die lateralen Verwachsungen des Sigmas gelöst und der linke Ureter dargestellt. Anschließend wird das Sigma unter Verwendung von Gefäßclips oder dem linearen Stapler skelettiert und die Präparation in Richtung Rektum fortgesetzt. Das Beckenbodenperitoneum wird inzidiert und das Rektum kann nun aus dem Becken hervorluxiert werden. Die Paraproktien werden ebenfalls unter Zuhilfenahme von Clips oder dem linearen Stapler durchtrennt. Das Rektum läßt sich so bis zum Beckenboden mobilisieren.

Die Optik wird nun auf den Symphysentrokar umgesetzt (Abb. 52.1b) und die lateralen Verwachsungen des linken Hemikolons können gelöst werden. Im nächsten Schritt erfolgt die Ablösung des großen Netzes vom Colon transversum, wobei der Operateur auf die Position zwischen den Beinen wechselt. Von oral und aboral her

Abb. 52.1.
Lagerung. **a** Sigma- Rektummobilisation. **b** Mobilisation li. Flexur und Transversum. **c** Mobilisation re. Hemikolon

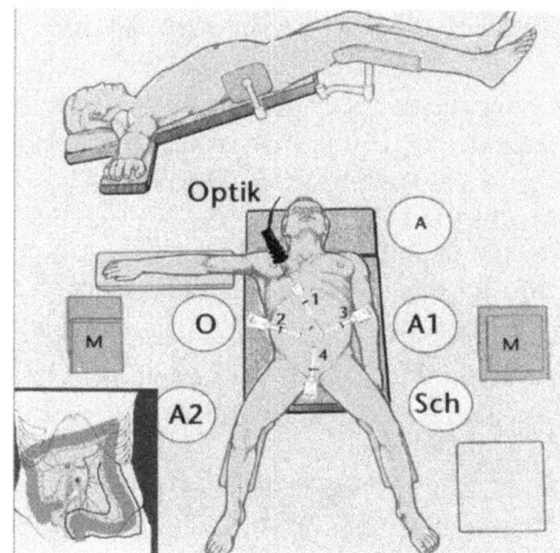

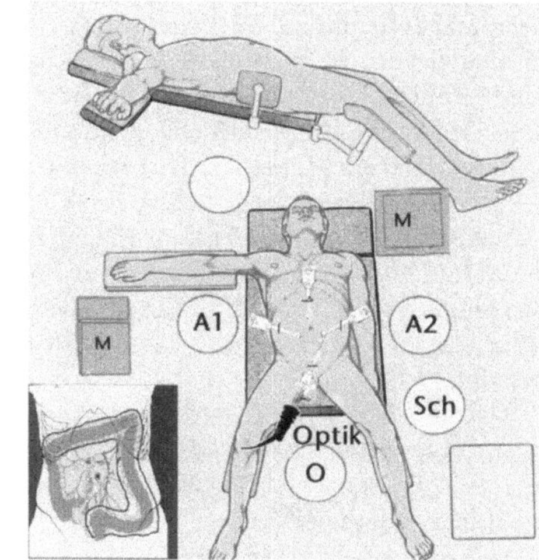

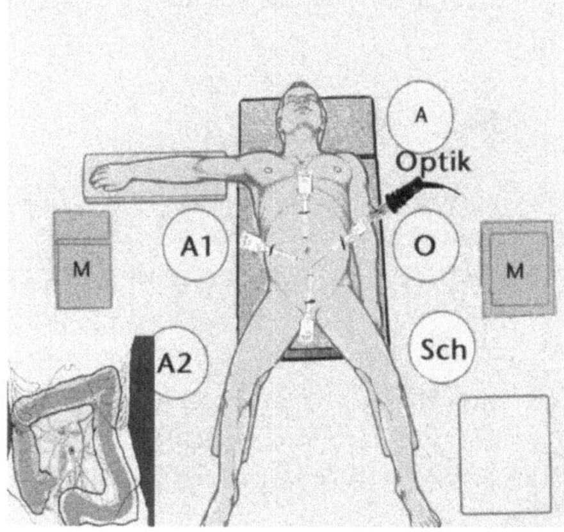

wird nun die linke Kolonflexur dargestellt und gelöst. Nach Setzen von Clips wird die A. colica media durchtrennt, und die Skelettierung des linken Hemikolons und des Colon transversum können vervollständigt werden. Die Präparation setzt sich nun entlang des Transversums fort zur rechten Kolonflexur, anschließend wechselt der Operateur nach links, die Optik wird nun in den linken Trokar umgesetzt (Abb. 52.1c). Am rechten Hemikolon werden die embryonalen Verwachsungen gelöst, der rechte Ureter wird dargestellt. Unter Verwendung von Gefäßclips oder dem linearen Stapler wird die Skelettierung abgeschlossen.

Wir wenden uns nun dem analen Teil der Operation zu. Die Mukosektomie erfolgt oberhalb der Linea dentata nach Installation von verdünnter Adrenalinlösung, so daß ein etwa 4 cm langer Rektummuskelschlauch präpariert wird. Von abdominell kann anschließend das Rektum nach Verschließen mit einer Klammernahtreihe am oralen Ende dieses Muskelschlauches abgesetzt werden. Wir erweitern nun nach Ablassen des Pneumoperitoneums die rechte Trokarinzision und können hierüber unter Schutz der Wundränder mit einer Folie das gesamte Kolorektum entfernen. Die Präparation des terminalen Ileums zur Vorbereitung des J-Pouches und die Absetzung des Kolons unmittelbar vor der Bauhinischen Klappe erfolgt vor der Bauchdecke. Wir bilden nun den J-Pouch unter Zuhilfenahme des linearen Staplerapparates. Ein Gummizügel wird am Fußpunkt des Pouches eingelegt und der Dünndarm in die Bauchhöhle zurückreponiert. Ist ein protektives Ileostoma geplant (bei unseren Patienten in zwei Fällen), so geschieht dies in der üblichen Technik im Bereich der erweiterten Trokarinzision. Anderenfalls wird die Inzision schichtweise verschlossen. Das Pneumoperitoneum kann nun erneut aufgebaut werden und unter laparoskopischer Sicht wird der Pouch ins kleine Becken geführt. Über eine transanal eingeführte Klemme wird der Gummizügel gefaßt und der Pouch kann so in den Rektummuskelschlauch hineingezogen werden.

Nach Plazieren einer Bauchhöhlendrainage in den Bereich des kleinen Beckens bei nicht vorgeschaltetem Ileostoma wird der abdominelle Teil der Operation beendet, das Pneumoperitoneum wird abgelassen und die Trokarinzisionen werden schichtweise verschlossen.

Von anal wird nun in bekannter Technik der J-Pouch eröffnet und im Bereich des proximalen Analkanals von Hand eingenäht.

Ergebnisse

Inzwischen haben wir in dieser Technik 3 Patienten operiert. Die durchschnittliche Operationszeit betrug 330 Minuten. Durchschnittlicher Blutverlust war 500 ml. Der postoperative Kostaufbau gelang zügig, die Magensonde wurde am 1. postoperativen Tag entfernt und die orale Flüssigkeitszufuhr wurde erlaubt. Ab dem dritten Tag konnte auf feste Nahrung übergegangen werden, eine parenterale Substitution war anschließend nicht mehr erforderlich. Durchschnittlich waren die Patienten, einschließlich der kurzen präoperativen Phase, 10 Tage in stationärer Behandlung. Intra- oder postoperative Komplikationen wurden bisher nicht beobachtet (Tabelle 52.2).

Tabelle 52.2. Klinische Daten und Ergebnisse

	Pat. 1	Pat. 2	Pat. 3
Geschlecht	w	w	m
Alter	30	50	55
Diagnose	Fam. Polyp.	Kolitis	Colitis Crohn
Operation	LAP-IPAA	LAP-IPAA	LAP-IPAA
Op- Zeit (Min)	320	360	300
Blutverlust (ml)	500	400	700
Bluttransfusion (ml)	–	–	500
Flüssigkeitsaufnahme (Tag)	2	2	2
Komplikation	keine	keine	keine
Postop. Aufenthalt	8	10	12

Diskussion

Die laparoskopisch assistierte Proktokolektomie erscheint nach unseren Ergebnissen als ein technisch durchführbares und sicheres Verfahren. Besondere, dem Verfahren anzulastende Komplikationen haben wir zumindest in der perioperativen Phase nicht beobachten können. Es ist davon auszugehen, daß dies auch im weiteren Verlauf bei diesen benignen Erkrankungen nicht der Fall sein wird. Wie in vielen anderen Bereichen der minimal invasiven Chirurgie unterscheidet sich zudem das eigentliche Operationsverfahren bis auf die Art des Zugangs nicht von der konventionellen Technik.

Es ist angesichts der noch sehr kleinen Patientenzahl verfrüht, einen statistisch relevanten Vorteil der Methode nachzuweisen, wir haben jedoch bei den von uns beobachteten Fällen eine sehr schnelle, komplikationslose Erholung feststellen können. Auch in der Literatur sind die Zahlen bei diesem Operationsverfahren noch sehr gering, so daß weitere Beobachtungen und Untersuchungen in Zukunft nötig sein werden [2, 7, 8, 9].

Die konventionelle Proktokolektomie, insbesonders aber die laparoskopisch assistierte, ist ein technisch sehr anspruchsvolles Verfahren, so daß sie speziellen Zentren vorbehalten bleiben wird. Dem Verfahren kann zudem angelastet werden, daß die Operationszeiten deutlich länger sind als beim konventionellen Vorgehen. Hinzu kommen die zumindest derzeit noch sehr hohen Kosten.

Bedenkt man allerdings, daß es sich bei den in diesem Zusammenhang üblichen Diagnosen oft um junge Patienten handelt und das intraabdominelle Trauma sowieso sehr hoch ist, so scheinen uns die Vorteile des laparoskopischen Vorgehens wie schnellere Erhohlung, voller Erhalt der Bauchdecke und ein besseres kosmetisches Ergebnis (Abb. 52.2) die Nachteile deutlich aufzuwiegen. Durch die Ergebnisse bei unseren ersten drei Patienten fühlen wir uns bestätigt, dieses Verfahren weiter einzusetzen.

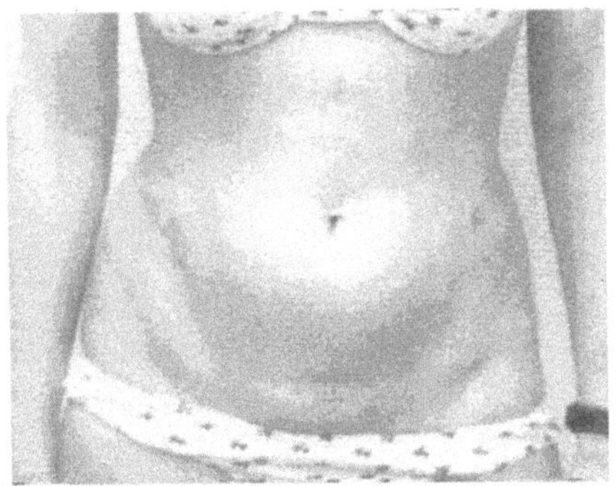
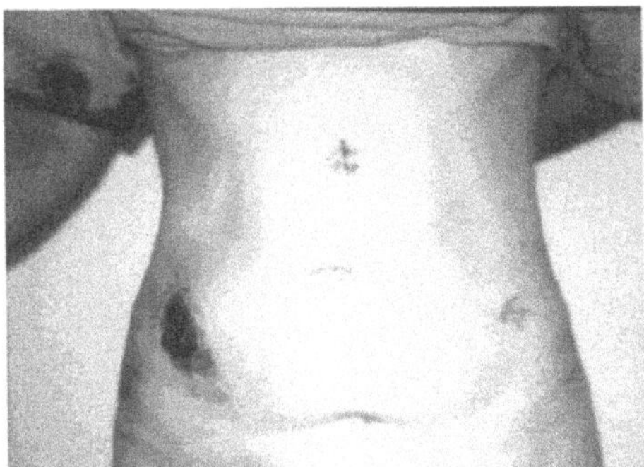

Abb. 52.2. Patienten postoperativ, **a** ohne Ileostoma, **b** mit Ileostoma

Literatur

1. Baca I, Schultz Ch, Götzen V, Grzybowski L (1997) Laparoskopisch-assistierte kolorektale Chirurgie. Frühergebnisse bei gut- und bösartigen Erkrankungen - eine prospektive Untersuchung von 120 Patienten. Zenralbl Chir 122:569–577
2. Fazio VW,Ziv Y, Church JM, Oakley JR, Lavery JC, Milsom JW, Schroeder THK (1995) Ileal pouch-anal anastomoses - complications and function in 1005 patients. Ann of Surgery 222:120–127
3. Fowler DL, White SA (1991) Laparoscopic assisted sigmoid resection. Surg Laparosc Endosc 1:183–188
4. Franklin MF, Ramos R, Rosenthal D, Schuessler W (1993) Laparoscopic colonic procedures. World J Surg 17:51–56
5. Hoffman GC, Baker JW, Doxey JB, Hubbard GW, Ruffin WK, Wishner JA (1996) Minimal invasive surgery for colorectal cancer. Initial follow-up. Ann Surg 223:790–796
6. Jacobs M, Verdeja JC, Goldstein HS (1991) Minimal invasive colon resection. Surg Laparosc Endosc 1:144–150
7. Peters WR (1992) Laparoscopic total proctocolectomy with creation of ileostomy for ulcerative colitis: report of two cases. J Laparoendosc Surg 2:175–178
8. Schmitt SL, Cohen SM, Wexner SD, Nogueras JJ, Jegelman DG (1994) Does laparoscopic-assisted ileal pouch anal anastomosis reduce the lenght of hospitalization? Int J Colorectal Dis 9:134–137
9. Thibault C, Poulin EC (1995) Total laparoscopic proctocolectomy and laparoscopy-assisted proctocolectomy for inflammatory bowel disease: Operative technique and preliminary report. Surg Laparosc Endosc 5:472–476

Onkologische Aspekte der chirurgischen Therapie der Colitis ulcerosa

U. Heuschen, G. Heuschen, J. Stern und C. Herfarth

Einleitung

Die Colitis ulcerosa (CU) stellt bekanntermaßen eine Risikoerkrankung für colorektale Karzinome dar. Allgemein anerkannte Risikofaktoren sind: die Ausdehnung der CU, die Dauer der Erkrankung und der Beginn im Kindesalter [1–4]. Dysplastische Epithelveränderungen gelten im Sinne einer Colitis-Dysplasie-Karzinom-Sequenz als präkanzeröse Läsionen [5–7]. Aus onkologischer Sicht wäre es daher wünschenswert, wenn eine chirurgische Therapie nicht erst bei einem manifesten Colitis-Karzinom, sondern prophylaktisch durchgeführt würde. Durch eine prophylaktische Proktokolektomie mit ileoanaler Pouchoperation können wir dem Patienten ein Verfahren anbieten, mit dem sich 3 Ziele verwirklichen lassen [8, 9]:

1. Sanierung der colorektalen Colitis ulcerosa-Manifestation.
2. Beseitigung des Entartungsrisikos im Colorektum.
3. Kontinenzerhalt mit guter Lebensqualität.

Im Folgenden soll am eigenen Krankengut gezeigt werden, welche Erfahrungen wir bei der Therapie des manifesten Colitis-Karzinoms machen konnten und welche Konsequenzen sich daraus für die Indikationsstellung zur prophylaktischen Proktokolektomie ergeben. Ein weiterer wichtiger Aspekt ist ein mögliches malignes Entartungsrisiko der Ileummukosa im Langzeitverlauf nach ileoanaler Pouchoperation.

Charakteristika des Colitis ulcerosa-assoziierten Karzinoms

In den letzten 15 Jahren haben wir insgesamt 564 Patienten mit einer Colitis ulcerosa (CU) operativ-resezierend behandelt. Darunter befanden sich 48 Patienten mit einem CU-assoziierten colorektalen Karzinom (CRC) (Tabelle 53.1). Patienten mit einem CU-assoziierten CRC waren nicht signifikant älter als Patienten ohne Karzinom. Auffallend war jedoch die doppelt so lange Latenzzeit zwischen der Erstdiagnose der CU und operativer Therapie der Patienten mit einem CU-assoziierten CRC (16,1 Jahre) im Vergleich zu Patienten ohne Karzinom (8,6 Jahre). An den Operationspräparaten der Patienten mit CU-assoziiertem CRC fanden sich in 85% der Fälle Epitheldysplasien. Diese Ergebnisse decken sich sehr gut mit Literaturangaben über die Inzidenz von begleitenden Epitheldysplasien bei CU-assoziierten Karzinomen, die von 50% bis zu 98% reichen [10–12]. Die Epitheldysplasien traten in unserem Krankengut nicht nur

Tabelle 53.1.
Inzidenz des Colitis ulcerosa-assoziierten colorektalen Karzinoms. Gesamtkrankengut der Colitis ulcerosa-Patienten von 01/1982 bis 12/1996 der Chirurgischen Universitätsklinik Heidelberg

	Patienten	Medianes Alter [Jahre]	Latenzzeit [Jahre]
Colitis ulcerosa	564	37,5 (6–74)	8,6 (0–30)
C.U.-assoz. colorektales CA	48/564 (8,5%)	41,3 (19–72)	16,1 (1–30)

in unmittelbarer Nachbarschaft zum Karzinom, sondern auch in entfernten Colonabschnitten auf. Epitheldysplasien traten meist multifokal im Colorektum auf [13].

Die Lokalisation der Colitiskarzinome ähnelt in unserem Krankengut der Verteilung sporadischer colorektaler Karzinome. Zwei Drittel der CU-assoziierten Karzinome fanden sich im Rektum und Sigma. Auffallend war die hohe Inzidenz von Mehrfach-Karzinomen. Unter unseren Patienten mit einem CU-assoziierten Karzinom zeigten 35% ein multifokales Tumorwachstum mit bis zu 6 Karzinomen in einem Colonpräparat. Aus der Literatur ist bekannt, daß Patienten mit einem ausgedehnten Colonbefall (Pancolitis) ein 14,8fach erhöhtes Risiko haben ein CRC zu entwickeln, Patienten mit linksseitiger CU ein 2,8faches Risiko und Patienten mit einer Proktitis nur noch ein 1,7faches Risiko [14]. Entsprechend dieser bekannten Risikoverteilung litten 85% unserer Karzinom-Patienten an einer Pancolitis ulcerosa.

Die Inzidenz von CU-assoziierten CRC betrug im eigenen Patientenkollektiv 8,5%. Patienten mit der präoperativen Diagnose einer Entzündung des terminalen Ileums im Sinne einer Backwash-Ileitis (BWI) zeigten eine überraschend hohe Inzidenz an CU-assoziierten CRC (29%). Noch höher war die Inzidenz an colorectalen Karzinomen in der Gruppe der CU-Patienten mit einer assoziierten primär sklerosierenden Cholangitis (PSC) (42%). Diese Unterschiede waren signifikant ($p < 0,001$). Bisher galten nur die ausgedehnte CU, die langjährige Krankheitsdauer, der Beginn im Kindesalter sowie die Epitheldysplasien als Riskofaktoren für das CU-assoziierte CRC. In großen epidemiologischen Studien konnte gezeigt werden, daß nach 30jähriger Erkrankungsdauer die Karzinom-Inzidenz auf 10–15%, nach über 35 Jahren sogar auf bis zu 35% ansteigt [15, 16]. Stellen nun auch die PSC und die BWI mögliche Risikofaktoren für das CRC dar? In einer multivariaten Analyse konnten wir neben den bekannten Risikofaktoren zeigen, daß Patienten mit einer BWI ein 3fach erhöhtes Risiko ($p < 0,009$), und PSC-Patienten ein fast 2fach erhöhtes Risiko ($p < 0,035$) für die Entwicklung eines CU-assoziierten CRC aufweisen [17, 18].

Konsequenzen für die Indikation zur prophylaktischen Proktokolektomie

Liegen die o. g. Risikofaktoren vor, so sollte frühzeitig, d. h. noch vor Entwicklung eines invasiven Karzinoms eine Proktokolektomie möglichst mit kontinenzerhaltender ileoanaler Pouchoperation durchgeführt werden. Epitheldysplasien sind als Indikator für eine bevorstehende, evtl. auch schon stattgehabte maligne Entartung zu werten. Deshalb muß bei Nachweis von Epitheldysplasien die Indikation zur Proktokolektomie gestellt werden [7]. Die endoskopische Identifizierung eines CU-assoziierten Karzinoms kann mitunter erhebliche Probleme bereiten, da sie häufig als okkulte Karzinome in Schleimhautniveau wachsen [19].

Den Nutzen einer regelmäßigen coloskopischen Überwachung von CU-Patienten konnte Choi [20] demonstrieren. In einer in Seattle 1975 bis 1993 durchgeführten Studie verglich er das Überleben einer Patientengruppe, bei der das Colitis Karzinom im Rahmen eines endoskopischen Überwachungsprogramms entdeckt worden war, mit einer Gruppe von Patienten, deren Karzinom nicht im Rahmen von Vorsorge-Endoskopien entdeckt worden war. Patienten unter regelmäßiger coloskopischer Überwachung wiesen eine knapp 80%ige 5-Jahres-Überlebensrate gegenüber einer nur 35%igen 5-Jahres-Überlebensrate in der nicht überwachten Gruppe auf. Diese Unterschiede resultierten aus den günstigeren Tumorstadien in der überwachten Gruppe. Somit kann durch regelmäßige Überwachung und damit frühzeitiger Diagnose eines Karzinoms das Langzeitüberleben signifikant verbessert werden. Besonders intensiv zu überwachende Risikogruppen stellen dabei Patienten mit langjähriger Colitis ulcerosa (> 8 Jahre), mit Pancolitis, mit Beginn der CU im Kindesalter und nach unseren Erfahrungen [17] Patienten mit BWI und PSC dar. Die Indikation zur prophylaktischen Proktokolektomie sollte jedoch heute vor der Entwicklung eines manifesten colorectalen Karzinoms gestellt werden. Bei entsprechendem Risikoprofil sollte die Indikation eventuell sogar vor dem Nachweis von Epitheldysplasien diskutiert werden.

Chirurgische Therapie des manifesten CU-assoziierten colorektalen Karzinoms

Für die Therapie des manifesten Colitis Karzinoms gilt: onkologische Kriterien haben eine höhere Wertigkeit als funktionelle Aspekte. Eine kontinenzerhaltende Pouchoperation darf damit nur unter Berücksichtigung onkologischer Kriterien erfolgen [21]

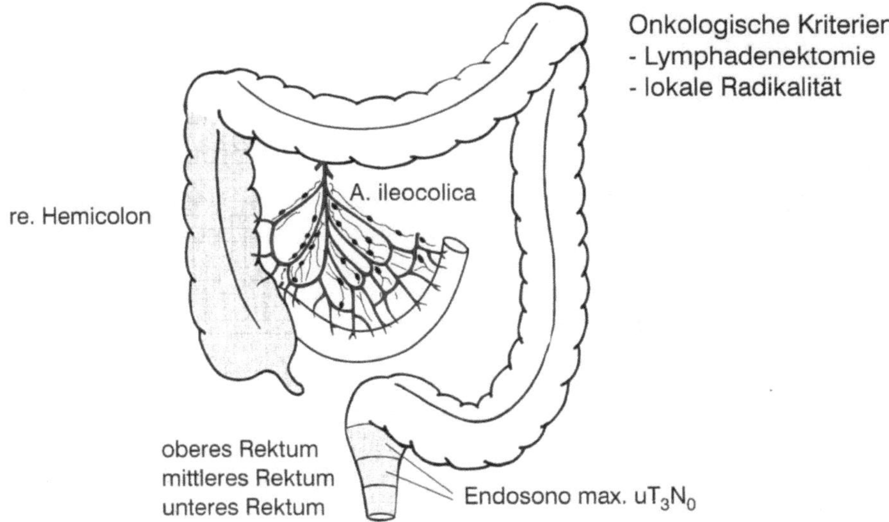

Abb. 53.1. Chirurgische Therapie des manifesten Colitis ulcerosa-assoziierten colorectalen Karzinoms. Ein Funktionserhalt durch ileoanale J-Pouch-Operation ist in den meisten Fällen unter Einhaltung onkologischer Kriterien möglich.

(Abb. 53.1). Probleme ergeben sich insbesondere, wenn Karzinome im rechten Hemikolon oder im Rektum lokalisiert sind. Karzinome im rechten Hemikolon erfordern eine Lymphadenektomie nach den bekannten onkologischen Kriterien. Die Durchblutung des terminalen Ileums kann dadurch kompromittiert werden und die Anlage eines IAP unmöglich werden.

Patienten mit einem Karzinom im oberen oder mittlerer Rektumdrittel können kontinenzerhaltend mit einem ileoanalen Pouch versorgt werden, wenn das Tumorstadium endosonografisch uT3N0 nicht überschreitet. Karzinome des unteren Rektumdrittels erfordern immer die abdomino-perineale Rektumexstirpation. Aufgrund gehäuft zu beobachtender multifokaler Dysplasieentstehung und häufiger multifokaler Karzinomentwicklung verbietet sich bei CU-Patienten eine Colonteilresektion. Aus onkologischer Sicht sollte immer eine Proktokolektomie erfolgen.

Karzinomrisiko im ileoanalen Pouch?

30% der Patienten mit einer CU entwickelten in unserem Krankengut postoperativ eine Pouchitis [17]. Patienten, die wegen einer familiären adenomatösen Polyposis (FAP) einen IAP erhielten, zeigten in der Regel keine Entzündung des Ileum-Pouches. Eine Pouchitis kann in einem geringen Prozentsatz chronisch verlaufen. Aufgrund der bislang weltweit relativ geringen Nachbeobachtungszeit nach IAP mit im Median ca. 6–8 Jahren, ist bisher ungeklärt, ob eine chronische Pouchitis über die chronische Entzündungsreaktion und den damit gesteigerten Proliferationsreiz ein Karzinom-Risiko für den Ileum-Pouch bedingt. Erstmals wurde 1997 [22] ein Karzinom in einem Kock-Pouch, ausgehend von der Ileummukosa, beschrieben. Bisherige Fall-Berichte über Karzinome im terminalen Ileum bei CU-Patienten nach terminaler Ileostomie beschreiben eine sehr lange Latenzzeit von im Median 21 Jahren zwischen Ileostomaanlage und Karzinom-Entwicklung. Diese Ileumkarzinome entwickelten sich auf dem Boden einer chronischen Entzündungsraktion im terminalen Ileum [23–25].

Veress veröffentlichte 1995 eine Studie [26], in der er in Fällen schwerer, chronischer Pouchitis bei 37% der Patienten das Auftreten von low-grade-Dysplasien oder Aneuploidie diagnostizierte. Die mediane Nachbeobachtungszeit betrug in dieser Studie 6,3 Jahre. Stellen CU-Patienten mit chronischer Pouchitis somit eine Risikogruppe für eine karzinomatöse Entartung der Pouchmukosa dar? Die Nachbeobachtungszeit nach IAP ist zur Zeit noch nicht ausreichend lange, um über das Entartungsrisiko nach langjähriger Pouchitis eine Aussage treffen zu können. Es scheint jedoch analog zur Entzündungs-Dysplasie-Karzinom-Sequenz im Colorektum bei der Colitis ulcerosa auch ein Entartungsrisiko für die Pouchmukosa zu bestehen. Entsprechend muß insbesondere für Patienten mit chronischer Pouchitis eine regelmäßige postoperative endoskopisch-bioptische Überwachung der Pouchmukosa gefordert werden [17].

Zusammenfassung

Mit der kontinenzerhaltenden ileoanalen Pouchoperation können wir Patienten mit entsprechendem Risikoprofil für die Entwicklung eines Colitis ulcerosa-assoziierten

Colorectalen Karzinoms ein attraktives Verfahren für eine prophylaktische Proktokolektomie anbieten.

Neben bereits bekannten Risikofaktoren wie der Beginn im Kindesalter, die langjährige Dauer der CU, und die Ausdehnung der CU, konnten wir an unserem Krankengut die Backwash-Ileitis und die PSC als neue Risikofaktoren identifizieren. Auch bei manifestem colorektalen Karzinom kann unter Einhaltung der onkologischen Kriterien meist eine ileoanale Pouchoperation durchgeführt werden. Kolonteilresektionen verbieten sich aus onkologischer Sicht wegen häufiger (okkulter) Multicentrizität.

Es ist zu befürchten, daß die Ileummukosa im Pouch bei chronischer Pouchitis ein Entartungsrisiko birgt. Dies betrifft eine Subgruppe der Colitis ulcerosa Patienten. Die Latenzzeit könnte nach den Erfahrungen mit der terminalen Ileostomie bei über 20 Jahren liegen.

Alle Colitis ulcerosa Patienten sollten daher nach ileoanaler Pouchoperation lebenslang überwacht bleiben. Bei chronischer, höhergradiger Pouchitisaktivität sollte eine regelmäßige endoskopisch-bioptische Überwachung erfolgen. Die Patienten müssen bereits präoperativ entsprechend aufgeklärt und motiviert werden.

Literatur

1. Harpaz N, Talbot IC (1996) Colorectal cancer in idiopathic inflammatory bowel disease. Seminars in Diagnostic Pathology 13:339–357
2. Lashner BA, Silverstein MD, Hanauer SB (1989) Hazard rates for dysplasia and cancer in ulcerative colitis. Results from a surveillance program. Dig Dis Sci 34:1536–1541
3. Lashner BA (1994) Colorectal cancer in ulcerative colitis patients: survival curves and surveillance. Cleve Clin J Med 61:272–275
4. Jones HW, Grogono J, Hoare AM (1988) Surveillance in ulcerative colitis: burdens and benefit. Gut 29:325–331
5. Riddell RH, Goldman H, Ransohoff DF (1983) Dysplasia in inflammatory bowel disease: standardized classification with provisional clinical applications. Hum Pathol 14:931–968
6. Butt JH, Konishi F, Morson BC, Lennard-Jones JE, Ritchie JK (1983) Macroscopic lesions in dysplasia and carcinoma complicating ulcerative colitis. Dig Dis Sci 28:18–26
7. Blackstone MO, Riddell RH, Rogers BH, Levin B (1981) Dysplasia-associated lesion or mass (DALM) detected by colonoscopy in long-standing ulcerative colitis: an indication for colectomy. Gastroenterology 80:366–374
8. Buhr HJ, Heuschen U, Stern J, Herfarth Ch (1993) Kontinenzerhaltende Operation nach Proktokolektomie. Indikation, Technik und Ergebnisse. Chirurg 8:601–613
9. Buhr HJ, Heuschen U, Stern J, Herfarth Ch (1994) Technik und Ergebnisse des ileoanalen Pouches nach Proktokolektomie. Zentralbl Chir 119:867–877
10. Ransohoff DF, Riddell RH, Levin B et al (1985) Ulcerative colitis and colonic cancer. Problems in assessing the diagnostic usefulness of mucosal dysplasia: Dis Colon Rectum 28:383–386
11. Nugent FW, Haggitt RC, Gilpin PA (1991) Cancer surveillance reduces mortality from colorectal cancer in ulcerative colitis. Gastroenterology 100:1241–1248
12. Lashner BA, Kane SV, Hanauer SB (1990) Colon cancer surveillance in chronic ulcerative colitis historical cohort study. Am J Gastroenterol 85:1083–1087
13. Porschen R, Robin U, Schumacher A (1992) DNA aneuploidy in Crohn's disease and ulcerative colitis: results of a comparative flow cytometric study. Gut 33:663–667
14. Ekbom A, Helmick C, Zack M, Adami HO (1990) Ulcerative colitis and colorectal cancer. A population-based study. N Engl J Med 323:1228–1233
15. Gyde SN, Prior P, Allan RN (1988) Colorectal cancer in ulcerative colitis: a cohort study of primary referrals from three centres. Gut 29:206–217
16. Connell WR, Talbot IC, Harpaz N, Britto N, Wilinson KH, Kamm MA, Lennard-Jones JE (1994) Clinicopathological characteristics of colorectal carcinoma complicating ulcerative colitis. Gut 35:1419–1423

17. Heuschen U, Heuschen G, Stern J, Kienle P, Herbay Av, Herfarth Ch (1996) Backwash-ileitis in Ulcerative Colitis - new aspects in the assessment of the disease. Andus T, Goebell H, Layer P, Schölmerich J (eds) Falk Symposium (96th: 1996: Freiburg,Germany): Inflammatory Bowel Diseases - from bench to bedside, held in Freiburg, Germany, october, pp 245–249
18. Heuschen U, Stern J, Timmermanns G, Herfarth Ch (1996) Surgical treatment in ulcerative colitis-associated colorectal cancer. Gastroenterology 1996:A528
19. Bernstein CN, Shanahan F, Weinstein WM (1994) Are we telling patients the truth about surveillance colonoscopy in ulcerative colitis? Lancet 343:71–74
20. Choi PM, Nugent FW, Schoetz DJ, Silverman ML, Haggitt RC (1993) Colonoscopic surveillance reduces mortality from colorectal cancer in ulcerative colitis. Gastroenterology 105:418–424
21. Heuschen U, Stern J, Timmermanns G, Herfarth Ch (1995) Operative Therapie des Colitis ulcerosa assoziierten Karzinoms. Langenbecks Arch Chir Suppl II:606–609
22. Cox CL, Butts DR, Roberts MP, Wessels RA, Bailey HR (1997) Development of invasive adenocarcinoma in a longstanding Kock continent ileostomy: report of a case. Dis Colon Rectum 40:500–503
23. Sigler L, Jedd FL (1969) Adenocarcinoma of the ileostomy occuring after colectomy for ulcerative colitis: report of a case. Dis Colon Rectum 12:205–208
24. Stryker SJ (1983) Primary stomal adenocarcinoma: an unusual complication of ileostomy. Dis Clon Rectum 26:47–49
25. Roberts PL, Veidenheimer MC, Cassidy S (1989) Adenocarcinoma arising in an ileostomy: report of two cases and review of the literature. Arch Surg 124:497-499
26. Veress B, Reinholt FP, Lindquist K, Lofberg R, LiljeqvistI (1995) Long term histomorphological surveillance of the pelvic ileal pouch. Dysplasia develops in a subgroup of patients. Gastroenterology 109:1090–1097

Ileoanale Pouchoperation im Kindesalter 54

G. Heuschen, U. Heuschen, J. Stern und Ch. Herfarth

Einleitung

Die Colitis ulcerosa verläuft im Kindesalter häufig schwerer als im Erwachsenenalter. 90% der Kinder zeigen eine mittlere oder schwere Entzündungsaktivität. Chronische Entzündung und hochdosierte immunsuppressive medikamentöse Therapie bedingen gerade im Kindesalter schwerwiegende, z. T. irreversible körperliche, aber auch psychosoziale Folgeschäden. Mit der ileoanalen Pouchoperation wurde seit den frühen 80iger Jahren ein Verfahren eingeführt und weiterentwickelt, durch das nach Proktokolektomie die Kontinenz mit guten funktionellen Ergebnisse erhalten bleibt [1]. Trotzdem wird die Indikation zur Proktokolektomie und kontinenzerhaltenden ileoanalen Pouchoperation im Kindesalter von den behandelnden Pädiatern nur sehr zögerlich gestellt. Groß ist die Angst vor Mangelzuständen, Gedeihstörungen und körperlichen Behinderungen nach einer Proktokolektomie. Die Darstellung unserer langjährigen Erfahrungen wird zeigen, daß diese Bedenken unbegründet sind, und daß vielmehr eine verzögerte Indikationsstellung mit langjähriger medikamentöser Therapie schweren Schaden anrichten kann.

Patienten und präoperative Symptomatik

Wir haben in den letzten 15 Jahren an der Chirurgischen Universitätsklinik Heidelberg insgesamt 30 Kindern mit einer ileoanalen Pouchoperation versorgen können (Colitis ulcerosa (CU) n = 22; familiäre adenomatöse Polyposis (FAP) n = 8) (Tabelle 54.1). Das mediane Alter der Kinder betrug zum Zeitpunkt der ileoanalen Pouchoperation 12,2 Jahre (Range 6–16 Jahre).

Tabelle 54.1. An der Chirurgischen Universitätsklinik Heidelberg von 01/1982 bis 08/1997 operativresezierend behandelte Patienten mit einer Colitis ulcerosa (CU) und einer familiären adenomatösen Poyposis (FAP). IAP: Ileoanaler Pouch

	Patienten	IAP	IAP Kinder (1–16 J.)
CU	636	433	22 (3,4%)
FAP	195	142	8 (4,1%)
Gesamt	831	571	30

Colitis ulcerosa – präoperative Situation

Die präoperative Symptomatik der Colitis ulcerosa im Kindesalter umfaßte blutige Diarrhoen bei allen Kindern. 18 Kinder klagten über heftige Tenesmen. Extraintestinale Manifestationen zeigte ein Drittel der CU-Kinder: 7 Kinder litten unter Arthralgien. Eine Patientin wurde im Alter von 7 Jahren mit einer primär sklerosierenden Cholangitis symptomatisch. Erst $2\,^1/_2$ Jahre später manifestierte sich bei diesem Mädchen eine Colitis ulcerosa.

Die Colitis ulcerosa verläuft im Kindesalter häufig nicht unkompliziert. So waren 2/3 der Kinder deutlich retadiert, dies betraf nicht nur das Längen-, sondern auch das Gewichtswachstum. 65% der Kinder benötigten im Verlauf ihrer Erkrankung mehrfach Bluttransfusionen, mit allen damit verbundenen Risiken. Als weitere Komplikationen im präoperativen Krankheitsverlauf sind zu nennen: zwei stationär behandlungspflichtige Pankreatitiden, eine symptomatische Cholecystolithiasis bei einem Dreizehnjährigen sowie eine Nephrocalzinose bei einem 3jährigen Mädchen.

Fast alle Kinder standen zum Zeitpunkt der Operation unter einer hochdosierten Kortison-Dauertherapie (n = 19), in den meisten Fällen sogar kombiniert mit anderen Immunsuppressiva wie Azathioprin und Cyclosporin A. Diese medikamentöse Maximaltherapie spiegelt die Skepsis vieler Pädiater gegenüber einer Proktokolektomie im Kindesalter wider. Die Folgen sind schwerste, häufig irreversible Schäden, die alle Organsysteme betreffen. Ähnliche Erfahrungen machten auch andere Arbeitsgruppen [2]. Die Hälfte aller Kinder mit einer Colitis ulcerosa entwickelte aufgrund einer hochdosierten Kortisonmedikation einen Morbus Cushing. Wir mußten unter 22 CU-Kindern 5 irreversible, Cortison-induzierte Augenläsionen, eine septische Hüftkopfnekrose, eine Hirnblutung aufgrund erhöhter Gefäßfragilität unter hochdosiertem Kortison und bei 5 Kindern eine Hypertrichose beobachten.

Operationsindikation

Die Operationsindikation wurde bei vielen Kindern mit einer CU aufgrund einer medikamentös therapierefraktären Situation gestellt (n = 8). 4 Kinder mußten notfallmäßig operiert werden. Wegen schwerwiegender Kortison-Nebenwirkungen wurden 6 Kinder und wegen Wachstumsretardierungen 4 Kinder operiert.

Die Operationsindikation bei einer familiären Polyposis wird von uns normalerweise erst nach Abschluß der Pubertät gestellt. Es sei denn, die Polyposis zeigt eine ausgeprägte Symptomatik oder es finden sich höhergradige Epitheldysplasien. So wurden von uns 7 Kinder aufgrund einer ausgeprägten klinischen Symptomatik mit peranalen Blutungen, Diarrhoen und Tenesmen proktokolektomiert. Nur ein Zehnjähriger mußte aufgrund von histologisch nachgewiesenen höhergradigen Epitheldysplasien operiert werden.

Operatives Vorgehen

Die meisten ileoanalen Pouchoperationen im Kindesalter wurden von uns zweizeitig, d.h. mit Anlage eines protektiven Ileostomas durchgeführt (n = 21, Abb. 54.1). Ein

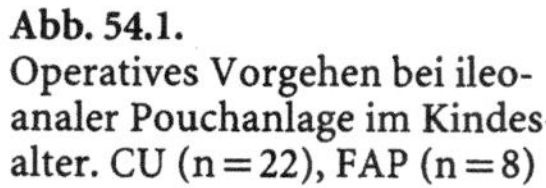

Abb. 54.1.
Operatives Vorgehen bei ileoanaler Pouchanlage im Kindesalter. CU (n = 22), FAP (n = 8)

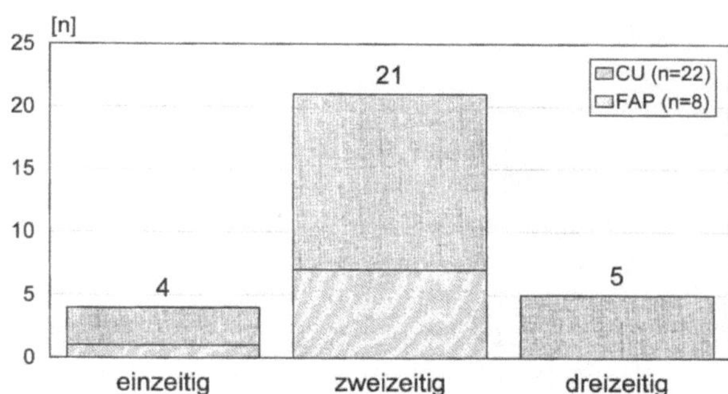

dreizeitiges Vorgehen mußte bei insgesamt 5 CU-Kindern aufgrund der Schwere des Krankheitsbildes gewählt werden. Im ersten Schritt wurde dabei zunächst eine subtotale Kolektomie mit Blindverschluß des belassenen Rektumstumpfes, im Sinne einer Hartmann-Situation, durchgeführt. Im zweiten Schritt folgte dann die Restproktektomie mit Anlage des ileoanalen J-Pouches unter protektiver Loop-Ileostomie. Im dritten Schritt erfolgte die Ileostoma-Rückverlagerung. Seit Anfang 1996 führen wir die ileoanale Pouchanlage bei günstigen Bedingungen (wie z. B. niedrige präoperative Kortisondosis, technisch problemlose Anastomose) auch einzeitig durch. Bei vier Kindern haben wir damit ausnahmslos gute Erfahrungen machen können.

Am Kolonpräparat fand sich bei den Kindern mit Colitis ulcerosa in 95% eine Pankolitis. Die Hälfte der Kinder zeigte histologisch eine hochgradige Entzündungsaktivität. In knapp 1/3 der Fälle hatte die Entzündung im Sinne einer Backwash-Ileitis auch das terminale Ileum erfaßt. Prämaligne Epitheldysplasien konnten an keinem Resektat nachgewiesen werden.

Postoperative Ergebnisse

Erstaunlicherweise ist die ileoanale Pouchoperation im Kindesalter im Vergleich zu den Operationen am Erwachsenen mit einer deutlich geringeren Komplikationsrate behaftet. Die durch uns gemachten Erfahrungen werden auch von anderen Arbeitsgruppen bestätigt [3]. Fast 3/4 der Kinder (n = 26) waren sowohl frühpostoperativ (30 Tage) als auch im Langzeitverlauf bei einer medianen Nachbeobachtungszeit von 40,8 Monaten komplikationsfrei.

Frühpostoperative Komplikationen

Unter den frühpostoperativen Komplikationen dominierten nervale Störungen des Analsphinkters und der Harnblase (n = 4). Diese waren jedoch alle nach relativ kurzer Zeit komplett reversibel. Unter den Spätkomplikationen zeigte sich, außer einer Pouch-analen Fistel bei einem Jungen mit einer Colitis ulcerosa, sonst bei keinem weiteren Patienten eine septische Komplikation im kleinen Becken.

Pouchitis

Analog zu den Verhältnissen bei Erwachsenen stellt auch im Kindesalter die Pouchitis ein Problem des Langzeitverlaufes bei Patienten mit einer Colitis ulcerosa dar. Diese war jedoch nur in zwei Fällen chronisch rezidivierend. 3 Kinder wiesen jeweils eine einmalige Pouchitis-Episode auf, welche nach Metronidazol-Behandlung ausheilten. In einem Fall war die Pouchitis das Symptom eines Fistelleidens im Sinne einer sekundären „Indikator"-Pouchitis. Nach operativer Sanierung des Fistelleidens heilte die Pouchitis bei dem oben bereits erwähnten Jungen mit CU rasch aus.

Kontinenzleistung

Die Kontinenzleistung nach ileoanaler Pouchoperation ist im Kindesalter mindestens vergleichbar, wenn nicht sogar besser als im Erwachsenenalter. Die meisten Kinder sind voll kontinent, nur 3 Kinder zeigen postoperativ gelegentliches nächtliches Schmieren. Wichtig in diesem Zusammenhang ist zu wissen, daß bei der Colitis ulcerosa auch präoperativ die Kontinenzleistung nicht immer perfekt ist.

Stuhlfrequenz

Ebenso wie im Erwachsenenalter bleibt auch nach ileoanaler Pouchoperation im Kindesalter das Stuhlvolumen und damit auch die Stuhlfrequenz erhöht, wobei sich innerhalb der ersten zwei Jahre noch eine deutliche Adaptation zeigt. So reduzierte sich die Stuhlfrequenz pro 24 Stunden von im Median 10 Stühlen präoperativ, auf 5 Stühle 3 Monate postoperativ und 3 Stühle mehr als 2 Jahre nach ileoanaler Pouchoperation.

Medikamentöse Therapie nach ileoanaler Pouchoperation

Entscheidend ist, daß die Kinder nach Proktokolektomie und ileoanaler Pouchanlage in der Regel keine medikamentöse Dauertherapie mehr benötigen. In wenigen Fällen mußte passager mit Loperamid oder Metamucil eine Regulation der Stuhlfrequenz erfolgen. Nur zwei Kinder benötigen aufgrund einer schweren extraintestinalen Manifestation der CU (destruierende Arthritis) auch postoperativ intermittierend eine immunsuppressive Therapie mit Kortison und Azathioprin. Allgemein kann jedoch die katastrophale präoperative Situation mit schwersten Nebenwirkungen der immunsuppressiven Dauermedikation durch die kontinenzerhaltende Proktokolektomie suffizient behoben werden.

Schlußfolgerung

Zusammenfassend bleibt festzuhalten, daß trotz sehr guter Ergebnisse nach restaurativer Proktokolektomie im Kindesalter in der Regel viel zu lange mit der Indikationsstellung zur operativen Therapie gewartet wird. Diese Verzögerung wird mit schwersten körperlichen und psychosozialen Langzeitstörungen [4, 5] erkauft. Bei in der Regel komlikationslosem Verlauf der ileoanalen Pouchoperation können die Kinder Ihre körperliche [6] und psychosoziale Entwicklung rasch aufholen. Die Kinder gewinnen ihre volle Lebensqualität zurück. In unserem „follow-up"-Lebensqualitätsfragebogen schrieb uns eine jetzt 17jährige Patientin, drei Jahre nach der ileoanalen Pouchoperation: „Es ist, als wäre ich nie krank gewesen".

Literatur

1. Heuschen G, Heuschen U, Stern J, Herfarth Ch (1996) Surgical Therapy in Children with Ulcerative Colitis: III. International Falk Symposium on Pediatric and Surgical Gastroenterology. Inflammatory Bowel Diseases and Recurrent Abdominal Pain in Children. Basel (Abstractband)
2. Kusunoki M, Möslein G, Shoji Y, Fufita S, Yanagi H, Sakanoue Y, Saito N, Utsunomiya J (1992) Steroid complications in patients with ulcerative colitis. Dis Colon Rectum 35:1003–1009
3. Romanos J, Stebbing JF, McC. Mortensen NJ, Kettlewell MGW (1996) Restorative proctocolectomy in children and adolescents. J Ped Surg 31:1655–1658
4. Motil KJ, Grand RJ, Davis-Kraft L, Ferlic LL, O'Brian Smith E (1993) Growth failure in children with inflammatory bowel disease: a prospective study. Gastroenterology 105:681-691
5. Markowitz J, Grancher K, Rosa J, Aiges H, Daum F (1993) Growth failure in pediatric inflammatory bowel disease. J Ped Gastroenterol Nutr 16:373–380
6. El-Baba M, Lin C-H, Klein M, Tolia V (1996) Outcome after surgical intervention in children with chronic inflammatory bowel disease. Ann Surg 62:1014–1017

55 Funktionelle Untersuchungen nach ileoanalem Pouch

S. Müller, E. Schippers, J. Braun, K.-H. Treutner und V. Schumpelick

Einleitung

Ein Durchbruch für die sphinktererhaltende Proktokolektomie war die Kombination von der endorektalen ileoanalen Anastomose mit einem intrapelvinen Reservoir. Heute ist die Ileum-Pouch-anale Anastomose ein verbreitetes Verfahren, wobei eine Standardisierung bisher nicht erzielt wurde. Verschiedene Reservoirtypen wie auch unterschiedliche Anastomosetechniken, mit und ohne Rektumcuff, werden empfohlen. Die Ursache hierfür mag das Bestreben sein, eine möglichst niedrige Inkontinenzrate zu erzielen. In der Chirurgischen Universitätsklinik der RWTH Aachen wird seit 1984 die von Utsonomiya beschriebene Technik des J-Pouches mit direkter lateroterminaler Pouch-analer Anastomose in Klammernahttechnik durchgeführt [2]. Diese schließt die Belassung eines Rektumcuffs aus. Dadurch konnte nicht nur die Operationszeit sondern auch die Komplikationsrate deutlich gesenkt werden. Welchen Einfluß der Verlust des Rektumstumpfes, der als wesentlicher Faktor der Kontinenz angesehen wird, auf die funktionellen Ergebnisse hat, soll anhand unserer Daten gezeigt werden. Weiterhin soll versucht werden zu erläutern, welche Mechanismen für das Versagen im Erreichen der Pouch-analen Kontinenz verantwortlich sind.

Patienten und Methode

In der Zeit von 1984 bis 1996 wurden 103 Patienten mit einer sphinktererhaltenden Proktokolektomie mit Ileum-Pouch-analer Anastomose versorgt. Die Op-Indikation leitete sich bei 86 Patienten aus einer Colitis ulcerosa, bei 17 Patienten aus einer familiären Polyposis ab. Das mittlere Alter der 42 weiblichen und 61 männlichen Patienten betrug 37 ± 17 Jahre. Alle Patienten erhielten eine protektive Ileostomie, die nach 8 ± 6 Wochen zurückverlegt wurde. Nachuntersuchungen fanden drei Monate und drei Jahre postoperativ statt. Dabei konnten früh postoperativ 81 und spät postoperativ 57 Patienten gewonnen werden. Die Nachuntersuchungen beinhalteten neben einem differenzierten Fragebogen analmanometrische Messungen. Die Kontinenz wurde anhand der Einteilung der Mayo-Klinik [1] durchgeführt (Abb. 55.1). Alle Patienten wurden prä- und postoperativ prospektiv erfaßt. Zum Zeitpunkt der Untersuchungen zeigte kein Patient Zeichen der pelvinen Sepsis oder Anastomoseninsuffizienz. Patienten mit einer Pouchitis wurden ausgeschlossen. Antidiarrhoika wurden 24 h vor der Analmanometrie abgesetzt. Die intraluminären Drücke wurden mittels

Abb. 55.1.
Einteilung der Kontinenz nach Pemberton

Grad I	**Kontinenz für Stuhl u. Gas**
Grad II	**Unkontrollierter Flatus, gelegentlich geringfügiger Stuhlverlust (< 2-mal/Wo.)**
Grad III	**Inkontinenz für Gas, häufiger Stuhlverlust (> 2-mal/Wo.)**

Acht-Kanal-Durchzugsmanometrie ermittelt, digital aufgezeichnet und ausgewertet. Eine Darmvorbereitung fand nicht statt, und der Manometrie ging keine anorektale Untersuchung voraus. Von drei Messungen akzeptierten wir den jeweils höchsten, bei der Ruhedruckmessung wie auch beim Kneifdruck. Zur Erfassung des Analinhibitorischen Reflexes wurde zusätzlich ein Doppellumen-Ballonkatheter im Rektum bzw. im Pouch plaziert. In den Ballon wurden schnell 10, 25 bzw. 50 ml Luft insuffliert, und die Dauer des inhibitorischen Reflexes aufgezeichnet. Mindestens drei Minuten vergingen zwischen den einzelnen Tests.

Klinische Ergebnisse

Drei Monate nach Ileostomieverschluß betrug die mittlere Stuhlfrequenz $7{,}49 \pm 2{,}47$ in 24 h. Spät postoperativ sank sie auf $5{,}09 \pm 1{,}79$ ($p < 0{,}05$). Obwohl die Stuhlfrequenz intraindividuell relativ konstant war, schwankte sie zwischen den unterschiedlichen Patienten von 2 bis 12 Stuhlgängen. Die meisten Stuhlgänge waren tagsüber. Die nächtliche Stuhlfrequenz lag nach 2 Jahren bei $0{,}47 \pm 0{,}79$ (Abb. 55.2). Mit Ausnahme von 4 Patienten war die Diskrimination zwischen festem Stuhl und Luft erhalten. Alle Patienten konnten ihren Pouch willentlich entleeren und verspürten Stuhldrang. Eine Katheterentleerung war zu keinem Zeitpunkt erforderlich. Drei Monate postoperativ klagten noch 19% der Patienten über gelegentliches Stuhlschmieren (Grad II). Zwei Jahre postoperativ sind 88% der Patienten voll kontinent (Grad I) (Abb. 55.3). Die Kontinenz tagsüber betrug früh postoperativ 85,2%, nachts war sie geringfügig geringer (77,8%) (Abb. 55.4). Grobe Inkontinenzen (Grad III) waren spät postoperativ nicht mehr nachzuweisen. Frühpostoperativ hatten 84% der Patienten ein- bis zweimal pro Nacht Stuhlgang. Im weiteren Verlauf reduzierte sich die Anzahl der Patienten mit nächtlichen Stuhlgängen auf 35% (Abb. 55.5). Ebenso war ein deutlicher Rückgang des Antidiarrhoikaverbrauches von über 40% auf 20% zu verzeichnen.

Abb. 55.2.
Stuhlfrequenz

	n	in 24 Std.	tagsüber	nachts
3 Mon.	**81**	**7,49 ± 2,47**	**6,4 ± 1,3**	**1,09 ± 1,81**
2 J.	**57**	**5,09 ± 1,79**	**4,62 ± 1,32**	**0,47 ± 0,79**

Abb. 55.3. Postoperative Kontinenz

	3 M. postop.	2 J. postop.
Grad I	78%	88%
Grad II	19%	12%
Grad III	3%	0%

Abb. 55.4. Kontinenz in Abhängigkeit der Tageszeit

	n	tagsüber	nachts
3 Mon.	81	69 85,2%	63 77,8%
2 J.	57	53 93,0%	50 87,7%

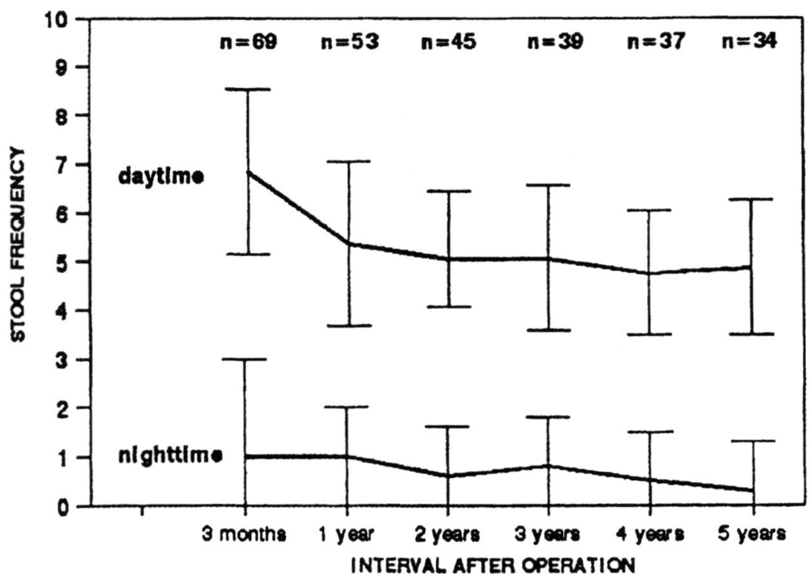

Abb. 55.5. Verlauf der Stuhlfrequenz über fünf Jahre

Manometrie

Frühpostoperativ zeigte die Analmanometrie eine signifikante Abnahme des Ruhedruckes von 65 ± 4 auf 42 ± 4 mmHg ($p < 0{,}05$). Im weiteren Verlauf steigerte sich der Ruhedruck auf 49 ± 5 mmHg, erreichte jedoch nicht die präoperativen Werte (Abb. 55.6). Es ergab sich keine Korrelation zwischen den präoperativen Werten und dem Kontinenzstatus nach der Operation. Dennoch zeigten die Patienten mit unbefriedigender frühpostoperativer Kontinenz einen signifikant niedrigeren Ruhedruck postoperativ als Patienten mit akzeptabler Sphinkterfunktion. Der Kneifdruck blieb postoperativ konstant und zeigte keine signifikanten Unterschiede zwischen postoperativ kontinenten und inkontinenten Patienten (106 ± 9 zu 95 ± 7 und 93 ± 8 mmHg) (Abb. 55.7). Der Kneifdruck überstieg den Ruhedruck um 100% unabhängig von der Zeit postoperativ. Bei inkontinenten Patienten wurden niedrigere Kneifdrücke gemessen im Vergleich zu kontinenten. Diese Unterschiede erreichten jedoch kein Signifikanzniveau. Vor der Operation ließ sich ein analinhibitorischer Reflex nach Füllung des rektalen Ballons mit 10 ml Luft in 71% der Fälle nachweisen. Bei Insufflation von 25 ml ergab sich eine Rate von 100% (Abb. 55.8). Frühpostoperativ konnte ein Inhibitorischer Reflex nach 10 ml Luft lediglich in 12% aufgezeichnet werden und in 27% nach 50 ml ($p < 0{,}001$). Im späteren postoperativen Verlauf gelang der Nachweis eines positiven Reflexes weiterhin selten. Dennoch sind 76% der Patienten ohne analinhibitori-

Abb. 55.6.
Ruhedruckmessung

mmHg	präop.	3 M. postop.	2 J. postop.
total	65 ± 4	42 ± 4	49 ± 5
kontinent	66,6 ± 4	44,5 ± 3	51,2 ± 4
inkontinent	62,1 ± 4	35,1 ± 5	40,0 ± 4

Abb. 55.7.
Kneifduckmessung

mmHg	präop.	3 M. postop.	2 J. postop.
total	106 ± 9	95 ± 7	93 ± 8
kontinent	107,2 ± 10	99,1 ± 6	97,8 ± 8
inkontinent	96,8 ± 8	89,2 ± 9	86,6 ± 7

Abb. 55.8.
Rate des nachweisbaren analinhibitorischen Reflexes

	präop.	3 M. postop.	2 J. postop.
10 ml	71%	12%	10%
25 ml	100%	12%	18%
50 ml	100%	27%	22%

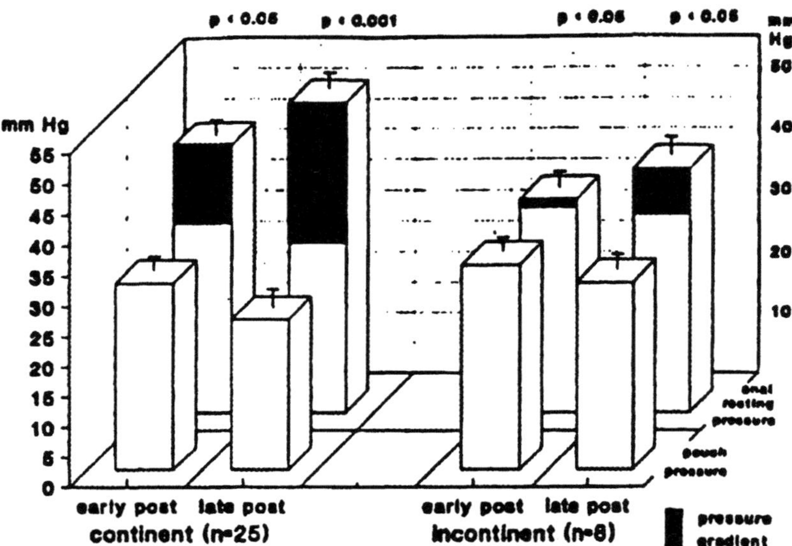

Abb. 55.9. Druckgradient zwische Ruhedruck und Wahrnehmungsschwelle für Stuhldrang bei kontinenten und inkontinenten Patienten

schen Reflex kontinent. Die Registrierung der Drücke im Pouch während der Ballondistension zeigte, daß inkontinente Patienten höhere Drücke benötigen um Stuhldrang zu verspüren als kontinente. Diese Differenz ist jedoch nicht signifikant. Im späteren Verlauf ergeben sich keine Veränderungen der druckabhängigen Wahrnehmungsschwelle. Setzt man die Wahrnehmungsschwelle in Relation zum Ruhedruck ergeben sich signifikante Unterschiede zwischen kontinenten und inkontinenten Patienten (Abb. 55.9).

Diskussion

Die anale Kontinenz ist hauptsächlich garantiert durch die anale Hochdruckzone und die Reflexaktivität der verschiedenen Muskeln. Die Barriere des Sphinkters ist in der Lage schnelle Druckanstiege, die eine Kombination zwischen rektalem und intraabdominellem Druck sind, zu kompensieren. Dies setzt eine kontinuierliche Anpassung an das aktuelle Druckniveau voraus. So ist die willentliche Defäkation sowohl Reflex als auch Selbstkontrolle. 88% unserer Patienten sind total kontinent, 12% klagten spätpostoperativ über gelegentliches Stuhlschmieren vornehmlich nachts. Diese Ergebnisse sind vergleichbar mit denen in der Literatur [1]. Im postoperativen Verlauf reduzierte sich die Rate der Patienten mit Stuhlschmieren, so daß nach 2 Jahren 93% tagsüber kontinent sind. 95% der Patienten können die Stuhlqualität differenzieren. Dies zeigt, daß die Diskrimination nicht an die Rektumschleimhaut gebunden ist. Wenn man einen 1–2 cm Saum von Rektummukosa beläßt, ist das kein Garant für eine gute Differenzierung der Stuhlqualität. Wenn man die Morbidität durch die belassene Rektumschleimhaut in Betracht zieht, empfehlen wir die totale Entfernung derselben.

Sorgfältig sollte auf die Erhaltung des Anoderms mit seinen sensiblen Afferenzen zum Nervus pudendus geachtet werden. Die direkte Pouch-anale Anastomose betrifft eine Vielzahl an anatomischen und funktionellen Strukturen des Kontinenzorgans. Wenn man die Komplexität des Eingriffs betrachtet, können die pathophysiologischen Gründe für eine Inkontinenz kaum aus den klinischen Daten allein abgeleitet werden. Viele einzelne Komponenten des Kontinenzorgans können verletzt worden sein oder weisen Defizite auf, so daß nur apparative Messungen zu objektivierbaren Einschätzungen führen. Ein Beispiel für die meßbare Komplexität der Kontinenz stellt die anale Hochdruckzone dar, deren Hauptfaktor der normalerweise kontrahierte interne Sphinkter ist [3]. Postoperativ findet man einen signifikanten Abfall des analen Ruhedrucks, der sich zwar spätpostoperativ verbessert, jedoch nicht die präoperativen Werte erreicht. Hierbei zeigen inkontinente Patienten signifikant niedrigere Werte. Präoperative Werte differieren nicht zwischen den Gruppen. Ein Abfall des Ruhedrucks ist auch in der Literatur beschrieben [4, 5]. Unterschiedliche Ergebnisse sind durch unterschiedliche Operationstechniken und manometrische Meßtechniken bedingt [4, 6]. In unserem Krankengut kommt es postoperativ zu keinem signifikanten Abfall des maximalen Kneifdrucks, ebenso ergeben sich keine Unterschiede zwischen den Gruppen. Wenn der Ruhedruck durch den Sphinkter internus und der Kneifdruck durch den Sphincter externus aufrechterhalten wird, stört die Operation die Internusfunktion, beläßt jedoch die Funktion des Sphincter externus. Der Grund für den Druckverlust mag weniger durch die intraoperative Dehnung des Schließmuskels als vielmehr durch die Dehnung des Nervus hypogastricus während der Rektumdissektion bedingt sein [5]. Die Mobilisation des distalen Rektums erfordert die Präparation der umgebenden Strukturen. Dabei können die den Sphincter internus versorgenden Nervenfasern erreicht werden. Funktionell kann sich die intersphinktäre Präparation in dem Ruhedruckverlust wiederspiegeln [7]. Der Grund hierfür ist die Abnahme der tonischen Erregung des Nervus hypogastricus [3]. Intraindividuell lassen sich aber unterschiedlichste Druckverluste nachweisen. Dies kann zum einen durch eine unterschiedlich ausgedehnte Mobilisation des Rektums, zum andern durch Unterschiede in der Lokalisation der postganglionären Fasern erklärt werden. Diese Hypothese wird durch den Verlust der dehnungsabhängigen Relaxation des Sphincter internus unterstützt. In den Fällen, in denen eine Relaxation nachweisbar ist, ist Dauer und Amplitude nie in Kongruenz zum Stimulus. Unterschiedliche Theorien zum analinhibitorischen Reflex können durch unterschiedliche Operations- und Manometrietechnik erklärt werden [4, 6, 8]. Aus unseren Ergebnissen und Daten aus der Literatur kann geschlossen werden, daß die Länge des analen Stumpfes für die Relaxation des Sphincter internus entscheidend ist. Der proximale Teil des Internus ist, im Gegensatz zum distalen Teil, sehr reich an Ganglien. Pharmakologisch ähnlich wie das Rektum reagierend ist der proximale Teil des Sphincter internus Ausgangspunkt für einen undifferenzierten Reflex. Dies ist zumindest in einem Teil unserer Patienten nach komplettem Verlust des Rektums nachzuweisen. Es kann angenommen werden, daß die Relaxation des Internus durch intramural verlaufende Reflexe ausgelöst wird, da die Ausbildung von transanastomotischen Nervenbahnen unwahrscheinlich ist [3]. Die meisten unserer Patienten ohne Reflex sind kontinent. Daraus folgt, daß die Relaxation des Internus keine Bedeutung für die Diskrimination hat. Manometrische Messungen lassen eine normale Funktion des willkürlichen Sphinkters vermuten. Der Kneifdruck im Analkanal ist durch die Operation nicht beeinträchtigt und zeigt unabhängig vom postoperativen Zeitraum normale Werte. Das gilt sowohl für kontinente Patienten als auch für solche mit Stuhlschmieren. Die propulsive Peristaltik des Ileums kann nur durch eine intakte Sphinktermuskulatur kompensiert werden. So kann der präoperative Verlust der Funktion des Sphincter externus zu erheblichen Kontinenzproblemen postoperativ führen. Dann ist die Warnperiode deutlich verkürzt. Untersuchungen zur sensiblen Funktion des Pouches zeigen, daß das Stuhldranggefühl erhalten ist. Die Perzeption des Füllungszustands wird durch die Barorezeptoren des Beckenbodens gewährleistet. Alle Patienten haben nach Pouchfüllung ein adäquate Wahrnehmung. Allerdings scheinen inkontinente Patienten höhere Drücke zu benötigen als kontinente. Diese Ergebnisse legen den Schluß nahe, daß die Schwächung des Sphincter internus für das intermittierende, vornehmlich nächtliches Stuhlschmieren, verantwortlich ist. Sogar minimale endoluminale Druckschwankungen durch Massenbewegungen des Stuhls können den niedrigen Ruhedruck übersteigen bevor Barorezeptoren den Füllungszustand registrieren und den Sphinkterapparat reflektorisch aktivieren können. Die Erhöhung der Wahrnehmungsschwelle für Stuhldrang bei inkontinenten Patienten begünstigt den pathologischen Mechanismus und erklärt das vornehmlich nächtliche Auftreten des Stuhlschmierens. Durch dieses Defizit kann flüssiger Stuhl unbemerkt, ohne Stuhldrang auszulösen, den Anus passieren.

Die Ileum-Pouch-anale Anastomose kann als eine der großen Errungenschaften des letzten Jahrzehnts angesehen werden. Es gibt keinen Zweifel, daß diese Methode noch keine Perfektion erreicht hat, trotz der Bemühungen die chirurgische Technik zu verbessern. Die funktionellen Ergebnisse sind nicht exakt vorherzusagen. Eine kritische Betrachtung unserer klinischen und physiologischen Ergebnisse zeigt, daß die direkte Ileum-Pouch-anale Anastomose ohne Erhaltung eines Rektumcuffs keine Nachteile birgt im Vergleich zur konventionellen endorektalen ileoanalen Anastomose. Beide Techniken jedoch führen zu einer Schwächung des Sphincter internus. Dies zeigt sich in einem herabgesetztem Tonus und in in einer fehlenden oder pathologischen Reflexaktivität. Postoperative Inkontinenz ist hauptsächlich durch eine gestörte Aktivität des Sphincter internus begründet. Diese ist teilweise reversibel. Das Defizit ist in den meisten Fällen durch andere intakte Komponenten des Spinkterapparates kompensiert. Um funktionelle Fehler zu vermeiden, ist eine subtile präoperative Diagnostik hilfreich. Der Erfolg der Methode ist jedoch auch von einer engen Indikationsstellung abhängig. Die Identifikation von verdeckten, kompensierten Defiziten des Sphinkterapparates ermöglicht es uns die Einschätzung des Operationserfolgs zu verbessern.

Literatur

1. Pemberton H, Kelly A, Beart RW, Dozois R, Wolff G, Ilstrup M (1987) Ileal pouch-anal anastomosis for chronic ulcerative colitis: long term results. Ann Surg 206:504–513
2. Utsonomiya J, Iwama I, Imajo M, et al. (1980) Totol colectomie, mucosal proctectomy, and ileoanal anastomosis. Dis Colon Rectum 23:459–466
3. Braun J (1988) Manometric and electrophysiological investigations in functional diagnosis of the internal anal sphincter. Langenbecks Arch Chir 373:30-41
4. Becker JM, Raymond L (1986) Ileal pouch-anal anastomosis:a single surgeon's experience with 100 consecutive cases. Ann Surg 204:375–383
5. O'Connell P, Stryker J, Metcalf M, Pemberton H, Kelly A (1988) Anal canal pressure and motility after ileoanal anastomosis. Surg Gynecol Obstet 166:47–54

6. Braun J, Silny J, Schumpelick V (1987) Problems of methodology and analysis in electromyographic studies of the internal anal sphincter for the diagnosis of functional anorectal disorders. Coloproctology 9:199–209
7. Goes R, Beart RW (1995) Physiology of ileal pouch-anal anastomosis: current concepts. Dis Colon Rectum 38:996–1005
8. Pescatori M, Parks AG (1984) The sphinkteric and sensory components of preserved continence after colectomie, mucosal proctectomie and ileoanal anastomosis. Surg Gynecol Obstet 158: 517–521

56 Ileoanaler J-Pouch – funktionelle und manometrische Langzeitergebnisse

K. E. Matzel, U. Stadelmaier, S. M. Mühldorfer, C. Hübler und W. Hohenberger

Einleitung

Bei der chirurgischen Behandlung von Patienten mit Colitis ulcerosa (CU) und familiärer Polyposis coli (FAP) stellt die Kolo-Proktomukosektomie mit Rekonstruktion der intestinalen Kontinuität mittels ileoanaler Pouchanlage das Verfahren der Wahl dar. Die am häufigsten gewählte Form des Pouches ist der Ileum-J-Pouch [4]. Das Verfahren zielt neben der Beseitigung der morphologischen Krankheitmatrix auf den Erhalt der Kontinenzfunktion und somit Vermeidung eines permanenten Stomas.

Obwohl das Verfahren das Ziel hat, die anale Kontinenzfunktion zu erhalten, kommt es bei einem Teil der Patienten zu Kontinenzstörungen [1].

Potentielle Ursachen für diese postoperativen Störungen werden kontrovers diskutiert. Neben signifikanter postoperativer Reduktion des Ruhe- und Willkürsphinkterdruckes [4, 7, 8, 9, 13] sind Funktionen des Neoreservoirs wie Pouchcompliance, Pouchkapazität, Gefühl des Stuhldrangempfindens [3, 13], Auftreten von Pouchkontraktionen nach Distension, Fehlen eines pouchanalen Inhibitionsreflexes und Verlust der Schleimhautauskleidung des Analkanals in Folge der Proktomukosektomie [6] Gegenstand der Diskussion.

Ziel der vorliegenden Studie war es die funktionellen Langzeitergebnisse nach Ileum-J-Pouch-analer Anastomose klinisch und mittels anorektaler Manometrie zu untersuchen. Durch Vergleich der erhobenen manometrischen Meßwerte mit den durch Befragung gewonnen klinischen Befunden sollten mögliche Funktionsdefizite der einzelnen anatomischen Bestandteile des Kontinenzorgans in ihrer klinischen Wertigkeit geklärt werden. Die anorektale Manometrie wurde zur differenzierten Beurteilung der Funktion der verschiedenen anatomischen Bestandteile des Kontinenzorgans eingesetzt.

Patienten und Methode

Patienten

25 Patienten (12 Frauen, 13 Männer) im Alter von 23–57 Jahren (Mittelwert: 39 Jahre) wurden in die Untersuchung eingeschlossen. Bei allen Patienten war eine Kolektomie und Proktomukosektomie mit Ileum-J-Pouch-Rekonstruktion bei kurzem Rektumstumpf und pouchanaler Anastomose nach Utsunomiya [15] durchgeführt worden. Das obligate protektive Ileostoma wurde durchschnittlich nach 3,8 Monaten zurückverlegt.

Bei 13 Patienten war der operative Eingriff wegen Colitis ulcerosa (CU), bei 12 wegen familärer adenomatöser Polyposis coli (FAP) indiziert. Die Operation lag zum Zeitpunkt der Untersuchung durchschnittlich 58 Monate (12–96 Monate) zurück.

Das Alter (21–49 Jahre, Mittelwert: 32 Jahre) und Geschlecht (4 Frauen, 5 Männer) des gesunden Probandenkollektivs unterschied sich nicht signifikant von den Patienten.

Klinische Untersuchung

Kontinenz und Lebensqualität wurden mittels eines standardisierten Fragebogens, den die Patienten zunächst selbst ausfüllten und der dann mit dem Untersucher durchgesprochen wurde, ermittelt. Folgende Informationen wurden erfragt: Stuhlfrequenz, Kontinenz (Inkontinenzbeurteilung in Anlehnung an Parks [11]: Grad 0: vollständig kontinent, Grad I: unfreiwilliger Flatus und gelegentliche Inkontinenz für dünnflüssige Stühle, Grad II: Inkontinenz für dünnflüssige Stühle mit intermittierender Inkontinenz für festen Stuhl, Grad III: komplette Inkontinenz, eine Verzögerung der Stuhlentleerung ist nicht möglich), Stuhldiskriminierungsvermögen, Stuhldrangempfinden, Vorwarnzeit, Pouchentleerung, Sozial- und Berufsanamnese.

Die Zufriedenheit der Patienten mit dem operativen Ergebnis wurde anhand einer visuellen Analogskala (1 = sehr unzufriden, 10 = sehr zufrieden) ermittelt.

Anorektale Manometrie

Die anorektale Manometrie wurde in Linksseitenlage des Patienten durchgeführt. Verwendet wurde ein wasserperfundierter 6-Lumen PVC-Katheter (Mui, Mississauga, Kanada) mit radiär und longitudinal versetzten seitlichen Öffnungen, mit an der Spitze befindlichem, insufflierbaren 3×5 cm großem Latexballon in Verbindung mit einem hydraulischen Perfusionssystem (Mui, Mississauga, Kanada) und einem Polygraphen (Synectics, Frankfurt). Die Aufzeichnungen erfolgten in stationärer Durchzugstechnik.

Folgende Meßwerte wurden ermittelt: funktionelle Sphinkterlänge, (mittlerer) Ruhedruck, maximaler und mittlerer Willkürdruck (Inkrement), Ballonperzeption (Gefühl der ersten Ballonwahrnehmung), Stuhldrangempfinden, Compliance, Pouchanaler Relaxationsreflex, Pouchkontraktionen.

Die Auswertung der manometrischen Befunde erfolgte entsprechend den vier klinisch identifizierten Gruppen: Probanden, kontinente Patienten, partiell inkontinente Patienten (Inkontinenz Grad I, II), vollständig inkontinente Patienten (Inkontinenz Grad III).

Methode: Statistische Analyse

Bei nicht parametrischer Verteilung der Werte erfolgte die statistische Auswertung mittels Mann-Whitney-U-Test für unverbundene Stichproben und durch die Spearman-Rang-Korrelation. Als Signifikanzniveau wurde $p < 0{,}05$ gewertet.

Ergebnisse

Klinische Ergebnisse

Stuhlfrequenz
Die durchschnittliche Stuhlfrequenz lag bei Patienten mit ileoanalem J-Pouch bei 8,2 Stuhlentleerungen/Tag (Abb. 56.1).

Kontinenz
5 Patienten (60%) waren vollständig kontinent, 4 Patienten (16%) litten unter Inkontinenz Grad I, jeweils 3 Patienten unter Inkontinenz Grad II (12%) und Grad III (12%). Bei 5 der inkontinenten Patienten trat der unfreiwillige Stuhlverlust nur nachts auf. 6 Patienten waren gezwungen regelmäßig Einlagen zu tragen. Bei Patienten mit III-gradiger Inkontinenz war die Stuhlfrequenz im Vergleich zu partiell inkontinenten und kontinenten Patienten signifikant erhöht ($p < 0{,}01$) (Abb. 56.2).

Stuhldiskriminierung, Vorwarnzeit
Die Diskriminierung der Stuhlkonsistenz war bei 19 Patienten (76%) unbeeinträchtigt, bei fünf Patienten (20%) unsicher, bei einem nicht mehr vorhanden. Bei 17 Patienten war das Stuhldrangempfinden im Vergleich zu vor der Operation unbeein-

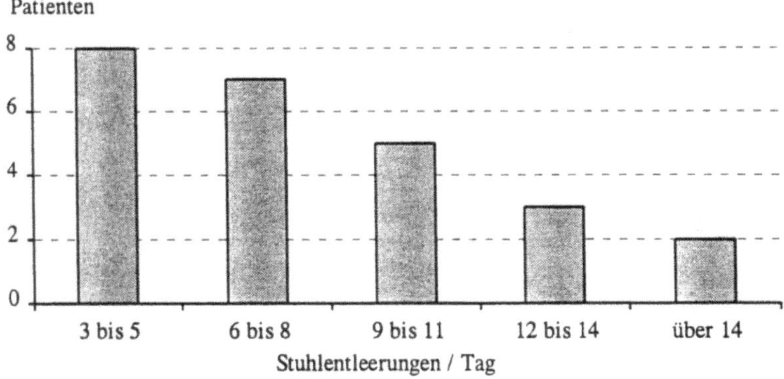

Abb. 56.1. Verteilung der Stuhlfrequenz

Abb. 56.2. Stuhlfrequenz in Abhängigkeit von der Kontinenzfunktion Kontinent - Inkontinent: $p < 0{,}01$ Partiell inkontinent - Inkontinent: $p < 0{,}01$

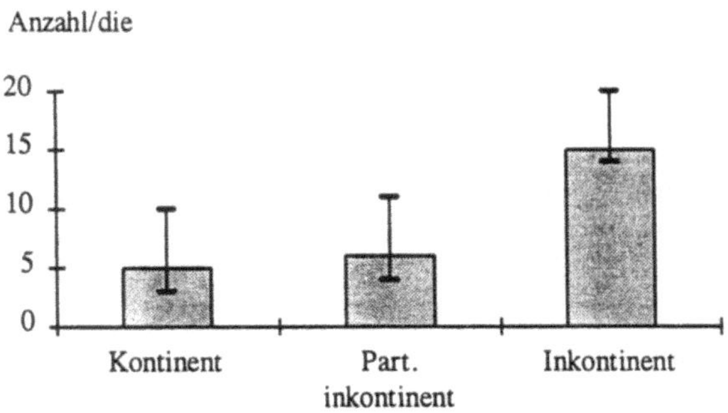

Abb. 56.3.
Vorwarnzeit
Kontinent - Inkontinent: $p < 0{,}01$
Partiell inkontinent - Inkontinent: $p < 0{,}01$

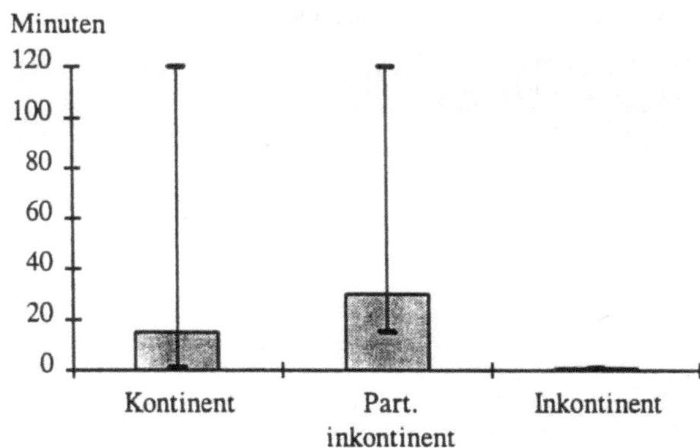

trächtigt und unverändert, 8 Patienten nahmen vermehrte Darmgeräusche als Ausdruck der Pouchfüllung wahr.

Die kontinenten und partiell inkontinenten (Grad I und II) Patienten gaben eine Vorwarnzeit von mindestens 15 Minuten an, die inkontinente Patientengruppe war in signifikanter Weise ($p < 0{,}01$) nicht in der Lage die Stuhlentleerung zu verzögern (Abb. 56.3).

Lokale Hautaffektion, generelle Zufriedenheit, Berufs- und Sozialanamnese

Rezidivierende perianale Entzündungszeichen wurden von 12 Patienten geschildert und wurden bei der Nachuntersuchung bei drei Patienten klinisch bestätigt.

Bei der Frage nach der generellen Zufriedenheit mit dem Operationsergebnis wurde im Mittel ein Wert von 8,4 (1 = sehr unzufrieden, 10 = sehr zufrieden) angegeben.

Drei Patienten waren nicht mehr in der Lage ihrem präoperativ ausgeübten Beruf nachzukommen und arbeiteten deshalb nur noch zum Teil oder hatten den Beruf gewechselt.

Bei drei Patienten war es in Folge der Operation zu einer anhaltenden Beeinträchtigung der Sexualfunktion in Form von Erektionsstörungen oder Libidoverlust gekommen.

Manometrische Ergebnisse

Funktionelle Sphinkterlänge

Der Median der manometrisch bestimmbare Länge der Analkanalruhedruckzone zeigte keine Unterschiede zwischen den Patientengruppen und unterschied sich nicht von dem Ergebnis der gesunden Probanden (Tabelle 56.1).

Ruhe- und Willkürdruck

Ruhe- und Willkürdruckwerte der einzelnen Patientengruppen zeigten keine signifikanten Unterschiede. Die Medianwerte des maximalen Willkürdruckes der kontinenten und partiell inkontinenten Patienten lagen über dem Wert des gesunden Vergleichkollektivs, der der inkontinenten Patienten unter dem Wert der Gesunden (Tabelle 56.1).

Tabelle 56.1. Ergebnisse der anorektalen Manometrie bei ileoanalem J-Pouch

	Probanden	Inkontinent	Parallel inkontinent	Inkontinent
Funktionelle Sphinkterlänge [cm] (median. Range)	3 (2–5)	3 (2–4)	3 (2–4)	3 (2–3)
Ruhedruck [mmHg]	47 (35–65)	40 (31–66)	36 (29–54)	50 (43–60)
Willkürdruck [mmHg]	105 (76–176)	134 (50–202)	167 (56–201)	84 (42–192)
Ballonperzeption [ml]	30 (20–30)	60 (30–230)[1]	58 (30–88)	40 (30–40)[2]
Stuhldrang [ml]	60 (50–70)	180 (100–280)[1]	140 (70–260)[3, 4]	60 (60–120)[2]
Compliance [ml/mmHg]	5 (4–8)	18 (3–81)[5]	14 (5–73)[6]	13 (7–24)

[1] Kontinent - Proband: $p < 0{,}0001$
[2] Kontinent - Inkontinent: $p < 0{,}05$
[3] Partiell inkontinent - Inkontinent: $p < 0{,}05$
[4] Partiell inkontinent - Proband: $p < 0{,}01$
[5] Kontinent - Proband: $p < 0{,}005$
[6] Partiell inkontinent - Proband: $p < 0{,}005$

Ballonperzeption, Stuhldrangempfinden

Die Ballonperzeptions- und Stuhldrangschwellen zeigten signifikante Unterschiede zwischen den Gruppen. Bei kontinenten Patienten lagen die Perzeptions- und Stuhldrangschwellenwerte deutlich über den Werten der Gesunden und der III-gradig inkontinenten Patienten (Tabelle 56.1).

Bei den partiell Inkontinenten war nur die Stuhldrangschwelle gegenüber der inkontinenten Patientengruppe signifikant erhöht.

Die Wahrnehmung der Ballondehnung und das Stuhldrangempfinden wurde zeitweise durch das Auftreten von Pouchkontraktionen ausgelöst. Bei 73% der Kontinenten, 43% der partiell Inkontinenten und 67% der Inkontinentender einzelnen Gruppen waren Pouchkontraktionen infolge der Ballondehnung wahrnehmbar. Ein Zusammenhang mit klinischer Kontinenz bzw. Inkontinenz ließ sich nicht nachweisen.

Bei zwei Patienten war der Ballon auch bei maximaler Dehnung nicht wahrnehmbar, bei 7 Patienten ließ sich kein Stuhldrangempfinden provozieren. Eine Korrelation zwischen mangelndem Stuhldrangempfinden und fehlenden Pouchkontraktionen bestand nicht.

Compliance

Die Compliance des Pouches war bei kontinenten und partiell inkontinenten Patienten gegenüber der Rektum-Compliance des gesunden Vergleichkollektivs signifikant erhöht (Tabelle 56.1). Die Pouchcompliance bei vollständig inkontinenten Patienten war gegenüber den Meßwerten der anderen Patienten deutlich erniedrigt; ein Signifikanzniveau wurde aufgrund der nur geringen Fallzahl aber nicht erreicht.

Bei kontinenten Patienten fand sich eine signifikante Korrelation ($p = 0{,}0002$, $r = -0{,}82$) zwischen Pouchcompliance und Stuhlfrequenz (Abb. 56.4). Die Korrelation war bei I- und II-gradig Inkontinenten schlechter ($p = 0.006$, $r = -0.73$) und bei III-gradiger Inkontinenz nicht nachweisbar.

Pouchanaler Distensionsreflex

Ein pouchanaler Distensionsreflex konnte bei keinem Patienten ausgelöst werden.

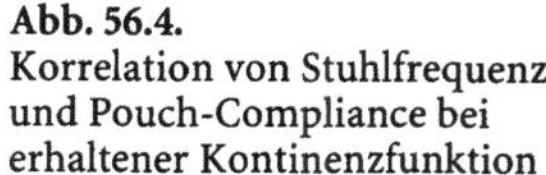
Abb. 56.4.
Korrelation von Stuhlfrequenz und Pouch-Compliance bei erhaltener Kontinenzfunktion

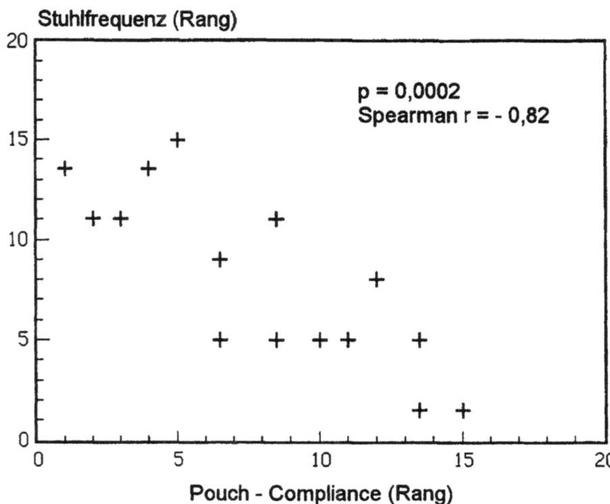

Diskussion

Der operative Eingriff der Kolektomie mit Proktomukosektomie und Anlage einer Ileum-J-Pouch-analen Anastomose führt zu erheblichen anatomischen Veränderungen des Kontinenzorgans. Die im Rahmen vorliegender Untersuchung gewonnenen klinischen Ergebnisse bestätigen, daß auch langfristig postoperative Veränderungen der Stuhlgewohnheiten und Störungen der Kontinenz bestehen [2, 5, 12,1 3].

Potentielle, den postoperativen Funktionseinschränkungen zugrundeliegende Ursachen sind mannigfaltig und werden in ihrem jeweiligen funktionellen Stellenwert kontrovers diskutiert [3, 4, 6, 7, 8, 13]. In der vorliegenden Untersuchung wurde mittels anorektaler Manometrie versucht, die ursächlichen physiologischen Veränderungen in ihrer klinischen Relevanz zu erfassen.

Es wurde deutlich, daß die Meßwerte anorektaler Manometrie, die die Funktion sowohl des internen wie auch des externen analen Sphinkters widerspiegeln, durchschnittlich 58 Monate postoperativ weitgehend im Normbereich liegen. Somit erscheinen Veränderungen des quergestreift muskulären und glattmuskulären Sphinkters als Ursache einer persistierenden Inkontinenz nachgeordnet.

Der späte Nachbeobachtungszeitpunkt mag diese Ergebnisse erklären, denn es konnte gezeigt werden, daß zu einem früheren postoperativen Zeitpunkt insbesondere Defizite der internen analen Sphinkterfunktion nachweisbar sind [3, 5, 10, 13] und die postoperativ eingeschränkte Internusfunktion über Regenerationspotential verfügt [5, 10]. Für die Aufrechterhaltung des regelrechten Analkanalverschlusses spielt neben der Höhe des Ruhedruckes die Länge der Analkanalhochdruckzone eine wesentliche Rolle. Bei den untersuchten Patienten unterschied sich die funktionelle Sphinkterlänge nicht von denen der gesunder Probanden.

Die Rekonstruktion nach Kolektomie und Mukosektomie zielt neben dem Erhalt des Sphinkters auf die Wiederherstellung eines Reservoirs. Neben der Speicherfunktion erfüllt dieses Neoreservoir bei der Wahrung der Kontinenz Perzeptionsfunktion. Wesentliche Bedeutung wird bei der Kontinenzwahrung dem Vorhandensein von

Stuhldrangempfinden beigemessen [2]. 92% unserer Patienten verfügten über eine adäquate Ballonperzeption, bei 72% war das Stuhldrangempfinden adäquat. Zu vermuten ist eine adäquate Perzeption des Pouches durch parapuborektale Barorezeptoren [2].

Inkontinente Patienten bedurften signifikant niedrigere intraluminale Drücke, um den Ballon wahrzunehmen und Stuhldrang zu empfinden. Dies steht funktionell im Einklang mit der Tatsache, daß vollständig inkontinente Patienten unter einer signifikant höheren Stuhlfrequenz litten.

Ausreichende Pouchkapazität und Compliance sind weitere wichtige Voraussetzungen für geringe Stuhlfrequenz [1, 14]. Dieser Zusammenhang konnte in vorliegender Untersuchung nur bei kontinenten Patienten in signifikanter Weise nachgewiesen werden. Bei partiell inkontinenten Patienten wurde das Signifikanzniveau knapp nicht erreicht. Die III-gradig inkontinenten Patienten zeigten eine tendenziell niedrigere Pouchescompliance als die kontinenten Patienten.

Pouchitis als eine mögliche Ursache der reduzierten Compliance konnte nur bei einem Patienten nachgewiesen werden.

Die bei den inkontinenten Patienten beobachtbare unzureichende Vorwarnzeit sowie das Unvermögen Stuhlgang zu verzögern, können als Folge reduzierter Reservoirfunktion des Pouches interpretiert werden. Eine signifikante Korrelation zwischen Compliance und Kontinenz bzw. Stuhlfrequenz konnte in der jüngsten Vergangenheit gezeigt werden [5, 13]. Der bei der inkontinenten Patientengruppe tendenziell zu beobachtende reduzierte mittlere Willkürdruck mag aggravierend dazukommen.

Ein Pouch-analer Inhibitionsreflex konnte bei keinem der untersuchten Patienten nachgewiesen werden. Wie in anderen Untersuchungen [3, 13] hatte dies keinen Einfluß auf die Kontinenz. Ebenso blieb das Fehlen von distensionbedingten Pouchkontraktionen ohne Bedeutung für die Kontinenzleistung.

Die anorektale Manometrie machte durch die Bestimmung von Einzelfunktionen des Kontinenzorgans im Rahmen dieser Studie deutlich, daß langfristige postoperative Kontinenzstörungen bei Patienten mit Ileum-J-Pouch-analer Anastomose weniger Folge eingeschränkter Sphinkterfunktion ist, als vielmehr auf Veränderungen der Funktion des Neoreservoirs beruht.

Die Kolektomie und Proktomukosektomie mit Ileum J-Pouch-analer Rekonstruktion ist die chirurgische Alternative zur Anlage eines permanenten Ileostomas in der Behandlung der Colitis ulcerosa und familiären Polyposis. Trotz auch langfristiger, zum Teil auch erheblicher Veränderungen der Stuhlgewohnheiten und Stuhlkontrolle werden das Verfahren und dessen funktionelle Ergebnisse von der Mehrzahl der betroffenen Patienten positiv beurteilt.

Literatur

1. Braun J (1989) Physiologie des Kontinenzorgans vor und nach Pouch-analer Anastomose. Z Gastroenterol 24:244–246
2. Braun J, Lerch M, Harder M, Schumpelick V (1989) Die direkte Ileumpouch-anale Anastomose. Klinische und funktionelle Kontinenzergebnisse. Chirurg 60:578–583
3. Braun J, Treutner KH, Harder M, Lerch M, Toens C, Schumpelick V (1991) Anal sphincter function after intersphincteric resection and stapled ileal pouch-anal anastomosis. Dis Col Rect 34: 8–16

4. Engelmann R, Hamelmann W, Wagner R, Thiede A (1994) Pouches im kleinen Becken. Zentralbl Chir 119 (12):862–826
5. Farouk R, Duthie GS, Bartolo DC (1994) Recovery of the internal anal sphincter and continence after restorative proctocolectomy. Br J Surg 81:1065–1068
6. Geml BT, Belmonte C, Wiltz O, Madoff RD (1995) Functional assessement of ileal pouch-anal anastomosic techniques, Am J Surg 169:137-141; discussion 141–142
7. Holdsworth PJ, Sagar PM, Lewis WG, Williamson M, Johnston D (1994) Internal sphincter activity after restorative proctocolectomy for ulcerative colitis: a study using continous ambulatory manometry. Dis Col Rect 37:32–36
8. Kroesen AJ, Stern J, Buhr HJ, Herfarth C (1995) Kontinenzstörungen nach ileoanaler Pouchanlage - diagnostische Kriterien und therapeutishe Folgerungen. Chirurg 66:385–391
9. Leppert R, Freys SM, Wagner R, Fuchs KH, Thiede A (1994) Nachuntersuchungstechniken des ileoanalen und koloanalen Pouches. Zentralbl Chir 119:892–899
10. Morgado PJ Jr, Wexner SD, James K, Nogeras JJ, Jagelman DG (1994) Ileal pouch-anal anastomosis: is preoperative anal manometry predictive of postoperative functional outcome? Dis Col Rect 37:224–228
11. Parks AG (1975) Anorectal incontinence. Proc R Soc Med 68:681–690
12. Penna C, Tiret E, Kartheuser A, Hannoun L, Nordlinger B, Parc R (1993) Function of ileal pouch-anal anastomosis in patients with familial adenomatous polyposis. Br J Surg 80:765–767
13. Pescatori M (1992) The results of pouch surgery after ileo-anal anastomosis for inflammatory bowel disease: the manometric assessment of pouch continence and its reservoir function, World J Surg 16:872–879
14. Takesue Y, Yokoyama T, Kodama T, Murakami Y, Matsuura Y (1997) Influence of ileal pouch capacity and anal sphincter function on the clinical outcome after ileal pouch-anal anastomosis. Surg Today 27:392–397
15. Utsunomiya J, Iwana T, Imago M, Matsuo S, Sawai S, Yaegashi K, Hirayama R (1980) Total colectomy, mucosal proctectomy and ileoanal anastomosis. Dis Col Rect 23:459–466

57 Ambulante Langzeitmanometrie bei Patienten mit ileoanalem Pouch

D. Lorenz, P. Podlech, U. Lorenz, A. Richter und B. Rumstadt

Einleitung

Ein Absinken des analen Ruhedrucks nach Ileo-Pouch-analer Anastomose (IPA) ist ein gängiges Phänomen. Einige Studien fanden dabei eine Korrelation zwischen präoperativ und postoperativ niedrigem analen Ruhedruck und schlechterer Kontinenz (Nicholls et al. 1981; Nasmyth et al. 1986; Keighley et al. 1988; O'Connell et al. 1988), in anderen Studien konnte dieser Zusammenhang nicht nachgewiesen werden (Neal et al. 1982; Stryker et al. 1986; Sharp et al. 1987; Lindquist 1990).

Aufschlußreicher als die Druckwerte prä- und postoperativ scheinen die Ergebnisse von Langzeitmessungen zu sein, die den Sphinkterdruck unter physiologischen Bedingungen darstellen. An gesunden Probanden wurde so als Ruheaktivität im Analkanal ein dreizyklischer Rhythmus festgestellt:

- Ein Langzeitrhythmus mit vorwiegendem Abfall des Druckes während des Schlafens, wahrscheinlich zirkadian.
- Ein langwelliges Schwanken des Ruhedruckes (Frequenz ungefähr 20–40 min Länge), vor allem nachts auftretend.
- Häufige spontane Relaxationen des Sphinkters, 3–20mal pro Stunde auftretend (am häufigsten nach dem Frühstück) (Enck et al. 1991).

Zur Druckmessung sollten möglichst Micro-Transducer verwendet werden, die folgende Vorteile haben: Durch das dünne Kaliber der Meßsonden werden die Patienten nicht belästigt. Die Micro-Transducer liefern direkt meßbare, vergleichbare und reproduzierbare Werte ohne übertragungsbedingte, also meßtechnische Fehler. Weiter tritt keine Reizung der Sphinktermuskulatur durch ausfließendes Wasser auf, durch die die Meßergebnisse verfälscht werden könnten. Beachtet werden sollte, daß die mit Micro-Transducern bestimmten Sphinkterdrucke in der Regel niedriger sind als die mit den kaliberstärkeren Ballonsonden gemessenen Druckwerte (Hancke 1988).

Ziel der vorliegenden Untersuchung war es, aus unserem Patientenkollektiv durch ambulante Langzeitmanometrie Unterschiede in der Sphinkterfunktion zwischen Patienten mit sehr guter (= nie nächtliches Stuhlschmieren) und guter (= gelegentlich nächtliches Stuhlschmieren) Kontinenz zu erkennen.

Material und Methoden

Zur Datengewinnung verwendeten wir eine mobile, für den oberen Gastrointestinaltrakt entwickelte Datenaufzeichnungseinheit (GastroScan II, Medical Instruments Corp. AG, Solothurn/Schweiz). An diese angeschlossen war ein Micro-Transducer-Katheter mit zwei, 10 cm auseinanderliegenden Meßpunkten an der Spitze.

Der Micro-Transducer-Katheter wurde in Linksseitenlage der Patienten mit Pflastern unter Online-Druckkontrolle so fixiert, daß der Meßpunkt an der Spitze im Pouch zu liegen kam, der zweite Meßpunkt im Bereich der Hochdruckzone des Analkanals. In der Regel wurde der Katheter nachmittags eingelegt, die Patienten nahmen die Meßeinrichtung mit nach Hause, am späten Vormittag des nächsten Tages wurde der Katheter wieder entfernt. Für die Dauer der Aufzeichnung wurde von den Patienten ein Tagenbuch über Tätigkeit, Wachen, Schlafen, Stuhlgang und Miktion geführt.

Zur Druckbestimmung wurden repräsentative Phasen aus der Wach- und Schlafperiode herausgegriffen, aus diesen wurde sowohl für Sphinkter als auch Pouch der Mitteldruck gebildet. Weiter wurde die Anzahl der „Sampling-Phasen" pro Stunde (=kurzer Abfall des Sphinkterdruckes, der es der Analschleimhaut erlaubt, mit dem Inhalt des Pouches in Berührung zu kommen) und die Anzahl der „High Pressure Waves" (>20 mmHg) im Pouch pro Stunde gezählt. Im Rahmen der Defäkation wurde die Dauer, der Druckabfall des Sphinkters sowie der Druckanstieg im Pouch ermittelt.

Aus den Daten pro Patient wurden die Mittelwerte errechnet, für den Vergleich der Patienten untereinander wurden Median (Q_2), 25% Quartil (Q_1) und 75% Quartil (Q_3) gebildet.

Zur statistischen Auswertung wurden die Daten in SAS (Vs. 6.10) auf einem IBM-kompatiblen PC eingelesen. Bei der Berechnung auf statistische Signifikanz zum Vergleich der Drucke zwischen den Gruppen wurde der Wilcoxon-Rangsummen Test für unabhängige Gruppen angewendet. Zum Vergleich der Drucke innerhalb der Gruppen (Schlaf-/Wachphase) wurde der T-Test angewendet.

Die graphische Darstellung erfolgte als Median, 25% Quartil und 75% Quartil.

Geplant waren 20 Patienten (10 pro Gruppe). Allerdings konnten nur insgesamt 11 Patienten postoperativ ausgewertet werden, da die normalerweise für den ösophagogastralen Einsatz entwickelten Sonden der höheren Belastung bei peranaler Anwendung auf die Dauer nicht standhielten

Die 11 Patienten, die mindestens 1 Jahr postoperativ ausgewertet werden konnten (8 S-Pouch, 3 J-Pouch), ließen sich 2 Gruppen zuordnen:

Gruppe 1: Sehr gute Sphinkterfunktion (nie nachts Stuhlschmieren
Gruppe 2: Gute Sphinkterfunktion (gelegentlich nachts Stuhlschmieren)

Quantitative Auswertung

Wachphase

Der mittlere Sphinkterdruck lag in der Gruppe 1 im Median bei 92,16 mmHg ($Q_1 =$ 66,60; $Q_3 = 112,46$), bei der Gruppe 2 bei 73,88 mmHg ($Q_1 = 72,80$; $Q_3 = 82,83$).

In der Gruppe 1 lag der mittlere Pouchdruck bei 31,95 mmHg ($Q_1=19{,}92$; $Q_3=41{,}28$). Es wurden im Median 6,5 „High Pressure Waves“ pro Stunde gezählt ($Q_1=4{,}75$; $Q_3=8{,}25$). Ein Patient hatte 2 „Sampling-Phasen“ pro Stunde.

In der Gruppe 2 lag der mittlere Pouchdruck bei 32,12 mmHg ($Q_1=20{,}75$; $Q_3=34{,}52$). Es wurden im Median 5 „High Pressure Waves“ pro Stunde gezählt ($Q_1=4{,}0$; $Q_3=6{,}0$).

Kein Patient hatte eine „Sampling-Phase“.

Schlafphase

In der Gruppe 1 lag der mittlere Sphinkterdruck bei 39,00 mmHg ($Q_1=23{,}44$; $Q_3=57{,}04$), die Frequenz pro Minute bei 6 ($Q_1=4$; $Q_3=8$).

In der Gruppe 2 lag der mittlere Sphinkterdruck bei 29,99 mmHg ($Q_1=26{,}85$; $Q_3=30{,}69$), die Frequenz pro Minute bei 6,5 ($Q_1 = 5{,}75$; $Q_3 = 7{,}75$).

Im Pouch lag in der Gruppe 1 der mittlere Druck bei 8,68 mmHg ($Q_1=3{,}64$; $Q_3=16{,}03$). Es wurden 3 „High Pressure Waves“ pro Stunde gezählt ($Q_1=1{,}5$; $Q_3=7{,}5$).

Der Druck im Pouch lag in der Gruppe 2 bei 9,49 mmHg ($Q_1=6{,}76$; $Q_3=14{,}03$).

Es wurden im Median 7 „High Pressure Waves“ pro Stunde gezählt ($Q_1=5{,}5$; $Q_3=10{,}25$).

Kein Patient hatte eine „Sampling-Phase“.

Druckdifferenz Sphinkter/Pouch

Die größte Druckdifferenz zwischen Sphinkter und Pouch fand sich in der Gruppe 1 in wachem Zustand. Aber auch schlafend war der Druckunterschied noch deutlich. In der Gruppe 2 bestand in wachem Zustand ebenfalls eine deutliche Druckdifferenz, schlafend genügte die Differenz jedoch nicht mehr, einer „High Pressure Wave“ standzuhalten (Abb. 57.1).

Statistische Auswertung

Zwischen den Gruppen 1 und 2 ließ sich für den Sphinkterdruck, den Pouchdruck und die Druckdifferenz Sphinkter/Pouch kein statistisch signifikanter Unterschied feststellen – angesichts der kleinen Gruppen nicht verwunderlich.

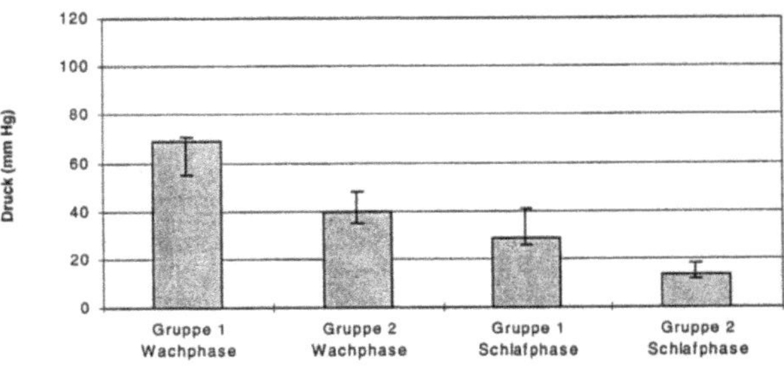

Abb. 57.1. Druckdifferenzen Sphinkter/Pouch in wachem und schlafendem Zustand (Median, Q_1, Q_3)

Tabelle 57.1. Druckunterschied zwischen Wach- und Schlafphase

	Sphinkter-druck	Pouchdruck	Druck-differenz
Gruppe 1	p = 0,0070	p = 0,0287	p = 0,0259
Gruppe 2	p = 0,0091	p = 0,0043	p = 0,0438

p < 0,05 = stat. signifikant

Innerhalb der Gruppen ist der Druckunterschied zwischen Wach- und Schlafphase für den Sphinkterdruck, den Pouchdruck und die Druckdifferenz signifikant unterschiedlich (Tabelle 57.1).

Qualitative Auswertung

Im folgenden werden einige typische Kurvenverläufe dargestellt (Abb. 57.2–5).

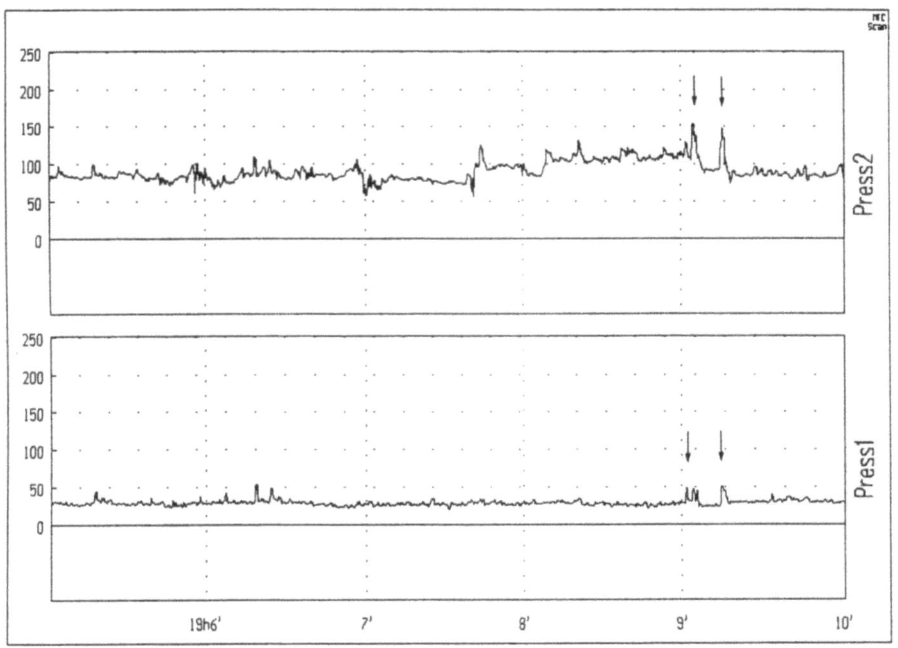

Abb. 57.2. Gruppe 1, Wachphase
Der Sphinkterdruck liegt deutlich über dem Druck im Pouch. Plötzlich auftretende Druckanstiege im Pouch werden sofort durch einen Anstieg des Sphinkterdrucks beantwortet (↓) (Press 1 = Druck im Pouch; Press 2 = Druck im Analkanal).

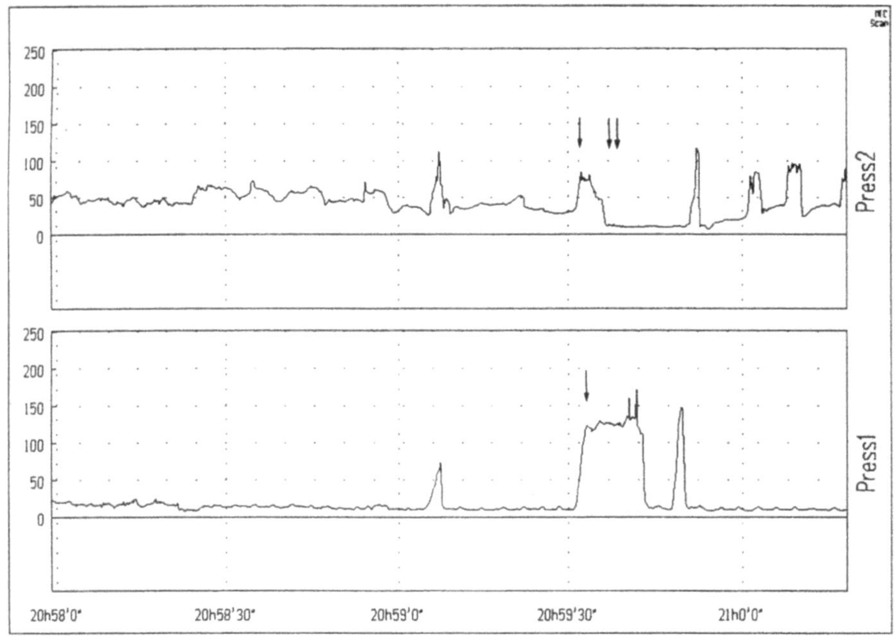

Abb. 57.3. Gruppe 1, Defäkation
Zunächst liegt der Sphinkterdruck noch deutlich über dem des Pouches. Bei der Defäkation kommt es zunächst im Analkanal zu einem Druckanstieg (↓), gefolgt von einer Relaxation der Sphinktere (↓↓) bei gleichzeitigem massivem Anstieg des Drucks im Pouch (↓) mit Druckumkehr (Press 1 = Druck im Pouch; Press 2 = Druck im Analkanal).

Diskussion

Die grobe Kontinenz nach IAP ist gut und bleibt es auch nach Jahren. Kleinere Störungen sind häufig, diese nehmen im Langzeitverlauf eher zu. So berichtet die Arbeitsgruppe aus der Mayo Clinic, Rochester, daß die Sphinkterfunktion 10 Jahre postoperativ im wesentlichen unverändert blieb; es kam lediglich zu einem geringen Anstieg des nächtlichen Stuhlschmierens von 38% auf 52% (nicht signifikant) (McIntire 1994).

Ein wesentlicher Fortschritt für das Verständnis der Physiologie der Kontinenz nach IAP war die gleichzeitige, möglichst ambulante Langzeitaufzeichnung von intrarektalem bzw. intrapouchalem und intraanalem Druck. So konnten Erkenntnisse aus physiologischen Situationen gewonnen werden, die sonst eher der Privatsphäre unterliegen (Schlaf, Miktion, Flatus, Defäkation).

Eine gleichzeitige, ambulante Aufzeichnung von analem Ruhedruck und EMG des Musculus sphincter ani externus bei gesunden Probanden durch Kumar et al. zeigte, daß der „Sampling Reflex" im wachen Zustand signifikant häufiger war als während des Schlafens und ebenso nach dem Essen im Vergleich zum Hungern.

Die Passage eines Flatus durch den Analkanal war in 19% der Episoden mit einer vorübergehenden Relaxation des Analkanals vergesellschaftet, im Gegensatz dazu fand sich bei 75% der Episoden eine Kontraktion ohne vorhergehende Relaxation.

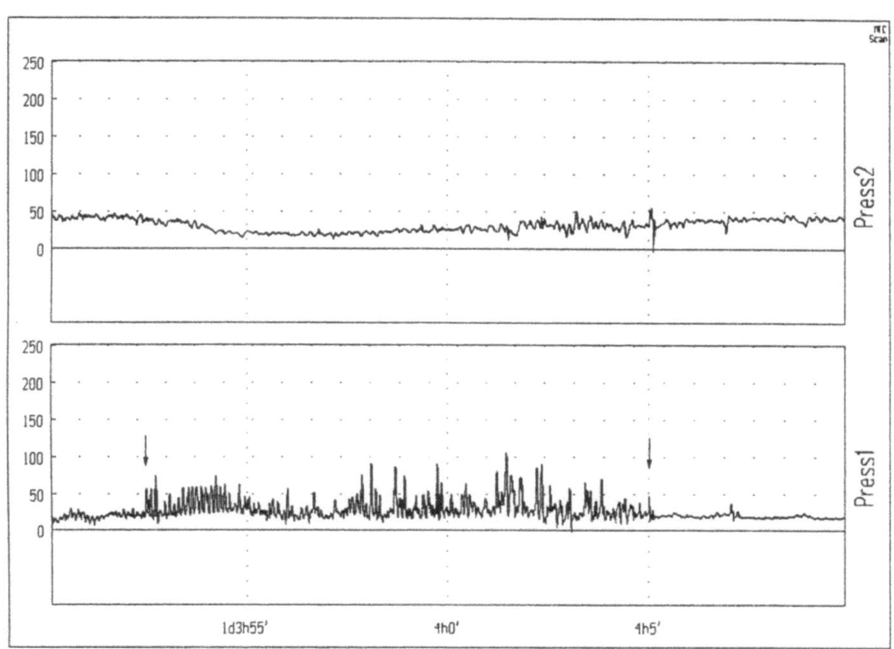

Abb. 57.4. Gruppe 2, Schlafphase
In der Regel war auch in der Schlafphase stets ein positiver Druckgradient zwischen Sphinkter und Pouch erhalten. Gelegentlich ließen sich jedoch Phasen beobachten, die obige Abbildung beispielhaft darstellt. Im Pouch kommt es zu massivem Auftreten von „High Pressure Waves", die nicht von einem gleichzeitigen Anstieg des Sphinkterdrucks begleitet sind. Hieraus folgt ein umgekehrter Druckgradient, der zum Austritt von Stuhl führen kann. Diese Phase dauert ca. 13 min (↓-↓), dann ist der positive Druckgradient wiederhergestellt.

Während der Miktion stieg der Druck im Analkanal im Mittel um 15 mmHg in Kombination mit kräftigen Kontraktionen des externen Analsphinkters an. Daraus schlossen die Autoren, daß die Kontinenz während Miktion und Passage eines Flatus im Normalfall durch eine kontraktile Aktivität des externen Analsphinkter aufrecht erhalten wird (Kumar et al. 1990).

In einer ersten Untersuchung an 7 kontinenten Pouch-Patienten und 12 gesunden Kontrollpersonen fanden Ferrara et al., daß während des Schlafens der Ruhedruck im Analkanal in beiden Gruppen vergleichbar war (Ferrara et al. 1992). Im Analkanal fanden sich zyklische Relaxationen, während dieser fiel der mittlere Druck in beiden Gruppen um ca. 15 mmHg ab. Bei der Kontrollgruppe wurden während des Schlafens im Mittel 6 rektale Kontraktionen identifiziert, bei den Patienten mit Pouch im Mittel 8 „High Pressure Waves" pro Stunde. Wichtig war, daß in beiden Gruppen der Druckanstieg in Rektum bzw. Pouch immer mit einem raschen Anstieg des Drucks im Analkanal einherging. So konnte der Druckgradient zwischen Rektum bzw. Pouch und Analkanal erhalten werden.

In einer Folgeuntersuchung verglichen die Autoren zwei operierte Patientengruppen nach IAP, 8 mit gutem und 8 mit schlechtem postoperativen Kontinenzergebnis.

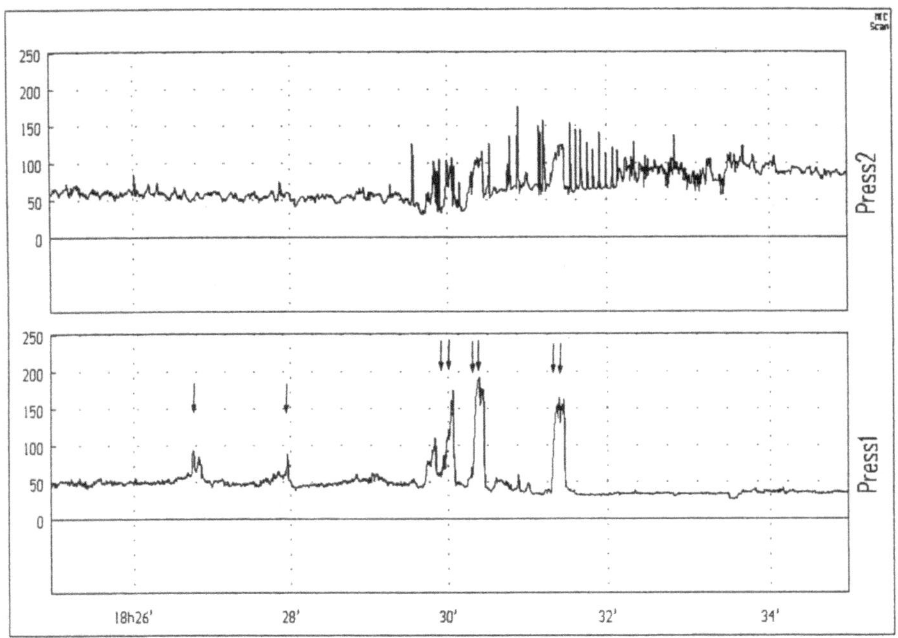

Abb. 57.5. Gruppe 2, Defäkation
Als weiteres Beispiel für eine gestörte Koordination zwischen Pouch und Sphinkter ist der Druckverlauf eines Patienten bei der Defäkation angeführt. Zwar besteht ein positiver Druckgradient zwischen Sphinkter und Pouch, doch werden „High Pressure Waves“ (↓) nicht durch einen Anstieg des Sphinkterdrucks beantwortet. Bei der Defäkation kommt es zu einem massiven Anstieg des Pouchdruckes (↓↓), ohne daß gleichzeitig der Sphinkter erschlafft.

Bei allen kontinenten Patienten fanden sich „High Pressure Waves“ (Amplitude >20 mmHg), die Frequenz dieser Wellen hatten eine Tendenz nach dem Essen oder im wachen Zustand zuzunehmen und fiel während des Schlafens signifikant ab. Die höchste Frequenz wurde kurz vor Pouchentleerung erreicht. Der mittlere Analkanaldruck lag während des Tages bei 66 mmHg, beim Schlafen fiel der Druck nur leicht ab. Während des Schlafens kam es ca. 1–2mal pro Stunde zu einem dramatischen Druckabfall auf nur 18 mmHg im Analkanal, dies hielt für ca. 16 min an, fiel aber niemals mit einer „High Pressure Wave“ im Pouch zusammen, so daß der Druckgradient immer erhalten war.

Bei den inkontinenten Patienten wurden ebenso viele „High Pressure Waves“ wie in der kontinenten Gruppe verzeichnet. Der dabei auftretende Druck war in dieser Gruppe aber signifikant höher als bei den kontinenten Patienten. Obwohl die Frequenz der Druckwellen während des Schlafens abnahm, nahm die Amplitude jeder einzelnen Welle nicht ab. Verglichen mit den kontinenten Patienten hatte diese Gruppe sowohl während des Schlafens als auch im wachen Zustand signifikant geringere Ruhedrucke im Analkanal. Darüber hinaus waren die Relaxationsphasen während des Schlafens deutlich länger, in diese Phasen fielen kraftvolle „High Pressure Waves“, ohne daß es zu einem gleichzeitigen Anstieg des Analsphinkters kam.

In dieser ausgezeichneten Studie kamen die Autoren zu dem Schluß, daß die Inkontinenz nach Ileo-Pouch-analer Anastomose eine Konsequenz verschiedener Faktoren ist: einem schwachen und weniger reagiblen Analkanal, einer starken motorischen Aktivität des Pouches und einer schlechten Koordination zwischen Pouch und Analkanal (Ferrara et al. 1994).

In unserer Studie unterschied sich die Kontinenz der untersuchten Gruppen nur graduell: In der Gruppe 1 kam es nie, in der Gruppe 2 nur gelegentlich zu nächtlichem Stuhlschmieren. Trotzdem waren die beobachteten Veränderungen deutlich.

Die Ergebnisse der Langzeitmanometrie zeigten, daß in der Gruppe mit sehr guter Kontinenz (Gruppe 1) der mittlere Sphinkterdruck sowohl in wachem als auch in schlafendem Zustand deutlich über den vergleichbaren Drucken der Gruppe 2 (mit guter Kontinenz) lagen. Häufiger waren in der Gruppe 2 „High Pressure Waves" in der Schlafphase; in dieser Gruppe war die Dauer der Defäkation auch deutlich länger.

Wie wir in der qualitativen Auswertung der Kurven zeigen konnten, war bei der Gruppe 1 stets ein positiver Druckgradient zwischen Analsphinkter und Pouch erhalten. Kam es zu einem Druckanstieg im Pouch, wurde gleichzeitig der Druck im Sphinkter erhöht, egal ob in wachem oder schlafendem Zustand. Bei der Defäkation kam es zu einer reflektorischen Erschlaffung des Sphinkters.

In der Gruppe 2 kam es nachts gelegentlich zu Druckanstiegen im Pouch, die nicht von einem Druckanstieg des Sphinkters begleitet waren und so zu einem negativen Druckgradient Sphinkter/Pouch und Stuhlschmieren führten. Bei einigen Patienten fehlte die reflektorische Erschlaffung des Sphinkters bei der Defäkation.

Die fehlende Antwort des Sphinkters auf Druckänderungen im Pouch und die fehlende reflektorische Erschlaffung des Analsphinkters bei der Defäkation in der Gruppe 2 sowie der fehlende Nachweis von „Sampling Phasen" bei fast allen Patienten sprechen für eine gestörte Koordination zwischen Sphinkter und Pouch.

Aus unseren Untersuchungen folgt somit, daß das nächtliche Stuhlschmieren der partiell inkontinenten Patienten auf ein unglückliches Zusammentreffen eines erniedrigten analen Ruhedruckes, eines gestörten Reflexverhalten zwischen Pouch und Analkanal sowie eines erhöhten intrapouchalen Drucks zurückzuführen ist.

Literatur

Enck P, Eggers E, Koletzko S, Erckenbrecht JF (1991) Spontaneous variation of anal „resting" pressure in healthy humans. Am J Physiol 261:G823–G826

Ferrara A, Pemberton JH, Grotz RL, Hanson RB (1994) Motor determinants of incontinence after ileal pouch-anal anastomosis. Br J Surg 81: 285–288

Ferrara A, Pemberton JH, Hanson RB (1992) Preservation of continence after ileoanal anastomosis by the coordination of ileal pouch and anal canal motor activity. Am J Surg 163:83–89

Hancke E (1988) Anorectale Manometrie mit Mikro-Transducer. Chirurg 59:119–122

Keighley MR, Yoshioka K, Kmiot W, Heyen F (1988) Physiological parameters influencing function in restorative proctocolectomy and ileo-pouch-anal anastomosis. Br J Surg 75:997–1002

Kumar D, Waldron D, Williams NS, Browning C, Hutton MRE, Wingate DL (1990) Prolonged anorectal manometry and external anal sphincter electromyography in ambulant human subjects. Digestive Diseases and Sciences 35:641–648

Lindquist K (1990) Anal manometry with microtransducer technique before and after restorative proctocolectomy. Sphincter function and clinical correlations. Dis Colon Rectum 33: 91–98

McIntyre PB Pemberton JH, Wolff BG, Beart RW, Dozois RR (1994) Comparing functional results one year and ten years after ileal pouch-anal anastomosis for chronic ulcerative colitis. Dis Colon Rectum 37:303–307

Nasmyth DG, Johnston D Godwin PG, Dixon MF, Smith A, Williams NS (1986) Factors influencing bowel function after ileal pouch-anal anastomosis. Br J Surg 73:469–473
Neal DE, Williams NS, Johnston D (1982) Rectal, bladder, and sexual function after mucosal proctectomy with and without a pelvic reservoir for colitis and polyposis. Br J Surg 69:599–604
Nicholls RJ, Belliveau MN, Neill M, Wilks M, Tabaqchali S (1981) Restorative proctocolectomy with ileal reservoir: a pathophysiological assessment. Gut 22:462–468
O'Connell PR, Stryker SJ, Metcalf AM, Pemberton JH, Kelly KA (1988) Anal canal pressure and motility after ileal anastomosis. Surg Gynecol Obstet 166:47–54
Sharp FR, Bell GA, Seal AM, Atkinson KG (1987) Investigations of the anal sphincter before and after restorative proctocolectomy. Am J Surg 153:469–472
Stryker SJ, Kelly KA, Phillips SF, Dozois RR, Beard RW Jr (1986) Anal and neorectal function after ileal pouch-anal anastomosis. Ann Surg 203:55–61

Manometrische Lokalisation der Analsphinkterschädigung nach ileoanaler Pouchanlage

58

A. J. Kroesen, N. Runkel und H. J. Buhr

Einleitung

Nach ileoanaler Pouchanlage (IAP) wegen Colitis ulcerosa und familiärer adenomatöser Polyposis coli kommt es beinahe regelhaft zu einer postoperativen Reduktion der Sphinkterkraft. Dies drückt sich in der frühpostoperativen Phase durch eine Verminderung des Ruhedruckes um ein Drittel bis ein Viertel der präoperativen Druckwerte aus [5, 6]. Zur Genese dieser Druckminderung werden zwei Hypothesen diskutiert. Auf der einen Seite soll die Schädigung durch eine direkte Traumatisierung des M. sphincter ani internus im Rahmen der Ileo-Pouch-analen Anastomose und auf der anderen Seite durch eine indirekte nervale Schädigung der Sakralwurzeln des N. pudendus. Ziel dieser prospektiven Studie war es, über getrennte segmentale Analyse der proximalen und kaudalen Sphinkterabschnitte zu untersuchen, ob die proximalen Sphinkterabschnitte durch die ileoanale Anastomose stärker geschädigt werden. Eine überwiegende Abnahme der proximalen Abschnitte würde fur eine direkte Schädigung sprechen, eine globale Abnahme für eine nervale Schädigung.

Patienten und Methode

Patienten

Es wurden 75 Patienten mit Colitis ulcerosa (62) und FAP (13) als Grunderkrankung jeweils unmittelbar vor und 3 Monate nach ileoanaler Pouchanlage untersucht. Das mediane Alter betrug 36 (16–71) Jahre. Die Geschlechtsverteilung Weibl. : Männl. = 40 : 35. Die mediane praeoperative Krankheitsdauer war 13 Jahre.

Zusätzlich wurde bei 4 Patienten von einem Gesamtkrankengut von 55 Patienten (Alter: 32,5 ± 3 Jahre; Geschlechtsverteilung: W : M = 33 :28) vor Ileostomarückverlagerung wegen drohender Inkontinenz ein Biofeedbacktraining durchgeführt. Die Manometriedaten dieser Patienten vor und nach Ileostomarückverlagerung werden dargestellt.

Operatives Vorgehen

Es wurde ein zweizeitiges Operationsverfahren angewandt. Im ersten Operationsschritt erfolgte die Kolektomie, Teilproktektomie, Proktomukosektomie, Formung eines J-Pouches, Ileo-Pouch-anale Anastomosierung und die Anlage eines protektiven

Loop-Ileostomas. Im zweiten Operationsschritt erfolgte nach 10–12 Wochen die Ileostomarückverlagerung. Die Ileo-Pouch-anale Anastomose erfolgte durch eine transanal handgenähte Anastomose [1].

Manometrie

Zur Manometrie wurde ein 5 mm durchmessender flexibler 8-lumiger Manometriekatheter verwandt. Die 8 Meßöffnungen sind auf einer Höhe und radiär jeweils um 45° versetzt angeordnet. Die Meßkanäle werden über eine MUI-Hochdruckpumpe mit 4 ml/Min. perfundiert. Die gemessenen Druckänderungen werden über Druckwandler an einen digitalen Signalwandler (Polygraphen - Fa. Synectics) weitergeleitet und die Daten über einen Computer mit standartisieter Software verarbeitet. Die Manometrie erfolgt im analen Durchzugsverfahren unter Ruhe- und Kontraktionsbedingungen mit einer Durchzugsgeschwindigkeit von 1 cm/Sek., sowie einer stationären Manometrie unter Ermittlung des Ruhe- und Kontraktionsdrucks am Maximum des analen Druckplateaus. Die über die Software errechneten Parameter sind: Ruhedruck (RD), Kontraktionsdruck (KD), radiale Asymmetrie in Ruhe (RA/RD)? radiale Asymmetrie bei Kontraktion (RA/KD), Vektorvolumen in Ruhe (VV/RD), Vektorvolumen bei Kontraktion (VV/KD) und die lange der analen Hochdruckzone.

Die sogenannte Länge (%) errechnet sich hierbei aus der Summe der Druckdifferenzen zwischen den einzelnen Kanälen und den Mitteldrücken aller Kanäle. Der Computer konstruiert ein dreidimensionales Druckdiagramm der Druckverhältnisse im Analkanal. Dieses Diagramm ist in Einzelsegmente von 5 mm Dicke unterteilt. Für jedes Segment läßt sich über die Formel der Fläche eines irregulären Vielecks das Vektorvolumen errechnen. Segment-Vektorvolumen $= 0{,}5 \times \sin(360/n) \times P_1P_2 + P_2P_3 + \ldots P_1P_n$. Das Gesamtvektorvolumen errechnet sich aus der Summe der Segmentvektorvolumina.

Zur Segmentanalyse wurde das Druckdiagramm halbiert und jeweils die proximalen und kaudalen Segmente addiert und die prozentuale Ab- bzw. Zunahme je Patient errechnet (Abb. 58.1).

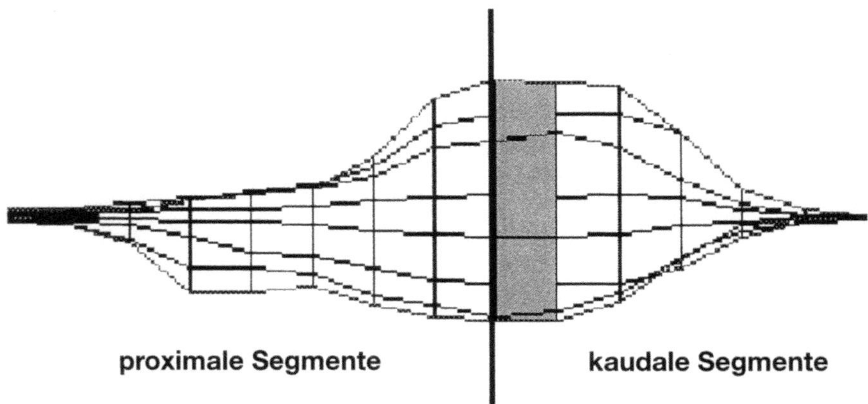

Abb. 58.1. Das 3D-Vektorvolumenbild wird in die proximalen und kaudalen Segmente unterteilt

Es werden Mittelwerte mit Standardabweichungen angegeben (± SD). Als statistischer Test wird der Student's-t-Test angewandt.

Ergebnisse

Die Manometriewerte, radiale Asymmmetrie, Vektorvolumenwerte und Ergebnisse der Analsphinktersegmentanalyse sind in der Tabelle 58.1 zusammengefaßt. Es findet sich eine signifikante Abnahme des analen Ruhe- und Kontraktionsdrucks sowie des Vektorvolumens in Ruhe und bei Kontraktion nach IAP. Außerdem läßt sich eine signifikante Zunahme der radialen Asymmetrie in Ruhe und bei Kontraktion festhalten. Die Länge der analen Hochdruckzone bleibt unverändert. Hingegen ergibt die Analyse der proximalen und kaudalen Analsphinkteranteile keine signifikante Ab- bzw. Zunahme der Kraftverteilung.

Nach Biofeedbacktraining kam es zu einer signifikanten Zunahme des Ruhedrucks und der radialen Asymmetrie (Tabelle 58.2).

Tabelle 58.1. Ergebnisse der Manometrie im Überblick. Ruhedruck (RD); Kontraktionsdruck (KD); Radiale Asymmetrie in Ruhe (RA/RD) und bei Kontraktion (RA/KD); Vektorvolumen in Ruhe (VV/RD) und bei Kontraktion (VV/SP); HPZ - Hochdruckzone; IPA - Ileo-Pouch-anale Anastomose

n = 75	RD [mmHg]	KD [mmHg]	RA/RD [%]	RA/KD [%]	VV/RD [cm^3]	VV/KD [cm^3]	proximale Segmente	distale Segmente	HPZ [cm]
Prae IPA	83,5 ± 24,4	204,7 ± 63,3	11,5 ± 4,1	9,6 ± 3,1	476,0 ± 325,4	1397,0 ± 751,9	37,1% ± 13,6	62,9% ± 13,6	3,8 ± 0,9
Post IPA	58,1 ± 18,0	173,4 ± 50,6	18,4 ± 7,4	13,0 ± 6,7	248,7 ± 167,5	1042,5 ± 750,3	34,9% ± 13,6	65,1% ± 13,6	3,6 ± 0,7
p t-test	< 0,0001	< 0,05	< 0,001	< 0,05	< 0,0001	< 0,05	n.s.	n.s.	n.s.

Tabelle 58.2. Ergebnisse vor und nach Biofeedbacktraining

n = 4	RD [mmHg]	KD [mmHg]	RA/RD [%]	RA/KD [%]	VV/RD [cm^3]	VV/KD [cm^3]	HPZ [cm]
Prae IPA	55,7 ± 13,9	237,9 ± 49,9	12,7 ± 3,5	11,3 ± 5,5	343,1 ± 338,7	1714,8 ± 219,0	4,1 ± 0,5
Prae ISR	27,65 ± 9,7	22,4 ± 39,0	32,8 ± 5,5	13,8 ± 8,9	39,2 ± 31,2	1605,4 ± 545,1	3,85 ± 0,9
post Biof.	50,0 ± 14,3	278,7 ± 64,3	20,65 ± 4,8	8,4 ± 0,8	163,9 ± 160,0	2553,2 ± 910,7	4,5 ± 0,7
p	p < 0,05	n.s.	p < 0,05	n.s.	n.s.	n.s.	n.s.

Diskussion

Wie auch schon in anderen Untersuchungen gezeigt, läßt sich in unserem Kollektiv eine frühpostoperative Reduktion des Ruhedrucks um ein Viertel nachvollziehen [5, 6]. Desweiteren lassen sich aus den durchgeführten Untersuchungen folgende Schlüsse ziehen. Die Zunahme der radialen Asymmetrie deutet darauf hin, daß die Minderung der analen Druckwerte nach IAP mit einer Veränderung der Drucksymmetrie des muskularen Analsphinkters einhergeht. Nach dem bisherigen Kenntnisstand lassen sich aus dieser Tatsache jedoch keine Rückschlüsse auf die Genese der Sphinkterschädigung ziehen.

Zu Beginn dieser Studie wurde aufgrund von Einzelbeobachtungen davon ausgegangen, daß durch die Pouch-anale Anastomose vor allem die proximalen Sphinkteranteile geschädigt werden. Das Ergebnis dieser Studie belegt jedoch eindeutig, daß es zu einer Gesamtbeeinträchtigung der Sphinkterleistung kommt und eine lokalisierte Sphinkterschädigung nicht feststellbar ist. Aufgrund dieser globalen Sphinkterbeeinträchtigung ist eher von einer neurogenen Schädigung des Kontinenzorgans auszugehen.

Eine direkte Schädigung des Sphinkters wurde auch bereits durch andere Autoren verneint, jedoch nicht in dieser Weise manometrisch nachgewiesen [2, 3]. In weiteren Studien sollte zur weiteren Differenzierung Nadel-EMG's abgeleitet werden, um zumindenstens in Einzelfallen sogenannte Reinervationspotentiale nachzuweisen.

Für eine nervale Schädigung spricht der in der bisher nur an einer kleinen Serie nachgewiesene positive Effekt des Biofeedbacktrainings [4].

Für das operative Vorgehen impliziert dieses Untersuchungsergebnis eine besondere Schonung der nervalen Strukturen besonders im Bereich des kaudalen Plexus sacralis.

Zusammenfassung

Bei 50 Patienten wird vor und nach ileoanaler Pouchanlage eine 3D-Vektorvolumenmanometrie durchgeführt. Die manometrischen Daten weisen die bekannte Tatsache einer postoperativen Reduktion des analen Ruhe- und Kontraktionsdrucks nach (Ruhedruck $83{,}5 \pm 24{,}4 \rightarrow 58{,}1 \pm 18{,}0$ mmHg; Kontraktionsdruck $204{,}7 \pm 63{,}3 \rightarrow 173{,}4 \pm 50{,}6$ mmHg). Auaerdem wird eine signifikante Abnahme des Vektorvolumens und eine signifikante Zunahme der radialen Asymmetrie (Ruhe $11{,}5 \pm 4{,}1 \rightarrow 18{,}4 \pm 7{,}4\%$; Kontraktion $9{,}6 \pm 3{,}1 \rightarrow 13{,}0 \pm 6{,}7\%$) beobachtet. Über eine Analsphinkter-Segmentanalyse der proximalen und kaudalen Analsphinkteranteile läßt sich keine lokalisierte Schädigung der proximalen Sphinkteranteile feststellen, was eine intraoperative neurogene Sphinkterschädigung impliziert.

Literatur

1. Buhr HJ, Heuschen UA, Stern J, Herfarth C (1993) Continence-preserving operation after proctocolectomy. Indications, technique and results. Chirurg 64:601–613
2. Chaussade S, Verduron A, Hautefeuille M, Rileight G, Guerre J, Couturier D, Valleur P, Hautefeuile P (1989) Proctocolectomy and ileoanal anastomosis without conservation of a muscular cuff. Br J Surg 76:740–744
3. Keighley MRB (1987) Abdominal mucosectomy reduces the incidence of soiling and sphincter damage after restorative proctocolectopmy and J pouch. Dis Colon Rectum 30:386–390
4. Kroesen AJ, Stern J, Buhr HJ, Herfath C (1995) Incontinence after ileo-pouch-anal anastomosis – diagnostic criteria and therapeutic consequences. Chirurg 66:385–391
5. Luukonen P (1988) Manometric follow-up of anal sphincter function after an ileoanal pouch procedure. Int J Colorect Dis 3:43–46
6. Öresland T, Fasth S, Akervall S, Nordgren S, Hulten L (1990) Manovolumetric and sensory characteristics of ileoana, J pouch compared with healthy rectum. Br J Surg 77:803–806

Teil X

Ergebnisse der Pouch-Chirurgie

Pouchitis

Veränderung der ^{13}C-Triglyzerid-Resorption im Dünndarm nach ileoanalem Pouch

D. LORENZ, R. GRÖSSLE, Y. GHOOS, H. GÜNTHER, A. RICHTER und B. RUMSTADT

Einführung

Das Prinzip des CO_2-Atemtestes beruht auf der Messung von markiertem $^*CO_2$ in der Ausatemluft nach Gabe eines *C-markierten Substrates. Alle CO_2-Teste basieren auf der Tatsache, daß durch einen metabolischen Prozeß ein Substrat in $^*CO_2$ umgewandelt wird, welches dann ausgeatmet wird. Ein Substrat kann mit einem radioaktiven Kohlenstoffatom (^{14}C) oder mit einem stabilen Isotop (^{13}C) markiert werden. Die funktionelle *C-markierte, Gruppe wird entweder während der Passage durch den Gastrointestinaltrakt, während der Resorption oder während späterer, metabolischer Prozesse enzymatisch abgespalten.

^{13}C ist ein stabiles Isotop, das sich von dem gewöhnlichen ^{12}C-Atom nur durch seine Masse unterscheidet. Isotope desselben Elementes besitzen dieselbe Protonenzahl, aber eine unterschiedliche Anzahl an Neutronen.

Bei ^{13}C-Atemtests wird das massenspektrometrisch ermittelte Isotopenverhältnis [R] der Probe [P] bezogen auf ein Standardgas mit bekanntem Isotopenverhältnis [STD] als Deltawert ausgedrückt (Ghoos, Y. 1988):

$$\delta^{13}C = \frac{[R_P - R_{STD}]}{R_{STD}} \times 1000$$

Zur besseren Veranschaulichung der Ergebnisse hat es sich bewährt, den relativ abstrakten δ^{13}-Wert umzurechnen. Am gebräuchlichsten ist die Umrechnung des Deltawertes in % ^{13}C, die Ergebnisse des $^{13}CO_2$-Atemtests werden ausgedrückt in:

% der verabreichten Dosis 13C/Stunde = (**% ^{13}C dose/h**)

und in

kumulative Prozente der verabreichten Dosis 13C zum Zeitpunkt t = **(% ^{13}C cumul. dose).**

Die erste Kurve zeigt die Prozeßdynamik, d. h. ob eine Verzögerung oder Beschleunigung eintritt. Die zweite Kurve, die numerisch aus den Daten der ersten berechnet wird, informiert über den globalen Prozeß.

Für die Umrechnungsformeln darf auf die Literatur verwiesen werden (Ghoos, Y. 1993).

Das von uns verwendete synthetische Triglycerid (^{13}C-MTG) besteht aus einer ^{13}C-markierten, mittelkettigen Octansäure an Position 2 und zwei langkettigen Stearinsäuren an Position 1 und 3, die an Glyzerin gebunden sind.

^{13}C-markierte Triglyzeride werden durch die aus dem Pankreas kommende Lipase in freie Fettsäuren und Monogylzeride mit einer verbliebenen Acylgruppe an C_2 hydrolysiert. Monoglyzeride mit einer mittelkettigen Fettsäure an C_2 können ohne vorherige Myzelenbildung mit Gallensäuren direkt von der Mukosa aufgenommen werden. Besondere Transportleistungen der Mukosazellen sind nicht erforderlich, nach Resorption wird die mittelkettige Fettsäure oder das mittelkettige Monoglyzerid über die Pfortader in die Leber transportiert, wo sie/es oxydativ zu $^{13}CO_2$ metabolisiert wird.

Gemischtkettige Triglyzeride sind wasserunlöslich, als Träger wählten wir deswegen eine sehr fetthaltige (50% der gelieferten Energie), stoffwechseladaptierte Trink- und Sondennahrung (Supportan®, Fa. Fresenius).

Bei 11 Patienten nach Ileo Pouch-analer Operation (6 × Colitis ulcerosa und 5 × Adenomatosis coli) wurden 2 Versuchsreihen durchgeführt (orale und peranale Applikation von ^{13}C-MTG). Die Operation lag mindestens ein Jahr zurück, zwischen den einzelnen Versuchen lagen mindestens 24 Std. Pause.

Bei der Kontrollgruppe (10 Personen) wurde 1 Versuchsreihen durchgeführt (orale Applikation von ^{13}C-MTG). Zusätzlich wurde bei 5 Probanden eine Versuchsreihe zur Ermittlung der Eigenaktivität der Trägerlösung für ^{13}C-MTG (Supportan®, Fa. Fresenius) durchgeführt, da die $^{13}CO_2$-Bildung und Ausatmung entsprechend dem ^{13}C-Gehalt jedes Substrates, das während des Tests aufgenommen und metabolisiert wird, variiert (Schoeller et al. 1977).

Die Atemproben wurden in 15-minütigem Abstand bis zur Dauer von 6 Stunden gewonnen und zunächst in 3 l fassenden, gasdichten, aluminiumbeschichteten Polyethylenbeuteln (Tecobag, Fa. Tesseraux, Bürstadt/Deutschland) aufbewahrt. Aus diesen wurden die Atemproben zur Analyse in Belgien in die deutlich handlicheren „Evacuated Gas Sample Container" (Europa Scientific, England) umgefüllt und verschickt.

Bei dieser Studie handelt es sich um eine Pilotstudie, da vergleichbare Untersuchungen aus der Literatur nicht bekannt sind. Die Stichprobengröße wurde deswegen ohne Fallzahlberechnung festgelegt.

Aufgrund der erhaltenen Erstdaten wurde dann für den Zeitpunkt T = 360 eine Fallzahlberechnung durchgeführt, wenn bei den verglichenen Gruppen kein signifikanter Unterschied vorlag.

Das Signifikanzniveau α wurde ohne Adjustierung auf 5% festgesetzt.

Die routinemäßig im Rahmen der Nachsorge entnommenen Biopsien aus dem Pouch wurden einem Score für akute und chronische Entzündung zugeordnet. Bei dieser semiquantitativen Einschätzung galt der Grad des granulozytären Infiltrates (neutrophile Granulozyten) als Ausdruck der Akutizität der Entzündung. Als Ausdruck der Chronizität der Entzündung wurden die entzündlichen Rundzellinfiltrate (Lymphozyten, Makrophagen, Plasmazellen) gewertet.

Ergebnisse

Orale Applikation

Der Vergleich der Patienten mit der Kontrollgruppe zeigt für die Resorptionsdynamik nach 120 min einen durchaus unterschiedlichen Verlauf. Im Durchschnitt verläuft die

Kurve der Patienten unter der der Probanden mit einem niedrigeren Peak-Wert, statistisch signifikant wurde dies erst nach 5 Stunden. Obwohl auch bei der kumulativen Darstellung der resorbierten Dosis der Kurvenverlauf unter dem der Kontrollgruppe liegt, erreicht dies keine statistische Signifikanz. Die Eigenaktivität der Trägerlösung war nur gering ausgeprägt (Abb. 59.1).
In der weiteren Differenzierung der Patienten nach Grundkrankheiten fanden wir die Ursache für die Unterschiede in der Resorptionsdynamik: die Patienten mit Colitis ulcerosa haben im Vergleich zu den beiden anderen Gruppen (Kontrollgruppe/FAP) einen deutlich flacheren Kurvenverlauf, der nach 5 Stunden im Vergleich zur Kontrollgruppe statistische Signifikanz erreicht. Wiederum spielt diese unterschiedliche Prozeßdynamik keine Rolle bei der Betrachtung der kumulativen Resorptionsraten, hier erreichen alle drei Gruppen vergleichbare Werte (Abb. 59.2).

Eine der wesentlichen Veränderungen im Pouch ist die Besiedelung mit anaeroben Bakterien. Deren exakter Nachweis allerdings ist aufwendig und gelingt am ehesten (im Vergleich zu elektonenmikroskopischen Untersuchungen) mit anaeroben Stuhlkulturen (Onderdonk et al. 1992).

Als indirekte Parameter für die Auswirkung der bakteriellen Besiedelung des Pouches hatten wir zum einen die Fähigkeit der Bakterien, Wasserstoff zu bilden, zum anderen den Grad der histologischen Entzündung im Pouch herangezogen. Für beide Parameter zeigt sich weder in der Resorptionsdynamik noch in der kumulativen Resorption ein Unterschied, in beiden Fällen laufen die Kurven fast deckungsgleich.

Dies bedeutet (zusammen mit den Ergebnissen der peranalen Applikation, s. unten), daß die orale Resorption von MTG stattgefunden hatte, bevor der Pouch erreicht wurde. Das schlechtere Ergebnis der Patienten mit Colitis ulcerosa ist nicht eindeutig zu klären. Zwar sahen wir beim statistischen Vergleich der Biopsieergebnisse aus dem Pouch mit den Erkrankungen einen Trend in der Übereinstimmung zwischen dem Merkmal „schwere Entzündung" und Colitis ulcerosa, die Aufteilung der Patienten

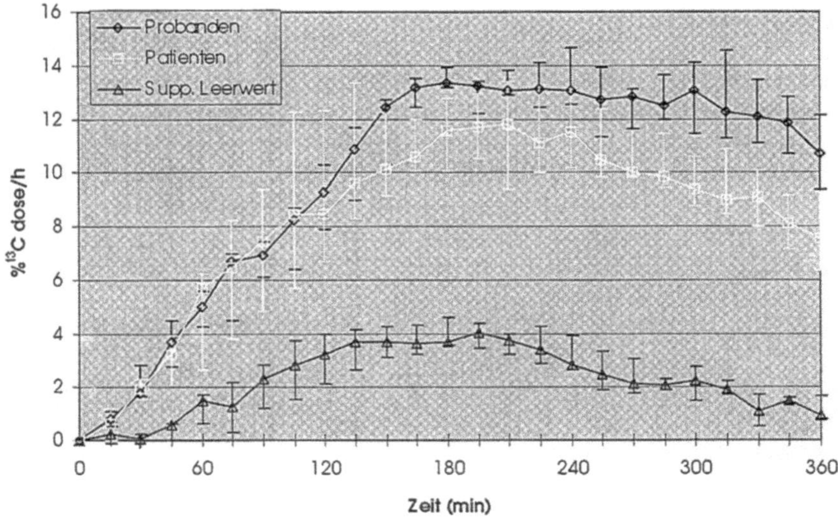

Abb. 59.1. ^{13}C-MTG Patienten vs. Probanden: % ^{13}C dose/h (Median, Q1, Q3)

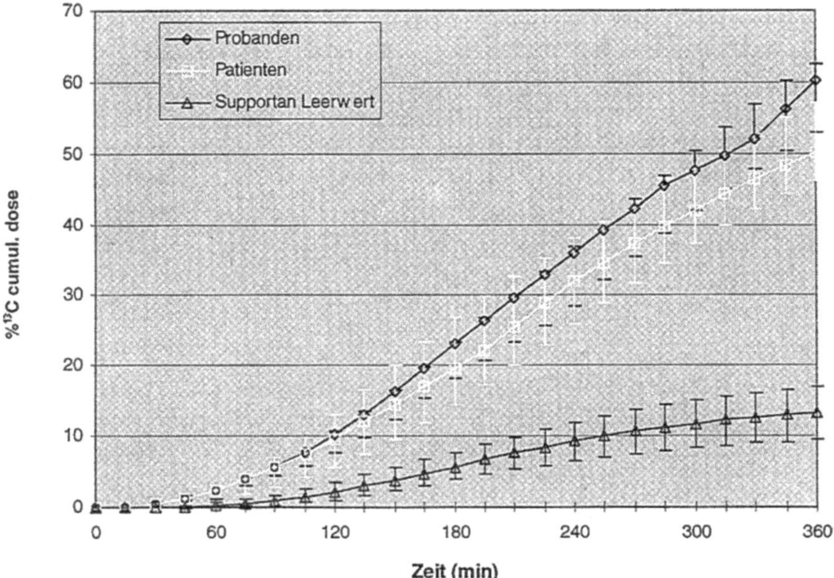

Abb. 59.2. ^{13}C-MTG Patienten vs. Probanden: % ^{13}C cumul. dose (Median, Q1, Q3)

nach diesem Merkmal erbrachte jedoch keinen Resorptionsunterschied. Eine weitere Möglichkeit wäre eine schnellere Nahrungspassage bei diesen Patienten, dies konnten wir wegen zu kleiner Untergruppen statistisch nicht nachweisen. Dagegen spricht, daß sich Zeitpunkt und Häufigkeit des Stuhlgangs während der Untersuchung in beiden Gruppen nicht wesentlich unterschied.

Peranale Applikation

Erwartungsgemäß lag die Resorption bei peranaler Applikation deutlich unter der bei oraler Applikation – sie war jedoch wider Erwarten hoch. Die Streuung der Einzelkurven war breiter, im Vergleich der Resorptionsdynamik lag deswegen kein statistisch signifikanter Unterschied vor. In der kumulativen Darstellung der oralen versus peranalen Applikation war der Unterschied hoch signifikant, die peranale Resorption betrug aber immerhin mehr als 50% der oralen. Es muß also eine Spaltung der Triglyzeride im Pouch stattgefunden haben – entweder durch Bakterien oder durch physiologischerweise im Stuhl vorhandene Lipase.

Unsere Ergebnisse zeigen eindeutig, daß im Pouch eine auch quantitativ erhebliche resorptive Kapazität für mittelkettige Triglyzeride bzw. deren Spaltprodukte besteht.

Bei der Aufschlüsselung der Patienten nach Grundkrankheit und bakteriellem Pouchbefall zeigt sich wiederum eine gering unterschiedliche Resorptionskinetik, ohne allerdings statistische Signifikanz zu erreichen.

Ein überraschend klares Ergebnis zeigt sich bei der Unterscheidung beider Gruppen nach dem histologischen Grad der Pouch-Biopsien. In der Gruppe mit schwerer chronischer und akuter Entzündung findet praktisch keine Resorption statt. Zeigt sich dieses bei der Resorptionsdynamik erst als Trend ($p = 0.0601$), ist das Ergebnis in der kumulativen Darstellung eindeutig. Vom Zeitpunkt $t = 180$ min an besteht ein statistisch signifikanter Unterschied für beide Kurven (Abb. 59.3 und Abb. 59.4).

Diskussion

Die schlechte Wasserlöslichkeit längerkettiger Lipide macht deren Transport im Plasma schwierig. Eine Möglichkeit ist der Transport nichtveresterter Fettsäuren gebunden an Plasmaalbumin. Da es schwierig ist, alle Fettsäuren zu markieren, werden ge-

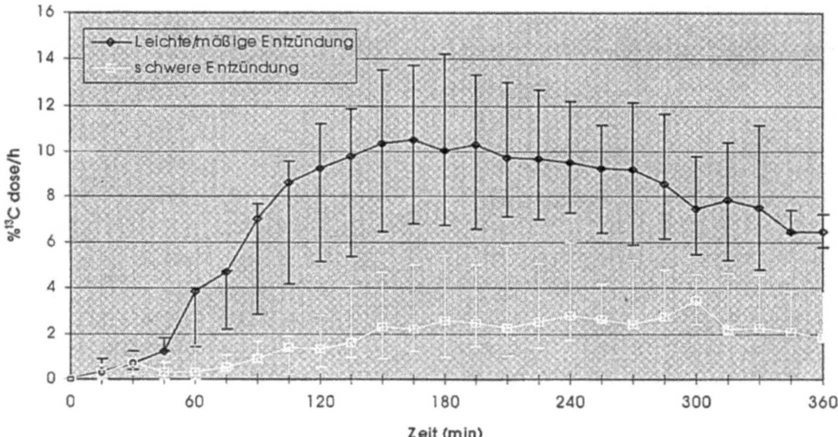

Abb. 59.3. ^{13}C-MTG: peranale Applikation unterschieden abhängig vom Schweregrad der histologischen Entzündung im Pouch: % ^{13}C dose/h (Median, Q1, Q3)

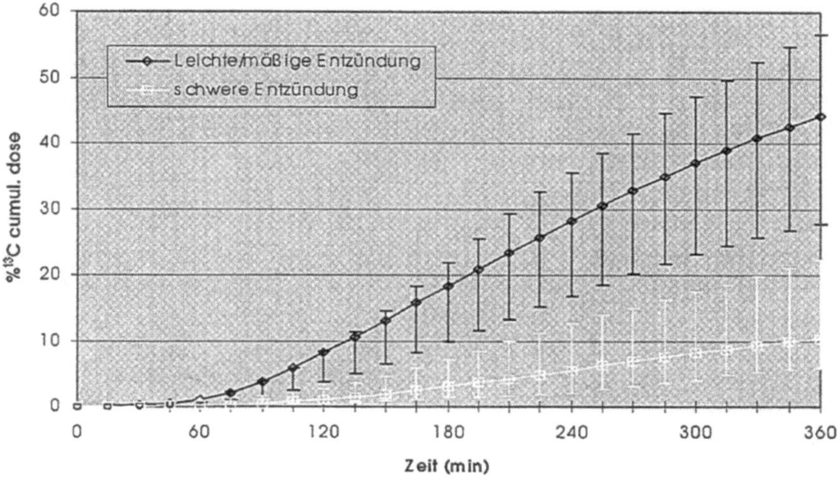

Abb. 59.4. ^{13}C-MTG: peranale Applikation unterschieden abhängig vom Schweregrad der histologischen Entzündung im Pouch: % ^{13}C cumul. dose (Median, Q1, Q3)

wöhnlich für Untersuchungen markierte Palmitate oder Oleate verwendet, ausgehend von der Annahme, daß deren Metabolismus repräsentativ ist für den anderer Fettsäuren. Ausnahmen sind kurz- und mittelkettige Fettsäuren, die wasserlöslich sind und die Arachidonsäure, deren Metabolismus unterschiedlich verläuft. So kann ein großer Teil der Aspekte des Lipidstoffwechsels in vivo am Menschen unter der Verwendung stabiler Isotope untersucht werden (Übersicht bei Beylot 1994).

Mittelkettige Triglyceride (N-Oktansäure und N-Dekansäure) kommen als solche in der Natur nicht vor, sie werden aus Kokos- oder Palmkernfett gespalten, aus den dabei erhaltenen Fettsäuren werden durch Destillation N-Oktan- und N-Dekansäure abgetrennt. Diese werden mit Glyzerol verestert. Die Hydrolyseprodukte der mittelkettigen Triglyzeride werden schneller resorbiert, auch intakte Triglyzeridmoleküle können durch die Mukosazelle des Dünndarms aufgenommen werden (Täufel 1993).

Lange schon ist bekannt, daß die Oxydation von mittelkettigen Fettsäuren schneller verläuft als die von langkettigen Fettsäuren, und weniger durch Kohlehydrate behindert wird (Lossow u. Chaikoff 1955).

Nach Kolektomie und ileoanaler Pouchoperation kommt es zu histomorphologischen Veränderungen der Schleimhaut, im wesentlichen einer Verkürzung der Villi, einer Zunahme der Entzündungszellen in der Submukosa sowie einer Fibrose (Reinhold et al. 1989; Veress et al. 1990). Diese Veränderungen können zur Beeinträchtigung der Aufnahme von Nahrungsbestandteilen führen.

So ist bekannt, daß es nach Ileo-Pouch-analer Anastomose zu einer Reduktion der Gallensäurenreabsorption kommt und zu einer Verminderung der Vitamin B 12 Absorption. Diese Beobachtungen gingen einher mit einer morphologischen Transformation der Dünndarmmukosa in eine Dickdarmmukosa (Denk Giebel et al. 1994).

Es finden sich in der Literatur nicht viele Untersuchungen, die den Transport von Nahrungsbestandteilen durch die Mukosa eines Ileumreservoirs untersuchen. Stelzner und Mitarbeiter gingen der Frage nach, wie die Eigenschaften einer normalen Ileumschleimhaut wie z. B. die Natrium-abhängige Resorption von Zuckern, Aminosäuren und Gallensäuren nach Pouch-analer Operation verändert werden (Stelzner et al. 1990). Die Autoren untersuchten an einem Hundemodell die Resorption von radioaktiv markierter D-Glukose, L-Prolin, Taurocholat und Propionat.

Im Ileumreservoir war die Resorption von Kohlehydraten, Aminosäuren und Gallensäuren wesentlich reduziert, die von kurzkettigen Fettsäuren leicht vermindert verglichen mit normaler Ileumschleimhaut, letzteres im wesentlichen aufgrund einer Reduzierung der Resorptionsfläche durch Abflachung der Zotten.

Drei Monate postoperativ entsprach die Resorptionskapazität der normaler Kolonschleimhaut. Während die passive Resorption von Nahrungsbestandteilen in direktem Zusammenhang mit der Reduktion der resorptionsfähigen Oberfläche stand, zeigte sich darüber hinaus eine Abnahme aller aktiven Transportmechanismen, in engem Zusammenhang mit der bakteriellen Besiedelung des Reservoirs. Der bakterielle Abbau von Glukose, L-Prolin und Gallensäuren reduziert deren Konzentration im Reservoir, der Natrium-abhängige Transport dieser Substanzen ist jedoch konzentrationsabhängig (Karasov u. Diamond 1987; Solberg u. Diamond 1987 und Stein et al. 1987). Diese Überlegungen werden durch die Untersuchungen von Hylander und Mitarbeitern gestützt, die unter Verwendung eines ^{14}C-Atemtestes eine ungewöhnlich hohe bakterielle Dekonjugation von Gallensalzen in den Reservoirs fanden (Hylander et al. 1986).

Unsere Ergebnisse zeigen, daß mittelkettige Fettsäuren in quantitativ erheblicher Menge von der Mukosa der Ileumschleimhaut im Pouch aufgenommen werden können. Dies steht in einem gewissen Gegensatz zu Stelzners Ergebnissen, der eine eindeutige Abnahme der Resorptionsfähigkeit zumindest für kurzkettige Fettsäuren feststellte. Eine mögliche Erklärung wäre, daß diese Resorptionsfähigkeit eindeutig abhängig ist vom Grad der histologischen Entzündung. Patienten, die eine nur leichte oder mäßige Entzündung haben, resorbieren quantitativ nach peranaler Applikation fast ähnliche Mengen wie nach oraler Applikation.

Eine positive Korrelation zwischen der Anzahl an E. coli und dem Grad der asymptomatischen Entzündung im Pouch ist wahrscheinlich (Wilks et al. 1986). Unter diesem Gesichtspunkt erscheint es unwahrscheinlich, daß ein wesentlicher Teil der Spaltung der Triglyzeride durch Bakterien verursacht ist, da bei den Patienten mit der schwersten Entzündung (= höchsten Bakterienzahl) die geringsten Resorptionsraten nachgewiesen wurden.

Literatur

Beylot M (1994) The use of stable isotopes and mass spectrometry in studying lipid metabolism. Proceedings of the Nutrition Society 53:355-362

Denk Giebel G, Mennigen R, Karanjia ND (1994) Histochemical and metabolic changes in functioning ileal pouches after proctocolectomy for familial adenomatous polyposis and ulcerative colitis. J R Coll Surg Edinb 39:228-231

Ghoos Y, Rutgeerts P, Vantrappen G, Hiele M (1988) Measurement of ^{13}C-glucose oxidation rate using mass spectrometric determination of the CO_2: Ar ratio and spirometry. Biomedical and Environmental Mass Spectrometry 15:447-451

Ghoos Y, Geypens B, Maes B, Hiele M, Vantrappen G, Rutgeerts P (1993) Breath tests in gastric emptying and transit studies: technical aspects of $^{13}CO_2$-breath tests. Symposium Progress in Understanding and Management of Gastrointestinal Motility Disorders, Brügge, October 28–29

Hylander E, Lagefoged K, Nielsen ML, Nielsen OV, Thale M, Jarnum S (1986) Excretion, deconjugation, and absorption of bile acids after colectomy for ulcerative colitis: comparative studies in patients with conventional ileostomy and patients with Kock's reservoir. Scand J Gastroenterol 21:1137–1143

Karasov WH, Diamond JM (1987) Adaptation of intestinal nutrient transport. In: Johnson LR (ed) Physiology of the Gastrointestinal Tract. 2nd ed, Raven Press, New York 2:1489–1497

Lossow WJ, Chaikoff IL (1955) Carbohydrate sparing of fatty acid oxidation. Arch Biochem 57:23–40

Onderdonk AB, Dvorak AM, Cisneros RL, McLeod RS., Antionoli D, Silen W, Blair JE, Monhan-Earley RA, Cullen J, Cohen Z (1992) Microbiologic assessment of tissue biopsy samples from ileal pouch patients. J Clin Microbiol 30:312–317

Reinholt FP, Veress B, Lindquist K, Liljequist L (1989) Qualitative assessment and morphometry in the study of the ileal reservoir after restorative proctocolectomy. APMIS 97:97–104

Schoeller DA, Schneider JF, Solomons NW, Watkins JB, Klein PD (1977) Clinical diagnosis with the stable istope ^{13}C in CO_2 breath tests: methodology and fundamental considerations. J Lab Clin Med Sept 1977, 90:412–421

Solberg DH, Diamond JM (1987) Comparison of different dietary sugars as inducers of intestinal sugar transporters. Am J Physiol 252:G574–G584

Stein ED, Chang SD, Diamond JM (1987) Comparison of different dietary amino acids as inducers of intestinal amino acid transporters. Am J Physiol 252:G626–G635

Stelzner M, Fonkalsrud EW, Buddington RK, Phillips JD, Diamond JM (1990) Adaptive changes in ileal mucosal nutrient transport following colectomy and endorectal ileal pull-through with ileal reservoir. Arch Surg 125:586–590

Täufel A (1993) Lebensmittel-Lexikon. B. Behr´s Verlag, Hamburg 3. Auflage, Bd. 2

Veress B, Reinholt FP, Lindquist K, Liljequist L (1990) Different types of mucosal adaptation in the ileal reservoir after restorative proctocolectomy. APMIS 98:786–796

Wilks M, Pescatori M, Shepherd N, Nicholls RJ, Tabaqchali S (1986) The microbiology of ileal reservoirs following restorative proctocolectomy. Ann Ist Super Sanita 22:965–968

60 Klinische Bedeutung funktioneller und morphologischer Wandveränderungen im Ileum-Pouch

M. Harder, J. Braun und V. Schumpelick

Einleitung

Die Anlage eines ileoanalen Pouch gilt seit über 15 Jahren als Standardverfahren zur Erhaltung der analen Kontinenz nach einer totalen Kolektomie. Trotzdem bestehen auch heute noch viele Unklarheiten bezüglich postoperativer funktioneller und histologischer Veränderungen in diesem Neorektum, wobei auch Auswirkungen auf das Krankheitsbild „Pouchitis" nicht umfassend verstanden werden. Ziel unserer Studie war es, einen Status bei Patienten mit einem ileoanalen J-Pouch bezüglich resorptiver Funktionen und histologischer Veränderungen des Dünndarmes sowie des Kontinenzverhaltens zu erfassen und deren mögliche Bedeutung für eine Pouchitis zu evaluieren.

Wir berichten über die Ergebnisse einer Stichpunkt-Nachuntersuchung bei 12 Patienten, die an der Chirurgischen Klinik der Rheinisch-Westfälischen Technischen Hochschule Aachen mit einem ileoanalen J-Pouch versorgt wurden.

Es handelt sich hierbei um drei Frauen und neun Männer im Alter von 25 bis 72 Jahren (Durchschnitt 43,6 Jahre). Die Nachuntersuchung erfolgte zwischen 6 Monaten und 3 Jahren (Durchschnitt 2 Jahre) nach der totalen Kolektomie und Anlage eines ileoanalen J-Pouch bzw. zwischen 4 und 32 Monaten nach dem Verschluß des temporären protektiven Ileostomas. Die Operation erfolgte im wesentlichen nach der von Utsunomiya [8] erstbeschriebenen Methode, wobei wir keinen rektalen Muskelschlauch belassen und die direkte Ileum-Pouch-anale Anastomose mittels eines Klammernahtgerätes anlegen. Indikationen zur Operation waren eine Colitis ulcerosa mit Versagen der konservativen Therapie (n = 7) bzw. mit malignen Veränderungen (n = 1), ein multifokales Kolon-Karzinom (n = 1) und eine familiäre Polyposis (n = 3).

Untersuchungen

Zur Beurteilung der funktionellen und morphologischen Wandveränderungen führten wir neben einer ausführlichen Anamneseerhebung folgende Untersuchungen durch:

Histologie und Elektronenmikroskopie

Im Rahmen einer Pouchoskopie seriell entnommene Biopsate wurden konventionell histologisch nach einer Hämatoxylin-Eosin-Färbung und elektronenmikroskopisch (Philips TEM 400 bzw. SEM 515) untersucht. Neben einer einfachen histologischen Begutachtung der Biopsate wurden morphometrische Messungen in Anlehnung an eine von Madanagopalan [5] eingeführte Methode durchgeführt. Dabei werden von geeigneten Schnitten Phototafeln angefertigt und auf diesen die Zottenspitzen, die Kryptenmündungen und die Lamina muscularis mucosae als Basislinie der Messung markiert. M, entsprechend dem Abstand zwischen der Lamina muscularis mucosae und der Zottenspitze, bezeichnet die Mukosadicke. K, entsprechend dem Abstand zwischen der Lamina muscularis mucosae und den Kryptenmündungen, stellt die Kryptentiefe dar. Um Ungenauigkeiten aufgrund schräg getroffener Schnitte auszuschalten, wird für jedes gemessene Krypten-Zotten-Paar zusätzlich der Quotient M/K bestimmt. Verglichen wurden Schnitte der Patienten vor und nach der Operation sowie von Ileum Darmgesunder. Bei den elektronenmikroskopischen Untersuchungen interessierte insbesondere die Zellmorphologie der Epithelzellen; spezielle Messungen oder Zellzählungen wurden hier nicht vorgenommen.

Gallensäureresorptionstest mit Selenhomotaurocholsäure (SeHCAT)

Dieser Test läßt einen Rückschluß auf die aktive resorptive Funktion des terminalen Ileums, also des zum J-Pouch umgewandelten Darmabschnittes, im Rahmen des enterohepatischen Kreislaufs zu. Da zwei Patienten cholezystektomiert waren, führten wir nicht eine Messung der in die Gallenblase sezernierten Aktivität durch, sondern wir bestimmten die Selen-Ganzkörper-Retention (Siemens Nucleopan M), welche bei gleichwertiger Aussagekraft auch leichter zu messen ist als die Aktivität im Sammelstuhl.

Resorptionstest mit D-Xylose

Dieses Disaccharid wird im Duodenum und im oberen Jejunum resorbiert. Eine Ausscheidung von weniger als 22% der verabreichten Testdosis von 25 Gramm im 5h-Sammelurin spricht für eine Malabsorption im genannten, von der Operation nicht betroffenen Darmabschnitt.

Anamnese und modifizierter „Kelly-Code of Continence"

Es interessierte uns insbesondere, ob nach klinischen Gesichtspunkten eine Pouchitis vorlag oder im gesamten Zeitraum seit der Operation bestanden hatte. In Anlehnung an z.B. Fozard [2] bzw. Wettergren [9] diagnostizieren wir eine Pouchitis bei Auftreten von wäßriger Diarrhoe, Hämatochezie, Schmerzen im Becken- und/oder im Abdominalbereich und allgemeinem Krankheitsgefühl. In manchen Fällen besteht hierbei auch Fieber; selten finden sich extraintestinale Entzündungszeichen wie Uveitis, Arthritis, Stomatitis oder Pyoderma gangraenosum. Eine Diagnosestellung allein nach endoskopischen und/oder histologischen Kriterien lehnen wir ab.

Ergebnisse

Bei drei Patienten diagnostizierte der über die Entnahmestelle der Biopsate nicht informierte Pathologe „Dickdarmschleimhaut". Bei allen 12 Patienten fand sich in den postoperativ gewonnenen Ileumbiopsaten eine Rarefizierung, Verkürzung und Verplumpung der Darmzotten bei gleichzeitiger Vertiefung der Krypten. In den Biopsaten von 8 Patienten konnten unspezifische entzündliche Infiltrate nachgewiesen werden. In keinem Fall ließen sich im Ileumpouch histologisch ein Rezidiv der Grunderkrankung, eine Dysplasie oder ein maligner Befund nachweisen. Bei der photometrischen Vermessung der Biopsate zeigte sich die Mukosadicke gegenüber normalem Ileum im wesentlichen unverändert, und sie unterschied sich auch nicht wesentlich von der Ileum-Mukosadicke der Patienten vor ihrer Operation (Tabelle 60.1)

Die Mittelwerte der Kryptentiefe nahmen tendenziell zu (Tabelle 60.2). Daraus ergaben sich die folgenden Mittelwerte der Quotienten von Mukosadicke zu Kryptentiefe $\bar{x}(M/K) \pm SD$ (Tabelle 60.3).

Das bedeutet, daß die Kryptentiefe in Relation zur Mucosadicke im Abstand von mindestens einem halben Jahr zur OP deutlich zugenommen hat.

Die histologischen und elektronenmikroskopischen Bilder zeigten eine Vermehrung der schleimbildenden Becherzellen und der Lysozym-produzierenden Paneth-Körnerzellen in der Pouch-Ileum-Mukosa. Diese beiden Zelltypen kommen normalerweise praktisch ausschließlich in der Mukosa des Kolons vor.

SeHCAT-Test

Die normale Halbwertszeit der Taurocholsäure-Ausscheidung von mehr als 2,5 Tagen konnte nur bei zwei Patienten gemessen werden. Bei den übrigen 10 Patienten ließ sich

Tabelle 60.1. Photometrische Vermessung der Biopsate

Ileum Darmgesunder	1,55 ± 0,19 mm.	
Patienten-Ileum vor OP	1,69 ± 0,33 mm.	
Pouch-Ileum bis 2 Jahre postop.	1,80 ± 0,38 mm.	(n = 7)
Pouch-Ileum bis 3 Jahre postop.	1,67 ± 0,35 mm.	(n = 5)

Tabelle 60.2. Mittelwerte der Kryptentiefe

Ileum Darmgesunder	0,42 ± 0,04 mm.	
Patienten-Ileum vor OP	0,49 ± 0,11 mm.	
Pouch-Ileum bis 2 Jahre postop.	1,01 ± 0,33 mm.	(n = 7)
Pouch-Ileum bis 3 Jahre postop.	0,91 ± 0,27 mm.	(n = 5)

Tabelle 60.3. Mittelwerte der Quotienten von Mukosadicke zu Kryptentiefe

Ileum Darmgesunder	3,79 ± 0,62	
Patienten-Ileum vor OP	3,61 ± 1,17	
Pouch-Ileum bis 2 Jahre postop.	1,70 ± 3,90	(n = 7)
Pouch-Ileum bis 3 Jahre postop.	1,75 ± 0,28	(n = 5)

eine gestörte Gallensäureresorption feststellen. Hierbei bestand zwischen den beiden Gruppen kein signifikanter Unterschied im zurückliegenden Zeitraum zur Operation bzw. zur Stuhlfrequenz.

Resorptionstest mit D-Xylose

Bei 30% der Patienten zeigte sich eine verminderte D-Xylose-Recovery im 5h-Sammelurin. Für diese Patienten mit pathologischem Testergebnis muß von einer Absorptionsstörung des von der Operation nicht betroffenen Darmabschnittes ausgegangen werden.

Anamnese und modifizierter „Kelly-Code of Continence"

Weder im postoperativen Zeitraum noch zum Zeitpunkt der Nachuntersuchung litt einer der Patienten an einer Pouchitis. Zwar bestanden bei praktisch allen Patienten im Zeitraum seit der Operation vorübergehend Beschwerden, wie sie bei einer Pouchitis vorkommen, doch kam es in keinem Fall zu einer Symptomkombination, die diese Diagnosestellung erlaubt hätte. Bei 11 Patienten bestand am Tag für den Stuhlgang eine vollständige Kontinenz, lediglich die älteste der Patientinnen litt am Tag unter einer partiellen Inkontinenz. Für die Nacht gab einer der männlichen Patienten eine Stuhlinkontinenz an. Nach dem modifizierten „Kelly-Code of Continence" bestand bei keinem Patienten eine Stuhlinkontinenz, jedoch mußten hiernach immerhin neun Patienten als nur partiell kontinent bezeichnet werden. Eine Korrelation zum Zeitpunkt nach der Operation ließ sich in keinem Fall herstellen. Unter den wegen einer Colitis-ulcerosa-Operierten litt kein Patient im beobachteten Zeitraum unter extraintestinalen Beschwerden im Rahmen seiner Grunderkrankung.

Schlußfolgerungen

Eine vom endoskopischen Aspekt her leicht gerötete oder entzündlich veränderte Schleimhaut darf nicht zur voreiligen Diagnose einer, möglicherweise sogar chronischen, „Pouchitis" verleiten. Diese Diagnose, die ursprünglich für die akute Entzündung des intraabdominellen, prästomalen Kock-Pouch geprägt wurde, stellt sich allein nach den klinischen Befunden: exzessive Stuhlfrequenz, wäßrige Diarrhoe, blutigeitriger Stuhlgang, abdominelles und/oder pelvines Unwohlsein, erhöhte Temperaturen und u. U. Entleerung größerer Stuhlmengen aus dem Pouch. Es müssen allerdings nicht alle Befunde zum gleichen Zeitpunkt vorliegen.

Eine Pouchoskopie im akuten Entzündungsstadium zeigt eine kontakt-vulnerable, ulzeröse, hochrote, granulöse Schleimhaut. Jedoch sind diese endoskopischen Merkmale nicht beweisend für eine Pouchitis. Inwieweit eine sog. bakterielle Überbesiedlung oder eine fäkale Stase für das klinische Erscheinungsbild verantwortlich zu machen sind, kann nach den bis heute vorliegenden Berichten nicht gesagt werden.

Chronische Entzündungszeichen von leichterem Ausmaß werden bei fast allen untersuchten J-Pouch-Kollektiven vorgefunden, ohne daß sie immer klinische Symptome hervorrufen. Dies entspricht auch unseren Feststellungen. Bei klinischer Beschwerdefreiheit könnte man hier sogar von einem postoperativ-physiologischen Befund ausgehen.

Für uns überraschend wurde bei einem Viertel der Patienten histologisch Dickdarmschleimhaut diagnostiziert. Die Entnahmen waren hierbei an multiplen Lokalisationen der Ileummukosa im Pouch erfolgt. Offensichtlich liegt in diesen Fällen eine so weitgehende Transformation vor, daß diese Schleimhaut einem völlig anderen Typ mit veränderter Histoarchitektur und Zelldifferenzierung zuzuordnen ist. Eine ähnliche histologische Beobachtung kommt von O'Connell et al. [6], die in jedem Apexbereich von 29 explantierten J-Pouches morphologische Veränderungen in Richtung einer Kolonschleimhaut vorfanden. Eine Verplumpung und Verkürzung der Darmzotten sowie ein Überwiegen des glandulären, kolonartigen gegenüber dem papillären, ilealen Schleimhauttyp, wie wir es bei allen 12 nachuntersuchten Patienten feststellen konnten, wird von mehreren Autoren beschrieben.

Mehrere Autoren beschreiben nach dem visuellen Aspekt eine Änderung des Schleimhauttyps, ohne jedoch Ergebnisse für morphometrische Messungen anzuführen. Lediglich die Arbeitsgruppen von Luukkonen [4] und von DeSilva [1] geben Meßergebnisse an, die in ihren Absolutzahlen allerdings von unseren Werten abweichen. Dies könnte möglicherweise an unterschiedlichen histologischen Präparationsverfahren und Meßvorschriften liegen. Tendenziell fanden sie jedoch in ihren Meßergebnissen bzw. Verhältniszahlen die gleiche Entwicklung wie wir.

Für eine Änderung des Schleimhauttyps spricht auch die Veränderung im Zellbild. In der neorektalen Schleimhaut haben gegenüber der originären Ileumschleimhaut die schleimbildenden Becherzellen ganz eindeutig zugenommen. Ebenso ist die Zahl der Lysozym-produzierenden Paneth-Körnerzellen erhöht. Dies könnte ein Hinweis auf eine Ursache der metaplastischen Vorgänge sein: die bakterielle Besiedlung, wie sie in jedem funktionellen Enddarm vorkommt, ganz gleich ob Rektum oder Pouch, bildet den Reiz bzw. auslösenden Faktor, der die physiologische Zellregeneration in eine unphysiologische, aber funktionell sinnvolle Metaplasie lenkt. Unter Berücksichtigung des SeHCAT-Tests könnte man postulieren, daß die Aufgabe resorptiver Funktionen parallel läuft mit einem Umbau in Richtung kolorektaler Schleimhaut. Nach welchem postoperativen Zeitabstand der Verlust der ileumspezifischen Resorptionsfähigkeit klinisch in Erscheinung tritt bzw. der histologische Umbau einsetzt und abgeschlossen ist, ist nicht bekannt.

Wie andere Arbeitsgruppen so fanden auch wir keine Korrelation zwischen Entzündungsausmaß und Grunderkrankung, postoperativem Zeitraum, klinischem Erscheinungsbild oder Stuhlfrequenz. Beispielsweise hatte die älteste Patientin die stärkste Schleimhautentzündung, lag aber mit nur 6 Stuhlgängen pro 24 Stunden im unteren Bereich.

Zum SeHCAT-Resorptionstest kann man feststellen, daß für die Funktion der Gallensäureresorption keine Abhängigkeit zum Zeitpunkt nach der Operation zu finden war. So bestand bei unserem Patienten mit der kürzesten Nachbeobachtungszeit bereits eine eingeschränkte Resorptionsleistung, während unter den Patienten mit dem längsten Zeitabstand zur Operation einer noch keine Einschränkung in diesem Test zeigte. Es scheint der Zeitpunkt, an dem das terminale Ileum Gallensäure nicht mehr resorbiert und möglicherweise vorwiegend Funktionsaufgaben des Kolons zu übernehmen beginnt, interindividuell sehr unterschiedlich und nicht voraussagbar einzutreten. Schroth et al. [7] fanden bei ihren Untersuchungen mit dem SeHCAT-Resorptionstest, daß bei 30 cm. oder mehr funktionslosen oder resezierten terminalen Ileums die biologische Halbwertszeit der radioaktiv markierten Gallensäure auf weniger als einen halben Tag absinkt. Die Länge des nach unserem Verfahren zum J-Pouch umgebauten terminalen Ileums entspricht gerade ca. 30 cm, und für die biologische Halbwertszeit bei den sechs Patienten mit der am meisten eingeschränkten Gallensäureresorption konnten wir $0{,}6 \pm 0{,}19$ Tage bestimmen. Ohne die zukünftige resorptive Funktion der Pouch-Ileum-Mukosa der beiden zum Untersuchungszeitpunkt noch unauffälligen Patienten zu kennen, könnte man postulieren, daß das terminale Ileum mit der Zeit diese spezifische Fähigkeit verliert.

Nach verschiedenen Untersuchungen sinkt die Gallensäureresorption bei Entzündungen des terminalen Ileums ab. Da jedoch keiner unserer 8 Patienten mit histologischen Entzündungszeichen makroskopisch das Bild einer „Panpouchitis“ zeigte, halten wir den Einfluß der gestörten Resorptionsfähigkeit an den Entzündungsherden für vernachlässigbar klein. Bezüglich der Frage nach einer bakteriellen Ursache der gestörten Gallensäureresorption stimmen wir mit Heppell et al. [3] überein, daß die Malabsorption eher auf eine Beeinträchtigung des aktiven Transportmechanismus für Gallensäuren im terminalen Ileum als auf eine sogenannte bakterielle Überbesiedlung zurückzuführen ist.

Die verminderte Recovery im Sammelurin beim Resorptionstest mit D-Xylose kann auf verschiedenen Ursachen beruhen. Möglicherweise bestand bei den betroffenen Patienten bereits präoperativ eine Störung des mutmaßlich aktiven Transportmechanismus. Da die Patienten jedoch vor der Operation diesbezüglich nicht getestet wurden, können wir keine Aussage über einen möglichen Einfluß der Operation auf diese Funktion treffen. Wir können auch nicht beurteilen, ob postoperativ ein morphologischer Umbau der entsprechenden Darmabschnitte stattgefunden hat, der mit dieser Resorptionsstörung in Zusammmenhang stehen könnte, da die dazu nötigen Schleimhautbiopsien weder präoperativ entnommen wurden noch im Rahmen dieser Nachuntersuchung von den Patienten akzeptiert wurden. Eine weitere Möglichkeit für die verminderte Zuckerresorption könnte in einem sogenannten „Steal“-Mechanismus durch eine bakterielle Besiedlung proximaler Dünndarmabschnitte nach der Operation liegen. Diese postoperativ kontinuierlich aufsteigende bakterielle Besiedlung wird auch als „bakterielle Kolonisierung“ bezeichnet und bei praktisch allen Patienten beobachtet, denen die Bauhin-Klappe entfernt wurde. Einer zur weiteren Abklärung wünschenswerten Gewinnung bakteriologischer Proben aus den entsprechenden Darmabschnitten wurde im Rahmen unserer Nachuntersuchung durch die Patienten nicht zugestimmt.

Die im persönlichen Gespräch erhobene Anamnese und der modifizierte „Kelly-Code of Continence“ zeigten keine Übereinstimmung. Nach dem Code müßten neun Patienten als nur partiell kontinent eingestuft werden, nach den eigenen Angaben allerdings nur drei von ihnen. Nach dem Code wäre kein Patient inkontinent, nach der Anamnese jedoch waren ein Mann für die Nacht als inkontinent und eine Frau für den Tag als partiell inkontinent zu bezeichnen. Hier vermag der Test nicht genügend zu differenzieren. Die Inkongruenz zwischen der aus der Anamnese abgeleiteten Beurteilung und dem Code liegt in der Tatsache begründet, daß im Code Kriterien verwendet werden, deren Zusammenhang mit der Kontinenzleistung aus unserer Sicht allenfalls indirekter Art ist. Aufgeführt seien z. B. Pflegebedürftigkeit und Stuhlfrequenz oder

-konsistenz. In Übereinstimmung mit anderen Autoren sprechen wir von einer Inkontinenz nur bei Vorhandensein unwillkürlicher Stuhlabgänge oder bei ausgeprägtem Stuhlschmieren. Diese beiden Kriterien reichen unseres Erachtens für die Einschätzung des Operationsergebnisses bezüglich der Kontinenzleistung vollkommen aus und bewahren nicht zuletzt den Patienten vor einer möglicherweise unzutreffenden und von ihm als traumatisch empfundenen Einstufung als Inkontinentem mit all den sich daraus ergebenden psychischen und sozialen Folgen.

Zusammenfassend stehen funktionelle Veränderungen des Dünndarmes und endoskopische bzw. histologische Umbauvorgänge der neorektalen Ileum-Mukosa in keinem Zusammenhang mit einer spezifischen klinischen Symptomatik im Sinne einer Pouchitis. Die Ursache der Schleimhaut-Veränderungen ist unklar; sie könnte einer Adaptation an die Colon-Funktion des terminalen Ileums entsprechen. Aus den funktionellen Veränderungen und auch aus den Umbauvorgängen der Schleimhaut läßt sich kein Rückschluß auf das Vorliegen einer akuten oder chronischen Pouchitis ziehen. Diese Krankheit bildet auch heute noch eine ungeklärte Entität.

Literatur

1. De Silva HJ et al (1991) Effects of the faecal stream and stasis on the ileal pouch mucosa. Gut 32:1166–1169
2. Fozard AJ, Pemberton JH (1992) Results of pouch surgery after ileo-anal anastomosis:the implications of pouchitis. World J Surg 16:880–884
3. Heppell J et al (1982) Physiologic aspects of continence after colectomy, mucosal proctectomy and endorectal ileo-anal anastomosis. Ann Surg 195:435–443
4. Luukkonen B et al (1994) Pouchitis - recurrence of the inflammatory bowel disease? Gut 35: 243–246
5. Madanagopalan N et al (1965) Measurements of small intestinal mucosa obtained by peroral biopsy. Am J Med 38:42–53
6. O'Connell PR et al (1987) Does rectal mucosa regenerate after ileoanal anastomosis? Dis Colon Rectum 30:1–5
7. Schroth HJ et al (1985) Tests for the absorption of 75Se-labelled homocholic acid conjugated with taurine (75SeHCAT). Eur J Nucl Med 10:455–457
8. Utsunomiya J et al (1980) Total colectomy, mucosal proctectomy and ileoanal anstomosis. Dis Colon Rectum 23:459–466
9. Wettergren A, Kirkegaard P (1993) Pouchitis:akut inflammation i det ileale Bæckenreservoir. Ugeskr Læger 155:2451–2454

Stickstoffmonoxid als möglicher Mediator der Pouchitis nach ileoanaler Pouchanlage wegen Colitis ulcerosa

A. J. Kroesen, M. John, G. Schönfelder, N. Runkel, B. Wiedenmann und H. J. Buhr

Einleitung

Nach ileoanaler Pouchanlage wegen Colitis ulcerosa kommt es in 15–30% (2–4) der Patienten postoperativ zur Entwicklung einer Pouchitis. Man unterscheidet die idiopathische und die senkundäre Pouchitis. Die sekundäre Pouchitis ist durch zumeist operativ technisch bedingte Kompliationen ausgelöst, und streng von der idiopathischen Pouchitis zu trennen. Die auslösenden Faktoren der Pouchitis sind weitestgehend unbekannt. Jedoch wird ein enger pathogenetischer Zusammenhang mit der Colitis ulcerosa postuliert [3]. Als mögliche Ursachen der Pouchitis werden neben immunologischen Prozessen, bakterielle Fehlbesiedlung und eine magelhafte Blutversorgung des Ileum-Reservoirs diskutiert.

Für die Colitis ulcerosa konnte eine erhöhte iNOS-mRNA-Expression nachgewiesen werden [1, 5, 6, 7]. Das über iNOS gebildete NO ist Teil der unspezifischen Immunabwehr. Durch die hohe Reaktivität des radikalischen Moleküls NO können hohe lokale NO-Konzentrationen jedoch auch zu direkten Gewebeschädigungen führen.

Wegen des postulierten gemeinsamen Pathomechanismus von Colitis ulcerosa und Pouchitis lag der Gedanke nahe, daß NO auch eine Rolle im Pathomechanismus der Pouchitis spielt.

Ziel dieser Studie war es, zunächst auf mRNA-Ebene eine vermehrte iNOS-mRNA-Expression nachzuweisen und in Korrelation mit dem Entzündungsgrad zu setzen.

Patienten und Methode

Patienten

Es wurden 14 Patienten, im Median 10 (3–30) Monate nach ileoanaler Pouchanlage wegen C.U. untersucht. Das mediane Alter betrug 36 (15–49) Jahre das Geschlechtsverhältnis w : m = 8 : 6.

Die Indikation zur ileoanalen Pouchanlage wurde in 12 Fällen wegen eines therapierefraktären Verlaufs und in 2 Fällen wegen Epitheldysplasien gestellt. Im Resektionpräparat fand sich bei 2 Patienten lediglich eine distale Kolitis, bei 10 Patienten eine Pankolitis und bei 2 Patienten zusätzlich eine „Backwash Ileitis".

Methode

Im Rahmen von Kontrollpouchoskopien wurden pro Patient 5 Probenentnahmen aus allen Pouchabschnitten gewonnen. Aus den Proben wurde RNA über RNAzol-Ausfällung isoliert. Die Expression der iNOS-mRNA wurde mittels semiquantitativer RT-PCR (reverse Transkription/Polymerase-Kettenreaktion) mit hierfür hergestellten iNOS-spezifischen Primern analysiert. Nach Auftrennung in Ethidiumbromid-gefärbten Agarosegelen wurde die Bandenstärke densitometrisch ausgewertet: + = schwache Expression; + + = mittlere Expression; + + + = starke Expression.

Der Aktivitätsgrad der Pouchitis wurde mit dem „Pouchitis Disease Activity Index" (PDAI) der Mayo Klinik bestimmt [9]. Dieser Index setzt sich aus den Parametern Klinik, Endoskopie und Histologie zusammen. Eine mäßiggradige Pouchitis ist für 7–12 Punkte und eine schwere Pouchitis für 13–18 Punkte definiert. Tabelle 61.1 zeigt im Detail die einzelnen Parameter, die in diesen Index eingehen, auf.

Zusätzlich wurde als Ausdruck des Gesamtentzündungsaktivität der Wert des C-Reaktiven Proteins (CRP) für die einzelnen Pouchitis-Unterformen bestimmt.

Tabelle 61.1. Kriterien der „Pouchitis Disease Activity Index", 7–12 Punkte - mäßiggradige Pouchitis; 13–18 Punkte - schwere Pouchitis [nach 9].

Kriterien	Score
Klinik	
Stuhl-Frequenz	
Normale postop. Frequenz	0
1–2 Stühle > postop.	1
> 3 Stühle > postop.	2
Peranale Blutung	
keine	0
täglich 1 ×	1
Urgency oder Krämpfe	
keine	0
gelegentlich	1
immer	2
Fieber	
kein	0
vorhanden	1
Endoskopie	
Ödem	1
Granulationen	1
Vulnerabilität	1
fehlende Gefäßzeichnung	1
Mukus-Exsudation	1
Ulzerationen	1
Histologie	
Polymorphonukleäre Leukozyteninfiltration	
wenige	1
moderat + Kryptenabszesse	2
schwer + Kryptenabszesse	3
Ulzerationen pro Gesichtsfeld	
< 25%	1
25–50%	2
> 50%	3

Ergebnisse

5 der Patienten wurden einer geringgradigen Pouchitis (0–7 Punkte), 5 Patienten einer mäßiggradigen Pouchitis (8–12 Punkte) und weitere 4 Patienten einer schweren Pouchitis (13–18 Punkte) zugeordnet. Es bestand eine eindeutige Korrelation zum PDAI (Abb. 61.1)

Für die Gruppen der gering- und mäßiggradigen Pouchitiden fand sich nur eine schwache Expression der iNOS-mRNA und einen mittleren CRP-Wert von 1,5 ± 0,3 mg/l (geringe Pouchitis) respektive 3,2 ± 0,5 mg/l, wohingegen die Gruppe der schweren Pouchitiden eine starke Expression der iNOS-mRNA mit einem mittleren CRP-Wert von 5,5 ± 1,2 mg/l aufwies.

Diskussion

Wie auch bei der Colitis ulcerosa läßt sich bei der Pouchitis zumindest auf mRNA-Ebene eine erhöhte Expression von iNOS nachweisen. Der Expressionsgrad läßt sich mit der Pouchitis-Aktivität korrelieren.

Hieraus kann gefolgert werden, daß es als möglicher Pathomechanismus im Rahmen der unspezifischen Immunabwehr und der damit verbundenen erhöhten iNOS-mRNA-Expression bei der Pouchitis zu einer direkten Gewebsschädigung durch das anfallende NO kommt. Läßt sich diese Feststellung durch eine Erweiterung der Untersuchung auf Proteinebene noch erhärten, so wäre ein möglicher neuer Therapieansatz der Pouchitis gefunden. Wegen der guten topischen Erreichbarkeit des Pouches könnte eine lokale Therapie der Pouchitis mit einem iNOS-Inhibitor, wie Aminoguanidin, hier erfolgversprechend sein.

Zusammenfassung

Bei 14 Patienten nach ileoanaler Pouchanlage wegen Colitis ulcerosa mit unterschiedlicher Pouchitis-Aktivität wurde anhand von Pouchbiopsien über semiquantitativer RT-PCR (reverse Transkription/Polymerase-Kettenreaktion) die Expression von iNOS-mRNA untersucht.

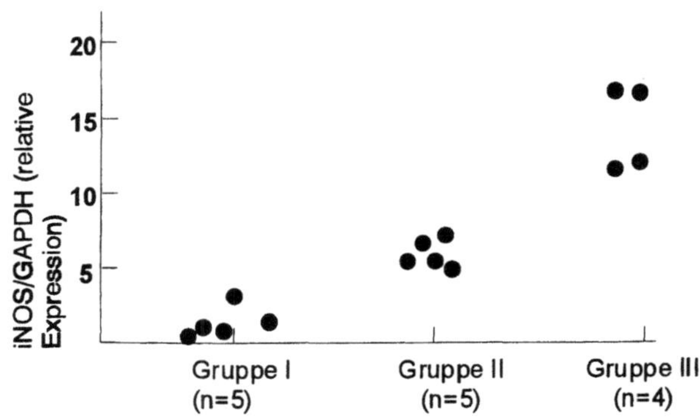

Abb. 61.1. Expression induzierbarer NO-Synthase in Korrelation zum PDAI.

Hierbei konnte zum einen eine Expression der iNOS-mRNA in allen Pouchs nachgewiesen werden. Pouchs mit einer höhergradigen Pouchitis wiesen gegenüber geringerer Entzündung in diesem Zusammenhang eine deutlich höhere iNOS-mRNA-Expression auf.

Hieraus läßt sich folgern, daß NO möglicherweise an der Entstehung der Pouchitis mitbeteilgt ist. Ließe sich dies in weiteren Versuchen bestätigen, so wäre eine lokale Therapie der Pouchitis mit dem iNOS-Inhibitor Aminoguanidin möglich.

Literatur

1. Boughton-Smith NK, Evans MS, Hawkey CJ, Cole AT, Balsitis M, Whittle BJR, Moncada S (1993) Nitric oxide synthase activity in ulcerative colitis and Crohn's disease. Lancet 342:338–340
2. Buhr HJ, Heuschen U, Stern J, Herfarth C (1993) Kontinenzerhaltende Therapie nach Proktocolektomie. Chirurg 64:602–613
3. Dozois RR, Kelly KA, Welling DR, Gordon H, Beart RW jr, Wolff BG et al (1989) lleal Pouch-anal anastomosis: comparison of results in familial adenomatous polyposisand chronic ulcerative colitis. Ann Surg 210:268–271
4. Fazio VW, Ziv Y, Church J, Oakley JR, Lavery IC, Milson JW, Schroeder TK (1995) Ileal Pouch-Anal anastomsis Complications and funcion in 1005 Patients. Ann Surg 222,2:120–127
5. Geller DA, Lowenstein RA, Shapiro SC, Nussler M, Di Silvio SC, Wang DK, Nakayama RL, Simmons SH, Snyder SH, Billiar TR (1993) Molecular cloning and expression of inducible nitric oxide synthase from human hepatocytes. Proc Natl Acad Sci USA:3491–3495
6. Kroesen AJ, John M, Möller K, Schönfelder G, Wiedenmann B, Buhr HJ (1996) Expression induzierbarer Stickstoffmonoxid-Synthase bei chronisch entzündlichen Darmerkrankungen. Langenbecks Arch Chir Suppl 1:322–326
7. Middleton SJ, Shorthouse M, Hunter JD (1993) Increased nitric oxide synthesis in ulcerative colitis. Lancet 341:465–466
8. Morris Jr SM, Billiar TR (1994) New insights into the regulation of inducible nitric oxide synthesis. Am J Physil 266 (Endocrinol Metab 29):E829–E839
9. Sandborn WJ, Tremaine WJ, Batts KP, Pemberton JH, Phillips SF (1994) Pouchitis after pouch-anal anastomosis: a pouchitis disease activity index. Mayo Clin Proc 69:410–415

Pouchitis – Warum tritt sie auf? Wie behandeln wir sie?* 62

L. Hultén

Einleitung

Der Terminus Pouchitis war ursprünglich von Kock et al. [1] eingeführt worden, um das Krankheitsbild einer akuten Entzündung des Ileum Reservoirs nach Proktokolektomie mit kontinenter Ileostomie (Kock-Pouch) zu beschreiben. Häufige Symptome sind dabei kolikartige Schmerzen, vermehrt blutig-schleimige Stühle, Fieber und allgemeines Krankheitsgefühl. Später zeigte sich dann, daß sich eine Pouchitis häufig auch bei Patienten mit einem ileoanalen Pouch entwickelt. Dabei sind die Symptome der Pouchitis zwar ähnlich, aufgrund einer erhöhten Stuhlfrequenz, plötzlichem Stuhldrang und daraus resultierender Inkontinenz für die Patienten häufig wesentlich belastender.

Symptomatik, endoskopisches und histologisches Bild der Pouchitis

Allgemeinsymptome sind meist nur gering ausgeprägt. In schweren Fällen jedoch kommt es zu systemischen Auswirkungen und manche Patienten entwickeln sogar extraintestinale Manifestationen, wie z.B. Arthralgien, Arthritiden oder eine Iritis. Während schwerer Krankheitsphasen finden sich Veränderungen der Blutsenkungsgeschwindigkeit, des Hämoglobingehaltes, sowie des Eisen- und Albuminspiegels im Serum. Über die entzündlich veränderte Ileummukosa kommt es zu einem Verlust von Plasmaproteinen. Endoskopisch ist die Pouchmukosa entzündlich gerötet und gefäßinjeziert. Es finden sich Granulationen, die Schleimhaut ist vulnerabel, manchmal treten Kontaktblutungen, mukosale Erosionen oder winzige Ulcerationen auf. In der Regel ist die gesamte Pouchmukosa in den Prozeß einbezogen. In einigen Fällen sieht man sogar eine schwere Beteiligung der zuführenden Ileumschlinge.

Histologisch zeigt sich das Bild einer unspezifischen akuten Entzündungsreaktion. Ein Grading gestaltet sich in der Praxis äußerst schwierig. Histologisches und klinisches Bild korrelieren nur schlecht miteinander. Regelmäßig sind auch bei asymptomatischen Patienten in unterschiedlicher Ausprägung akute oder chronisch entzündliche Veränderungen in Pouch-Biopsien zu finden.

* Übersetzung: Dres. Udo und Gundi Heuschen, Chirurgische Universitätsklinik Heidelberg.

Inzidenz und Definition

In der Literatur variieren die Zahlen über die Inzidenz der Pouchitis beträchtlich. Die Berechnungen und daraus resultierenden Darstellungen sind häufig wenig durchdacht. Die Angaben zur Pouchitisinzidenz sind insbesondere dann unzuverlässig, wenn sie auf zu kleinen Fallzahlen oder einer zu kurzen Nachbeobachtungszeit beruhen. Durch mathematisch genaue Methoden lassen sich solche Fehler vermeiden. Das kumulative Risiko für die Pouchitis läßt sich nach der „Life-table-Methode" ermitteln. Verschiedene Patientengruppen können so miteinander verglichen, und die Pouchitis kann in ihrem zeitlichen Verlauf erfaßt werden.

Die Untersuchungsergebnisse werden entscheidend durch die Definition der Pouchitis beeinflußt. Würde man z. B. nur die Histopathologie von Mukosa-Biopsien zugrunde legen, so könnte man bei nahezu allen Patienten eine Pouchitis diagnostizieren, selbst wenn sie klinisch völlig asymptomatisch sind. Ähnlich wie in anderen Zentren ist in unserer Klinik in Göteborg eine Pouchitis klinisch definiert als vorübergehender oder persistierender Symptomenkomplex, der so schwerwiegend ist, daß eine Behandlung notwendig wird. Außerdem muß die Diagnose Pouchitis endoskopisch bestätigt werden [2].

Bei Patienten mit einer kontinenten Ileostomie (Kock-Pouch) betrug das kumulative Risiko für eine oder mehrere Pouchitisepisoden 34% (8 Jahre Nachbeobachtungszeit). Bei Patienten nach ileoanalem Pouch betrug das kumulative Risiko 51%. Im Median trat nach 5 bzw. 12 Monaten erstmals eine Pouchitis auf (Tabelle 62.1.). Die erste Pouchitisepisode trat meist innerhalb der ersten beiden Jahre auf. Zwei Drittel der Patienten nach kontinenter Ileostomie und drei Viertel der Patienten nach ileoanalem Pouch zeigten nur eine oder nur wenige kurze Pouchitisepisoden (Tabelle 62.2.). Die

Tabelle 62.1
Auftreten der ersten Pouchitis Episoden

innerhalb	Kontinente-Ileostomie (n = 28)	Ileoanaler-Pouch (n = 45)	p-Wert
6 Monate	16 (57%)	16 (36%)	n.s.
1 Jahr	18 (64%)	23 (51%)	n.s.
2 Jahre	24 (86%)	32 (71%)	n.s.
4 Jahre	28 (100%)	44 (98%)	n.s.
5 Jahre	-	45 (100%)	-

Tabelle 62.2
Verschiedene klinische Gruppen der Pouchitis

Gruppe III	Kontinentes-Ileostoma (n = 28)	Ileonaler-Pouch (n = 45)
Gruppe I	18 (64%)	34 (76%)
Gruppe II	5 (18%)	8 (18%)
Gruppe III	5 (18%)	3 (6%)
Gruppe I	Eine oder wenige Episoden mit unterschiedlich langen Intervallen, sofortiges Ansprechen auf die Therapie	
Gruppe II	Häufige Rezidive, meist milde, kurze Episoden	
Gruppe III	Chronische, ständig schwere Symptome	

symptomfreien Intervalle waren dabei unterschiedlich lang. Nur ein knappes Fünftel der Patienten mit Kock-Pouch und mit ileoanalem Pouch litten an häufig rezidivierenden Pouchitiden. Damit korrelieren unsere Ergebnisse sehr gut mit denen der Mayo-Klinik.

Ätiologie

Stase und bakterielle Überwucherung

Bis heute ist die Ursache der Pouchitis unbekannt. Als ein wichtiger pathogenetischer Faktor für die Pouchitis gilt eine intestinale Stase mit bakterieller Überwucherung bei inkompletter Pouchentleerung und Retention des Intestinalinhaltes. Dennoch haben Studien zur Pouchentleerung bisher keinen eindeutigen Zusammenhang zwischen inkompletter Entleerung und Pouchitis nachweisen können. Der Intestinalinhalt nach einer Pouch-Operation enthält signifikant höhere Bakterienzahlen als nach einer konventionellen Ileostomie. Zwischen Patienten mit oder ohne Pouchitis zeigt sich diesbezüglich jedoch kein Unterschied. Keiner der bekannten intestinal-pathogenen Mikroorganismen konnte bislang als Ursache für eine Pouchitis nachgewiesen werden. Wahrscheinlich sind also Bakterien nicht direkt für die Entwicklung einer Pouchitis verantwortlich. Die Tatsache, daß eine Pouchitis bis auf wenige Ausnahmen sehr gut auf eine antibiotische Therapie anspricht, impliziert jedoch, daß Bakterien dennoch in irgendeiner Form in den Krankheitsprozeß involviert sind.

Der Abbau von Gallensäuren könnte beispielsweise durch bakterielle Überwucherung oder Änderungen im bakteriellen Enzymmuster beeinflußt werden. Im Pouch lassen sich hohe Spiegel an dekonjugierten und sekundären Gallensäuren nachweisen. Diese Gallensalze sind bekanntermaßen membrantoxisch. Therapeutisch zeigt jedoch die lokale Instillation von Cholestyramin keinen Effekt auf eine Pouchitis.

Kurzkettige Fettsäuren

Änderungen in der Zusammensetzung der kurzkettigen Fettsäuren im Pouchinhalt könnten eine weitere Folge der bakteriellen Überwucherung sein und damit für eine Pouchitis als ätiologischer Faktor in Frage kommen. Wahrscheinlich spielen bei der Entwicklung einer Diversionskolitis bzw. Diversionsproktitis niedrige intestinale Konzentrationen kurzkettiger Fettsäuren eine Rolle. Diese Fettsäuren haben einen trophischen Effekt auf die Schleimhaut des terminalen Ileums und des Colons. Somit könnten niedrige Fettsäurekonzentrationen ein pathogenetischer Faktor für die Pouchitis sein. Bislang gibt es für diese These jedoch noch keine Beweise. Vielmehr spricht eine Pouchitis nicht auf eine topische Anwendung kurzgettiger Fettsäuren an.

Glutamin und Butyrat

Glutamin stellt die Hauptenergiequelle für den Enterozyt und Butyrat für die Colonepithelzelle dar. Es wurde daher die Hypothese aufgestellt, daß ein relativer Glutamin-

oder Butyratmangel eine Pouchitis unterhalten könnte. Um diese Hypothese zu überprüfen, wurde der lokale therapeutische Effekt einer solchen medikamentösen Behandlung klinisch getestet. Bei den meisten Patienten war die Glutamintherapie effektiv. Glutamin als natürlicher Nahrungsbestandteil hat somit wahrscheinlich eine schleimhautprotektive Wirkung und unterstützt die Regeneration der Schleimhaut. Butyrat war in dieser Hinsicht weniger effektiv [3].

Ischämie

Potentiell kommt es während und kurz nach einer ileoanalen Pouch-Operation zu ischämischen Veränderungen. Diese werden als pathogenetischer Faktor für eine Pouchitis angeschuldigt. Gegen diese Hypothese spricht die teilweise chronisch rezidivierende Natur der Pouchitiden, sowohl nach kontinenter Ileostomie als auch nach ileoanaler Pouch-Operation. Außerdem spricht die häufigere Pouchitisentwicklung bei Patienten mit Colitis ulcerosa dagegen. Auch histopathologisch lassen sich bei einer Pouchitis nicht die charakteristischen Veränderungen wie bei chronischer Ischämie nachweisen.

Colonmetaplasie

Experimentell finden sich nach fäkaler Stase in der Ileummukosa vermehrt Colonmetaplasien. Im Pouch vollzieht die Ileummukosa eine schrittweise Colonmetaplasie. Es kommt zu villöser Atrophie und Krypten-, sowie Becherzellhyperplasie bis hin zu den typischen Drüsenformationen der Colonschleimhaut. Im Pouch ändert sich die Mucinzusammensetzung vom Sialomucin-Typ des Dünndarms hin zum Sulfomucin-Typ des Colons. Das Dünndarmepithel im Pouch kann für colonspezifische monoklonale Antikörper positiv werden.

Eine neuere Hypothese besagt, daß ein toxischer Faktor im Pouchinhalt, wahrscheinlich eine Gallensäure, die initiale Colonmetaplasie verursacht. Die metaplastische Schleimhaut ist dann in einen immunologisch vermittelten akuten Entzündungsprozeß involviert [4].

Verwandtschaft mit der Colitis ulcerosa

Bei empfindlichen Inidividuen könnte eine adaptive Colonmetaplasie zu einer erhöhten Vulnarabilität der Pouchmukosa gegenüber immunologischen Schädigungsmechanismen führen. Dies impliziert, daß die Pouchitis einen ähnlichen immunologischen Hintergrund hat, wie die Colitis ulcerosa. Diese Hypothese wird durch die klinische Beobachtung unterstützt, daß eine symptomatische Pouchitis ausschließlich bei Patienten mit Colitis ulcerosa auftritt. Während schwerer Pouchitisepisoden bilden die Patienten häufig extraintestinale Manifestationen aus, wie sie für die Colitis ulcerosa charakteristisch sind. Andererseits haben Patienten mit präoperativen extraintestinalen Manifestationen der Colitis ulcerosa ein höheres Risiko für eine Pouchitis [5]. In ihrem histologischen Bild ähneln sich Pouchitis und aktive Colitis ulcerosa. Immunhistochemische Studien konnten zeigen, daß sich in der Pouchmukosa ähnlich wie bei der aktiven Colitis ulcerosa vermehrt Immunglobulin G und Royal Free D9-positive Makrophagen finden.

Immunmechanismen im Rahmen der Pouchitis

Die Beobachtung, daß eine Pouchitis fast ausschließlich bei Colitis ulcerosa Patienten diagnostiziert wird, legt den Verdacht nahe, daß der Pouchitis und der Colitis ulcerosa die gleichen Pathomechanismen zugrunde liegen. Dies ist viel wahrscheinlicher, als daß die fäkale Stase den entscheidenden pathogenetischen Faktor darstellt. Häufig können Pouchitisepisoden von extraintestinalen Manifestationen begleitet sein, wie wir sie von chronisch entzündlichen Darmerkrankungen kennen. Wie oben bereits erwähnt, gibt es einen Zusammenhang zwischen dem Auftreten von extraintestinalen Manifestationen der Colitis ulcerosa vor restaurativer Proktokolektomie und dem postoperativen Auftreten einer Pouchitis [5]. Histologisch gibt es deutliche Parallelitäten zwischen Pouchitis und aktiver Colitis ulcerosa: Prominente polymorphkernige Zellinfiltrate in der Lamina propria und der Mukosa, Kryptenabzesse begleitet von Infiltraten chronischer Entzündungszellen in der Lamina propria, eine niedrige epitheliale Lymphozytendichte, Becherzellverlust und Kryptenumbau.

Immunhistochemische Studien konnten bei einer Pouchitis einen Anstieg von Immunglobulin G (IgG-Isotyp der Plasmazellen) und einen Anstieg von Royal Free D9 (RFD9) positiven Makrophagen in der Pouchmukosa zeigen. Beides sind Charakteristika einer aktiven Colitis ulcerosa und keine unspezifische Immunantwort auf eine akute Infektion. Damit werden für die Pouchitis ähnliche Effektormechanismen wahrscheinlich wie für die Colitis ulcerosa.

Es gibt eine Reihe von Berichten darüber, daß die Pouchitis auf die gleichen medikamentösen Therapieregime anspricht, wie die Colitis ulcerosa. Auch dies macht eine Verwandtschaft zwischen Pouchitis und Colitis ulcerosa wahrscheinlich. Es gibt Hinweise, daß Leukotrin B4 (LTE34) und Plättchenaktivierender Faktor (PAF) als Mediatoren der Pouchitis eine Rolle spielen. Bei Colitis ulcerosa Patienten ohne aktive Pouchitis ist die LTE34-Freisetzung höher als bei Patienten mit familiärer Polyposis [6]. Die PAF-Konzentration ist im Stuhl von Pouchitis-Patienten signifikant höher als bei Patienten ohne eine aktive Pouchitis. Bei normalem nicht entzündlich verändertem Pouch enthält der Stuhl signifikant höhere PAF-Konzentrationen als der Stuhl gesunder Kontrollpersonen. Hierin spiegelt sich wahrscheinlich die mikroskopisch geringgradige Entzündung auch bei asymptomatischen Pouch-Patienten wider. Entscheidend ist, daß eine Pouchitis möglicherweise durch eine genetisch determinierte Alteration der Immunantwort auf eine intestinale Stase oder einen antigenen Faktor beruht. Dabei kommt die Pouchitis hauptsächlich bei Patienten mit Colitis ulcerosa vor und weist die höchste Inzidenz bei Patienten mit extraintestinalen Manifestationen auf. Daß sich eine Pouchitis in der oben erwähnten Studie fast immer in einer frühen postoperativen Phase entwickelt, legt den Verdacht nahe, daß es sich um eine prädeterminierte Patientengruppe handelt. Die Natur dieser Prädetermination ist jedoch bislang unbekannt.

Behandlung der Pouchitis

Die Behandlung einer Pouchitis ist auch heute noch schwierig. Es gibt eine Reihe von Berichten über die Effizienz einer Metronidazol-Behandlung. Diese antibiotische Therapie findet die weiteste Anwendung. Meist werden die Symptome der Pouchitis durch 3 × 400 mg Metronidazol pro Tag innerhalb von wenigen Tagen beseitigt. Weitere Pouchitisepisoden lassen sich jedoch durch eine Dauertherapie nicht vermeiden. Neben dem antibiotischen Effekt besitzt Metronidazol immunsuppressive Eigenschaften (Suppression der zellvermittelten Immunität) [7].

In einer neueren Studie konnte gezeigt werden, daß Metronidazol bzgl. eines Remissionserhaltes bei Patienten mit Colitis ulcerosa mindestens so effektiv ist wie Sulfasalazin. In einer kürzlich veröffentlichten Studie gingen unter Metronidazol-Therapie die Durchfälle signifikant zurück und es kam zu einer diskreten Besserung des endoskopischen Bildes. Bei 6 von 12 Patienten ohne eine manifeste Pouchitis zeigte sich unter Metronidazol-Therapie kein signifikanter Effekt auf die Stuhlfrequenz. Neben vielen anderen Medikamenten wurde Vibramycin erfolgreich in der Pouchitis-Therapie eingesetzt. Steroidclysmen, Einläufe mit 5-Aminosalizylsäure, orale Gabe von Sulfasalazin oder kurzfristige Cortisongabe kommen in der Pouchitis-Therapie ebenfalls zur Anwendung. Der Xanthinoxidase-Inhibitor Allopurinol wurde in einer nicht kontrollierten Studie getestet, dabei zeigte sich bei 7 von 12 Patienten mit einer chronischen Pouchitis und bei 4 von 8 Patienten mit einer akuten Pouchitis eine gute Wirksamkeit [8]. Bei inkompletter Pouchentleerung kann eine wiederholte Pouchdrainage zu einer raschen Heilung der Pouchitis führen.

Diese verschiedenen Behandlungsschemata können individuell oder kombiniert eingesetzt werden. Sie erweisen sich in Kombination sehr häufig als effektiv. Nur in wenigen Fällen ist eine Pouchitis therapierefraktär und es besteht die Notwendigkeit zur Loop-Ileostomie oder zur Pouch-Excision.

Schlußfolgerungen

Obwohl die Ätiologie der Pouchitis bis heute ungeklärt ist, gibt es einige Lösungsansätze. Zunächst legen die Parallelitäten zur Colitis ulcerosa nahe, daß es sich um einen ähnlichen pathogenetischen Mechanismus handelt (oder aber die Patienten mit familiärer Polyposis produzieren eine Substanz, die eine Pouchitis unterdrückt). Zum zweiten findet sich nach einer konventionellen Ileostomie nie eine Entzündung des terminalen Ileums. Dies legt nahe, daß ein bakterieller Metabolit eine ursächliche Rolle spielt. Die Folgen einer subklinischen oder klinischen Pouchitis sind im Langzeitverlauf bislang unbekannt. Es gibt erste Hinweise, daß sich im Rahmen einer langjährigen chronischen Pouchitis schwere Dysplasien entwickeln können [9]. Kürzlich wurde der erste Fall einer carcinomatösen Entartung in einem Kock-Pouch berichtet [10]. Daher scheint es angemessen, Patienten nach einer ileoanalen Pouch-Operation lebenslang endoskopisch und klinisch zu überwachen.

Literatur

1. Kock NG, Darle N, Hultén L, Kewenter J, Myrwold H, Philipson B (1977) Ileostomy, Current Problems in Surgery. Aug, vol 4:8
2. Svaninger G, Nordgren S, Öresland T, Hultén L (1993) Incidence and charcteristics of pouchitis in the Kock continent ileostomy and the pelvic pouch. Scand J Gastroenterol 28:695–700
3. Wischmeyer P, Grotz RL, Pemberton JH, Philips SF (1992) Treatment of pouchitis after ileo-anal anastomosis with glutamine and butyric acid. Gastroenterology 107:A947
4. Merrett MN, Crotty BJ, Mortensen N, Jewell DP(1991) Ileal pouch dialysate ist cytotoxic to I-407 and HT-29 cells: bile may be the aktive factor
5. Lohmueller JL, Pemberton JH, Dozois RR, Ilstrup D, van Heerden J (1990) Pouchitis and extraintestinal manifestations of inflammatory bowel disease after ileal pouch-anal anastomosis. Ann Surg 211:622–629
6. Gertner DJ, Madden MV, de Nucci G, Rampton DS, Dynk E, Nicholls RJ, Lennard-Jones JE (1989) Increased leucotriene B4 release from ideal pouch mucosa in ulcerative colitis compared with familial adenomatous polyposis. Gut 30:A1481
7. Grove Di, Mahmoud AAf, Warren KS (1977) Suppression of cell-mediated immunity by Metronidazole. Int Archs Allergy Appl Immun 54:422–427
8. Levin KE, Pemberton JH, Phillips SF, Zinsmeister AR, Pezim ME (1992) Role of oxygen free radicals in the etiology of pouchitis. Dis Colon Rectum 35:452–456
9. Veress B, Reinholt FP, Lindquist K, Löfberg R, Liljeqvist L (1995) Long-term histomorphological surveillance of the pelvic ileal pouch: Dysplasia develops in a subgroup of patients. Gastroenterology 109:1090–1097
10. Cox CL, Butts DR, Roberts MP, Wessels RA, Bailey HR (1997) Development of invasive adenocarcinoma in a longstanding Kock continent ileostomy: Report of a case. Dis Colon Rectum 40 (4):500–503

Teil XI
Ergebnisse der Pouch-Chirurgie
Kolonpouch

Randomisierte Studie End-zu-End-Anastomose Versus Kolon-J-Pouch-Anastomose nach anteriorer Rektumresektion* 63

R. Sjödahl und O. Hallböök

Einleitung

Durch die moderne chirurgische Stapler-Technik kann heute den meisten Patienten mit Rektumkarzinom eine sphinktererhaltende Resektion angeboten werden. Bei Tumoren im unteren und mittleren Rektumdrittel ist die totale mesorektale Exzision allgemein akzeptierter Standard, um in der gesamten Zirkumferenz eine onkologische Radikalität zu erreichen. Nach einer solchen tiefen Anastomose leiden die Patienten üblicherweise in unterschiedlicher Intensität an einer schlechten Enddarmfunktion. Diese kann im Langzeitverlauf persistieren. Stuhldrang, häufige Durchfälle und gelegentliche Inkontinenz können aus dem Verlust der rektalen Reservoirfunktion resultieren.

End-zu-End-Anastomose versus Kolon-J-Pouch Anastomose

Durch einen Kolon-J-Pouch kann der Verlust des rektalen Reservoirs kompensiert werden. Erstmals beschrieben wurde ein Kolon-J-Pouch im Jahre 1986 [1, 2]. In nicht kontrollierten Serien wurden mit dem Kolon-J-Pouch gute postoperative Ergebnisse erzielt [3, 4]. Drei randomisierte Studien vergleichen die Rekonstruktion durch End-zu-End-Anastomose mit einer Anastomose zwischen Kolon-J-Pouch und Rektum. Eine dieser Studien soll im folgenden detailliert dargestellt werden. Vier auf kolorektale Chirurgie spezialisierte Zentren nahmen an dieser Studie teil [5]. Einschlußkritieren waren ein rektales Adenokarzinom in einer Höhe von 12 cm und tiefer sowie eine kurative Operation. Es erfolgte eine Randomisation entweder zur End-zu-End- oder zur Pouch-analen Anastomose. Zielgrößen waren die postoperativen Komplikationen und die Stuhlfunktion. Die Stuhlfunktion wurde präoperativ und postoperativ nach zwei und zwölf Monaten evaluiert. Durch eine unabhängige Krankenschwester wurde hierzu ein standardisierter Fragebogen eingesetzt.

Insgesamt 100 Patienten wurden randomisiert. Zwei Patienten fielen aufgrund von anatomischen Gründen aus. Eine Patientin zog ihre Einwilligung zurück. In die Studie konnten also 97 Patienten eingeschlossen werden. Dabei wurde in allen Fällen eine standardisierte mesorektale Resektion durchgeführt. Die Tumorhöhe varierte zwischen 3,5 und 12 cm mit einem Mittelwert von 7 cm in beiden Gruppen. Die Anasto-

* Übersetzung: Dres. Udo und Gundi Heuschen, Chirurgische Universitätsklinik Heidelberg.

mose erfolgte jeweils zu 58% mit dem Colon descendens. Ein protektives Stoma wurde in 31 von 52 (59%) der Patienten mit End-zu-End-Anastomose und in 32 von 45 (71%) der Patienten mit Kolon-Pouch angelegt (statistisch kein signifikanter Unterschied). Außer in Bezug auf eine klinische Anastomoseninsuffizienz differierten die beiden Gruppen bzgl. der aufgetretenen postoperativen Komplikationen nicht. In der Gruppe mit End-zu-End-Anastomose zeigten acht Patienten (15%), in der Gruppe mit Pouch-analer Anastomose nur 1 Patient (2%) eine klinisch relevante Anastomoseninsuffizienz.

Postoperative Ergebnisse nach End-zu-End-Anastomose versus Kolon-J-Pouch

Postoperativ konnten nach zwei und zwölf Monaten 93 bzw. 89 Patienten in Bezug auf Ihre Darmfunktion evaluiert werden.

Die Bewertungskriterien waren dabei:

1. Tägliche Stuhlfrequenz als Durchschnittswert über einen 7-Tage-Zeitraum.
2. Stuhldrang wurde evaluiert in Bezug auf die Fähigkeit, eine Defäkation 30 Minuten zu verzögern. Dabei waren Punktwerte von 0 bis 3 möglich, wobei 0 immer und 3 niemals bedeutete.
3. Eine Beeinträchtigung der Entleerungsfähigkeit wurde evaluiert als Fähigkeit, den Darm in weniger als 15 Minuten zu entleeren.
   Punktzahlen von 0 bis 3 waren möglich, wobei 0 immer und 3 niemals bedeutete.
4. Stuhlinkontinenz wurde mit Hilfe eines Score gemessen (modifiziert nach Miller et al.). Der Score erfaßte sowohl den Grad wie die Häufigkeit der Inkontinenz. Punktzahlen von 0 bis 18 waren möglich, 0 bedeutete keinerlei Inkontinez.

Präoperativ gab es zwischen den beiden Gruppen keine Unterschiede bezüglich der Stuhlfrequenz. In der Pouchgruppe änderte sich die Stuhlfrequenz im postoperativen Verlauf nicht, wohl aber in der Gruppe mit End-zu-End-Anastomose. Drei Monate nach End-zu-End-Anastomose war die Stuhlfrequenz auf das Dreifache und zwölf Monate immerhin noch auf das Zweifache erhöht. Der Anteil der Patienten, mit plötzlichem Stuhldrang war nach End-zu-End-Anastomose signifikant höher . Der Inkontinenzscore zeigte ein ähnliches Ergebnis (Tabelle 63.1). In einer weiteren randomisierten Studie [6] lag die tägliche Stuhlfrequenz sowohl in der Pouch-Gruppe wie in der Gruppe nach End-zu-End-Anastomose bei 2 (range 0,4 bis 4 bzw. 0,5 bis 10). Bezüglich imperativen Stuhldrangs unterschieden sich die beiden Gruppen nicht. Stuhl-

Tabelle 63.1 Funktionelle Ergebnisse nach End-zu-End-Anastomosen bzw. Pouch-analer Anastomose 2 und 12 Monaten postoperativ (Medianwerte).

	Pouch-anale Anastomose		End-zu-End-Anastomose	
	2 Monate	12 Monate	2 Monate	12 Monate
Stuhlgänge (24 Std.)	2,0	2,0	6,4	3,5
Inkontinenz-Score	1,5	2,0	7,0	5,0
Anteile von Patienten mit Stuhldrang	1,0	0	2,0	2,0

haltefähigkeit von weniger als 15 Minuten wurde bei zwei von 17 bzw. vier von 16 Patienten beobachtet. Eine normale Kontinenz zeigte sich bei allen 19 Patienten nach Kolon-Pouch und bei 14 von 20 Patienten mit einer End-zu-End-Anastomose.

In einer dritten randomisierten Studie [7] war die Stuhlfrequenz zwar vermindert. Bezüglich Stuhldrang und Inkontinenz zeigten sich jedoch keine Unterschiede.

Ein potentieller Nachteil des Kolon-Pouch sind in manchen Fällen auftretende Entleerungsprobleme. Ca. 25% der Patienten in der Park-Originalserie waren zur Pouchentleerung auf eine medikamentöse Hilfe angewiesen [8]. Eine unvollständige Pouchentleerung war evtl. durch die Pouchgröße verursacht – je größer der Pouch, desto häufiger Entleerungsprobleme [9]. 12 Monate postoperativ benutzten noch 10 bis 20% der Pouchpatienten Einläufe oder Suppositorien, um die Pouchentleerung zu erleichtern.

Im Vergleich zur Gruppe mit End-zu-End-Anastomose zeigte sich kein statistisch signifikanter Unterschied [10]. In einer Studie von Seow-Choen u. Goh wurde in den beiden Gruppen bei einem von 19 bzw. einem von 20 Patienten eine Obstipationsneigung festgestellt. Keiner dieser Patienten benutzte Einläufe [11].

Bei 90% der Pouchpatienten war ein Jahr postoperativ die Lebensqualität durch die Darmfunktion in keiner Weise beeinflußt. Nach End-zu-End-Anastomose hatten nur 75% der Patienten eine von der Darmfunktion nicht beeinflußte gute Lebensqualität.

Anorektale Physiologie

Einige Daten zur anorektalen Physiologie sind verfügbar. Durch Manovolumetrie wurde die rektale Compliance bestimmt. Durch anorektale Manovolumetrie wurde die Analsphinkterfunktion untersucht, wobei Ruhe- und Kneifdruck gemessen wurden. Das Volumen eines Kolonpouches mit einer Stapler-Länge von 7 bis 8 cm ist statistisch signifikant größer als das Volumen eines Neorektums nach End-zu-End-Anastomose [12]. In einer Matched pair-Analyse (Alter und Geschlecht) wies der Kolonpouch das gleiche maximale Volumen auf wie das gesunde Rektum der Kontrollgruppe [13]. Bei den Patienten mit End-zu-End-Anastomose waren zur Provokation von Sinneswahrnehmungen höhere Drücke notwendig. Ein freies Intervall zwischen den verschiedenen Modalitäten der Sinneswahrnehmung fehlte, und die initiale Sensation ging sehr schnell in einen Stuhldrang über und erreichte schnell das maximal tolerable Volumen. Die Compliance war bei den Pouchpatienten einerseits signifikant höher als bei Patienten nach End-zu-End-Anastomose, andererseits aber niederer als in der gesunden Kontrollgruppe. Es zeigte sich eine gute Korrelation zwischen Compliance und Darmfunktion, beschrieben als Score aus Stuhlfrequenz, Stuhldrang, Inkontinenz und Entleerungsfähigkeit. Höhere Compliance bedeutete dabei einen niedrigen Scorewert und eine besserte Darmfunktion.

Schlußfolgerungen

Nach Kolon-J-Pouch ist die Rate von Anastomoseninsuffizienzen erniedrigt. Die Zahl der Stuhlgänge ist gegenüber dem Zustand präoperativ unverändert. Imperativer Stuhldrang oder Inkontinenz treten in der Regel nicht auf. Es können allerdings Entleerungsschwierigkeiten auftreten, wenn das Pouchvolumen ungünstig ist. Es gibt Arbeiten, die zeigen, daß ein hohes Pouchvolumen mit Entleerungproblemen assoziiert sein kann. Für die Zukunft ist es daher von existenzieller Bedeutung, ein Pouch-Design zu entwickeln, bei dem keine Entleerungsprobleme auftreten und plötzlicher Stuhlgang oder Inkontinenz fehlen. Ob nicht eine Pouchkonstruktion aus Kolon descendens oder Kolon sigmoideum, die kleiner ist als in den bislang publizierten Studien beschrieben, sinnvoller ist, muß weiter untersucht werden.

Literatur

1. Lazorthes F, Fages P, Chiotasso P, Lemozy J, Bloom E (1986) Resection of the rectum with construction of a colonic reservoir and colo-anal anastomosis for carcinoma of the rectum. Br J Surg 73:136–138
2. Parc R, Tiret E, Frilaux P, Moszkowski E, Loygue J (1986) Resection and coloanal anastomosis with colonic reservoir for rectal carcinoma. Br J Surg 73:139–141
3. Pelissier EP, Blum D, Bachour A, Bosset JF (1992) Functional results of colo-anal anastomoses with reservoir. Dis Colon Rectum 35:843–846
4. Cohen AM(1993) Colon J-pouch rectal reconstruction after total or subtotal proctectomy. World J Surg 17:267–270
5. Hallböök O, Pahlman L, Krog M, Wexner S, Sjödahl R (1996) Randomised comparison of straight and colonic J-pouch anastomosis after low anterior resection. Ann Surg 224:58–65
6. Seow-Choen F, Goh HS (1995) Prospective randomised trial comparing J-colonic pouch anal anastomosis and straight colo-anal reconstruction. Br J Surg 82:608-610
7. Ortiz H, De Miguel M, Armendàris P, Rodriguez J, Chocarro C (1995) Colo-anal anastomosis: are functional results better with a pouch? Dis Colon Rectum 38:375–377
8. Parc R, Tiret E, Frilaux, Moszkowski E, Loygue J (1986) Resection and coloanal anastomosis with colonic reservoir for rectal carcinoma. Br J Surg 73:139–141
9. Williams NS (1993) New techniques of sphincter saving resection. In: Surgery of the anus, rectum and colon. Vol 2, Saunders Londond, pp 1006–1008
10. Hallböök O, Pahlman L, Krog M, Wexner S, Sjödahl R (1996) Randomised comparison of straight and colonic J-pouch anastomosis after low anterior resection. Ann Surg 224:58–65
11. Seow-Choen F, Goh HS (1995) Prospective randomised trial comparing J-colonic pouch anal anastomosis and straight colo-anal reconstruction. Br J Surg 82:608–610
12. Hallböök O, Nyström P-O, Sjödahl R (1997) Physiological characteristics of straight and colonic J-pouch anastomoses after rectal excision for cancer. Dis Colon Rectum 40:332–338
13. Hallböök O, Sjödahl R (in press) Comarison between the colonic J pouch-anal anastomosis and healthy rectum: clinical and physiological function. Br J Surg

Längsschnittuntersuchung der Kontinenz nach totaler und subtotaler Rektumresektion mit coloanaler Pouchanlage und direkter coloanaler Anastomose

N. Vollberg, E. Gross und H. Amir Kabirian

Einleitung

Nach totaler oder subtotaler Rektumresektion mit coloanaler oder tiefer colorektaler Anastomose treten bei etwa 50% der Patienten nach Angaben in der Literatur Kontinenzstörungen auf [3, 4, 5, 8, 9, 15, 18, 19, 22, 26].

Die Art der Kontinenzstörungen bei Patienten mit sehr tiefer colorektaler Anastomose oder coloanaler Anastomose im Sinne einer erhöhten Stuhlfrequenz und die manometrischen Befunde verschiedener Arbeitsgruppen weisen daraufhin, daß die Kontinenzstörung wesentlich auch durch eine verminderte Reservoirfunktion des Neorektum bzw. des verbliebenen Rektumstumpfes verursacht wird. So fanden einige Arbeitsgruppen [4, 21, 23] nach coloanaler sowie tiefer colorektaler Anastomose eine verminderte Compliance, die mit einer verminderten Kontinenz im Sinne einer erhöhten Stuhlfrequenz einherging. Auf Grund der guten klinischen Ergebnisse der ileopouchanalen Anastomose nach Proktokolektomie wegen Colitis ulcerosa und familiärer Polyposis war die Anwendung des Pouchprinzipes nach totaler und subtotaler Rektumresektion, wie sie von Lazorthes 1984 [17] angegeben wurde, naheliegend. Die Ergebnisse von Lazorthes [17] und anderen (16, 20) sowie eigene Untersuchungen zur Kontinenz vonPatienten mit direkter coloanaler Anastomose [4, 8] waren Anlaß, den coloanalen J-Pouch in die eigene Klinik einzuführen.

Da die Kontinenzstörungen nach coloanaler oder tiefer colorektaler Anastomose auf eine verminderte Compliance des Neorektums zurückgeführt werden, kann durch die Pouchrekonstruktion eine verbesserte Kontinenz erwartet werden.

Zur Überprüfung dieser Hypothese haben wir die Kontinenz von 21 konsekutiv operierten Patienten mit totaler und subtotaler Rektumresektion und direkter coloanaler Anastomose (CAA) oder colon-j-pouchanaler Anastomose (CPA) untersucht.

Patienten und Methoden

11 Patienten mit direkter coloanaler Anastomose und 10 mit colon-J-pouchanaler Anastomose wurden hinsichtlich der Kontinenz nachuntersucht. Die klinischen Daten sind in der Tabelle 64.1 aufgeführt.

Das Alter der weiblichen Patienten in der CAA-Gruppe lag bei 52,5 (50–55 Jahre), das der männlichen Patienten bei 68 Jahren (54–80 Jahre) und betrug im Mittel 65 Jahre (50–80). Das durchschnittliche Alter der weiblichen Patienten lag in der Gruppe der

Tabelle 64.1. Klinische Daten von Patienten mit und ohne Pouch

	CAA	CPA
n	11	10
w/m	2/9	6/4
Durchschnittsalter	65 (50–80)	54 (33–74)
Rektumkarzinom	6	9
gutartige Erkrankung	5	1

CPA-Patienten bei 57,5 Jahren (33–74 Jahre), das der männlichen bei 49 Jahre (42–56 Jahre) und betrug im Mittel ca. 54 Jahre (33–74 Jahre) (Tabelle 64.1).

Die Indikation zur Rektumresektion war bei 5 der 11 Patienten mit coloanaler Anastomose eine gutartige Erkrankung und bei 6 der 11 Patienten ein Rektumkarzinom. In der 10 Patienten umfassenden Gruppe der CPA-Patienten war einmal eine gutartige Erkrankung und 9mal ein Rektumkarzinom Indikation zur Rektumresektion (Tabelle 64.1).

Die Operationstechnik der totalen oder subtotalen Rektumresektion mit colon-J-pouchanaler Anastomose einschließlich der intersphinktären Resektion ist von uns an anderer Stelle ausführlich beschrieben worden [9]. Alle Patienten erhielten eine protektive Kolostomie oder Ileostomie.

Die Untersuchungen zur Kontinenz bestanden in einer koloproktologischen Untersuchung, einer standardisierten Befragung nach einem Kontinenzscore (Tabelle 64.2) sowie in einer anorektalen Manometrie.

Die manometrischen Untersuchungen fanden zu vier unterschiedlichen Zeitpunkten statt: kurz vor geplanter Rückverlagerung der Kolostomie, ca. drei Monate (2–4),

Tabelle 64.2. Klinische Beurteilungskriterien der Kontinenz (Modif. nach Kelly/Hohlschneider)

Beurteilungskriterien	Befund	Bewertung
Stuhlfrequenz	1–2/Tag	2
	3–5/Tag	1
	häufiger	0
Stuhlschmieren	nicht	2
	bei Durchfall	1
	ständig	0
Stuhldrang	wird sicher erkannt	2
	unsicher	1
	fehlend	0
Warnungsperiode	nicht einschränkend (2 h)	2
	verkürzt	1
	fehlend	0
Diskrimination	normal	2
	unsicher	1
	fehlend	0
Vorlage	zur Sicherheit/nicht erforderlich	2
	zur Sicherheit/gelegentlich	1
	immer	0
Gesamtpunkte:		
10–12 Punkte: kontinent, 5–9 Punkte: ausreichend, 0–4 Punkte: inkontinent		

ca. sechs Monate (5–8) und etwa ein Jahr (11–14 Monate) nach Rückverlagerung der Kolostomie oder Ileostomie.

Zur manometrischen Untersuchung wurde ein Microtip-Katheter[1] benutzt, bei dem Druckaufnehmer und Druckwandler in die Katheterspitze integriert sind. Gemessen wurden Ruhedruck und die Willkürkontraktion. Dazu wurde die Auslösbarkeit des sphinkterinhibitorischen Reflexes registriert und die Compliance des Rektum berechnet, die als Quotient der Druckzunahme zur Volumenzunahme (dV/dP) definiert ist.

Zur Bestimmung der Compliance wurden eine Meßsonde und ein Ballon zur Volumenfüllung in das Neorektum eingeführt, wobei der Druckanstieg bei Füllung des Ballons in 6-ml-Schritten bis 60 ml aufgezeichnet wurde. Zur Auslösung des sphinkterinhibitorischen Reflexes wurde das Neorektum mit verschiedenen Volumina über einen Ballon gedehnt (5–30 ml) und ein Abfall des analen Ruhedrucks von mehr als 20% als positiv gewertet.

Zu den meist selben postoperativen Zeitpunkten wurden die Patienten zur Kontinenz nach dem Kontinenzscore (Tabelle 64.2) befragt. An Hand der im Score erreichten Punktzahlen wurden die Patienten als vollkontinent, ausreichend kontinent oder inkontinent beurteilt.

Ergebnisse

Ruhedruck und Willkürkontraktion waren in beiden Gruppen vor der Kolostomierückverlagerung niedriger als danach. Die Parameter der manometrischen Untersuchung unterschieden sich in beiden Gruppen nicht signifikant. Mit zunehmendem Abstand vom Zeitpunkt der Rückverlagerung der Kolostomie ließ sich in beiden Gruppen eine Steigerung des Ruhedrucks, der Willkürkontraktion, eine vermehrte Auslösbarkeit des sphinkterinhibitorischen Reflexes sowie eine in der Tendenz höhere Compliance beobachten (Tabelle 64.3, 64.4).

Die Stuhlfrequenz in der Gruppe der CPA-Patienten betrug durchschnittlich 3 (1–5)/24 h und in der Gruppe der CAA-Patienten 6 (2-20)/24 h. Der Unterschied ist signifikant (Tabelle 64.5).

Nach dem von uns angewandten Kontinenzscore waren in der Gruppe der CAA-Patienten zwei von 11 inkontinent, sieben von 11 ausreichend kontinent und nur zwei von 11 vollkontinent etwa drei Monate nach Rückverlagerung. Zum selben Zeitpunkt

Tabelle 64.3. Manometrische Befunde nach AP-Rückverlagerung bei CAA (mm Hg)

	Ca. 3 Monate (2–4)	Ca. 6 Monate (5–8)	Ca. 1 Jahr (11–14)
Ruhedruck	27,3	29,7	34,4
Willkürkontraktion	67,5	81,8	95
Compliance	1,9	4,2	3,8
SIR	2	3	5

[1] Fa. Medicheck, Essen.

Tabelle 64.4. Manometrische Befunde nach AP-Rückverlagerung bei CPA (mm Hg)

	Ca. 3 Monate (2–4)	Ca. 6 Monate (5–8)	Ca. 1 Jahr (11–14)
Ruhedruck	32,7	38,8	39,4
Willkürkontraktion	66,1	76,1	85,5
Compliance	4,4	5,7	8,5
SIR	3	4	6

Tabelle 64.5.

Stuhlfrequenz	CAA (N = 9)	CPA (N = 9)
Mittelwert	6	3
Range	(2–20)	(1–5)

postoperativ waren hingegen in der Gruppe der CPA-Patienten nur einer von 10 als inkontinent, keiner als ausreichend kontinent, aber neun von 10 als vollkontinent zu bezeichnen (Tabelle 64.6). Bei einem Patienten aus der CAA-Gruppe wurde sekundär wegen Inkontinenz eine erneute Kolostomie angelegt.

Etwa sechs Monate nach AP-Rückverlagerung waren in der Gruppe der CAA-Patienten neben den zwei zuvor schon inkontinenten ein weiterer Patient passager nach Kontinenzscore inkontinent, sechs ausreichend kontinent und weiterhin zwei vollkontinent. Bei den CPA-Patienten einer (wie oben beschrieben) weiterhin inkontinent und die übrigen neun nach Kontinenzscore weiterhin vollkontinent (Tabelle 64.6).

Bei der Befragung etwa ein Jahr nach AP-Rückverlagerung zeigten sich in der Gruppe der CAA-Patienten wieder sieben als ausreichend kontinent und zwei als vollkontinent und in der Gruppe der CPA-Patienten einer nur als ausreichend kontinent und acht der 10 weiterhin als vollkontinent (Tabelle 64.6).

Diskussion

Nach den eigenen Untersuchungen findet sich bei den Patienten mit Pouch eine signifikant niedrigere Stuhlfrequenz 3, 6 und 12 Monate nach der Rückverlagerung der Kolostomie im Vergleich zu den Patienten mit direkter coloanaler Anastomose. Dies

Tabelle 64.6. Ergebnisse der Befragung ca. 3, 6 und 12 Monate nach AP-Rückverlagerung

	3 Monate	6 Monate	12 Monate
CPA			
inkontinent	1/10	1/10	1/10
ausreichend kontinent	–		1/10
vollkontinent	9/10	9/10	8/10
CAA			
inkontinent	2/11	3/11	3/11
ausreichend kontinent	7/11	6/11	7/11
vollkontinent	2/11	2/11	2/11

deckt sich mit den Ergebnissen anderer Studien zum Vergleich der Kontinenz von Patienten mit und ohne koloanalem Pouch [11, 12, 16, 17]. Nur in der Studie von Nicholls [20] konnte keine signifikant unterschiedliche Stuhlfrequenz bei einer Nachbeobachtungszeit von 4,7 Monaten festgestellt werden.

Die eigenen Untersuchungen bestätigen auch die Ergebnisse einer eigenen früheren Studie mit einer kürzeren Nachbeobachtungszeit von durchschnittlich 5 Monaten [9]. Kusunoki [16] und Lazorthes [18] zeigten, daß auch nach einer Nachbeobachtungszeit von 2 Jahren die Stuhlfrequenz zwischen beiden Gruppen signifikant unterschiedlich ist.

Neben einer niedrigeren Stuhlfrequenz wurde die Mehrzahl der eigenen Patienten der CPA-Gruppe nach dem Kontinenzscore als vollkontinent eingestuft. In der CAA-Gruppe war hingegen die Mehrzahl der Patienten nur ausreichend kontinent.

Erwartungsgemäß waren der Ruhedruck und die Willkürkontraktion zu verschiedenen postoperativen Zeitpunkten zwischen den beiden Gruppen nicht unterschiedlich. Daß es mit zunehmendem Abstand von der Operation zu einem Anstieg des Ruhedrucks und der Willkürkontraktion in beiden Gruppen kam, ist wahrscheinlich auf die Restitution der Sphinkteren zurückzuführen, die durch die Rekonstruktion zwangsläufig eine Läsion erfahren, insbesondere bei der peranal handgenähten Anastomose [2, 6]. Ein Anstieg der Compliance mit zunehmendem Abstand von der Operation, wie in der hier vorliegenden Studie festgestellt, wurde auch von anderen Arbeitsgruppen beobachtet [4, 14]. Von mehreren Arbeitsgruppen wurde eine Verbesserung der Kontinenz mit zunehmendem Abstand der Operation bei Patienten mit coloanaler Anastomose beobachtet [4, 24, 25]. Diese Verbesserung ist wahrscheinlich sowohl auf einen Anstieg der Compliance als auch auf die Erholung der Sphinkteren von dem Dehnungstrauma bei der Rekonstruktion zurückzuführen.

Die Mitteilungen in der Literatur über die Restitution des sphinkterinhibitorischen Reflexes sind nicht einheitlich. So fanden Lazorthes [18], Nicholls [20], Pappalardo [21], von Flüe [7] bei ihren Patienten oder einem Teil ihrer Patienten nach coloanaler Anastomose mit und ohne Pouch einen intakten rektosphinktären Reflex. Guillemot [10] hat diesen Reflex bei coloanaler Anastomose nicht beobachten können. Die vorliegenden Untersuchungen bestätigen frühere Untersuchungen der eigenen Arbeitsgruppe an Patienten mit coloanaler Anastomose [4], denen zufolge bei zunehmendem Abstand von der Operation der Reflex wieder registriert werden konnte.

Die Restitution nach einem längeren Zeitintervall spricht dafür, daß dieser Reflex über die intrinsische Nervenversorgung nach Überbrückung der Anastomose vermittelt wird. Mit dieser Vorstellung ist auch vereinbar, daß der Reflex nicht nur nach coloanaler, sondern auch nach pouchanaler Rekonstruktion beobachtet wird. Die eigenen Untersuchungen wie auch die Untersuchungen anderer Autoren [11, 12, 16, 18] belegen die bessere Kontinenzleistung nach colonpouchanaler Anastomose im Vergleich zu direkten coloanalen Anastomosen. Mit zunehmendem postoperativen Intervall wird zwar auch die Kontinenzleistung nach direkter coloanaler Anastomose besser [4, 24, 25], doch bleibt der coloanale Pouch hinsichtlich der Kontinenz auch nach längerem postoperativen Zeitintervall der direkten coloanalen Anastomose überlegen.

Literatur

1. Bernard D, Morgan S, Tasse D, Wassef R (1989) Preliminary results of colo anal anastomosis. Dis Colon Rectum 32:580–584
2. Cavaliere F, Pemberton JH, Cosimelli M, Fazio VW, Beart RW Jr (1995) Coloanal anastomosis for rectal cancer. Dis Colon Rectum 38:807–812
3. Drake DB, Pemberton JH, Beart RW, Dozois RR, Wolff BG (1987) Coloanal anastomosis in the management of benign and malignant rectal disease. Ann Surg 206:600–605
4. Eigler FW, Gross E (1988) Kontinenzleistung nach totaler und subtotaler Rektumresektion mit peranaler Anastomosierung. In: Häring R (Hrsg) Postoperative Folgezustände. S. 399–406. Wien: Überreuther Verlag
5. Enker WE, Stearns MW, Janov AJ (1985) Peranal coloanal anastomosis following low anterior resection for rectal carcinoma. Dis Colon Rectum 28:576–581
6. Farouk R, Drew PJ, Duthie GS, Lee PWR, Monson JRT (1996) Disruption of the internal anal sphincter con occur after transanal stapling. Br J Surg 83:1400
7. von Flüe MO, Degen LP, Beglinger Ch, Hellwig ACh, Rothenbühler JM, Harder FH (1996) Ileocecal reservoir reconstruction with physiologic function after total mesorectal cancer excision. Ann Surg 224:204–212
8. Gross E, Beersiek F, Eigler FW (1980) Sphinkterfunktion nach peranalen Anastomosen. Langenbecks Arch Chir 353:207–216
9. Gross E, Amir-Kabirian H (1994) Koloanaler Pouch nach totaler Rektumresektion. Zentralbl Chir 119:878–885
10. Guillemot F, Leroy J, Boniface M, Hirschauer Ch, Mudry J, Lamblin MD, Quandalle P, Marti R, Cortot A (1991) Functional assessment of coloanal anastomosis with reservoir and excision of the anal transition zone. Dis Colon Rectum 34:967–972
11. Hallböök O, Pahlman L, Krog M, Wexner St, Sjödahl R (1996) Randomized comparison of straight and colonic J pouch anastomosis after low anterior resection. Ann Surg 224:58–65
12. Ho YH, Tan M, Seow-Choen F (1996) Prospective randomized controlled study of clinical function and anorectal physiology after low anterior resection: comparison of straight and colonic J pouch anastomoses. Br J Surg 83:978–980
13. Horgan PG, O'Connell PR, Shinkwin CA, Kirwan WO (1989) Effect of anterior resection on anal sphincter function. Br J Surg 76:783–786
14. Jostarndt L, Thiede A, Lau G, Hamelmann H (1984) Anorectale Kontinenz nach manueller und maschineller Anastomosennaht: Ergebnisse einer kontrollierten Studie in der Rektumchirurgie. Chirurg 55:385–390
15. Karanjia ND, Schache DJ, Heald RJ (1992) Function of the distal rectum after low anterior resection for carcinoma. Br J Surg 79:114–116
16. Kusunoki M, Shoji Y, Yanagi H, Hatada T, Fujita S, Sakanoue Y, Yamamura T, Utsunomiya J (1991) Function after anoabdominal rectal resection and colonic J pouch-anal anastomosis. Br J Surg 78:1434–1438
17. Lazorthes F et al (1984) Construction of a rectal pouch after colo-anal anastomosis. Strasbourg: International Society of University and Rectal Surgeons
18. Lazorthes F, Chiotasso P, Gamagami RA, Istvan G, Chevreau P (1997) Late clinical outcome in a randomized prospective comparison of colonic J pouch and straight coloanal anastomosis. Br J Surg 84:1449–1451
19. Lewis WG, Holdsworth PJ, Stephenson BM, Finan PJ, Johnston D (1992) Role of the rectum in the physiologic and clinical results of coloanal and colorectal anastomosis after anterior resection for rectal carcinoma. Br J Surg 79:1082–1086
20. Nicholls RJ, Lubowski DZ, Donaldson DR (1988) Comparison of colonic reservoir and straight colo-anal reconstruction after rectal excision. Br J Surg 75:318–320
21. Pappalardo G, Toccaceli S, Dionisio P, Castrini G, Ravo B (1988) Preoperative and postoperative evaluation by manometric study of the anal sphincter after colo-anal anastomosis for carcinoma. Dis Colon Rectum 31:119–122
22. Parks AG, Percy JP (1982) Resection and sutured colo-anal anastomosis for rectal carcinoma. Br J Surg 69:301–304
23. Pedersen K, Hint K, Olsen J, Christiansen J, Jensen P, Mortensen PE (1986) Anorectal function after low anterior resection for carcinoma. Ann Surg 205:133–135
24. Williams NS, Price R, Johnston D (1980) The long term effect of sphincter preserving operations for rectal carcinoma on function of the anal sphincter in man, Br J Surg 67:203–208
25. Wunderlich M, Karner-Hanusch J, Schiessl R (1986) Results of coloanal anastomosis, A prospective study. Int J Colorect Dis 1:157–161

Funktionelle Ergebnisse beim koloanalen Pouch 65

M. Sailer, K.-H. Fuchs, E. S. Debus und A. Thiede

Einleitung

Aus onkologischer Sicht bietet eine Resektionsgrenze von 2 cm distal des aboralen Tumorendes eine ausreichende Sicherheit beim Rektumkarzinom [8, 18]. Dadurch hat das Indikationsspektrum zur sog. ultratiefen Rektumresektion in den letzten Jahren eine zusätzliche Erweiterung erfahren, da auch Karzinome des mittleren und unteren Rektumdrittels sphinktererhaltend operiert werden können. Um das Risiko eines Lokalrezidivs zu minimieren, ist es notwendig, eine totale mesorektale Exzision durchzuführen wie sie von R. J. Heald propagiert wird [4]. Dadurch muß zwangsläufig das gesamte Rektum entfernt werden und eine Kontinuitätswiederherstellung im Bereich der Linea dentata durchgeführt werden. Bei der klassischen End-zu-End-koloanalen Anastomose kommt es jedoch häufig zu erheblichen funktionellen Defiziten vor allem in den ersten 6–12 Monaten post operationem. In Anlehnung an den ileoanalen Pouch wurde von Lazorthes und Mitarbeitern [11] eine Dickdarmpouchtechnik entwickelt, die nach bisherigen Untersuchungen zu einer besseren postoperativen Funktion und damit auch Lebensqualität führt.

Patienten und Methoden

In einer prospektiven Beobachtungsstudie im Zeitraum von 4/91 bis 3/97 wurde bei insgesamt 37 Patienten (20 männlich : 17 weiblich; Alter: 65 (30–85)) nach tiefer anteriorer Rektumresektion eine J-Pouch koloanale Rekonstruktion durchgeführt. Die Indikationen waren in 34 Fällen ein Rektumkarzinom (Tabelle 65.1), ein rezidivierendes villöses Adenom mit Zellatypien in zwei weiteren Fällen und bei einer Patientin eine rektovaginale Fistel. Alle Patienten wurden für mindestens ein Jahr nach Stomarückverlegung vierteljährlich nachuntersucht. Mit Hilfe eines standardisiereten Anamnesebogens wurde insbesondere das funktionelle Ergebnis erfaßt.

Operatives Konzept

Nach ausschließlich transabdominaler Resektion des Rektums, unter Berücksichtigung der bekannten onkologischen Kriterien (u. a. vollständige Entfernung des Mesorektums), erfolgt nach sorgfältiger Kolonmobilisation die Pouchbildung durch Doppelung eines Colon descendens- bzw. Sigmasegmentes. Unter Verwendung des GIA

Tabelle 65.1. pTN-Klassifikation der 34 Patienten mit einem Karzinom im mittleren und unteren Rektumdrittel und kolonaler Pouchrekonstruktion

	N0	N1	N2	N3	Gesamt
T1	2	0	1	1	4
T2	3	4	3	0	10
T3	5	3	8	1	17
T4	0	2	1	0	3
Gesamt	10	9	13	2	34

Klammernahtgerätes, das von kaudal eingeführt wird, werden die Schenkel J-förmig anastomosiert (n = 35). Es kann auch die Pouchherstellung mittels Handnaht durchgeführt werden (n = 2). Die angestrebte Pouchlänge beträgt 5–6 cm. Nach Anlage der Tabaksbeutelnaht wird die Staplerdruckplatte des PCEEA-Staplers an der Pouchspitze eingeknotet und nach Konnektion mit dem transanal eingeführten zirkulären Stapler die pouchanale Anastomose erstellt (n = 29). Der aborale Absetzungsrand wird zuvor mit Hilfe des Rektumstempels etwa 2–4 cm von perianal in das kleine Becken imprimiert. Dadurch wird der Rand des inneren Analringes besser sichtbar, und es läßt sich die manuelle zirkuläre Tabaksbeutelnaht unter Sicht anlegen. Alternativ zur zirkulären Klammernahtanastomose kann auch eine transanale Handnaht mit entsprechenden Einzelknopfnähten eines resorbierbaren Fadens der Stärke 4/0 (Maxon®) erfolgen (n = 8).

Bei 10 Patienten wurde auf die Anlage eines primären Stomas verzichtet, wobei in drei Fällen aufgrund von Komplikationen ein sekundäres Stoma angelegt werden mußte, so daß wir grundsätzlich eine temporäre Stuhldeviation für den Zeitraum von etwa drei Monaten befürworten. In der Regel wird ein doppelläufiges Ileostoma angelegt (n = 23) und in Ausnahmefällen ein Kolostoma (n = 4). Der intraoperative Verlauf gestaltete sich bei allen Patienten komplikationslos, bei regelrechten intraoperativen Anastomosenkontrollen (Dichtigkeitsprüfung).

Ergebnisse

An Frühkomplikationen traten auf: Anastomoseninsuffizienz n = 4, Abszess n = 3, Hämatom n = 1, Blasenentleerungsstörung n = 3. Für 31 der insgesamt 37 Patienten liegen die funktionellen Ergebnisse für den gesamten Nachuntersuchungszeitraum von 12 Monaten nach Stomarückverlagerung vor. Dabei waren bereits nach drei Monaten 20 Patienten (65%) komplett kontinent. Nach einem Jahr betrug die Rate 84% (26 Patienten), vier zeigten eine Feinkontinenzstörung, und ein Patient war komplett inkontinent und mußte bereits zu einem früheren Zeitpunkt erneut mit einem Stoma versorgt werden (Abb. 65.1). Die durchschnittliche Stuhlfrequenz betrug nach drei Monaten 3,8 Stühle/die und besserte sich auf 2,4/die nach 12 Monaten (Abb. 65.2). Unter einem imperativen Stuhldrang litten anfänglich 6 Patienten (19%), nach einem Jahr nur noch zwei (6,5%) (Abb. 65.3).

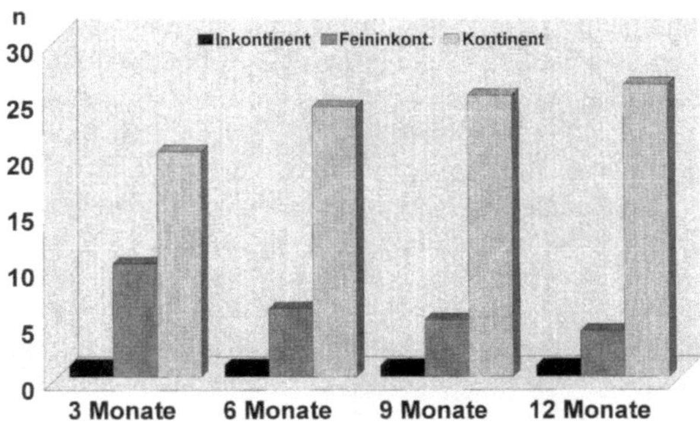

Abb. 65.1. Kontinenzentwicklung bei Patienten mit einem koloanalen Pouch (n=31)

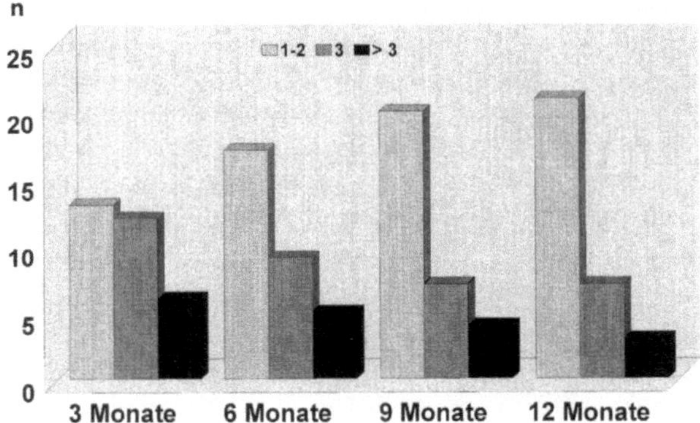

Abb. 65.2. Stuhlfrequenz bei Patienten mit einem koloanalen Pouch (n=31)

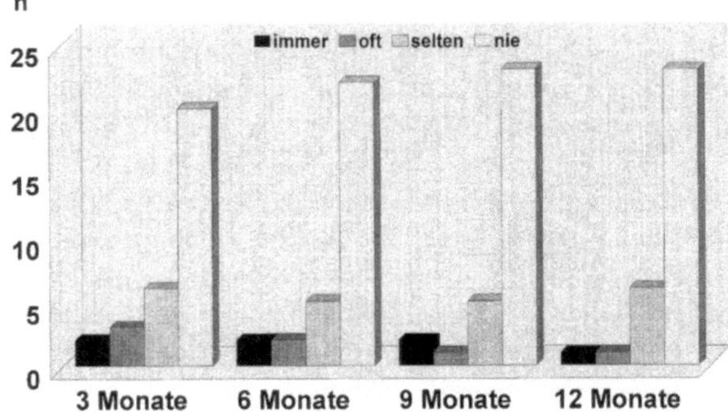

Abb. 65.3. Imperativer Stuhldrang bei Patienten mit einem koloanalen Pouch (n=31)

Diskussion

Das chirurgische Vorgehen bei Karzinomen des mittleren und unteren Rektums hat sich in den letzten Jahren grundlegend gewandelt. Während zuvor häufig ablative Verfahren angewandt wurden, konnte von verschiedenen Arbeitsgruppen gezeigt werden, daß die sphinktererhaltende, tiefe anteriore Rektumresektion unter Berücksichtigung onkologischer Kriterien gleichwertige Ergebnisse bezüglich Rezidivfrequenz und

Überleben aufweist [16, 18, 21]. Dadurch hat sich das Indikationsspektrum zur Rektumresektion erheblich erweitert. Zudem eignet sich dieses Verfahren zur definitiven Sanierung von rezidivierenden, nahe am Schließmuskel gelegenen Adenomen mit entsprechenden Zellatypien und für rektovaginale Fisteln, bei denen Lokalmaßnahmen erfolglos bleiben.

Die alleinige Tatsache einer sphinktererhaltenden Operationstechnik darf jedoch nicht per se mit einer Kontinenzerhaltung gleichgesetzt werden. Die Inzidenz der frühen postoperativen Funktionsstörungen, auch unter dem Begriff des „Anterioren-Resektion-Syndroms" bekannt, liegt zwischen 60–80% [12, 15, 19, 20]. Die Symptomatik ist sehr variabel und beinhaltet die manifeste Inkontinenz für Gase, flüssigen oder geformten Stuhl, eine erhöhte Stuhlfrequenz oder veränderte Stuhlkonsistenz, das häufige Absetzten kleiner Stuhlmengen („fraktionierte Defäkation") oder den sog. imperativen Stuhldrang. Auch ein Jahr nach der Operation wird bei vielen Patienten weiterhin eine signifikante Kontinenzeinbuße mit entsprechender Beeinträchtigung der Lebensqualität beobachtet. Besonders betroffen sind dabei Patienten mit einer koloanalen Anastomose, da hier jegliche Rektumreservoirfunktion fehlt [9].

Mit dem Ziel, das funktionelle Ergebnis verbessern zu können, entwickelte Lazorthes, in Anlehnung an den ileoanalen J-Pouch bei der Proktokolektomie, eine Dickdarm-Pouchtechnik zur Passagerekonstruktion nach einer tiefen anterioren Rektumresektion [11]. Mitterweile wurde dieses Verfahren, zum Teil in randomisierten Studien [2, 7], auch von anderen Arbeitsgruppen evaluiert [1, 6, 10, 13, 14]. Die meisten Autoren berichten über gute funktionelle Ergebnisse und schließen daraus eine Überlegenheit dieser Technik im Vergleich zur herkömmlichen koloanalen Anastomose. Als wesentlicher Vorteil wird vor allem die frühzeitige postoperative Funktionsverbesserung gewertet, die bei vielen Patienten bereits in den ersten Monaten nach Stomarückverlagerung erreicht wird. Neben den frühfunktionellen Ergebnissen, von denen insbesondere Patienten profitieren, deren Lebenserwartung möglicherweise aufgrund der malignen Grunderkrankung limitiert ist, zeigt sich auch ein signifikanter Vorteil des Pouches im Vergleich zur geraden koloanalen Anastomose im Langzeitverlauf. Dieser Sachverhalt, der auch in unserem Patientengut nachvollziebar war, konnte in den randomisierten Studien von Ho et al. [7] und Hallböök et al. [2] aufgezeigt werden. In der Untersuchung von Hallböök et al., bei der multizentrisch 100 Patienten randomisiert worden waren, wurde für die Pouchgruppe nach einem Jahr eine mittlere Defäkationsfrequenz von 1,6 versus 3,6 Stühlen pro Tag in der Gruppe mit einer herkömmlichen End-zu-End-Anastomose festgestellt. Signifikante Unterschiede fanden sich auch bezüglich Inkontinenz und imperativen Stuhldrang. Zudem fanden sich in der Pouchgruppe insgesamt weniger Anastomoseninsuffizienzen, was auf eine verbesserte Anastomosendurchblutung der pouch-analen Anastomose zurückgeführt wird [3].

Während die Reduktion des imperativen Stuhldrangs und die Verbesserung der globalen Kontinenzfunktion mit Hilfe der Pouchkonfiguration vielfach erreicht wird, kann hingegen die Stuhlentleerung i.S. einer unvollständigen Evakuierung oder „Überkontinenz" als neues funktionelles Problem hinzukommen. In der Literatur wird diesbezüglich eine Frequenz von bis zu 50% angegeben [17]. Dabei scheint die Schenkellänge des Dickdarms, die zur Duplikatur verwendet wird, von Bedeutung zu sein. Die Empfehlungen verschiedener Autoren reichen hier von 5 bis 12 cm Pouchlänge. Tendenziell zeigt sich eine Zunahme der Stuhlentleerungsstörungen mit zunehmender Pouchgröße. Hida et al. [5] konnte in seiner erst kürzlich publizierten Arbeit, bei der Pouchgrößen von 5 cm und 10 cm Länge randomisiert miteinander verglichen wurden, zeigen, daß die Kontinenzfunktion bei kleinem Pouchvolumen nicht wesentlich schlechter war, Entleerungsstörungen jedoch signifikant weniger anzutreffen waren. Wird bei der Resektion ein Rektumstumpf von mehr als 3–4 cm belassen, kann es ebenfalls zu Defäkationsstörungen kommen, wenn bei diesen Patienten ein Dickdarmpouch vorgeschaltet wird.

Trotz der günstigen Resultate, die mit der Pouchtechnik erzielt werden können, muß weiterhin berücksichtigt werden, daß alle sphinktererhaltenden Eingriffe, sowohl die herkömmlichen als auch die Pouchrekonstruktionen, in jedem Fall eine individuelle Patientenevaluierung erfordern, damit entsprechende Risikofaktoren, die zu einem erheblichen Funktionsverlust führen können, präoperativ erkannt und ggf. therapiert werden können. Ist eine Korrektur therapeutisch oder aufgrund des Zeitfaktors nicht möglich, muß von einer sphinktererhaltenden Operation Abstand genommen werden.

Zusammenfassend kann gesagt werden, daß der koloanale Pouch im Vergleich zur geraden koloanalen End-zu-End-Anastomose sowohl früh- als auch spätfunktionell bessere Ergebnisse aufweist. Die Pouchkonstruktion kann ohne erhöhte perioperative Morbidität und Letalität mit einem geringfügigen zeitlichen Mehraufwand durchgeführt werden. In einigen Studien konnte sogar eine signifikante Senkung der Anastomoseninsuffizienzrate gezeigt werden. Zur Vermeidung von Stuhlentleerungsstörungen sollte ein kleiner Pouch (5–7 cm) verwendet werden. Zudem muß darauf geachtet werden, daß sowohl aus onkologischen (totale mesorektale Exzision) als auch aus funktionellen Gründen das Rektum komplett entfernt wird.

Literatur

1. Berger A et al. (1992) Excision of the rectum with colonic J pouch-anal anastomosis for adenocarcinoma of the low and mid rectum. World J Surg 16:470–477
2. Hallböök O et al. (1996) Randomized comparison of straight and clonic J pouch anastomosis after low anterior resection. Ann Surg 224:58–65
3. Hallböök O et al. (1996) Laser Doppler blood flow measurement in rectal resection for carcinoma - comparison between the straight and colonic J pouch reconstruction. Br J Surg 83:389–392
4. Heald RJ et. al. (1982) The mesorectum in rectal cancer surgery: the clue to pelvic recurrence? Br J Surg 69:613–616
5. Hida J et al. (1996) Functional outcome after low anterior resection with low anastomosis for rectal cancer using the colonic J-pouch. Dis Colon Rectum 39:986–991
6. Hildebrandt U et al. (1994) Der koloanale Pouch: Indikation, Funktion und Ergebnisse. Zentralbl Chir 119:886-891
7. Ho YH et al. (1996) Prospective randomized controlled study of clinical function and anorectal physiology after low anterior resection: comparison of straight and colonic J pouch anastomoses. Br J Surg 83:978-980
8. Karanjia ND et al. (1990) „Close shave" in anterior resection. Br J Surg 77:510–512
9. Karanjia ND et al. (1992) Function of the distal rectum after low anterior resection for carcinoma. Br J Surg 79:114–116
10. Kusunoki M et al. (1991) Function after anoabdominal rectal resection and colonic J pouch-anal anastomosis. Br J Surg 78:1434-1438
11. Lazorthes F et al. (1986) Resection of the rectum with construction of a colonic reservoir and coloanal anastomosis for carcinoma of the rectum. Br J Surg 73:136–138
12. Lewis WG et al. (1986) Role of the rectum in the physiological and clinical results of coloanal and colorectal anastomosis after anterior resection for carcinoma of the rectum. Br J Surg 73:136-138
13. Nicholls RJ et al. (1988) Comparison of colonic reservoir and straight colo-anal reconstruction after rectal excision. Br J Surg 75:318–320

14. Ortiz H et al. (1995) Coloanal anastomosis: are functional results better with a pouch? Dis Colon Rectum 38:375–377
15. Ortiz H, Armendariz P (1996) Anterior resection: do patients perceive any clinical benefit? Int J Colorect Dis 11:191–195
16. Parks AG et al. (1982) Resection and sutured colo-anal anastomosis for rectal carcinoma. Br J Surg 69:301–304
17. Pelissier EP et al. (1992) Functional results of coloanal anastomosis with reservoir. Dis Colon Rectum 35:843–846
18. Pollet WG, Nicholls RJ (1983) The relationship between extent of distal clearance and survival and local recurrence rates after curative anterior resection for carcinoma of the rectum. Ann Surg 198:159–163
19. Suzuki H et. al. (1980) anorectal pressure and rectal compliance after low anterior resection. Br J Surg 67:655–657
20. Vassilakis JS et al. (1996) Anorectal function after low anterior resection of the rectum. Int J Colorect Dis 10:101–106
21. Williams NS (1984) The rationale for preservation of the anal sphincter in patients with low rectal cancer. Br J Surg 71:575–581

Rektumersatz durch Kolonpouch nach tiefer anteriorer Rektumresektion – – Berliner Erfahrungen –

66

N. Runkel, A. J. Kroesen, Eva Riede, M. Kruschewski und H. J. Buhr

Einleitung

Dank neuer tumorbiologischer Erkenntnisse konnte die Rate an abdominoperinealen Rektumexstirpationen im letzten Jahrzehnt zugunsten sphinktererhaltender Rektumresektionen deutlich gesenkt werden. Nach den neuesten Leitlinien der chirurgischen Arbeitsgemeinschaft für Onkologie der Deutschen Gesellschaft für Chirurgie ist bei gutem bis mäßigem Differenzierungsgrad ein aboraler Sicherheitsabstand der Rektumwand von 2 cm ausreichend, bei „High grade-Karzinomen" von 5 cm in situ [6]. Die totale mesorektale Exzision ist der entscheidende Operationsschritt zur Vermeidung loko-regionärer Rezidive. Tumoren des mittleren Drittels werden in der Regel durch anteriore Rektumresektion mit tiefer kolorektaler Anastomose therapiert. Karzinome des distalen Rektumdrittels können häufig durch intersphinktäre Resektion und koloanale Anastomose kontinenzerhaltend operiert werden.

Die tiefe anteriore oder intersphinktäre Rektumresektion mit totaler mesorektaler Exzision hat den Verlust des Rektumsreservoirs zur Folge. Die Rekonstruktion mittels gerader kolorektaler oder koloanaler Anastomose führt aufgrund des Kapazitätsverlustes häufig zu Stuhlunregelmäßigkeiten und Urge-Symptomatik, insbesondere im ersten Jahr nach der Operation [11]. Der J-Pouch wurde in Analogie zum Dünndarmpouch entwickelt, um die Reservoirfunktion des Neorektums zu verbessern [14, 20]. Die bisher vorliegenden randomisierten Studien aus der Literatur mit geringer Fallzahl deuten auf eine funktionelle Überlegenheit des Pouches hin [9, 25].

In unserer Klinik wird seit 3/96 regelhaft der Kolonpouch als Rektumersatz für alle koloanalen Anastomosen verwendet. Nach unseren ersten positiven Erfahrungen hat sich der Kolonpouch mittlerweile auch für die Rekonstruktion nach tiefer anteriorer Rektumresektion mit Durchtrennung des Rektums auf Höhe der Levatoren durchgesetzt. Die vorliegende Studie untersucht die Ergebnisse im frühen postoperativen Verlauf.

Methodik

Es handelt sich um eine laufende Beobachtungsstudie, Beginn 3/96. Alle Patienten mit Rektumersatz mittels Kolonpouch wurden eingeschlossen. Die Indikation zum Rektumersatz bestand zuerst nur bei intersphinktärer Rektumresektion mit peranaler Anastomose. Seit 9/96 wurden zunehmend auch Patienten mit tiefer (supraanaler) Anastomose ebenfalls mit einem Kolonpouch versorgt.

Operationstechnik

Bei allen Patienten erfolgte eine radikale Rektumresektion, beginnend mit der zentralen Ligatur der A. und V. mesenterica inferior und Präparation des lympho-vaskulären Stiels ohne Schädigung der sympathischen präaortalen Nerven. Zur pelvinen Dissektion wurde die präsakrale Waldeyer-Faszie bis zur Steißbeinspitze durchtrennt. Ventralseitig wurde das prärektale Spatium unter Schonung der Denonvillier-Faszie bis zum Beckenboden eröffnet. Die lateralen Ligamente wurden nahe der Beckenwand über der endopelvinen Faszie durchtrennt. Das Mesorektum wurde zirkulär bis zum Beckenboden mobilisiert. Betrug der Sicherheitsabstand mindestens 2 cm, wurde nach Braunol-Spülung des Rektums eine Tabaksbeutelnaht in Höhe des M. puborectalis bzw. direkt oberhalb davon gesetzt und das Rektum durchtrennt. Betrug der Sicherheitsabstand weniger als 2 cm bis zum Beckenboden, erfolgte die intersphinktäre Präparation von abdominell. Von transanal wurde die Linea dentata durchtrennt und nach proximal die intersphinktäre Resektion vervollständigt.

Nach vollständiger Mobilisation der linken Kolonflexur wurde das Colon descendens und das linke Colon transversum an der A. colica media gestielt. Durchblutung und spannungsfreie Verlagerung in das kleine Becken wurden überprüft. Die distalen 6 cm des Colon descendens wurden J-förmig umgelegt und der Scheitel inzidiert. Mit einem antimesenterial eingesetzten GIA-Stapler wurde ein Kolonpouch gebildet. Das „offene“ Ende wurde mit dem TEA-Stapler oder per Hand verschlossen. Die Kolonpouch-rektale Anastomose erfolgt mit dem zirkulären Nähapparat (üblicherweise 29 mm). Die Kolonpouch-anale Anastomose wurde peranal per Hand durchgführt. Dazu wurde ein „Lone Starr Retractor“ eingesetzt und 14 Vicryl (3/0)-Fäden an der Linea dentata vorgelegt und anschließend als Vollwandstich mit dem Kolonpouch verknüpft. Alle koloanalen Anastomosen wurden mit einem doppelläufigen Ileostoma geschützt. Die Indikation zum Ileostoma bei Kolonpouch-rektalen Anastomosen wurde von den Operateuren im Einzelfall gestellt.

Datenerhebung

Alle Patientendaten wurden online EDV-gestützt dokumentiert. Aktuell erfolgte eine standardisierte Befragung und klinische Untersuchung. Der Kontinenzgrad wurde nach Miller (Tabelle 66.1) erhoben. Die Manometrie wurde präoperativ und vor geplanter Ileostomarückverlagerung durchgeführt Der Beobachtungszeitraum betrug im Mittel 4 Monate (1–18) nach Resektion bzw. 2 Monate (1–15) nach Ileostomarück-

Tabelle 66.1. Kontinenzgrad nach Miller

	Gas	Flüssige Stühle	Feste Stühle
Nie	0	0	0
Weniger als 1 × /Woche	1	4	5
Mehr als 1 × /Woche aber nicht täglich	2	5	7
Täglich	3	6	9
Summe			0–18

verlagerung. Der statistische Gruppenvergleich erfolgte mit dem Fisher-Exact-Test. Die manometrischen Ergebnisse wurden mittels Student-t-test überprüft.

Manometrie

Perfusionsdurchzugsmanometrie mit einem 8-lumigen Katheter: der Katheter wurde mit einer Durchzugsgeschwindigkeit von 1 cm/sec durch den Analkanal gezogen, wobei die jeweiligen Druckwerte der 8 im 45°-Winkel in einer Meßebene verteilten Druckwerte an einen Digitalwandler weitergeleitet wurden. Die so ermittelten Kurven wurden mit einer spezifischen Software weiterverarbeitet, so daß aus den 8 Meßkanälen ein 3-dimensionales Bild der Druckvektoren im Analkanal erzeugt weden konnte. Aus dieser Analyse ließen sich Ruhe- und Kontraktionsdruck sowie radiale Assymetrie in Ruhe und bei Kontraktion ermitteln. Die radiale Assymetrie gilt als ein Maß für die Symmetrie der Analsphinkterkontraktion. Als Grenzwerte gelten: Ruhedruck >30 mmHg, Kontraktionsdruck <2×Ruhedruck bzw. <80 mmHg, radiale Assymetrie >20%.

Ergebnisse

Krankengut

29 Patienten (17 Männer, 12 Frauen) mit einem medianen Alter von 58 Jahren (20–85) wurden tief anterior rektumreseziert. Tabelle 66.2 gibt die Patienten- und Tumordaten wieder. Tumor- und Anastomosenhöhe wurden mit dem starren Rektoskop ausgemessen.

Die mediane stationäre Aufenthaltsdauer nach Operation betrug 37 Tage (15–61). Der postoperative Verlauf war bei 72% der Patienten unkompliziert bei 28% kompliziert (Tabelle 66.3). Schwere postoperative Komplikationen wurden bei 3 Patienten beobachtet: Ein Patient mußte wegen pelviner Sepsis bei breiter ventraler Insuffizienz der Kolonpouch-analen Anastomose relaparotomiert werden und war wegen eines Multiorganversagens 6 Wochen lang intensivpflichtig. Ein weiterer Patient erlitt eine postoperative Gerinnungsstörung mit Nachblutung. Das Hämatom entleerte sich spontan am 15. postoperativen Tag über die anale Anastomose. Die entstandene Fistel heilte langsam aus, sodaß die Ileostomarückverlagerung nun ansteht. Ein weiterer Patient hatte eine klinisch inapparente Fistel in der Mitte des Pouches, die sich vor ge-

Tabelle 66.2. Krankengut

Lokalisation	Distanz zur Linea dentata	Anzahl	Kolopouchanale Anastomose	Kolopouchrektale Anastomose
Oberes Drittel	>8 cm	0	0	0
Mittleres Drittel	4–8 cm	20	7	13
Unteres Drittel	<4 cm	9	9	0
Summe		29	16 (55%)	13 (45%)

Tabelle 66.3. Morbidität

Komplikationen	Kolopouchanale Anastomose	Kolopouchrektale Anastomose
Anastomoseninsuffizienz:		
- septisch	1	0
- Fistel	1	1
Nachblutung	1	0
Anastomosenstenose	1	0
Pneumonie	2	0
Paralyse >5 Tage	0	1
Ileus (spät)	1	0

planter Ileostomarückverlagerung bei der Pouchographie darstellte. Nach peranaler Übernähung und Ausheilung konnte das Ileostoma mittlerweile zurückverlegt werden. Ein Patient entwickelte einen schweren postoperativen Ileus nach pouchrektaler Anastomose. In einem auswärtigen Krankenhaus wurde eine Hartmann-Situation geschaffen. Ein extrem adipöser Patient entwickelte nach unauffälligem Verlauf eine Anastomosenstenose, die einer Dilatationsbehandlung unterzogen wurde. Danach bestand eine Sphinkterschwäche (Ruhedruck, Kneifdruck, radiale Asymmetrie) (s. u.).

Ileostomarückverlagerung

Bei 4 Patienten mit kolorektaler Anastomose wurde auf die Anlage eines protektiven Ileostomas verzichtet. Bei den übrigen Patienten wurde das Ileostoma planmäßig innerhalb von 3 Monaten zurückverlagert. Eine verzögerte Rückverlagerung (3–6 Monate) erfolgte in 2 Fällen. Die Patienten gaben persönliche Gründe an. Eine Rückverlagerung nach 6 Monaten erfolgte bei 1 Patienten aufgrund einer Pouchfistel. Bei 11 Patienten wurde die Rückverlagerung bisher noch nicht durchgeführt. Bei 5 dieser Patienten betrug das postoperative Intervall weniger als 3 Monate. Weitere Ursachen waren eine postoperative Blutung mit nachfolgender Fistelbildung, welche mittlerweile verschlossen ist, so daß die Rückverlagerung ansteht; ein Patient erhielt postoperativ eine Radiochemotherapie, die zu einer Verzögerung führte; ein Patient litt unter einer Anastomosenstenose und Sphinkterinsuffizienz (s. o., s. u.); ein Patient wurde wegen Ileus relaparotomiert (s. o.); ein Patient (UICC-Stadium IV) verstarb an seinem malignen Leiden; bei einem Patienten war die Ursache unbekannt.

Funktionelle Ergebnisse

Funktionelle Daten konnten bei 15 Patienten erhoben werden. Die Stuhlfrequenz, im Mittel 3,0 (1–8), war vom postoperativen Zeitintervall und der Anastomosenhöhe abhängig. Bei einem Intervall <6 Monate betrug sie 4,1 (3–8) und bei einem Intervall >6 Monate 2,6 (1–6). Die Stuhlfrequenz betrug 2,9 (1–5) nach Kolonpouch-rektaler Anastomose und 3,5 (1–8) nach Pouch-analer Anastomose. Der Kontinenzscore nach Miller war bei allen Patienten sehr gut (<3); ein Patient hatte einen Score von 5. Vor Ileostomarückverlagerung wurde manometrisch eine ausreichende Sphinkterleistung dokumentiert. Der Kneif-, nicht aber der Ruhedruck reduzierte sich postoperativ signifikant, ohne aber in den kritischen Bereich abzurutschen (< 30 mmHg) (Abb. 66.1). Die radiale Asymmetrie des Sphinkterdrucks stieg postoperativ in Ruhe, nicht aber unter Kontraktion an, blieb aber im Mittel deutlich unter der kritischen Grenze von 20% (Abb. 66.2). Nur der o. g. Patient zeigte eine klinisch relevante Verringerung der Sphinkterleistung (Ruhedruck 34,5 mmHg; Kneifdruck 121 mmHg). Er wurde einer Biofeedback-Behandlung unterzogen.

Stuhlschmieren trat bei 26% der Patienten auf (Tabelle 66.4): 6% nachts und 20% tags und nachts. Einlagen wurden von 31% der Patienten regelmäßig getragen. Die Evakuation war bei 23% oft inkomplett, allerdings mußte kein Patient regelmäßig Suppositorien oder Klysmen einnehmen. Eine sog. „stooling session", womit eine fragmentierte und repetitive Entleerung beschrieben wird, trat bei einem Patienten auf. Die Warnungsperiode betrug bei 67% aller Patienten über 30 min, 13% geben eine

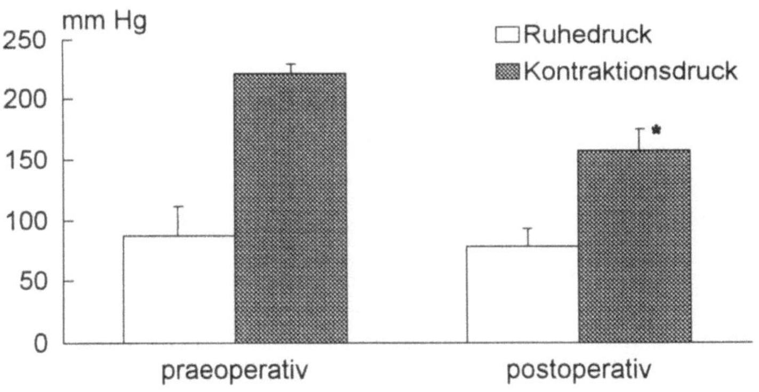

Abb. 66.1. Prä- und postoperative (3 Monate) Sphinkterdrücke

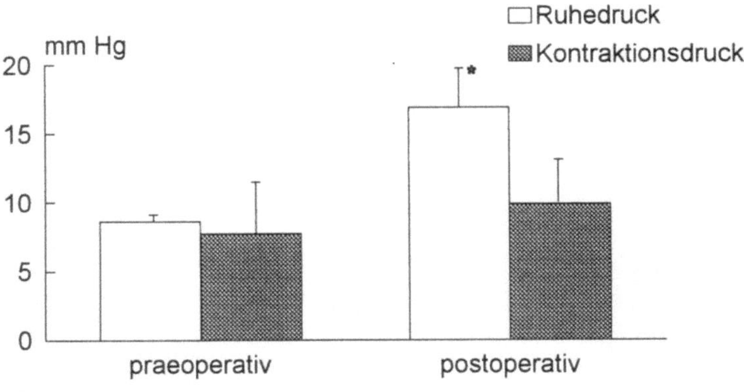

Abb. 66.2. Prä- und postoperative (3 Monate) Asymmetrie des Sphinkterapparates

Tabelle 66.4. Funktionelle Ergebnisse

Stuhlfrequenz	Anzahl/d	3 (1–8)
Gefühl der unvollständigen Entleerung	Nie	47%
	Manchmal	20%
	Oft	27%
	Immer	6%
Stuhlkonsistenz	Solid	47%
	Breiig	40%
	Flüssig	13%
Warnungsperiode	>30 min	67%
	<30 min/>2 min	20%
	<2 min	13%
	fehlt	0%
Regelmäßiger Gebrauch von Suppositorien	Ja	0%
	Nein	100%
Diskrimination	Normal	67%
	Schwach	27%
	Fehlt	6%
Einlagen	Nicht nötig	53%
	Gelegentlich	20%
	Konstant	27%
Miktion	Normal	100%
	Gestört	0%
Fühlt sich der Patient durch die Darmfunktion gestört?	Nein	86%
	Ja	14%

Warnungsperiode unter 2 min an. Bei diesen Patienten erfolgte die Befragung in den ersten postoperativen Wochen nach Ileostomarückverlagerung. 86% der Patienten beantworteten die Frage, ob sie sich durch die Darmfunktion gestört fühlten, mit nein, 14% mit ja.

Diskussion

Die tiefe anteriore supra- oder intersphinktäre Rektumresektion mit totaler mesorektaler Exzision ist mittlerweile unter dem Gesichtspunkt der tumorchirurgischen Radikalität als curative Standardresektion des Rektumkarzinoms akzeptiert. Alle Patienten der vorgestellten Studie überlebten den Eingriff, was mit den Daten aus der Literatur übereinstimmt (Letalität zwischen 0–5%) [2, 4, 5, 13, 21, 24]. Die tiefe wie auch die intersphinktäre Resektion ist somit ein sicheres Operationsverfahren für Tumoren des mittleren und unteren Rektumdrittels.

In der vorliegenden Arbeit wurde als Referenzniveau nicht die anokutane Grenze, sondern die Linea dentata verwendet, die unserer Meinung nach aufgrund der Variabilität der Länge des Analkanals die anatomisch exaktere und besser reproduzierbare Höhenangabe ist. Als Pouch-anal wurden deshalb nur intersphinktäre Verfahren mit Anastomose in Höhe der Linea dentata bezeichnet. Diese wurden alle peranal mit Handnaht durchgeführt. Die übrigen Resektionen bis 2 cm oberhalb der Linea dentata wurden tief kolorektal bezeichnet und maschinell durchgeführt. Die rektale Anastomose wurde, wenn onkologisch vertretbar, der analen Anastomose wegen der bekanntermaßen besseren funktionellen Ergebnisse vorgezogen [12,15].

Die problemlose Heilung der Anastomose ist der entscheidende Prognosefaktor für die frühe und späte Morbidität. Die wichtigsten Voraussetzungen sind eine spannungsfreie Verlagerung des Dickdarms in das kleine Becken, eine gute Durchblutung und eine technisch einwandfreie Hand- oder Staplernaht [23]. Im eigenen Krankengut lag die Insuffizienzrate insgesamt bei 10%, vergleichbar mit den Zahlen aus der Literatur, die zwischen 2%–12,5% liegen [3, 9, 11, 13, 16] und damit niedriger sind als die 14%–20,5% nach direkter Naht [5,9,13]. Im eigenen Krankengut war die kolorektale weniger gefährdet als die koloanale Anastomose (8% vs. 12.5%). Die Kolonpouch-anale Anastomose hat auch in den Vergleichsstudien weniger lokal septische Komplikationen als die gerade koloanale Anastomose. In der retrospektiven Studie von Kienle et al. [13] betrug die Insuffizienzrate 12,5% nach Kolonpouch und 20,5% nach gerader Anastomose. In der prospektiv randomisierten Arbeit von Hallböök et al. [9] war der Unterschied noch deutlicher und signifikant (2% vs 15%). Dieselben Autoren konnten mittels Laserdoppler eine bessere Durchblutung der Pouchapex im Vergleich zum Kolonende nachweisen und damit eine sehr plausible Begründung für die niedrigeren septischen Komplikationsraten nach Kolonpouch liefern [8]. Seow-Choen und Goh sahen keine Insuffizienzen in beiden Studienarmen (je 20 Patienten) [25].

Die koloanale Anastomose wurde im eigenen Krankengut wie auch bei anderen Autoren [5] immer mit einem Ileostoma geschützt. Dies war sicherlich ein Grund dafür, daß 2 von 3 Insuffizienzen mit lokalen Maßnahmen zur Ausheilung gebracht werden konnten. Die tiefe rektale Anastomose erschien hingegen weniger gefährdet, sodaß der Operateur individuell über die Ileostomaanlage entscheiden konnte. Eine solche protektive Deviation erhielten 73% der Kolonpouch-rektalen Rekonstruktionen. Es ist zu erwarten, daß diese Rate mit zunehmender Erfahrung sinken wird.

Die funktionellen Ergebnisse muß man hinsichtlich Stuhlfrequenz, Kontinenz und Sphinkterkraft und imperativem Stuhldrang bewerten. Die mittlere Stuhlfrequenz betrug im eigenen Krankengut nach einer Nachbeobachtungsdauer von weniger als 3 Monaten nach Kontinuitätswiederherstellung 2,7 pro Tag. Die Daten aus der Literatur sind damit sehr gut vergleichbar [7, 14, 17]. Berger et al. [3] konnten an einem großen Kollektiv zeigen, daß die Stuhlfrequenz von 2,7 im ersten postoperativen Monat auf 2,1 im 12. Monat sank. Eine Verringerung der Stuhlfrequenz mit zeitlichem Abstand zur Operation konnte auch im vorliegenden Krankengut beobachtet werden. In den vergleichenden Studien betrug die Stuhlfrequenz bei Kienle et al. [13] 3,3 nach Pouch vs. 5,2 nach gerader Anastomose, bei Hallböök et al. [9] 2 vs 6,4 (2 Monate postoperativ) und bei Seow-Choen und Goh [25] 2 vs. 4 (< 6 Monate postoperativ). Dieser vorteilige Effekt, der auf eine höhere Compliance und damit bessere Reservoirfunktion des Pouches zurückzuführen ist, ist im ersten postoperativen Jahr am deutlichsten [9,11]. Danach scheint sich auch das tubuläre Colon an die Rolle als Ersatzrektum zu gewöhnen. Nach einem Jahr betrug die Stuhlfrequenz bei Hallbröök et al. [9] 3,5 nach einfacher und 2 nach Pouchrekonstruktion und bei Seow-Chen und Goh [25] in beiden Gruppen 2.

Die Kontinenzleistung war bei den meisten Patienten exzellent und bestätigt die Erfahrungen anderer [3, 22]. Der Anteil der Patienten mit regelmäßiger Verwendung von Vorlagen betrug bei Berger et al. [3] 18% und im untersuchten Krankengut 27%. Pélissier et al. [22] beobachtete nur einen sehr geringen Unterschied zu einem Normalkollektiv. In der Literatur findet sich bezüglich der Kontinenz kein signifikanter Vorteil der Kolonpouch-analen gegenüber der geraden Anastomose [14, 17, 20].

Eine klinisch bedeutsame Überkontinenz trat im eigenen Krankengut nicht auf. Weil Evakuationsstörungen in der Vergangenheit bei Pouchlängen von 8–10 cm [16, 17, 20, 25] beobachtet wurden, gilt ein kleiner Pouch als optimalere Lösung. Mit einem mathematischen Modell konnten 6–7 cm als ideale Pouchlänge errechnet werden [1]. Eine prospektiv randomisierte Studie bestätigte, daß ein 5 cm Pouch im Vergleich zum 10 cm Pouch bei ausreichender Reservoirfunktion bessere Evakuationsergebnisse bringt [10].

Ein bekanntes Problem der tiefen Anastomosen ist der imperative Stuhldrang mit fragmentierter Entleerung („stooling session"), der nach Pouchkonstruktion nur sehr selten auftritt. Eine reduzierte Warnperiode unter 30 min gaben 20% der Patienten an, eine Urge-Symptomatic mit minimaler (< 2 min) Periode wurde von 13% angegeben (s. o.). Bei Hallböök et al. [9] konnten 44% der Patienten den Stuhldrang regelmäßig um mehr als 20 min hinauszögern, 35% konnten dies oft und nur 21% gelegentlich tun. In der Studie von Seow-Choen und Goh [25] gaben nur 10% der Patienten eine verkürzte Warnperiode < 15min an. „Urge", der eine erhebliche Beeinträchtigung der Lebensqualität bedeutet, muß aber von einfachen Pouchentleerungsstörungen unterschieden werden, die häufiger sind [22]. Das Gefühl der unvollständigen Entleerung stellte sich regelmäßig bei 33% der eigenen Patienten und gelegentlich bei 20% ein. Kein Patient verwendete Klystiere oder Suppositorien. In den randomisierten Studien waren es weniger als 10% [9, 25].

Schlußfolgerung

Die „Berliner" Erfahrungen mit dem Kolonpouch als Neorektum bestätigen die positiven Ergebnisse aus der Literatur mit niedriger Insuffizienzrate, einer mittleren Stuhlfrequenz von 2–3 pro Tag und einer fast perfekten Kontinenzleistung. Bei kleiner Pouchlänge (6 cm) sind beeinträchtigende Evakuationsstörungen und eine relevante Urge-Symptomatik selten. Der Kolonpouch ist das Therapieverfahren der Wahl bei allen koloanalen Rekonstruktionen. Die Ergebnisse sind aber auch bei suprasphinktären Anastomosen gut, sodaß sich der Kolonpouch auch bei tiefer anteriorer Rektumresektion mit totaler mesorektaler Exzision zunehmend durchsetzt. Hingegen ist bei einer Restrektumlänge > 4 cm eine Pouchrekonstruktion nicht sinnvoll, weil die funktionellen Ergebnisse auch bei einfacher gerader Rekonstruktion sehr gut sind (Stuhlfrquenz < 2) [15].

Literatur

1. Banerjee AK, Parc R (1996) Prediction of optimum dimensions of colonic pouch reservoir. Dis-Prediction of optimum dimensions of colonic pouch reservoir. Dis Colon Rectum 39:1293–1295
2. Benchimol D, Chazal M, Mouroux J, Bernard JL, Maalouf J, Bourgeon A, Richelme H (1994) Oncological and functional results of direct colo-anal anastomosis after total resection of the rectum for cancer. Ann Chir 48:596–603

3. Berger A, Tiret E, Parc R, Frileux P, Hannoun L, Nordlinger B, Ratelle R, Simon R (1992) Excision of the rectum with colonic J pouch-anal anastomosis for adenocarcinoma of the low and mid rectum. World J Surg 16:470–477
4. Bernard D, Morgan S, Tasse D, Wassef R (1989) Preliminary results of coloanal anastomosis. Dis Colon Rectum 32:580–584
5. Bruch HP, Kolbert G (1997) Ergebnisse der tiefen anterioren Rectumresektion und intersphinktären Rectumexstirpation. Chirurg 68:689–692
6. Deutsche Gesellschaft für Chirurgie (1997) Leitlinien zur Therapie des Rektumcarcinoms. Forum 12:292–297
7. Gross E, Amir-Kabirian H (1994) Koloanaler Pouch nach totaler Rektumresektion. Zentralbl Chir 119:878–885
8. Hallböök O, Johansson K, Sjodahl R (1996) Laser Doppler blood flow measurement in rectal resection for carcinoma – comparison between the straight and colonic J pouch reconstruction. Br J Surg 83:389–392
9. Hallböök O, Pahlman L, Krog M, Wexner SD, Sjodahl R (1996) Randomized comparison of straight and colonic J pouch anastomosis after low anterior resection. Ann Surg 224:58–65
10. Hida J, Yasutomi M, Fujimoto K, Okuno K, Ieda S, Machidera N, Kubo R, Shindo K, Koh K (1996) Functional outcome after low anterior resection with low anastomosis for rectal cancer using the colonic J-pouch. Prospective randomized study for determination of optimum pouch size. Dis Colon Rectum 39:986–991
11. Hildebrandt U, Lindemann W, Ecker KW, Walter P (1994) Der koloanale Pouch: Indikation, Funktion und Ergebnisse. Zentralbl Chir 119:886–891
12. Karanjia ND, Schache DJ, Heald RJ (1992) Function of the distal rectum after low anterior resection for carcinoma. Br J Surg 79:114–116
13. Kienle P, Stern J, Herfarth Ch (1997) Restaurative Proktektomie. Chirurg 68:630–632
14. Lazorthes F, Fages P, Chiotasso P, Lemozy J, Bloom E (1996) Resection of the rectum with construction of a colonic reservoir and colo-anal anastomosis for carcinoma of the rectum. Br J Surg 73:136–138
15. Lewis WG, Holdsworth PJ, Stephenson BM, Finan PJ, Johnston D (1992) Role of the rectum in the physiological and clinical results of coloanal and colorectal anastomosis after anterior resection for rectal carcinoma. Br J Surg Oct 79:1082–1086
16. Mortensen NJ, Ramirez JM, Takeuchi N, Humphreys MM (1995) Colonic J pouch-anal anastomosis after rectal excision for carcinoma: functional outcome. Br J Surg 82:611–613
17. Nicholls RJ, Lubowski DZ, Donaldson DR (1988) Comparison of colonic reservoir and straight colo-anal reconstruction after rectal excision. Br J Surg. 1988 75:318–320
18. Oresland T (1994) The leaking colorectal anastomosis; why does it happen and how do we prevent it? Chir Ital 46:23–27
19. Pakkastie TE, Luukkonen PE, Jarvinen HJ (1994) Anastomotic leakage after anterior resection of the rectum. Eur J Surg 160:293–297
20. Parc R, Tiret E, Frileux P, Moszkowski E, Loygue J (1986) Resection and colo-anal anastomosis with colonic reservoir for rectal carcinoma. Br J Surg 73:139–141
21. Parks AG, Percy JP (1982) Resection and sutured colo-anal anastomosis for rectal carcinoma. Br J Surg 69:301–304
22. Pelissier EP, Blum D, Bachour A, Bosset JF (1992) Functional results of coloanal anastomosis with reservoir. Dis Colon Rectum 35:843–846
23. Petrassi A, Roncone A, Formisani P, Iannello A (1994) Results of the multicenter study (A.C.O.I. Stapler Study Group) on 420 cases of esophagojejunal and 544 cases of colorectal anastomoses. Ann Ital Chir 65:49–58
24. Schumpelick V, Braun J (1991) Rectumresektion mit coloanaler Anastomose. Chirurg 62:25–31
25. Seow-Choen F, Goh HS (1995) Prospective randomized trial comparing J colonic pouch-anal anastomosis and straight coloanal reconstruction. Br J Surg 82:608–610
26. Swedish Rectal Cancer Trial (1997) Improved survival with preoperative radiotherapy in resectable rectal cancer. N Engl J Med 336:980–987

67 Komplikationen und funktionelle Ergebnisse nach totaler Exzision des Mesorektums mit Anlage eines Kolonpouches bei der Behandlung des Rektumkarzinoms

I. Bross, E. Berg und J. Girona

In der coloproctologischen Klinik des Prosper-Hospitals in Recklinghausen wurde schon 1979, zusammen mit Sir Allan Parks, der erste Ileumpouch angelegt. Es bestanden auch vor diesem Jahr Erfahrungen mit der von Parks eingeführten Anastomosentechnik [14], der Kolonpouch wurde jedoch trotzdem nur sehr sporadisch eingesetzt, da uns die ersten Ergebnisse aus der Literatur [8, 10, 13] nicht von seinem Nutzen überzeugen konnten. Nachdem wir in einer histologischen Studie 1993 [2] auch in unserem Krankengut eine Tumorinfiltration des Mesorektums distal und unabhängig vom makroskopisch erkennbaren Rektumkarzinom nachweisen und so die Theorien von Mr. R. J. Heald, Basingstoke, UK, bestätigen konnten [5], führten wir mit Heald selbst am 22. 05. 96 eine tiefe anteriore Kontinenzresektion in seiner Technik durch [4]. Ziel der von ihm propagierten, totalen Mesorektumexzision ist dabei, nicht nur eine geringst mögliche Lokalrezidivrate, sondern auch eine gute Funktion zu erreichen. Durch die Präparation in der blutarmen Schicht zwischen Fascia pelvis visceralis und parietalis können die Sakralnerven (Nn. erigentes) und damit Blasen- und Sexualfunktion am besten geschützt werden. Das „Low-anterior-Syndrom“ mit häufigen, fraktionierten und inkontinenten Stuhlgängen sollte durch Anlage eines Kolon-J-Pouches verhindert werden. Nachdem Heald uns den Kolon-J-Pouch so dringend empfahl, haben wir ihn jetzt regelmäßig bei allen sehr tiefen vorderen Kontinenzresektionen eingesetzt.

Patienten und Methodik

Seit dem 22. 05. 96 bis zum 31. 01. 97 wurden in unserer Klinik 156 Patienten an einem Rektumkarzinom operiert. 60 mal erfolgte eine Low-anterior-Resektion, 29 mal eine Rektumexstirpation, 21 mal eine transanale Tumorexzision und in 4 Fällen wurde eine OP nach Hartmann durchgeführt. Bei 42 Patienten mit Tumoren des mittleren und unteren Rektumdrittels wurde eine totale Mesorektumexzision mit einer Anastomosenhöhe zwischen 0 und 2 cm oberhalb der Linea dentata durchgeführt. Bei diesen 20 Frauen und 22 Männern mit einem Durchschnittsalter von 60 Jahren (29–83 Jahre) wurde zur Rekonstruktion ein Kolon-J-Pouch angewandt. Die entsprechenden Tumorstadien können aus Tabelle 67.1 entnommen werden. Der distale Sicherheitsabstand, gemessen am fixierten Präparat, betrug im Durchschnitt 2,2 cm und lag bei 14 Patienten zwischen 0 und 1 cm (ohne Anastomosenring).

Bei 37 Patienten erfolgte die Anastomosierung mit einem Stapler (EEA 31), davon waren 5 koloanale und 32 sehr tiefe kolorektale Anastomosen. In fünf Fällen wurde

Tabelle 67.1.
Tumorstadium/TNM-Klassifikation (n = 42)

T1 N0 = 2	T1 = 2
T2 N0 = 11 T2 NX = 4	T2 = 15
T3 N0 = 8 T3 NX = 15	T3 = 23
T4 NX = 2	T4 = 2
M1 = 3	

eine transanale Sleeve-Anastomose nach Parks [14] von Hand angelegt. Im Rahmen der durchgeführten Operation erhielten 5 Patienten intraoperativ ein protektives Stoma (2 bei Stapler-Anastomose, 3 bei transanaler Handanastomose). Bei 13 Patienten wurde eine meistens linksseitig gestielte Netzplombe implantiert. Die postoperative Verweildauer lag zwischen 10 und 31 Tagen, im Durchschnitt bei 15,6 Tagen.

Nach Durchsicht der entsprechenden Krankenblätter wurden die funktionellen Ergebnisse der Blasen- und Darmentleerung sowie der Sexualfunktion und Kontinenz mittels Fragebogen oder Telefoninterview postoperativ erhoben. Die Nachbeobachtungszeit betrug 8 bis 16 Monate (im Durchschnitt 12 Monate). Von 42 operierten Patienten antworteten uns 31 (74%), zwei Patienten waren an Lebermetastasen verstorben.

Chirurgische Technik

Die Laparotomie erfolgt durch einen Paramedianschnitt links. Die A. mesenterica inferior wird aortenabgangsnah unterbunden, wobei darauf geachtet wird, daß der die Aorta umgebende Plexus hypogastricus nicht beschädigt wird. Die linke Flexur wird komplett mobilisiert mit nochmaliger Unterbindung der V. mesenterica inferior am Pankreasunterrand. In der Regel schließt sich, bei nicht stenosierenden Tumoren, eine intraoperative Koloskopie an. Bei stenosierenden Tumoren erfolgt dies nach der Reanastomosierung. Der Darm wird im Bereich des Colon descendens mit einem GIA-50-Gerät abgesetzt und es beginnt danach die subtile Präparation des Rektums im kleinen Becken, im sogenannten „holy plane“ [4], zwischen den Grenzlamellen [18]. Bewährt hat sich dabei die Anwendung einer elektrischen, koagulierenden Schere. Nach zirculärer Präparation bis zum Beckenboden wird von abdominell her eine Klemme unterhalb des Tumors, knapp oberhalb des Sphinkters angesetzt und es erfolgt eine transanale Spülung, um etwaige Tumorzellen mechanisch zu entfernen. Der Darm wird anschließend nach Anlage einer distalen Tabaksbeutelklemme abgesetzt.

Der Kolon-J-Pouch wird durch eine antimesenteriale Kolotomie durch einmaliges Abfeuern eines GIA-50-Gerätes hergestellt. Wir vermeiden die Verwendung des Colon sigmoideum, da dieses nicht selten eng ist und Divertikel hier häufig sind. Die Anastomosierung erfolgt mittels eines EEA 31. Sofern noch genug Omentum majus vorhanden ist, wird eine Netzplombe angelegt und 2 Redondrainagen in die Sakralhöhle eingelegt. Von koloanalen Anastomosen sprechen wir nur dann, wenn diese transanal angelegt werden. Diese erfolgen von Hand in der von Parks beschriebenen Technik [14] oder auch in Staplertechnik, ähnlich wie Stelzner sie beschrieben hat [17]. Dabei wird der Darm nach der abdominellen Präparation schließlich transanal abgesetzt, und die distale Tabaksbeutelnaht transanal ca. 1 cm oberhalb der Linea dentata von Hand angelegt. Der Stapler wird nun zunächst transanal in das Abdomen eingeführt, geöffnet und mit dem Pouch verbunden. Nach Rückzug wird der distale Tabaksbeutelfaden verknotet und das Gerät abgefeuert. Die Anastomose wird digital und durch transanale Gabe von verdünnter PVJ-Lösung überprüft. Eine etwaige Leckage wird übernäht. Der Operateur entscheidet nach eher subjektiven Eindrücken (Spannungsfreiheit, Durchblutungsverhältnisse, Adipositas, übernähte Leckage), ob die zusätzliche Anlage eines doppelläufigen Ileostomas erforderlich ist. Die transanalen Handnähte werden dabei häufiger entlastet als die Stapleranastomosen. Ein 28er-Foley-Katheter wird in den zuführenden Schenkel des Pouches gelegt, um eine Stuhl- und Druckbelastung der Anastomose in den ersten 3–5 Tagen zu vermeiden.

Ergebnisse

Postoperative Komplikationen

An allgemeinen Komplikationen sahen wir zwei tiefe Beinvenenthrombosen, einmal mit einer Lungenembolie, und einen apoplektischen Insult. Chirurgische Komplikationen waren 9 mal verlängerte Magen-Darm-Atonien, 4 mal Miktionsbeschwerden und 5 Fälle von Anastomosendehiszenzen. Bei 27 Patienten (64%) war der Verlauf komplikationslos, kein Patient verstarb.

Anastomosendehiszenzen

Bei allen Patienten erfolgte zwischen dem 10. und 12. postoperativen Tag eine radiologische Anastomosenkontrolle mit wasserlöslichem Kontrastmittel. 5 Patienten (12%) wiesen eine Anastomosendehiszenz auf, jedoch nur bei 2 Patienten (5%) war diese klinisch relevant. Bei beiden Patienten, die primär nicht entlastet waren, wurde sekundär ein doppelläufiges Ileostoma angelegt. Zusätzlich erfolgte eine tägliche Spülung der Dehiszenz, ebenso bei einem der drei anderen Patienten. Bei den 13 Patienten, die eine Netzplombe erhalten hatten, trat lediglich in einem Fall eine radiologische Dehiszenz auf. Keiner der Patienten mit protektivem Stoma entwickelte eine Anastomosendehiszenz.

Spätergebnisse

Stuhlentleerung

Die Befragung der Patienten bezüglich der Frequenz der Stuhlentleerung erfolgte zum ersten Mal nach durchschnittlich 6 Monaten postoperativ, zum zweiten Mal nach durchschnittlich 12 Monaten. Die Ergebnisse sind Tabelle 67.2 zu entnehmen. Nach 6 Monaten lag die durchschnittliche Stuhlfrequenz bei 4,3 mal in 24 Stunden (3–7 mal), nach 12 Monaten deutlich niedriger mit 2,5 mal in 24 Stunden (1–4 mal).

Anläßlich der letzten Befragung nach 12 Monaten ergaben sich folgende Daten:

20 Patienten (65%) haben nachts keinen Stuhlgang, 9 (29%) einmal, 1 (3%) zweimal und ein Patient (3%) muß noch bis zu viermal auf die Toilette.

Tabelle 67.2. Postopertive Stuhlfrequenz/24 h

Stuhlgänge/24 h	1	2	3	4	5	6	7	∅
Anzahl Patienten nach 6 Monaten (n = 20)	0	0	5	9	3	1	2	4,3
Anzahl Patienten nach 12 Monaten (n = 31)	5	11	10	5	0	0	0	2,5

Auf die Frage, ob sie den Stuhlgang für ungefähr 30 Minuten zurückhalten könnten, antworteten 15 Patienten (48%) immer, 11 (36%) manchmal, 3 (10%) selten, 2 (6%) nie.

Die Stuhlentleerung ist 22 Patienten (71%) immer und 9 (29%) manchmal innerhalb von 15 Minuten möglich. Abführende Zäpfchen oder Einläufe muß niemand verwenden.

7 Patienten (23%) gaben an, immer Vorlagen zu benutzen, 24 (77%) tun dies nie.

Kontinenz

In der Befragung nach durchschnittlich einem Jahr gaben 20 Patienten (65%) an, Stuhlgang und Winde halten zu können, 10 Patienten (35%) verneinten dies. Bei einer Patientin konnte die Kontinenz aufgrund fehlender Angaben nicht ermittelt werden.

Der Grad der Inkontinenz wurde nach dem Cleveland-Clinic-Score von Jorge und Wexner [7] ermittelt (0 entspricht kontinent, 20 entspricht totaler Inkontinenz). Dabei fanden sich die in Tabelle 67.3 dargestellten Ergebnisse für alle Patienten (n = 30) mit einem durchschnittlichen Score von 2,4. Für die (teil-) inkontinenten Patienten (n = 10) fand sich ein durchschnittlicher Score von 7,1. Es zeigte sich, daß nur eine Patientin fast vollständig inkontinent ist.

Blasenentleerungsstörungen

3 (10%) Patienten gaben zum Zeitpunkt der Nachbeobachtung noch Miktionsstörungen an, bei 2 (6%) Patienten bestanden diese auch schon präoperativ.

Sexualstörungen

11 (35%) Patienten gaben postoperativ Sexualstörungen an, bei 4 (13%) hatten diese auch schon zuvor bestanden.

Lokalrezidive

Zum Zeitpunkt der Nachuntersuchung fand sich bei keinem Patienten ein Lokalrezidiv, zwei Patienten waren infolge von Lebermetastasen verstorben.

Tabelle 67.3. Inkontinenzscore n = 30 (nach Jorge und Wexner)

Score	0	3	4	5	7	9	10	19	∅
Anzahl	20	2	2	1	2	1	1	1	2,4

Diskussion

In mehreren randomisierten Studien [3, 12, 16] konnte zwischenzeitlich gezeigt werden, daß die funktionellen Ergebnisse nach Kolonpouchanlage hinsichtlich Stuhlfrequenz, Kontinenz, fraktionierter und nächtlicher Stuhlentleerung der geraden Anastomosentechnik überlegen sind. Berger [1] fand in seiner großen Studie mit 162 Patienten nach einem Jahr eine durchschnittliche Stuhlfrequenz von 2,1 (0,3–8) in 24 Stunden. Nach 12 Monaten hatten 5% der Patienten nächtliche Stuhlgänge davon 4% mit imperativem Stuhldrang und 21% entleerten noch Stuhlgang in kleineren Portionen. 71% benötigten niemals, 18% ständig Vorlagen. Nach einem Jahr waren 52% voll kontinent, 44% hatten geringe und 4% häufige Kontinenzprobleme. Diese Zahlen decken sich weitgehend mit unseren Ergebnissen.

Ein Nachteil des Pouches gegenüber der geraden Anastomose ist der größere Anteil der Patienten mit Entleerungsstörungen. Berger [1] formte einen 7 cm langen Pouch aus dem mittleren oder oberen Colon sigmoideum. Dabei kam es in 25% zu Entleerungsstörungen mit der Notwendigkeit von Entleerungshilfen (Suppositorien, Laxantien, Einläufe). Mortensen [11] benutzte einen 9 cm großen Kolonpouch aus dem Colon sigmoideum. 7 von 19 Patienten (37%) hatten Entleerungsstörungen. Der Anteil der Patienten mit verzögerter Entleerung in unserem Krankengut liegt mit 29% dazwischen. Es scheint sich zu bestätigen, daß ein kleinerer Pouch bei gleich guter Kontinenzfunktion weniger Entleerungsprobleme bedingt. Wichtig ist auch, daß der belassene Rektumstumpf nicht zu lang ist, da es sonst, ähnlich wie bei dem früher üblichen Ileum-S-Pouch, zu vermehrten Entleerungsstörungen kommt [6].

Die Rate an Anastomoseninsuffizienzen nach Colonpouch ist gering: bei Berger [1] 3% und bei Mortensen [11] 9%, was unseren Zahlen (5%) entspricht. Bei Nicholls [10] ist der Anteil der septischen Komplikationen bei 2 von 13 Patienten (15%) mit Pouch gegenüber 4 von 15 Patienten (27%) ohne Pouch eher niedriger. Das bedeutet, daß es sich um ein sicheres chirurgisches Verfahren handelt. Wahrscheinlich ist die Tatsache, daß das kleine Becken mit gut durchblutetem Gewebe ausgefüllt wird, dafür mitentscheidend. Unsere Beobachtung, daß lediglich ein Patient mit einer zusätzlichen Netzplombe eine klinisch nicht relevante Anastomosendehiszenz aufwies, scheint diese Hypothese zu bestätigen.

Verschiedene Probleme der Kolonpouchchirurgie sind noch offen: die Größe des Pouches, die optimale Höhe der Anastomose und der zu verwendende Darmanteil (linke Flexur, Colon descendens oder sigmoideum). Die mögliche Pathophysiologie scheint dagegen eher geklärt zu sein: Der Pouch ist weniger ein Reservoir als eine Peristaltikbremse [6] im Sinne eines Windkessels [15]. Wir sind trotz anfänglicher Zweifel der Überzeugung, daß bei den sehr tiefen anterioren Kontinenzresektionen die Anlage eines Kolonpouches die Methode der Wahl ist, da diese Rekonstruktionsmodifikation einfach und sicher ist und die meisten Patienten mit einer z. T. deutlich gesteigerten Lebensqualität davon profitieren, ohne daß dafür eine Minderung der Radikalität bei Karzinomoperationen in Kauf genommen werden muß. Auch wenn sich langfristig die funktionellen Ergebnisse im Vergleich der geraden Anastomose angleichen und nach spätestens 2 Jahren gar kein Unterschied mehr nachweisbar ist [9], überwiegen die unmittelbaren postoperativen Vorteile so stark, daß wir dieses OP-Verfahren keinem geeigneten Patienten mehr vorenthalten wollen.

Literatur

1. Berger A, Tiret E, Parc R, Frileux P, Hannoun L, Nordlinger B, Ratelle R, Simon R (1992) Excision of the rectum with colonic J pouch-anal anastomosis for adenocarcinoma of the low and mid rectum. World J Surg 16:470–477
2. Girona J (1993) Das Mesorectum in der Chirurgie des Rectumcarcinoms. Chirurg 64:549–551
3. Hallböök O, Påhlman L, Krog M, Wexner SD, Sjödahl R (1996) Randomized comparison of straight and colonic J pouch anastomosis after low anterior resection. Ann Surg 224:58–65
4. Heald RJ (1988) The „holy plane" of rectal surgery. J R Soc Med 81:503–508
5. Heald RJ, Husband EM, Ryall HD (1982) The mesorectum in rectal cancer surgery - the clue to pelvic recurrence? Br J Surg 69:613–616
6. Hildebrandt U, Lindemann W, Ecker KW, Walter P (1994) Der colo-anale Pouch: Indikation, Funktion und Ergebnisse. Zentralbl Chir 119:886–891
7. Jorge JMN, Wexner SD (1993) Etiology and management of fecal incontinence. Dis Colon Rectum 36:77–97
8. Lazorthes F, Fages P, Chiotasso P, Lemozy J, Bloom E (1986) Resection of the rectum with construction of a colonic reservoir and colo-anal anastomosis for carcinoma of the rectum. Br J Surg 73:136–138.
9. Lazortes F, Chiotasso P, Gamagami RA, Istvan G, Chevreau P (1997) Late clinical outcome in a randomized prospective comparison of colonic J pouch and straight coloanal anastomosis. Br J Surg 84:1449–1451
10. Nicholls RJ, Lubowski DZ, Donaldson DR (1988) Comparison of colonic reservoir and straight colo-anal reconstruction after rectal excision. Br J Surg 75:318–320
11. Mortensen NJM, Ramirez JM, Takeuchi N, Smilgin Humphreys MM (1995) Colonic J pouch-anal anastomosis after rectal excision for carcinoma: functional outcome. Br J Surg 82:611–613
12. Ortiz H, De Miquel M, Armendariz P, Rodriguez J, Choccaro C (1995) Coloanal anstomosis: are functional results better with a pouch? Dis Colon Rectum 38:357–7
13. Parc R, Tiret E, Frileux P, et al (1986) Resection and coloanal anastomosis with colonic reservoir for rectal carcinoma. Br J Surg 73:139–141
14. Parks AG. Transanal technique in low rectal anastomosis. Proc R Soc Med 1972;65:975-6.
15. Schumpelick V. Pouch: Grundlagen, Funktion, Technik, Ergebnisse. Kongreß Aachen 9.-11. 10. 1997
16. Seow-Choen F, Goh HS (1995) Prospective randomized trial comparing J colonic pouch-anal anastomosis and straight coloanal reconstruction. Br J Surg 82:608–610
17. Stelzner F (1989) Die Begründung, die Technik und die Ergebnisse der knappen transanoabdominalen Kontinenzresektion. Langenbecks Arch Chir 374:303–314
18. Stelzner F, Fritsch H, Fleischauer K (1989) Die chirurgische Anatomie der Genitalnerven des Mannes und ihre Schonung bei der Excision des Rectums. Chirurg 60:228–234

68 Funktionelle und onkologische Ergebnisse nach totaler Rektumresektion mit Pouch-analer Rekonstruktion wegen analnaher Karzinome

E. Gross und N. Vollberg

Einleitung

Die Grundlagen des derzeitigen Konzeptes der chirurgischen Behandlung des Rektumkarzinoms bilden die Untersuchungen von Heald u. Ryall [13] über die Tumorausbreitung im Mesorektum sowie die Untersuchungen von Quirke et al. [26] über die laterale Tumorausdehnung, die Kenntnisse der verschiedenen Kontinenzfaktoren und die Verbesserung der Kontinenzfunktion durch die Pouch-anale Rekonstruktion nach Lazorthes et al. [19].

Nach diesem Konzept ist einerseits die weiträumige Resektion und damit das chirurgisch radikalere Vorgehen und andererseits bei den meisten Patienten die Kontinenzerhaltung zu fordern. Diese beiden Intentionen sind nur scheinbar widersprüchlich. Die weiträumige Resektion bedeutet zwar bei Karzinomen des mittleren und unteren Drittel die Entfernung des gesamten Mesorektum und damit die totale oder weitgehend totale Rektumresektion. Der Sphinkter kann aber in der Regel, ohne die Radikalität einzuschränken, erhalten werden, wenn er nicht durch das Karzinom involviert ist.

In der vorliegenden retrospektiven Studie wurde die Rezidivrate und die Kontinenzleistung bei Patienten mit analnahen Rektumkarzinomen ermittelt, bei denen in kurativer und palliativer Absicht das Rektum total oder subtotal reseziert wurde und bei denen die Darmkontinuität mit einer Pouch-analen Anastomose wiederhergestellt wurde.

Patienten und Methoden

73 der insgesamt 91 Patienten mit totaler oder subtotaler Rektumresektion erhielten zur Kontinenzwiederherstellung einen Pouch (Tabelle 68.1). Bei 59 der 73 Patienten war die Operationsindikation ein tiefsitzendes Rektumkarzinom. Der Altersmedian betrug 64,3 Jahre, Männer waren mit 52% geringgradig in der Mehrzahl. Die Tumorhöhe war definiert als Abstand des kaudalen Tumorrandes von der Anokutanlinie, gemessen mit dem starren Rektoskop. 81% der Karzinome waren im unteren und mittleren Drittel, 19% am Übergang vom mittleren zum oberen Drittel lokalisiert. 49 Patienten wurden kurativ, 10 palliativ behandelt. Das Stadium III war mit 47,7% der kurativ resezierten Karzinome das häufigste.

Tabelle 68.1. Klinische Daten von 59 Patienten mit J-Pouch und Ileozökalreservoir

Patienten		59
weiblich/männlich		28/31
Alter		64,3 (42–92) Jahre
Tumorhöhe	unteres Drittel	16
	mittleres Drittel	32
	oberes/mittleres Drittel	11
Kurative Behandlung		49
Palliative Behandlung		10 (16,9%)
Tumorstadium TNM	p T 1, P T 2, P N 0, p M x	15 (27,1%)
kurativ behandelter	p T 3/p T 4, p N 0	12 (20,3%)
Patienten	p T 1–p T 4, p N 1–p N 3	22 (35,6)

Bei 42,3% der Patienten wurde eine multiviscerale Resektion vorgenommen (Tabelle 68.2). 15,2% der Resektionen wurden intersphinktär ausgeführt. 7 der 59 Patienten mit einer Pouchanlage erhielten ein Ileocoecalreservoir nach von Flüe [7].

Operationsmethode und perioperative Maßnahmen

Ein wesentlicher Schritt der Resektion besteht in der totalen Excision des Mesorektum wie von Heald u. Ryall [13] angegeben. Bei Frauen wird regelhaft eine En-bloc-Resektion von Uterus, Adnexen und hinterer Vaginalwand vorgenommen, wenn der Tumor sich an der Vorderwand des Rektum befindet und als UT 3 klassifiziert wird. Bei Männern werden Samenblasen und Prostatakapseln bei entsprechender Tumorausdehnung en bloc mitreseziert. Wenn das Rektum unterhalb des Tumors nicht sicher mit der Klemme verschlossen werden kann, da der Tumor nahe an den Analkanal heranreicht, erfolgt die weitere Präparation von peranal im Sinne einer intersphinktären Resektion. Das intakte Anoderm bzw. die intakte Rektumschleimhaut werden mit Adrenalin-Ringer-Lösung unterspritzt. Nach zirkulärer Inzision von Anoderm und obe-

Tabelle 68.2. Kolon-J-Pouch und Ileozökalreservoir OP-technische Details*

Operation	kurativ behandelte Patienten n = 49	palliativ behandelte Patienten n = 10	gesamt n = 59
Multiviszeral	18 (36,7)*	7 (50%)	25 (42,3)
Totale Rektumresektion	29 (59,1)	5 (50%)	34 (57,6)
Subtotale Rektumresektion	20 (40,8)	5 (50%)	25 (42,3)
Intersphinktäre Resektion	9 (18,6)	–	9 (15,2)
Handnahtanastomose	29 (59,1)	5 (50%)	34 (57,6)
Double-stapling-Anastomose	20 (40,8)	5 (50%)	25 (42,3)
J-Pouch	42 (85,7)	10 (100)	52 (88,1)
Ileozökalreservoir	7 (14,2)	–	7 (11,8)

* 70,5% Frauen

ren Anteilen des internen Sphinkters wird der intersphinktäre Raum disseziert. Der freie Rand des Anoderm bzw. der Rektumschleimhaut einschließlich des Sphincter internus werden mit einer Naht gesäumt, und das Darmlumen wird damit verschlossen. Dieser Verschluß dient ebenso wie die Desinfektion des Anoderm bzw. der intakten Rektumschleimhaut der Vermeidung der Tumorzellverschleppung. Die endgültige Auslösung des unteren Rektum erfolgt dann von intersphinktär aus.

Das prävaskuläre sympatische Nervengeflecht wird in der Regel ebenso erhalten wie die Nervi hypogastrici, letztere, wenn die Tumorausdehnung dies zuläßt. Vor Mobilisierung des Rektum werden die A. mesenterica inferior stammnah und das Mesokolon und das Kolon in Höhe des Übergangs vom Colon descendens zum Colon sigmoideum durchtrennt. Diese Schritte lassen eine Ventralverlagerung des Sigmas und des Rektosigmoids zu, so daß eine Ablösung des Mesorektum unter Sicht möglich ist.

Zur Bildung eines J-Pouches wird die li. Kolonflexur mobilisiert. Die V. mesenterica inferior wird unmittelbar vor Einmündung in die V. lienalis durchtrennt. Der kurze Rektumstumpf bzw. der Analkanal werden mit einer zytoziden Lösung (Polyvidon-Jodlösung) desinfiziert. Der maschinell gefertigte Kolon-J-Pouch hat eine Länge von 6 cm. Der Pouch wird mit dem Anoderm von peranal aus mit Hand oder mit dem präsphinktären Rektumrest in der Double-Stapling-Technik anastomosiert.

Das Ileozökareservoir wurde in der von Flüe et al. [7] angegebenen Technik angelegt. Dabei entfällt die Mobilisation der li. Colonflexur.

Alle Patienten erhielten eine protektive Kolostomie oder Ileostomie.

Bei allen Patienten wurde ab dem 10. postoperativen Tag eine Pouchoskopie und Pouchographie durchgeführt. Patienten mit peranal handgenähter Pouch-analer Anastomose wurden regulär, die Patienten mit der Double-Stapling-Anastomose fallweise zu einem isometrischen Sphinktertraining angeleitet. Die Rückverlagerung der protektiven Kolostomie bzw. Ileostomie wurde frühestens 6 Wochen nach der primären Operation vorgenommen, wenn aufgrund der klinischen Untersuchung und eines Defäkationsröntgenogramms eine ausreichende Kontinenz erwartet werden konnte.

Bisher wurde die Ileostomie oder Kolostomie bei 41 der 59 Patienten zurückverlegt, überwiegend innerhalb von 4 Monaten nach der primären Operation (Tab. 68.3).

Adjuvante und neoadjuvante Therapien

4 Patienten erhielten eine postoperative Radiochemotherapie wegen lymphonodulärer Metastasierung (p T 1, p N 1; p T 4, p N 2; p T 3, p N 2; p T 3, p N 1). Zwei männliche Patienten wurden präoperativ wegen primär sehr fortgeschrittener Tumoren im unteren Rektumdrittel (UT 4) präoperativ radiochemotherapiert. Während damit nur ein

Tabelle 68.3. Rückverlagerung der Ileostomie und Kolostomie

	Kurativ	Palliativ	Gesamt
<3 Monate	9	2	11
3 bis 4 Monate	11		12
4 bis 9 Monate	16	1	17
>9 Monate	1		1
	37	3	41

kleiner Teil der Patienten mit p T 3-Tumoren oder lymphonodulärer Metastasierung eine Radiochemotherapie erhielt, wurde bei der Mehrzahl der Patienten mit lymphonodulärer Metastasierung jedoch eine alleinige Chemotherapie vorgenommen.

Untersuchungsmethoden

Der weitere Verlauf der Erkrankung hinsichtlich der Rezidiventstehung wurde durch eigene Untersuchungen oder durch Befragung der weiterbehandelnden Ärzte und der Patienten in Erfahrung gebracht.

Zur Beurteilung der Kontinenz wurden die Patienten nach einem Kontinenz-Score (Tabelle 68.4) befragt. Die Befragung wurde anläßlich einer klinischen und proktologischen Untersuchung vorgenommen.

Ergebnisse

Onkologische Ergebnisse

Insgesamt traten bei 9 von 49 (18,3%) kurativ operierten Patienten während eines medianen Nachbeobachtungszeitraumes von 19,7 Monaten Fernmetastasen auf. Ein Lokalrezidiv konnte bisher nicht gesichert werden (Tabelle 68.5).

Tabelle 68.4. Klinische Beurteilungskriterien der Kontinenz (Modif. nach Kelly/Hohlschneider)

Beurteilungskriterien	Befund	Bewertung
Stuhlfrequenz	1–2/Tage	2
	3–5/Tag	1
	häufiger	0
Pouchitis:	Medikation:	stationär
Stuhlschmieren	nicht	2
	bei Durchfall	1
	ständig	0
Stuhldrang	wird sicher erkannt	2
	unsicher	1
	fehlend	0
Warnungsperiode	nicht einschränkend (2 h)	2
	verkürzt	1
	fehlend	0
Diskrimination	normal	2
	unsicher	1
	fehlend	0
Vorlage	zur Sicherheit/nicht erforderlich	2
	zur Sicherheit/gelegentlich	1
	immer	0
Gesamtpunkte:		
10–12 Punkte: kontinent, 5–9 Punkte: ausreichend, 0–4 Punkte: inkontinent		

Tabelle 68.5.
Rezidivrate von 49 kurativ operierten Patienten mit Rektumkarzinom (Follow-up 19,7 Monate)

Lokales Rezidiv	0 –
Fernmetastasen	9 (18,3%)
Gesamt	9 (18,3%)

Bei den kurativ operierten Patienten ergab die Berechnung der Fünf-Jahres-Überlebensrate nach Kaplan-Meyer einen Wert von 78% (Abb. 68.1). Die entsprechenden Werte der Fünf-Jahres-Überlebensrate bei Patienten mit und ohne multiviszerale Operation unterschieden sich deutlich, allerdings nach dem bisherigen Beobachtungszeitraum nicht signifikant (Abb 68.2). Für die Patienten mit Dukes-A-, Dukes-B- und Dukes-C-Karzinomen wurden Fünf-Jahres-Überlebensraten von 100%, 90% und 65% errechnet (Abb. 68.3).

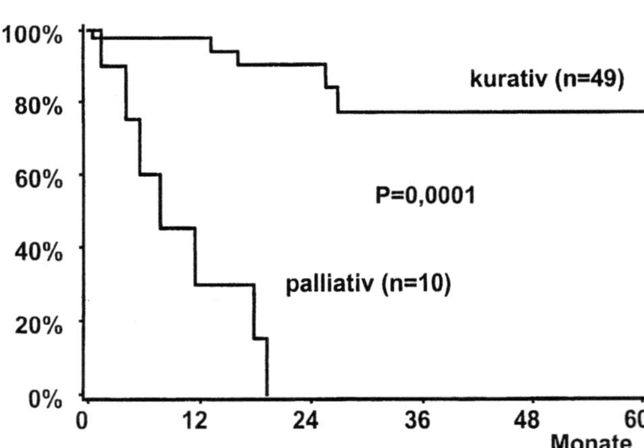

Abb. 68.1.
Aktuarielle 5-Jahresüberlebensrate nach Kaplan-Meyer der kurativ und palliativ Operierten. Signifikanzprüfung nach dem Chi-Quadrat-Test.

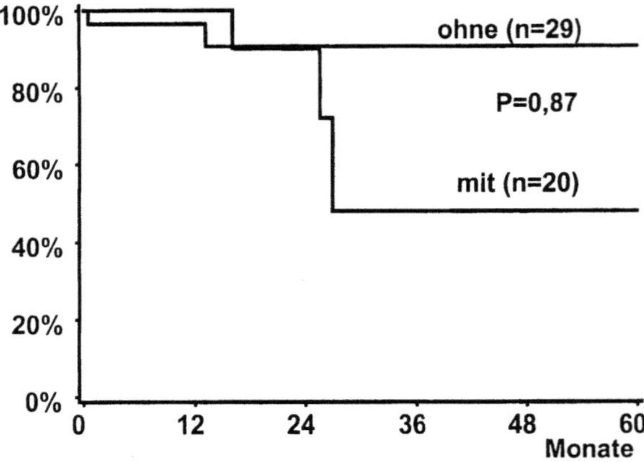

Abb. 68.2.
5-Jahresüberlebensrate nach Kaplan-Meyer der Patienten mit und ohne multiviszerale Operation

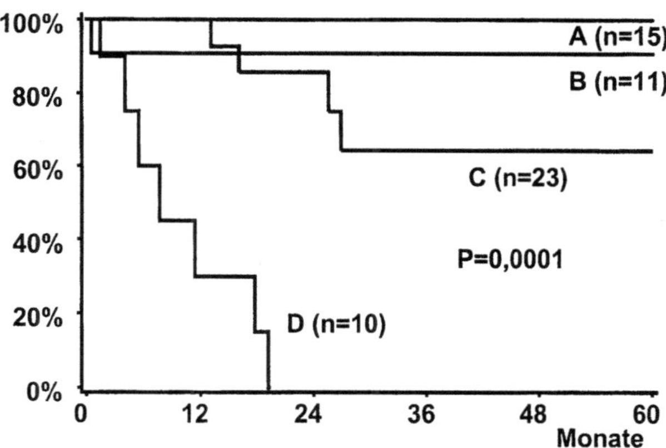

Abb. 68.3. 5-Jahresüberlebensrate nach Kaplan-Meyer der Patienten nach Dukes-Stadien. Signifikanzprüfung nach dem Chi-Quadrat-Test.

Funktionelle Ergebnisse

28 Patienten wiesen eine gute bis normale Kontinenz auf und 13 Patienten eine ausreichende. Kein Patient war inkontinent (Tabelle 68.6).

Diskussion

Unterschiedliche Lokalrezidivraten nach chirurgischer Therapie von Rektumkarzinomen von 3,8% bis 40% [1, 2, 12, 16, 18, 20, 23] mit hohen Raten auch in jüngster Zeit [1, 23] zeigen, daß die chirurgische Technik der wichtigste Faktor zur Vermeidung von Lokalrezidiven ist. Dabei kommt auf Grund des Wachstums und Ausbreitungsverhaltens des Karzinoms mit Absiedlungen im Mesorektum auch kaudal des Tumors [13] der totalen Entfernung des Mesorektum bei Tumoren im mittleren und unteren Rektumdrittel eine wesentliche Bedeutung zu. Wie Heald u. Ryall fanden auch andere Untersucher Tumorabsiedlungen im Mesorektum bis 4 cm kaudal der unteren Tumorbegrenzung [27, 28]. Arbman und Mitarbeiter (2) zeigten, daß nach Einführung der Technik der totalen Entfernung des Mesorektum die Lokalrezidivrate ein Jahr nach der Primäroperation von 14% auf 6% sank.

Zum anderen wurde durch mehrere Untersuchungen gezeigt, daß das Risiko der Entstehung von Lokalrezidiven dann signifikant erhöht ist, wenn der Sicherheitsabstand der Tumorausdehnung quer zur Darmachse auf Grund der operativen Technik oder der primären Tumorausdehnung ungenügend ist. Der Nachweis von Tumorabsiedlungen in diesem sogenannten radialen Resektionsrand hat nach diesen Untersuchungen eine prognostische Aussagekraft hinsichtlich der Lokalrezidiventstehung

Tabelle 68.6. Funktionelle Ergebnisse von 41 Patienten nach Rückverlagerung einer Kolostomie

Stuhl/ 24 h	3	27
	3	14
Kontinenz	vollkontinent	28
	ausreichend kontinent	13
	inkontinent	0

[1, 12, 21, 26]. Dies unterstreicht die Forderung nach einer weiträumigen Resektion unter Umständen multiviszeral aufgrund der Tumorausbreitung quer zur Darmachse.

Die eigenen onkologischen Ergebnisse ohne bisherigen Nachweis eines Lokalrezidivs in einem Nachbeobachtungszeitraum von 19,7 Monaten belegen den Wert des eigenen onkologischen Konzeptes, allerdings mit dem Vorbehalt, daß 4 Patienten wegen lymphonodulärer Metastasierung adjuvant radiochemotherapiert wurden und zwei Patienten wegen primär lokal sehr fortgeschrittener Karzinome (u T 4) eine präoperative Radiochemotherapie erhielten.

Nach totaler und subtotaler Rektumresektion mit direkter koloanaler oder tiefer kolorektaler Anastomose treten bei 50% der Patienten Kontinenzstörungen auf [3, 4, 5, 6, 25]. Die erhöhte Stuhlfrequenz nach direkter koloanaler Anastomosierung und einer von einigen Autoren nachgewiesenen verminderten Compliance deuten auf eine gestörte Reservoirfunktion bei direkter koloanaler Anastomose hin.

Der hohe Anteil kontinenter Patienten im eigenen Kollektiv zeigt, daß die Pouchrekonstruktion die Kontinenzfunktion verbessert. Kontrollierte randomisierte [10, 15, 24] und nichtrandomisierte Studien [9, 17, 19, 22] zum Vergleich der Kontinenzfunktion mit und ohne Pouchrekonstruktion belegten ebenso den Vorteil der Pouchrekonstruktion für die Kontinenzfunktion. In allen Studien bis auf die Untersuchung von Nicholls et al. [22] wird die Stuhlfrequenz nach Pouchanlage signifikant geringer im Vergleich zu der direkten koloanalen Anastomose. In Studien von Lazorthes et al. [19], Nicholls et al. [22] und Kosunoki [17] fanden sich darüber hinaus in der Pouchgruppe ein signifikant erhöhtes maximal tolerables Volumen und sensorisches Volumen.

Neben den günstigeren funktionellen Ergebnissen der Pouchrekonstuktion im Vergleich zur direkten koloanalen Anastomose stellten Hallböök und Mitarb. [10] auch eine geringere Rate an Anastomosenheilungsstörungen fest. Dies ist nach den Untersuchungen von Hallböök et al. [11] auf eine bessere Blutversorgung der End-zu-Seit-Anastomose zurückzuführen.

Ob die bessere Kontinenzfunktion nach Pouchanlage auf eine höhere Compliance oder auf eine Änderung der Motorik [14] durch die Unterbrechung der Ringmuskulatur oder auf beide Faktoren zurückzuführen ist, ist bisher nicht gesichert.

Mit dem Konzept der subtotalen und totalen Rektumresektion und totaler Exstirpation des Mesorektums bei Karzinomen im mittleren und unteren Rektumdrittel lassen sich Lokalrezidive weitgehend vermeiden.

Das Schicksal der Patienten mit fortgeschrittenen Karzinomen ist eher durch Fernmetastasierung als durch das Auftreten von Lokalrezidiven bestimmt. Die direkte koloanale oder tiefe kolorektale Anastomose geht bei vielen Patienten durch den weitgehenden Verlust des Rektum mit Kontinenzstörungen einher. Durch die Pouchrekonstruktion lassen sich in der Regel Kontinenzstörungen verhindern.

Literatur

1. Adam IJ, Mohamdee MO, Martin IG, Scott N, Finan PJ, Johnston D, Dixon MF, Quirke P (1994) Role of circumferential margin involvement in the local recurrence of rectal cancer. Lancet 344: 707–711
2. Arbman G, Nilsson E, Hallböök O, Sjödahl R (1996) Local recurrence following total mesorectal excision for rectal cancer. Br J Surg 83:375–379

3. Bernard D, Morgan S, Tasse D, Wassef R (1989) Preliminary results of colo anal anastomosis. Dis Colon Rectum 32:580–584
4. Drake DB, Pemberton JH, Beart RW, Dozois RR, Wolff BG (1987) Coloanal anastomosis in the management of benign and malignant rectal disease. Ann Surg 206:600–605
5. Eigler FW, Gross E (1988) Kontinenzleistung nach totaler und subtotaler Rektumresektion mit peranaler Anastomosierung. In: Häring R (Hrsg) Postoperative Folgezustände. Überreuther Verlag, Wien, S. 399–406
6. Enker WE, Stearns MW, Janov AJ (1985) Peranal coloanal anastomosis following low anterior resection for rectal carcinoma. Dis Colon Rectum 28:576–581
7. von Flüe MO, Degen LP, Beglinger Ch, Hellwig ACh, Rothenbühler JM, Harder FH (1996) Ileocecal reservoir reconstruction with physiologic function after total mesorectal cancer excision. Ann Surg 224:204–212
8. Gross E, Beersiek F, Eigler F W (1980) Sphinkterfunktion nach peranalen Anastomosen. Langenbecks Arch Chir 353:207–216
9. Gross E, Amir-Kabirian H (1994) Koloanaler Pouch nach totaler Rektumresektion. Zentralbl Chir 119:878–885
10. Hallböök O, Pahlman L, Krog M, Wexner St, Sjödahl R (1996) Randomized comparison of straight and colonic J pouch anastomosis after low anterior resection. Ann Surg 224:58–65
11. Hallböök O, Johansson K, Sjödahl R (1996) Laser-Doppler blood flow measurement in rectal resection for carcinoma – comparison between the straight and colonic J pouch reconstruction. Br J Surg 83:389–392
12. de Haas-Kock DFM, Baeten CGMI, Jager JJ, Langendijk JA, Schouten LJ, Volovics A, Arends JW (1996) Prognostic significance of radial margins of clearance in rectal cancer. Br J Surg 83:781–785
13. Heald RJ, Ryall RDH (1986) Recurrence and survival after total mesorectal excision for rectal cancer. Lancet 1:1479
14. Hildebrandt U, Zuther T, Lindemann W, Ecker K (1993) Elektromyographische Funktion des coloanalen Pouches. Langenbecks Arch Chir Suppl:127–131
15. Ho YH, Tan M, Seow-Choen F (1996) Prospective randomized controlled study of clinical function and anorectal physiology after low anterior resection: comparison of straight and colonic J pouch anastomoses. Br J Surg 83:978–980
16. Hurst P A (1982) Local recurrence after low anterior resection. Br J Surg 69:275–276
17. Kusunoki M, Shoji Y, Yanagi H, Hatada T, Fujita S, Sakanoue Y, Yamamura T, Utsunomiya J (1991) Function after anoabdominal rectal resection and colonic J pouch-anal anastomosis. Br J Surg 78:1434–1438
18. Lasson AL (1984) Recurrence risk after stapled anastomoses. Acta Chirg Scand 150:85–89
19. Lazorthes F, Fages P, Chiotasso P, Lemozy I, Bloom E (1986) Resection of the rectum with construction of a colonic reservoir and coloanal anastomosis for carcinoma of the rectum. Br J Surg 73:136–138
20. MacFarlane JK, Ryall RD H, Heald RJ (1993) Mesorectal excision for rectal cancer. Lancet 341: 457–460
21. Ng IOL, Luk ISC, Yuen ST et al (1993) Surgical clearance in resected rectal carcinomas; a multivariate analysis of clinicophathologic features. Cancer 71:1972–1976
22. Nicholls RJ, Lubowski DZ, Donaldson DR (1988) Comparison of colonic reservoir and straight colo-anal reconstruction after rectal excision. Br J Surg 75:318–320
23. Obrand DI, Gordon PH (1997) Incidence and patterns of recurrence following curative resection for colorectal carcinoma. Dis Colon Rectum 40:15–24
24. Ortiz H, De Miguel M, Armendáriz P et al (1995) Coloanal anastomosis: are functional results better with a pouch? Dis Colon Rectum 38:375–377
25. Parks AG, Percy JP (1982) Resection and sutured colo-anal anastomosis for rectal carcinoma. Br J Surg 69:301–304
26. Quirke P, Dixon MF, Durdey P, Willams NS (1986) Local recurrence of rectal adenocarcinoma due to inadequate surgical resection. Lancet i:996–999
27. Reynolds JV, Joyce WP, Dolan J, Sheahan K, Hyland JM (1996) Pathological evidence in support of total mesorectal excision in the management of rectal cancer. Br J Surg 83:1112–1115
27. Scott N, Jackson P, Al-Jaberi T, Dixon MF, Quirke P, Finan PJ (1995) Total mesorectal excision and local recurrence: a study of tumour spread in the mesorectum distal to rectal cancer. Br J Surg 82: 1031–1033

69 Rektumersatz mittels Ileozökaler Interposition: Morbidität und Lebensqualität

Ch. Hamel, M. von Flüe, L. Degen, Ch. Beglinger und F. Harder

Einleitung

Bei Diagnosenstellung ist das Rektumskarzinom meist schon in einem Stadium welches die Lebenserwartung deutlich eingeschränkt.

Ein Ziel der chirurgischen Therapie muß neben der Kontinenzerhaltung sein früh postoperativ eine gute Lebensqualität zu erreichen.

Die Lebensqualität wird nach der sphinktererhaltenden Maßnahmen weitgehend durch die Defäkationsqualität bestimmt. Diese wird beeinflußt durch: Kontinenz, Stuhlfrequenz, Vollständigkeit der Entleerung, Warnungsperiode und Stuhldrang. Die gerade koloanale Anastomose erfüllt diese Ziele nur teilweise und relativ spät postoperativ.

Diese Arbeit prüft, ob ein Rektumersatz mittels ileozökaler Interposition dank guter Defäkationsqualität schon früh postoperativ etwas zur Lebensqualität beitragen kann.

Material und Methode

Im Zeitraum vom März 93 bis März 97 wurden 42 Patienten konsekutiv nach Protokoll untersucht. Nach totaler mesorektaler Exzision wurde das Rektum mittels ileozökaler Interposition ersetzt. Alle Patienten erhielten ein temporäres Stoma, das 3 Monate postoperativ verschlossen wurde.

Die Nachkontrollen erfolgten 6 und 12 Monate postoperativ.

Resultate

Morbidität

Die Gesamtmorbidität beträgt 17%. Perioperativ ist eine Pouchfistel aufgetreten. Im Spätverlauf kam es zu 4 Stenosierungen im Anastomosenbereich: 3 konnten aufdilatiert werden. Einmal wurde eine Strikturoplastik notwendig. Weitere Komplikationen waren eine ureterozökale Fistel und eine Anastomoseninsuffizienz nach Ileostomaverschluß.

Defäkationsleistung

Kontinenz

Die Kontinenzleistung wurde nach Kirwan-Parks erfasst. Die Auswertung erfasst nach 6 Monaten 32 und nach 12 Monaten 23 Patienten (Tabelle 69.1). Eine volle Kontinenz wurde bei jeweils 88% der Patienten erreicht. 1 Jahr postoperativ hatten 8% gelegentliches Stuhlschmieren und ungewollten Flatusabgang weniger als 3 Mal die Woche. Ein Patient blieb nach 12 Monaten inkontinent bei Sphinkterschwäche. Bei einem weiteren Patienten wird das Stoma infolge postaktinischer Veränderungen im kleinen Becken wahrscheinlich auch im Verlauf nicht verschlossen werden können.

Stuhlfrequenz

Nach 12 Monaten hatten über 87% der Patienten weniger als 5 Stuhlentleerungen pro Tag (durchschnittlich 3 Stuhlentleerungen pro Tag) (Tabelle 69.2). Mehr Stuhlentleerungen traten bei den Patienten mit Stenose oder Sphinkterschwäche auf.

Imperativer Stuhldrang, Evakuation und Miktion

Imperativer Stuhldrang wurde in 6 bzw. 13% beobachtet (Tabelle 69.3). Evakuationsstörungen, d. h. fragmentierte Entleerungen reduzierten sich im Verlauf von 22 auf 13%. Hauptursache war jeweils eine Anastomosenstenose. Entleerungshilfen wie Einläufe oder Suppositorien waren bei keinem der Patienten notwendig.

Miktionsstörungen traten nicht auf. Die Beurteilung der Sexualfunktion ist sehr problematisch, da sich unter den behandelten Patienten viele ältere Personen befinden, die keine genauen Angaben machen konnten.

Tabelle 69.1. Kontinenzleistung: Klassifikation nach Kirwan-Parks, 6 und 12 Monate postoperativ

Untersuchungszeitpunkt postoperativ	6 Mt (n = 32)	12 Mt (n = 23)
Kontinent	88%	88%
Unkontrollierter Flatus	9%	4%
Inkontinent Gas/flüss. Stuhl	3%	4%
Ink. Gas/flüssige/feste Stühle	-	4%

Tabelle 69.2. Stuhlfrequenz: 6 und 12 Monate postoperativ

	6 Mt (n = 32)	12 Mt (n = 23)
< = 2	88%	48%
2–5	12%	49%
> 5		13%

Tabelle 69.3. Imperativer Stuhldrang, Evakuation und Miktion: 6 und 12 Monate postoperativ

Untersuchungszeitpunkt postoperativ	6 Mt (n = 32)	12 Mt (n = 23)
Imperativer Stuhldrang	6%	13%
Evakuationsstörung	22%	13%
Miktionsstörung	0%	0%
Sexualfunktion		
• unverändert		57%
• weniger gut		17%
• keine Angaben		26%

Lebensqualität subjektiv

Über 83% der Patienten geben gutes bis sehr gutes Befinden an. Gründe für ein unbefriedigendes Resultat waren eine Stenose oder Sphinkterschwäche.

Diskussion

Viele Jahre war die gerade koloanale Anastomose, bei welcher das Colon descendens direkt mit den analen Strukturen verbunden wird, chirurgischer Standard der kontinenzerhaltenden Chirurgie des Rekumkarzinoms. Wegen fehlender Reservoirkapazität hatten die Patienten hohe Stuhlfrequenzen. Dranginkontinenz zeigte sich in 15%, Evakuatiosstörungen mit fragmentierter Stuhlentleerung bei 29% (21–34%) der Patienten [3].

Das 1986 eingeführte Kolon-J-Reservoir zeigt in verschiedenen randomisierten Studien signifikant bessere Resultate bezüglich Evakuation und Stuhlfrequenz [1, 2]. Die ileozökale Interposition wurde bereits 1994 als Alternative zum Kolon-J-Reservoir beschrieben. Der direkte Vergleich der beiden Operationen in einem kleinen Kollektiv ließ keine Unterschiede in den funktionellen Parametern (Compliance und Reservoirkapazität) [4, 5] erkennnen. Zu deren Beurteilung wurde in einem ersten Kollektiv auf die Verwendung eines validierten Lebensqualitätsscores verzichtet, da das Kollektiv auf Grund der Tumorerkrankung, Alter und adjuvanter Therapie heterogen ist. Eigentliche LQ-Scores erfassen zu viele Parameter, die durch die Operation unbeeinflußt bleiben.

Unsere Daten zeigen, daß mit der ileozökalen Interposition eine gute Defäkationsqualität erreicht werden kann, was sich günstig auf die Lebensqualität auswirken muß. Die operationsbedingte Morbidität ist vertretbar.

Da vor allem Patienten mit Anastomosenstenosen eine unbefriedigende Defäkationsqualität aufwiesen, müssen künftige Anstrengungen dahin gehen, diese Komplikation zu reduzieren.

Literatur

1. Hallböök O, Pahlmann L, Krog M, Wexner SD, Sjödahl R (1996) Randomized Comparison of straight and colonic J Pouch anastomosis after low anterior resection. Ann surg 224:58–65
2. Ho YH, Tan M, Seow-Choen F (1996) Prospective randomized controlled study of clinical function and anorectal physiology after low anterior resection: comparison of straight and colonic J pouch anastomoses. Br J Surg 83:978–980
3. Paty BP, Enker WE, Cohen AM, Minsky BD, Friedlander-Klar H (1994) Long-term functional results of coloanal anastomosis for rectal cancer. Am J Surg 167:90–95
4. von Flüe M, Degen L, Beglinger C, Helwig A, Rothenbühler JM, Harder F (1995) Ileo-coecal pouch reconstruction with physiological function after total mesorectal cancer excision. Gastroenterology 108:A 706
5. von Flüe M, Degen L, Beglinger C, Helwig A, Rothenbühler JM, Harder F (1996) Ileo-cecal reservoir reconstruction with physiological function after total mesorectal cancer excision. Ann Surg 224: 204–212

70 Perkutane CT-gesteuerte parasakrale Drainage pelviner Abszesse nach Rektumresektion mit Kolon-Pouch-Anlage

K.-H. Ebert, P. Korn und H. J. Meyer

Einleitung

Pelvine Abszesse nach Eingriffen am Mastdarm stellen eingreifende Komplikationen dar. Die unter Umständen erforderliche, den Patienten belastende Relaparotomie kann durch perkutane Drainagemanöver weitgehend ersetzt werden. Wir berichten über unsere Erfahrungen mit der CT-gesteuerten parasakralen transglutealen Drainage postoperativer pelviner Abszesse. Bei 3 Patienten konnte nach CT-gesteuerter Probepunktion anschließend in Trokartechnik der Abszeß komplikationslos drainiert werden. Die täglich angespülten Drainagen wurden im Durchschnitt nach 13 Tagen entfernt. Die den Patienten wenig belastende CT-gesteuerte Drainage postoperativer pelviner Abszesse ist u. E. eine effiziente Methode der Herdsanierung.

Beim Rektumkarzinom hat sich die Zielsetzung auf sphinktererhaltende Resektionen verlagert [11]. Kolon-Pouch Rekonstruktionen führen zu besseren funktionellen Ergebnissen als die herkömmliche End-zu-End-Anastomose [6, 8, 19, 23]. Anastomoseninsuffizienz, intraoperative Kontamination und Hämatome sind häufige Ursachen pelviner Abszesse [24]. Nach koloanaler Anastomose mit oder ohne Pouch betrug die Rate pelviner Abszesse bis zu 47,6% [20], in jüngerer Zeit zwischen 5,8% und 14% [16]. Neuere Ergebnisse der Literatur haben ergeben, daß die zusätzliche Anlage eines Kolonpouches eine niedrigere Rate an lokalseptischen Komplikationen als die direkte End-zu-End-Anastomose in sich birgt [8, 12].

Die früher häufig durchgeführte Abszeßentlastung durch Relaparotomie wurde vor 20 Jahren durch die CT-gesteuerte Punktion [7], durch sono- bzw. endosonografisch unterstützte perkutane Drainagen verdrängt [2, 21]. Im folgenden berichten wir über unsere Erfahrungen mit der computertomografisch gesteuerten Drainageeinlage von pelvinen Abszessen.

Patienten und Methodik

Patienten

Von Juli 1996 bis Januar 1997 wurde bei 3 Patienten eine CT-gesteuerte Drainage präsakraler pelviner Abszesse durchgeführt. Es handelte sich um 2 Frauen und 1 Mann im Alter zwischen 53 bis 81 Jahren (Tabelle 70.1).

Bei allen Patienten war eine tiefe anteriore Rektumresektion wegen Rektumkarzinoms bzw. wegen eines karzinomverdächtigen Adenoms nach früherem Rektumkarzi-

Tabelle 70.1 Pelvine Abszesse nach Kolon-Pouch-Anlage

Patient	Alter/ Geschlecht	Vorausgegangene Operation	Zeitpunkt der Diagnosestellung [postoperative Tage]
L. M.	81 w	TAR	23
W. R.	58 w	TAR	32
V. G.	53 m	TAR, Ileostoma	42

TAR = tiefe anteriore Rektumresektion, m = männlich, w = weiblich

nom durchgeführt worden. Zur Rekonstruktion wurde bei allen Patienten ein Kolon-J-Pouch [13] gewählt. Der postoperative Verlauf war bei allen Patienten ungestört. Zwischen dem 23. und 42. postoperativen Tag wurden die Patienten wegen Fieber, Schmerzen im kleinen Becken und Leukozytose (11,9–15,9 Giga/l) erneut stationär aufgenommen. Die 81jährige Patientin war verwirrt und somnolent. Von den behandelnden Hausärzten war die Ursache des septischen Krankheitsbildes nicht festgestellt worden. Die Abdomensonografie, die Endoskopie des Pouches und der Röntgenkontrasteinlauf ergaben unauffällige Befunde, Anastomoseninsuffizienzen waren nicht feststellbar. Mit Hilfe der Computertomografie ließ sich die klinisch vermutete Diagnose eines tiefen pelvinen Abszesses bei allen Patienten bestätigen (Tabelle 70.1).

Technik der CT-gesteuerten Abszeßdrainage

Zur Bestimmung der Lokalisation und der Größe des pelvinen Abszesses erfolgte zunächst eine Computertomografie des Beckens während einer maschinellen i. v. Kontrastmittelinjektion in Bauchlage des Patienten (Schichtdicke 10 mm, Vorschub 10 mm). Je nach Planung des Punktionsortes endgültige Lagerung des Patienten in Bauch-, Seiten- oder Rückenlage LAO 45 Grad. Festlegen der transversalen Schnittebene für den geigneten Punktionsort, Bestimmung der internen Länge der Drainage (Entfernung Haut - Abszeßmembran) und des Winkels des Drainagenverlaufs zur Sagittal- bzw. Koronarebene auf dem CT-Monitor. Nach Einstellung der festgelegten transversalen Schnittebene in der CT-gantry mit zirkulärer Lichtmarkierung auf der Haut, wurde der Punktionsort auf der Haut des Patienten mit einem Farbstift markiert. Anschließend wurde die Haut desinfiziert und der Punktionsort steril abgedeckt. Es erfolgte eine Infiltrationsanästhesie mit 1% Xylocain (20 ml) der Weichteile bis zur Abszeßkapsel. Bei noch liegender Infiltrationsnadel wurde eine Kontroll-CT-Schicht angefertigt, um ggf. die Nadelrichtung bzw. Nadelposition zu korrigieren (Abb. 70.1). Der Punktionsort war bei den Patienten transgluteal parasakral bzw. parakokzygeal. Nach Stichinzision der Haut wurde die Drainage (Thoraxtrokar für Kinder - 10 FG - Fa. Portex) entsprechend der vorherigen Planung in das Abszeßzentrum vorgeschoben. Bei noch liegendem Trokar Anfertigung einer Kontroll-CT-Schicht zur Überprüfung des Verlaufs und der Position der Drainagespitze. Bei guter Plazierung der Drainage Entfernung des Trokars, Aspiration des Eiters, um diesen mikrobiologisch auf aerobe und anaerobe Keime zu untersuchen. Nach Entleerung des infizierten Materials (Abb. 70.2) erfolgte eine ausgiebige Spülung des Abszesses. Nach Fixation

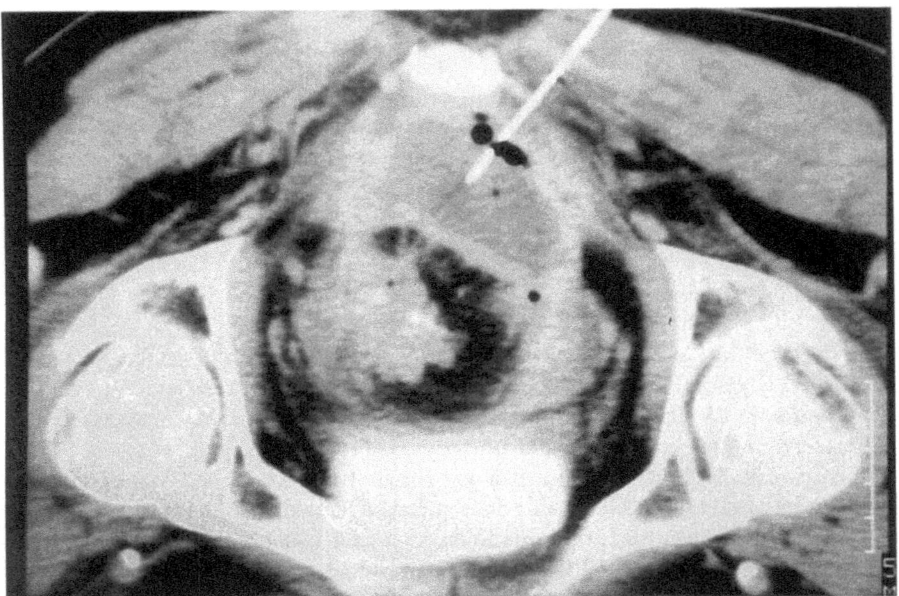

Abb. 70.1. Lage der Punktionsnadel in der CT

der Drainage wurde eine abschließende Dokumentation durchgeführt, um punktionsbedingte Komplikationen auszuschließen.

Verlaufskontrolle

Nach der Entleerung des Abszesses wurde der liegende Katheter zweimal täglich mit isotoner Kochsalzlösung angespült. Zur Verlaufskontrolle wurden neben der klinischen Beurteilung die Körpertemperatur und die Leukozytenzahl herangezogen. Vor Entfernung der Drainage wurde eine Computertomografie durchgeführt, um die vollständige Rückbildung der Abszeßhöhle zu dokumentieren.

Ergebnisse

Bei allen 3 Patienten wurde die klinisch vermutete Diagnose eines tiefen pelvinen Abszesses computertomografisch bestätigt.Unter CT-Kontrolle konnten die präsakral gelegenen Abszesse punktiert und unmittelbar anschließend erfolgreich drainiert werden. Die durchschnittliche Ausdehung der Abszesse betrug in der Transversalebene 7 (7–8) cm, in der Sagittalebene 5 (3,5–5) cm. Es wurden bis zu 140 ml Eiter aspiriert. Bei allen Patienten war Escherichia coli der Haupterreger. Die Dauer der Drainagebehandlung lag zwischen 7 und 19 Tage, im Durchschnitt bei 12,7 Tagen (Tabelle 70.2). Der in Lokalanästhesie durchgeführte Eingriff wurde von allen Patienten ohne Schwierigkeiten vertragen. Komplikationen wie Blutung oder Nervenirritation wur-

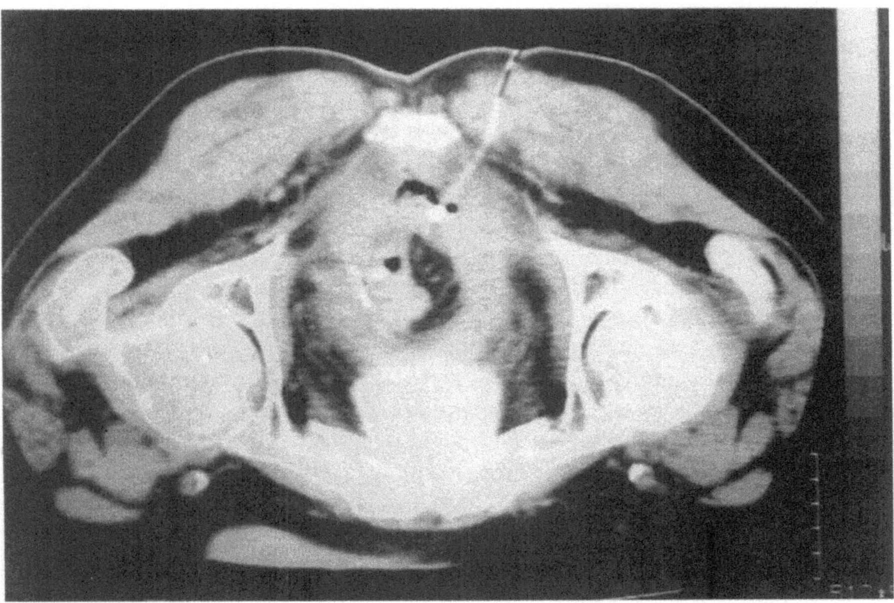

Abb. 70.2. Drainagekatheter in der CT nach Entleerung des Abszesses

den nicht beobachtet. Innerhalb von 24 Std bildeten sich die septischen Parameter zurück; das durch den Abszeß entstandene Druckgefühl im kleinen Becken verschwand sofort nach der Intervention. Außer einer einmaligen Draindislokation, die eine Neueinlage erforderlich machte, traten keine Zwischenfälle auf. Nach Entfernen der Drainage kam es in keinem Fall zu einem Abszeßrezidiv.

Diskussion

Nach tiefer anteriorer Rektumresektion, nach abdominoperinealer Exstirpation oder ileoanaler Anastomose werden häufig pelvine Abszesse beobachtet [1, 6, 10, 16]. In der Diagnostik postoperativer Abszesse im kleinen Becken ist vor allem die CT [7] und die

Tabelle 70.2 Ergebnisse der CT-gesteuerten Drainage pelviner Abszesse

Patient	Drainagedauer [Tage]	Erreger	Komplikationen
L. M.	19	Escherichia coli	Keine
W. R.	12	Escherichia coli Proteus vulgaris	Draindislokation
V. G.	7	Escherichia coli β-hämolysierende Streptokokken	Keine

Endosonografie nützlich [17]. Die Abdomensonografie ist hingegen weniger hilfreich. Verschiedene Untersuchungen haben zeigen können, daß perkutane Drainagetechniken die gleiche Effektivität wie der chirurgische Reeingriff haben und für den Patienten weniger belastend sind [2, 9, 22]. Dennoch gibt es Situationen, in denen der offene Zugang das Überleben des Patienten eher gewährleistet, auch wenn die Möglichkeit einer perkutanen Drainage zunächst attraktiver erscheint [3, 14]. In der Literatur wurden in den letzten Jahren neben chirurgischen Verfahren perkutane Drainagetechniken über verschiedene Zugangswege wie dem transabdominellen, transglutealen, transrektalen, transvaginalen und dem parakokzygealen beschrieben [4, 15, 21]. Bei der Drainage tiefer pelviner Abszesse über einen transrektalen Zugang wird eine Kontamination der Abszeßhöhle mit sekundärer Infektion durch den Stuhl befürchtet. Vergleicht man diesen Zugang mit dem transglutealen Zugang, so besteht kein Risiko den N. ischiadicus zu verletzen. Longo et al. [15] berichteten über eine erfolgreiche CT-gesteuerte Drainage von ischiorektalen und präsakralen Abzsessen durch einen parakokzygealen Zugang. Über eine endosonografisch unterstützte Abszeßdrainage über einen parakokzygealen Zugang berichtete Truong [21] unlängst.Im eigenen Krankengut wurde CT-gesteuert ein parasakraler bis zu einem parakokzygealen Zugang gewählt. Entscheidend für den Punktionsort war die Lage des Abszesses. Der Punktionsort wurde so gewählt, daß die Drainage am tiefsten Punkt plaziert werden konnte, um eine komplette Entleerung des Abszesses zu ermöglichen. Eine mögliche Nervenirritation sahen wir nie, schwerwiegende Komplikationen traten nicht auf.

Pelvine Abszesse nach Rektumentfernungen können mit Hilfe unterschiedlicher Techniken entlastet werden; welche Methode im Einzelfall angewandt wird, ist von der Erfahrung und den örtlichen Gegebenheiten abhängig. Die CT-gesteuerten Verfahren gehen mit einer Strahlenbelastung einher, die endosonografische Methode ist einfach und überall anwendbar. Die Diagnostik höhergelegener Abszesse mit der Endosonografie wird vom Patienten jedoch als sehr unangenehm empfunden. Möglicherweise werden sich in naher Zukunft weitere noch schonendere Therapieverfahren auf der Basis des MRT [5] empfehlen. Entscheidend für die Therapiewahl bleibt die enge Zusammenarbeit zwischen Abdominalchirurg und interventionellem Radiologen [18].

Zusammenfassend läßt sich sagen, daß tiefe pelvine Abszesse computertomografisch gut diagnostiziert und therapiert werden können. Die CT-gesteuerte Drainage ist eine sichere, einfache, schonende und komplikationsarme Methode zur Behandlung postoperativer Abszesse im kleinen Becken.

Literatur

1. Braun J, Schumpelick V (1993) Die direkte ileumpouchanale Anastomose. Chirurg 64:614–621
2. Flament JB, Delattre JF, Palot JP, Avisse C, Burde A (1991) Ultrasound-guided percutaneous drainage of intraperitoneal fluid collections. An experience of a surgical team with 205 patients. Chirurgie 117:298–310
3. Fry DE, Clevenger FW (1991) Reoperation for intra-abdominal abscess. Surg Clin North Am 71: 159–174
4. Gazelle GS, Haaga JR, Stellato TA, Gauderer MW, Plecha DT (1991) Pelvic abscess: CT-guided transrectal drainage. Radiology 181:49–51
5. Grönemeyer DHW, Seibel RMM, Melzer A, Schmidt A, Deli M, Friebe M, Busch M (1995) Future of advanced guidance techniques by interventional CT and MRI. Min Invas Ther 4:251–259
6. Gross E, Amir-Kabirian H (1994) Koloanaler Pouch nach totaler Rektumresektion. Zentralbl Chir 119:878–885

7. Haaga JR, Alfidi RJ, Horrilla TR et al (1977) CT dectection and aspiration of abdominal abscesses. Am J Roentgenol 128:465–474
8. Hallböök O, Pahlmann L, Krog M, Wexner SD, Sjödahl R (1996) Randomized comparison of straight and colonic J pouch anastomosis after low anterior resection. Ann Surg 224:58–65
9. Hemming A, Davis NL, Robins RE (1991) Surgical versus percutaneous drainage of intra-abdominal abscesses. Am J Surg 161:593-595
10. Herfarth CH, Stern J (1988) Rectumersatz durch Dünndarm - Das intrapelvine Reservoir. Chirurg 59:133–142
11. Hildebrandt U, Lindemann W, Kreisler-Haag D, Feifel G (1995) Die intersphinktere Rectumresektion mit colosphinkterem Pouch. Chirurg 66:377–384
12. Kienle P, Stern J, Herfarth CH (1997) Restaurative Proktektomie. Vergleich direkter coloanaler und colonpouchanaler Anastomosen zur Kontinuitätswiederherstellung. Chirurg 68:630–632
13. Lazorthes F, Fages P, Chiotasso P, Lemozy J, Bloom E (1986) Resection of the rectum with construction of a colonic reservoir and colo-anal anastomosis for carcinoma of the rectum. Br J Surg 73:136–138
14. Levinson MA, Zeigler D (1991) Correlation of APACHE II score, drainage technique and outcome in postoperative intraabdominal abscess. Surg Gynecol Obstet 172:89–94
15. Longo JM, Bilbao JI, de Villa VH, Iglesias A, Pueyo J, Lecumberri FJ, Cienfugos JA (1993) CT-guided paracoccygeal drainage of pelvic abscess. J Comput Assist Tomogr 17:909–914
16. Piloni V, Pieri L, Pomerri F et al. (1996) 3rd national workshop on defecography: functional radiology of the (neo)rectum. (Ilealpouch, colo-anal anastomosis, continent perineal colostomy). Radiol Med 91:66–72
17. Sailer M, Leppert R, Fuchs KH, Thiede A (1995) Die endorectale Sonografie zur Beurteilung perirectaler Prozesse. Chirurg 66:34–39
18. Sauberli H, Otto R (1991) Konsequenzen der interventionellen Sonografie für die Abdominalchirurgie. Helv Chir Acta 57:679–683
19. Seow-Choen F, Goh HS (1995) Prospective randomised trial comparing J colonic pouch-anal-anastomosis and straight coloanal anastomosis. Br J Surg 82:608–610
20. Sweeny JL, Ritchie JK, Hawley PR (1989) Resection and sutured peranal anastomosis for carcinoma of the rectum. Dis Colon Rectum 32:103–106
21. Truong S, Willis S, Jansen M, Neuerburg J, Schumpelick V (1997) Endosonographisch gesteuerte percutane paracoccygeale Drainage tiefer pelviner Abszesse nach Rectumresektion. Chirurg 68: 633–637
22. Useche E, Salazar S, Vetencourt R, Monzon R (1991) Non-surgical drainage of intra-abdominal abscesses. G-E-N 45:9–13
23. von Flue M, Rothenbühler JM, Helwig A, Beglinger Ch, Stalder GA, Harder F (1995) Sphinktererhaltende Chirurgie bei Tumoren des mittleren und distalen Rektums: Methoden, Indikation und Grenzen. Schweiz Med Wochenschr 125:581–589
24. Zirngibl H, Schmidt J (1997) Konzepte zur Erkennung und Sicherung von Anastomoseninsuffizienzen des Gastrointestinaltraktes. Zentralbl Chir 122:20–24

Sachverzeichnis

MIX
Papier aus verantwortungsvollen Quellen
Paper from responsible sources
FSC® C105338

If you have any concerns about our products,
you can contact us on
ProductSafety@springernature.com

In case Publisher is established outside the EU,
the EU authorized representative is:
Springer Nature Customer Service Center GmbH
Europaplatz 3, 69115 Heidelberg, Germany

Printed by Libri Plureos GmbH
in Hamburg, Germany